누가 봐도 재미있고 완전 쉬운

기초 인체 해부생리 2

누가 봐도 재미있고 완전 쉬운

기초 인체 해부생리 2

이정욱, 김주현, 양승민, 김중환 저

그림 천기영

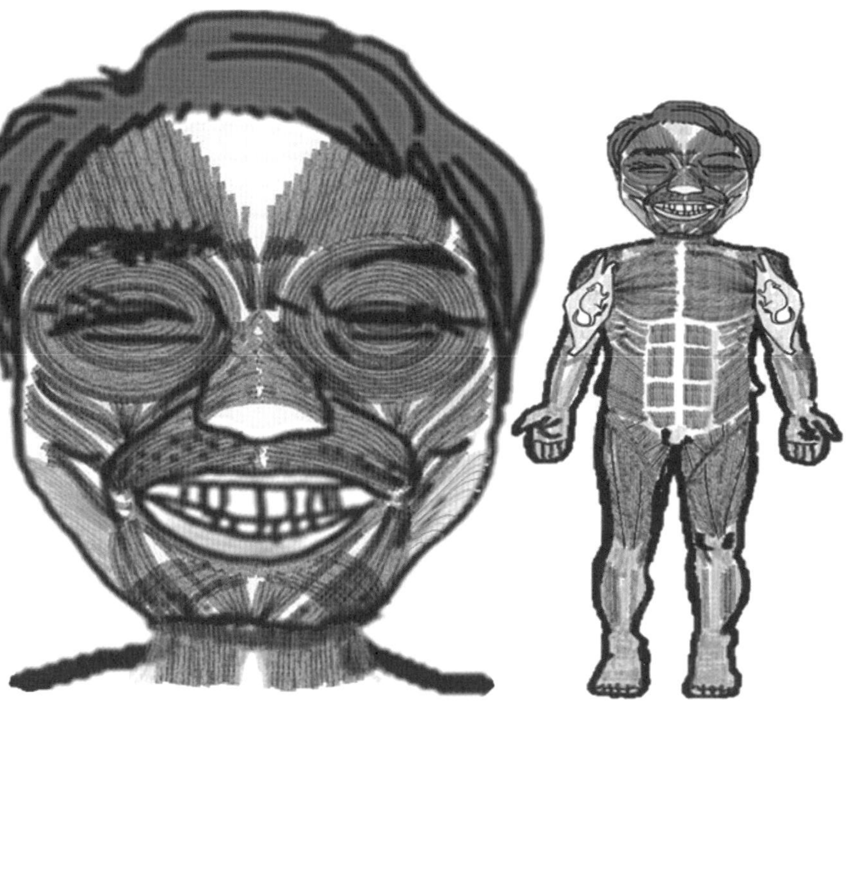

영 문 출 판 사

■ 대표저자

김중환 : 용인대학교 물리치료학과 교수

■ 공동저자

이정욱 : 호남대학교 물리치료학과 교수
김주현 : 원광보건대학교 물리치료학과 교수
양승민 : 원광보건대학교 물리치료학과 외래강사

■ 그림

천기영 : 용인대학교 재활복지대학원 석사

해부생리

기초 인체 해부생리 2

2022년 2월 15일 초판인쇄
2022년 2월 28일 초판발행

지은이 : 김 중 환 외
발행인 : 박 병 조
발행처 : 도서출판 영문출판사
등 록 : 1987년 12월 21일 제2-419호
주 소 : 서울시 강남구 삼성동 69-1
전 화 : (02) 514-5590, 776-5590
팩 스 : (02) 756-8943
E-mail: yeongmunsa@empas.com
홈페이지 : www.ymsbook.net
정 가 : 45,000원
ISBN 978-89-7224-525-4 93510

※ 파본은 교환해 드립니다.

차례서序 글월문文 및 느낄감感 사례할사謝 의 글

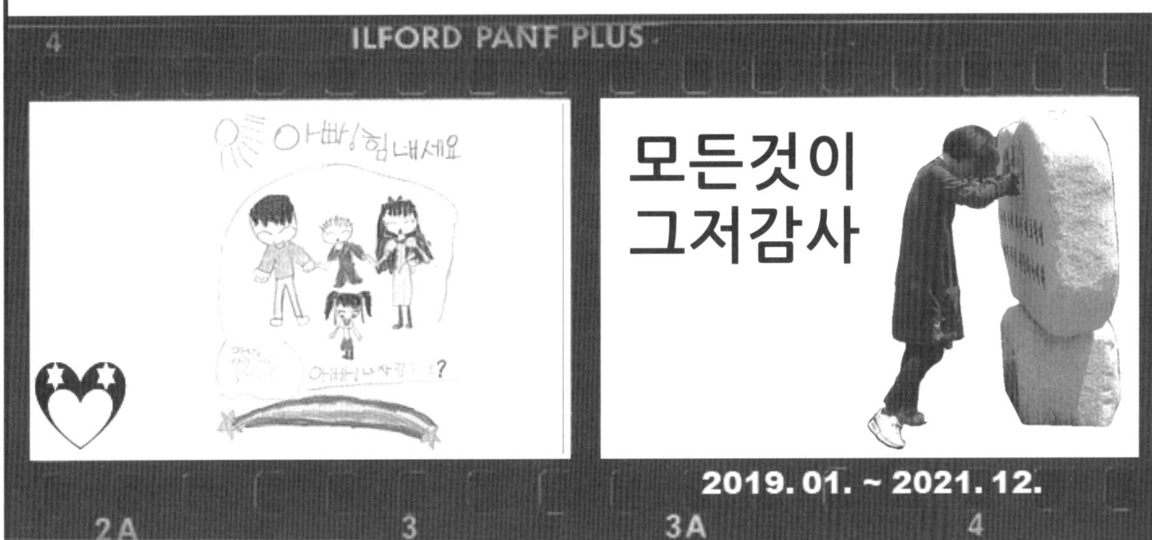

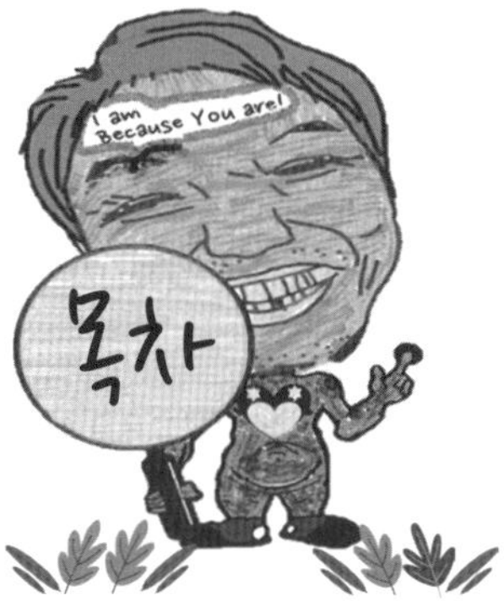

내용의 순서

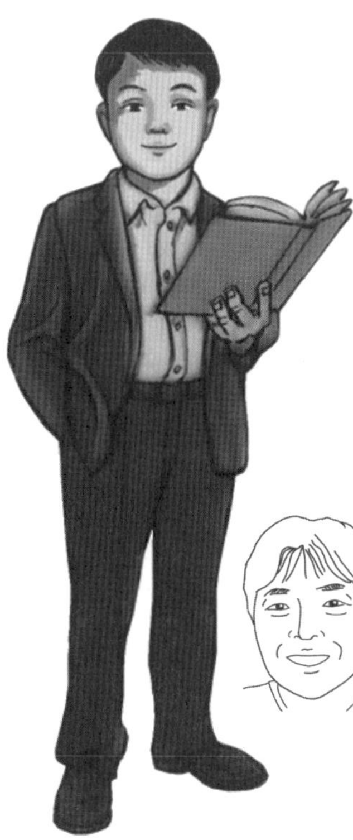

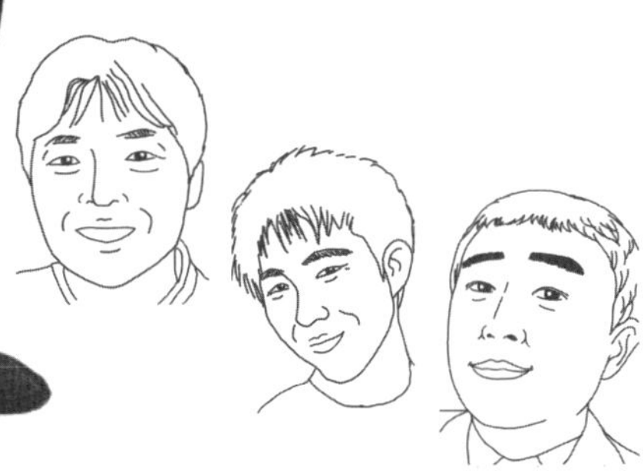

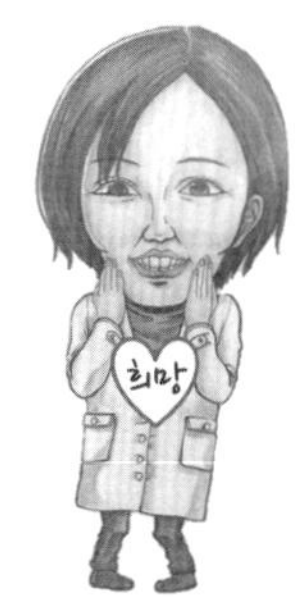

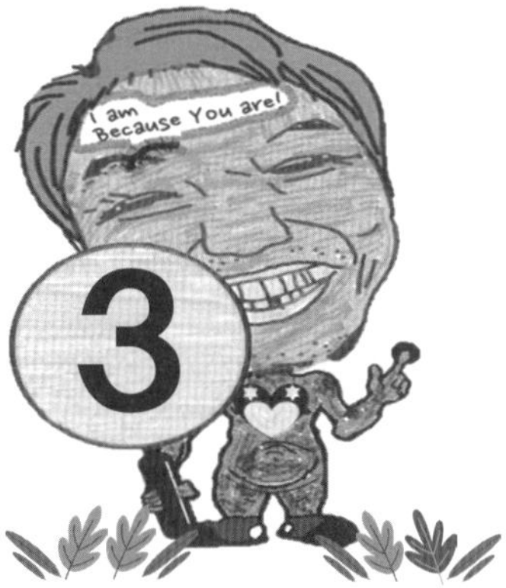

3 인체 근육의 구조와 생리

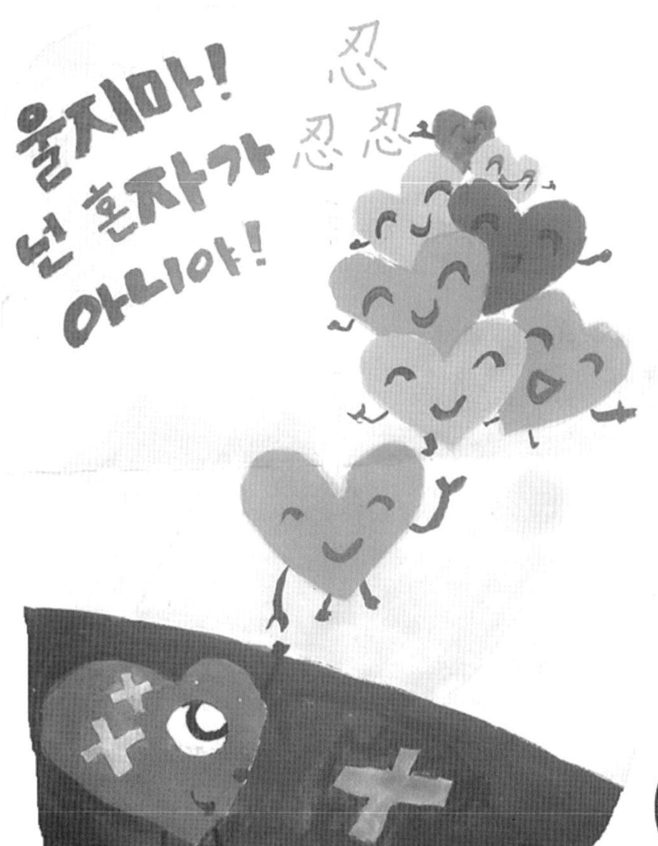

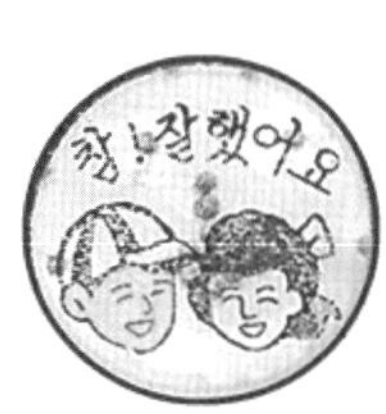

Muscle System
힘줄 근筋 고기 육肉 이을 계系

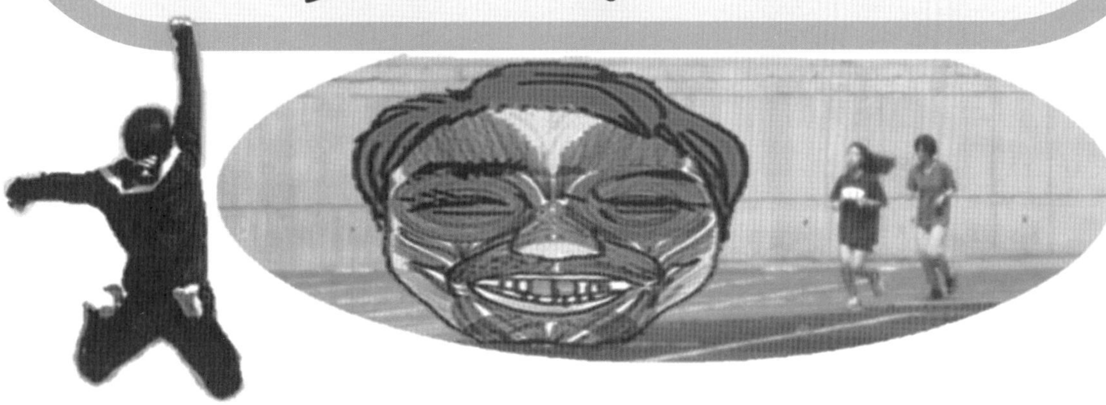

שׁר

پٹھا

ကြွက်

मुस्लो

μυς

ກ້າມ

عَضَلَة

សាច់ដុំ

cơ bắp

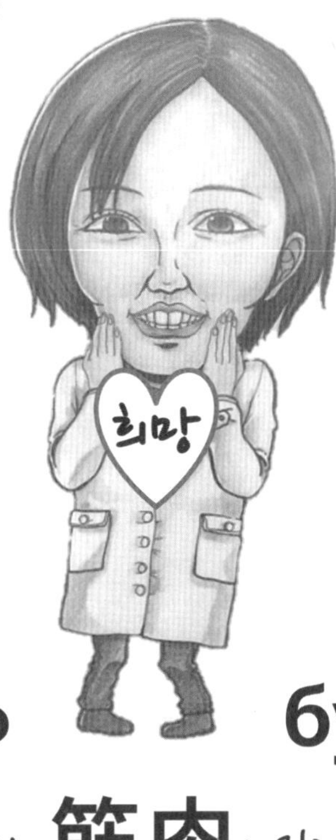

عضلات

तंत्रि/का

კუნთი

เกลียว

အားခွန်ဗလ

булчин

마음의 筋肉을 길러야^^*

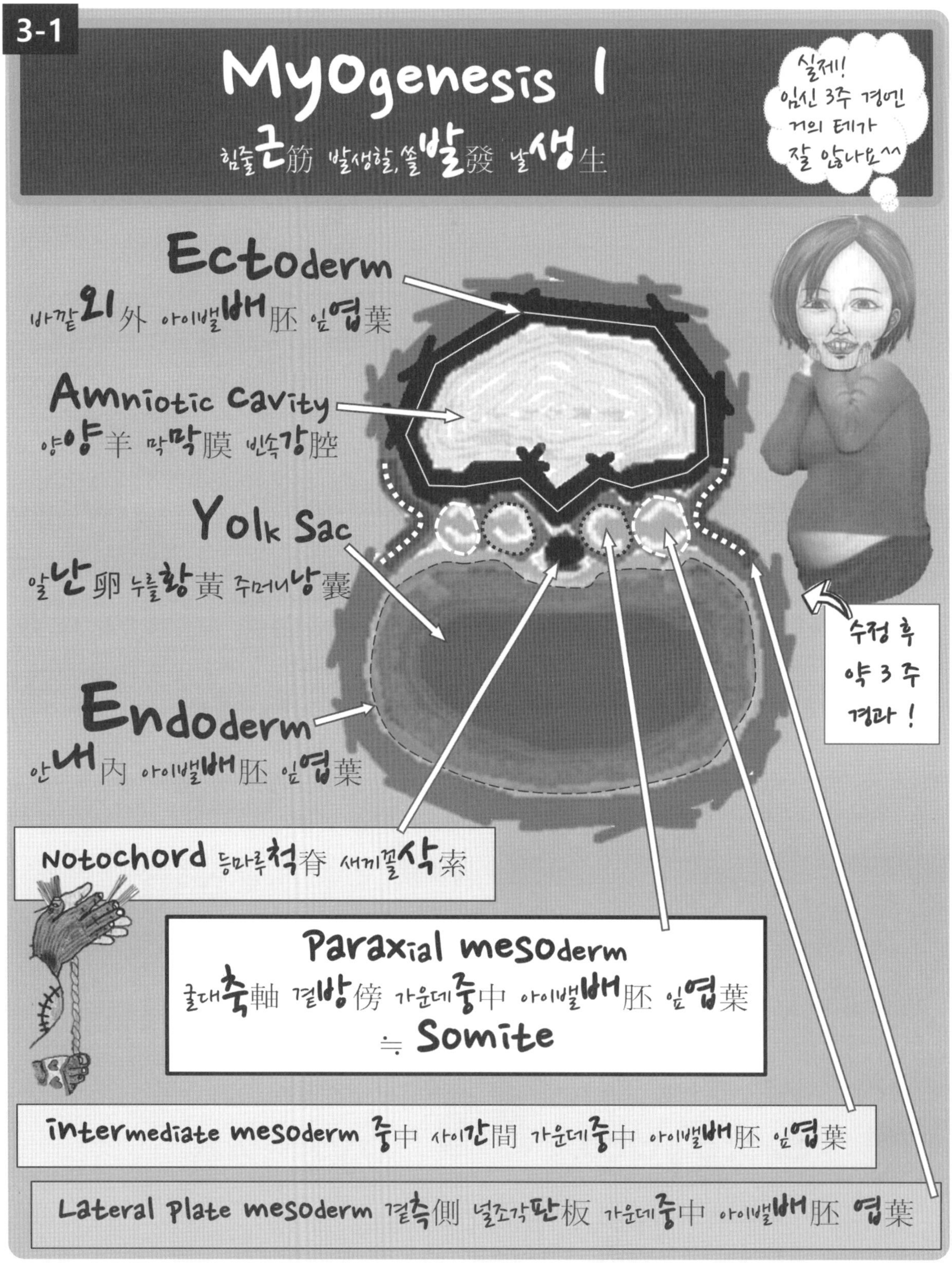
3-1
Myogenesis I
힘줄근筋 발생할,쏠발發 날생生
실제! 임신 3주 경엔 거의 티가 잘 안나요^^
Ectoderm
바깥외外 아이밸배胚 잎엽葉
Amniotic cavity
양양羊 막막膜 빈속강腔
Yolk Sac
알난卵 누를황黃 주머니낭囊
Endoderm
안내內 아이밸배胚 잎엽葉
수정 후 약 3주 경과!
Notochord 등마루척脊 새끼꼴삭索
Paraxial mesoderm
굴대축軸 곁방傍 가운데중中 아이밸배胚 잎엽葉
≒ Somite
intermediate mesoderm 중中 사이간間 가운데중中 아이밸배胚 잎엽葉
Lateral plate mesoderm 곁측側 널조각판板 가운데중中 아이밸배胚 엽葉

3-2

Myogenesis 2

힘줄 근筋 발생할, 쏠 발發 날 생生

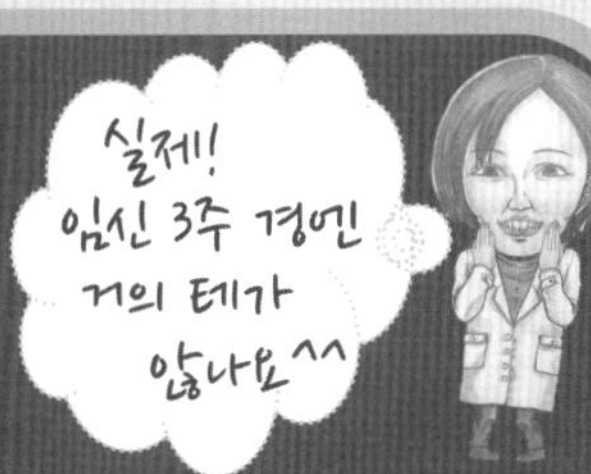
실제!
임신 3주 경엔
거의 티가
안나요^^

Somite

몸 체體 마디 절節

Differentiation
나눌 분分 될 화化

Dermatome
가죽 피皮 마디 절節

Myotome
힘줄 근筋 마디 절節

Sclerotome
굳을 경硬 마디 절節

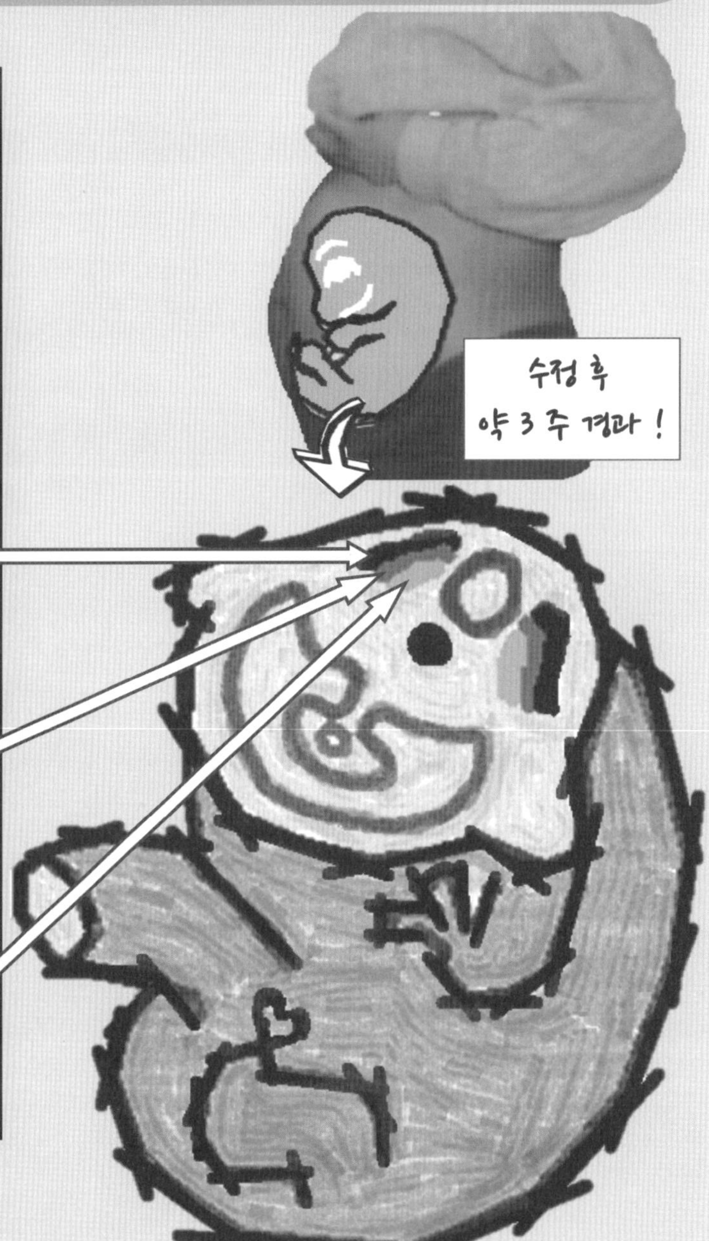
수정 후
약 3주 경과!

3-3 Muscular Tissue

힘줄근筋 (고기육肉) 짤조組 짤직織

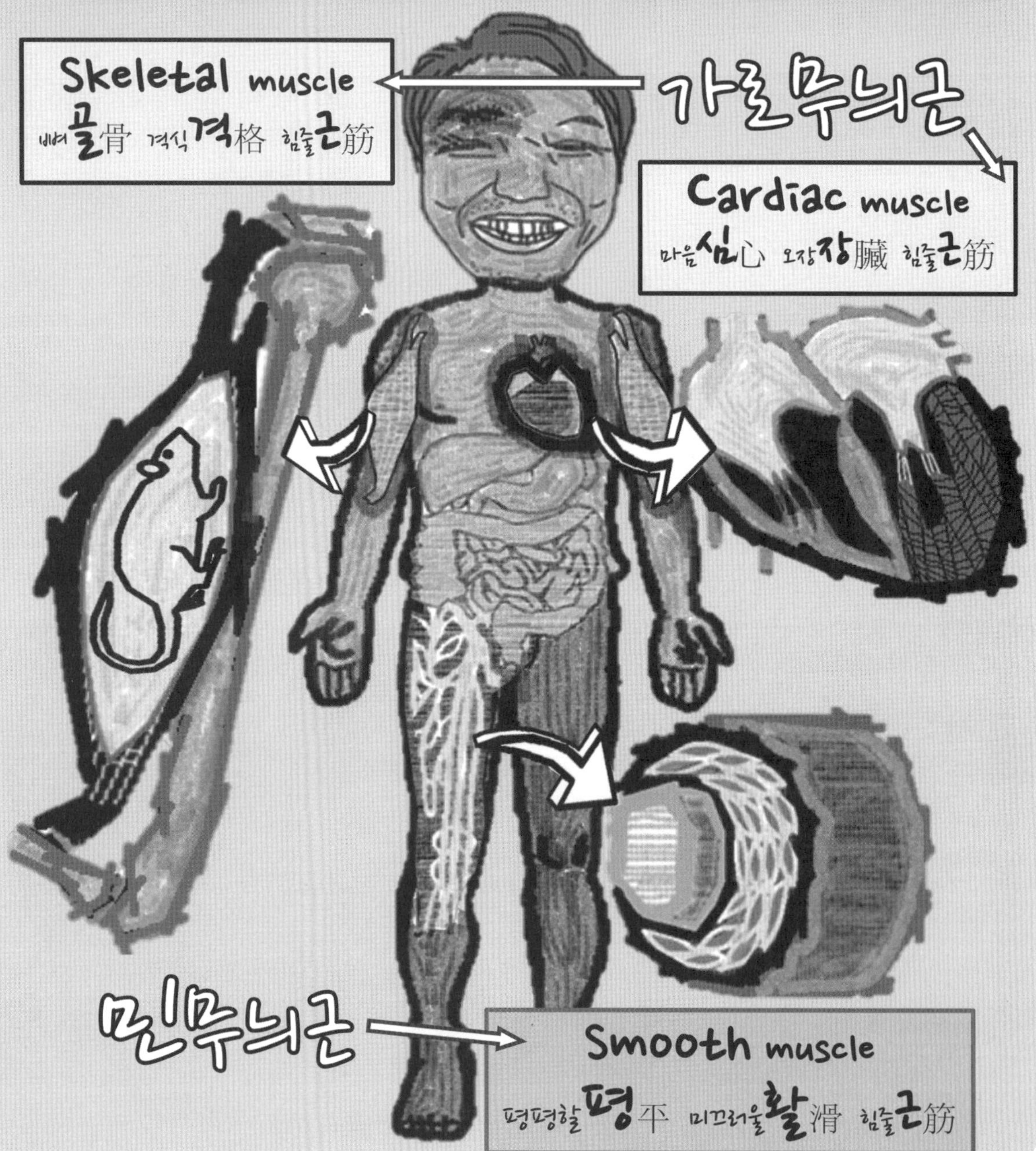

3-4

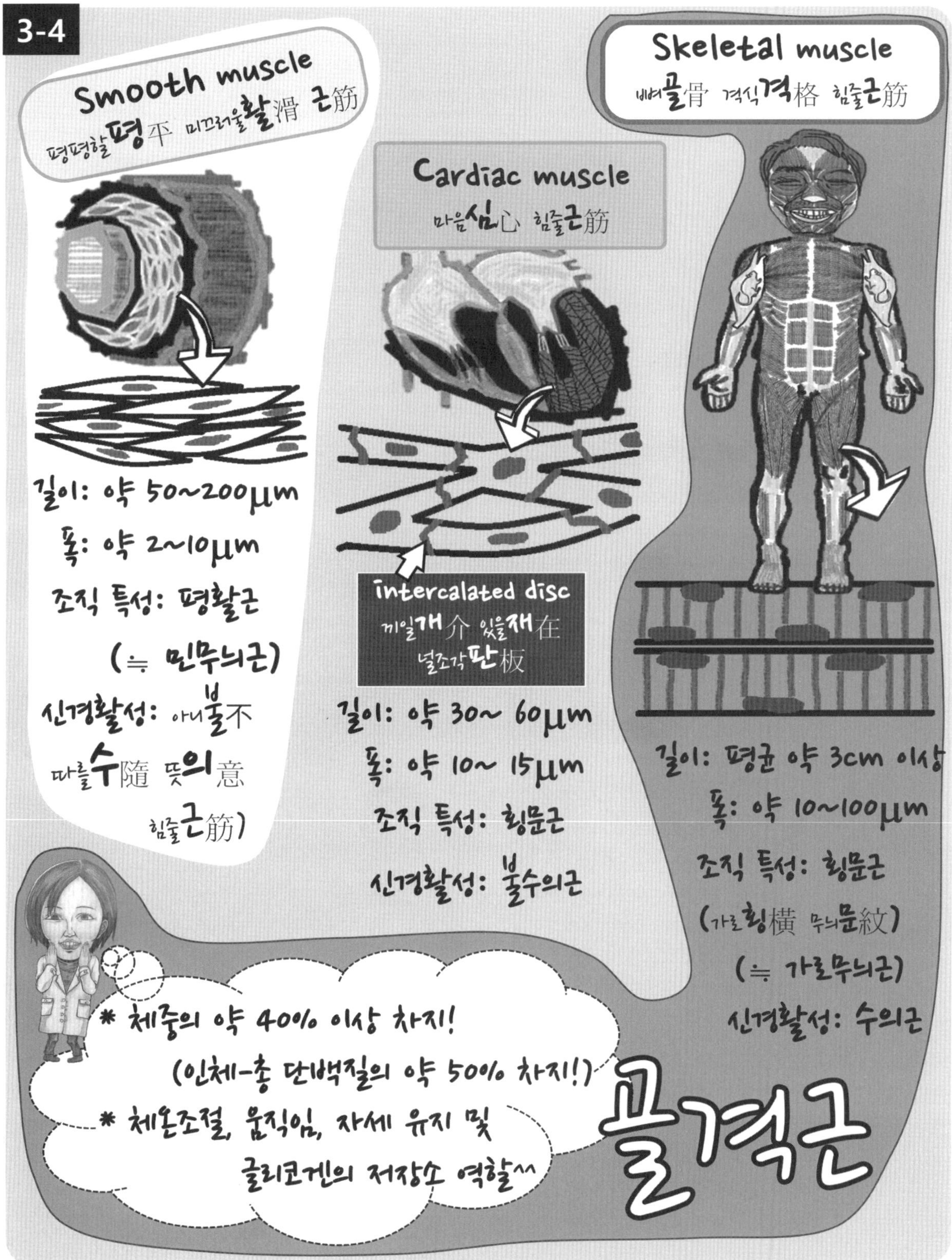
Smooth muscle
평평할평平 미끄러울활滑 근筋
Cardiac muscle
마음심心 힘줄근筋
Skeletal muscle
뼈골骨 격식격格 힘줄근筋
길이: 약 50~200μm
폭: 약 2~10μm
조직 특성: 평활근
(≒ 민무늬근)
신경활성: 아니불不
따를수隨 뜻의意
힘줄근筋)
intercalated disc
끼일개介 있을재在
널조각판板
길이: 약 30~ 60μm
폭: 약 10~ 15μm
조직 특성: 횡문근
신경활성: 불수의근
길이: 평균 약 3cm 이상
폭: 약 10~100μm
조직 특성: 횡문근
(가로횡橫 무늬문紋)
(≒ 가로무늬근)
신경활성: 수의근
* 체중의 약 40% 이상 차지!
(인체-총 단백질의 약 50% 차지!)
* 체온조절, 움직임, 자세 유지 및
글리코겐의 저장소 역할^^
골격근

3-5 Epimysium 힘줄근筋 위상上 막막膜

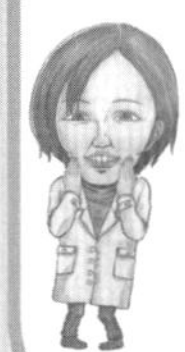

Perimysium 힘줄근筋 바깥외外 막막膜

Endomysium 힘줄근筋 안내內 막막膜

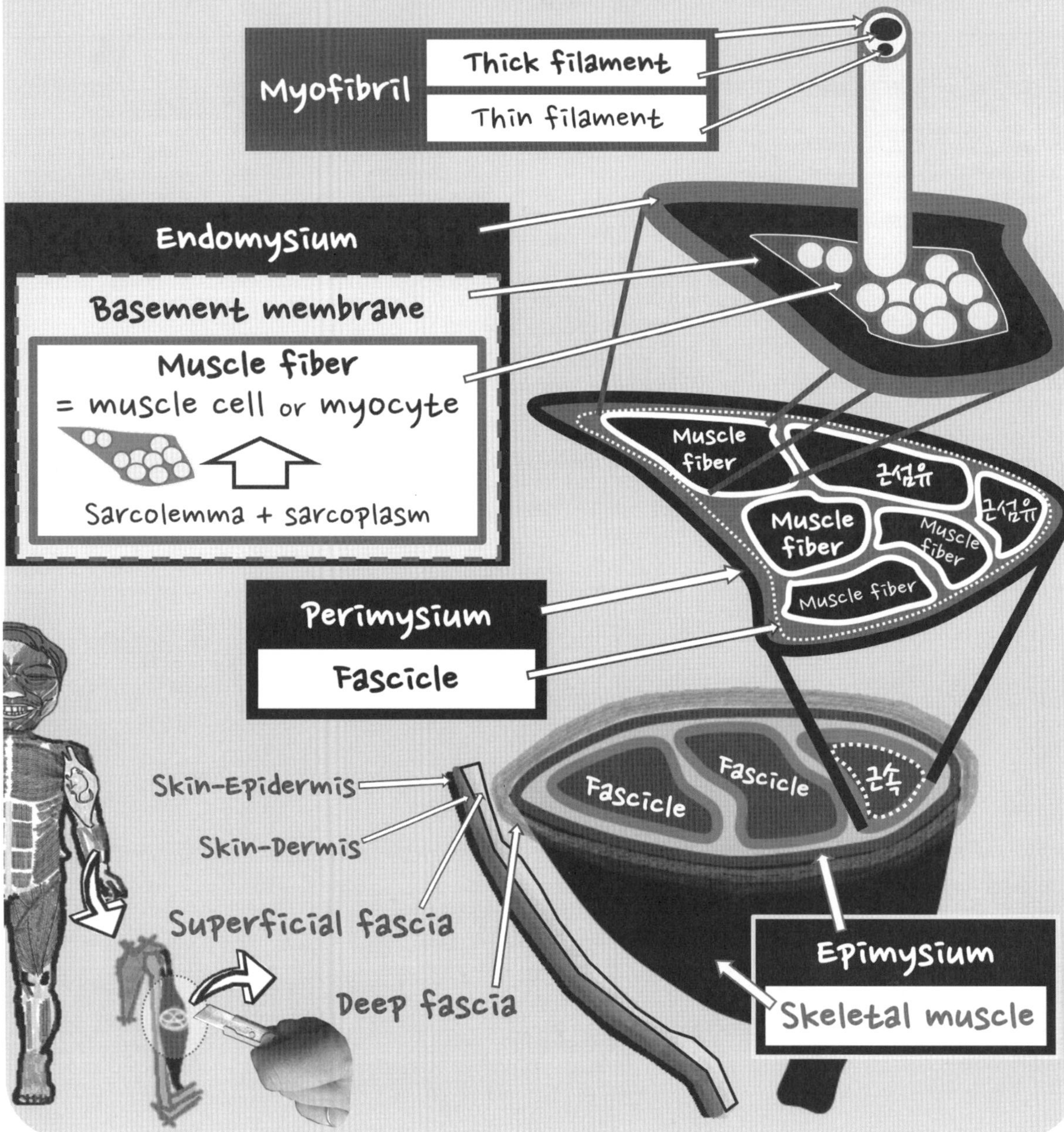

3-6

Epimysium 힘줄근筋 위상上 막막膜

Perimysium 힘줄근筋 바깥외外 막막膜

Endomysium 힘줄근筋 안내內 막막膜

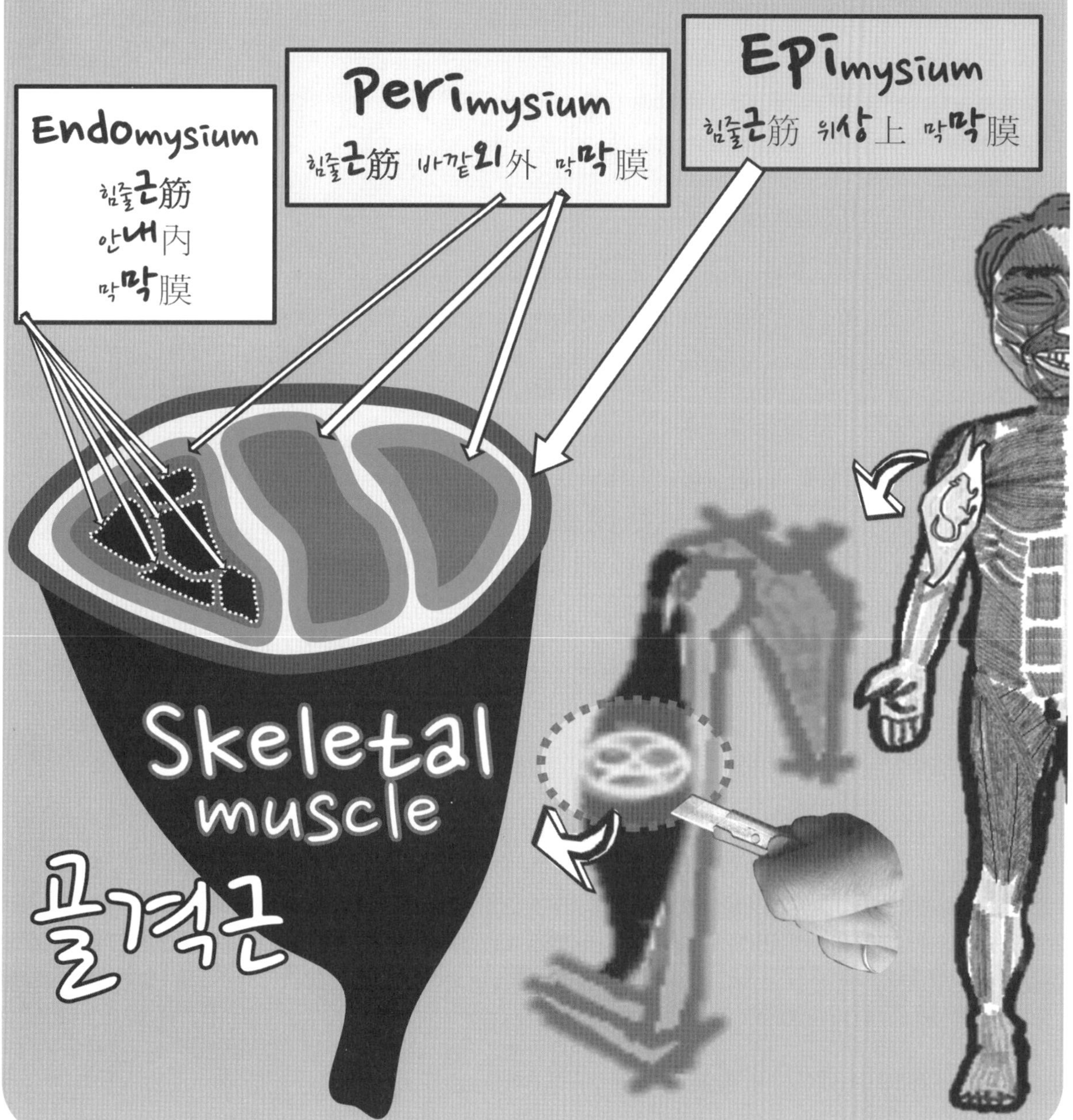

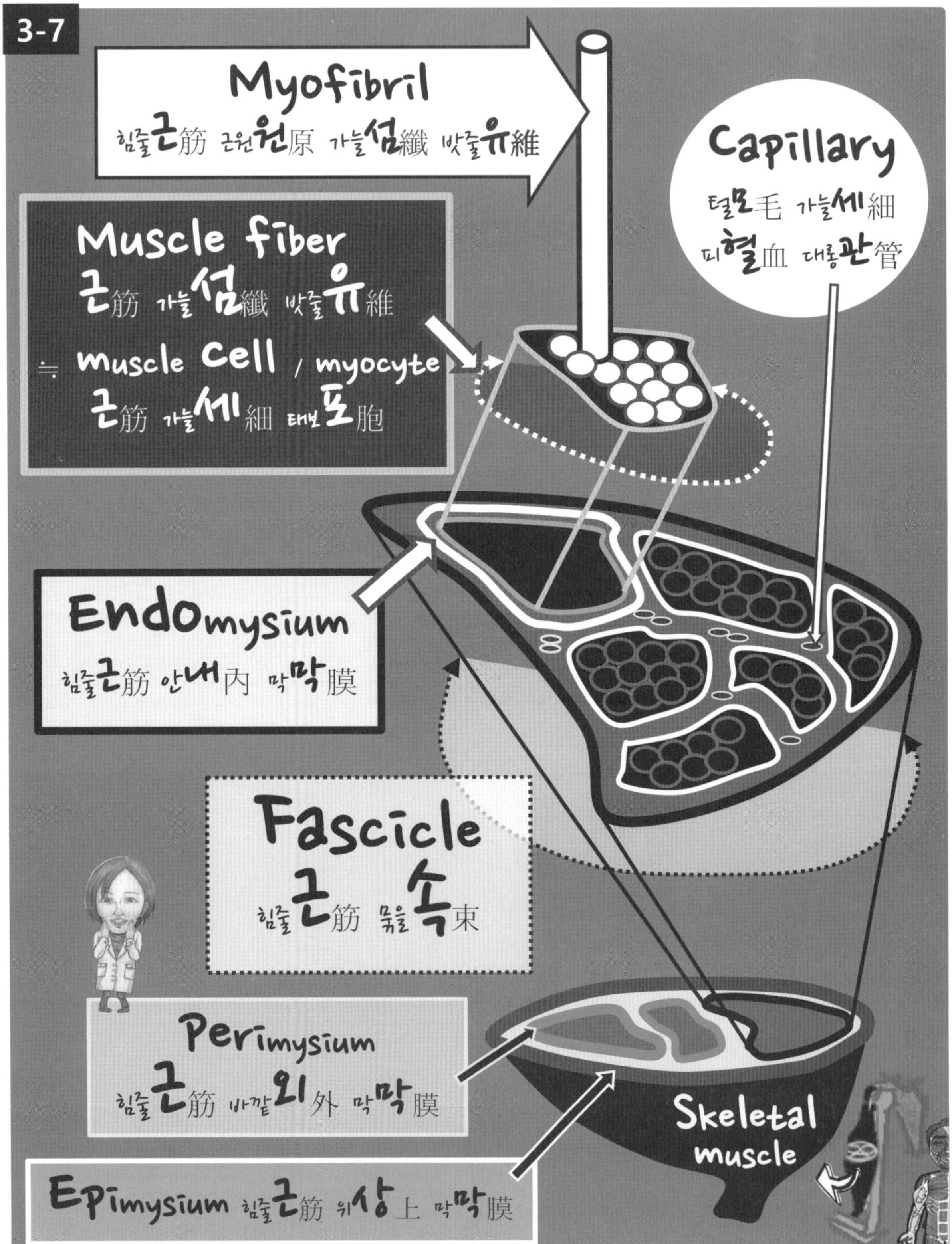
3-7
Myofibril
힘줄근筋 근원원原 가늘섬纖 밧줄유維
Capillary
털모毛 가늘세細
피혈血 대롱관管
Muscle fiber
근筋 가늘섬纖 밧줄유維
≒ muscle cell / myocyte
근筋 가늘세細 태보포胞
Endomysium
힘줄근筋 안내內 막막膜
Fascicle
힘줄근筋 묶을속束
Perimysium
힘줄근筋 바깥외外 막막膜
Skeletal muscle
Epimysium 힘줄근筋 위상上 막막膜

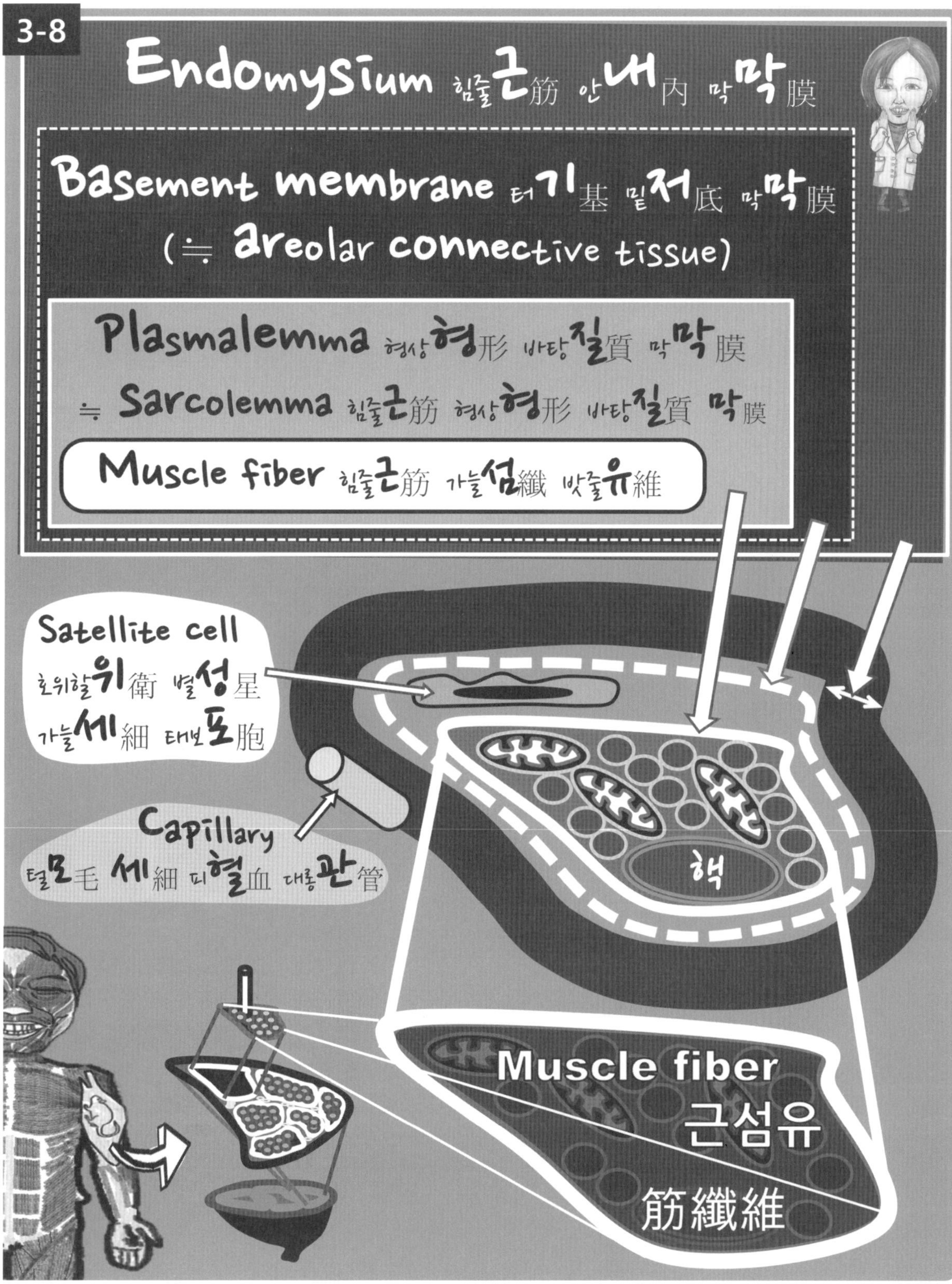
3-8
Endomysium 힘줄근筋 안내內 막막膜
Basement membrane 터기基 밑저底 막막膜
(≒ areolar connective tissue)
Plasmalemma 형상형形 바탕질質 막막膜
≒ Sarcolemma 힘줄근筋 형상형形 바탕질質 막膜
Muscle fiber 힘줄근筋 가늘섬纖 밧줄유維
Satellite cell
호위할위衛 별성星
가늘세細 태보포胞
Capillary
털모毛 세細 피혈血 대롱관管
핵
Muscle fiber
근섬유
筋纖維

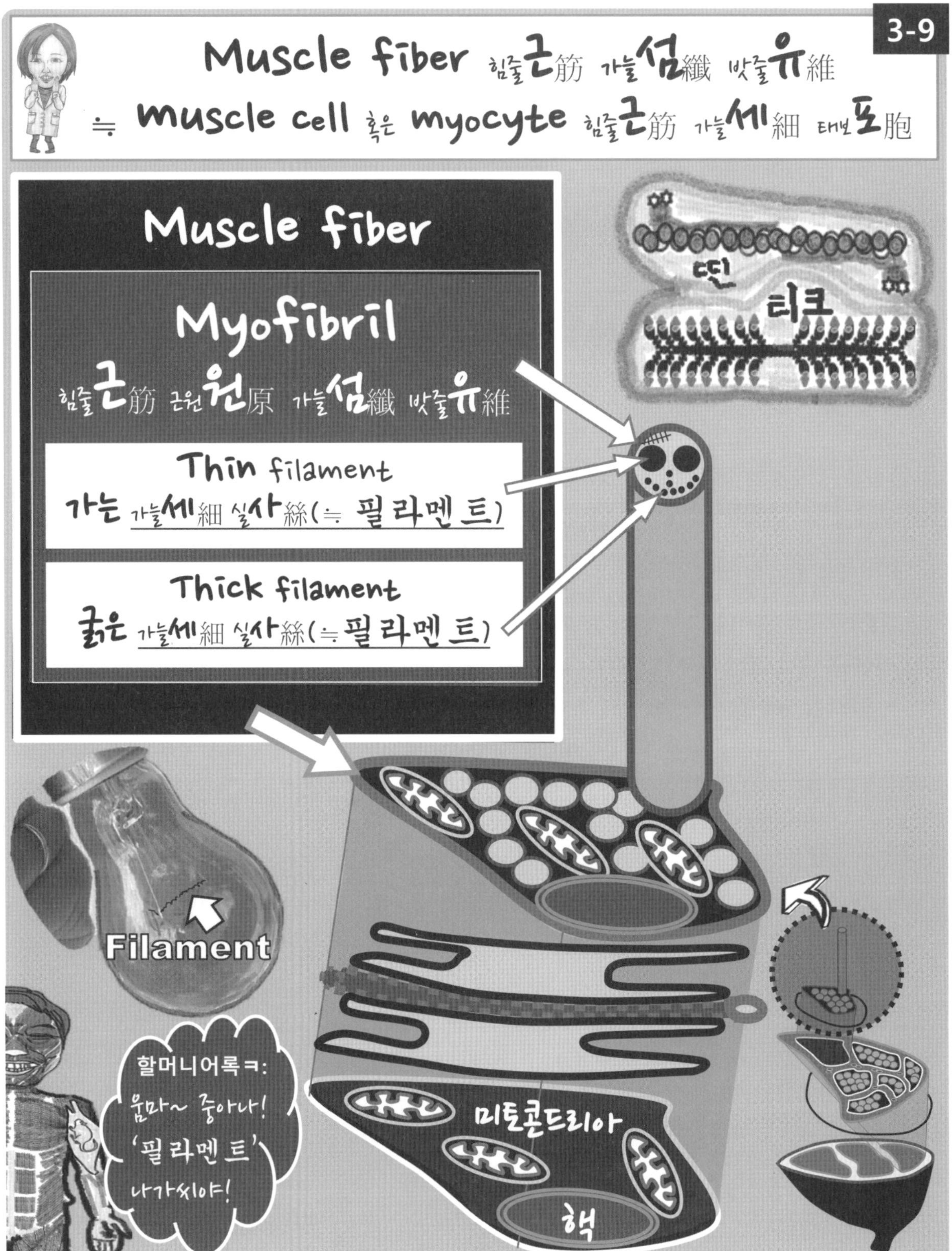
3-9
Muscle fiber 힘줄근筋 가늘섬纖 밧줄유維
≒ muscle cell 혹은 myocyte 힘줄근筋 가늘세細 태보포胞
Muscle fiber
Myofibril
힘줄근筋 근원원原 가늘섬纖 밧줄유維
Thin filament
가는 가늘세細 실사絲(≒ 필라멘트)
Thick filament
굵은 가늘세細 실사絲(≒ 필라멘트)
띤
티크
Filament
할머니어록ㅋ:
움마~ 좋아나!
'필라멘트'
나가쐬야!
미토콘드리아
핵

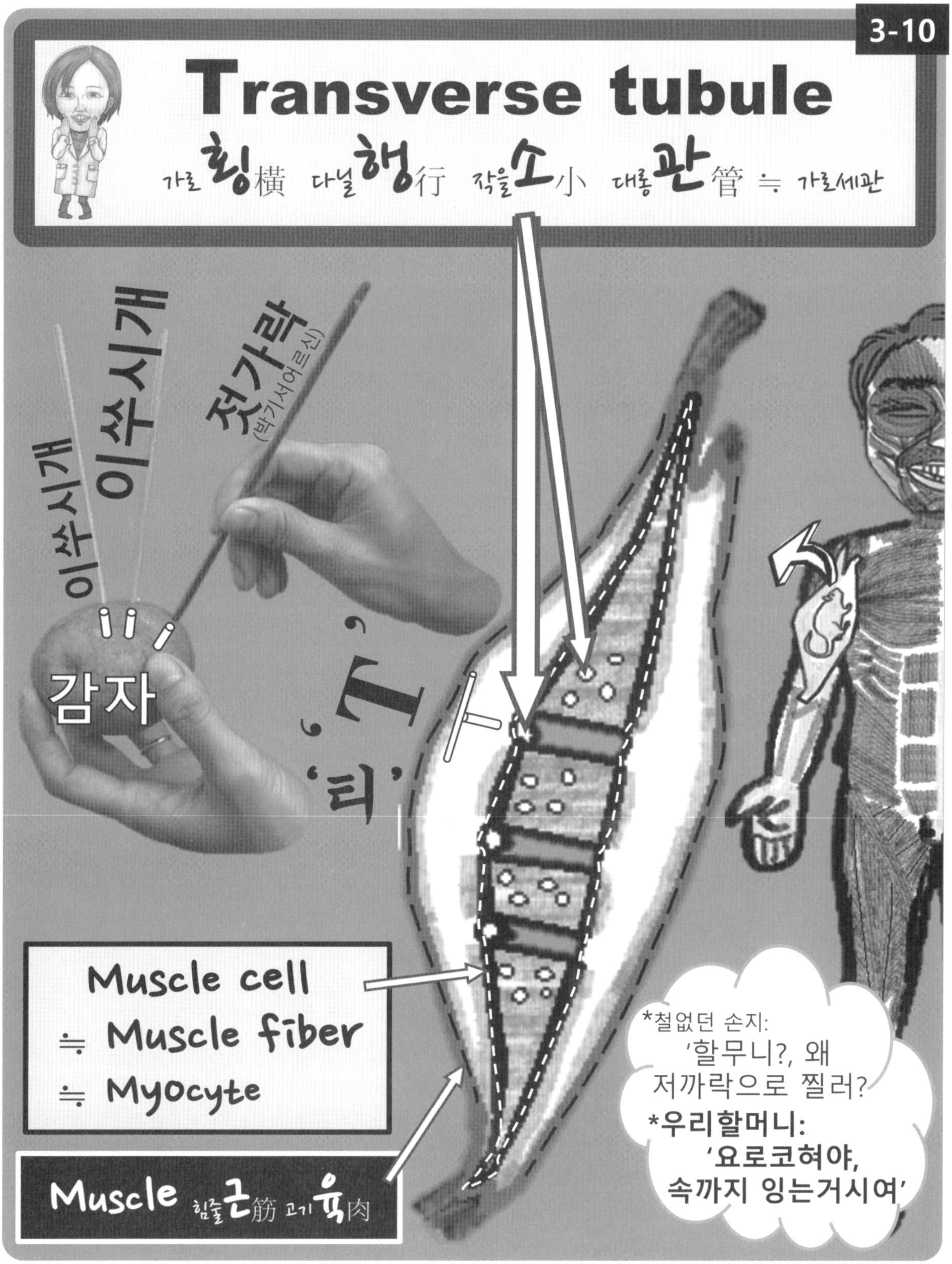
3-10
Transverse tubule
가로 횡橫 다닐 행行 작을 소小 대롱 관管 ≒ 가로세관
이쑤시개
이쑤시개
젓가락 (박기서여르신)
감자
'T'
'티'
Muscle cell
≒ Muscle fiber
≒ Myocyte
Muscle 힘줄 근筋 고기 육肉
*철없던 손지:
'할무니?, 왜
저까락으로 찔러?
*우리할머니:
'요로코혀야,
속까지 잉는거시여'

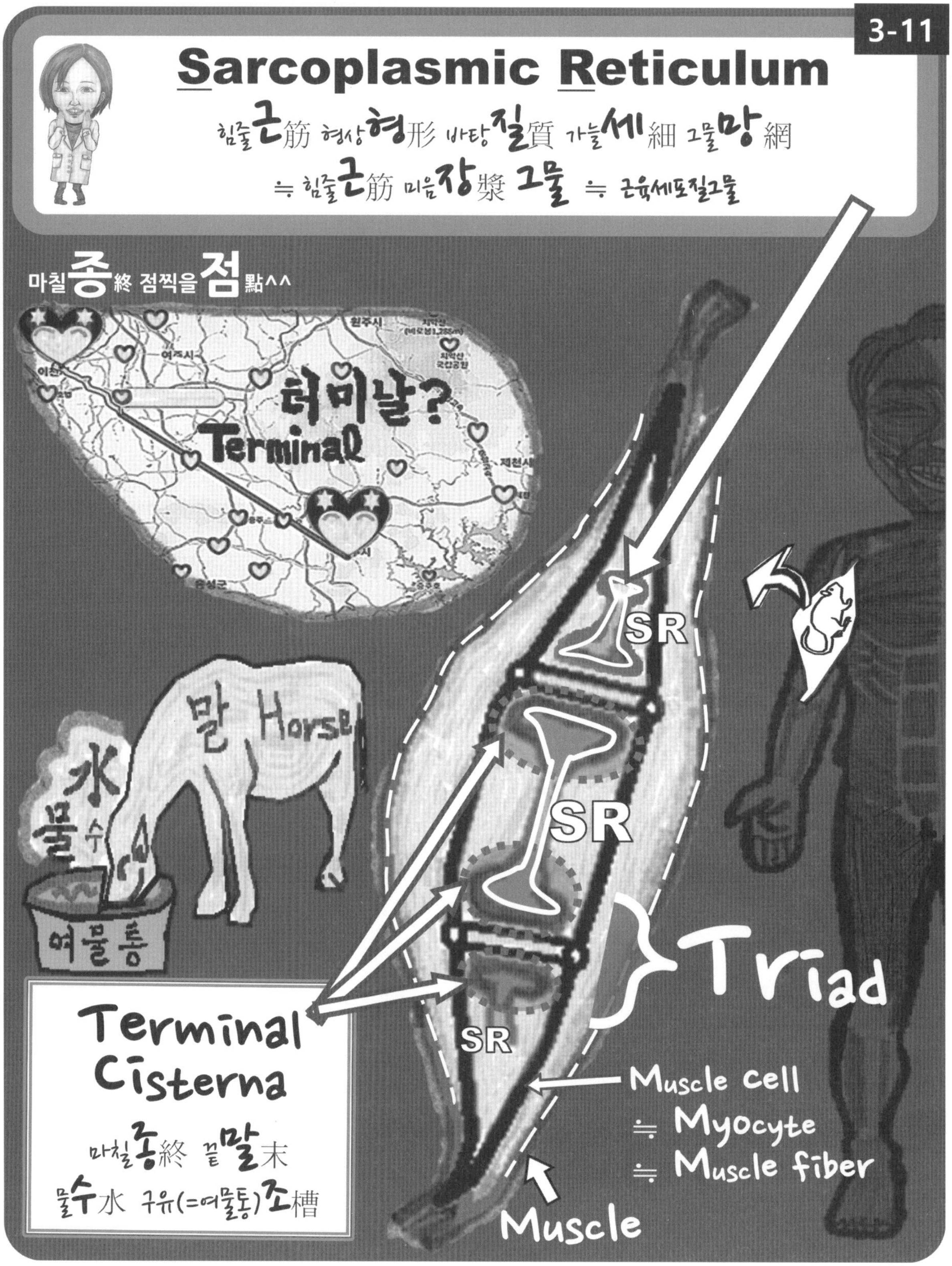
3-11
Sarcoplasmic Reticulum
힘줄근筋 형상형形 바탕질質 가늘세細 그물망網
≒ 힘줄근筋 미음장漿 그물 ≒ 근육세포질그물
마칠종終 점찍을점點^^
터미날?
Terminal
말 Horse
水
물수
여물통
SR
SR
SR
Triad
Terminal Cisterna
마칠종終 끝말末
물수水 구유(=여물통)조槽
Muscle cell
≒ Myocyte
≒ Muscle fiber
Muscle

3-12

Triad 석 삼三 무리 조曹 몸 체體

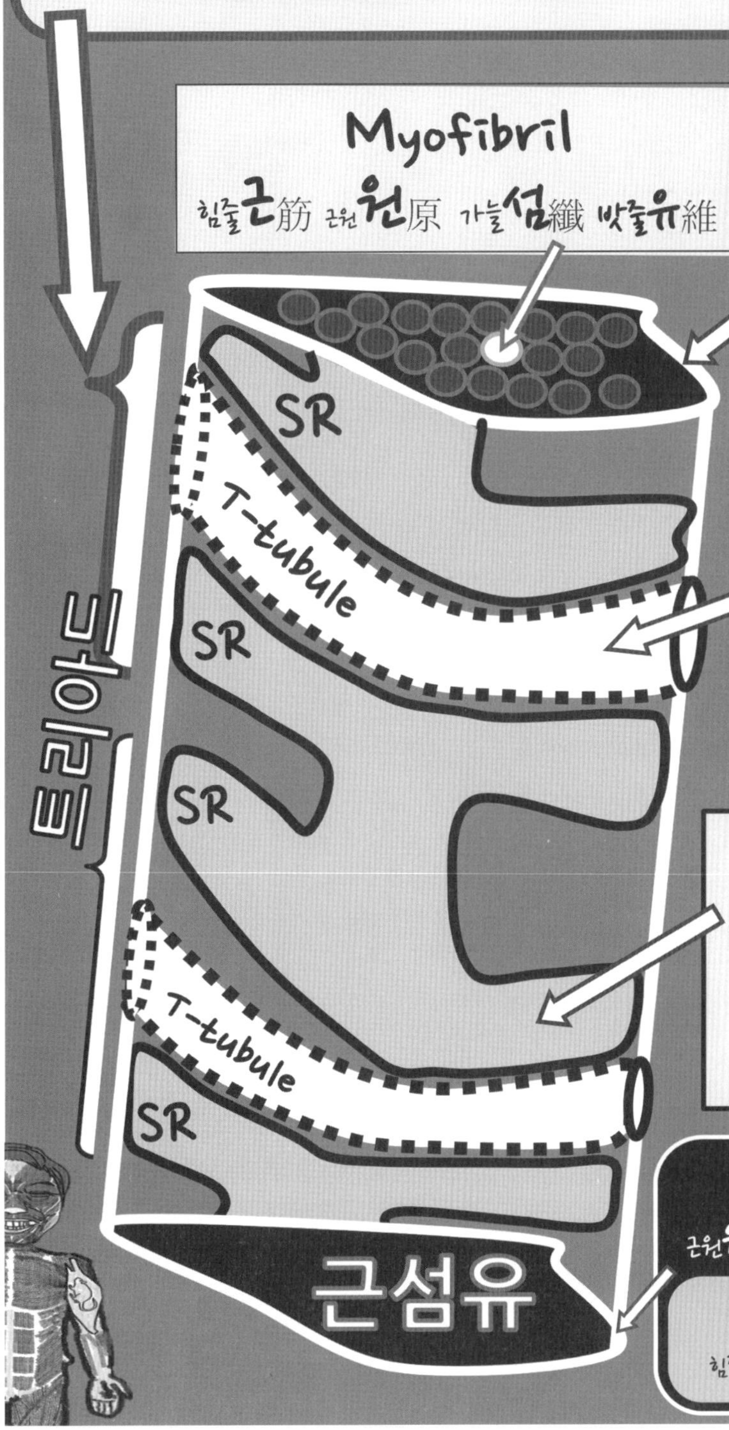

Myofibril

힘줄 근筋 근원 원原 가늘 섬纖 밧줄 유維

Muscle fiber

힘줄 근筋 가늘 섬纖 밧줄 유維

≒ muscle cell

≒ myocyte

힘줄 근筋 가늘 세細 태보 포胞

Transverse - tubule

가로 횡橫 다닐 행行

작을 소小 대롱 관管

≒ T - 소小 관管

Sarcoplasmic Reticulum

힘줄 근筋 형상 형形 바탕 질質

가늘 세細 그물 망網

≒ 힘줄 근筋 미음 장漿 그물

Plasmalemma

근원 원原 형상 형形 바탕 질質 막 막膜

≒ Sarcolemma

힘줄 근筋 형상 형形 바탕 질質 막膜

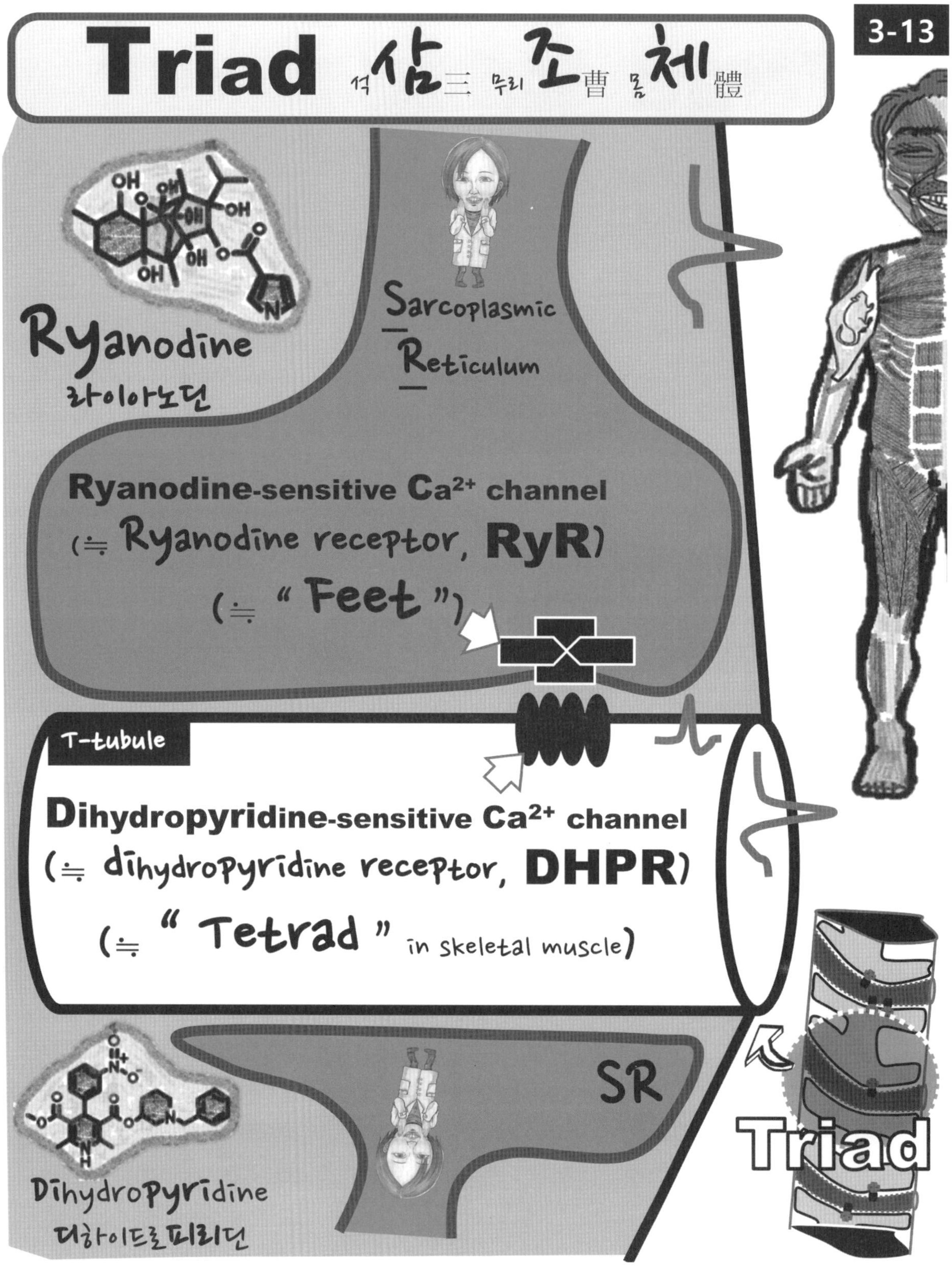
3-13
Triad 석 삼 三 무리 조 曹 몸 체 體
Ryanodine
라이아노딘
Sarcoplasmic
Reticulum
Ryanodine-sensitive Ca2+ channel
(≒ Ryanodine receptor, RyR)
(≒ "Feet")
T-tubule
Dihydropyridine-sensitive Ca2+ channel
(≒ dihydropyridine receptor, DHPR)
(≒ "Tetrad" in skeletal muscle)
SR
Dihydropyridine
디하이드로피리딘
Triad

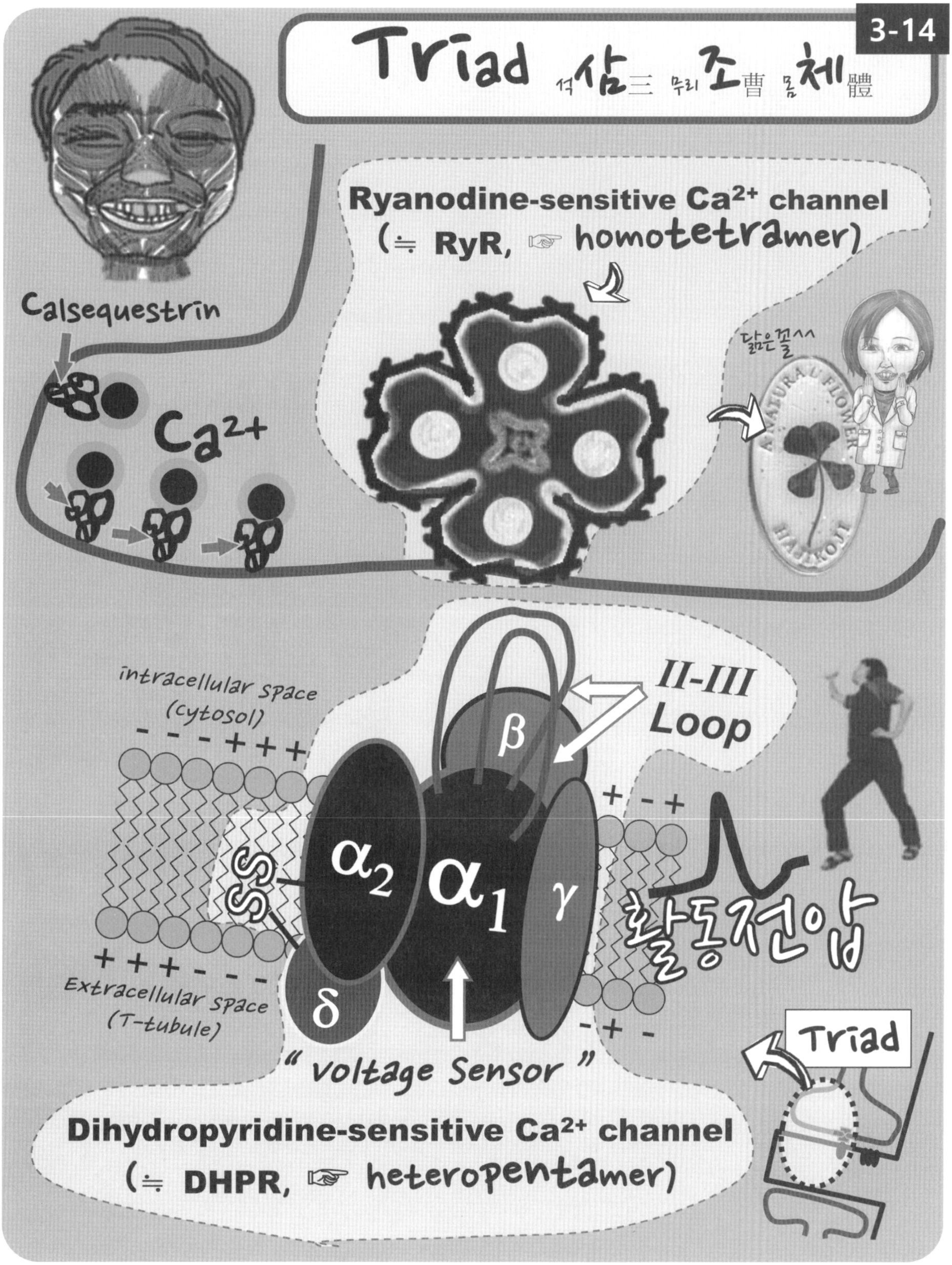
3-14
Triad 석 삼 三 무리 조 曹 몸 체 體
Ryanodine-sensitive Ca2+ channel
(≒ RyR, ☞ homotetramer)
Calsequestrin
Ca2+
닮은꼴^^
intracellular space
(cytosol)
- - - + + +
II-III
Loop
β
α2
α1
γ
SS
δ
+ - +
활동전압
+ + + - - -
Extracellular space
(T-tubule)
- + -
"voltage Sensor"
Triad
Dihydropyridine-sensitive Ca2+ channel
(≒ DHPR, ☞ heteropentamer)

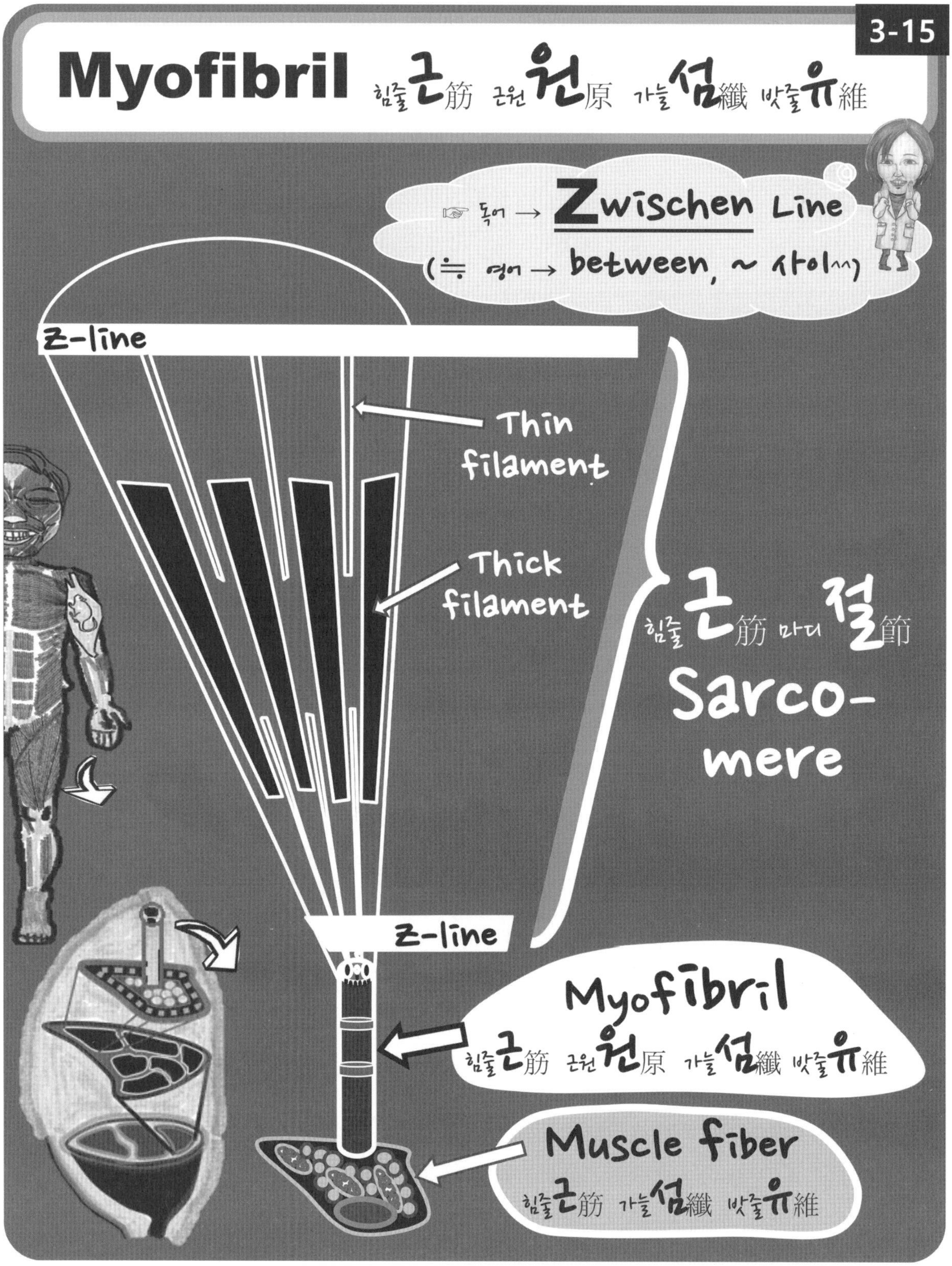
3-15
Myofibril 힘줄근筋 근원원原 가늘섬纖 밧줄유維
☞ 독어 → Zwischen Line
(≒ 영어 → between, ~ 사이^^)
Z-line
Thin filament
Thick filament
힘줄근筋 마디절節
Sarco-mere
Z-line
Myofibril
힘줄근筋 근원원原 가늘섬纖 밧줄유維
Muscle fiber
힘줄근筋 가늘섬纖 밧줄유維

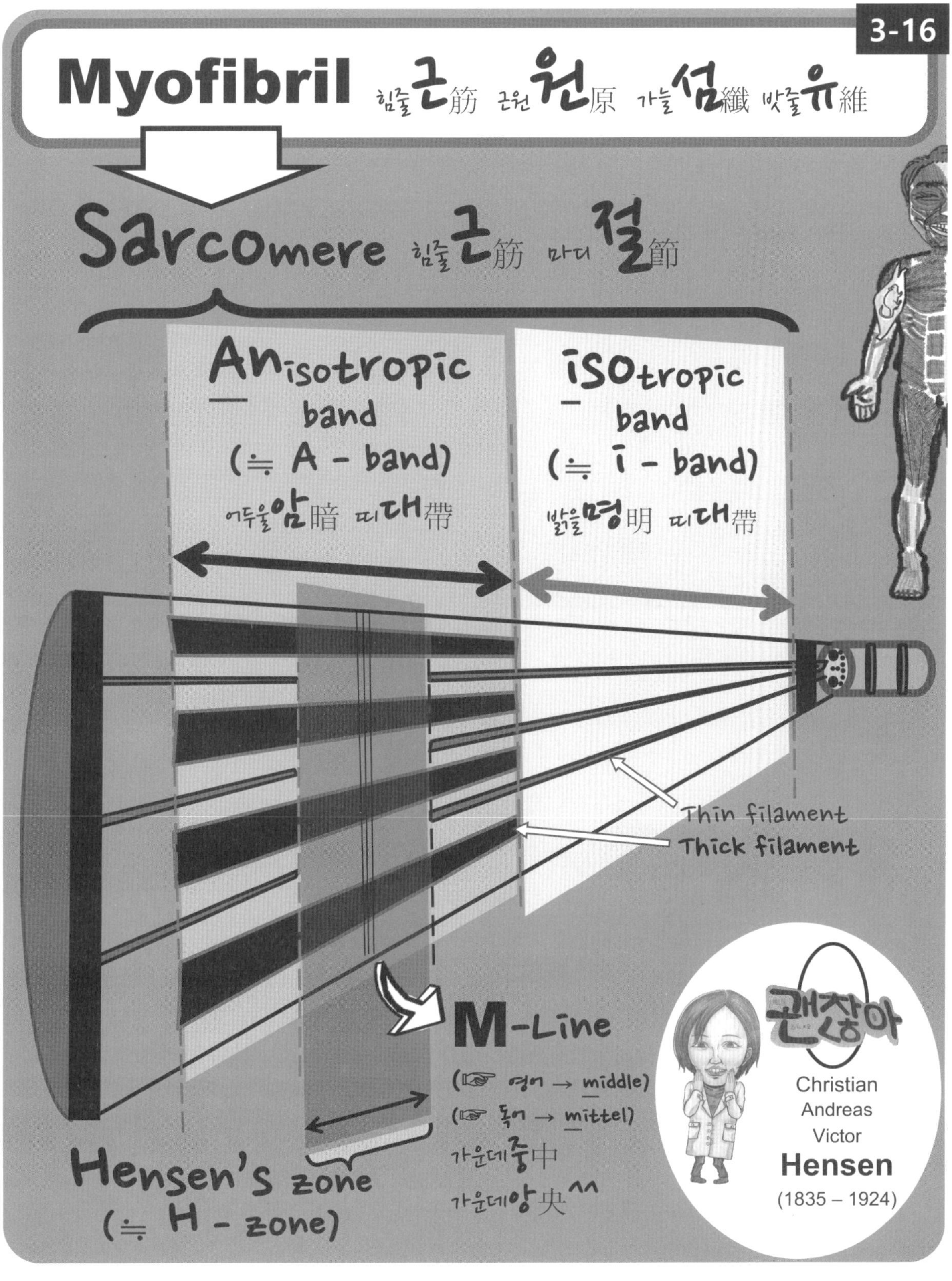
3-16
Myofibril 힘줄근筋 근원원原 가늘섬纖 밧줄유維
Sarcomere 힘줄근筋 마디절節
Anisotropic band
(≒ A - band)
어두울암暗 띠대帶
isotropic band
(≒ i - band)
밝을명明 띠대帶
Thin filament
Thick filament
M-Line
(☞ 영어 → middle)
(☞ 독어 → mittel)
가운데중中
가운데앙央^^
Hensen's zone
(≒ H - zone)
괜찮아
Christian
Andreas
Victor
Hensen
(1835 – 1924)

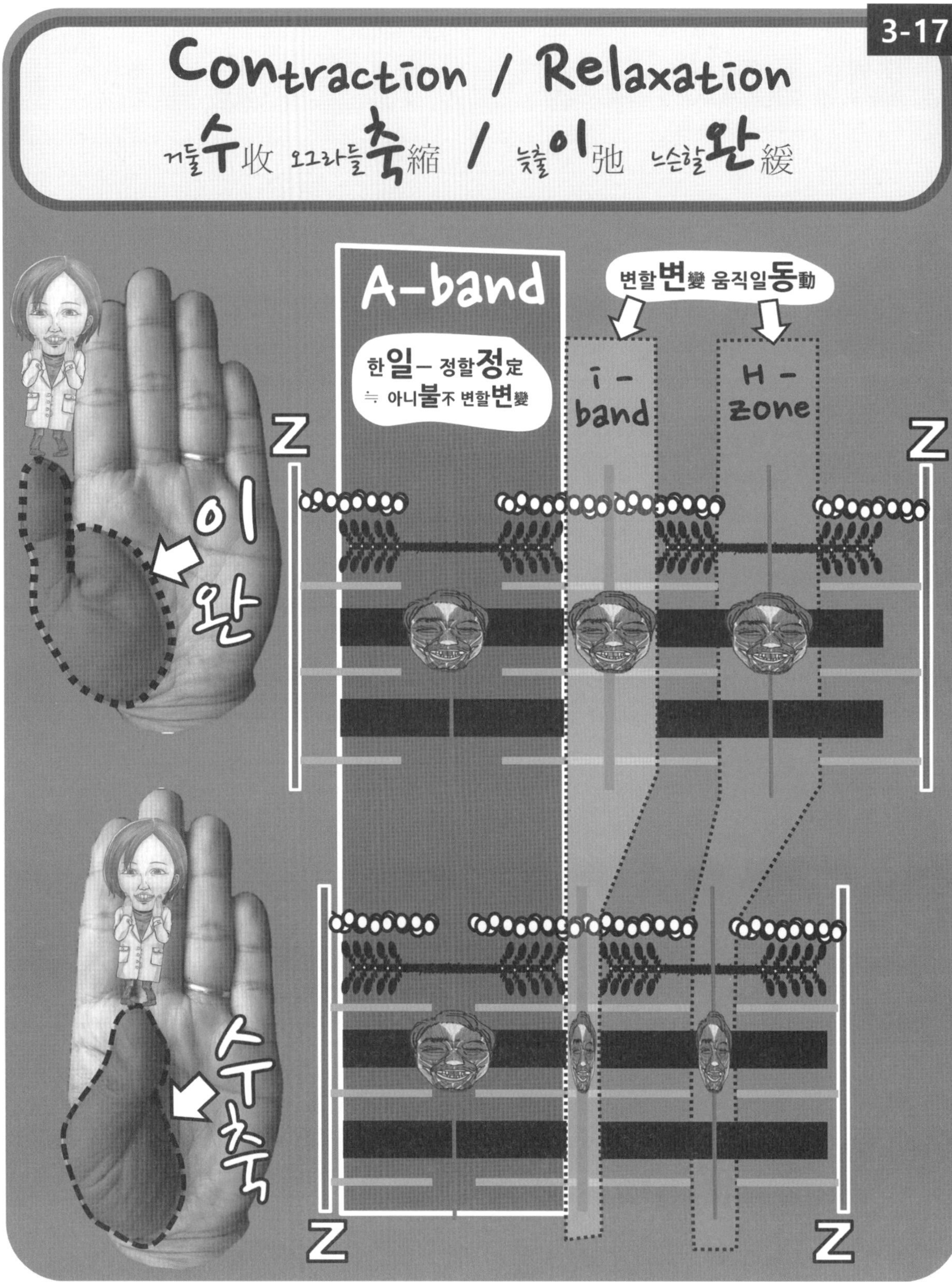
3-17
Contraction / Relaxation
거둘수收 오그라들축縮 / 늦출이弛 느슨할완緩
A-band
한일一 정할정定
≒ 아니불不 변할변變
변할변變 움직일동動
I-band
H-zone
Z
Z
이완
수축
Z
Z

3-18

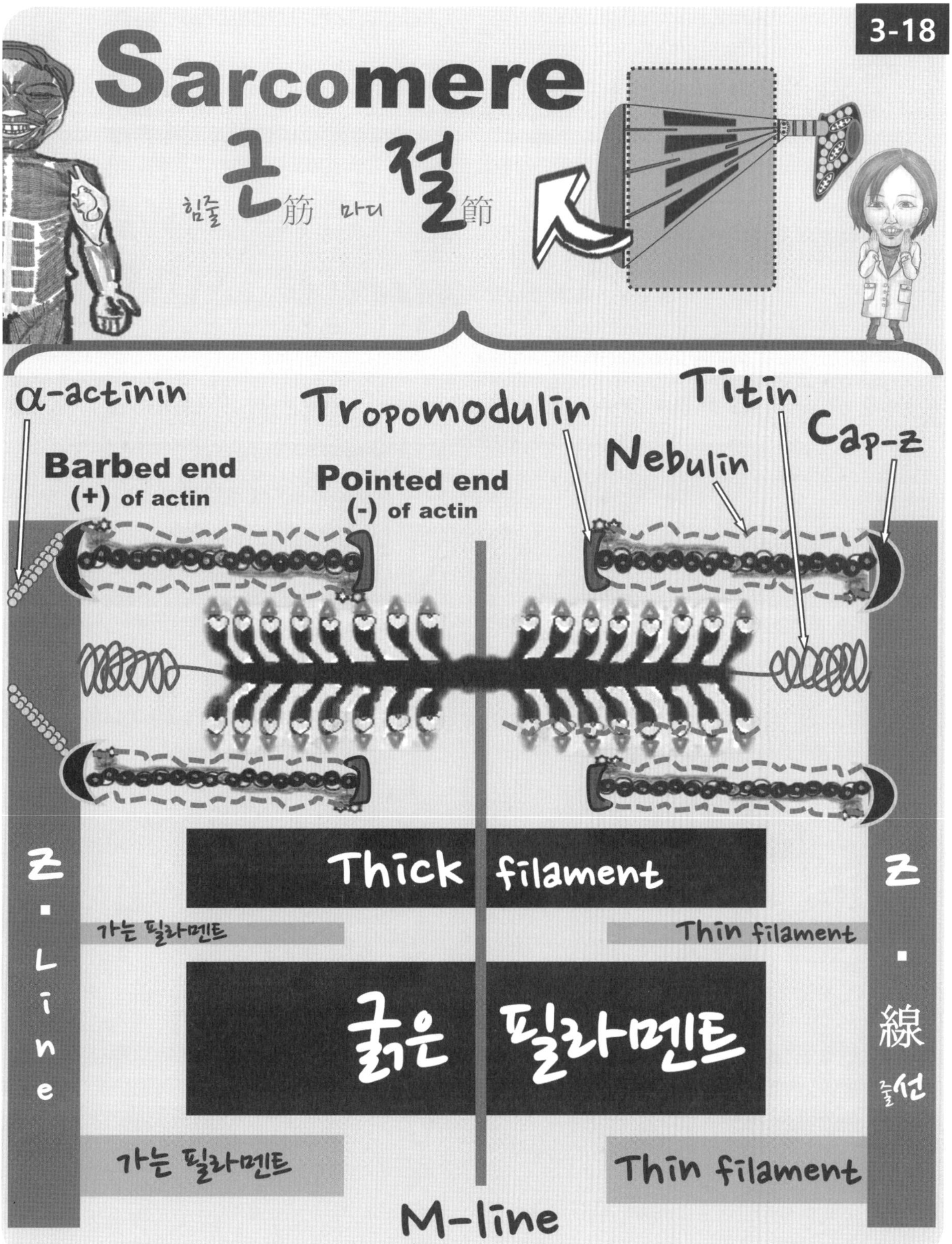
Sarcomere
힘줄 근 筋 마디 절 節
α-actinin
Tropomodulin
Titin
Cap-z
Nebulin
Barbed end (+) of actin
Pointed end (-) of actin
Thick filament
가는 필라멘트
Thin filament
굵은 필라멘트
가는 필라멘트
Thin filament
Z-Line
Z-線
줄 선
M-line

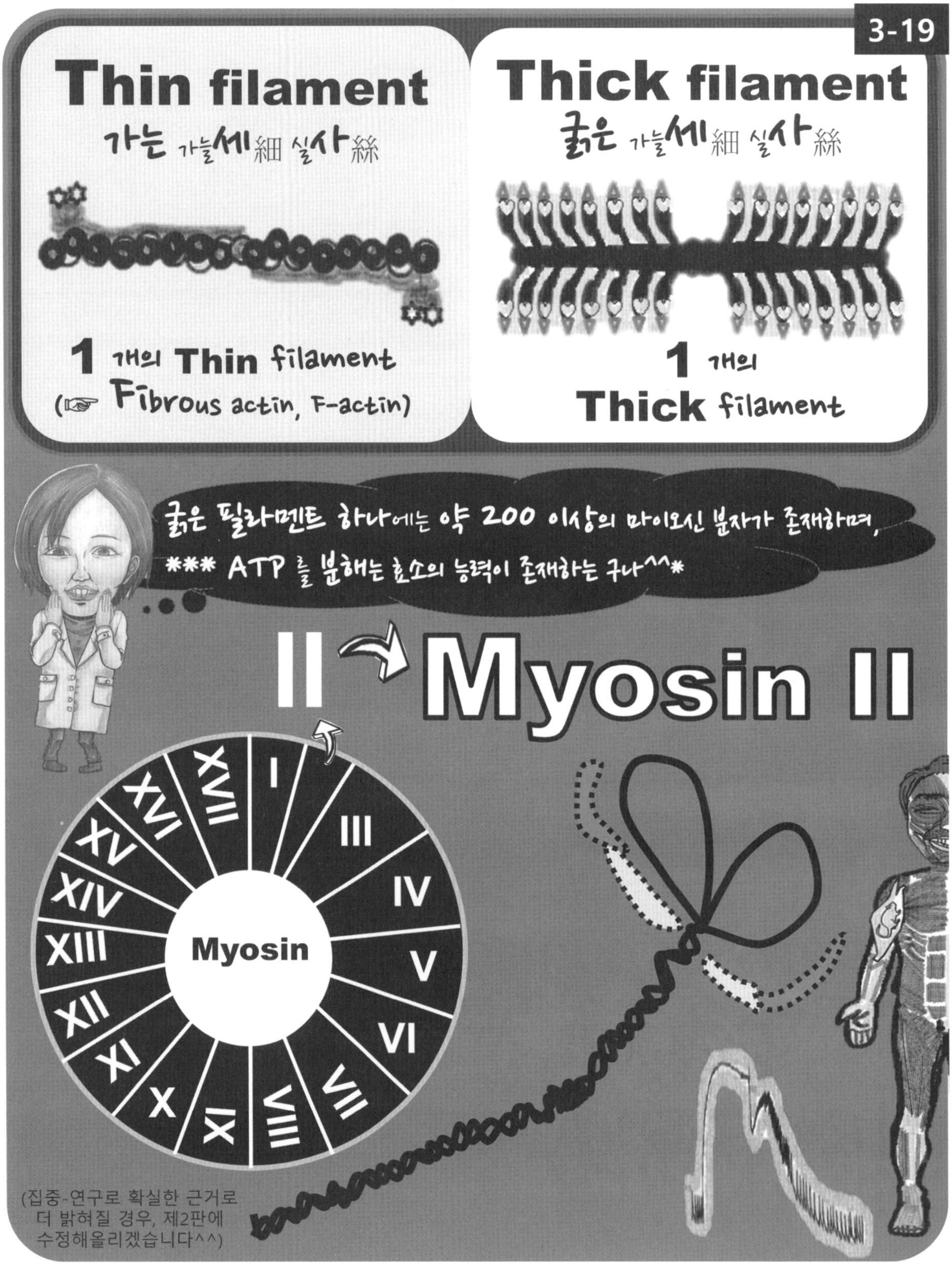
3-19
Thin filament
가는 가늘세細 실사絲
1 개의 Thin filament
(☞ Fibrous actin, F-actin)
Thick filament
굵은 가늘세細 실사絲
1 개의
Thick filament
굵은 필라멘트 하나에는 약 200 이상의 마이오신 분자가 존재하며,
*** ATP 를 분해는 효소의 능력이 존재하는 구나^^*
II
Myosin II
I
III
IV
V
VI
VII
VIII
IX
X
XI
XII
XIII
XIV
XV
XVI
XVII
Myosin
(집중-연구로 확실한 근거로
더 밝혀질 경우, 제2판에
수정해올리겠습니다^^)

3-20

Myosin 마이오신

(그리스어: μῦς ☞ "muscle" ☞ myo- 肉 등)

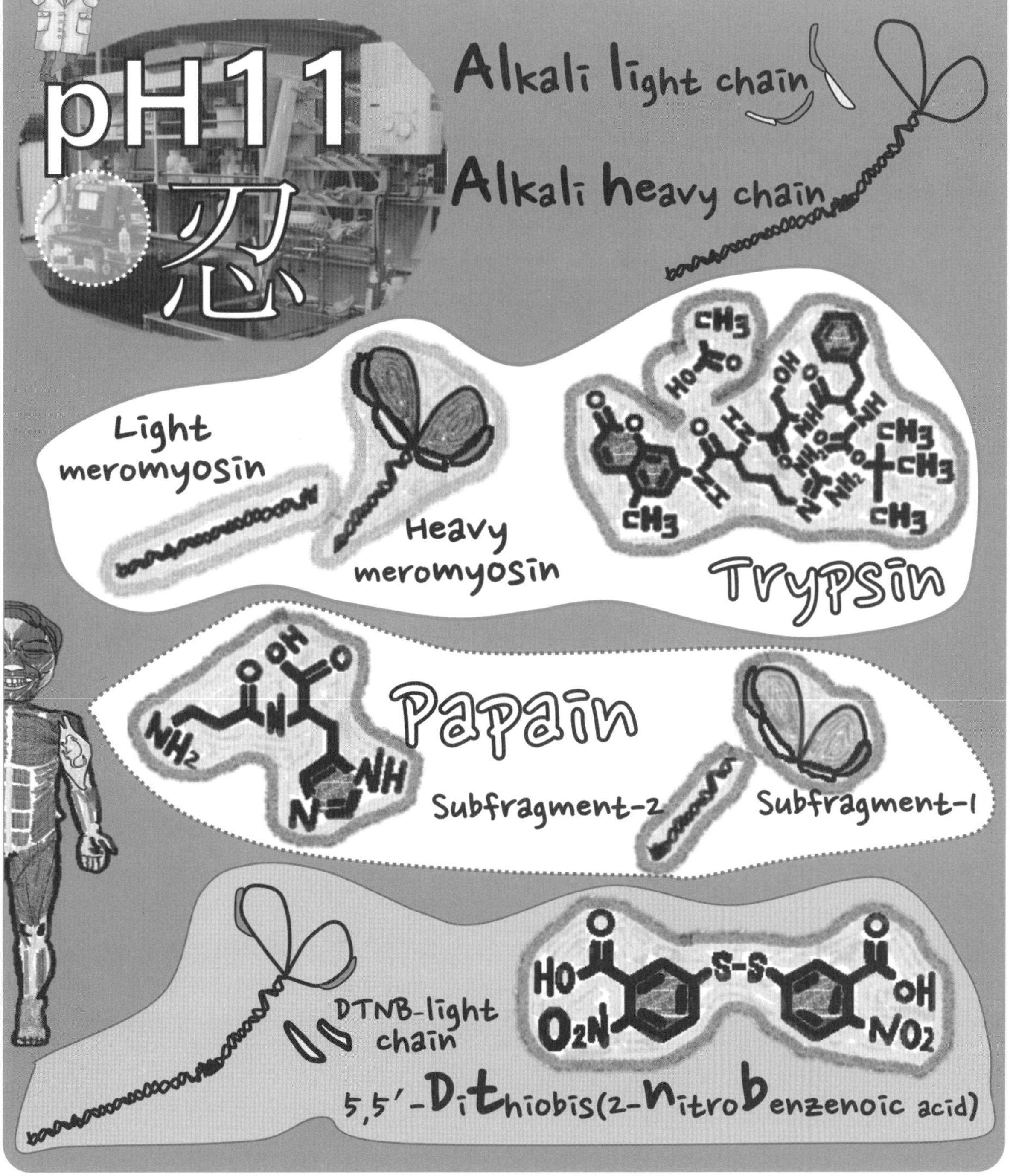

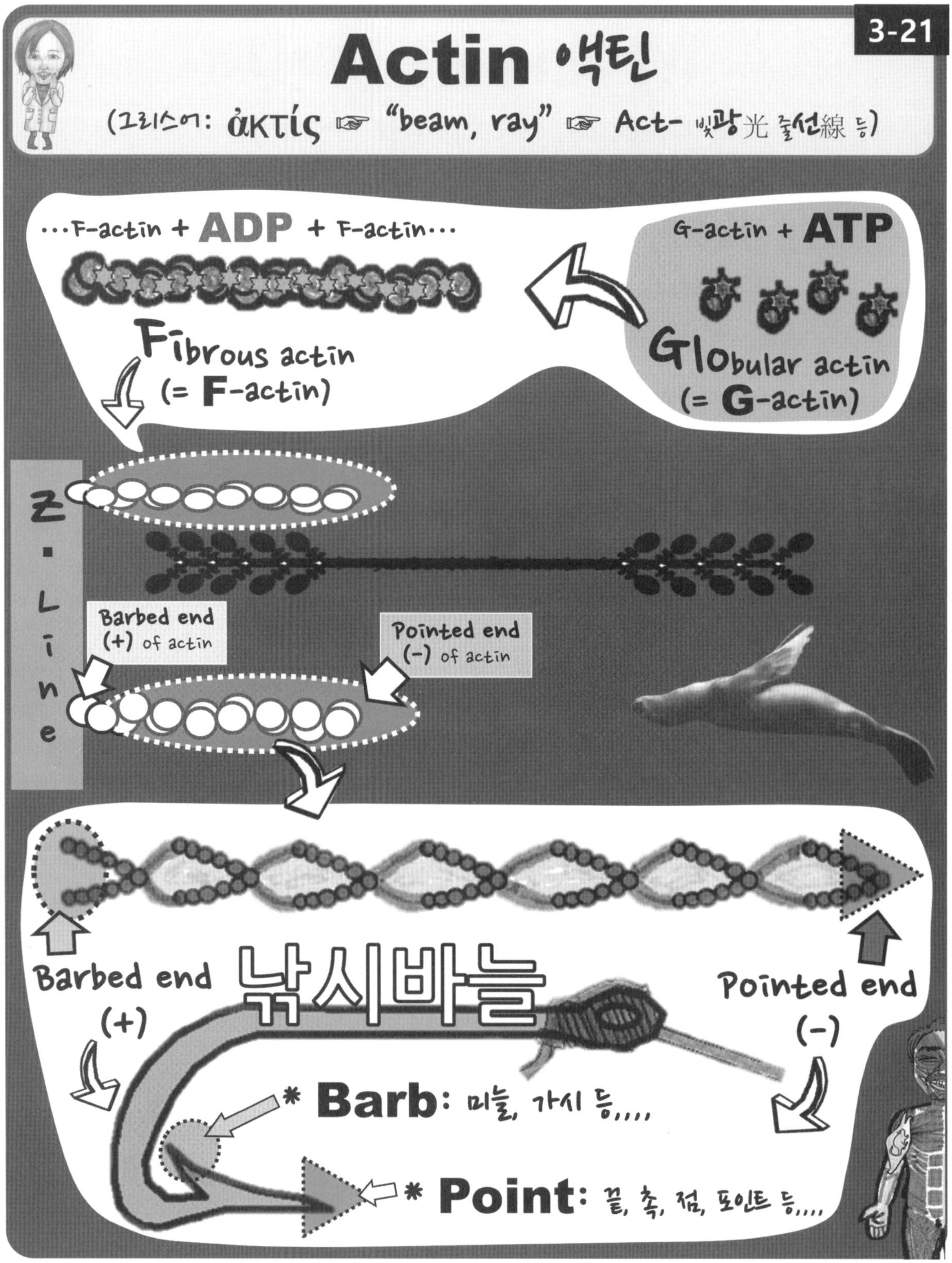
3-21
Actin 액틴
(그리스어: ἀκτίς ☞ "beam, ray" ☞ Act- 빛광光 줄선線 등)
···F-actin + ADP + F-actin···
G-actin + ATP
Fibrous actin
(= F-actin)
Globular actin
(= G-actin)
Z-Line
Barbed end
(+) of actin
Pointed end
(-) of actin
Barbed end
(+)
낚시바늘
Pointed end
(-)
* Barb: 미늘, 가시 등,,,,
* Point: 끝, 촉, 점, 포인트 등,,,,

ACTIN 과 그 바깥외外 단백질-분자들

3-22

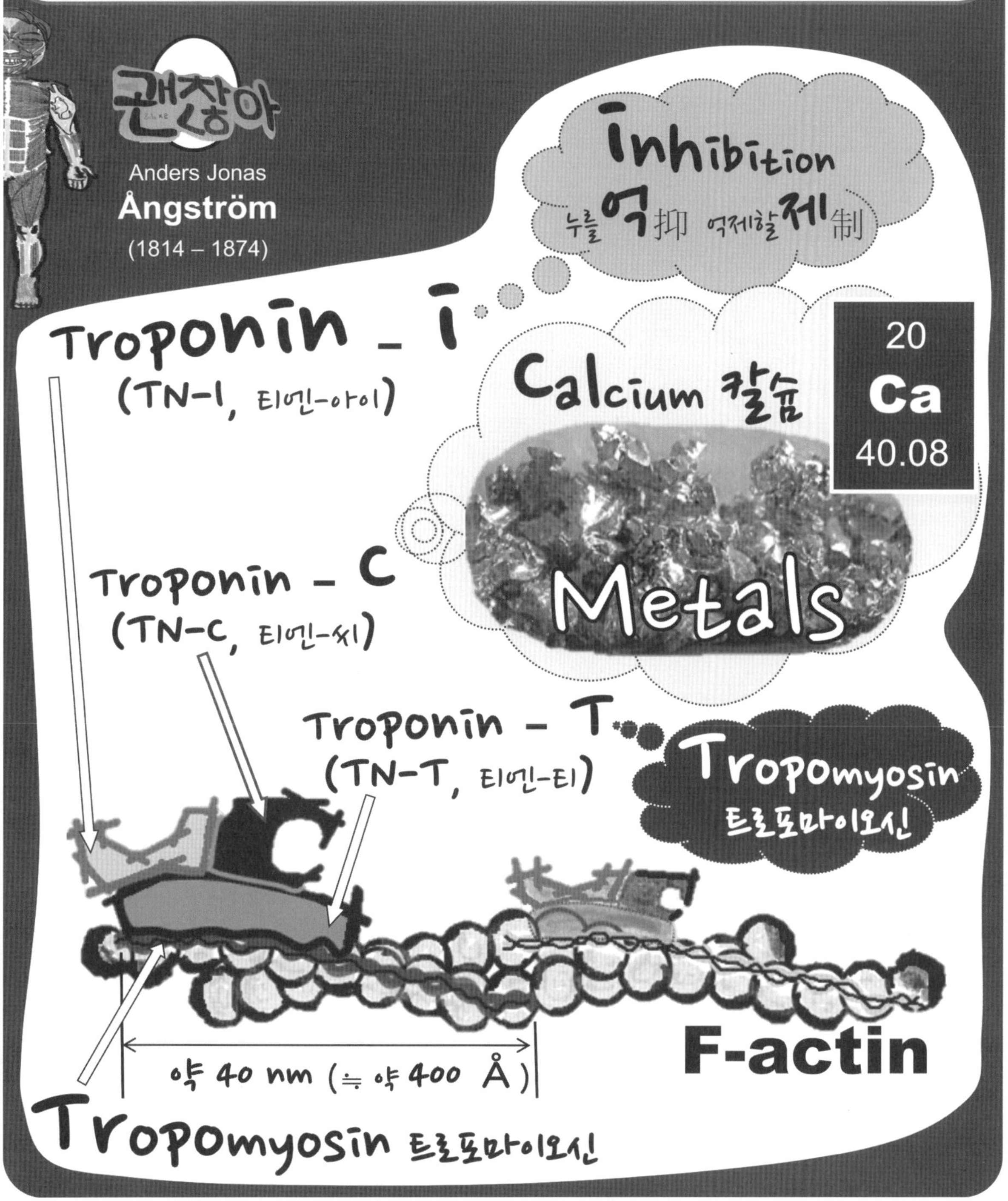

3-23

Thin filament regulation of contraction in striated muscle

횡문근(골격근과 심장근): '가는 필라멘트' 조절 수축

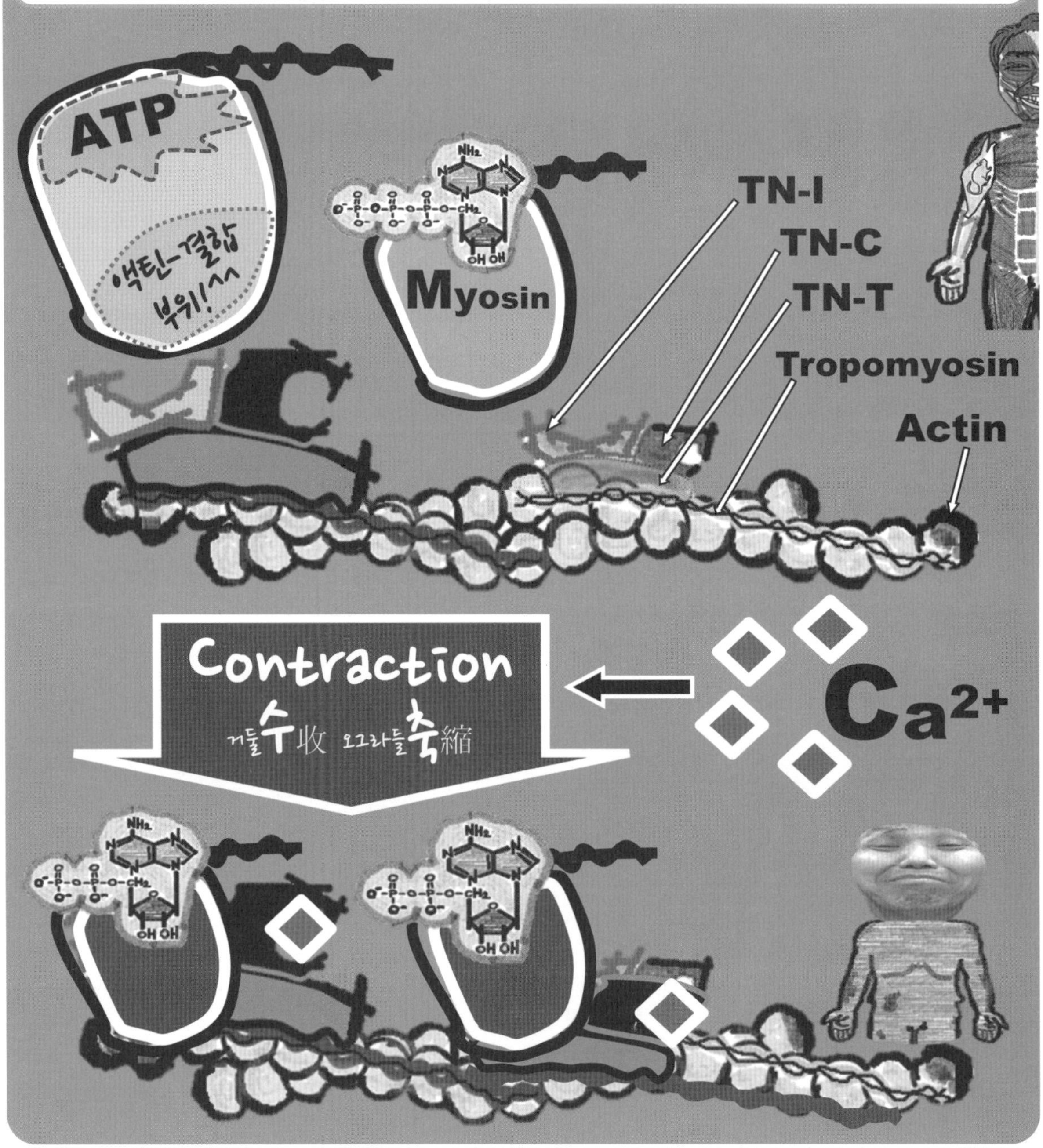

Neuromuscular junction

3-24

영혼 신 神 지날 경 經 힘줄 근 筋 연결할 연 連 이을 접 接 떼 부 部

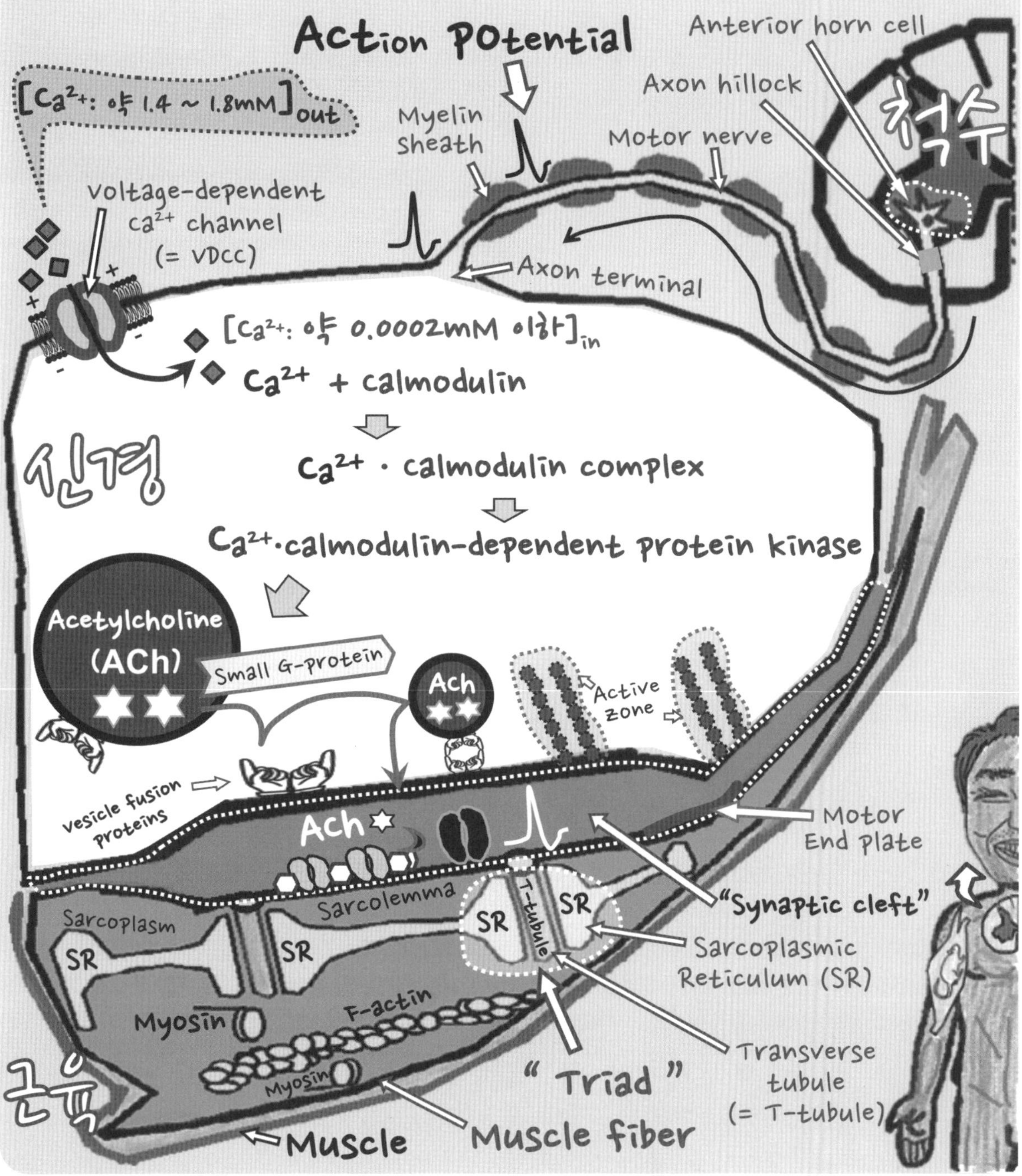

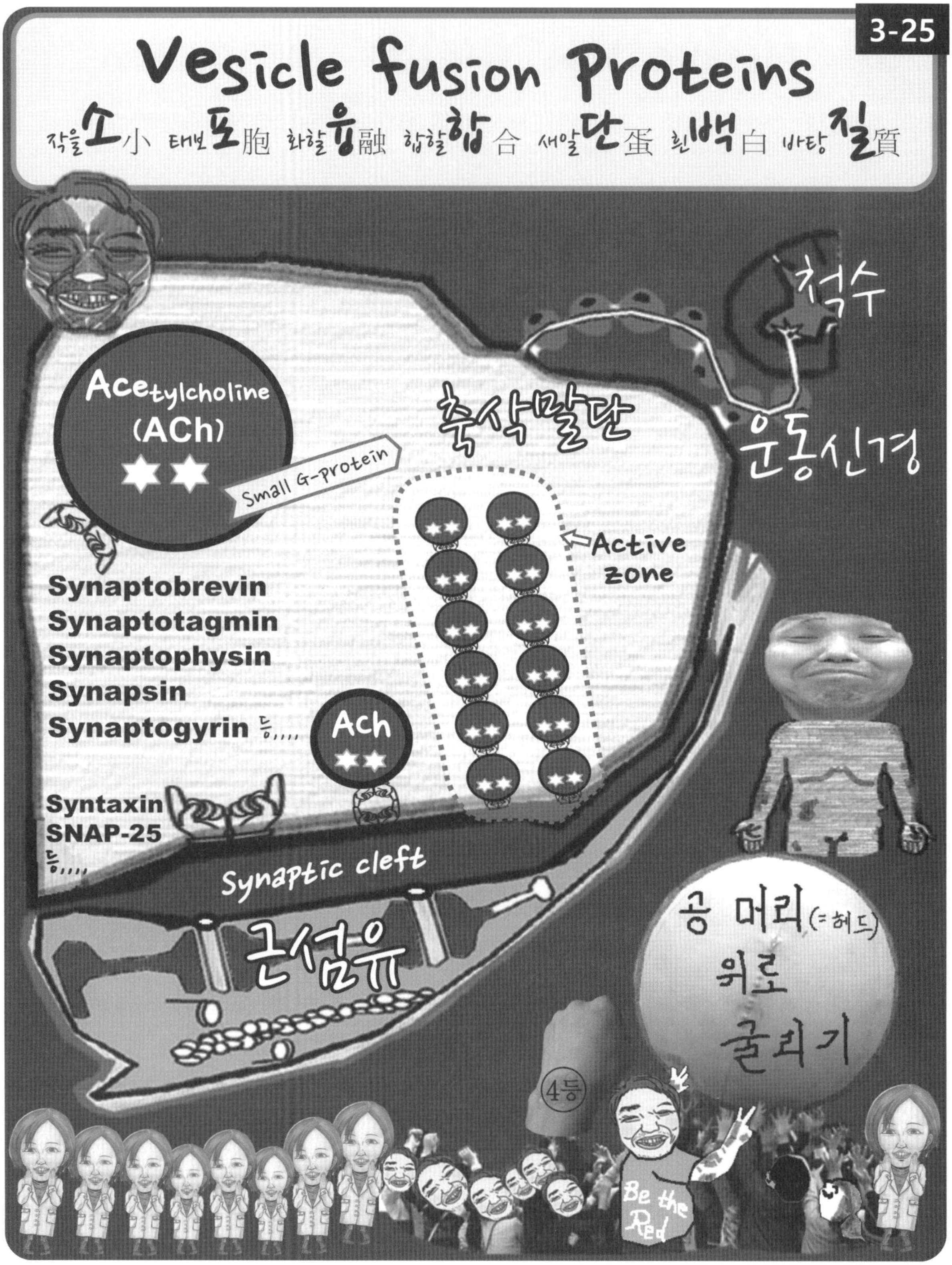
3-25
Vesicle fusion Proteins
작을소小 태보포胞 화할융融 합할합合 새알단蛋 흰백白 바탕질質
Acetylcholine (ACh)
Small G-protein
축삭말단
척수
운동신경
Active zone
Synaptobrevin
Synaptotagmin
Synaptophysin
Synapsin
Synaptogyrin 등,,,,
Ach
Syntaxin
SNAP-25
등,,,,
Synaptic cleft
근섬유
공 머리(=헤드) 위로 굴리기
4등
Be the Red

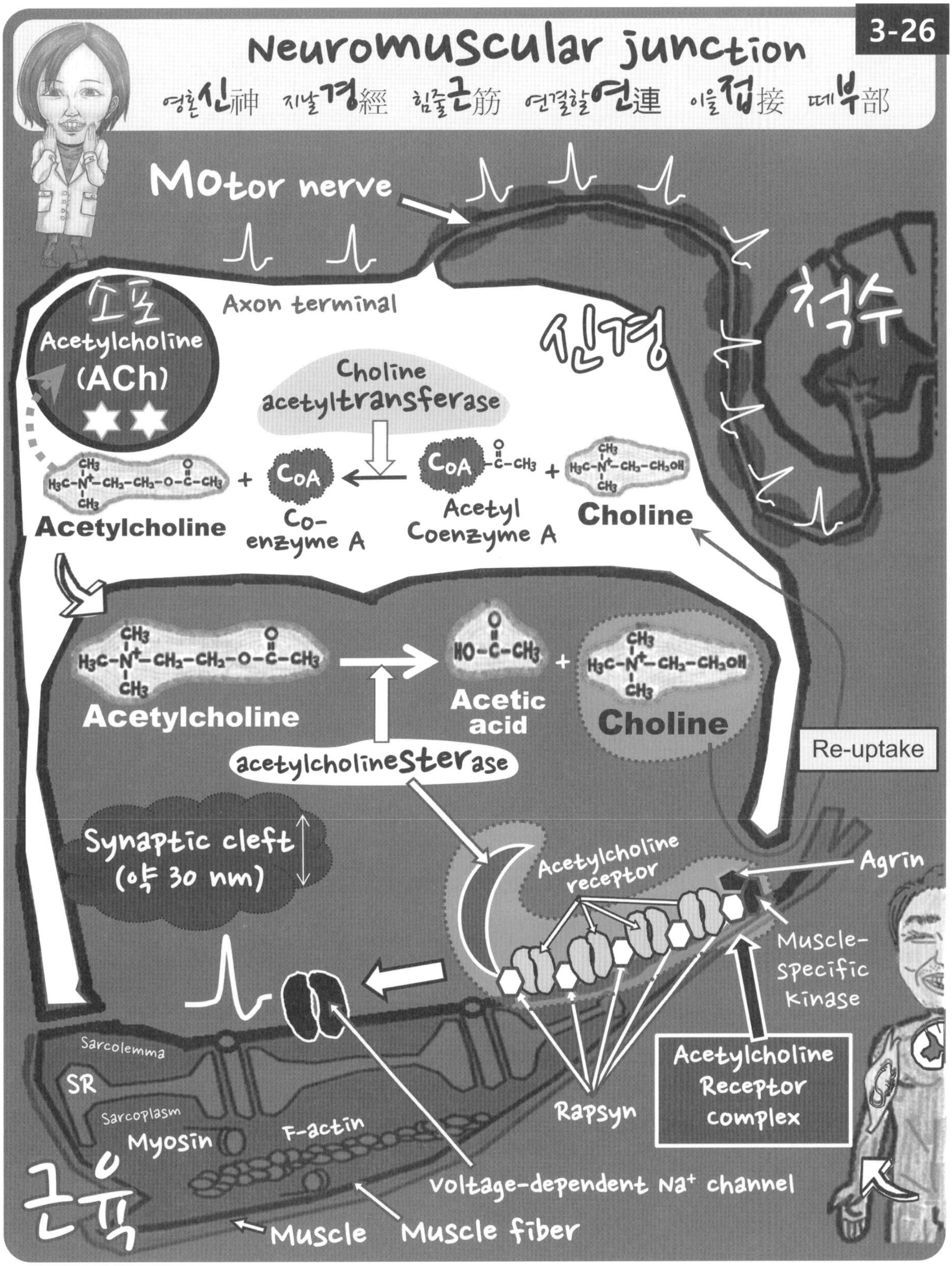
3-26
Neuromuscular junction
영혼신神 지날경經 힘줄근筋 연결할연連 이을접接 떼부部
Motor nerve
척수
신경
Axon terminal
소포
Acetylcholine (ACh)
Choline acetyltransferase
Acetylcholine
Co-enzyme A
Acetyl Coenzyme A
Choline
Acetylcholine
Acetic acid
Choline
acetylcholinesterase
Re-uptake
Synaptic cleft (약 30 nm)
Acetylcholine receptor
Agrin
Muscle-Specific Kinase
Acetylcholine Receptor complex
Rapsyn
Sarcolemma
SR
Sarcoplasm
Myosin
F-actin
근육
Voltage-dependent Na+ channel
Muscle
Muscle fiber

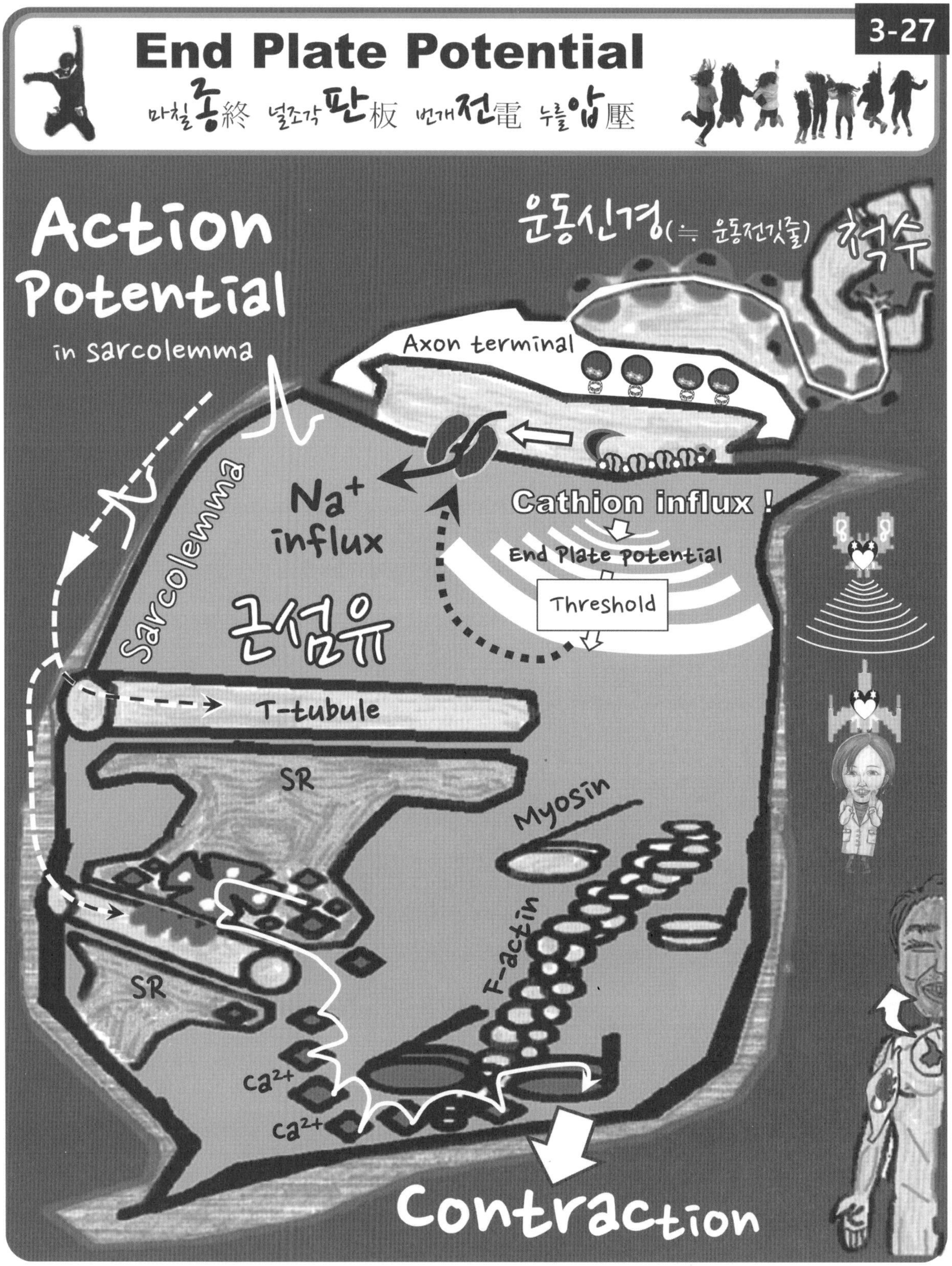
3-27
End Plate Potential
마칠 종終 널조각 판板 번개 전電 누를 압壓
Action Potential
in sarcolemma
운동신경(≒ 운동전깃줄)
척수
Axon terminal
Na+ influx
Cathion influx !
End Plate potential
Threshold
Sarcolemma
근섬유
T-tubule
SR
Myosin
F-actin
SR
Ca2+
Ca2+
Contraction

3-28

Excitation - Contraction coupling

일어날흥興 떨칠분奮 거둘수收 오그라들축縮 연결할연連 맺을결結

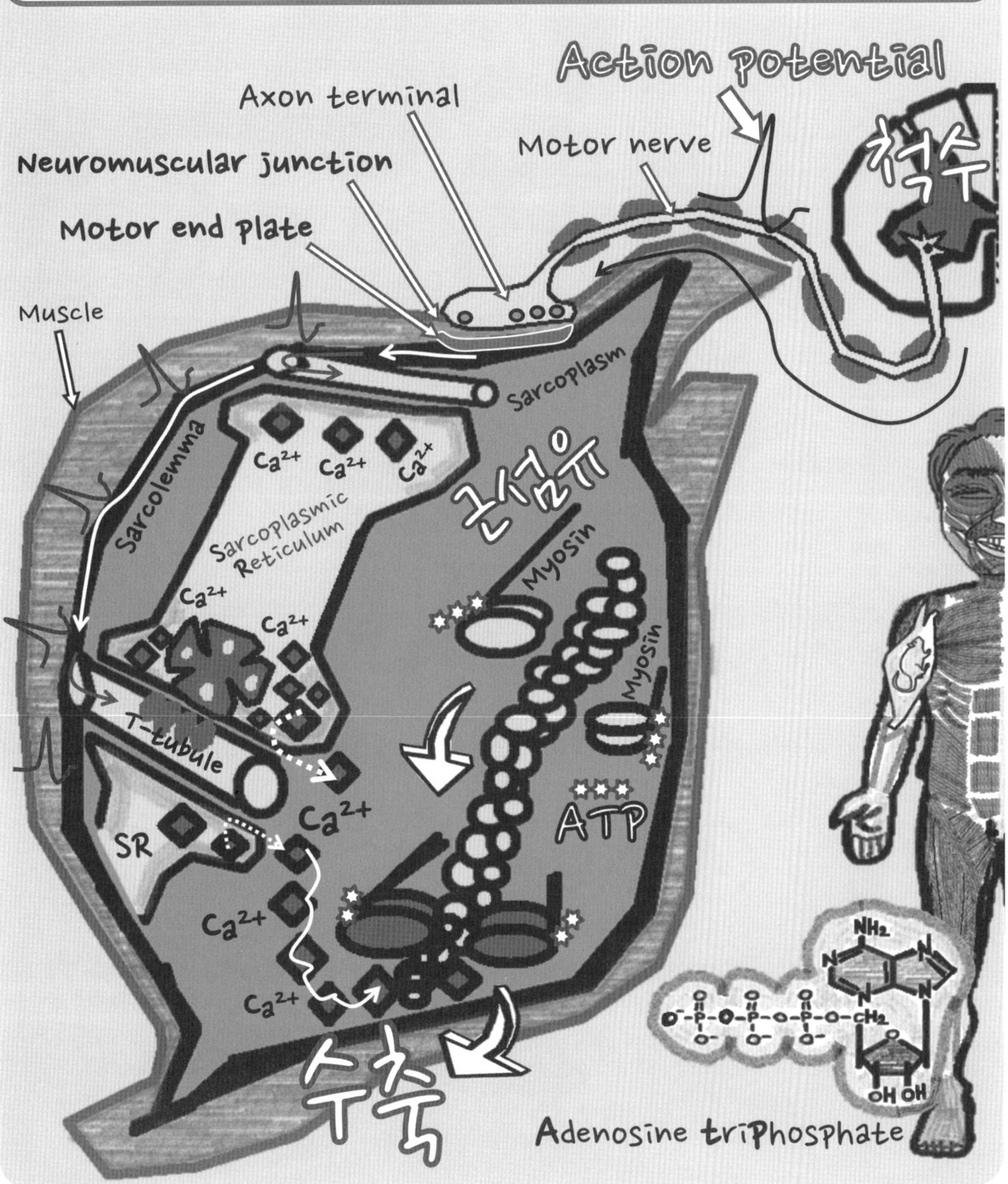

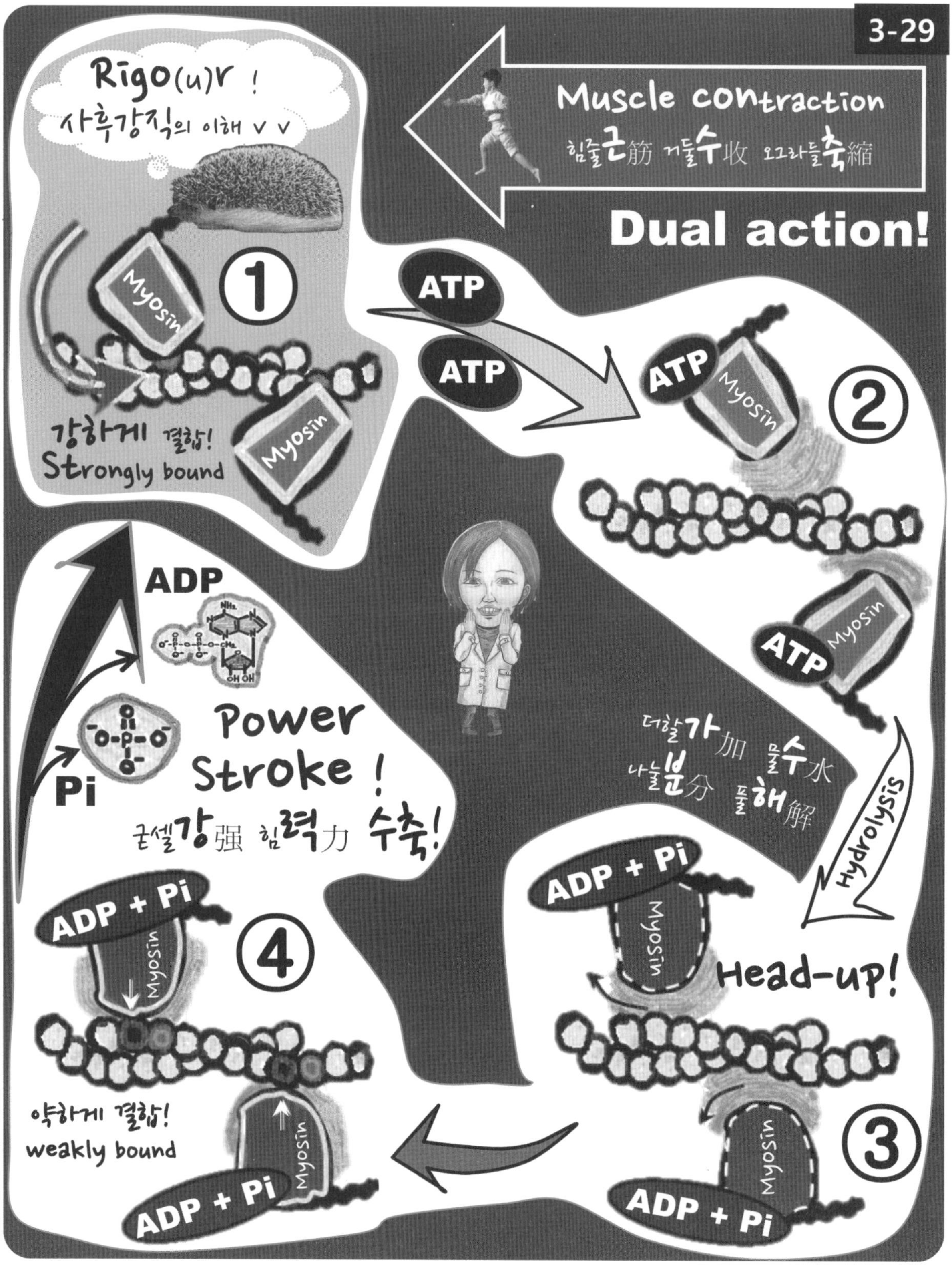
3-29
Rigo(u)r !
사후강직의 이해 v v
Muscle contraction
힘줄근筋 거둘수收 오그라들축縮
Dual action!
①
ATP
ATP
Myosin
강하게 결합!
Strongly bound
②
Hydrolysis
더할가加 물수水
나눌분分 풀해解
Head-up!
③
ADP + Pi
④
약하게 결합!
weakly bound
Power Stroke !
굳셀강强 힘력力 수축!
ADP
Pi

3-30

" Sliding-Filament Theory "

힘줄근筋 가늘세細 실사絲 미끄러울활滑 달릴주走 말씀설說

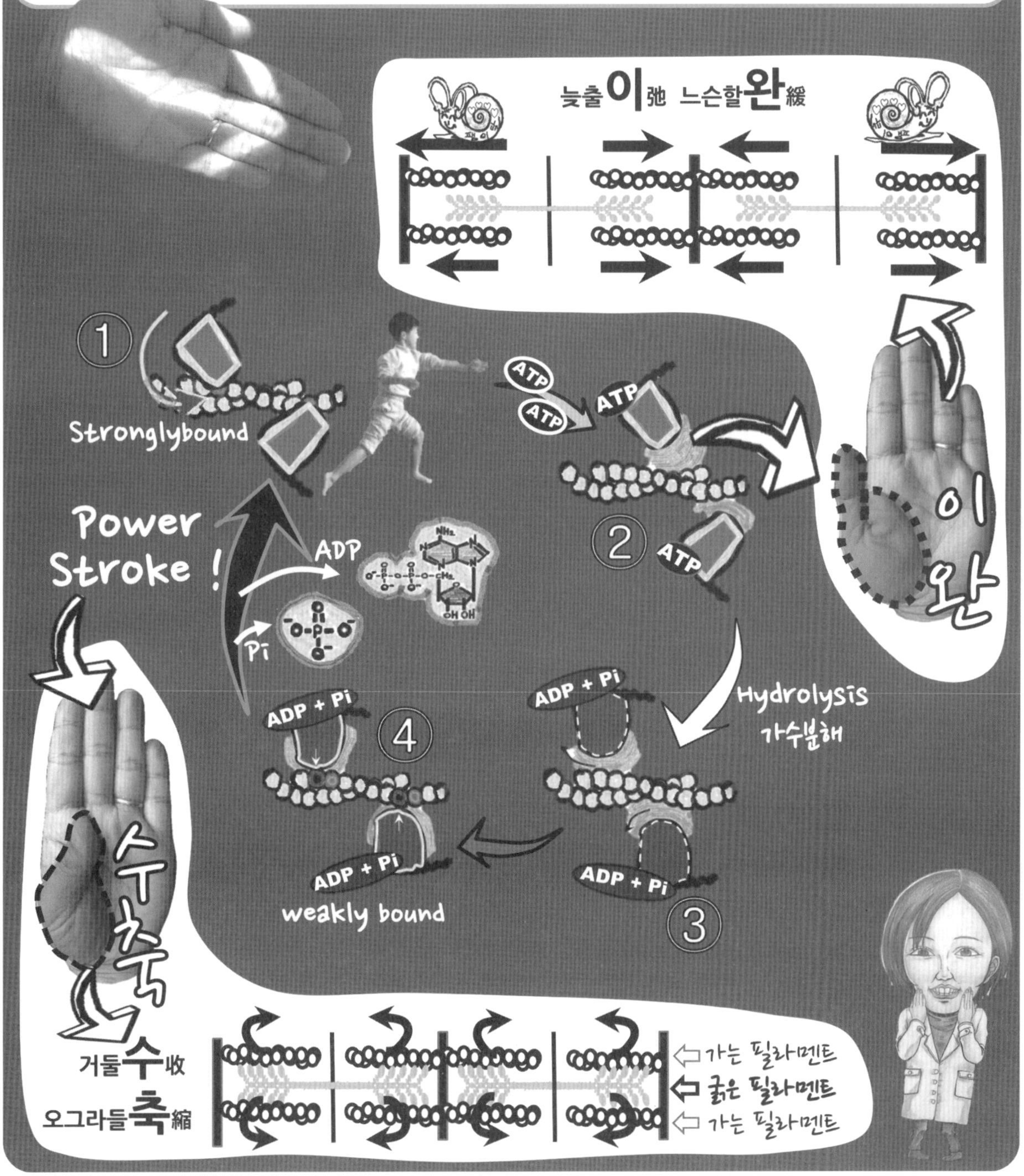

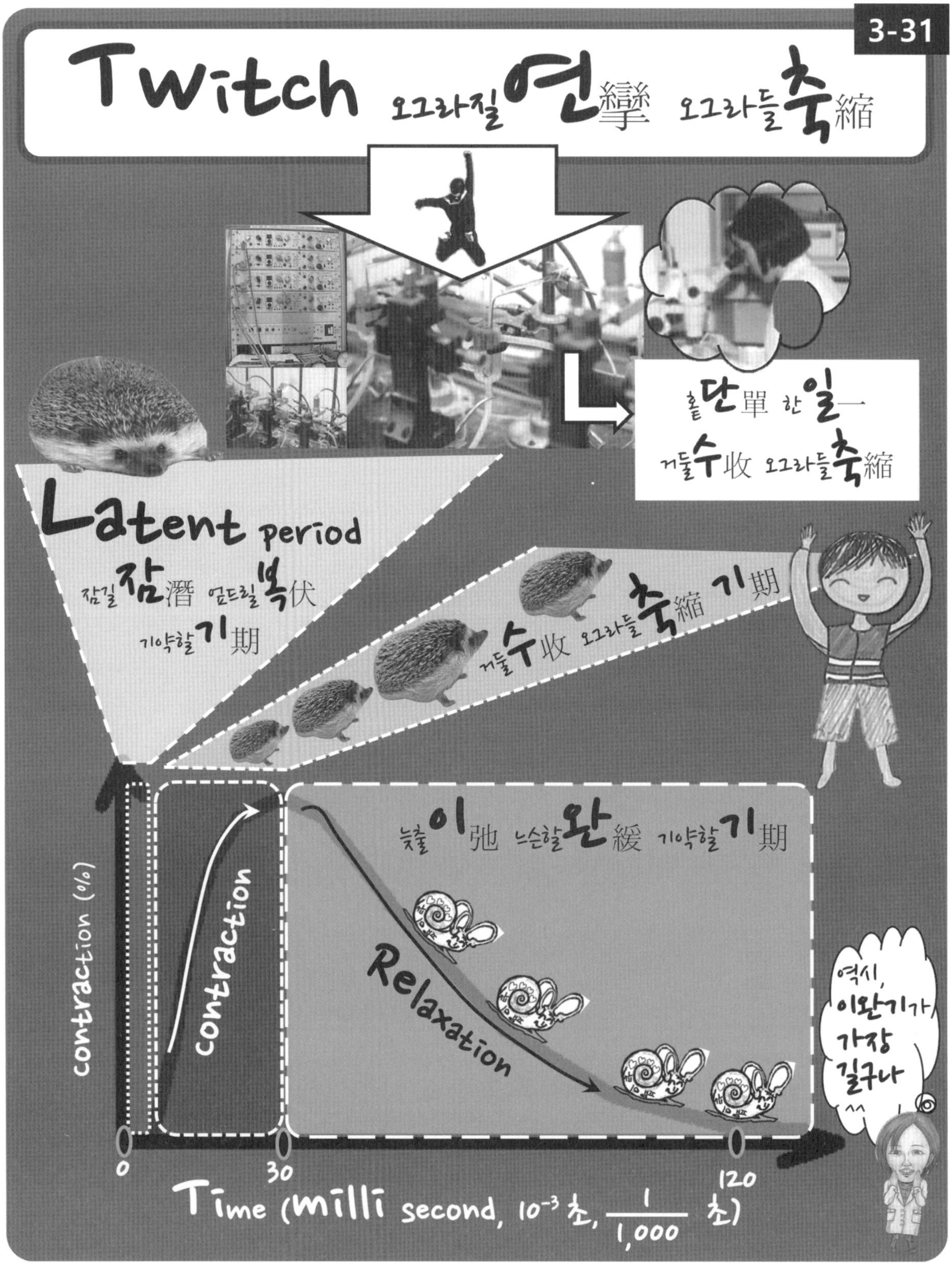
3-31
Twitch 오그라질 연 攣 오그라들 축 縮
홑 단 單 한 일 一
거둘 수 收 오그라들 축 縮
Latent period
잠길 잠 潛 엎드릴 복 伏
기약할 기 期
거둘 수 收 오그라들 축 縮 기 期
늦출 이 弛 느슨할 완 緩 기약할 기 期
contraction (%)
contraction
Relaxation
역시,
이완기가
가장
길구나
^^
0
30
120
Time (milli second, 10^{-3} 초, $\frac{1}{1,000}$ 초)

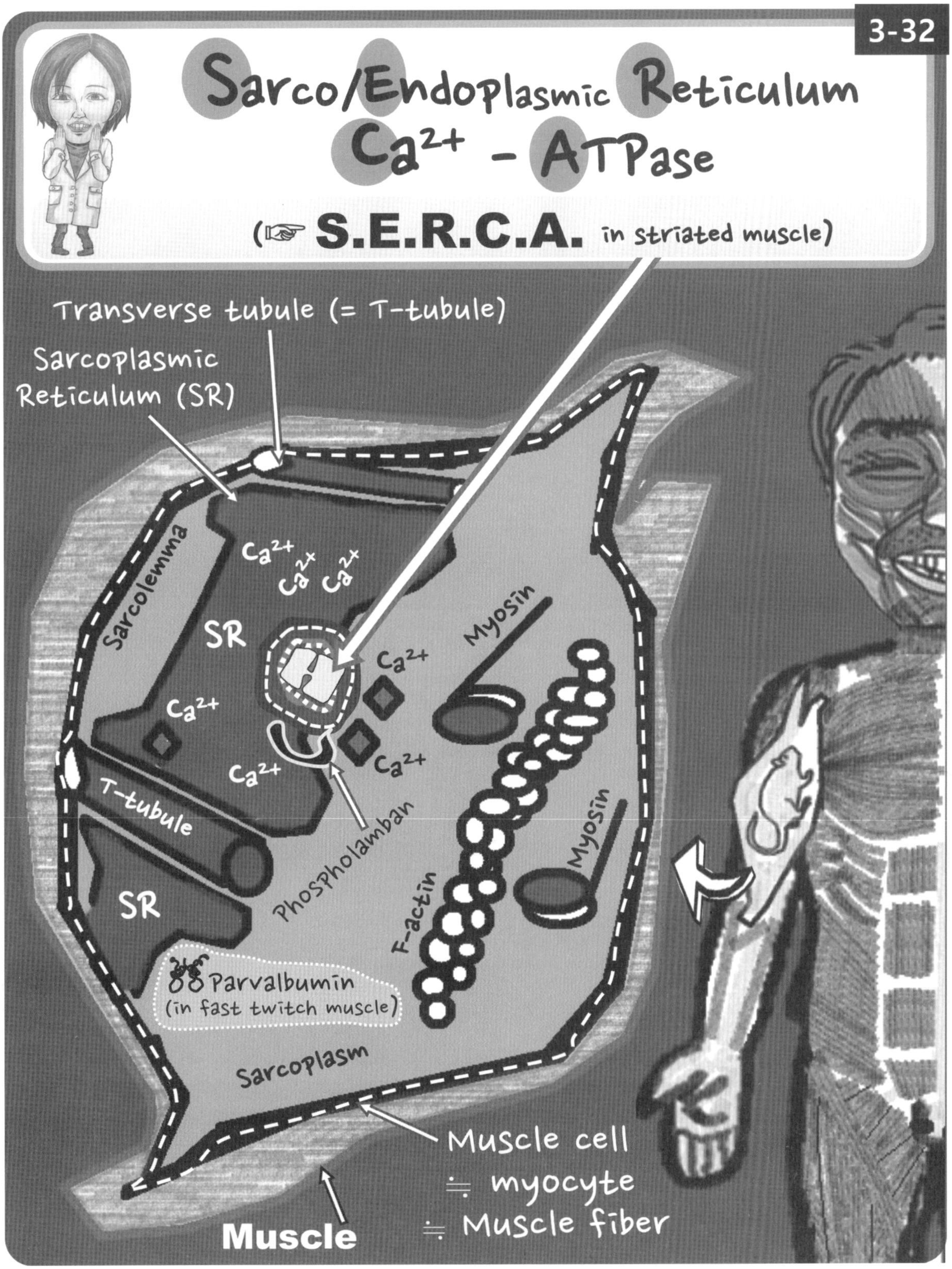
3-32
Sarco/Endoplasmic Reticulum
Ca2+ - ATPase
(☞ S.E.R.C.A. in striated muscle)
Transverse tubule (= T-tubule)
Sarcoplasmic Reticulum (SR)
Sarcolemma
SR
Ca2+
Myosin
Phospholamban
T-tubule
SR
Parvalbumin
(in fast twitch muscle)
F-actin
Myosin
Sarcoplasm
Muscle cell
≒ myocyte
≒ Muscle fiber
Muscle

3-33

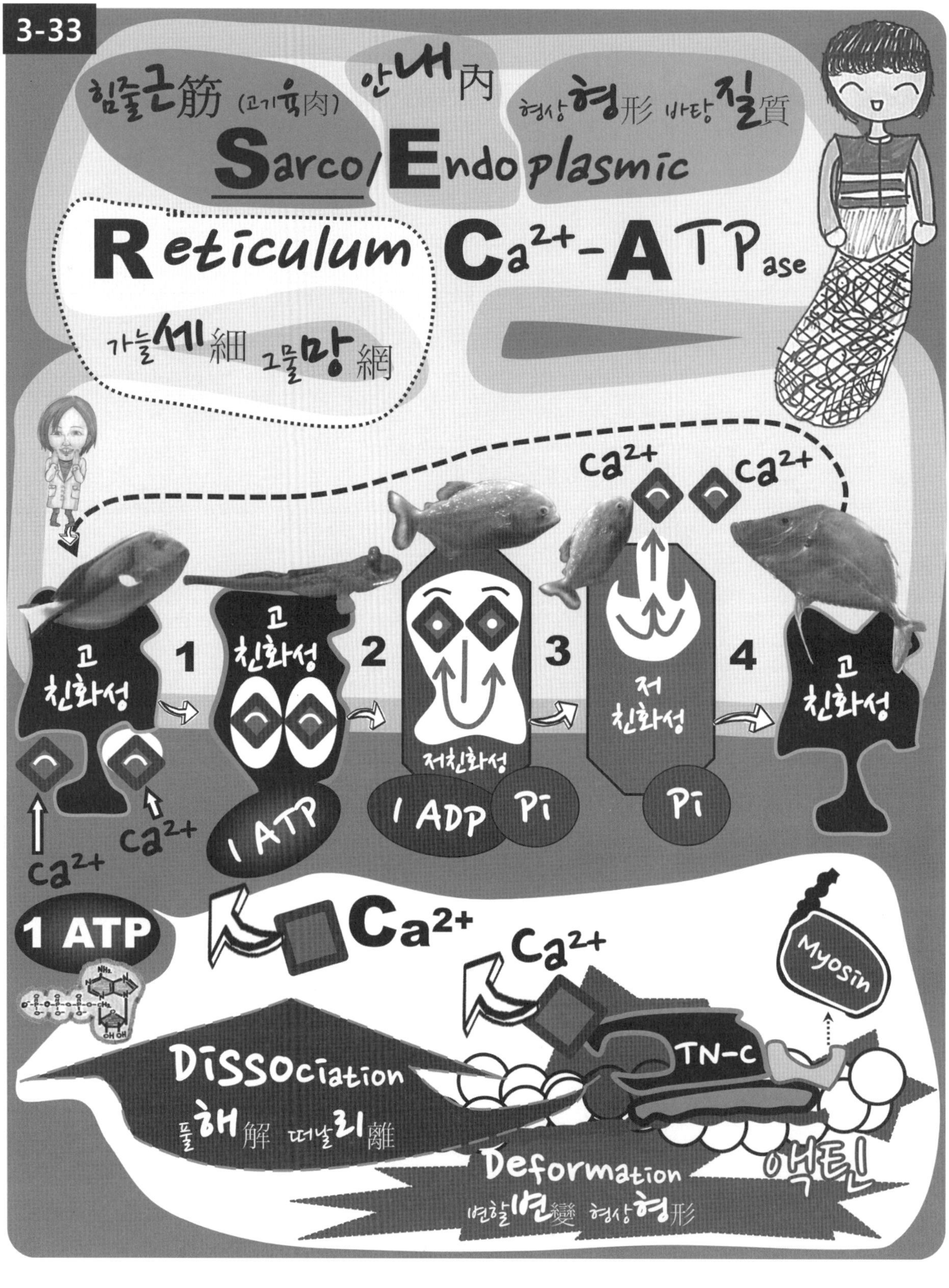

힘줄근筋 (고기육肉)
안내內
형상형形 바탕질質
Sarco/Endoplasmic
Reticulum Ca2+-ATPase
가늘세細 그물망網
Ca2+ Ca2+
1 2 3 4
고 친화성
고 친화성
저친화성
저 친화성
고 친화성
Ca2+
Ca2+
1 ATP
1 ADP Pi
Pi
1 ATP
Ca2+
Ca2+
Myosin
TN-C
Dissociation
풀해解 떠날리離
Deformation
변할변變 형상형形
액틴

3-34

Twitch & Tetanus

오그라질 연攣 오그라들 축縮 과 굳셀 강强 오그라들 축縮

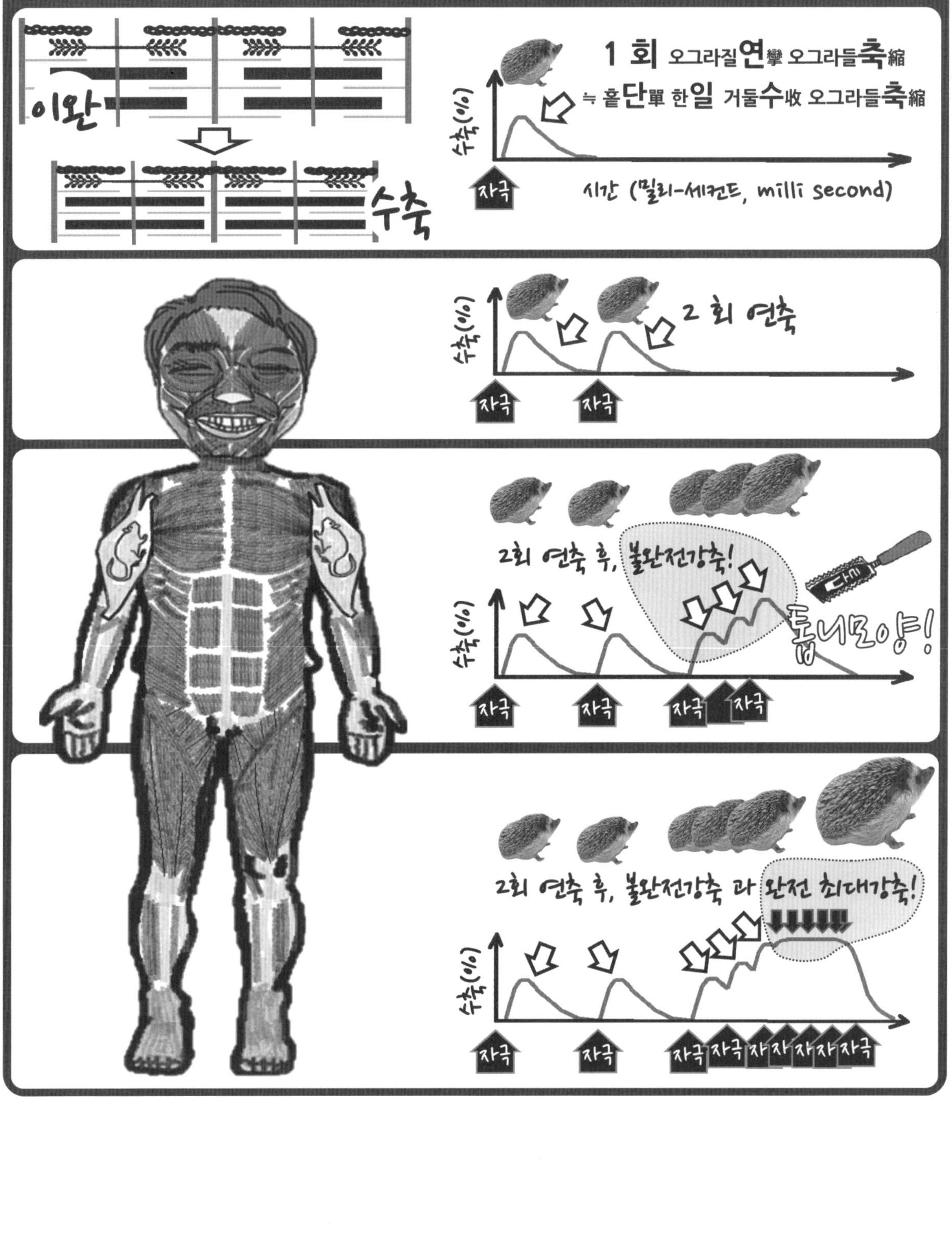

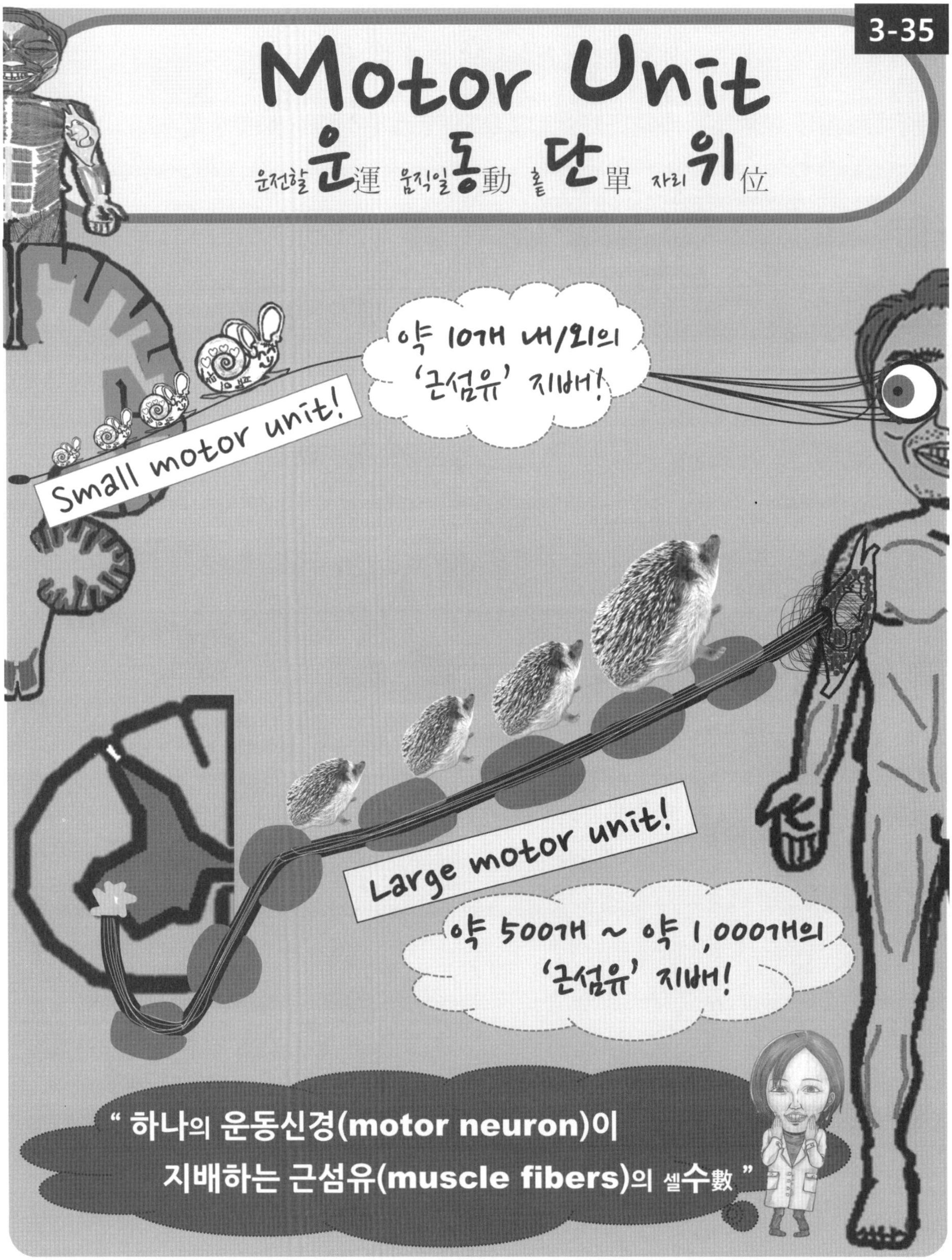
3-35
Motor Unit
운전할 운 運 움직일 동 動 홑 단 單 자리 위 位
약 10개 내/외의 '근섬유' 지배!
Small motor unit!
Large motor unit!
약 500개 ~ 약 1,000개의 '근섬유' 지배!
" 하나의 운동신경(motor neuron)이 지배하는 근섬유(muscle fibers)의 셀수數 "

3-36 운동 강도에 따른 에너지 소비

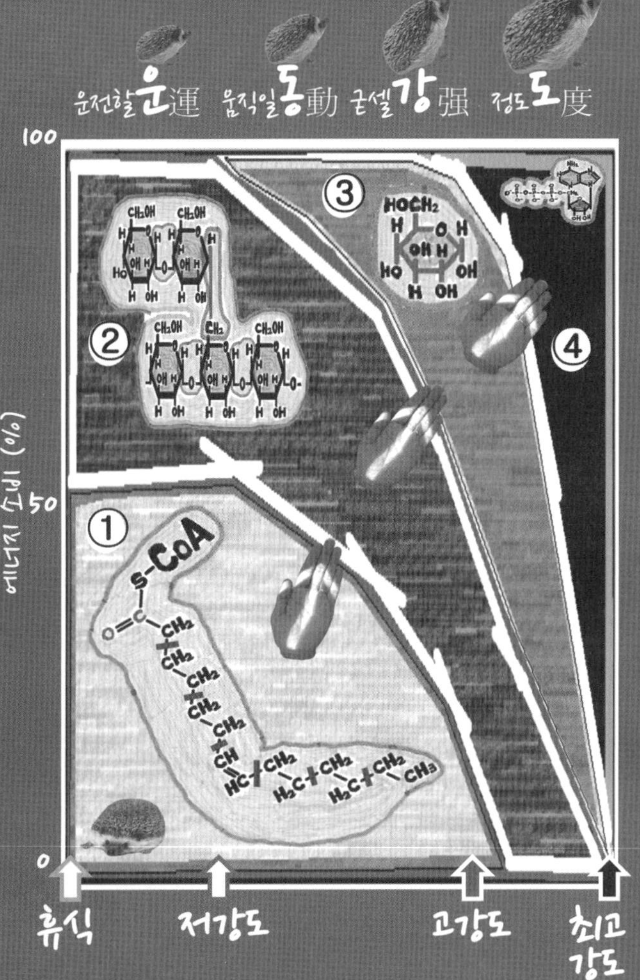

① Lipid - β oxidation

기름 지脂 바탕 질質

베타 실 산酸 될 화化 등,,,,

② Carbohydrates

☞ ***Aerobic energy system***

숯 탄炭 물 수水 될 화化 만물 물物

☞ 좋을 호好 기운 기氣 성품 성性

에너지 생성

③ Glycolysis

☞ ***Unaerobic energy system***

풀 해解 사탕 당糖

지날 과過 헤아릴 정程

☞ 싫어할 혐嫌 기운 기氣 성품 성性

에너지 생성

④ ATP-PC system

Adenosine triphosphate-Phosphocreatine system

아하!

운동강도가 낮을 땐(≒ 저강도 운동, VO_2 max의 약 30%이하),

► 주로, 지방분해!

운동강도가 높을 수록(≒ 고강도 운동, VO_2 max의 약 70% 이상)

► 포도당 분해 및 ATP-크레아틴인산 체계가 작동하는구나^^

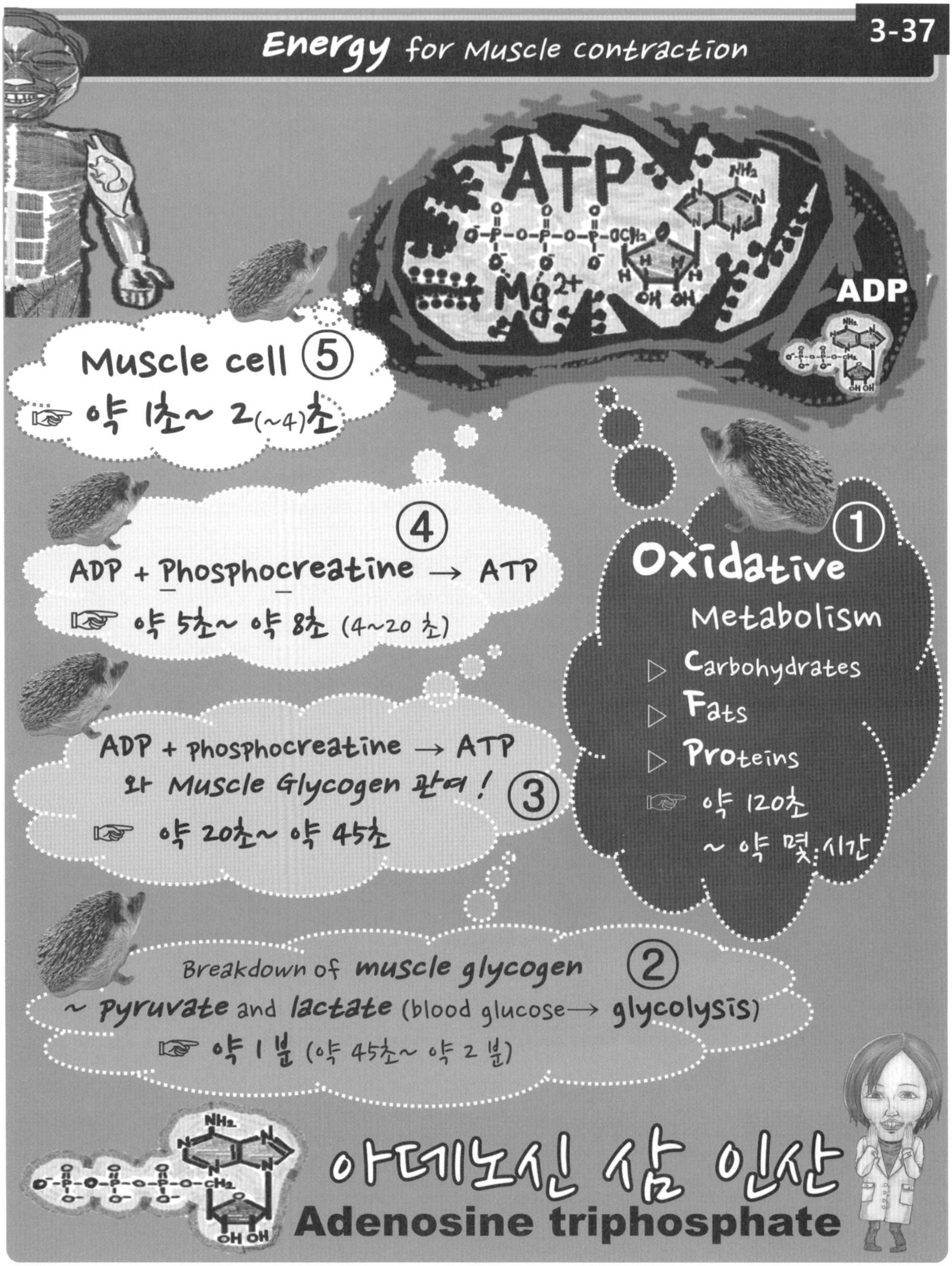
3-37
Energy for Muscle contraction
ATP
Mg2+
ADP
Muscle cell ⑤
☞ 약 1초~ 2(~4)초
④
ADP + Phosphocreatine → ATP
☞ 약 5초~ 약 8초 (4~20 초)
ADP + phosphocreatine → ATP
와 Muscle Glycogen 관여! ③
☞ 약 20초~ 약 45초
① Oxidative
Metabolism
▷ Carbohydrates
▷ Fats
▷ Proteins
☞ 약 120초
~ 약 몇 시간
Breakdown of muscle glycogen ②
~ Pyruvate and lactate (blood glucose → glycolysis)
☞ 약 1 분 (약 45초~ 약 2 분)
아데노신 삼 인산
Adenosine triphosphate

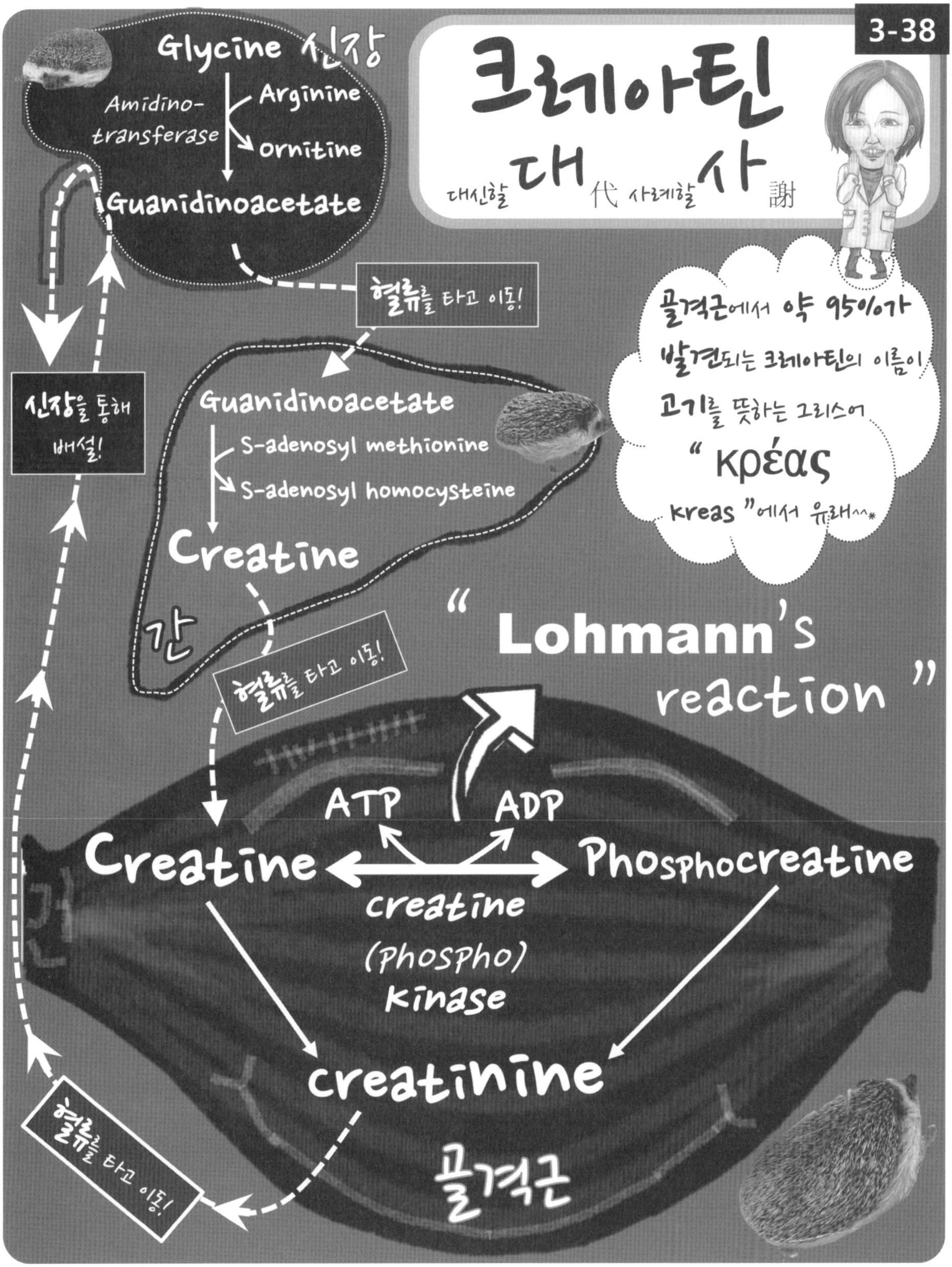
3-38
크레아틴
대신할 대 代 사례할 사 謝
Glycine 신장
Amidino-transferase
Arginine
Ornitine
Guanidinoacetate
혈류를 타고 이동!
Guanidinoacetate
S-adenosyl methionine
S-adenosyl homocysteine
Creatine
간
혈류를 타고 이동!
골격근에서 약 95%가 발견되는 크레아틴의 이름이 고기를 뜻하는 그리스어 " κρέας kreas "에서 유래^^*
신장을 통해 배설!
" Lohmann's reaction "
ATP
ADP
Creatine
Phosphocreatine
creatine (phospho) kinase
creatinine
혈류를 타고 이동!
골격근

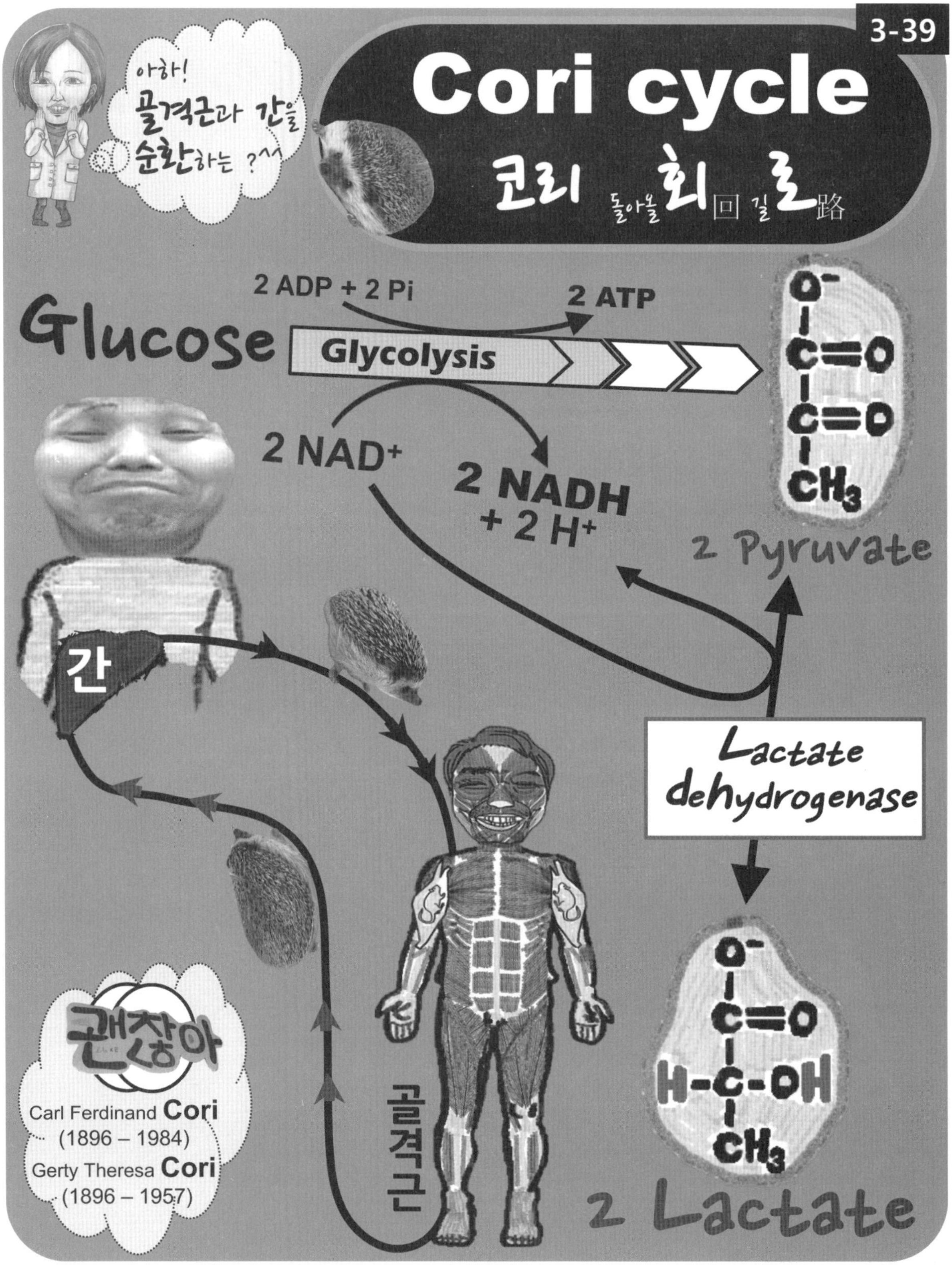
3-39
Cori cycle
코리 돌아올 회 回 길 로 路
아하!
골격근과 간을
순환하는 ?^^
2 ADP + 2 Pi
2 ATP
Glucose
Glycolysis
2 NAD+
2 NADH
+ 2 H+
2 Pyruvate
간
Lactate
dehydrogenase
괜찮아
Carl Ferdinand Cori
(1896 – 1984)
Gerty Theresa Cori
(1896 – 1957)
골격근
2 Lactate

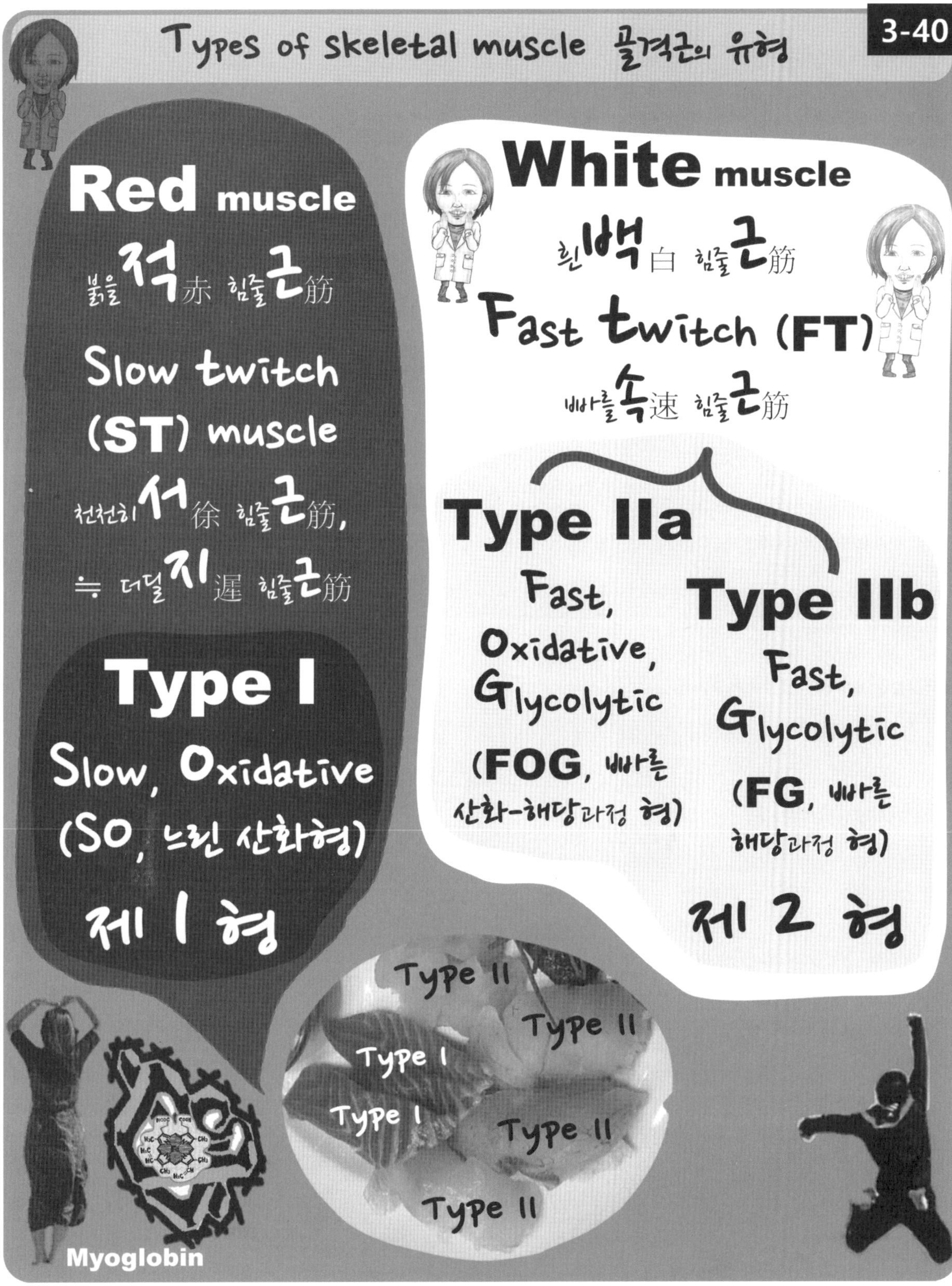
Types of skeletal muscle 골격근의 유형
3-40
Red muscle
붉을 적赤 힘줄 근筋
Slow twitch (ST) muscle
천천히 서徐 힘줄 근筋,
≒ 더딜 지遲 힘줄 근筋
Type I
Slow, Oxidative
(SO, 느린 산화형)
제 1 형
White muscle
흰 백白 힘줄 근筋
Fast twitch (FT)
빠를 속速 힘줄 근筋
Type IIa
Fast,
Oxidative,
Glycolytic
(FOG, 빠른 산화-해당과정 형)
Type IIb
Fast,
Glycolytic
(FG, 빠른 해당과정 형)
제 2 형
Type II
Type II
Type I
Type I
Type II
Type II
Myoglobin

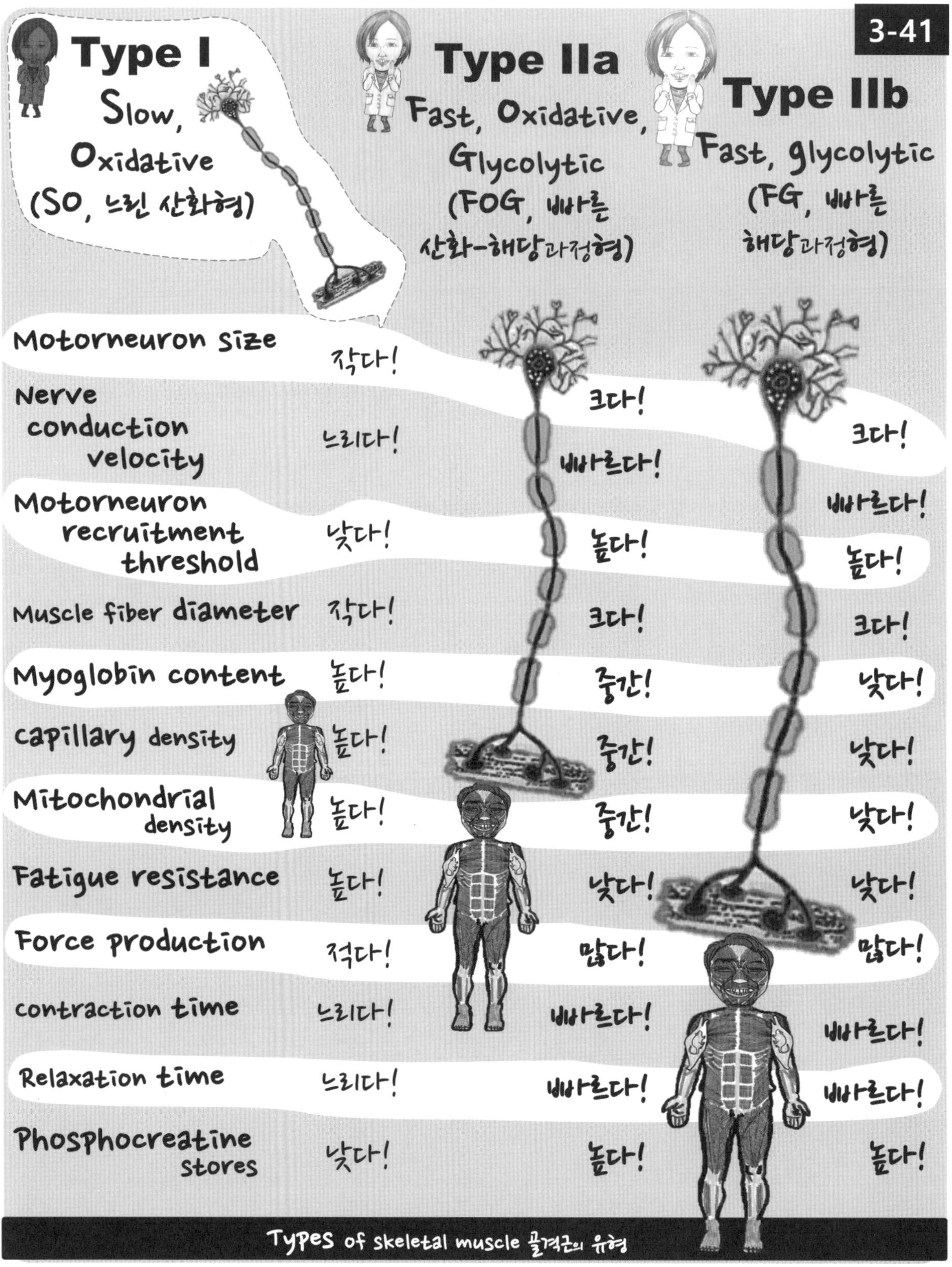

Types of skeletal muscle 골격근의 유형

3-42 Smooth muscle

평평할 평 平 미끄러울 활 滑 힘줄 근 筋

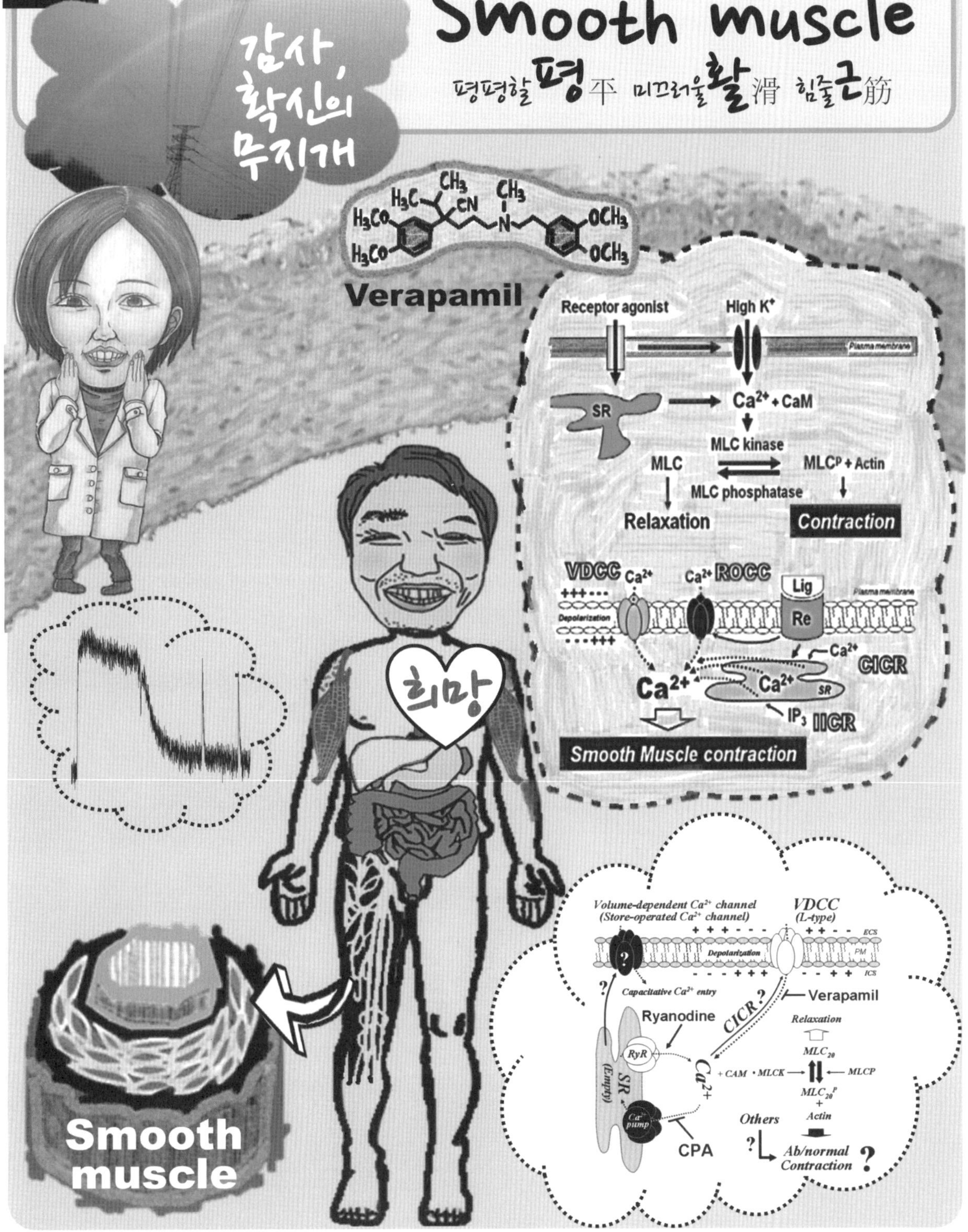

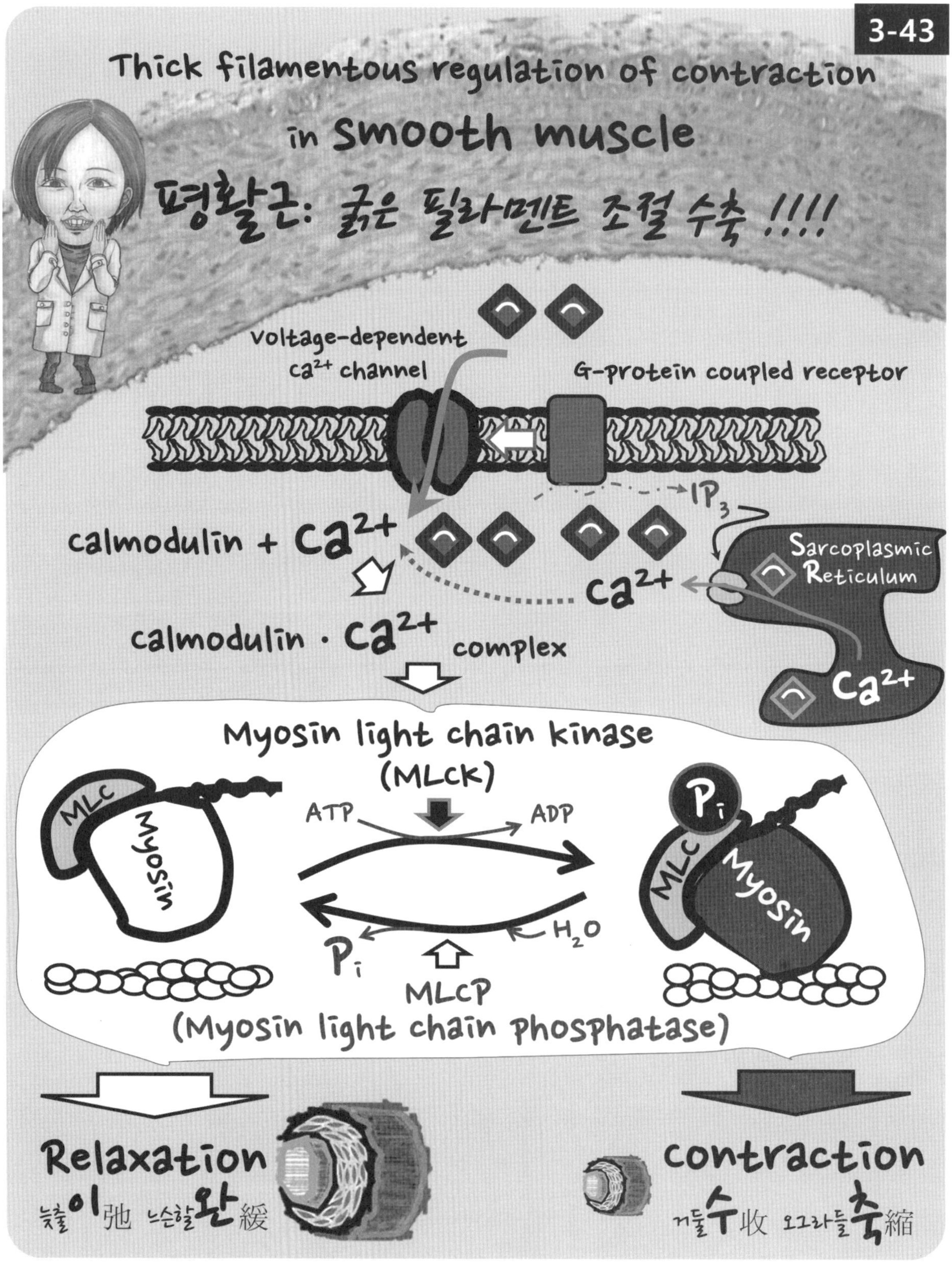
3-43
Thick filamentous regulation of contraction in smooth muscle
평활근: 굵은 필라멘트 조절 수축 !!!!
Voltage-dependent Ca2+ channel
G-protein coupled receptor
IP3
calmodulin + Ca2+
Ca2+
Sarcoplasmic Reticulum
Ca2+
calmodulin · Ca2+ complex
Myosin light chain kinase (MLCK)
ATP
ADP
MLC
Myosin
H2O
Pi
MLCP (Myosin light chain phosphatase)
Relaxation
늦출이弛 느슨할완緩
contraction
거둘수收 오그라들축縮

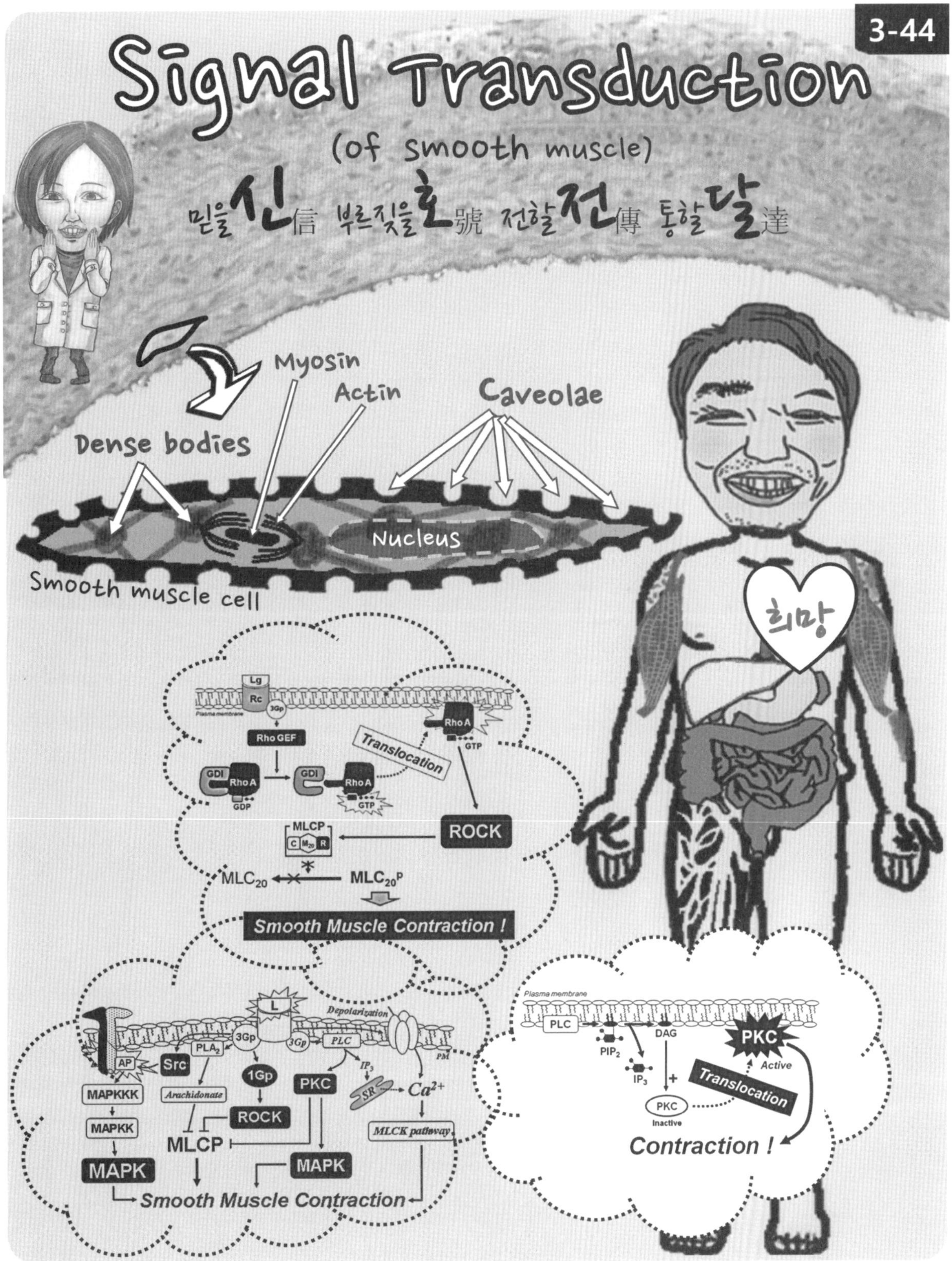
3-44
Signal Transduction
(of smooth muscle)
믿을 신 信 부르짖을 호 號 전할 전 傳 통할 달 達
Myosin
Actin
Caveolae
Dense bodies
Nucleus
Smooth muscle cell
희망
Lg
Rc
3Gp
Plasma membrane
Rho GEF
Rho A
GTP
Translocation
GDI
GDP
ROCK
MLCP
MLC20
MLC20P
Smooth Muscle Contraction !
L
Depolarization
PLA2
PLC
AP
Src
1Gp
PKC
IP3
SR
Ca2+
MAPKKK
MAPKK
MAPK
Arachidonate
MLCK pathway
Smooth Muscle Contraction
PIP2
DAG
Active
Inactive
Contraction !

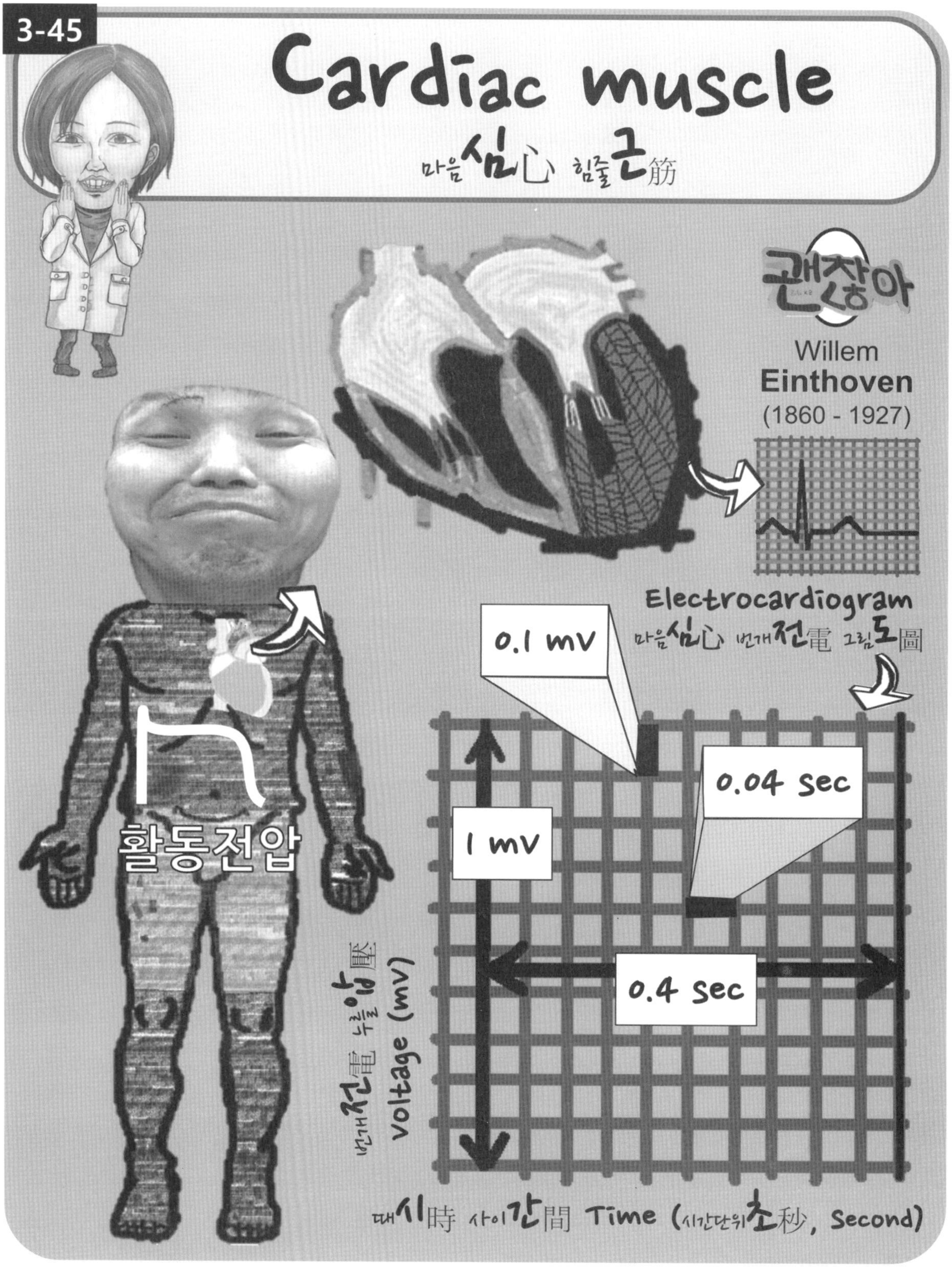
3-45
Cardiac muscle
마음심心 힘줄근筋
괜찮아
Willem
Einthoven
(1860 - 1927)
Electrocardiogram
마음심心 번개전電 그림도圖
0.1 mv
0.04 sec
1 mv
0.4 sec
활동전압
번개전電 누를압壓
Voltage (mV)
때시時 사이간間 Time (시간단위초秒, Second)

3-46 Autorhythmicity

스스로 자自 움직일 동動 조절할 조調 법률 율律 성품 성性

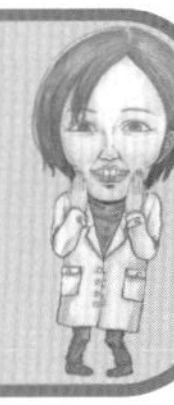

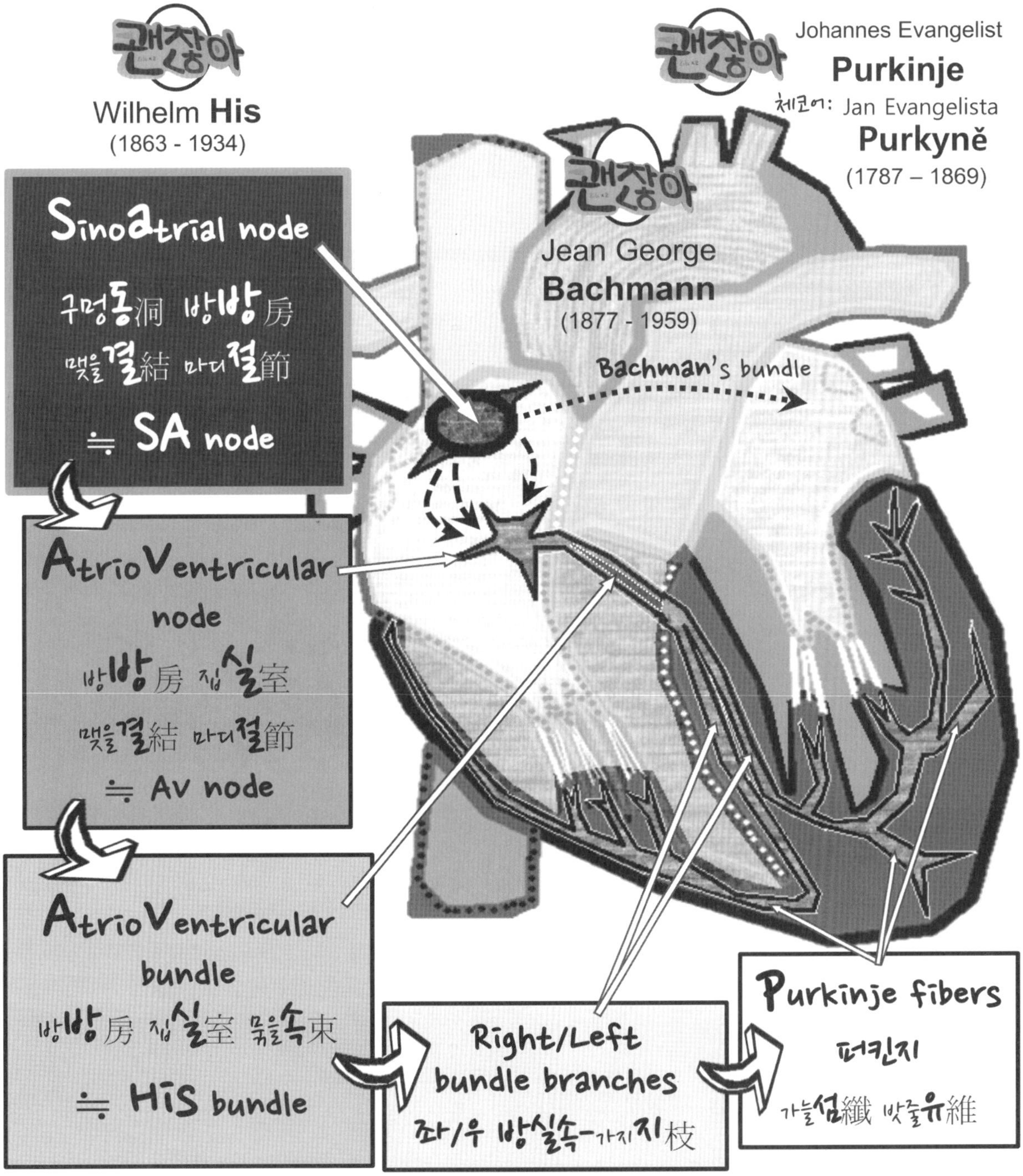

3-47

Thin filamentous regulation of contraction in cardiac muscle
심근: '가는 필라멘트 조절' 수축 !!!!

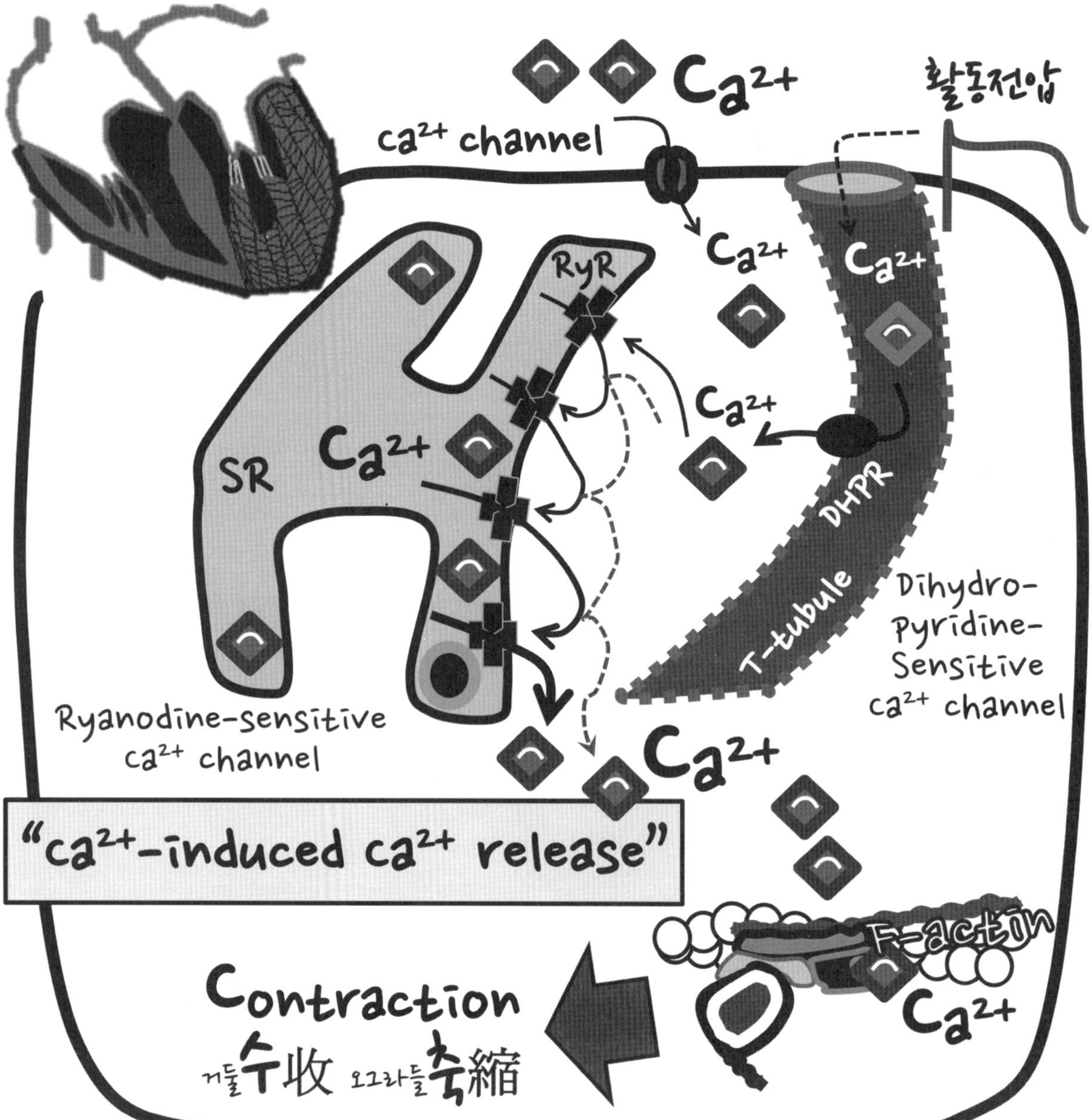

3-48

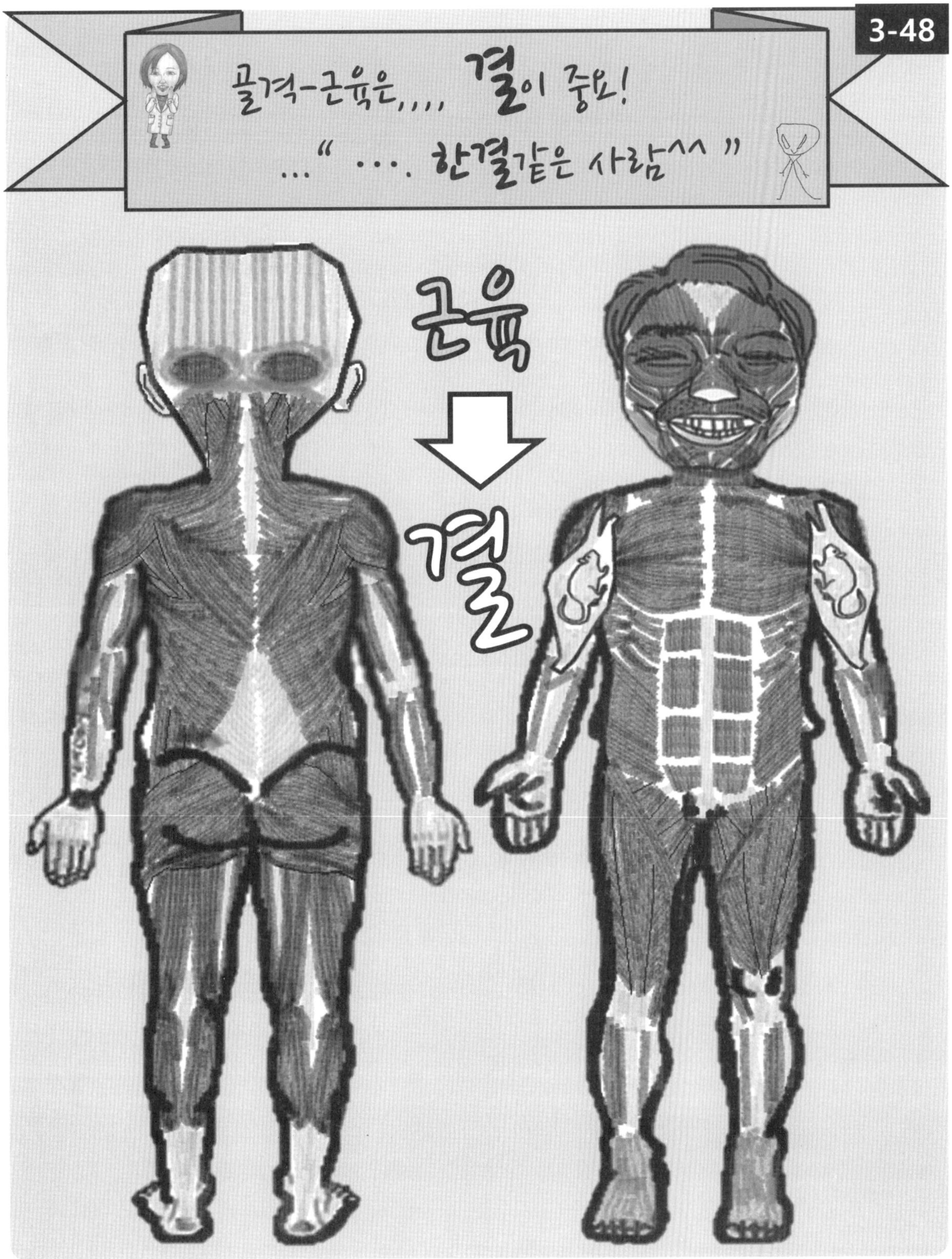

Masticatory Muscles 3-49

씹을 저 咀 씹을 작 嚼 힘줄 근 筋 (≒ 씹기근육)

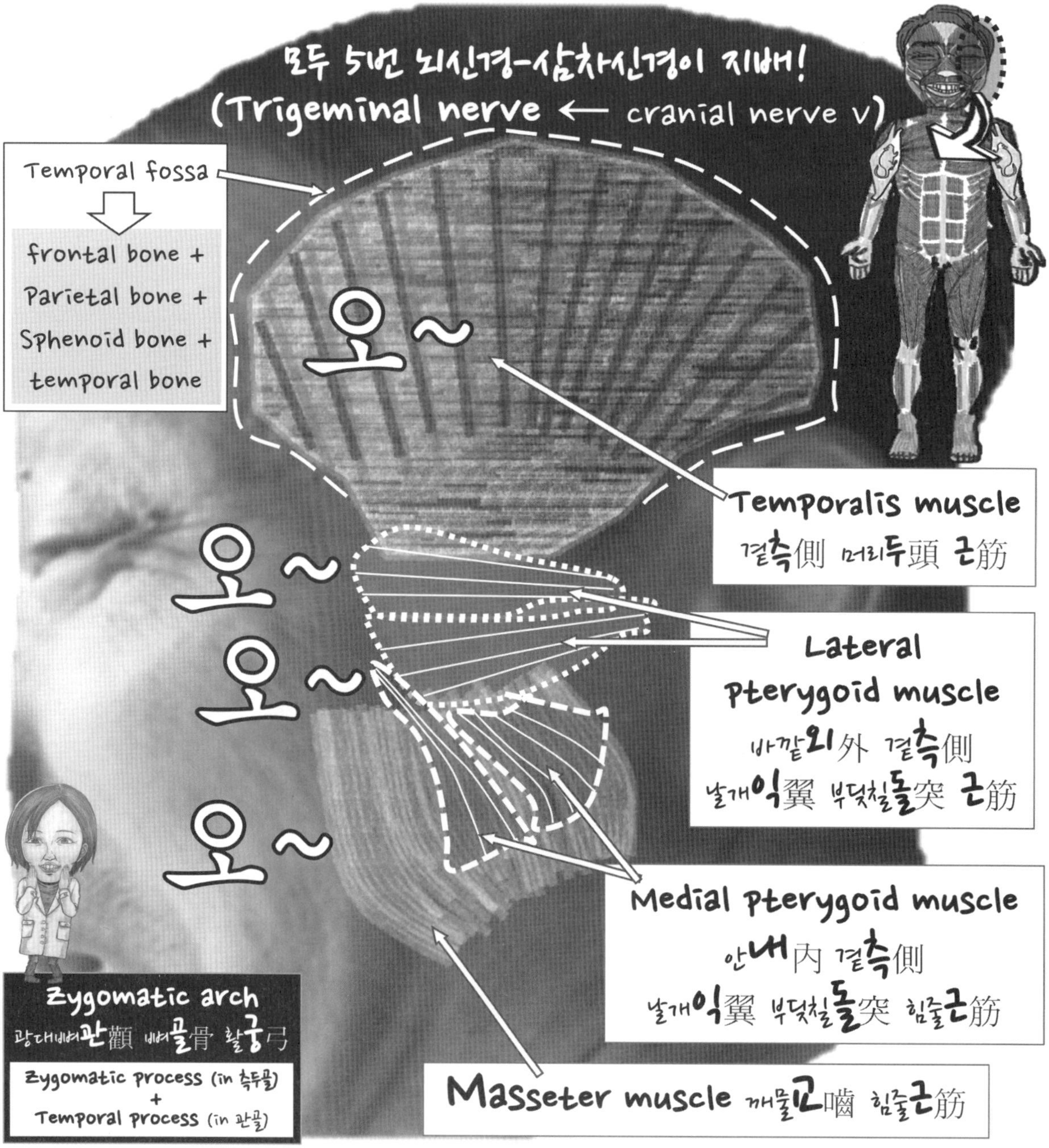

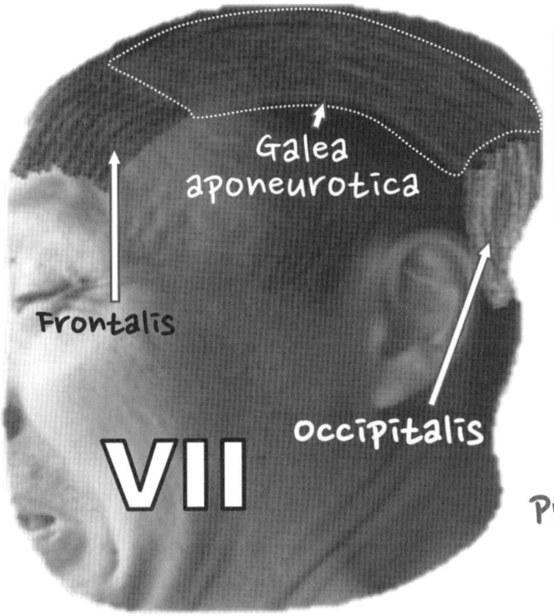

3-50

Facial Muscles

얼굴 안 顔 낯 면 面 힘줄 근 筋(≒ 얼굴근육)

모두 7번 뇌신경 - 안면신경이 지배!
(Facial nerve ← cranial nerve VII)

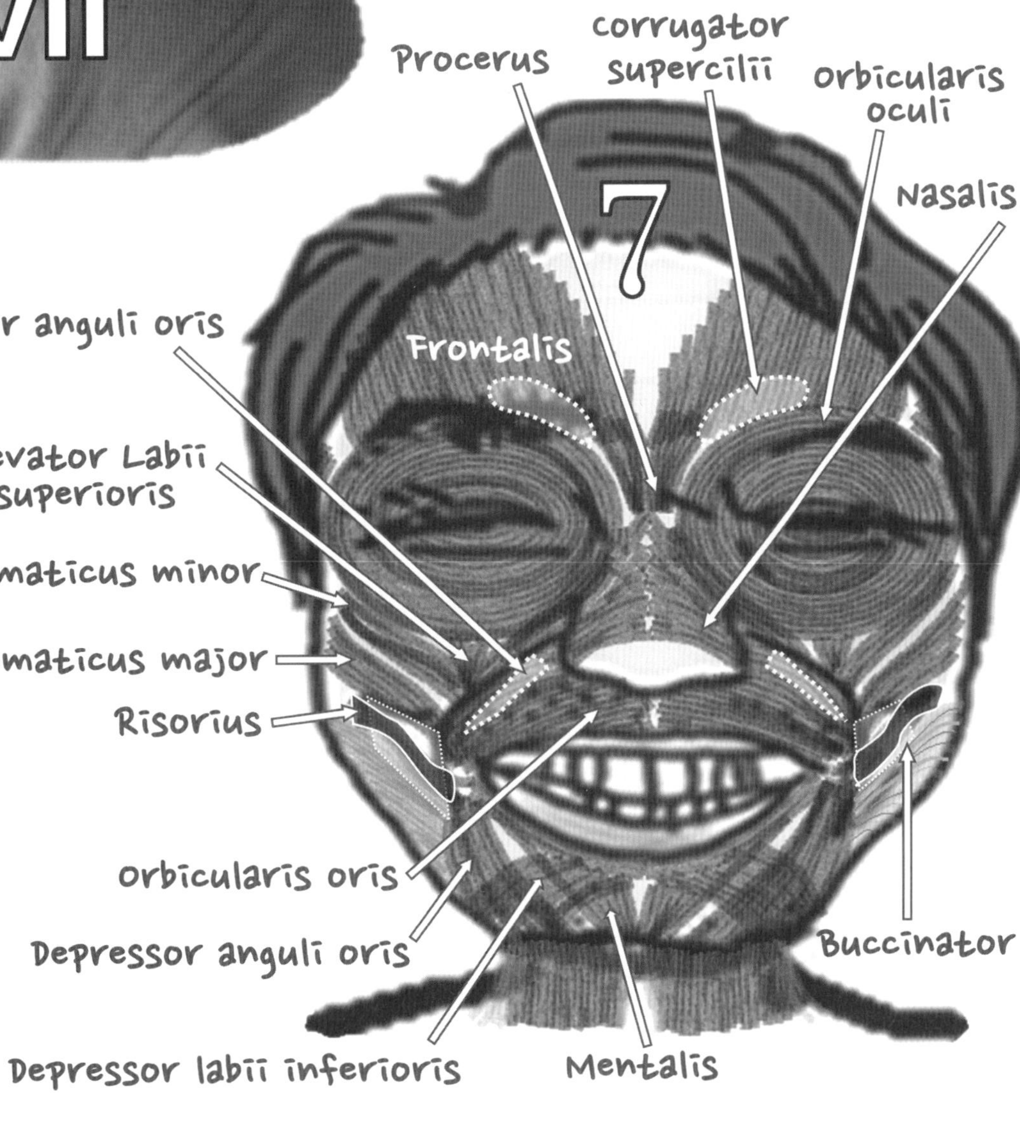

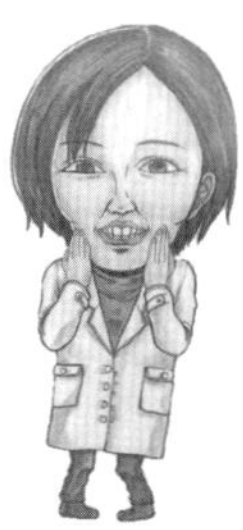

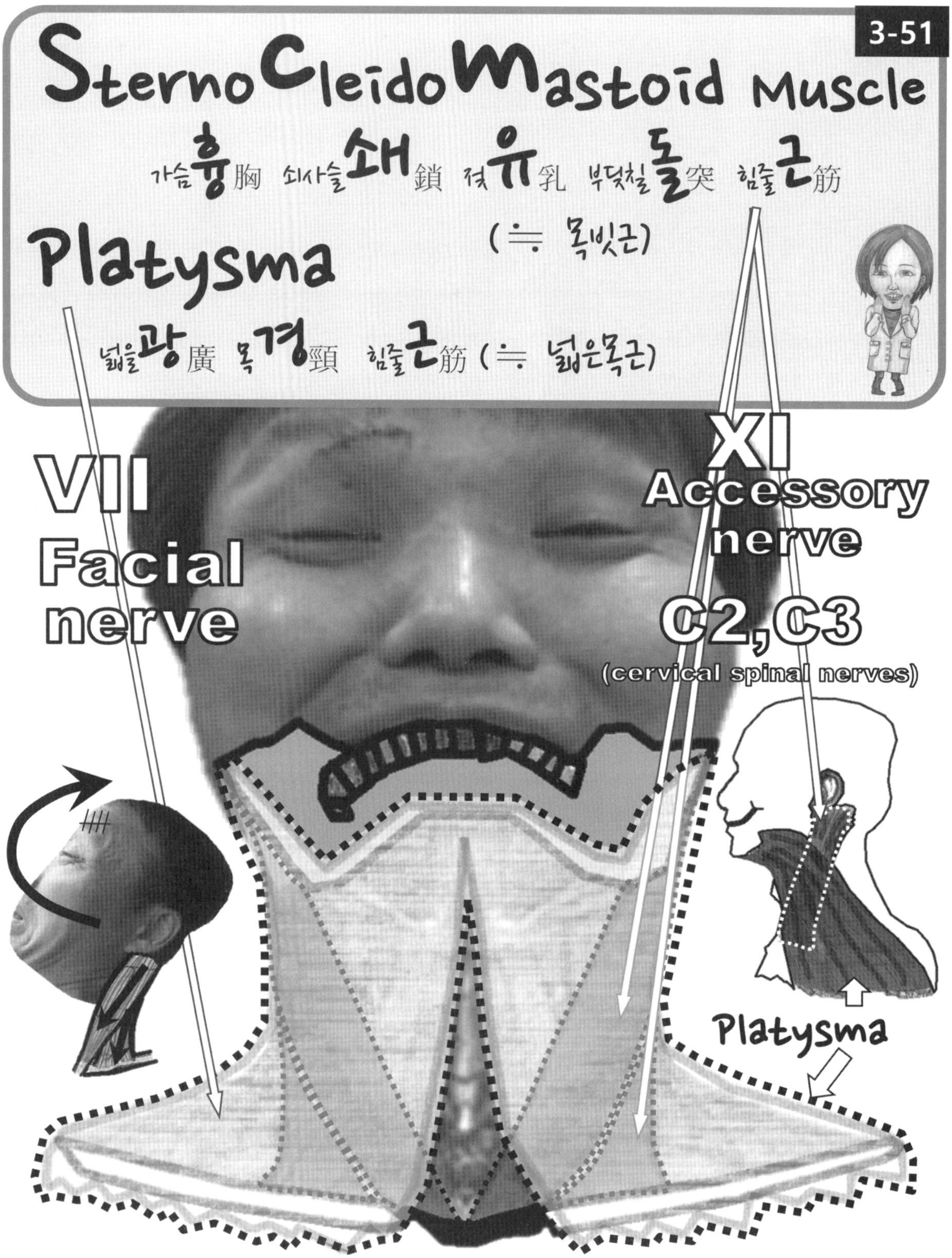
3-51
SternoCleidoMastoid Muscle
가슴 흉 胸 쇠사슬 쇄 鎖 젖 유 乳 부딪칠 돌 突 힘줄 근 筋
(≒ 목빗근)
Platysma
넓을 광 廣 목 경 頸 힘줄 근 筋 (≒ 넓은목근)
VII
Facial nerve
XI
Accessory nerve
C2,C3
(cervical spinal nerves)
Platysma

3-51-1

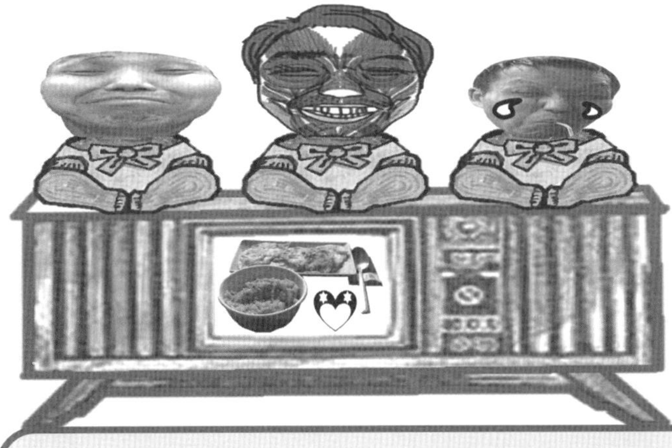

응답하라 기시 정지

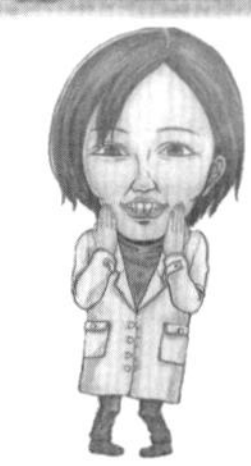

Sternocleidomastoid muscle

Origin

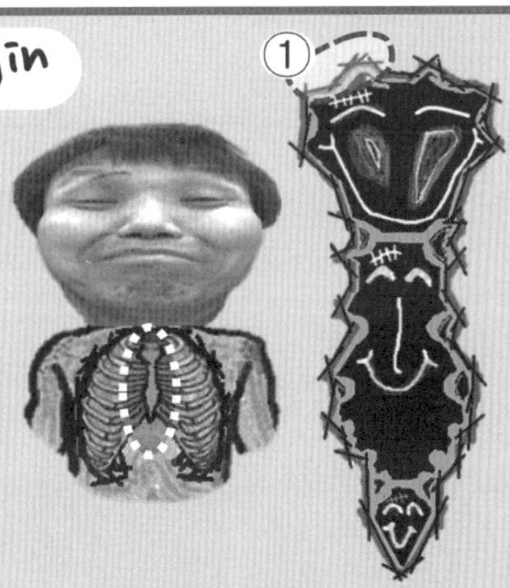

① (흉골►) 가슴**흉**胸 뼈**골**骨 자루**병**柄의 위**상**上 떼**부**部 모서리

the upper edge of the manubrium (in sternum)

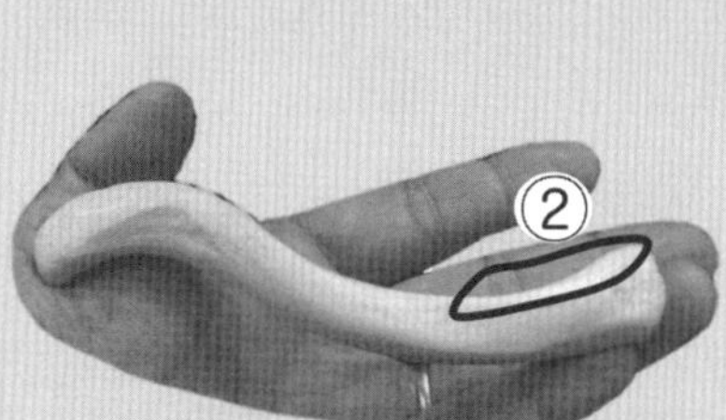

② **쇄골** 위**상**上 낯**면**面의 약 ⅓

the medial third of superior surface of the clavicle

insertion

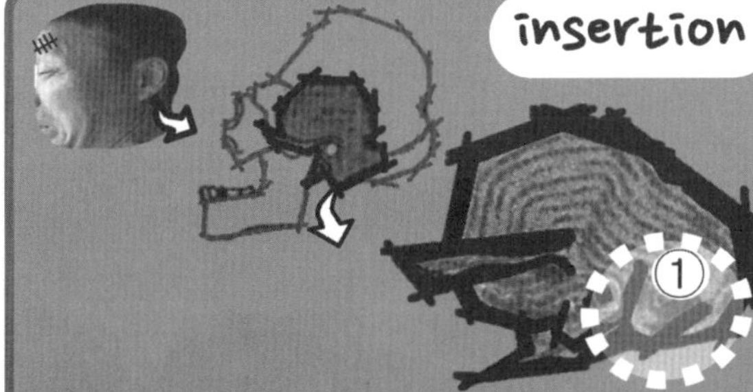

① 곁**측**側 머리**두**頭 뼈**골**骨의 젖**유**乳 모양**양**樣 부딪칠**돌**突 일어날**기**起

the mastoid process of the temporal bone

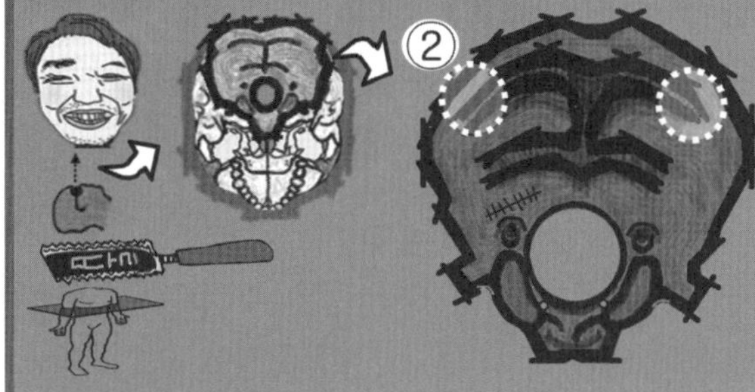

② (후두골►) 위**상**上 목덜미**항**項 줄**선**線의 바깥**외**上 곁**측**側 꺾을**절**折 반**반**半

Lateral half of superior nuchal line (in occipital bone)

3-51-2

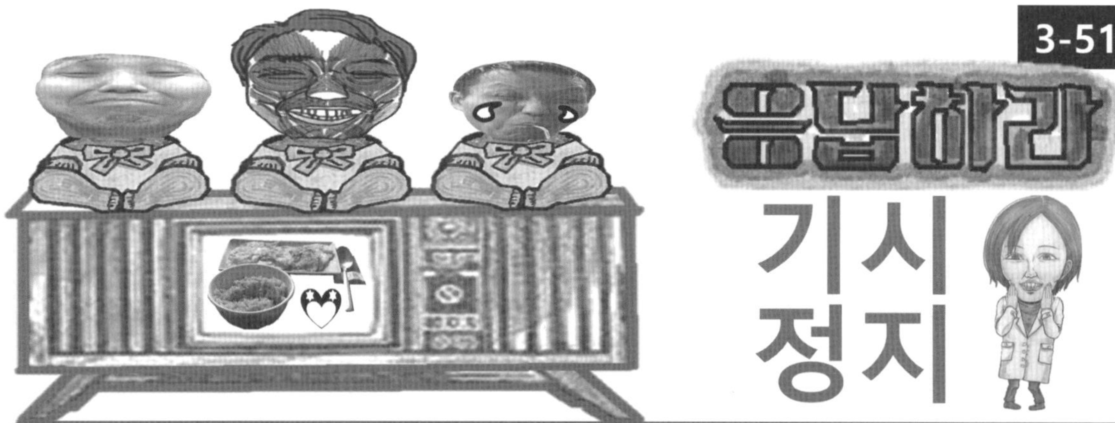

기시
정지

Platysma muscle

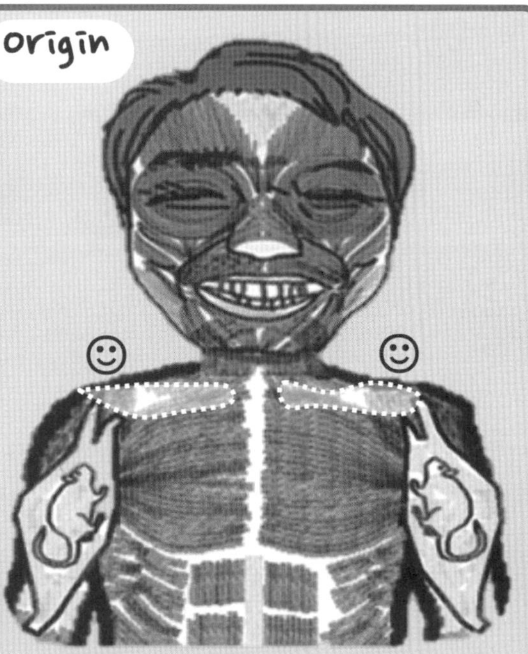

☺ 큰**대**大 가슴**흉**胸 힘줄**근**筋 과
석**삼**三 뿔**각**角 힘줄**근**筋
위**상**上떼**부**部 의
☞ 힘줄**근**筋 막**막**膜

The fascia ☞ upper parts of pectoralis major & deltoid muscle

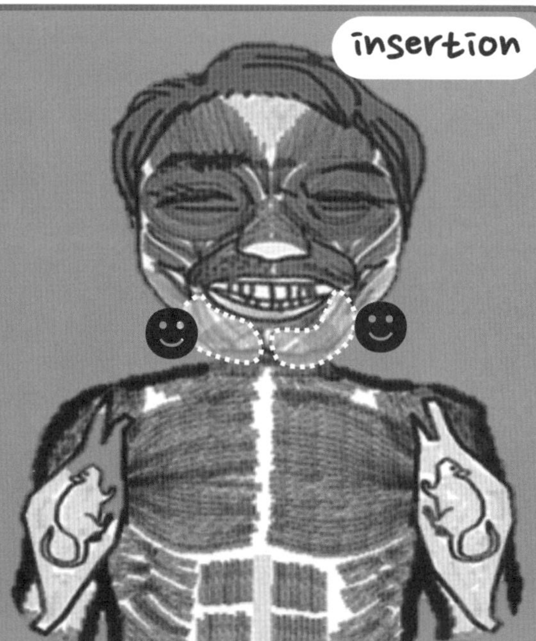

☻ 아래**하**下 턱**악**顎 뼈**골**骨 의
바깥**외**外 곁**측**側 꺾을**절**折 반**반**半 과
아래**하**下 얼굴**안**顔 낯**면**面 의
☞ 가죽**피**皮 살갗**부**膚 (및 조직)

Lateral half of the mandible & the skin (tissue) of the lower face

Suprahyoid Muscles

3-52

혀 설舌 뼈 골骨 위 상上 힘줄 근筋 (≒ 목뿔위근육)

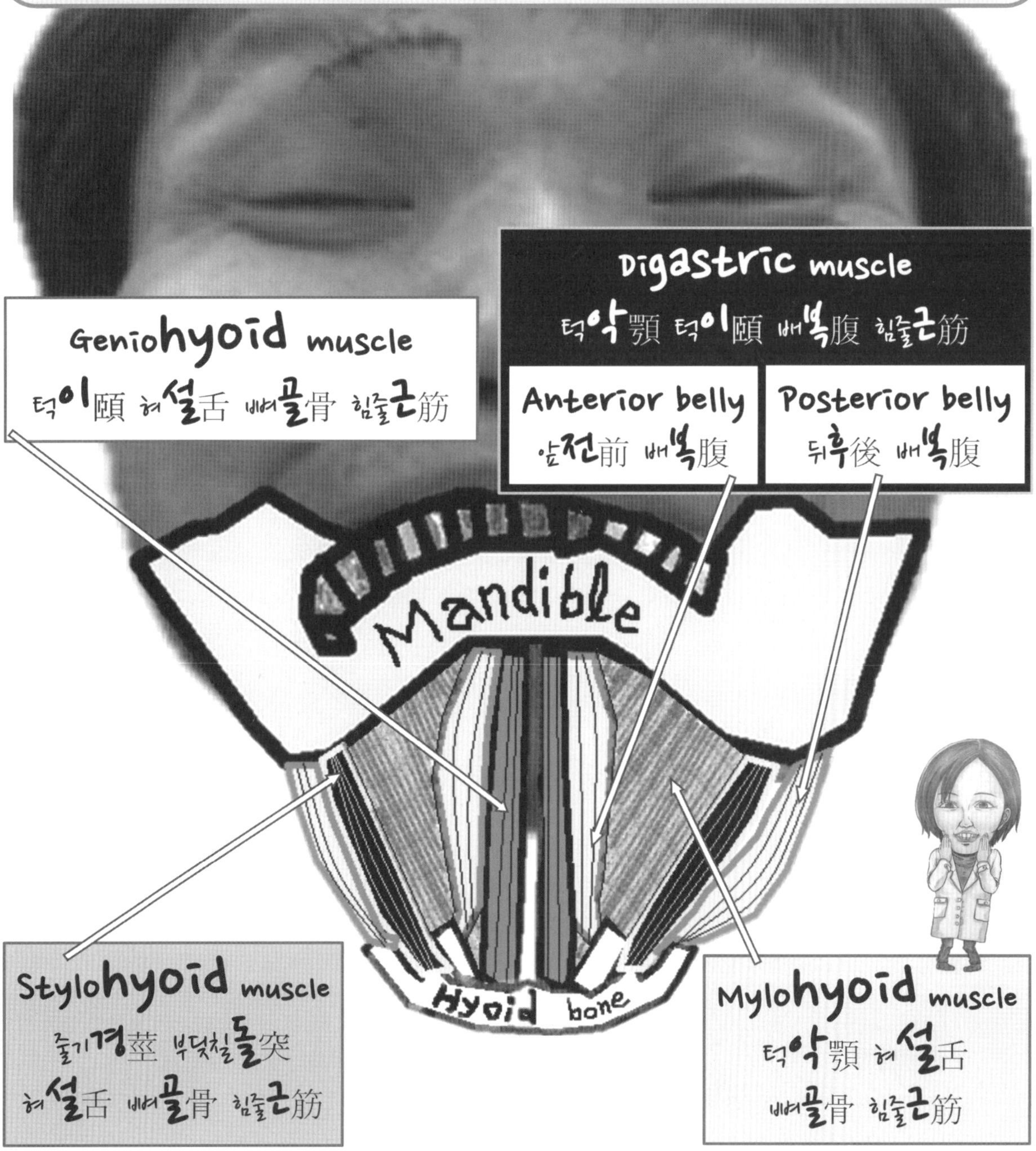

3-53

infrahyoid Muscles

혀설舌 뼈골骨 아래하下 힘줄근筋 (≒ 목뿔아래근육)

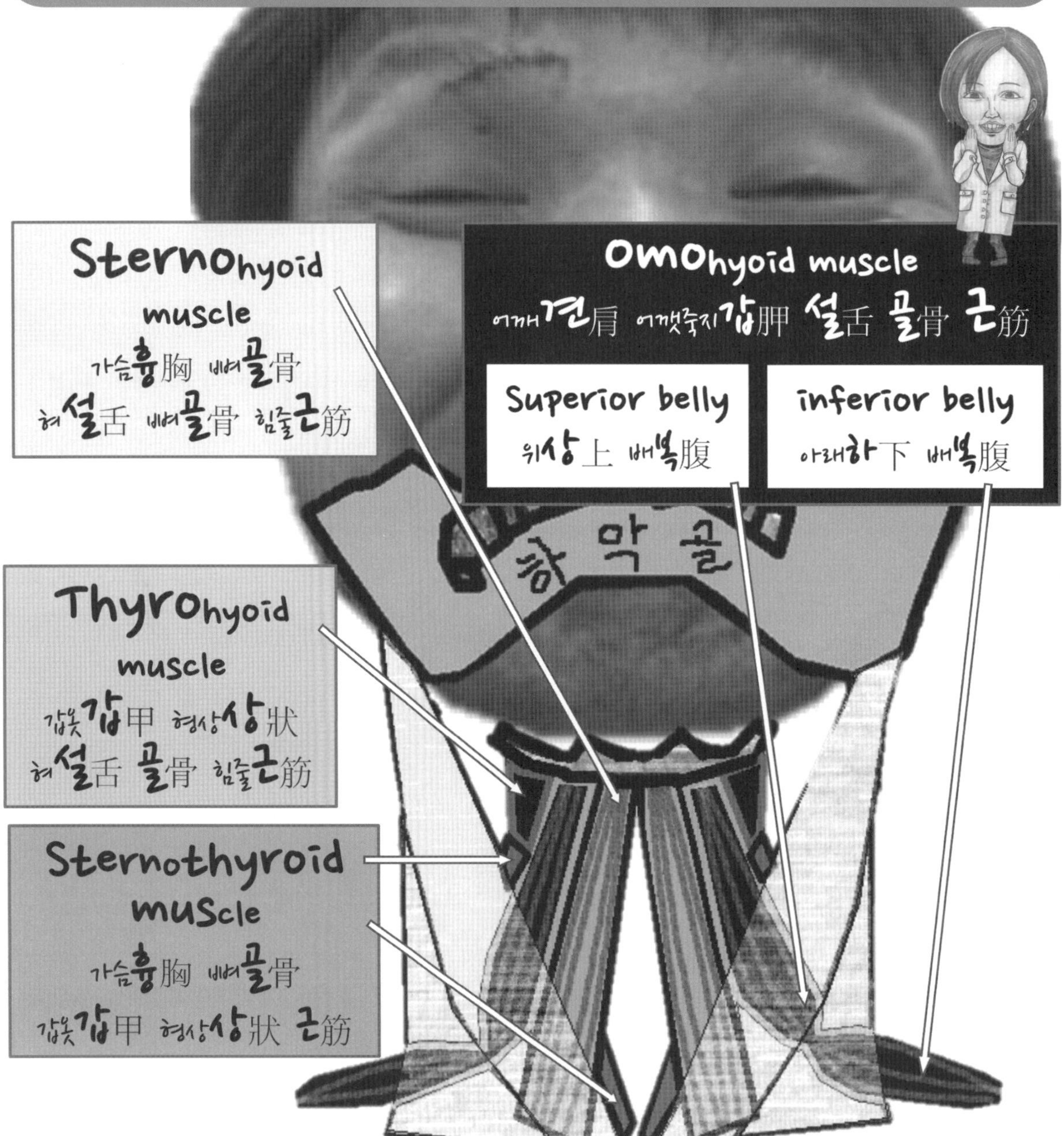

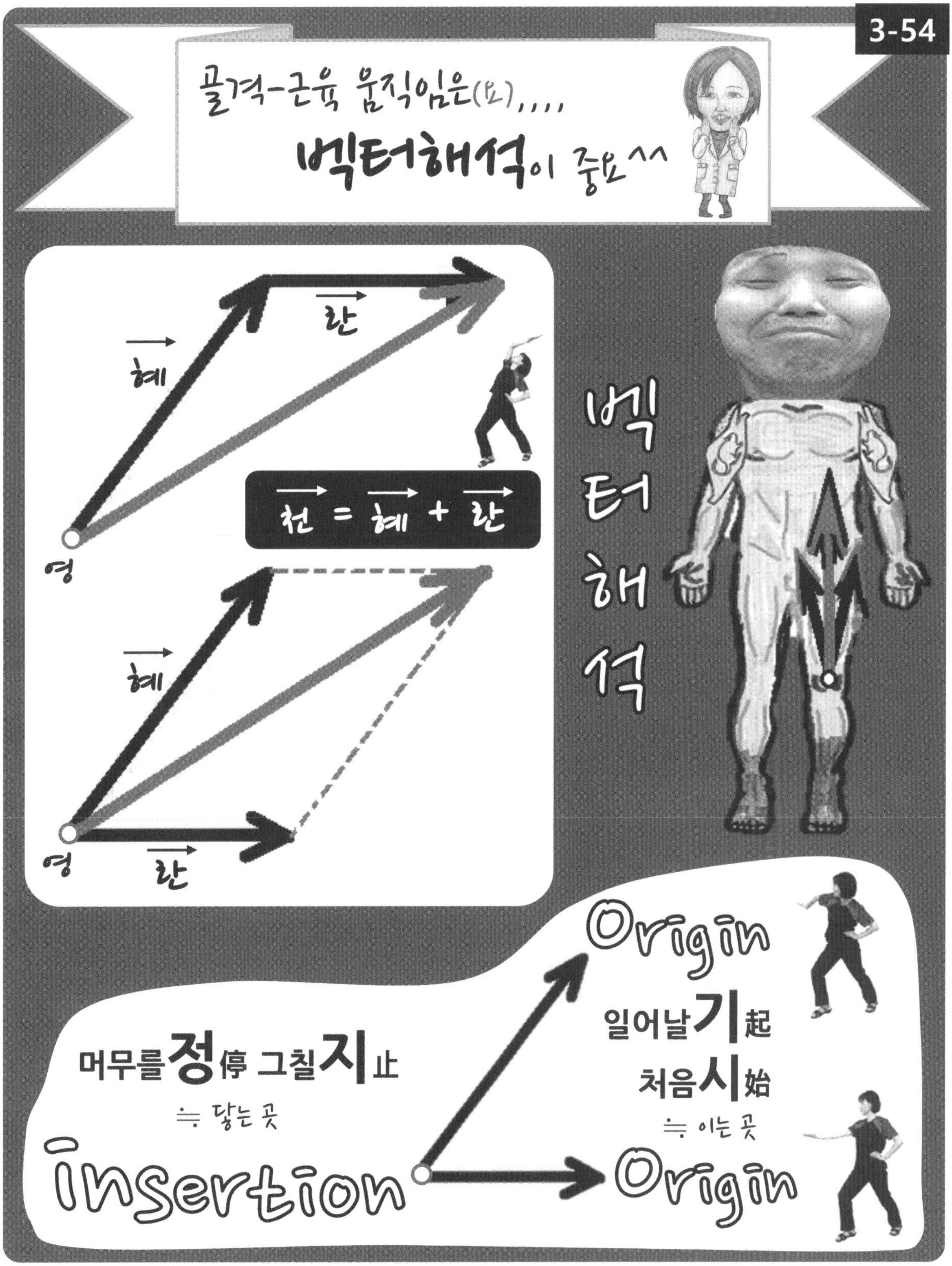
3-54
골격-근육 움직임은(요),,,,
벡터해석이 중요^^
란
혜
천 = 혜 + 란
영
혜
영
란
벡터해석
Origin
일어날기起
처음시始
≒ 이는 곳
머무를정停 그칠지止
≒ 닿는 곳
Insertion
Origin

3-55

Pectoralis Major
큰 대大 가슴 흉胸 힘줄 근筋
≒ 큰 가슴 근

innervation 신경지배

Medial & Lateral Pectoral nerve

(clavicular part: C5, C6)

(Sternocostal part: C7, C8, T1)

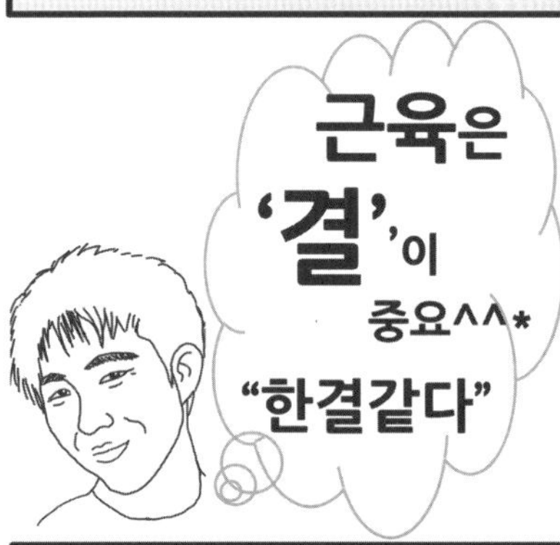

origin 시작 부위

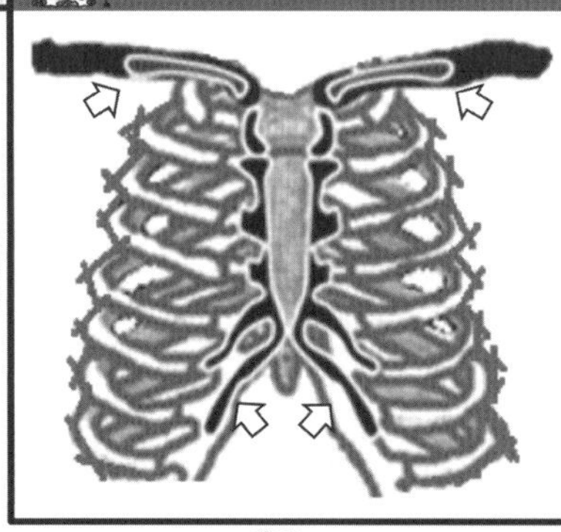

insertion 정지 부위

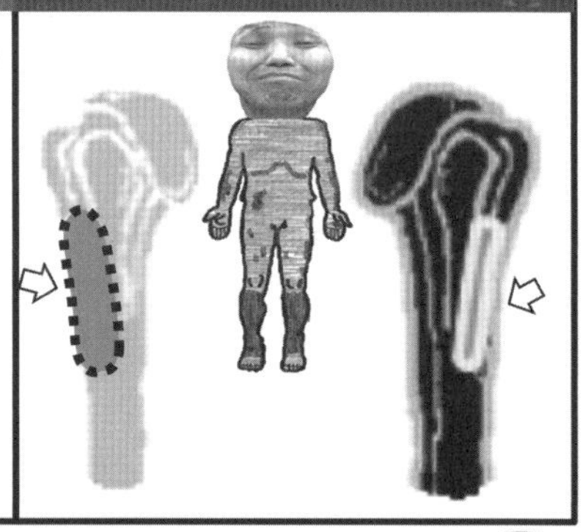

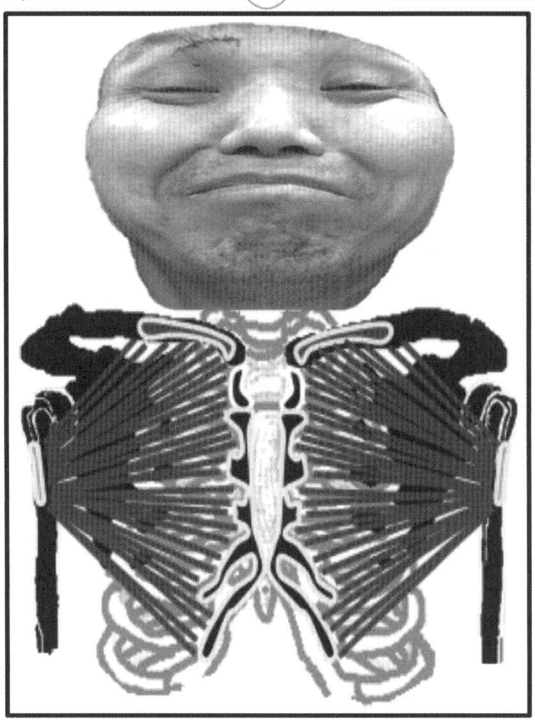

Motion 움직임

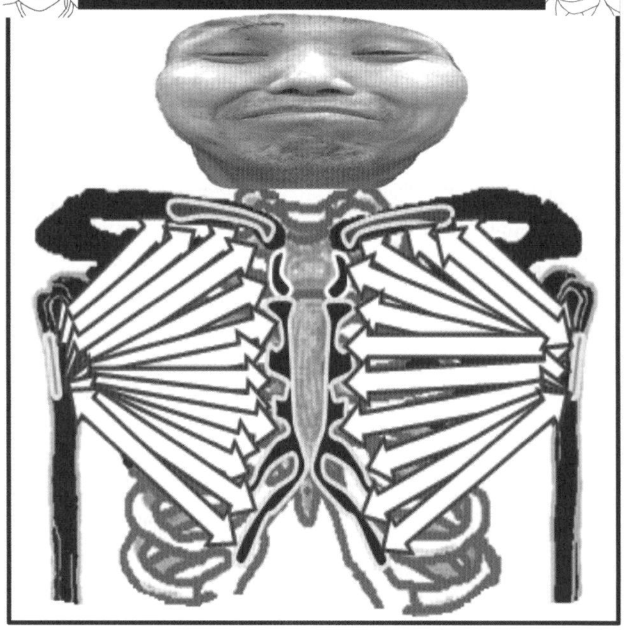

3-55-1

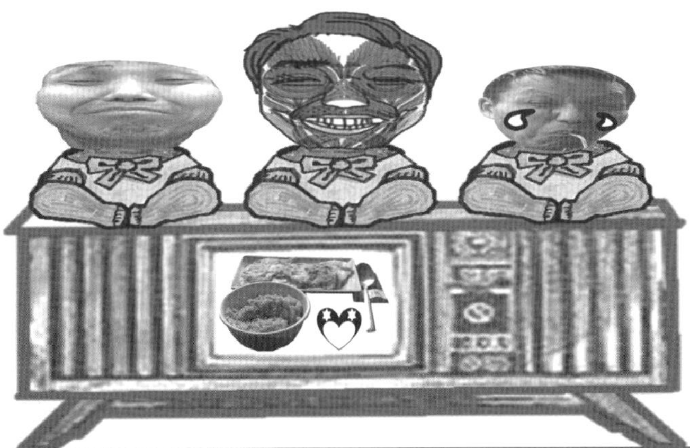

응답하라

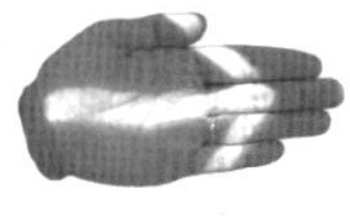

기시
정지

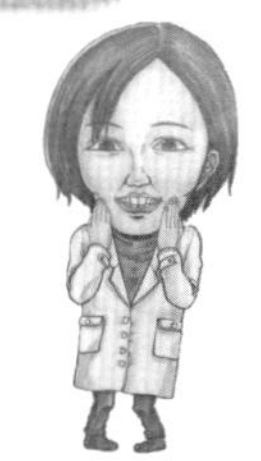

Pectoralis major muscle

Origin

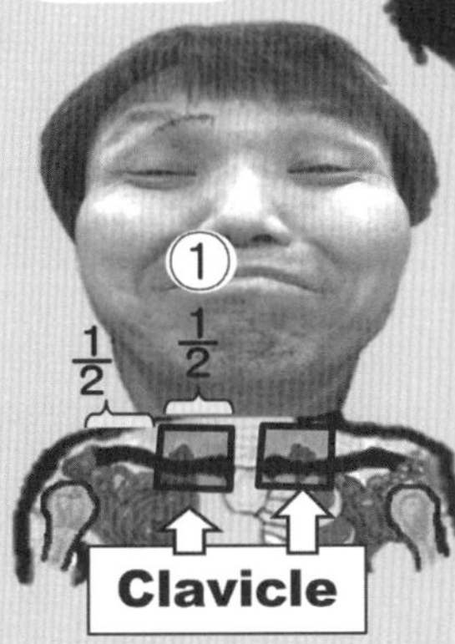

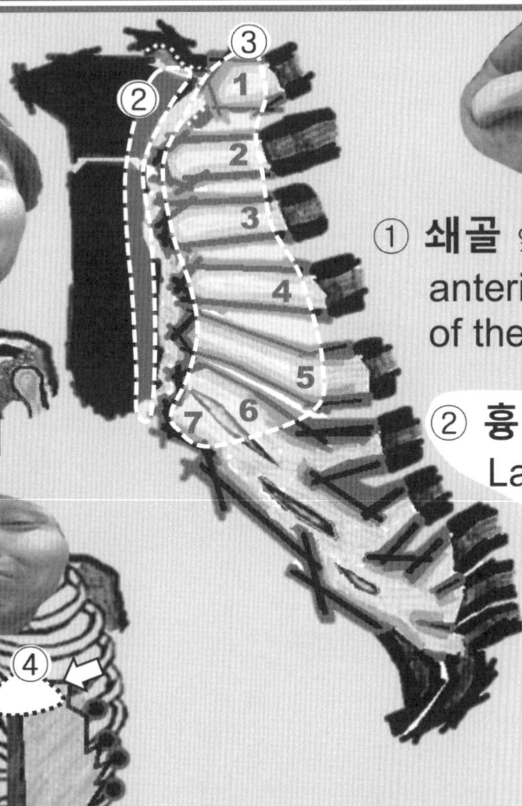

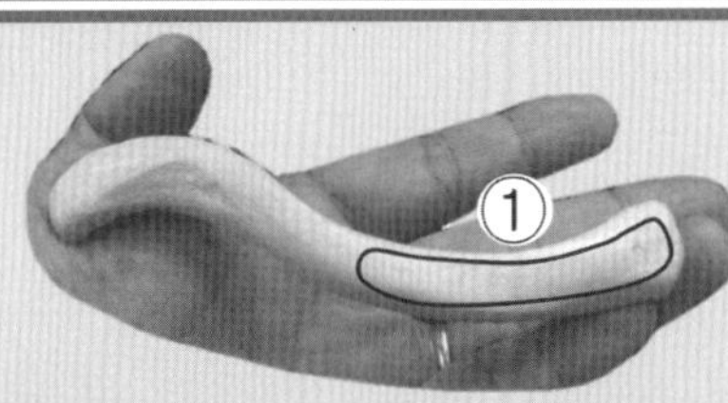

① **쇄골** 앞**전**前-안**내**內곁**측**側의 ½
anterior surface
of the medial half of clavicle

② **흉골**의 **외측** 가장자리**연**緣 과
Lateral border
of the sternum

③ 제1~ 6 (혹은 7)
갈비**늑**肋 연할**연**軟 뼈**골**骨
From the 1st ~
six (or seven)
costal cartilages

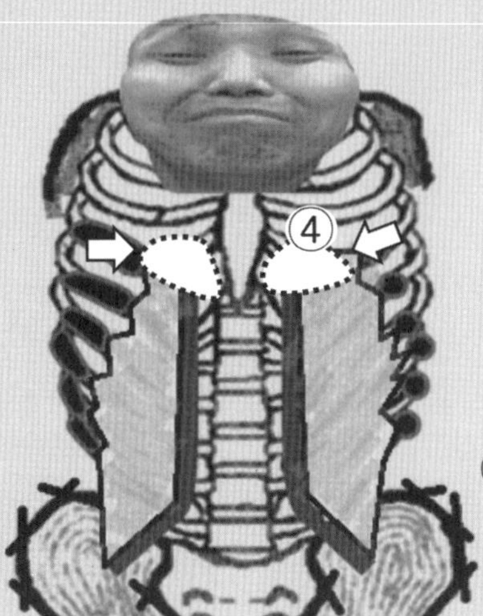

④ 바깥**외**外 배**복**腹 비낄**사**斜 힘줄**근**筋
힘줄밑둥**건**腱 막**막**膜의 일부
A part of the aponeurosis
of external oblique muscle

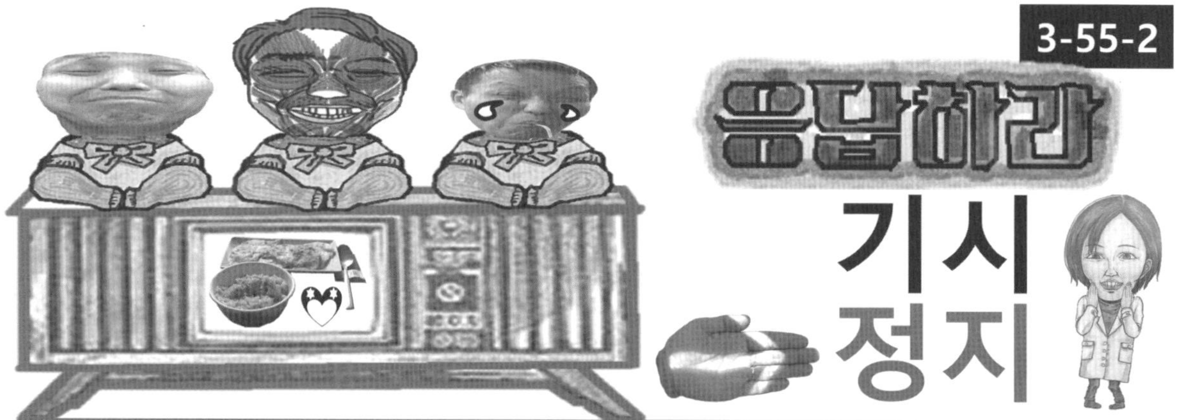

Pectoralis major muscle

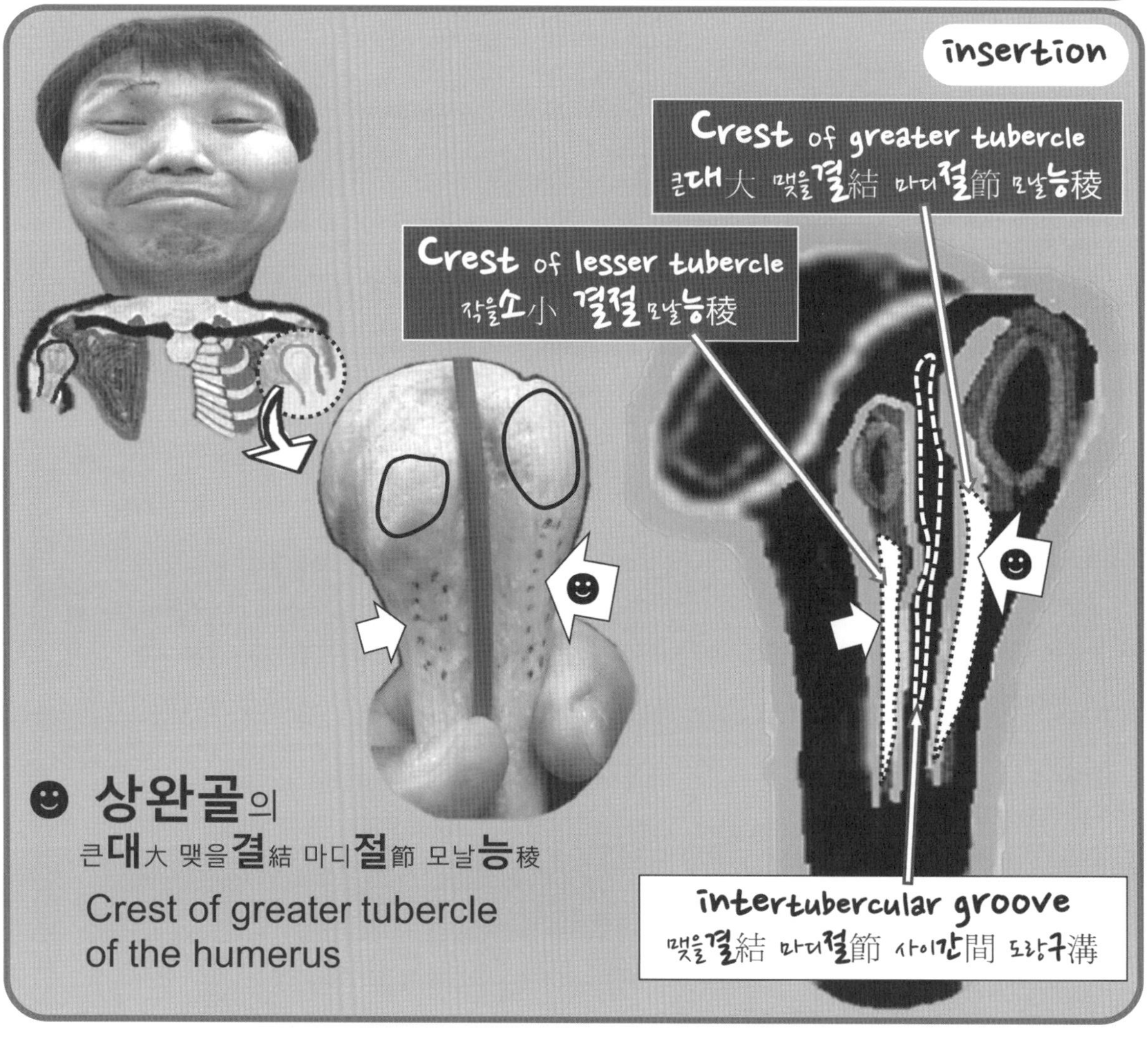

☻ **상완골**의
큰**대**大 맺을**결**結 마디**절**節 모날**능**稜
Crest of greater tubercle
of the humerus

3-56

Pectoralis Minor

작을 소 小 가슴 흉 胸 힘줄 근 筋

≒ 작은 가슴 근

innervation 신경지배

Medial Pectoral nerve (☞ C8)

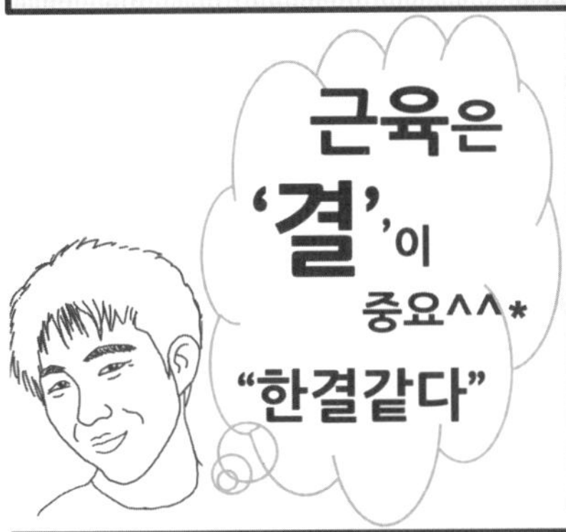

Origin 시작 부위

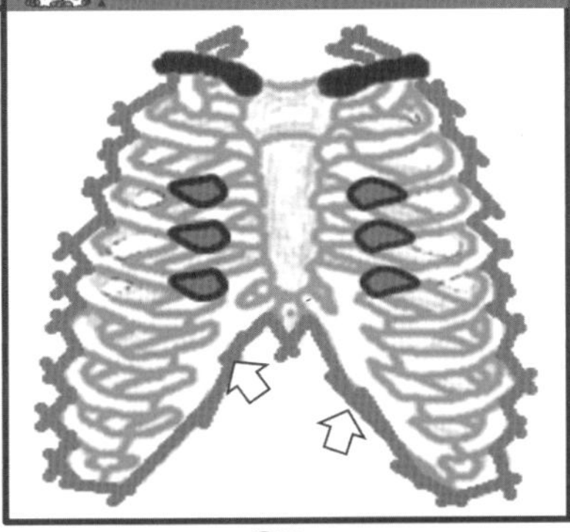

insertion 정지 부위

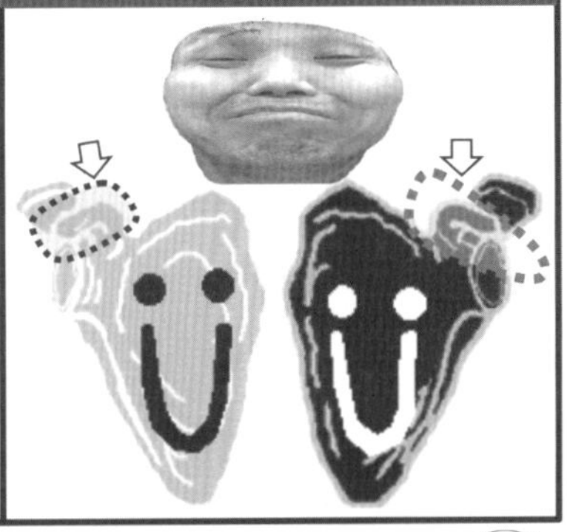

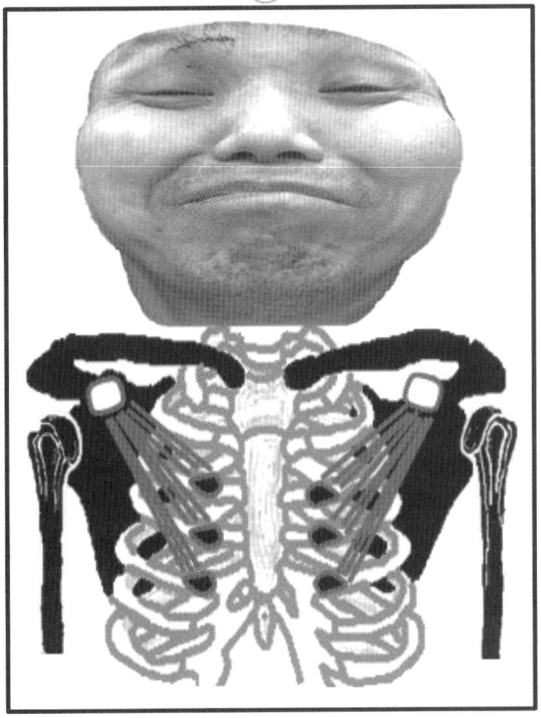

Motion 움직임

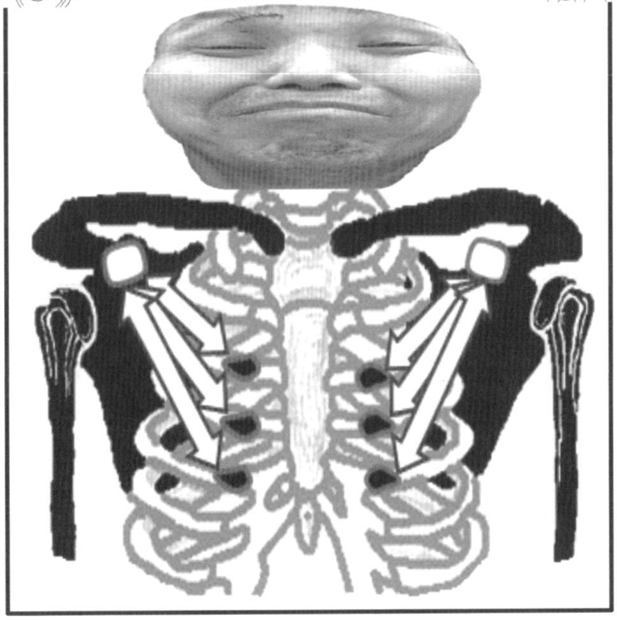

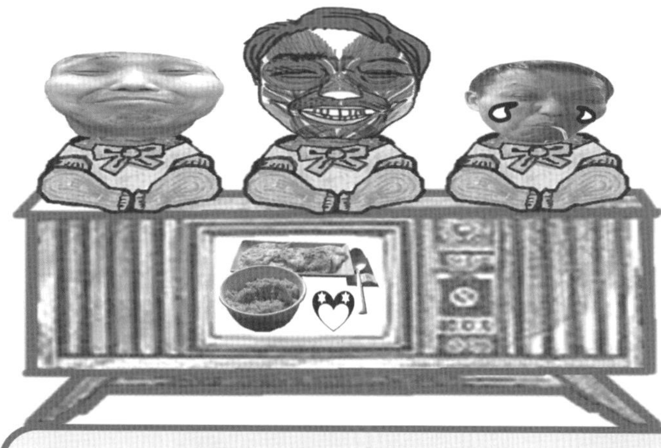

3-56-1

응답하라

기시 정지

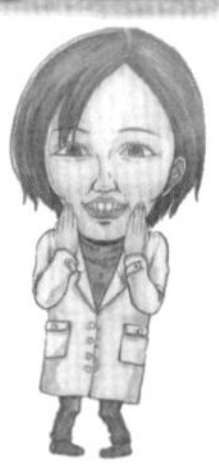

Pectoralis minor muscle

origin

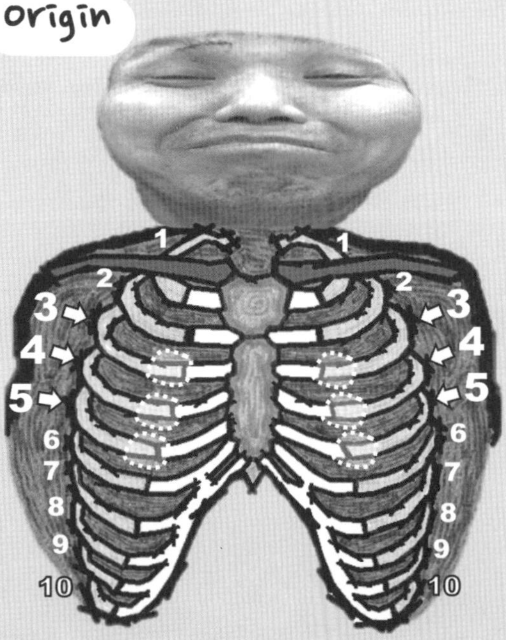

☺ 차례**제**第 **3, 4, 5**차례**번**番
갈비**늑**肋 뼈**골**骨 과
갈비**늑**肋 연할**연**軟 뼈**골**骨의
연결할**연**連 맺을**결**結 떼**부**部

Anterior surfaces
of the ribs 3~ 5
near the costal cartilages

insertion

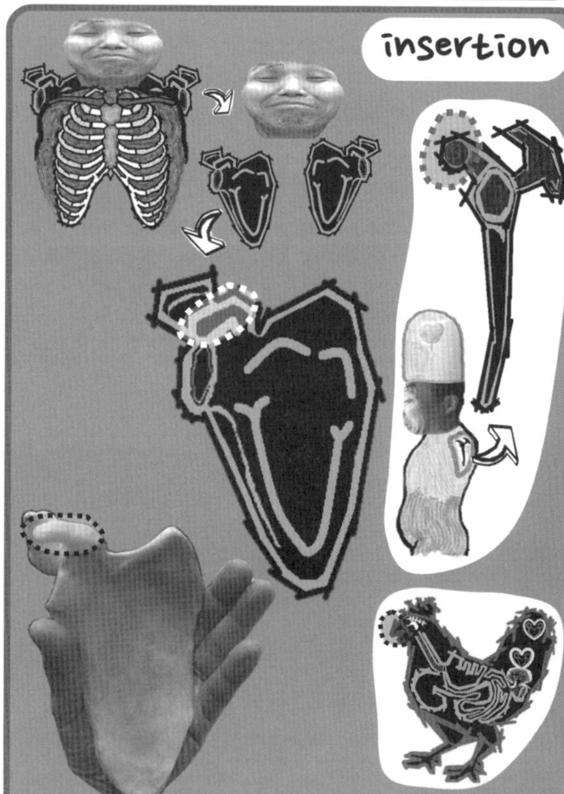

☻ 어깨**견**肩 어깻죽지**갑**胛 뼈**골**骨 의
까마귀**오**烏 부리**훼**喙
부딪칠**돌**突 일어날**기**起

Coracoid process of scapula

3-57

Serratus anterior

앞 **전**前 톱 **거**鋸 힘줄 **근**筋

≒ 앞 톱니근

innervation 신경지배

Long thoracic nerve (C5, C6, C7)

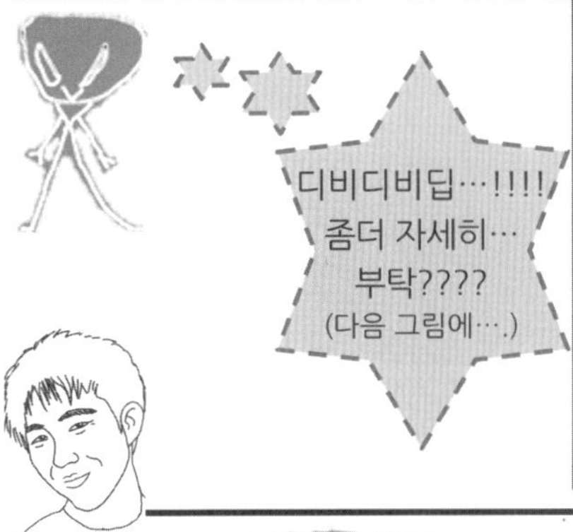

Origin 시작 부위 | **insertion 정지 부위**

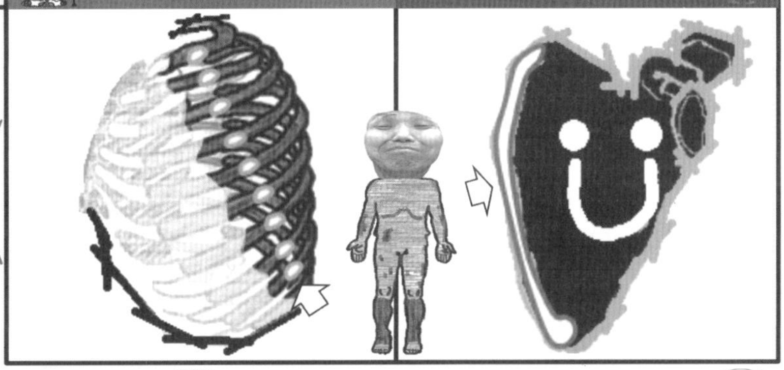

Motion 움직임

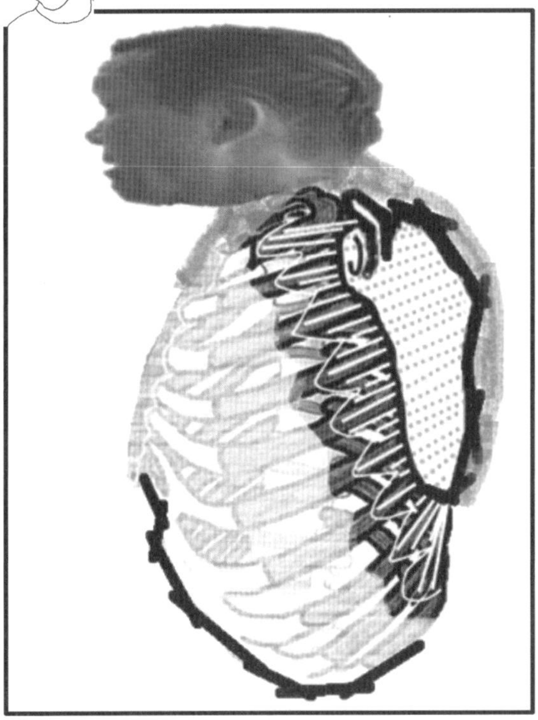

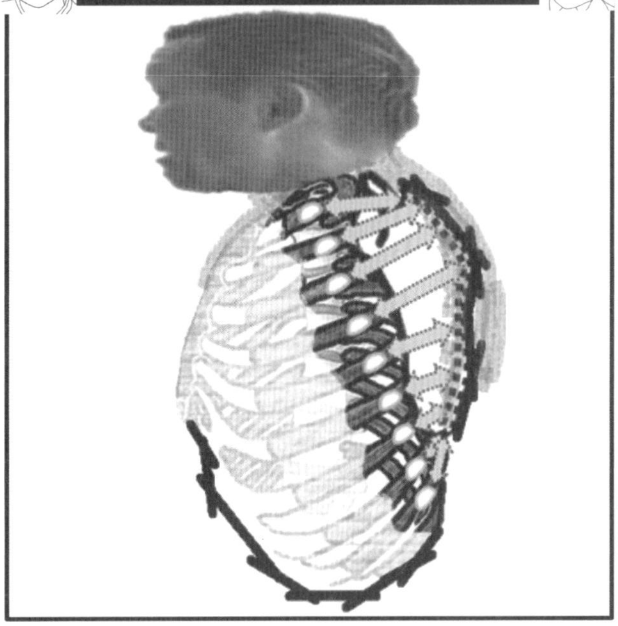

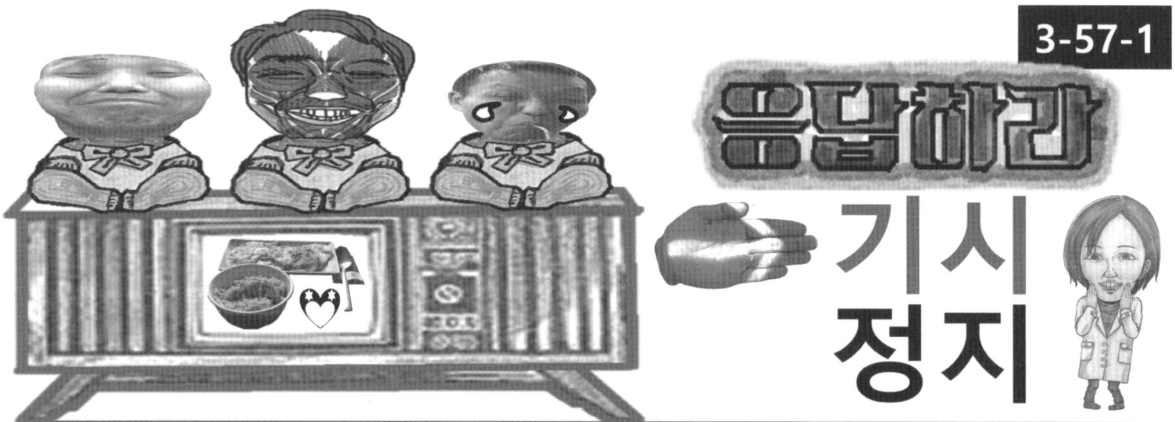

Serratus anterior muscle

Origin

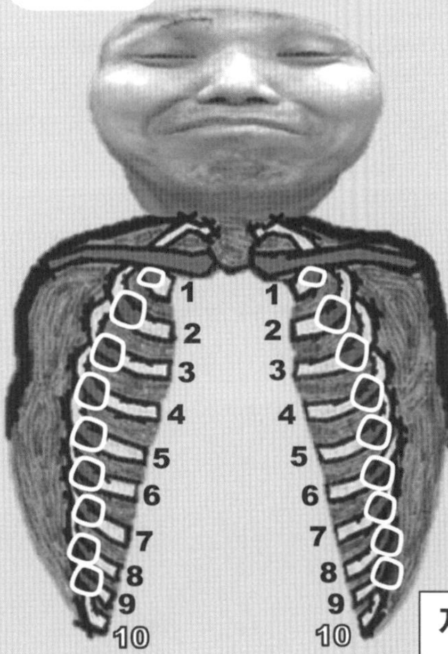

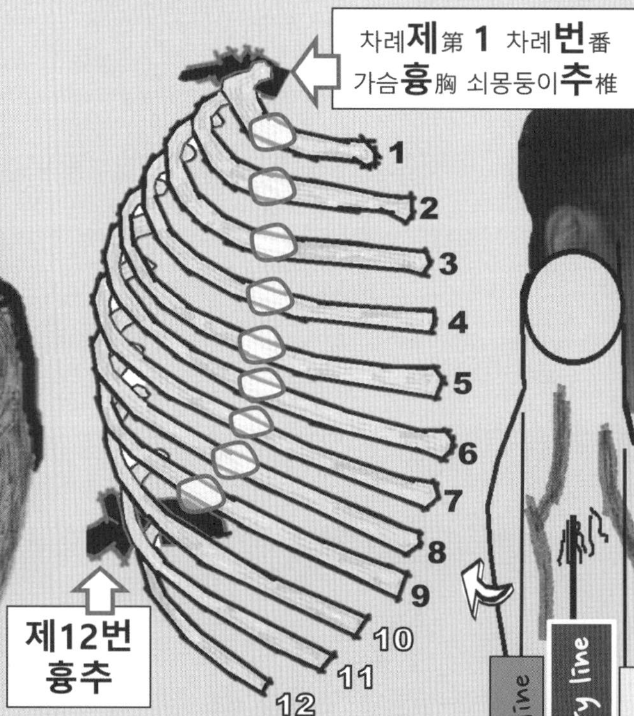

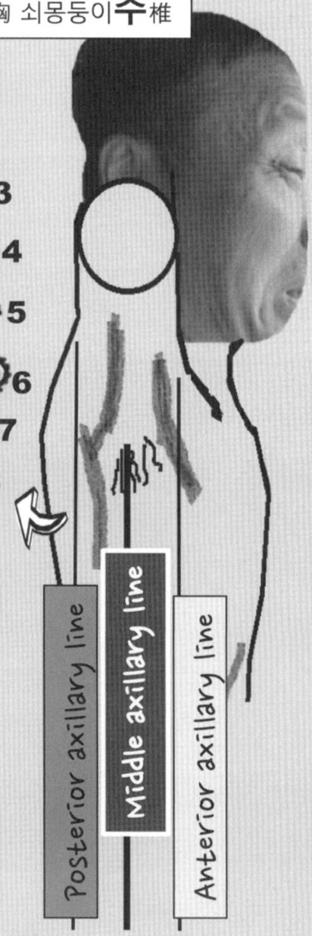

☺ **제1번**

~ **제8번** 혹은 **제9번** 갈비**늑**肋 뼈**골**骨 의

앞**전**前 바깥**외**外 곁**측**側 떼**부**部

(► **'중간** 겨드랑이**액**腋 움집**와**窩 줄**선**線**'**에 가까운 부위)

Anterolateral surfaces of the ribs 1~ 8 or 9 near the 'middle axillary line'

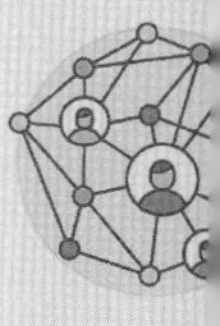

3-57-2

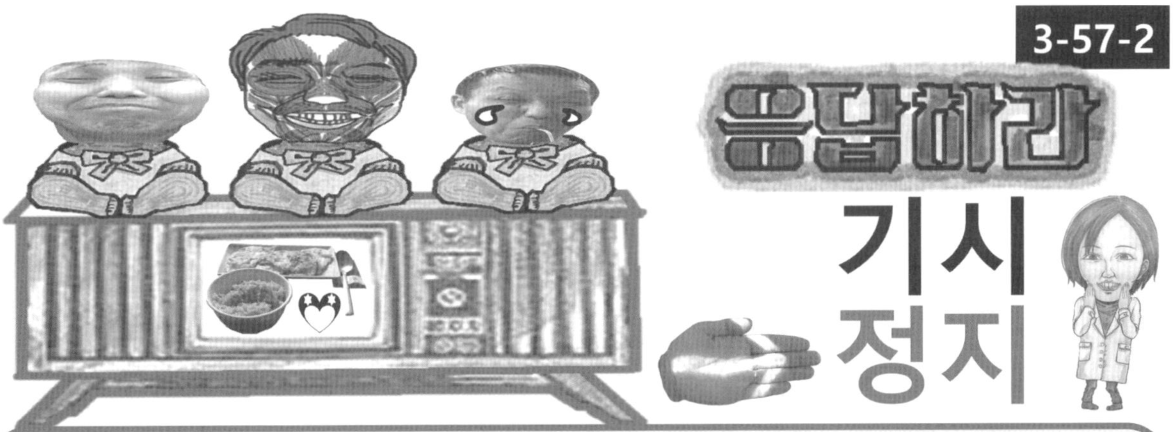

Serratus anterior muscle

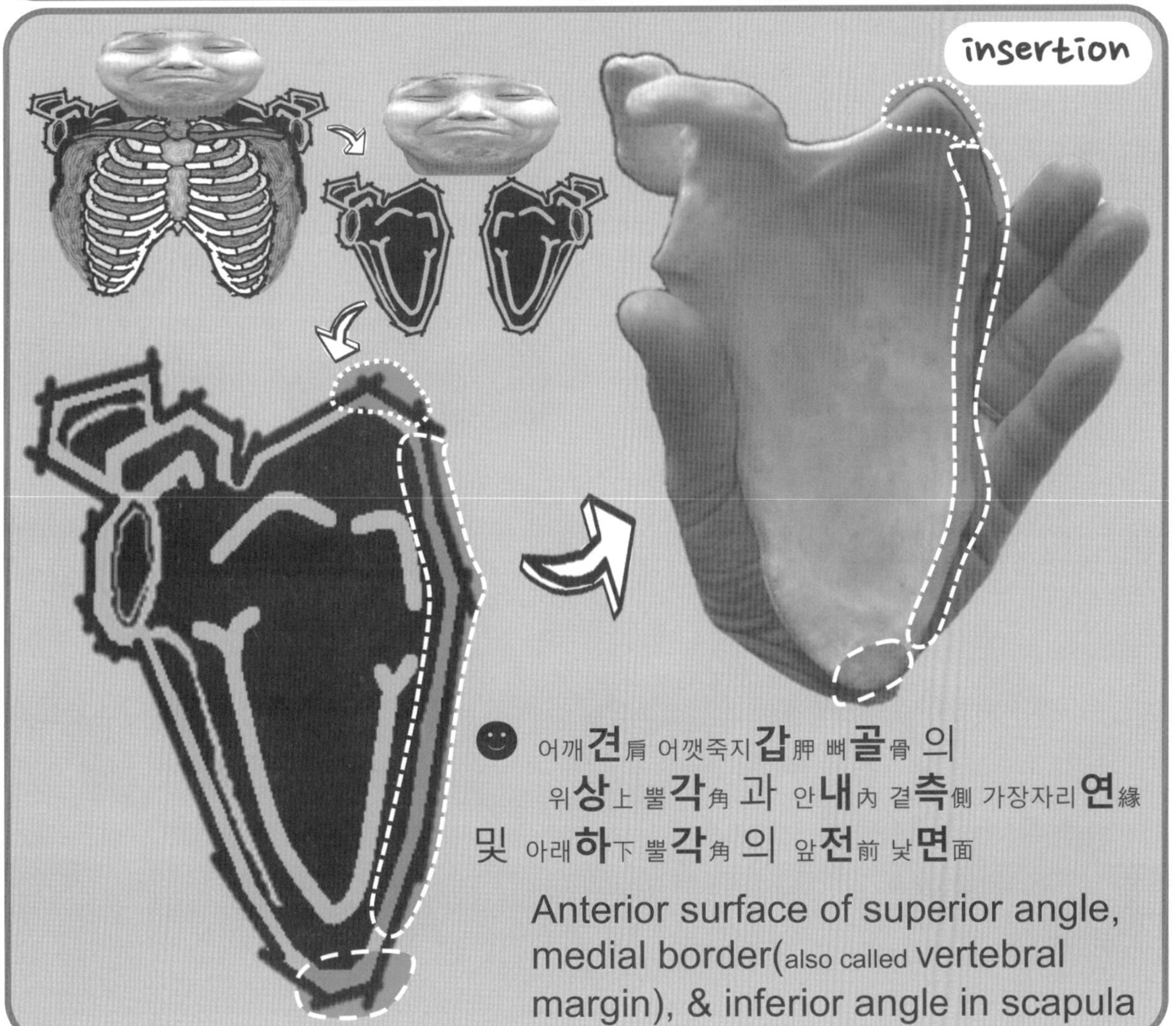

어깨**견**肩 어깻죽지**갑**胛 뼈**골**骨 의 위**상**上 뿔**각**角 과 안**내**內 곁**측**側 가장자리**연**緣 및 아래**하**下 뿔**각**角 의 앞**전**前 낯**면**面

Anterior surface of superior angle, medial border(also called vertebral margin), & inferior angle in scapula

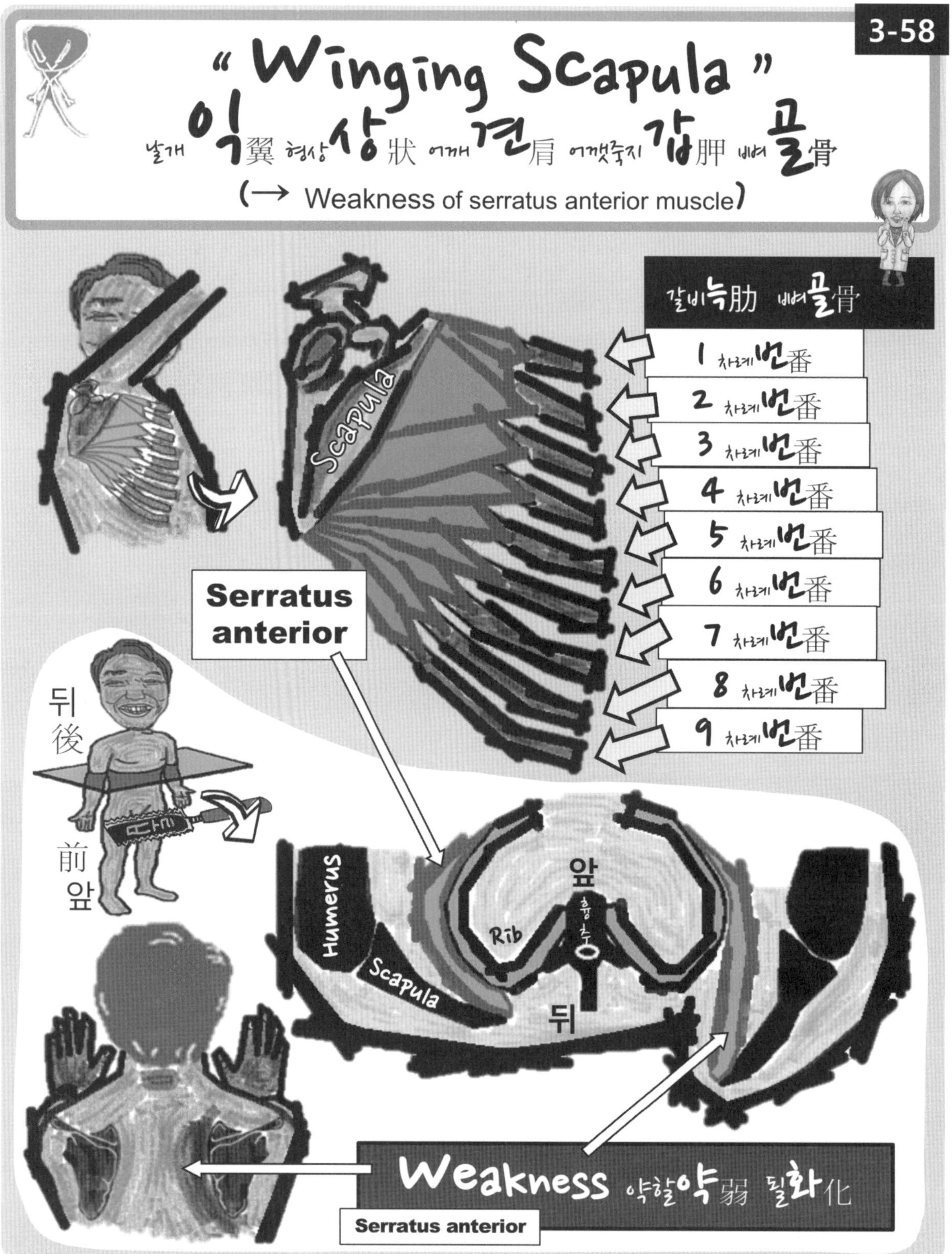
3-58
"Winging Scapula"
날개 익翼 형상 상狀 어깨 견肩 어깻죽지 갑胛 뼈 골骨
(→ Weakness of serratus anterior muscle)
갈비 늑肋 뼈 골骨
1 차례 번番
2 차례 번番
3 차례 번番
4 차례 번番
5 차례 번番
6 차례 번番
7 차례 번番
8 차례 번番
9 차례 번番
Scapula
Serratus anterior
뒤 後
前 앞
Humerus
Scapula
Rib
앞
흉추
뒤
Weakness 약할 약弱 될 화化
Serratus anterior

3-59

External intercostal muscle

바깥외外 갈비늑肋 사이간間 힘줄근筋

≒ 바깥 갈비 사이근

innervation 신경지배

intercostal nerves (T1 ~ T11)

origin 시작 부위 | **insertion 정지 부위**

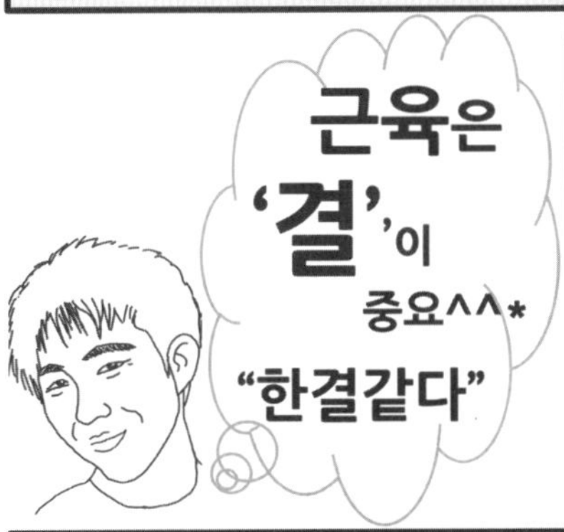

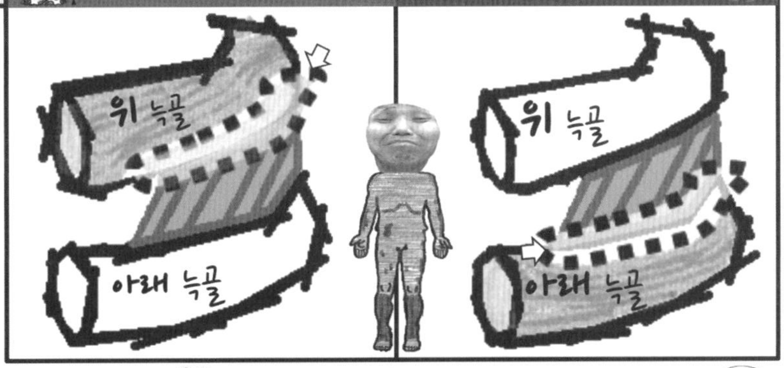

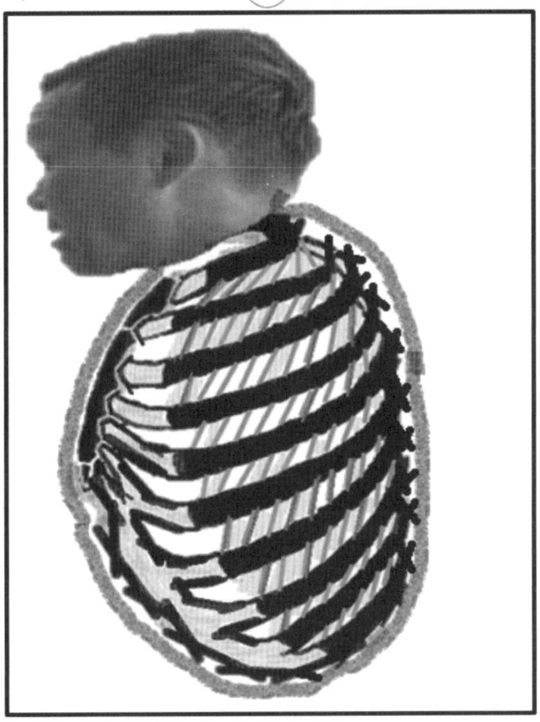

Motion 움직임

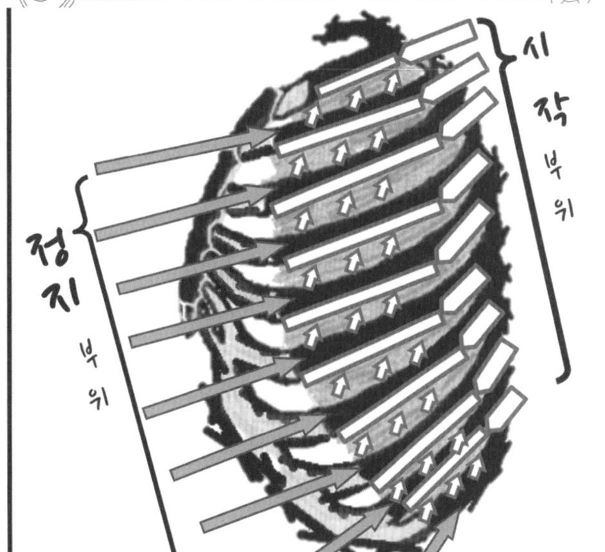

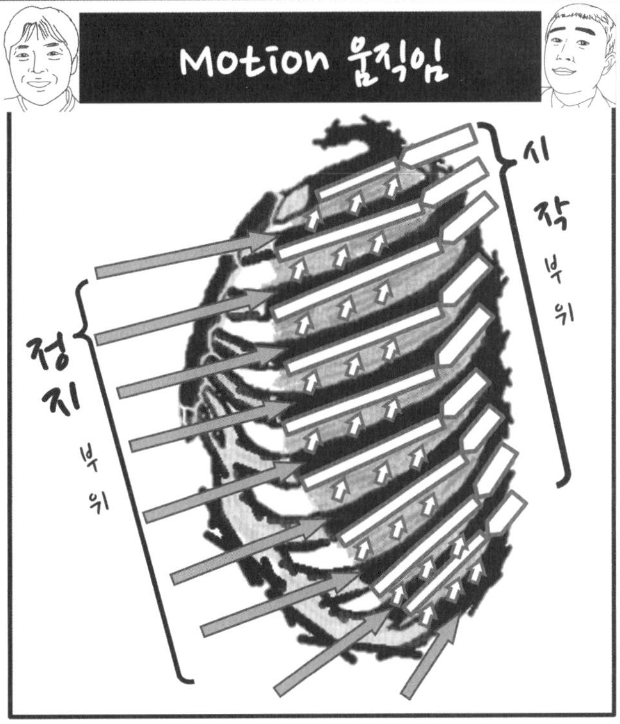

External intercostal muscle

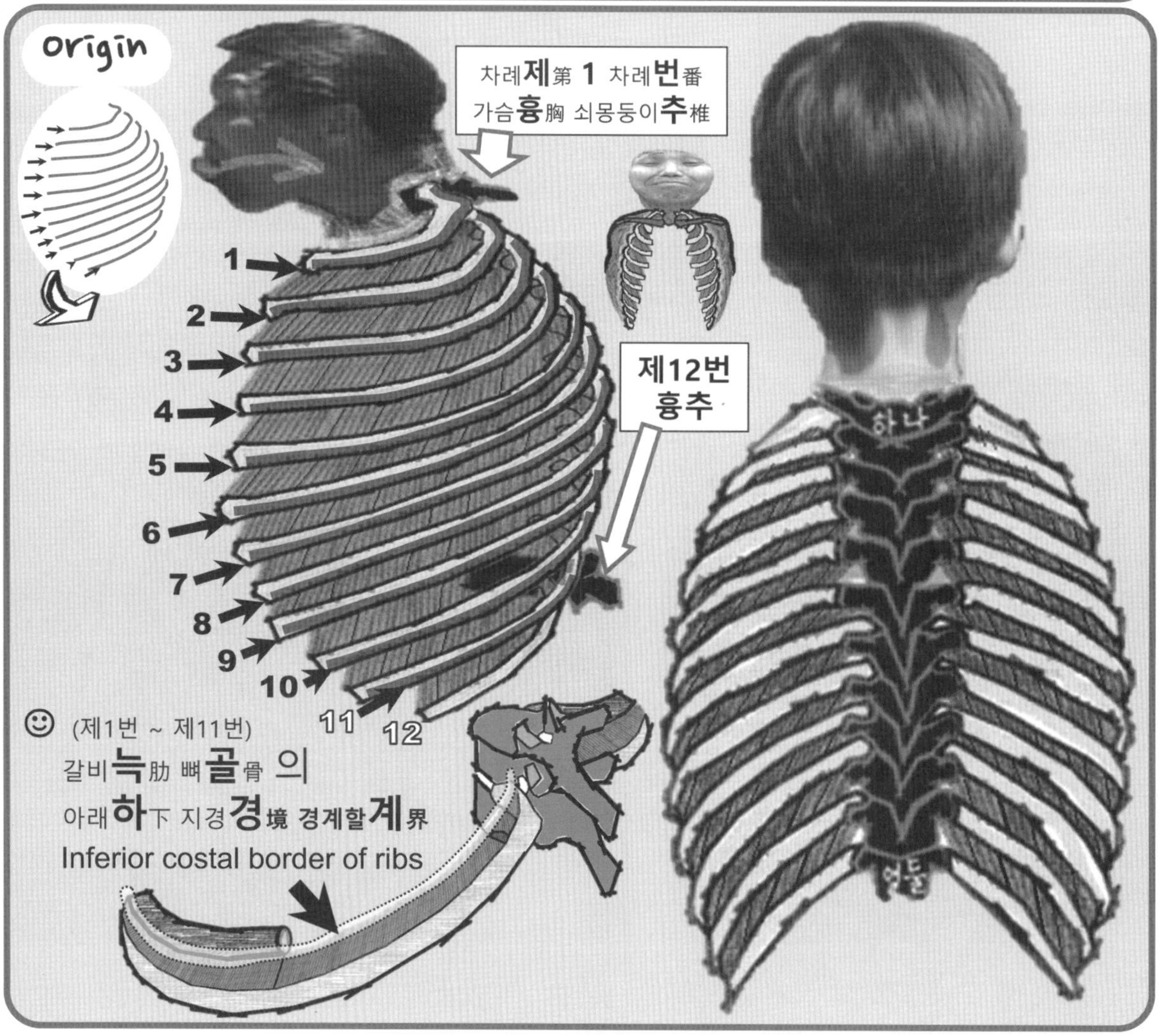

3-59-2

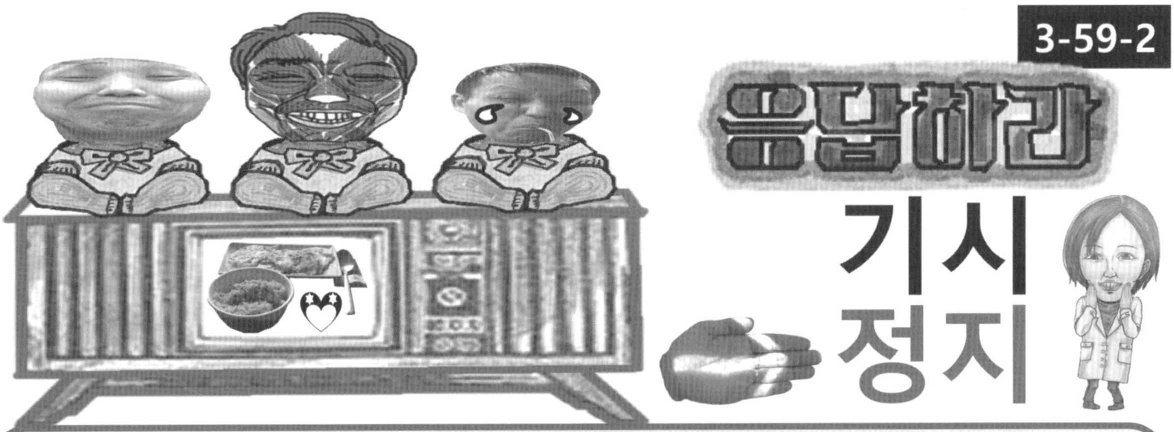

기시
정지

External intercostal muscle

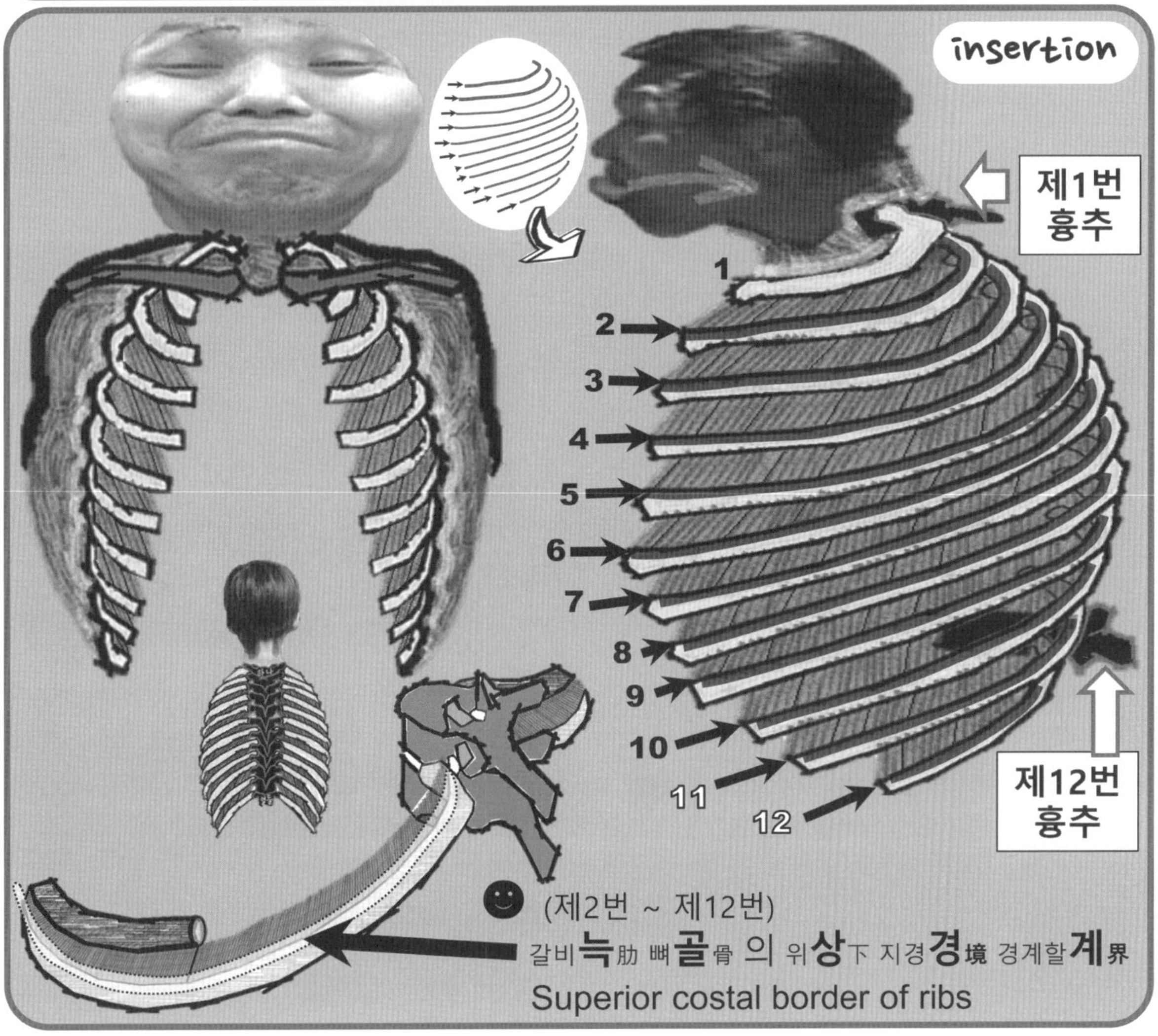

(제2번 ~ 제12번)
갈비**늑**肋 뼈**골**骨 의 위**상**下 지경**경**境 경계할**계**界
Superior costal border of ribs

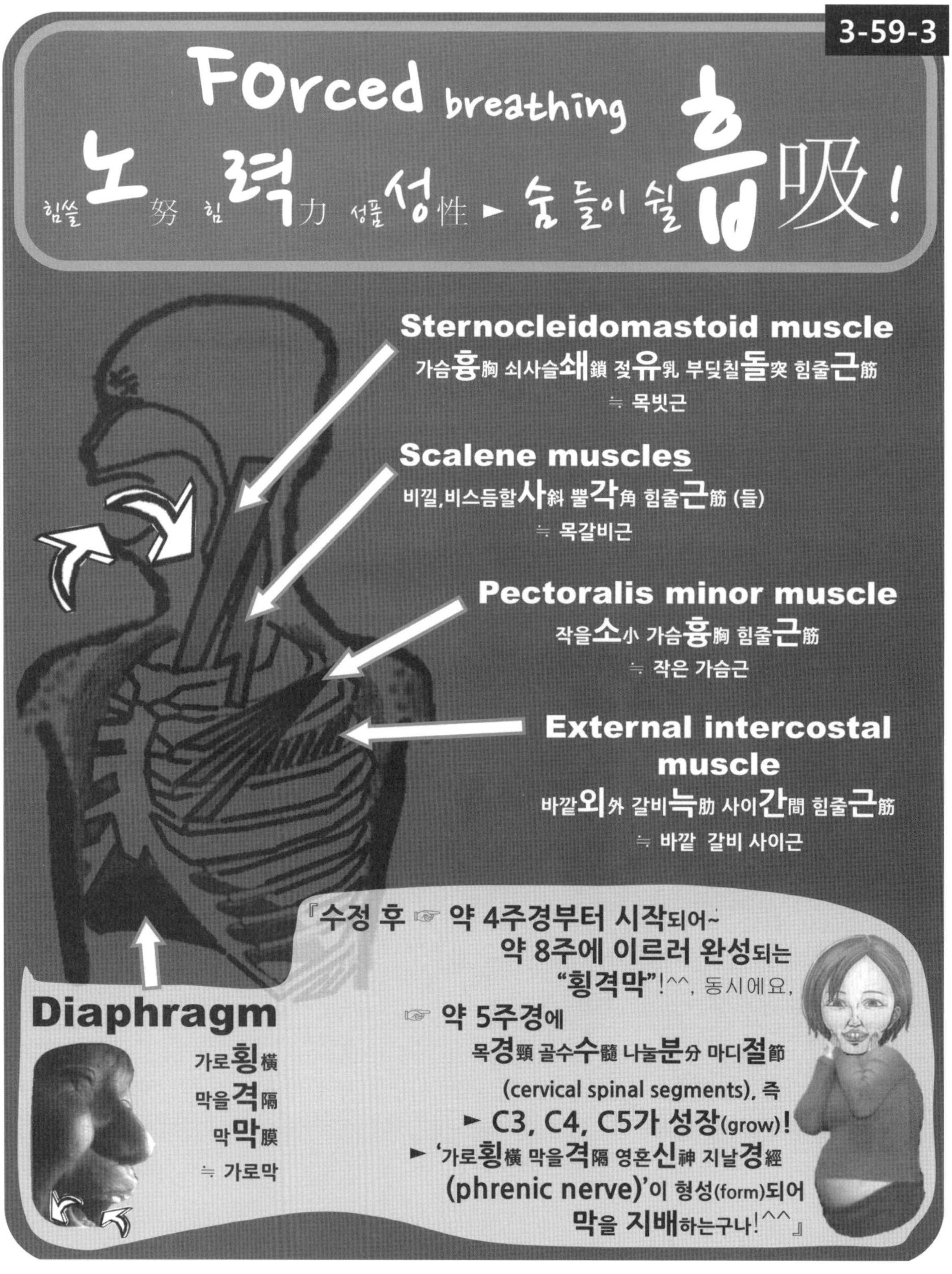
3-59-3
Forced breathing
힘쓸 노 努 힘 력 力 성품 성 性 ► 숨 들이 쉴 흡 吸!
Sternocleidomastoid muscle
가슴흉胸 쇠사슬쇄鎖 젖유乳 부딪칠돌突 힘줄근筋
≒ 목빗근
Scalene muscles
비낄,비스듬할사斜 뿔각角 힘줄근筋 (들)
≒ 목갈비근
Pectoralis minor muscle
작을소小 가슴흉胸 힘줄근筋
≒ 작은 가슴근
External intercostal muscle
바깥외外 갈비늑肋 사이간間 힘줄근筋
≒ 바깥 갈비 사이근
Diaphragm
가로횡橫
막을격隔
막막膜
≒ 가로막
『수정 후 ☞ 약 4주경부터 시작되어~
약 8주에 이르러 완성되는
"횡격막"!^^, 동시에요,
☞ 약 5주경에
목경頸 골수수髓 나눌분分 마디절節
(cervical spinal segments), 즉
► C3, C4, C5가 성장(grow)!
► '가로횡橫 막을격隔 영혼신神 지날경經
(phrenic nerve)'이 형성(form)되어
막을 지배하는구나!^^』

3-60

Internal intercostal muscle

안내內 갈비늑肋 사이간間 힘줄근筋

≒ 속 갈비 사이근

innervation 신경지배

intercostal nerves
(T1 ~ T11)

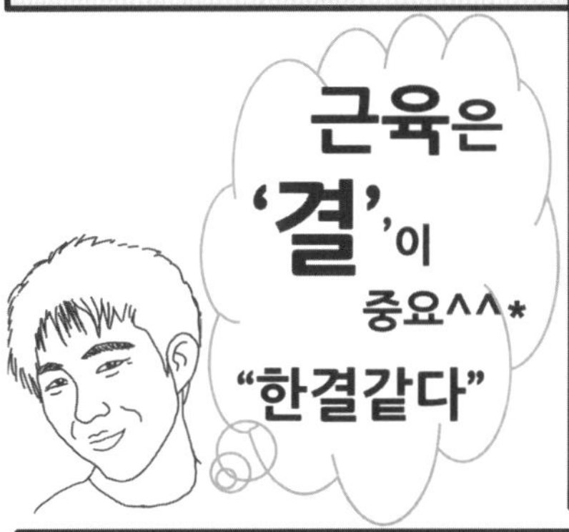

Origin 시작 부위

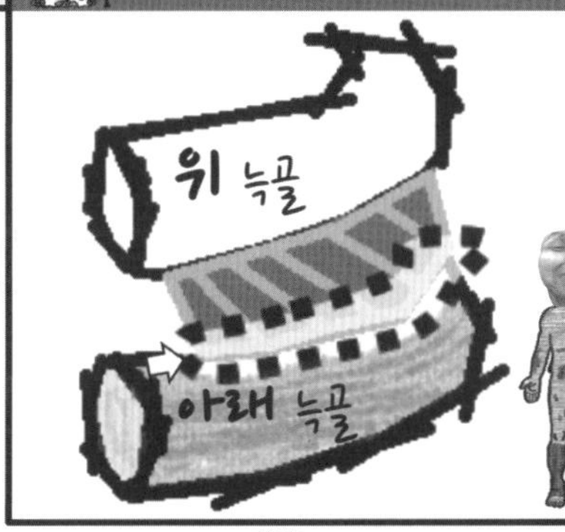

insertion 정지 부위

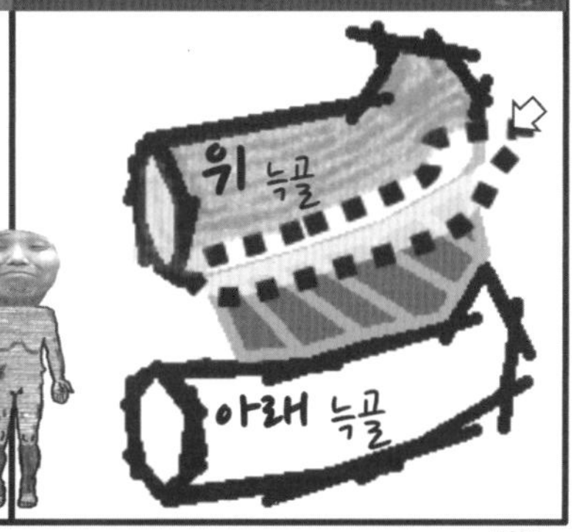

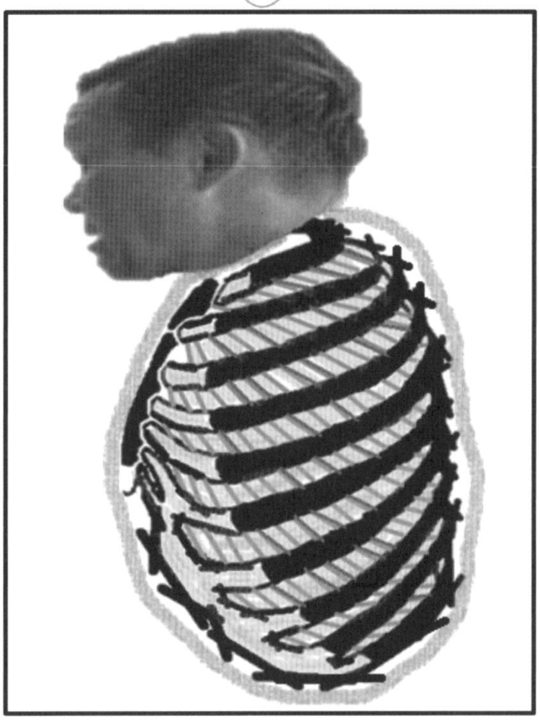

Motion 움직임

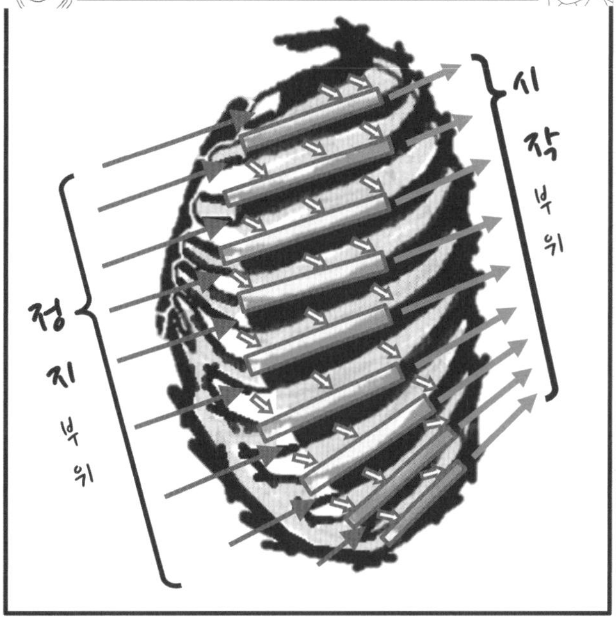

3-60-1

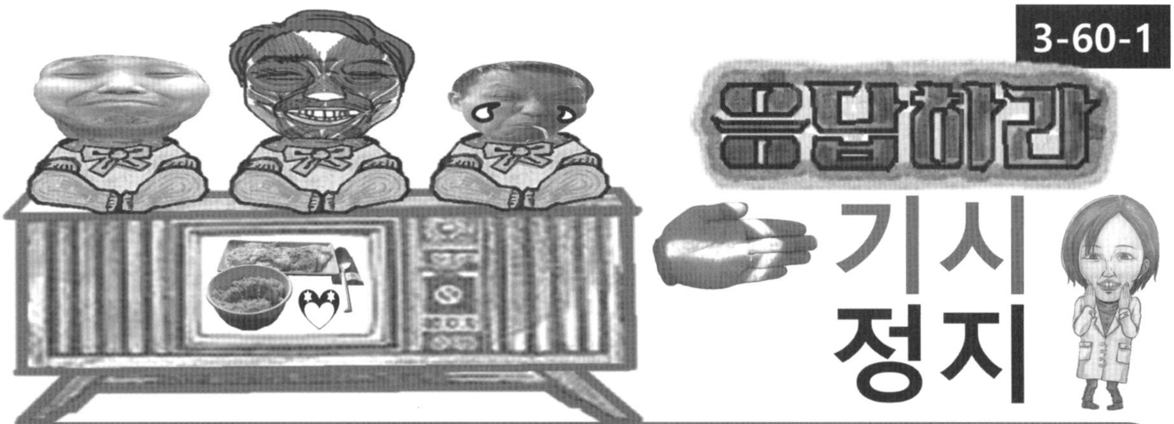

Internal intercostal muscle

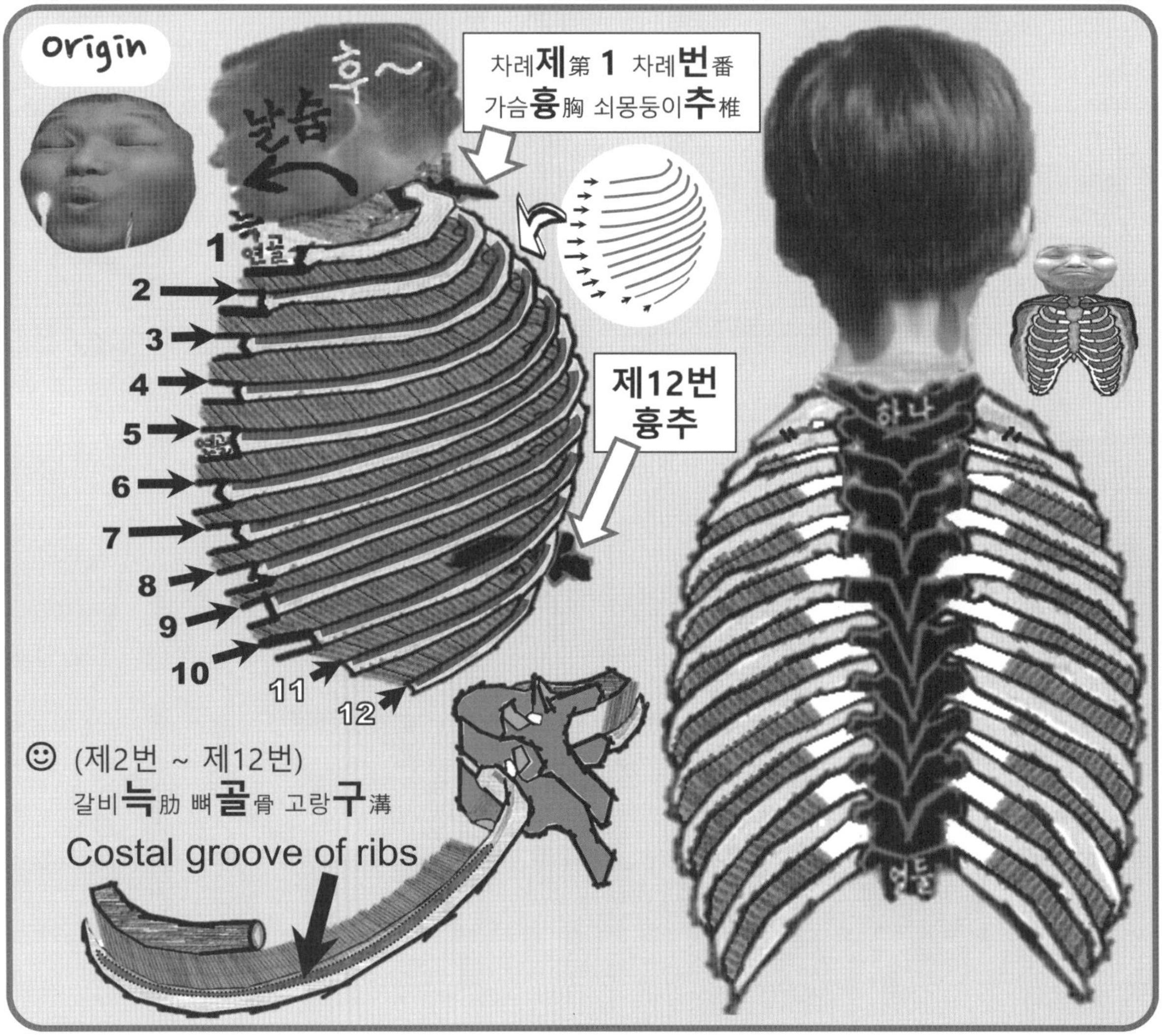

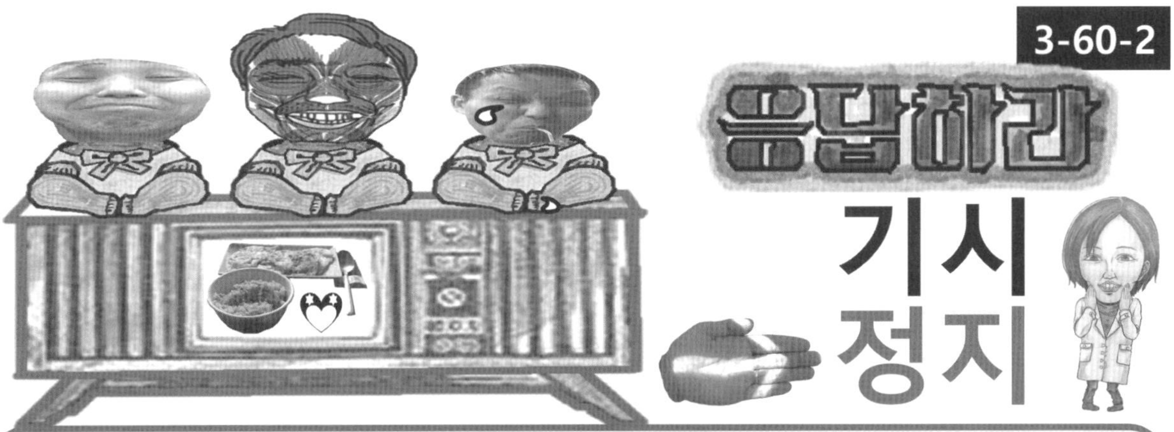

Internal intercostal muscle

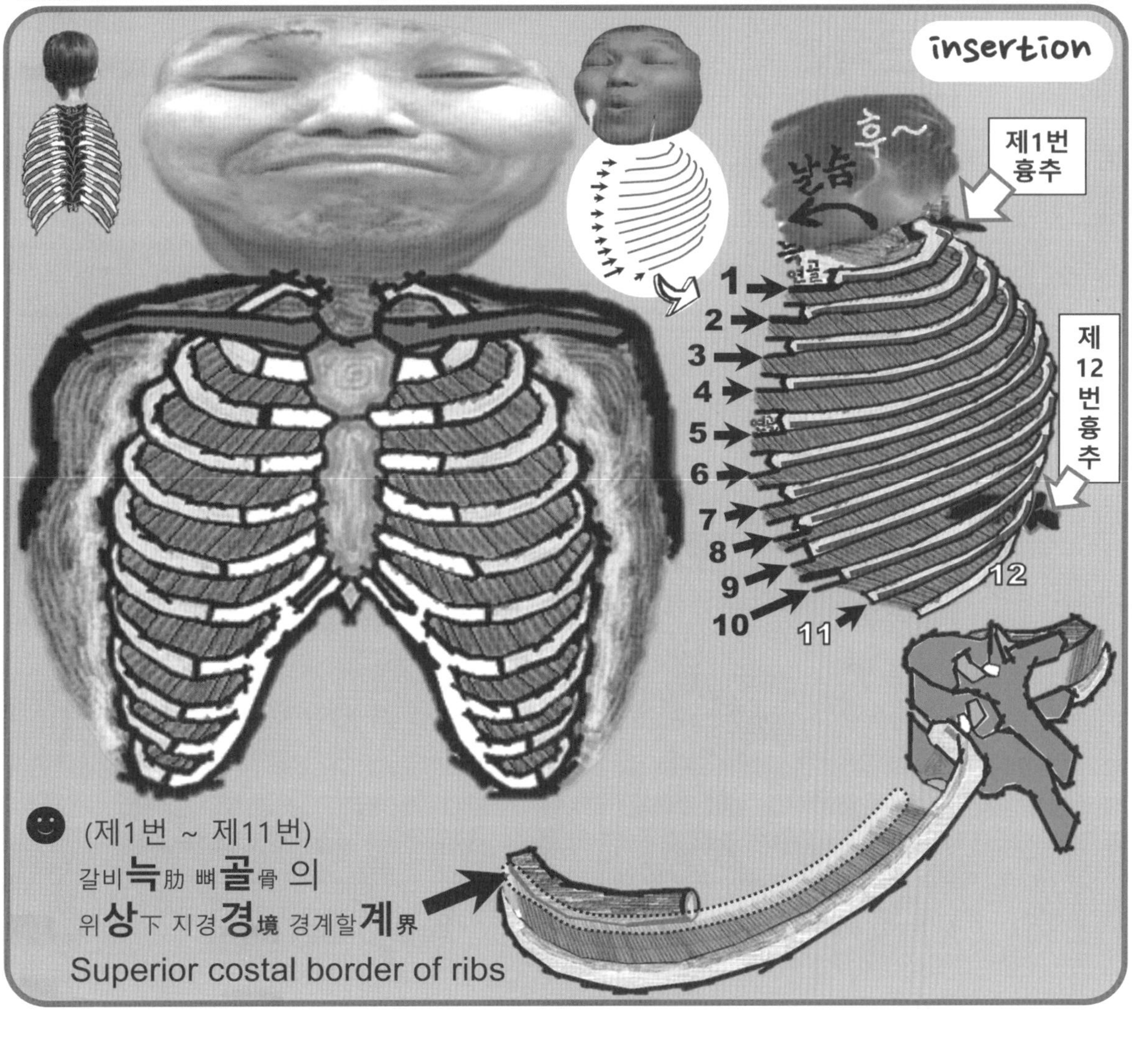

(제1번 ~ 제11번)
갈비늑肋 뼈골骨 의
위상下 지경경境 경계할계界
Superior costal border of ribs

3-61

innermost intercostal muscle

가장 최最 안 내內
갈비 늑肋 사이 간間 힘줄 근筋

≒ 맨 속 갈비 사이근

innervation 신경지배
intercostal nerves (T1 ~ T11)

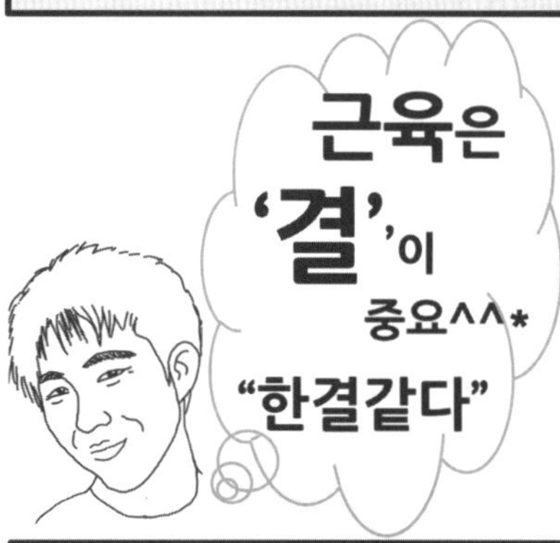

Origin 시작 부위	insertion 정지 부위
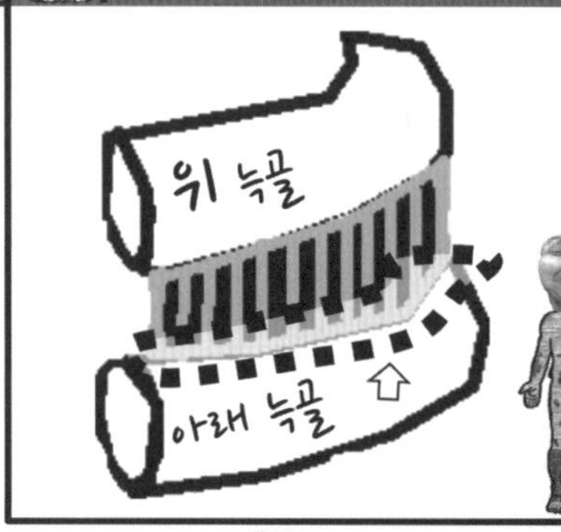	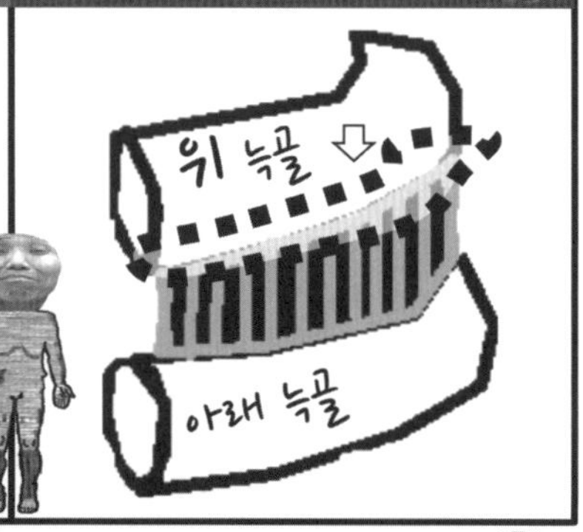

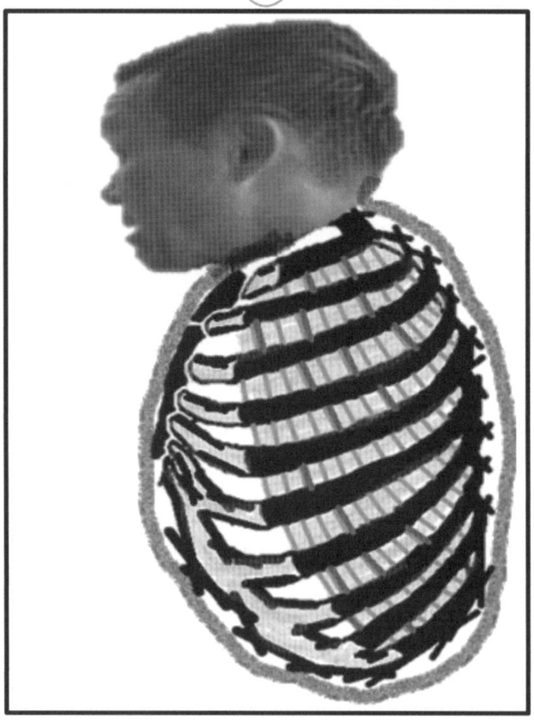

Motion 움직임

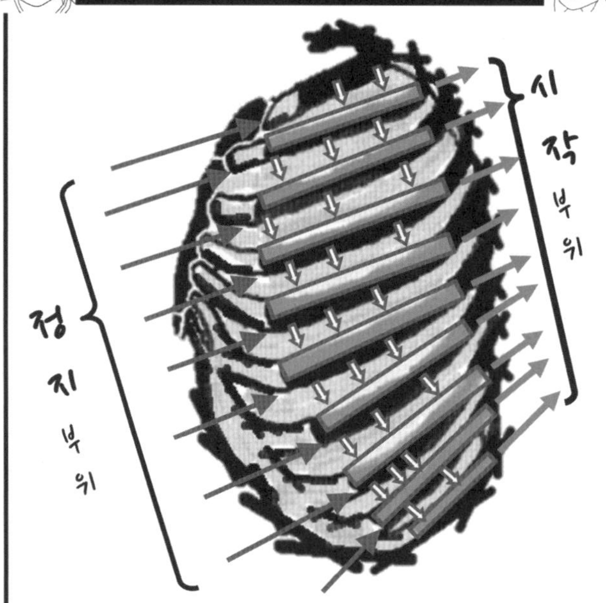

3-61-1

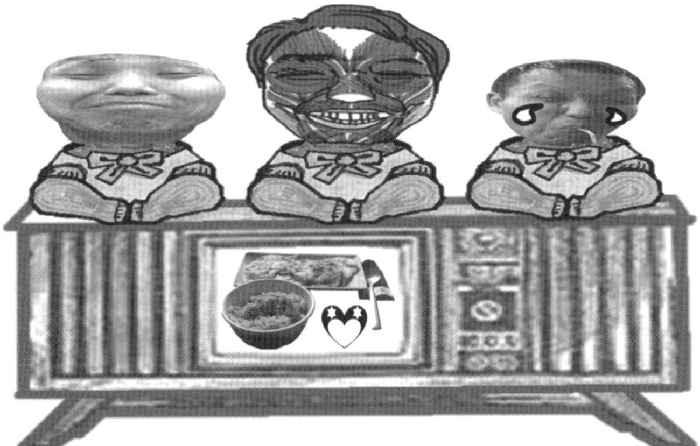

응답하라

기시 정지

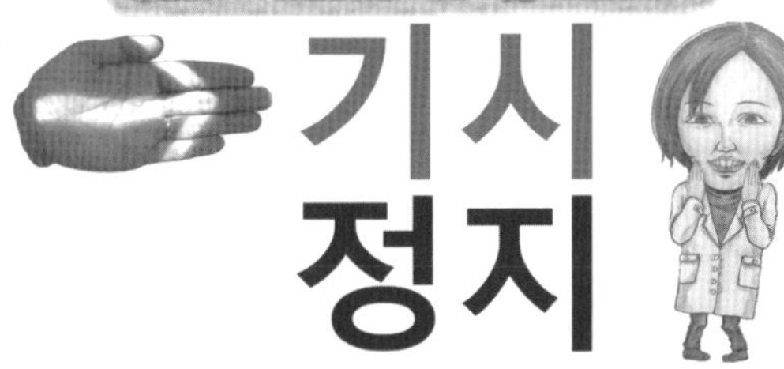

Innermost intercostal muscle

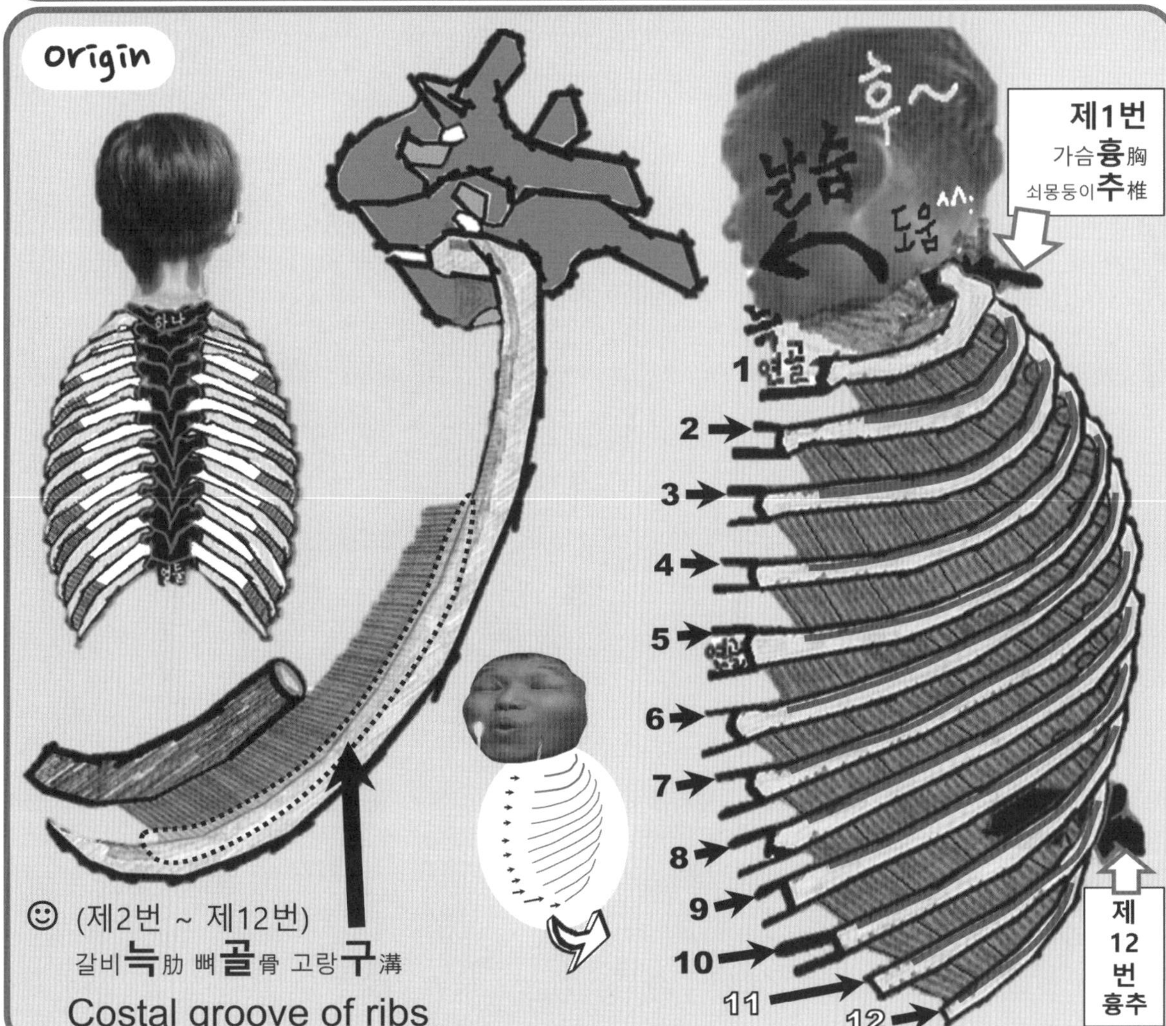

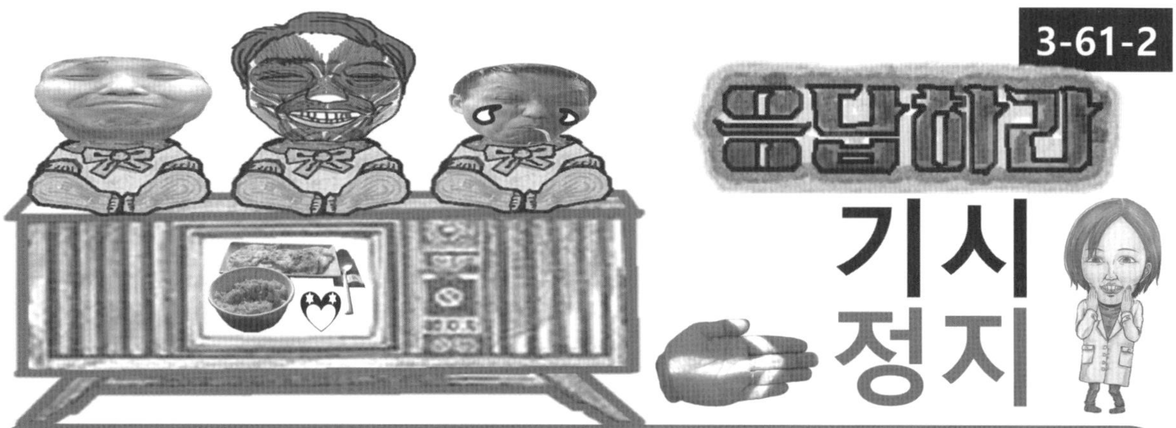

Innermost intercostal muscle

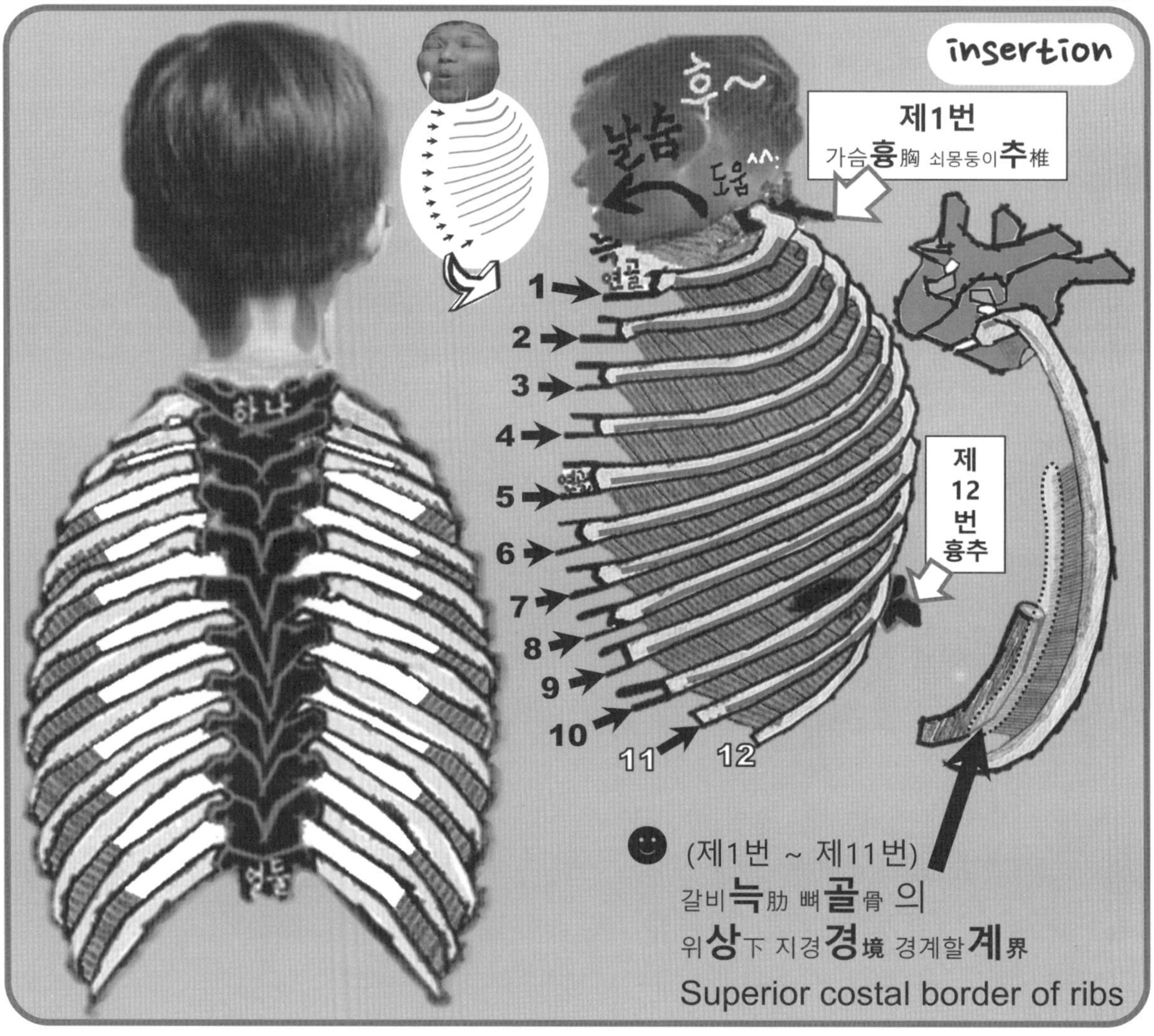

3-62

Transversus thoracis

가슴흉胸 가로횡橫 힘줄근筋

≒ 가슴 가로근

innervation 신경지배

Intercostal nerves (T1 ~ T11)

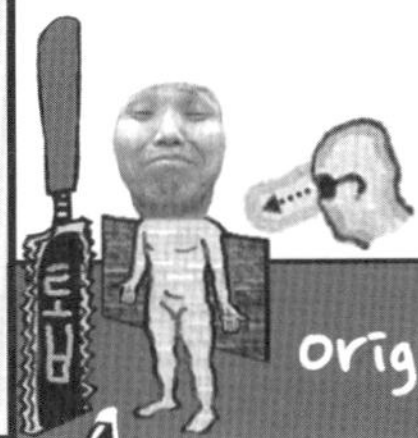

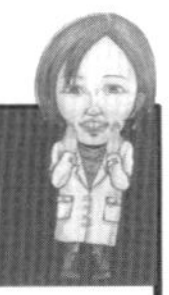

Origin 시작 부위

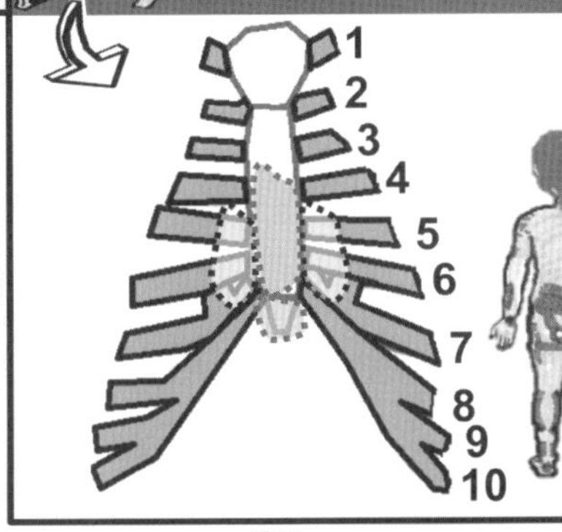

insertion 정지 부위

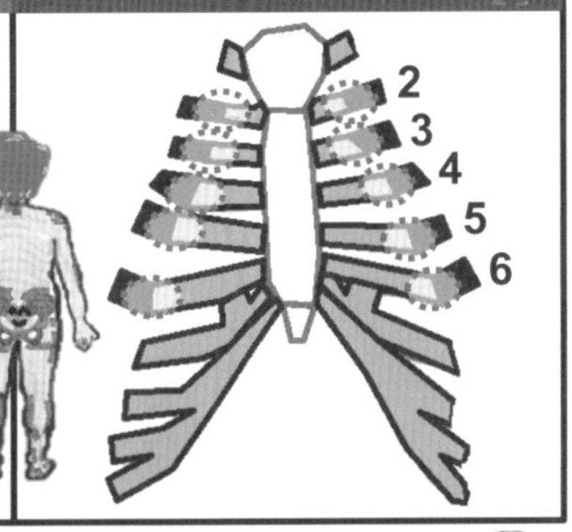

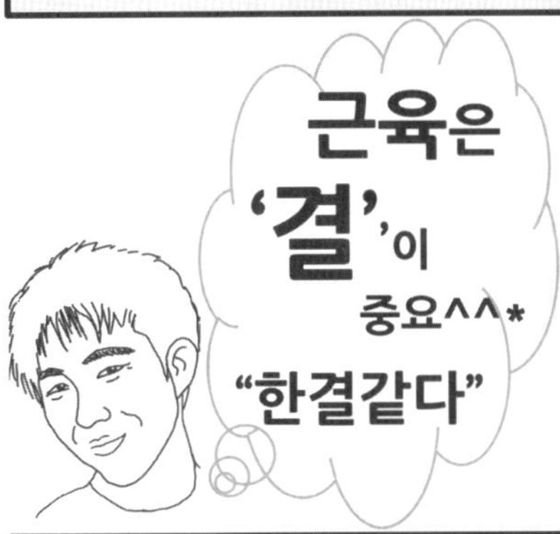

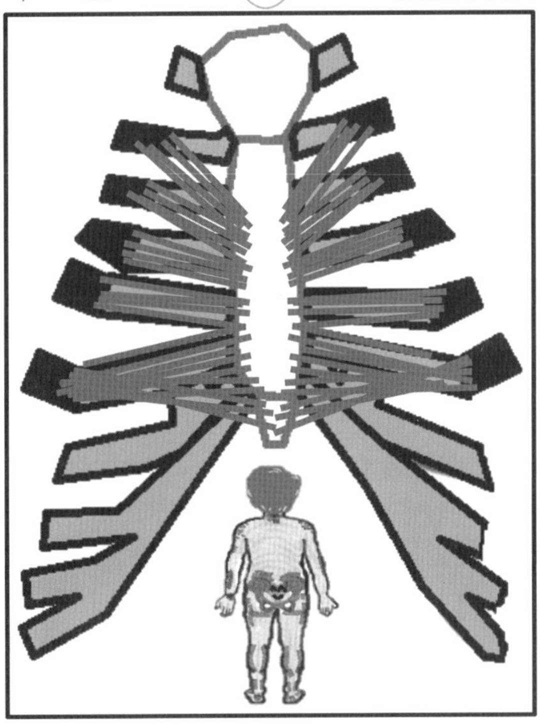

Motion 움직임

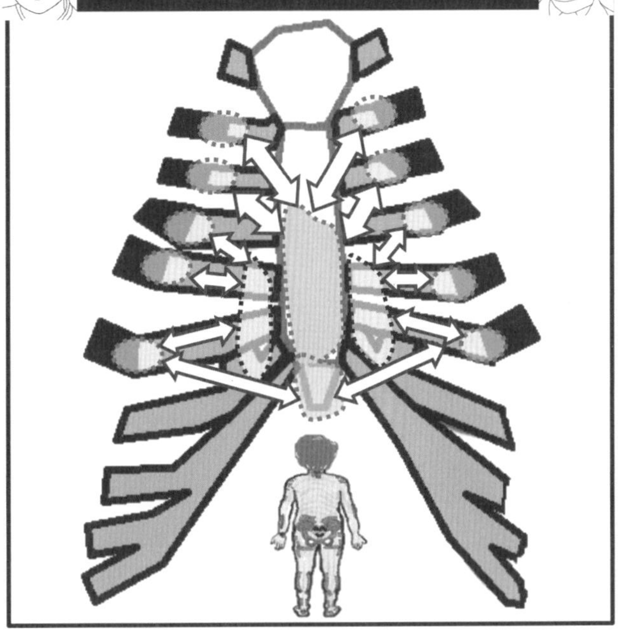

3-62-1

Transversus thoracis muscle

Origin

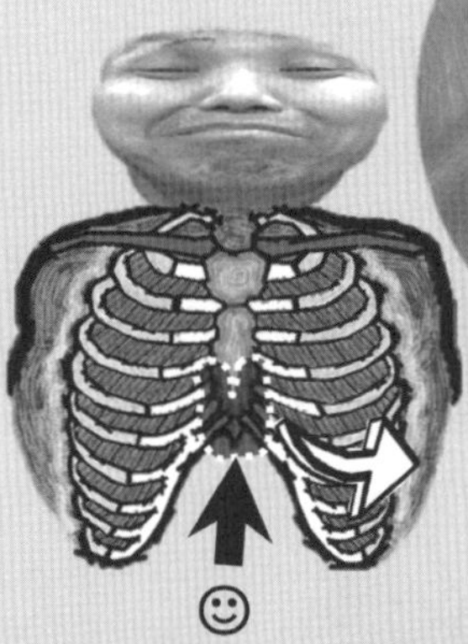

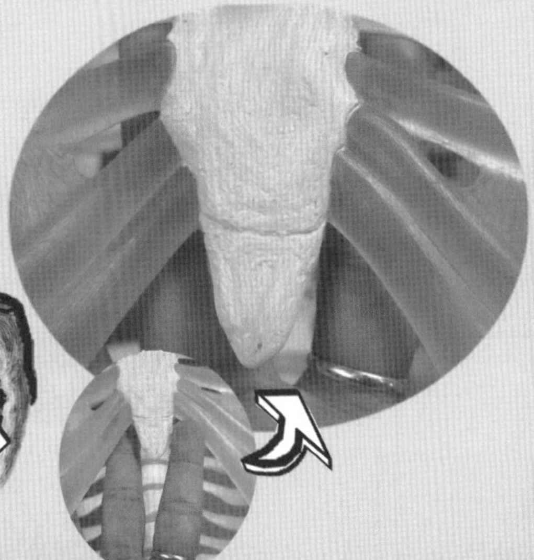

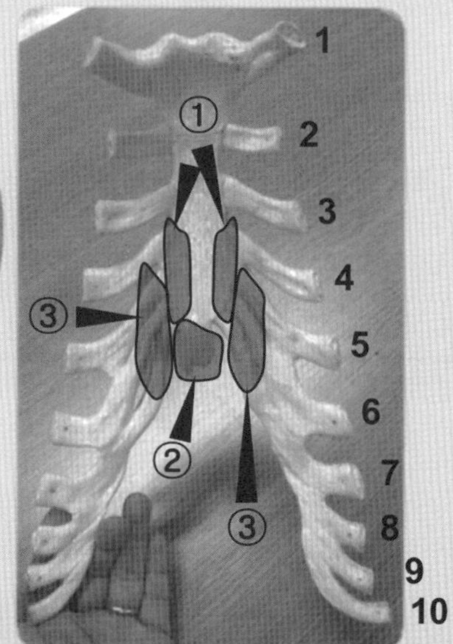

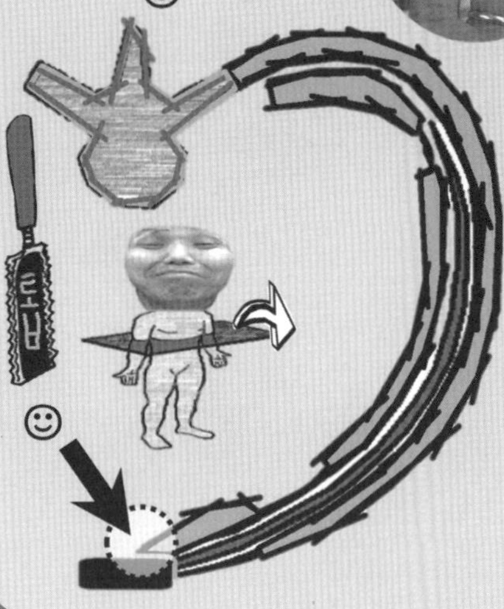

☺ ①► 가슴**흉**胸 뼈**골**骨의 **뒤**(≒ 심장과 접하는 면)**쪽** -아래부분과

②► 칼**검**劍 형상**상**狀 부딪칠**돌**突 일어날**기**起 의 **뒤쪽**, 그리고

③► 갈비**늑**肋 연할**연**軟 뼈**골**骨(← 4번 혹은 5번~ 7번 과 연결된)의 가슴**흉**胸 뼈**골**骨 끝**단**端 **부분**

Inferior portion with inner side of the sternum & xiphoid process & sternal ends of costal cartilages of ribs (4)5~7

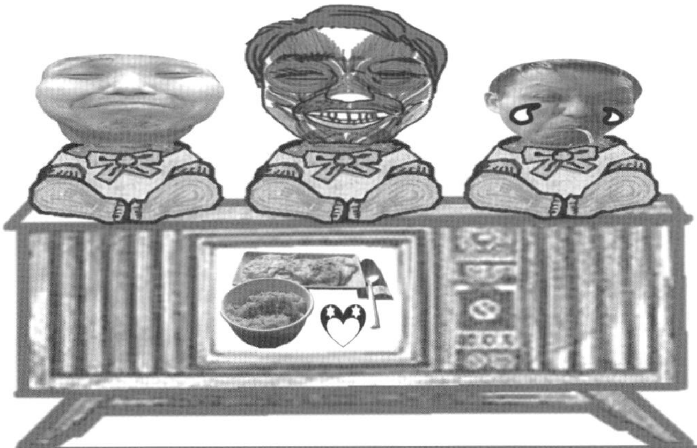

3-62-2

응답하라 기시 정지

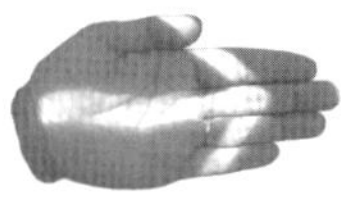

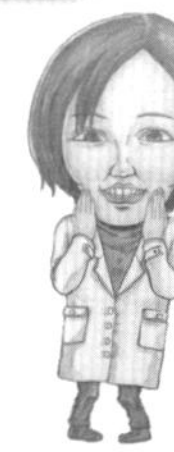

Transversus thoracis muscle

insertion

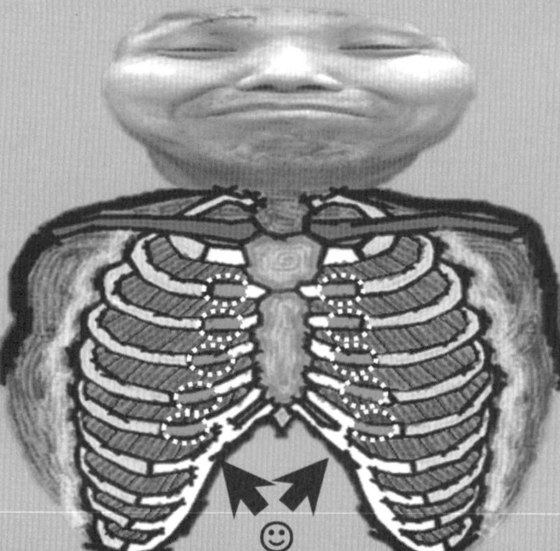

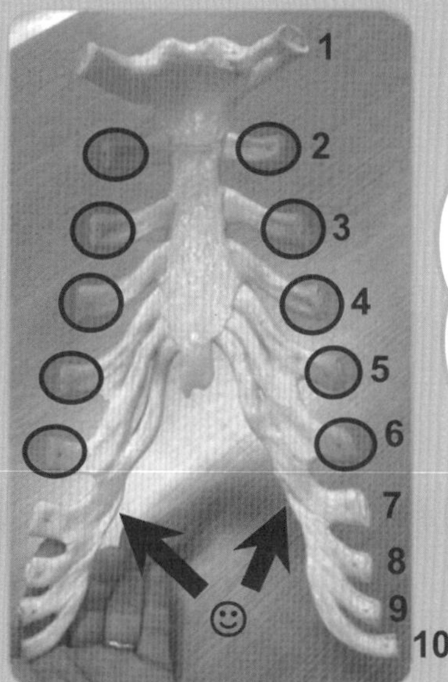

늑골(Ribs)을 아래로 당겨 (depress), 호기(expiration) (등)에 도움^^*

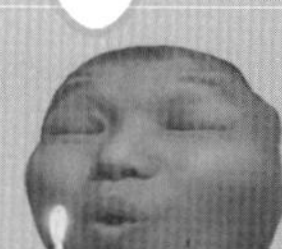

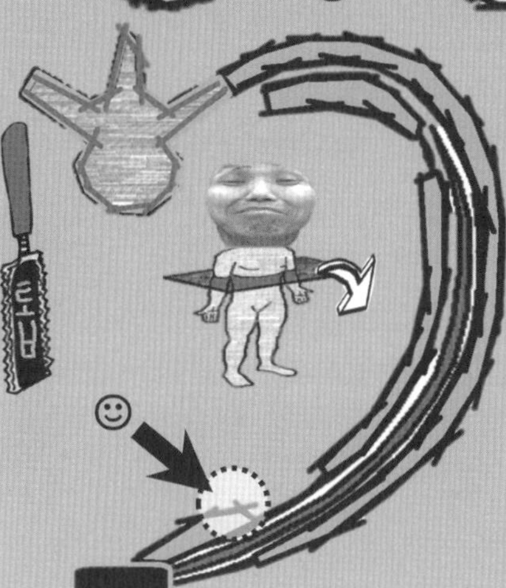

☺ 갈비**늑**肋 연할**연**軟 뼈**골**骨 의 **뒤쪽**

(≒ **심장과 접하는 면**)

(← 2번째 ~ 6번째 갈비**늑**肋 뼈**골**骨 과 **연결된)**

Inner side of costal cartilages (2nd ~ 6th of ribs)

Subcostalis

3-63

갈비늑肋 아래하下 힘줄근筋

≒ 늑골 아래근

innervation 신경지배

intercostal nerves (T1 ~ T11)

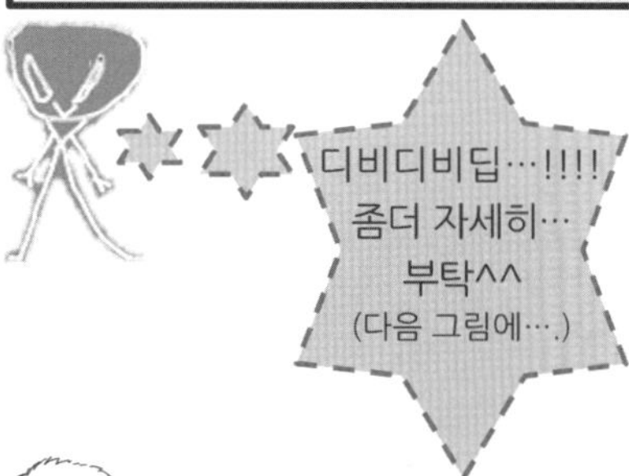

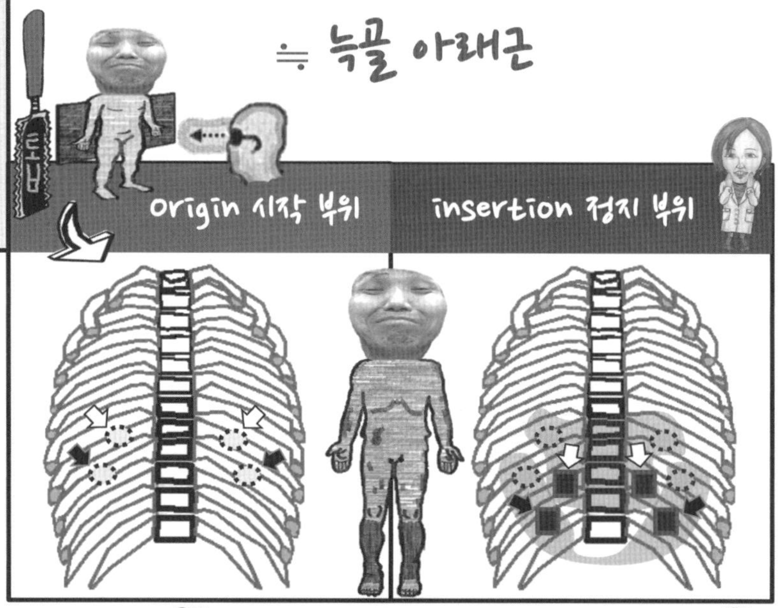

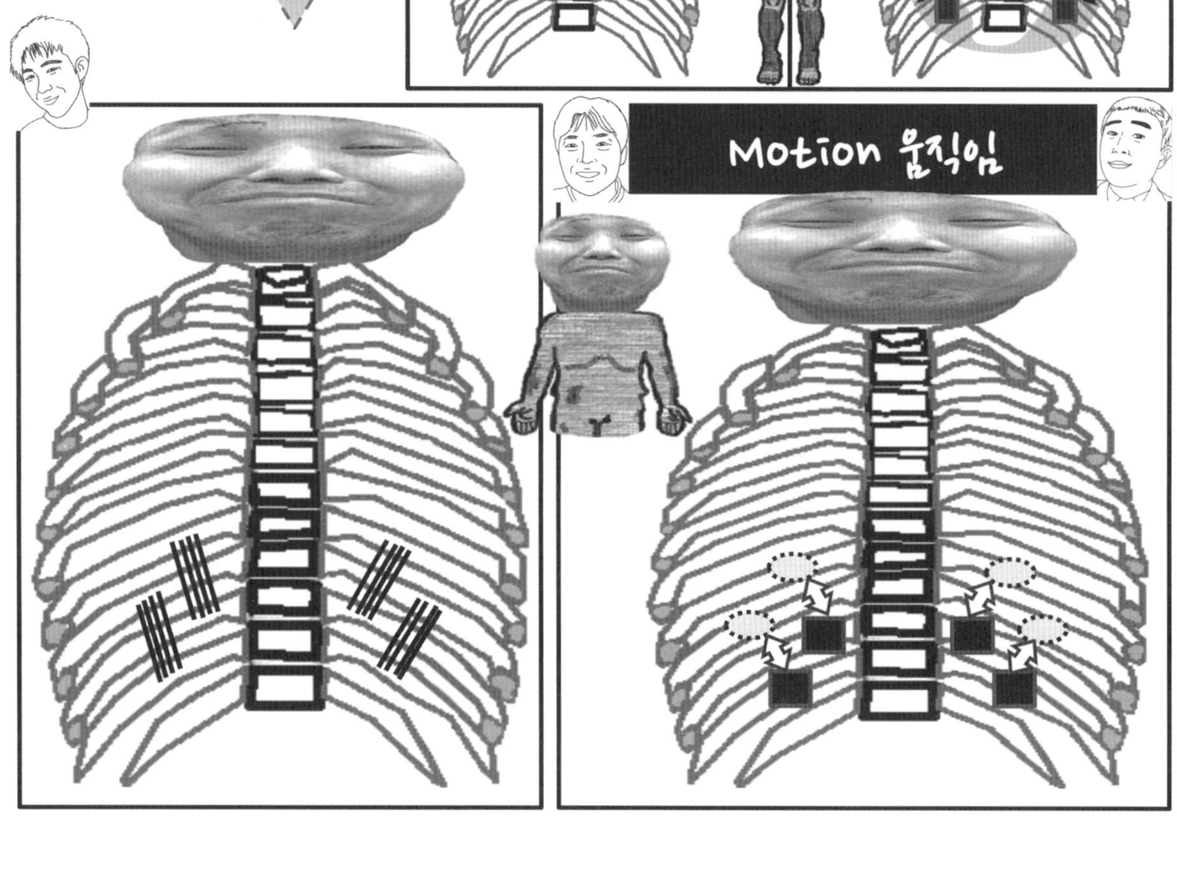

3-63-1

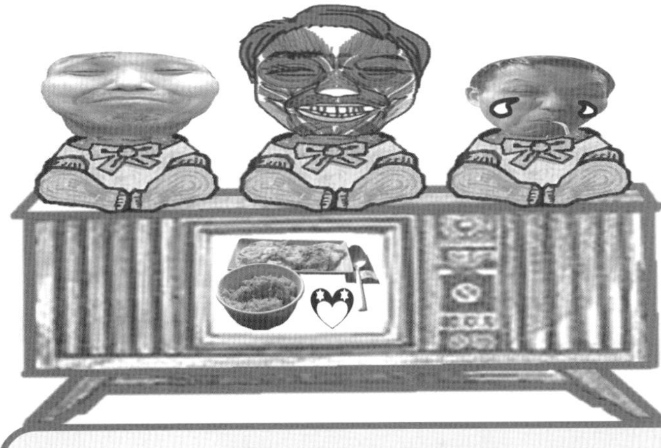

응답하라 기시 정지

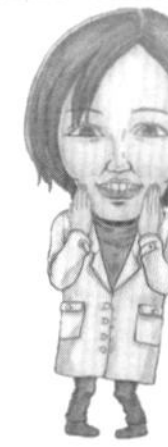

Subcostalis muscle

origin

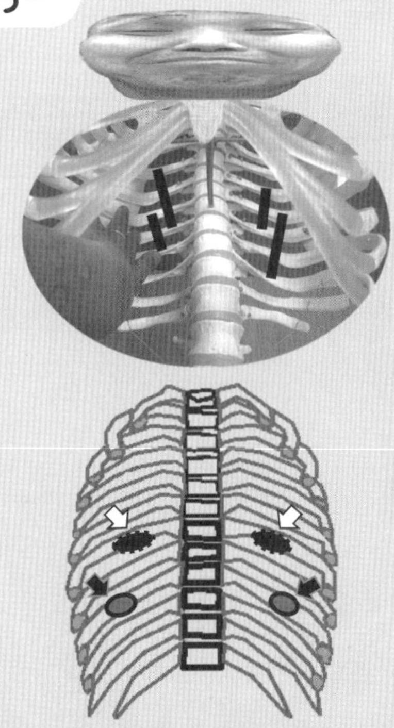

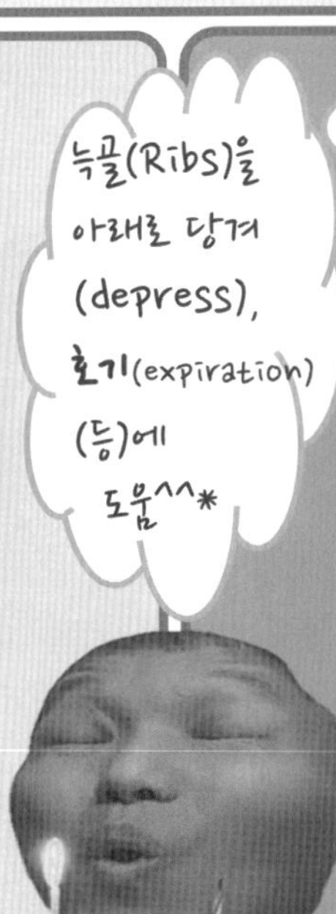

☺ 갈비**늑**肋 뼈**골**骨 의
안**내**內 곁**측**側 낯**면**面
(다양한 숫자의 근육으로 존재합니다)
(Any of a variable number of muscles)
Internal surface of ribs

insertion

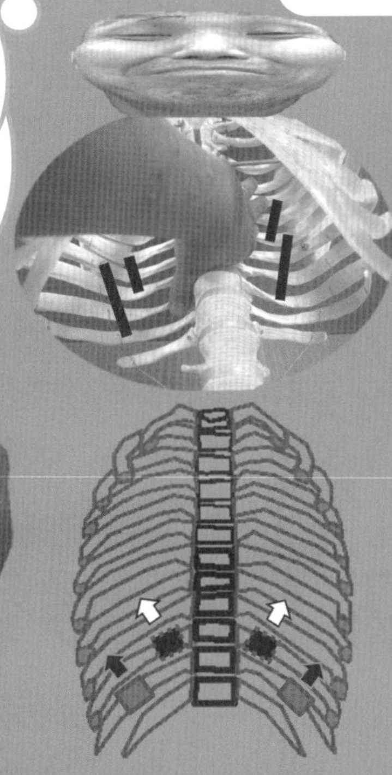

☻ (기시부로부터 2 혹은 3개 늑골 아래의 ►)
갈비**늑**肋 뼈**골**骨 의
안**내**內 곁**측**側 낯**면**面
Internal surface of rib
(► 2 or 3 levels below)

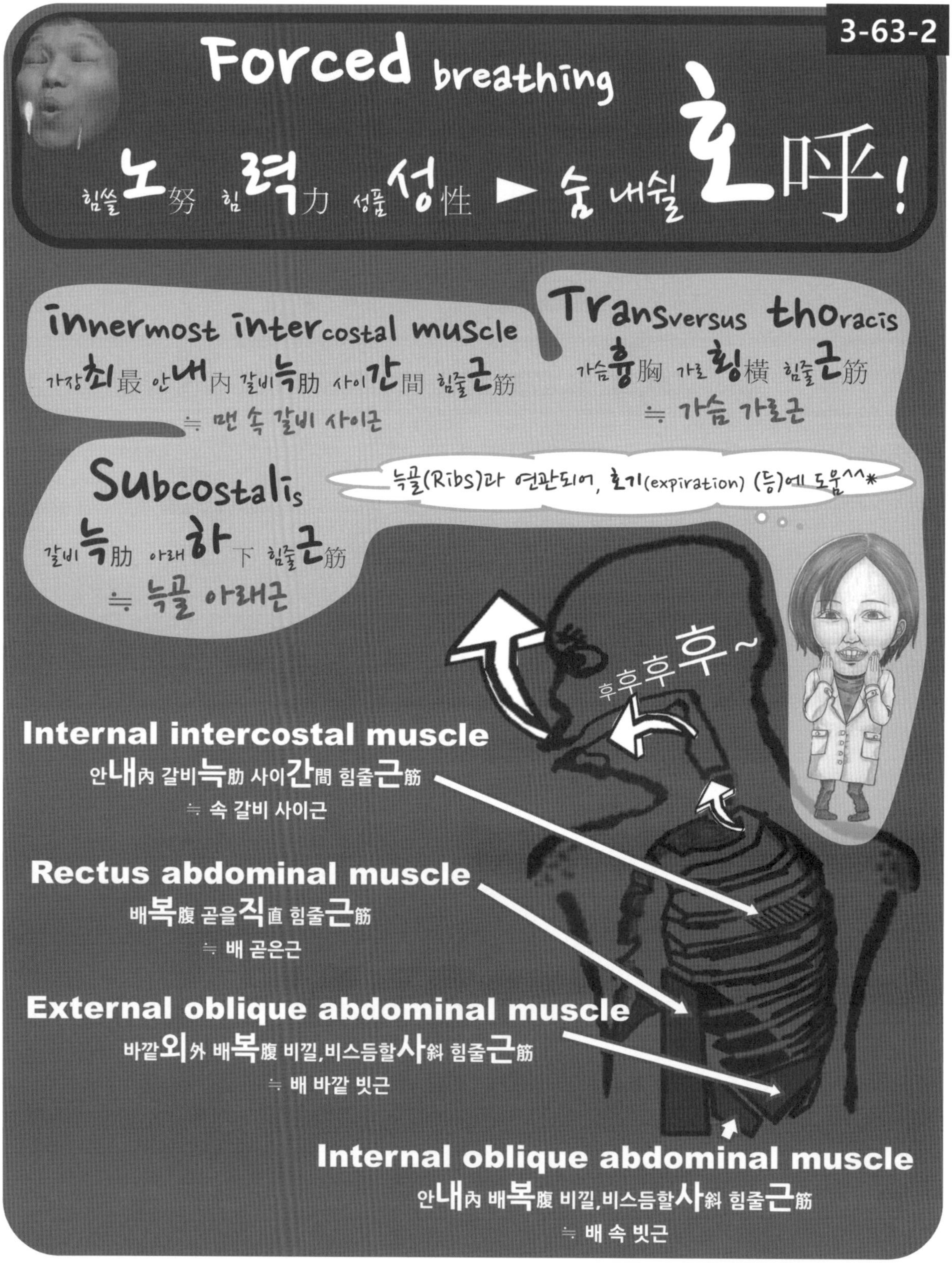
3-63-2
Forced breathing
힘쓸 노 努 힘 력 力 성품 성 性 ► 숨 내쉴 호 呼!
innermost intercostal muscle
가장 최 最 안 내 內 갈비 늑 肋 사이 간 間 힘줄 근 筋
≒ 맨 속 갈비 사이근
Transversus thoracis
가슴 흉 胸 가로 횡 橫 힘줄 근 筋
≒ 가슴 가로근
Subcostalis
갈비 늑 肋 아래 하 下 힘줄 근 筋
≒ 늑골 아래근
늑골(Ribs)과 연관되어, 호기(expiration) (등)에 도움^^*
후후후후~
Internal intercostal muscle
안 내 內 갈비 늑 肋 사이 간 間 힘줄 근 筋
≒ 속 갈비 사이근
Rectus abdominal muscle
배 복 腹 곧을 직 直 힘줄 근 筋
≒ 배 곧은근
External oblique abdominal muscle
바깥 외 外 배 복 腹 비낄,비스듬할 사 斜 힘줄 근 筋
≒ 배 바깥 빗근
Internal oblique abdominal muscle
안 내 內 배 복 腹 비낄,비스듬할 사 斜 힘줄 근 筋
≒ 배 속 빗근

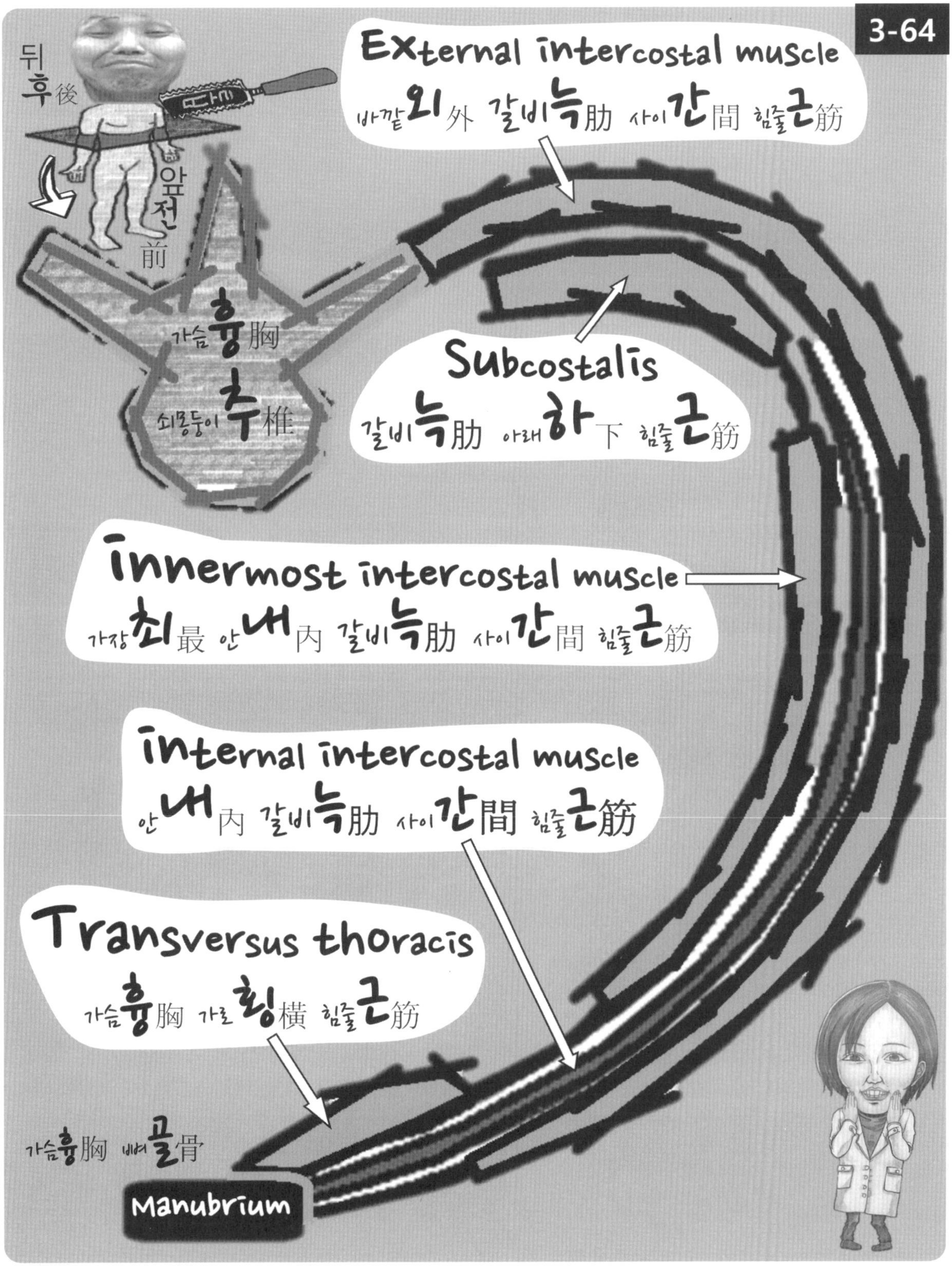
3-64
뒤 후後
앞 전 前
가슴 흉胸
쇠몽둥이 추椎
External intercostal muscle
바깥 외外 갈비 늑肋 사이 간間 힘줄 근筋
Subcostalis
갈비 늑肋 아래 하下 힘줄 근筋
Innermost intercostal muscle
가장 최最 안 내內 갈비 늑肋 사이 간間 힘줄 근筋
Internal intercostal muscle
안 내內 갈비 늑肋 사이 간間 힘줄 근筋
Transversus thoracis
가슴 흉胸 가로 횡橫 힘줄 근筋
가슴 흉胸 뼈 골骨
Manubrium

3-65

Rectus abdominis

배복腹 곧을직直 힘줄근筋

≒ 배 곧은근

innervation 신경지배

Intercostal nerves (T7 ~ T11)

Subcostal nerve (T12)

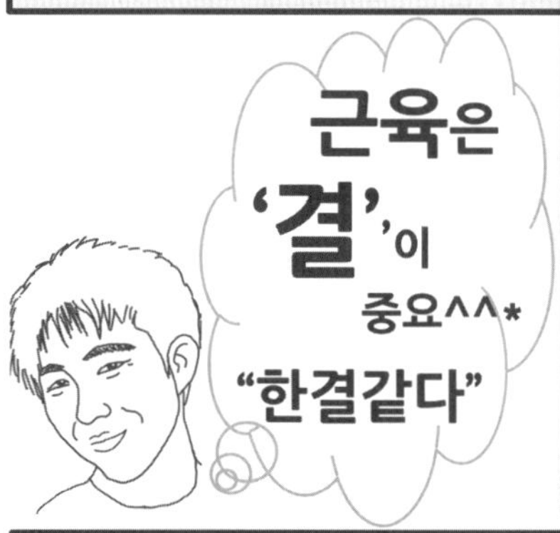

Origin 시작 부위

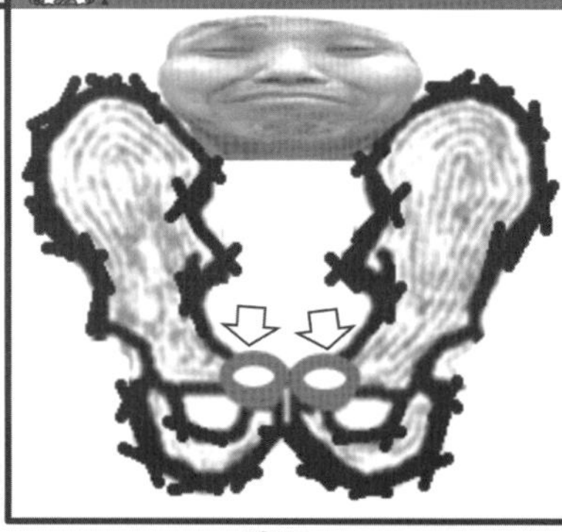

insertion 정지 부위

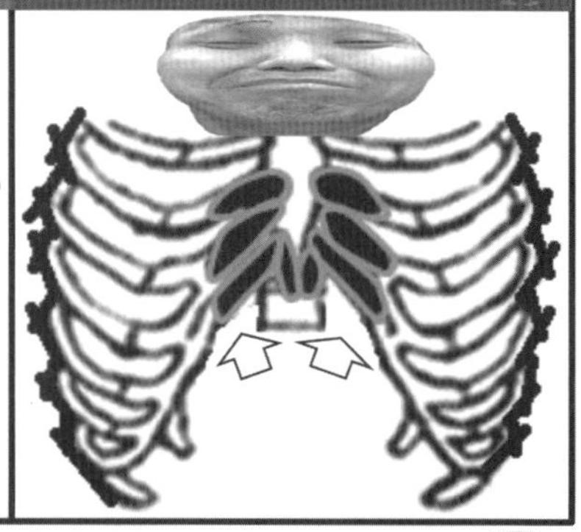

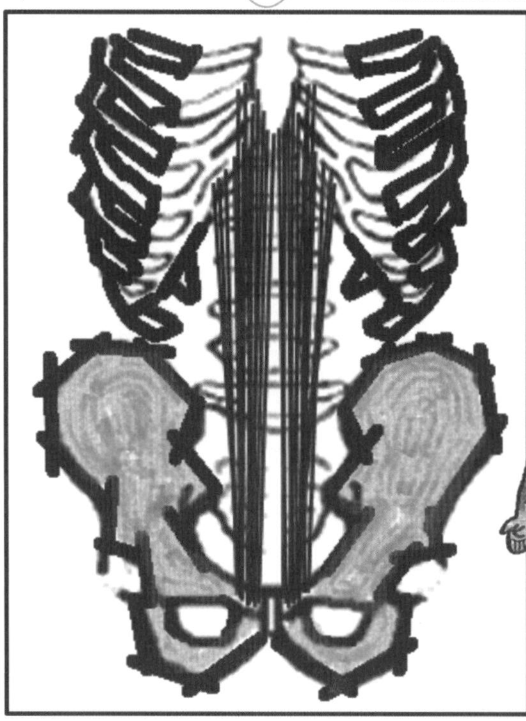

Motion 움직임

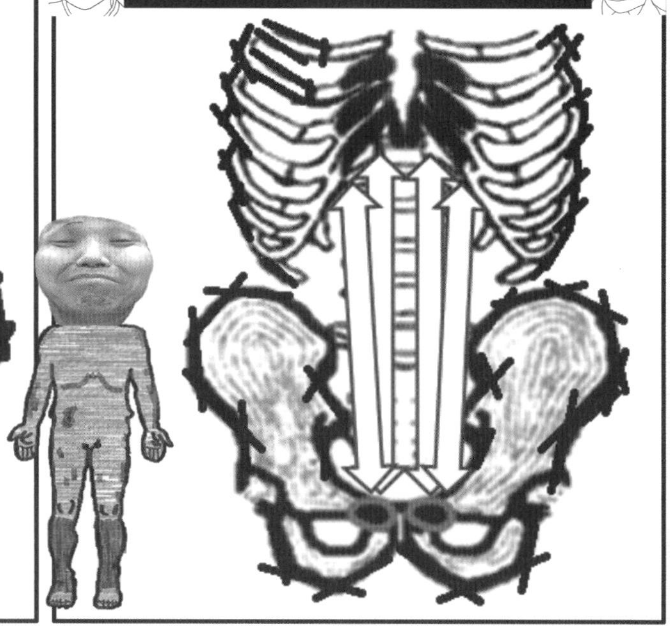

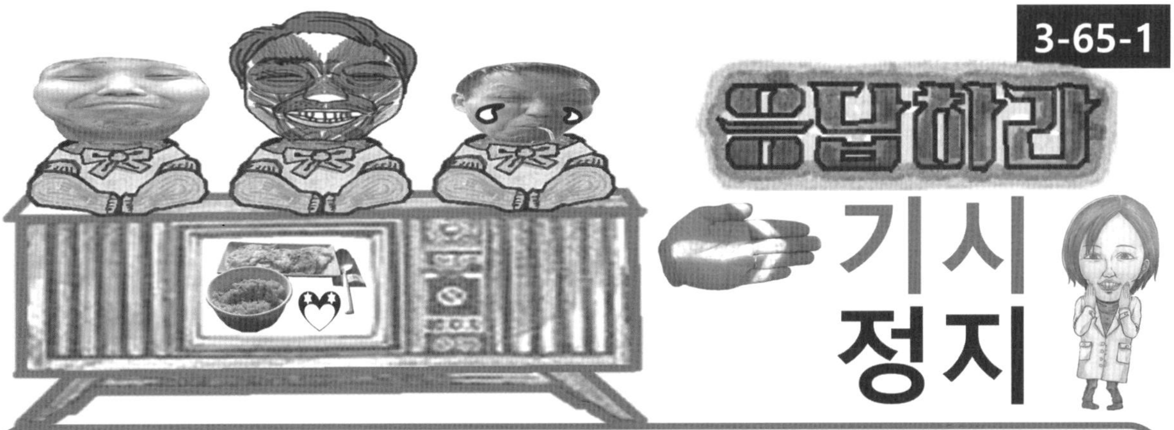

Rectus abdominis muscle

Origin

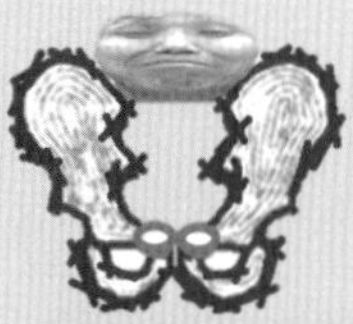

☺ 부끄러울**치**恥 뼈**골**骨 맺을**결**結 마디**절**節(①), **치골** 맺을**결**決 합할**합**合, **치골** 모**능**稜 (☞ **'치골결절' 과 '치골결합' 사이에 존재하는 부분^^**)

Pubic tubercle, Pubic symphysis, & Pubic crest (☞ between pubic tubercle and symphysis)

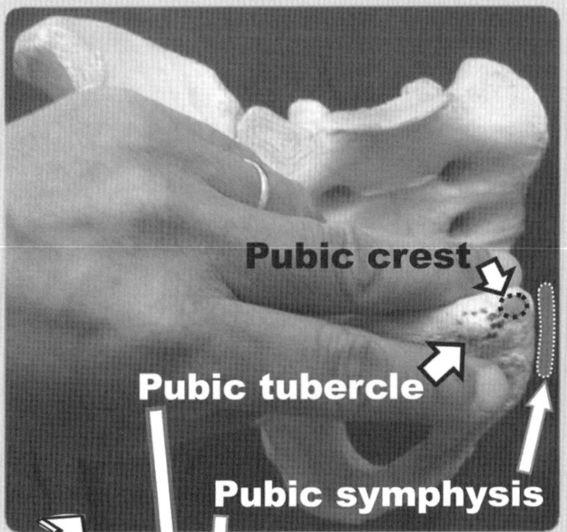

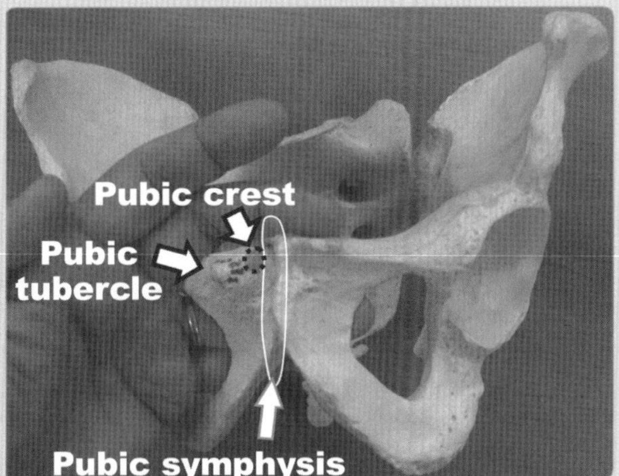

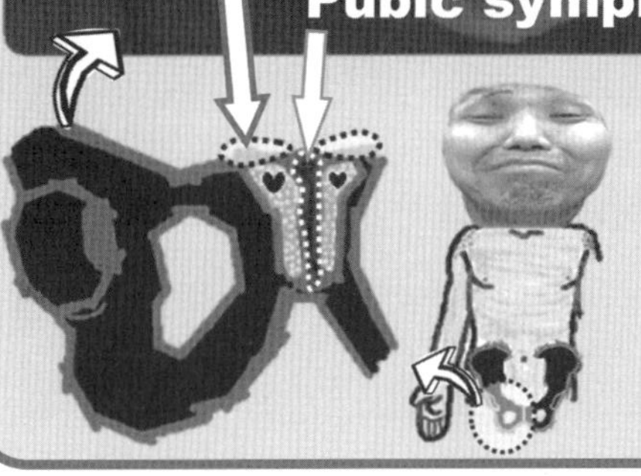

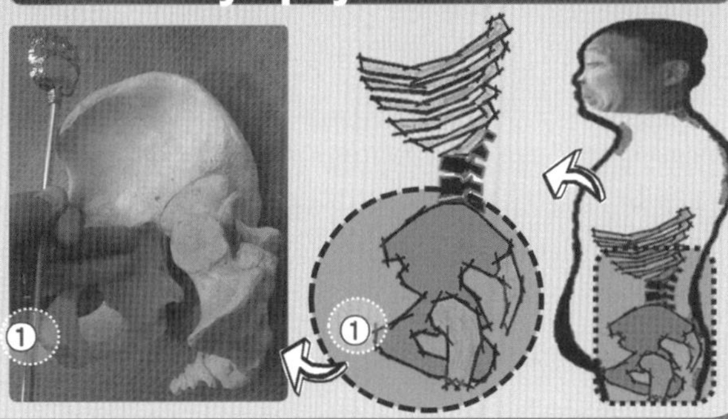

3-65-2

Rectus abdominis muscle

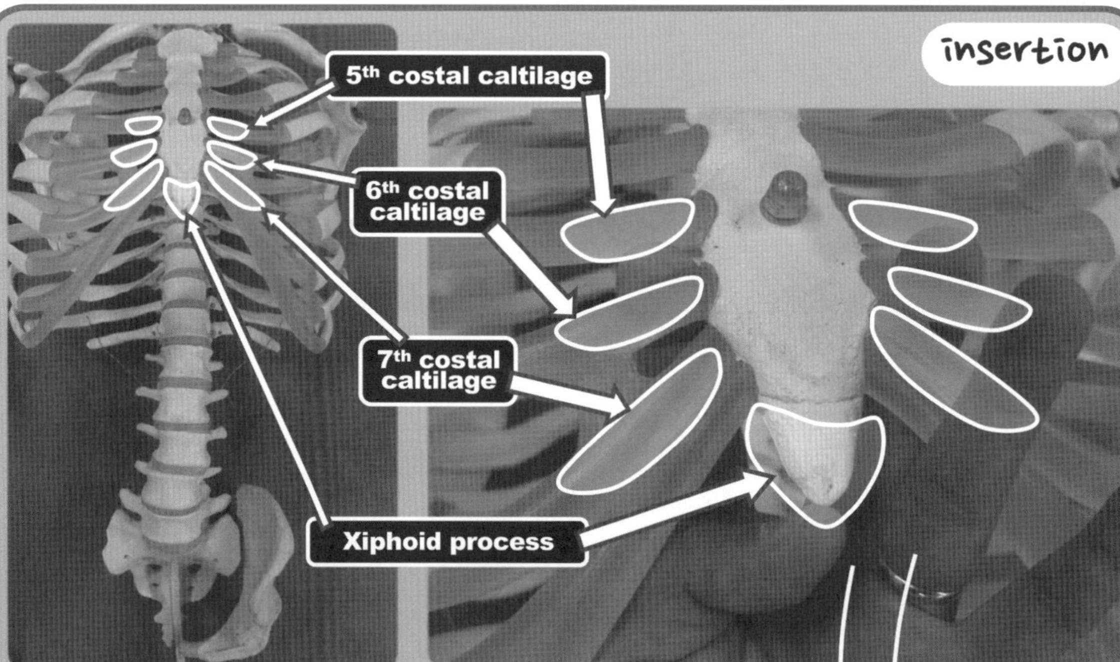

☻ (차례**제**第 **5, 6, 7** 차례**번**番 '늑골'과 연결된)

☞ 갈비**늑**肋 연할**연**軟 뼈**골**骨 과

(가슴**흉**胸 뼈**골**骨의)

☞ 칼**검**劍 형상**상**狀 부딪칠**돌**突 일어날**기**起

costal cartilages of ribs 5th, 6th and -7th & Xiphoid process of sternum

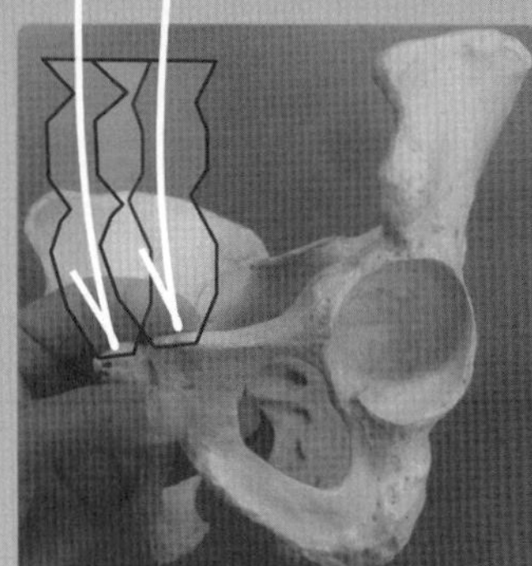

innervation 신경지배

intercostal nerves (T7 ~ T11)

Subcostal nerve (T12)

3-66

External abdominal oblique

바깥외外 배복腹 비낄사斜 힘줄근筋

≒ 배 바깥 빗근

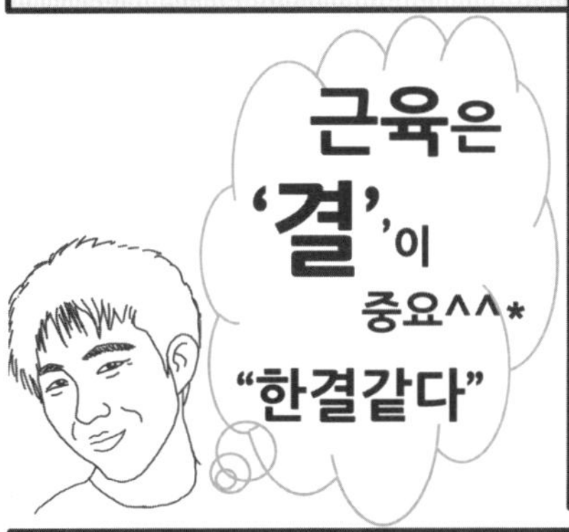

Origin 시작 부위

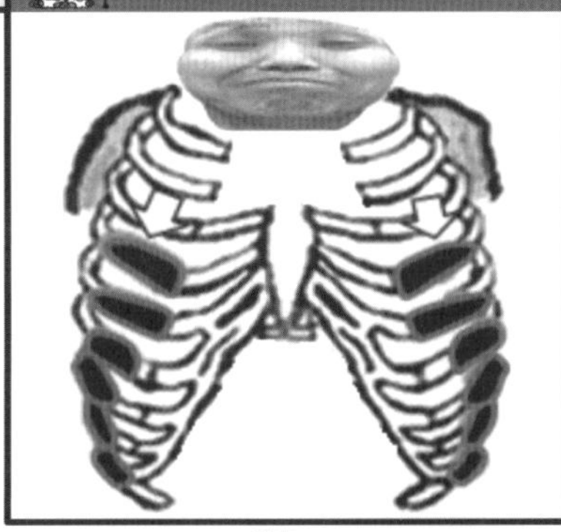

insertion 정지 부위

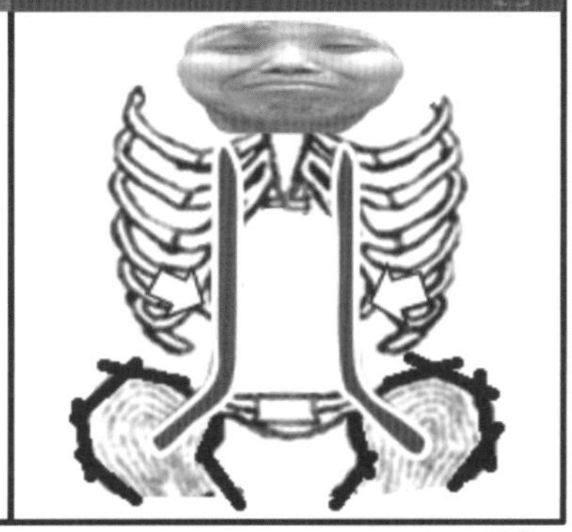

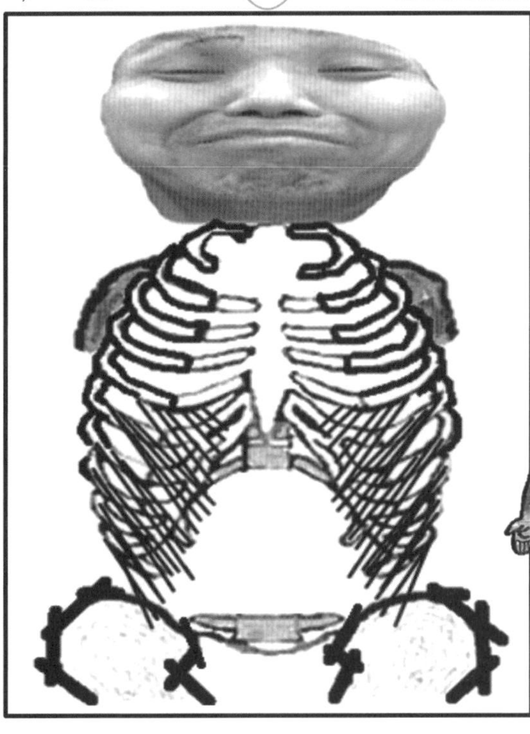

Motion 움직임

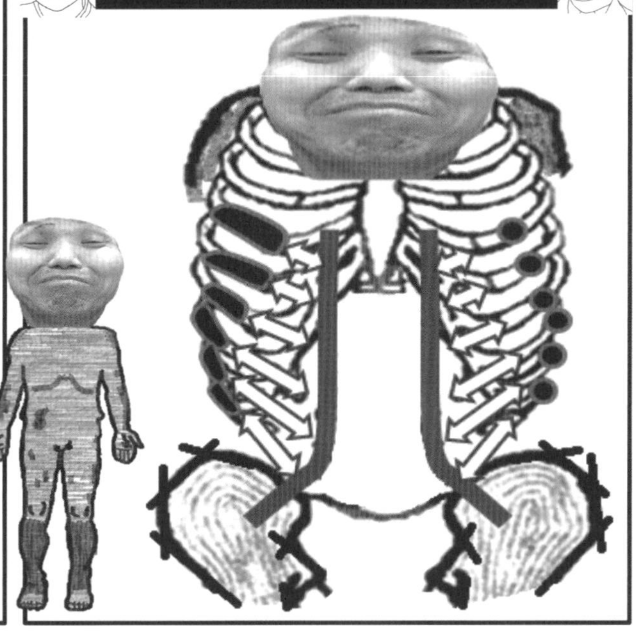

3-66-1

External abdominal oblique muscle

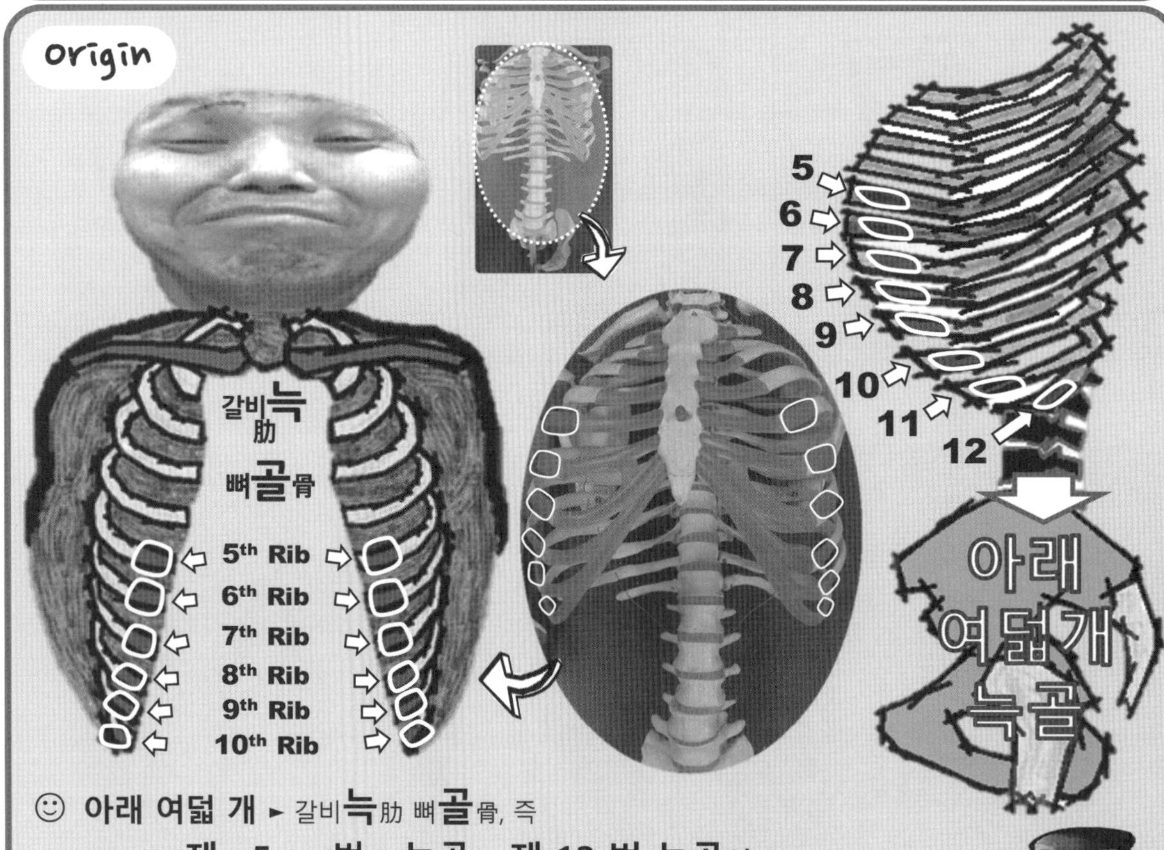

☺ 아래 여덟 개 ► 갈비늑肋 뼈골骨, 즉

☞ 차례제第 5 차례번番 늑골~ 제 12 번 늑골의 바깥외外 곁측側 낯면面

External surfaces of the lower eight ribs (☞ 5th ~ 12th Rib)

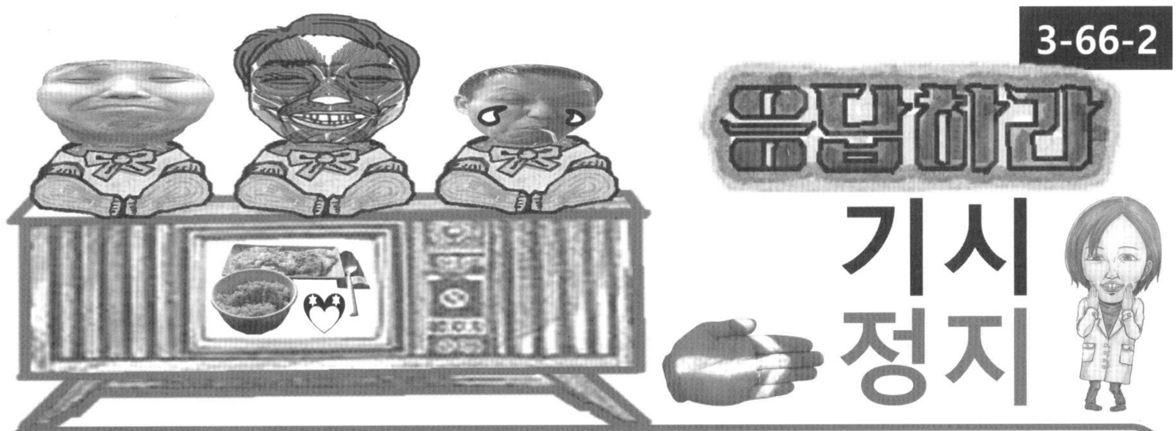

External abdominal oblique muscle

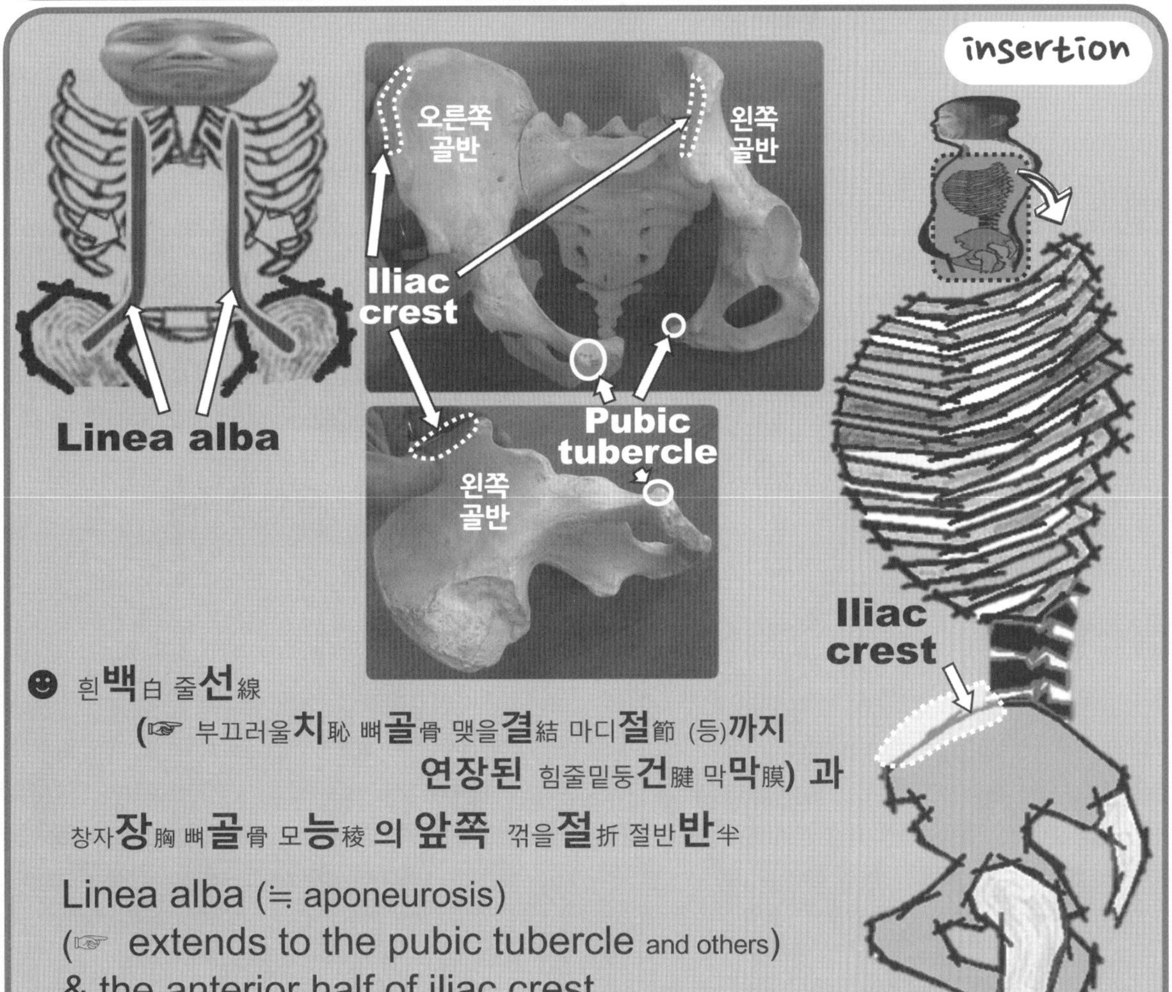

☻ 흰백白 줄선線
(☞ 부끄러울치恥 뼈골骨 맺을결結 마디절節 (등)까지
연장된 힘줄밑둥건腱 막막膜) 과
창자장腸 뼈골骨 모능稜 의 앞쪽 꺾을절折 절반반半

Linea alba (≒ aponeurosis)
(☞ extends to the pubic tubercle and others)
& the anterior half of iliac crest

3-67

Internal abdominal oblique

안 내 內 배 복 腹 비낄 사 斜 힘줄 근 筋

≒ 배 속 빗근

innervation 신경지배
intercostal nerve (T7 – T11)
Subcostal nerve (T12)
iliohypogastric nerve (L1)
ilioinguinal nerve (L1)

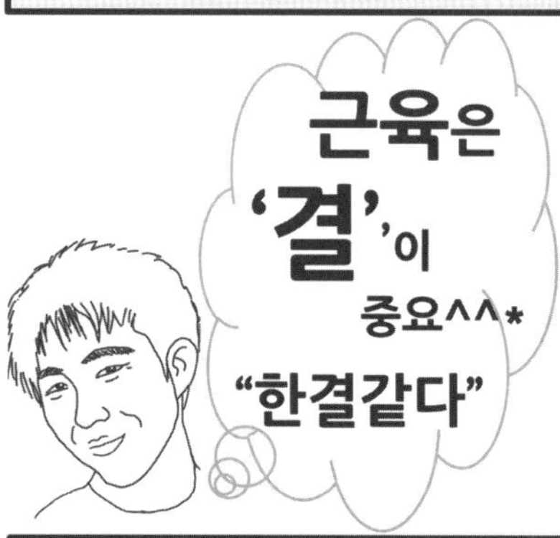

Origin 시작 부위	insertion 정지 부위
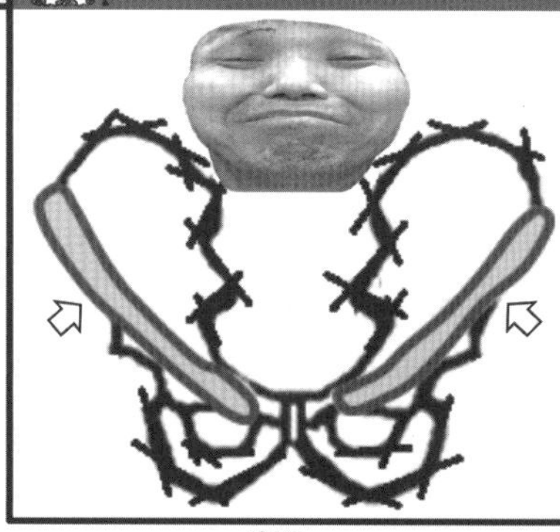	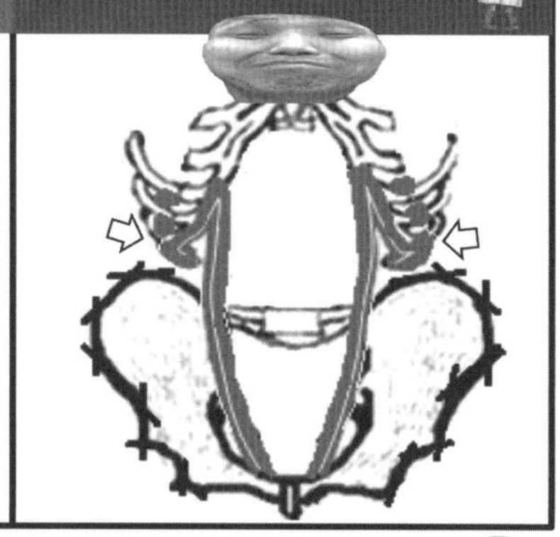

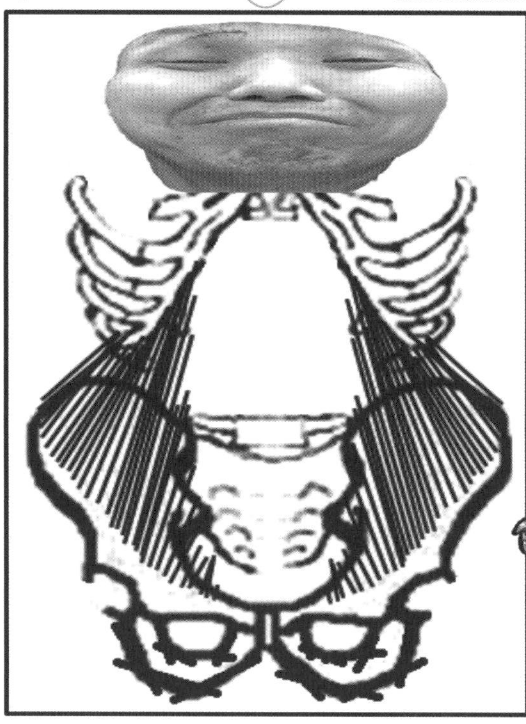

Motion 움직임

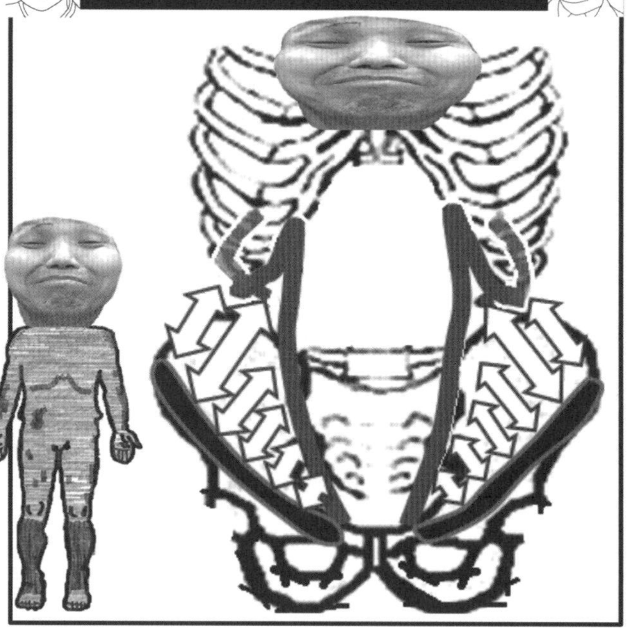

3-68

Transverse abdominis

배 복腹 가로 횡橫 힘줄 근筋

≒ 배 가로근

innervation 신경지배

Thoracoabdominal nerve (T6 – T11)
Subcostal nerve (T12)
Iliohypogastric nerve (L1)
Ilioinguinal nerve (L1)

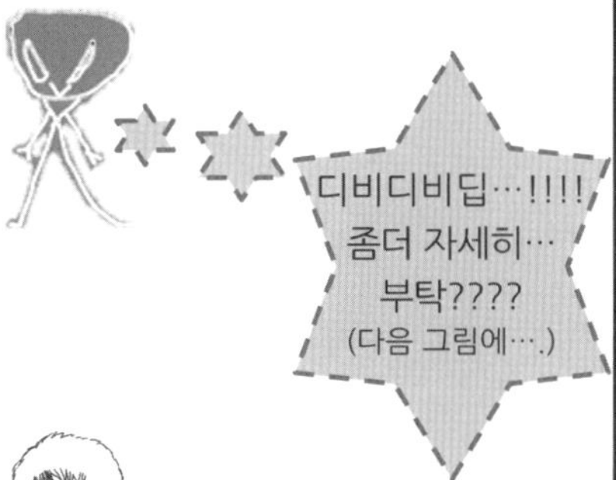

Origin 시작 부위

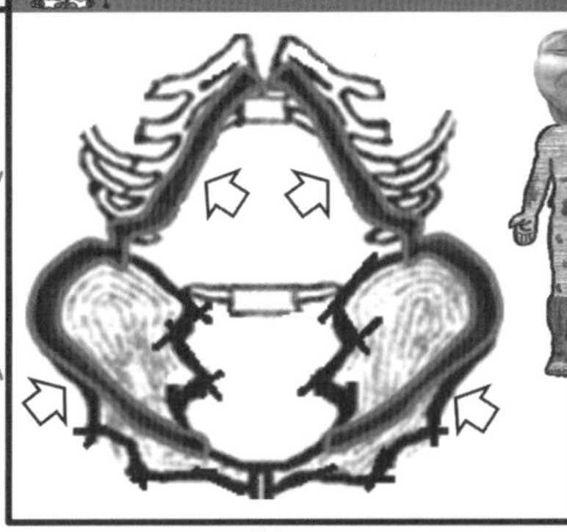

Insertion 정지 부위

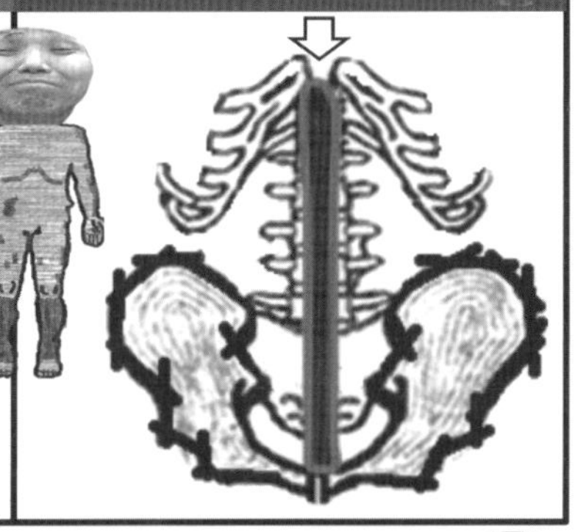

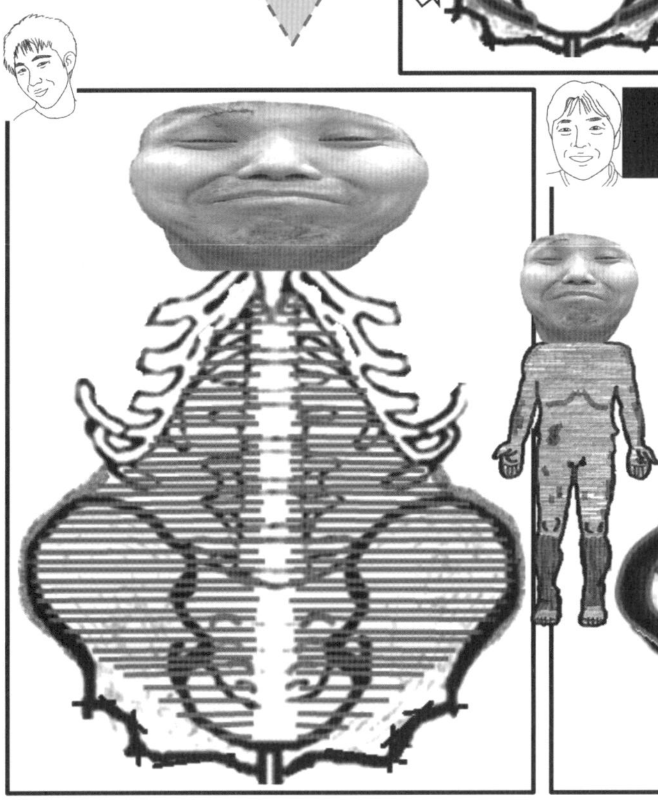

Motion 움직임

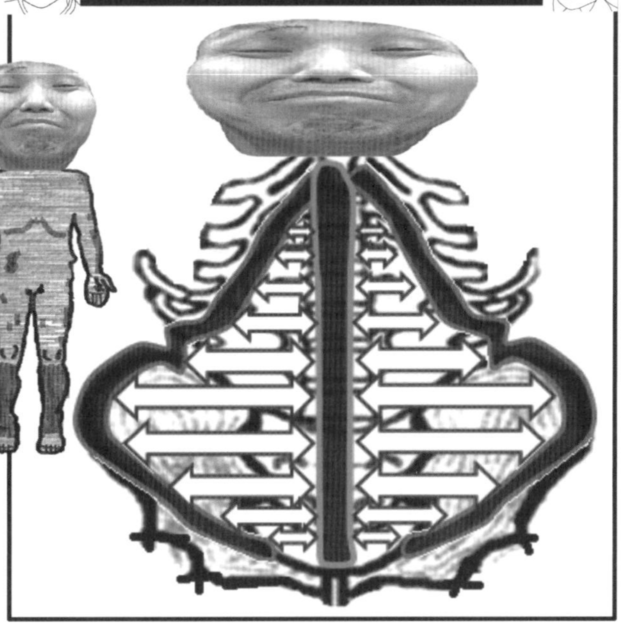

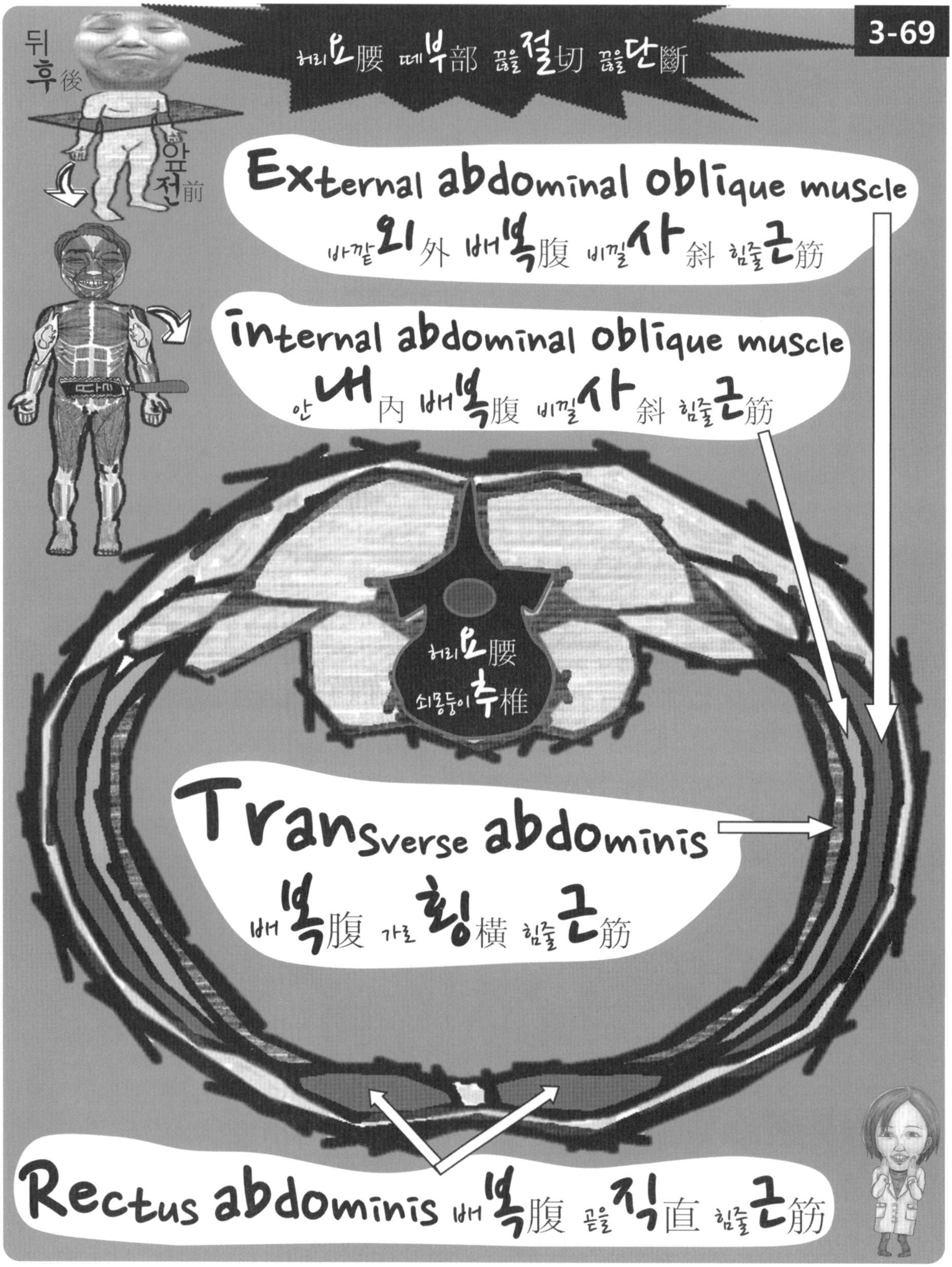
3-69
허리요腰 떼부部 끊을절切 끊을단斷
뒤후後
앞전前
External abdominal oblique muscle
바깥외外 배복腹 비낄사斜 힘줄근筋
internal abdominal oblique muscle
안내內 배복腹 비낄사斜 힘줄근筋
허리요腰
쇠몽둥이추椎
Transverse abdominis
배복腹 가로횡橫 힘줄근筋
Rectus abdominis 배복腹 곧을직直 힘줄근筋

3-70

Pyramidalis

송곳추錐 몸체體 힘줄근筋

≒ 배 세모근

innervation 신경지배

Subcostal nerve (T12)

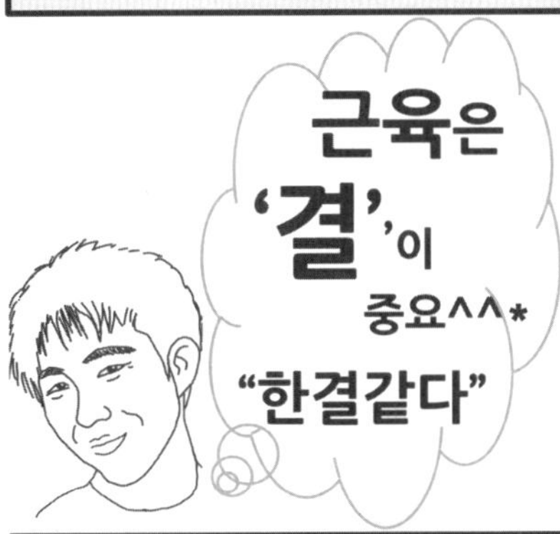

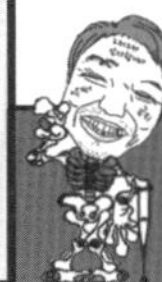

Origin 시작 부위

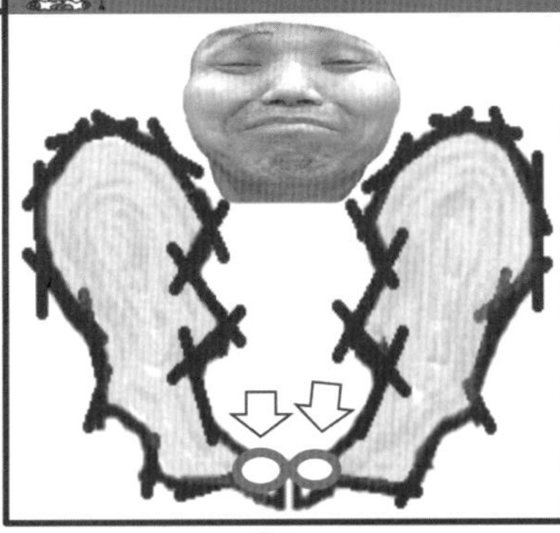

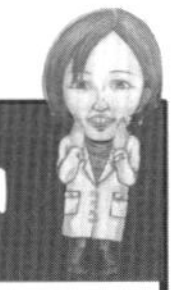

insertion 정지 부위

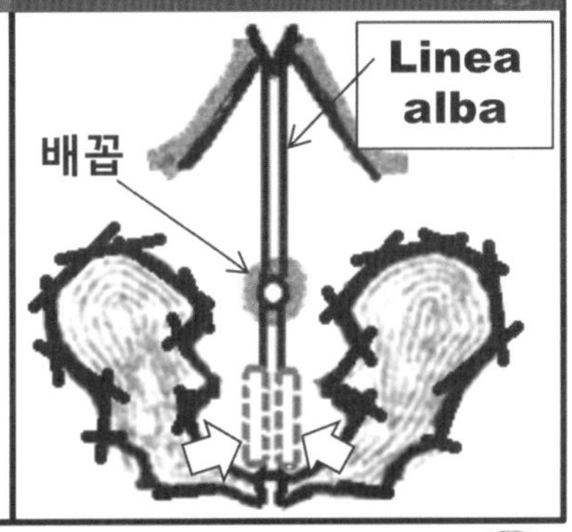

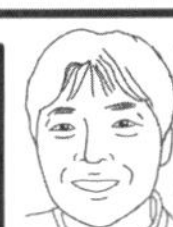

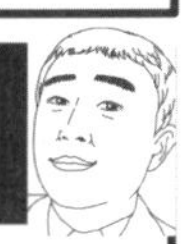

Motion 움직임

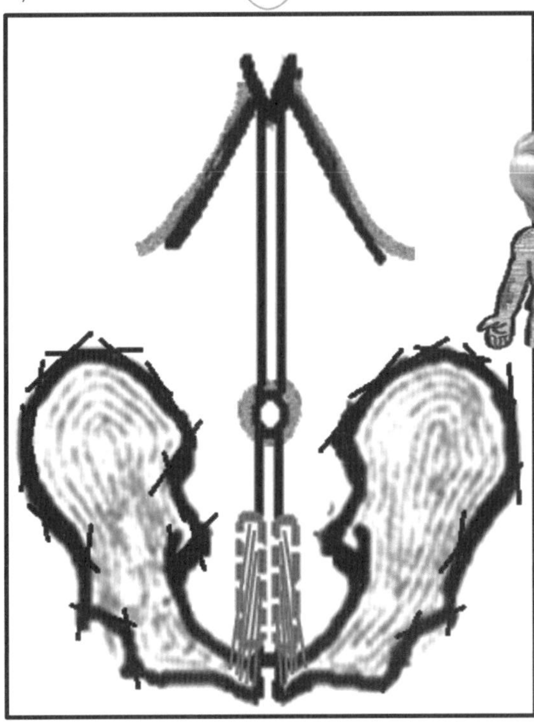

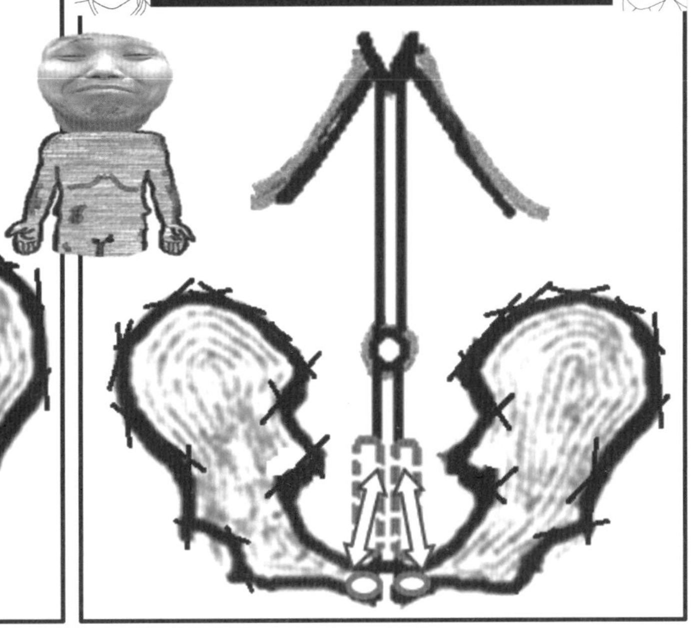

3-71

Trapezius

스님승僧 모자모帽 힘줄근筋

≒ 등 세모근

innervation 신경지배

Accessory nerve
(≒cranial nerve XI)
&
Cervical spinal nerves
(C3, C4)

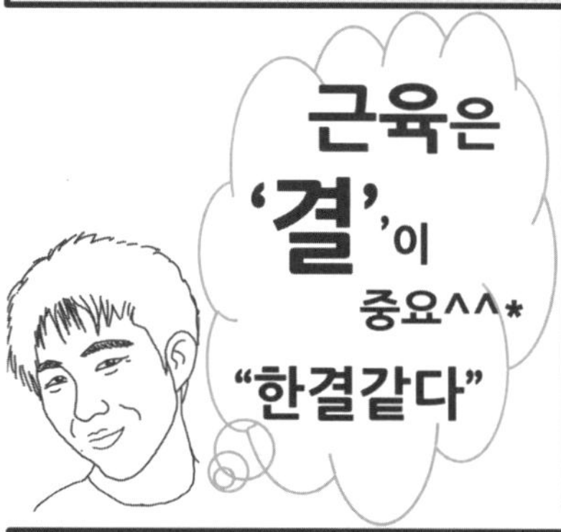

Origin 시작 부위

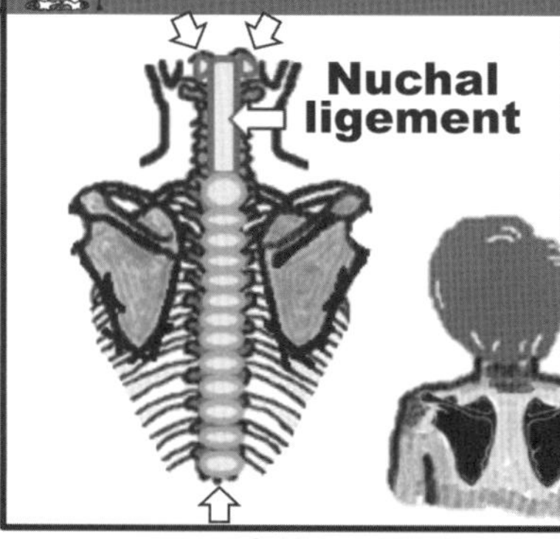

insertion 정지 부위

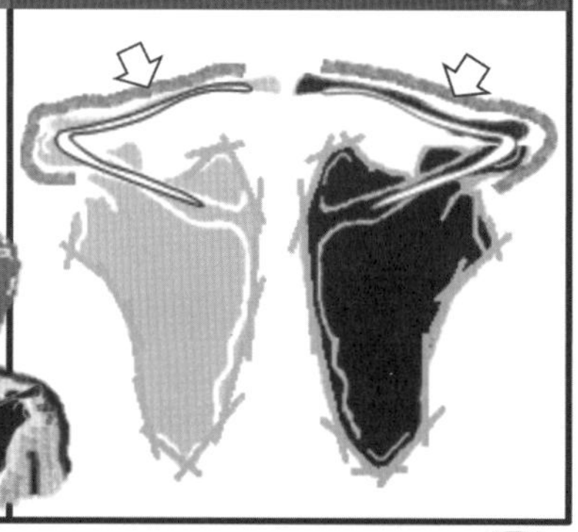

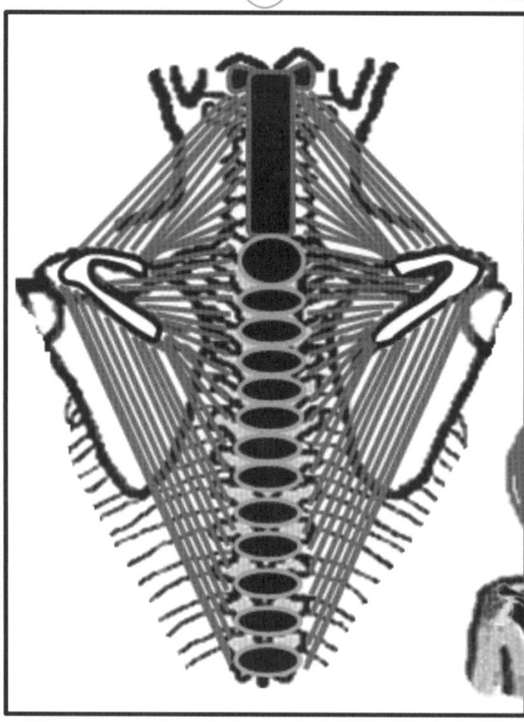

Motion 움직임

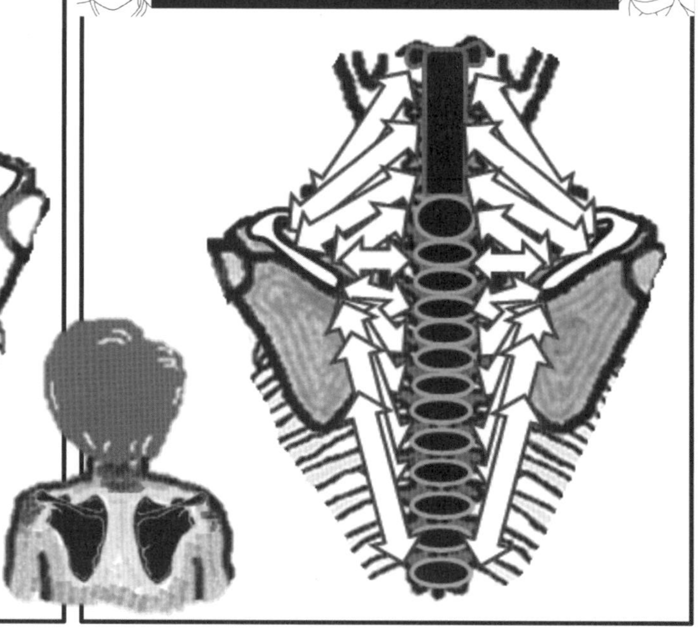

3-72

Levator Scapulae

어깨 견肩 어깻죽지 갑胛 들 거擧 힘줄 근筋

≒ 어깨 올림근

innervation 신경지배

Cervical nerve (C3, C4)

Dorsal Scapular nerve (C5)

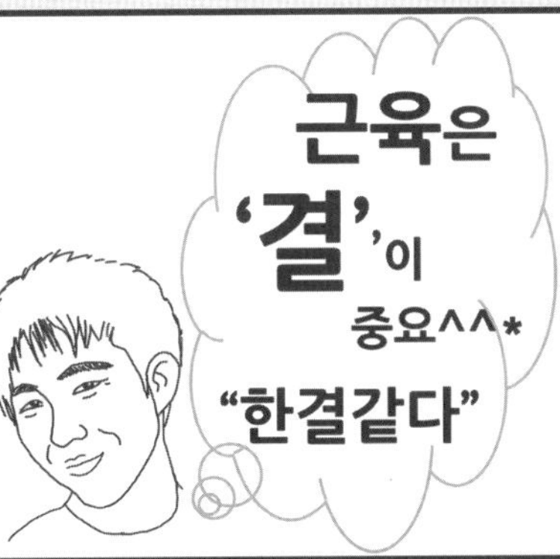

Origin 시작 부위

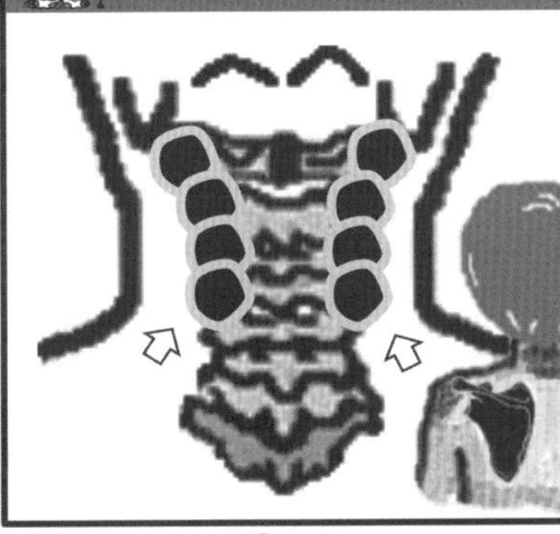

insertion 정지 부위

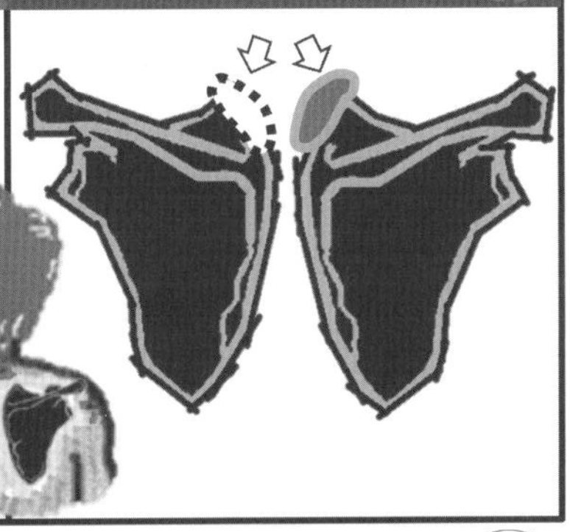

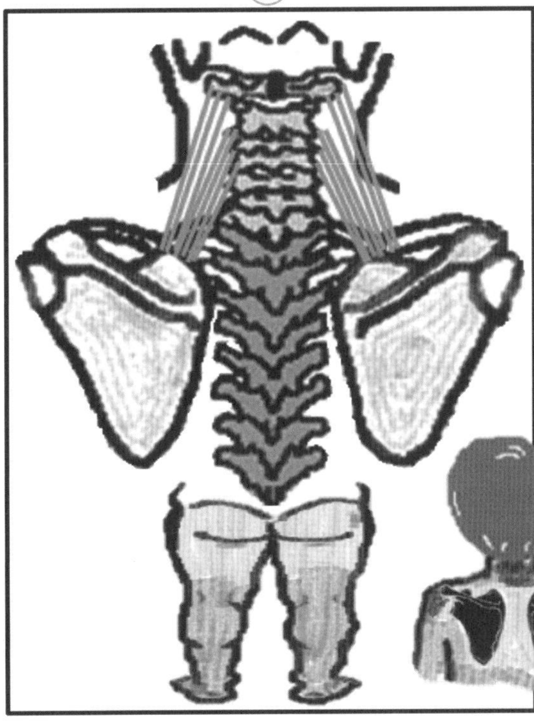

Motion 움직임

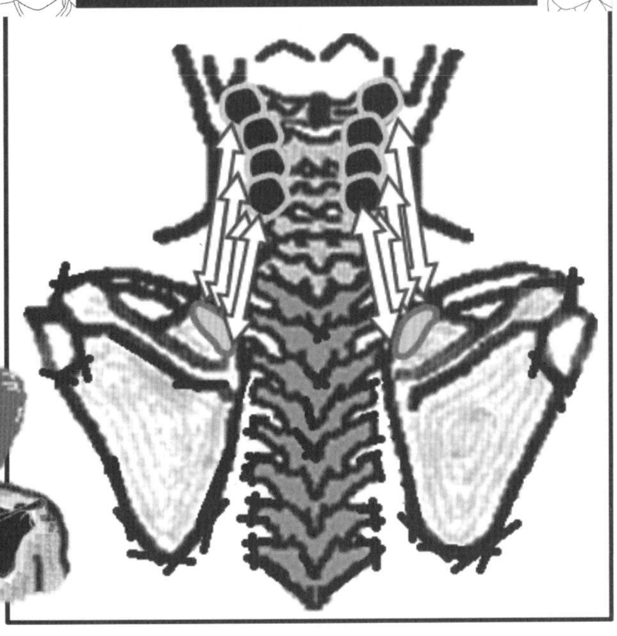

3-73

Rhomboid major

큰 대大 마름 능菱 형상 형形 힘줄 근筋

≒ 큰 마름모근

innervation 신경지배

Dorsal Scapular nerve
(C4, C5)

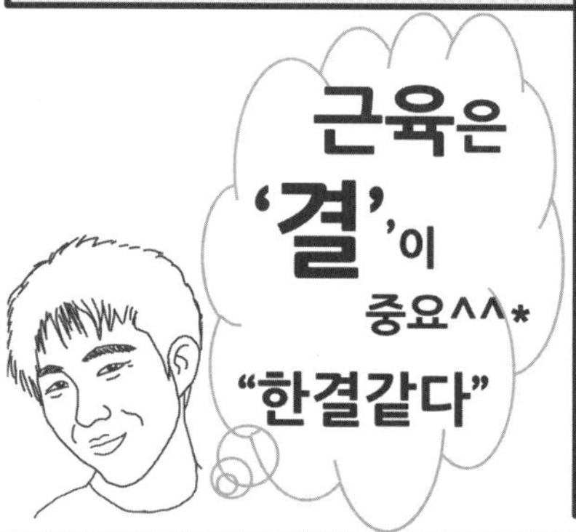

origin 시작 부위

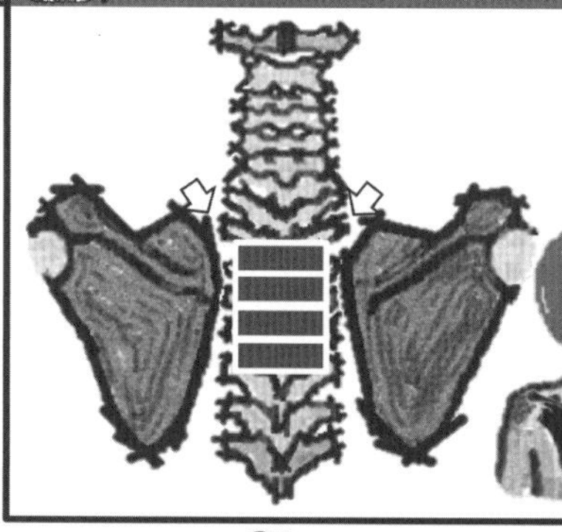

insertion 정지 부위

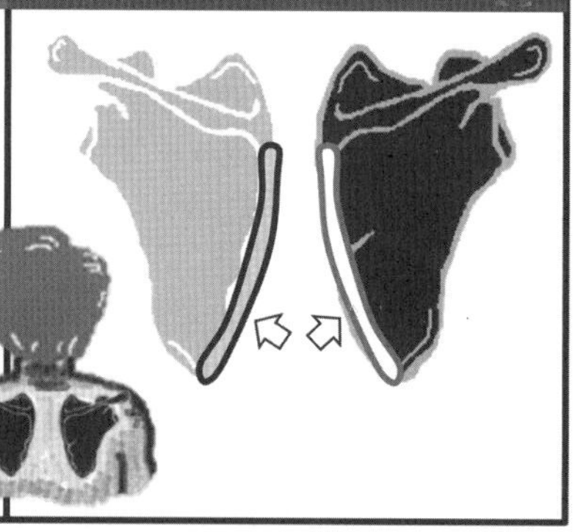

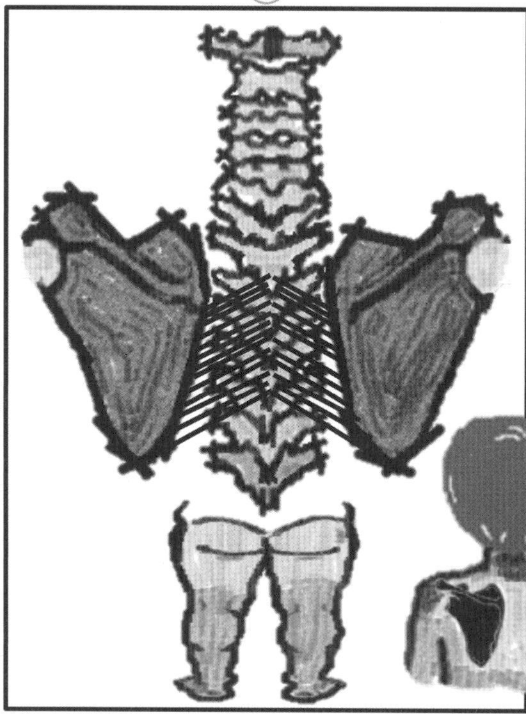

Motion 움직임

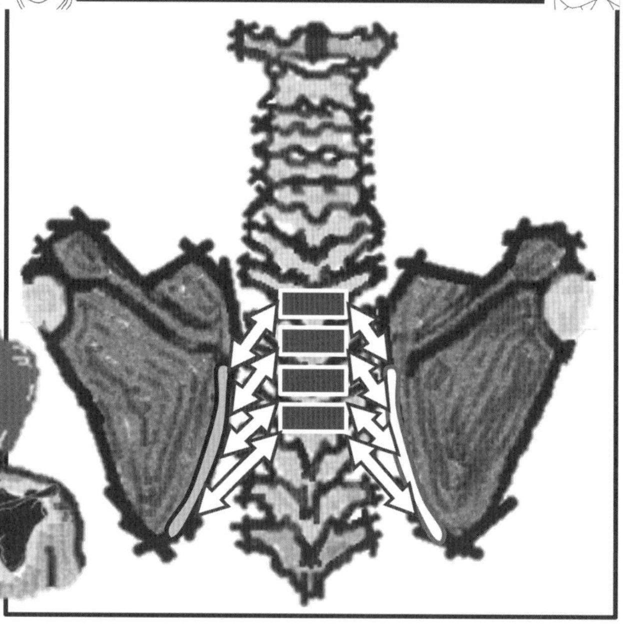

3-74

Rhomboid Minor

작을 소小 마름 능菱 형상 형形 힘줄 근筋

≒ 작은 마름모근

innervation 신경지배

Dorsal Scapular nerve (C4, C5)

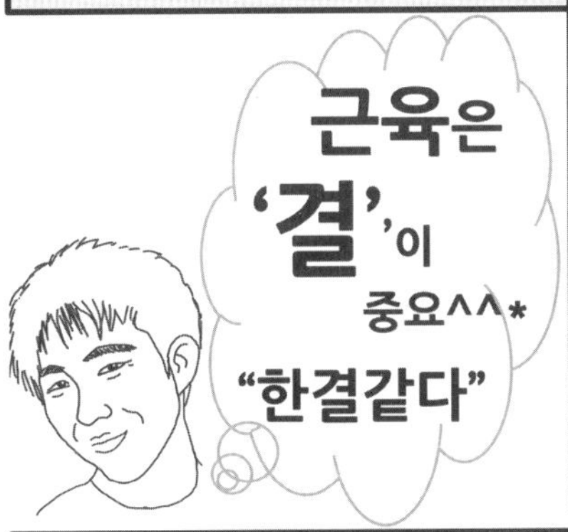

Origin 시작 부위

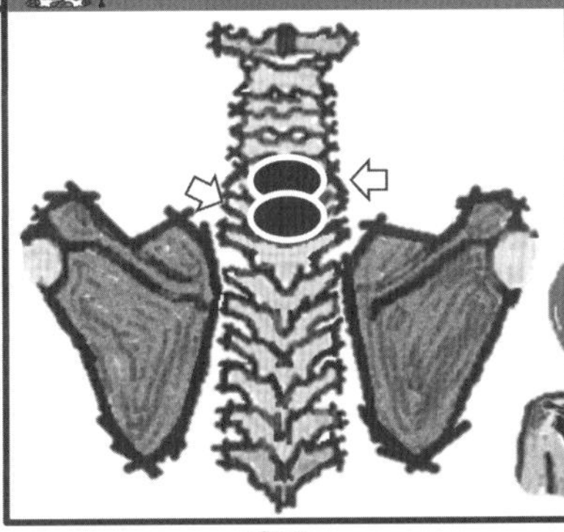

insertion 정지 부위

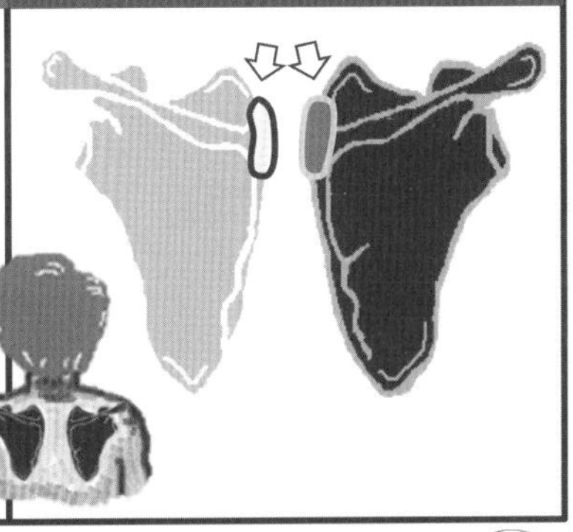

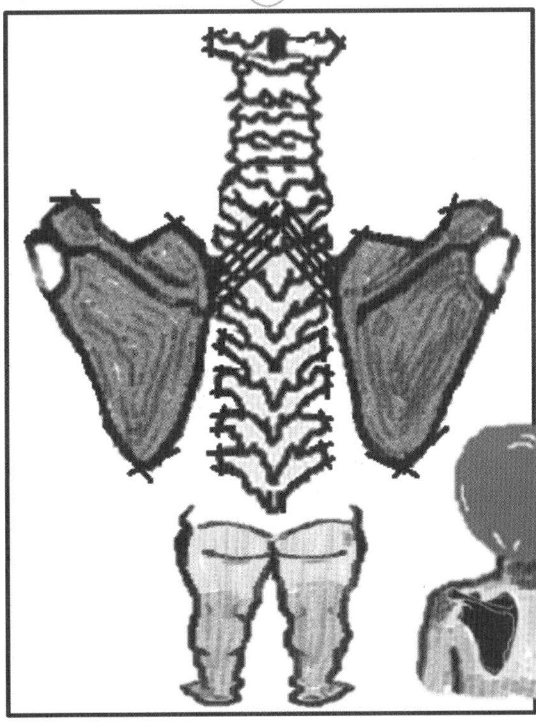

Motion 움직임

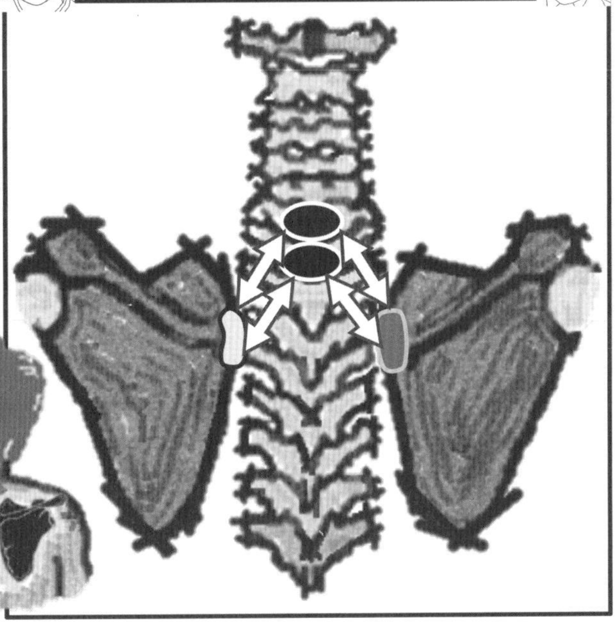

3-75

Latissimus dorsi

넓을 광 廣 등 배 背 힘줄 근 筋

≒ 넓은 등근

innervation 신경지배

Thoracodorsal nerve

(C6, C7, C8)

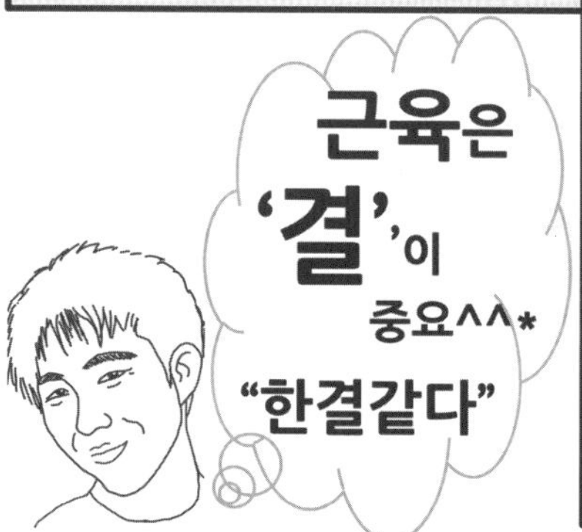

Origin 시작 부위

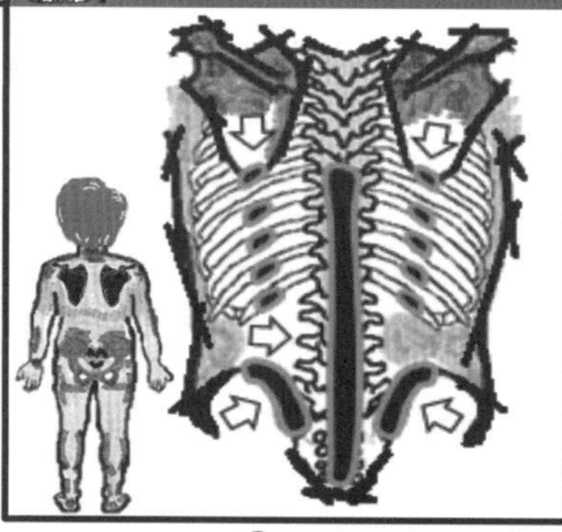

insertion 정지 부위

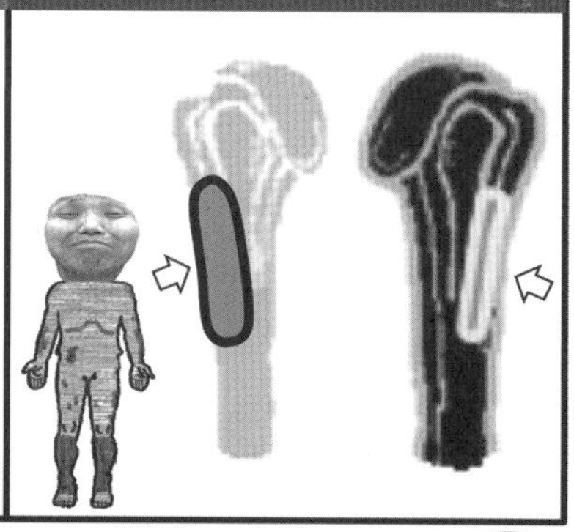

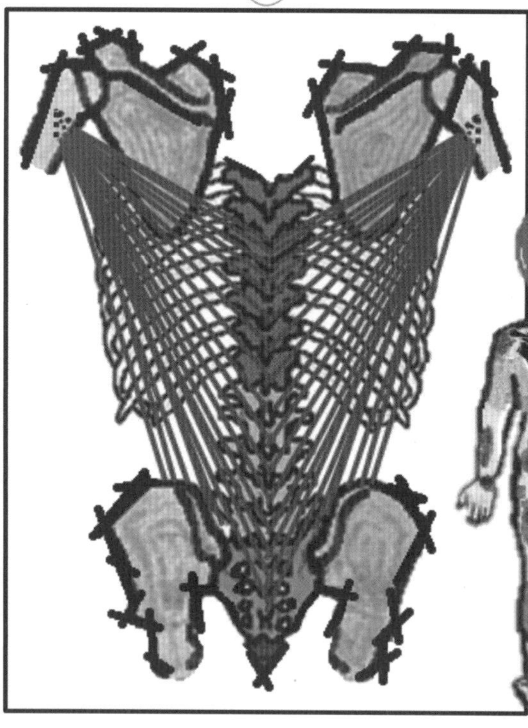

Motion 움직임

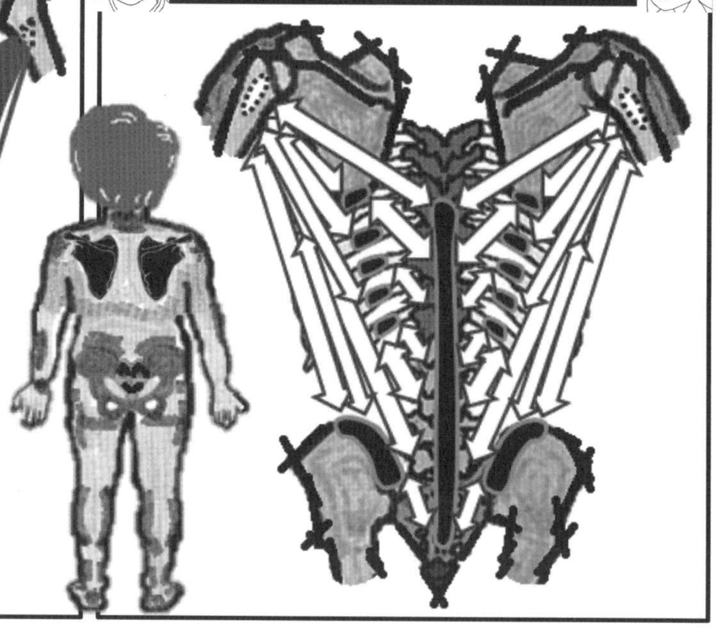

3-76

Teres Major
큰 대大 둥글 원圓 힘줄 근筋
≒ 큰 원근

innervation 신경지배

Inferior Subscapular nerve (C5, C6)

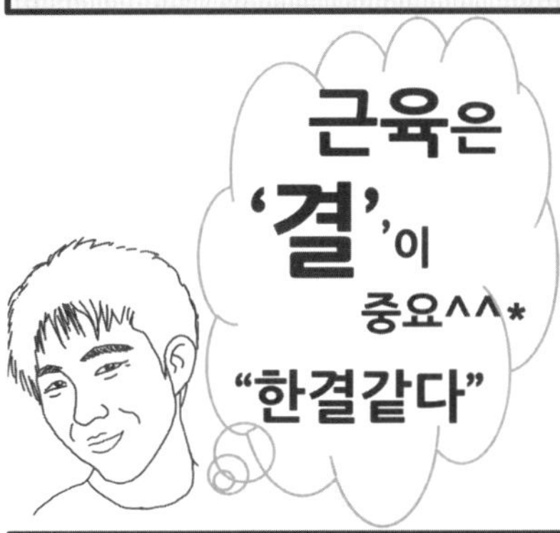

Origin 시작 부위

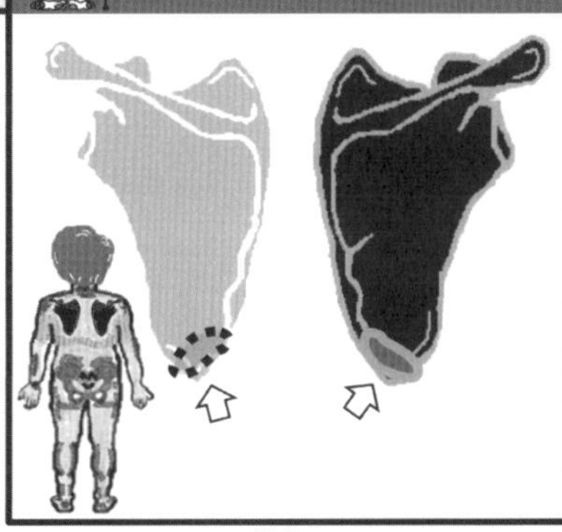

insertion 정지 부위

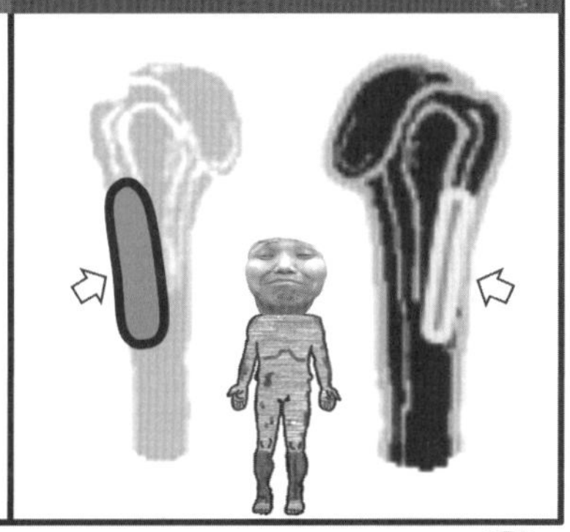

Motion 움직임

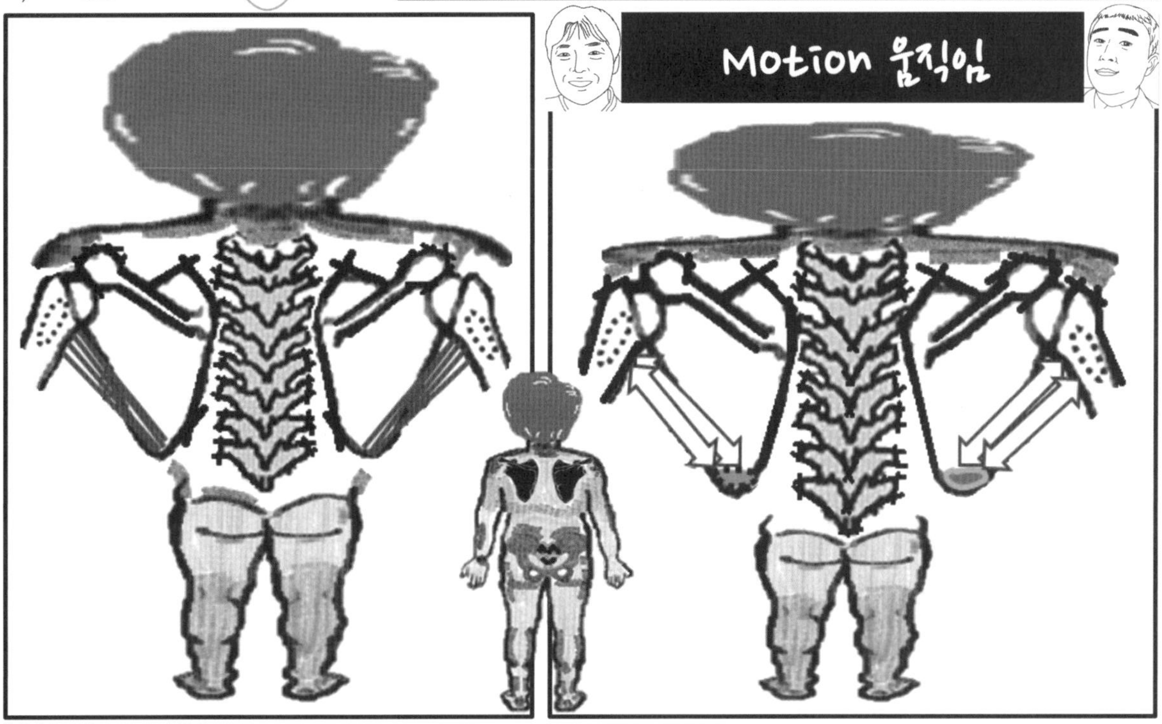

3-77

Teres Minor

작을 소小 둥글 원圓 힘줄 근筋

≒ 작은 원근

innervation 신경지배

Axillary nerve
(C5, C6)

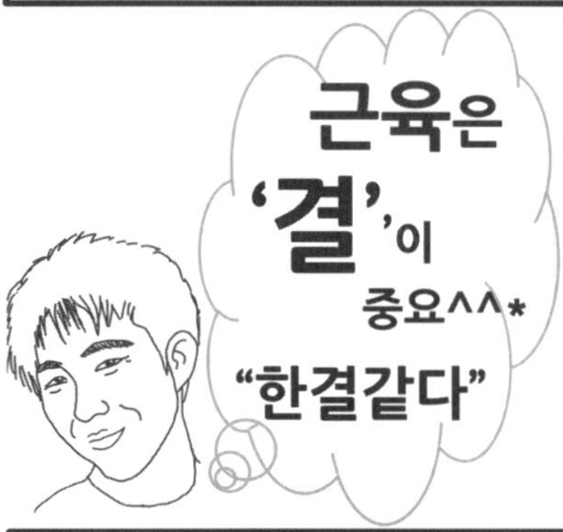

Origin 시작 부위 | **insertion 정지 부위**

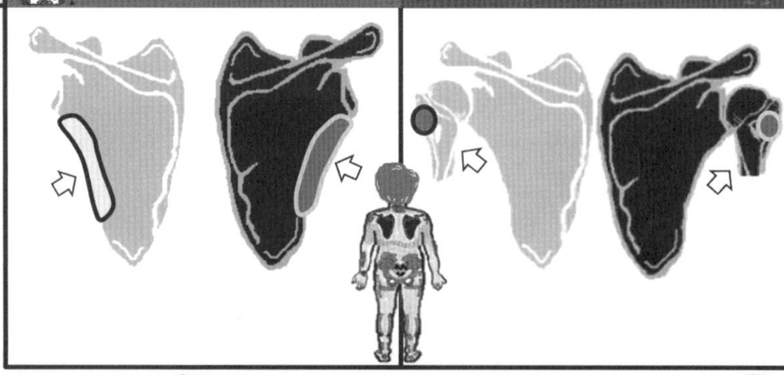

Motion 움직임

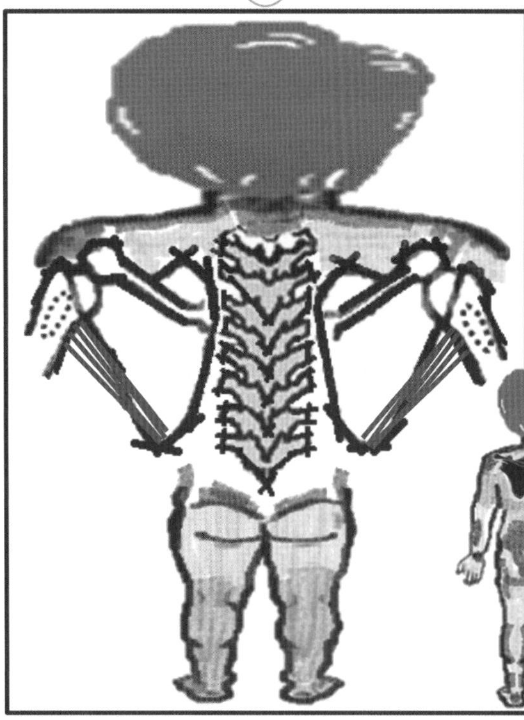

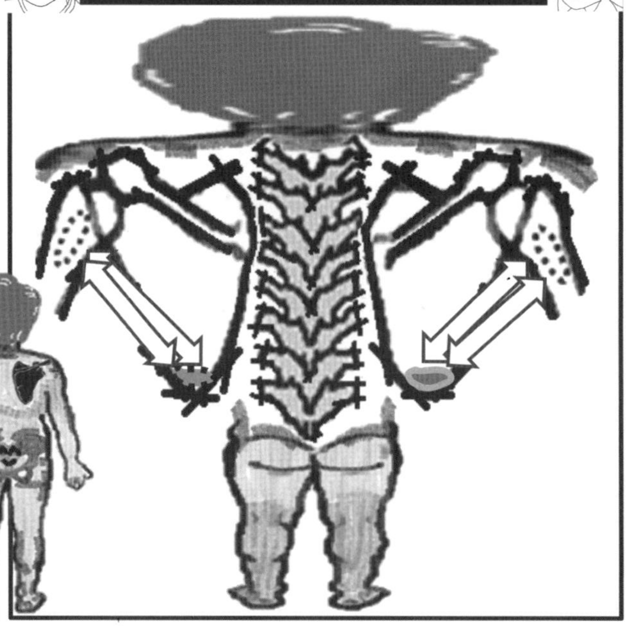

innervation 신경지배

Suprascapular nerve (C5, C6)

3-78

Infraspinatus

가시나무 극棘 아래 하下 힘줄 근筋

≒ 가시 아래근

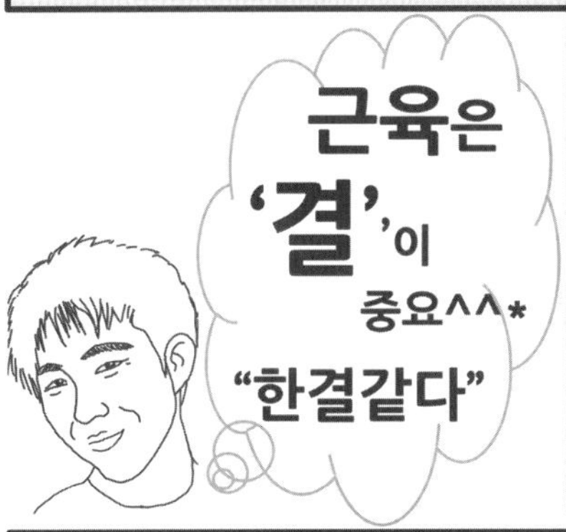

Origin 시작 부위 | **insertion 정지 부위**

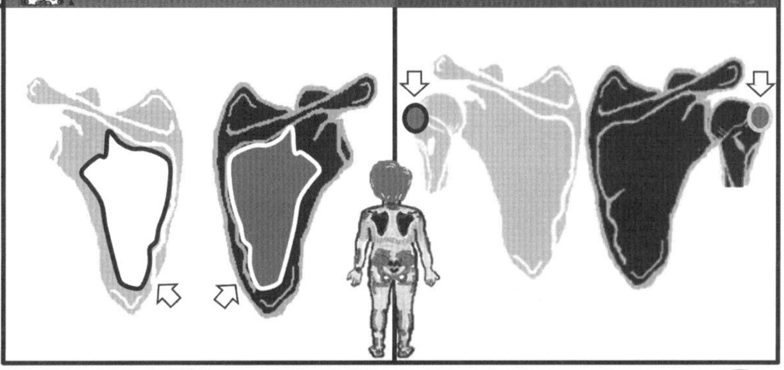

Motion 움직임

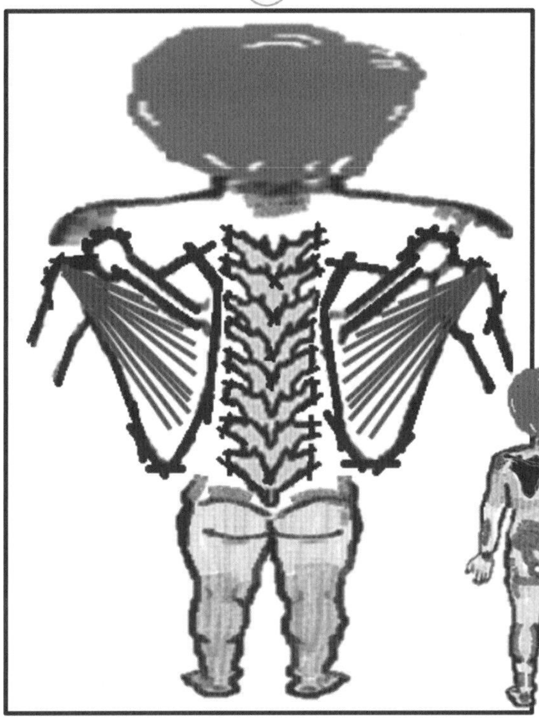

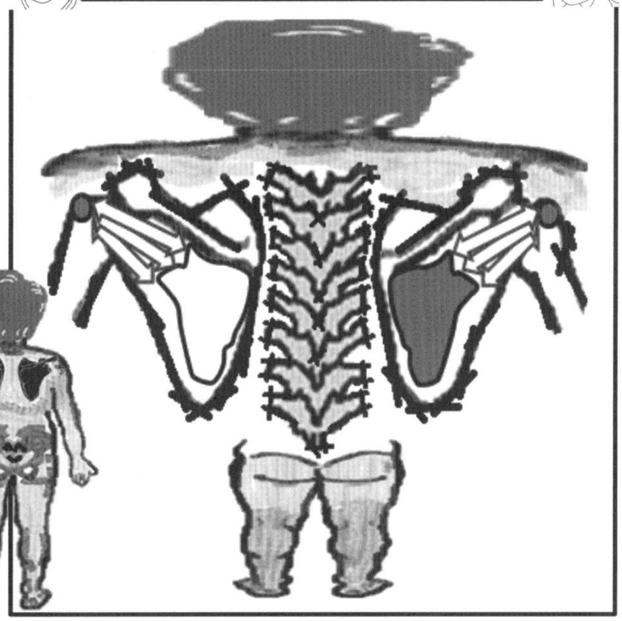

3-79

innervation 신경지배

Suprascapular nerve (C5, C6)

Supraspinatus

가시나무 극棘 위 상上 힘줄 근筋

≒ 가시 위근

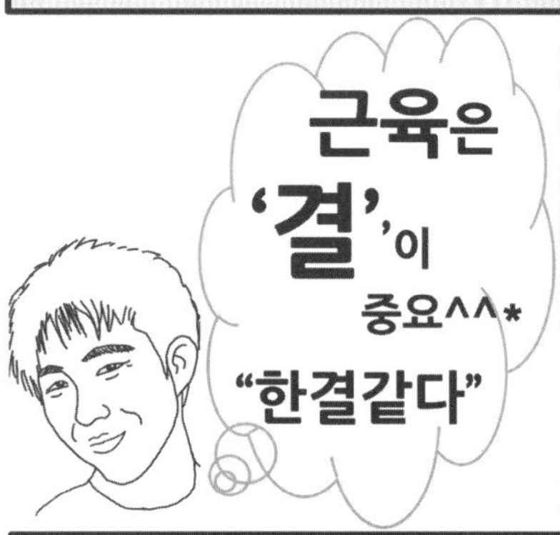

Origin 시작 부위

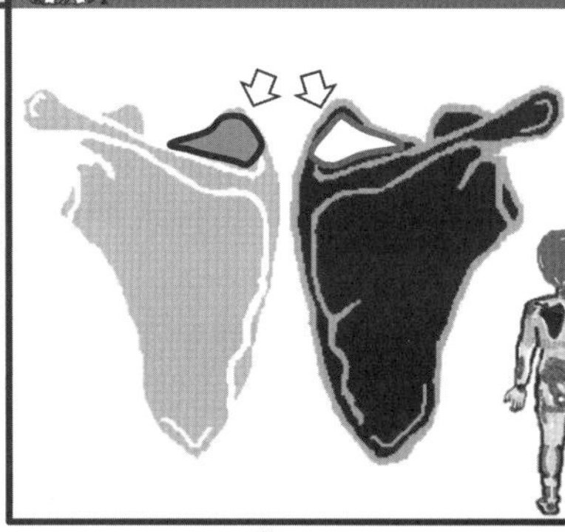

Insertion 정지 부위

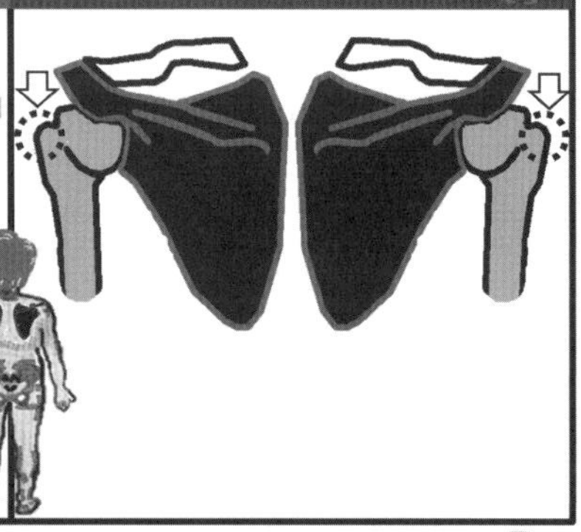

Motion 움직임

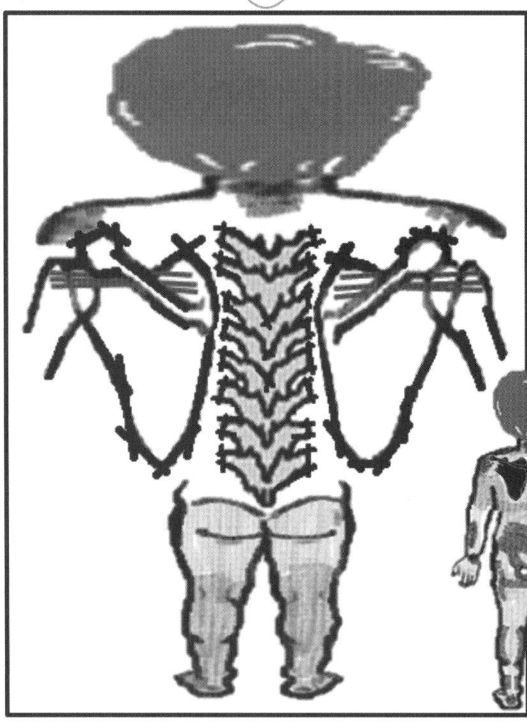

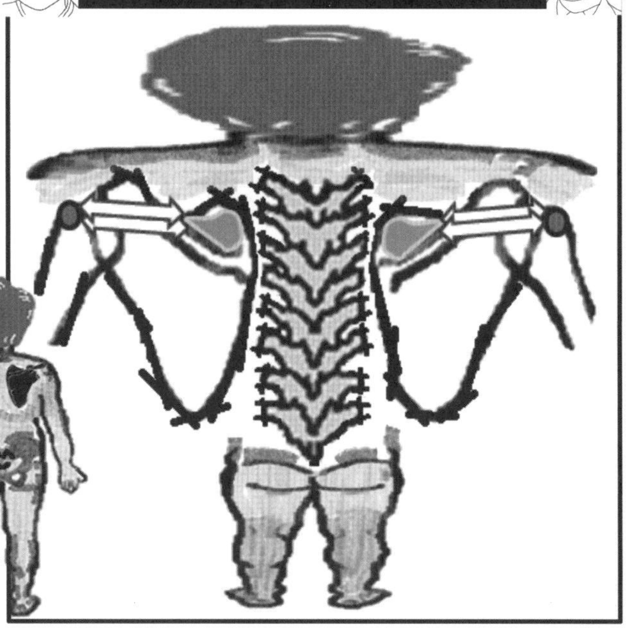

3-80

Subscapularis

어깨 견肩 어깻죽지 갑胛 아래 하下 힘줄 근筋

≒ 어깨 밑근

innervation 신경지배

Superior & inferior Subscapular nerve (C5, C6)

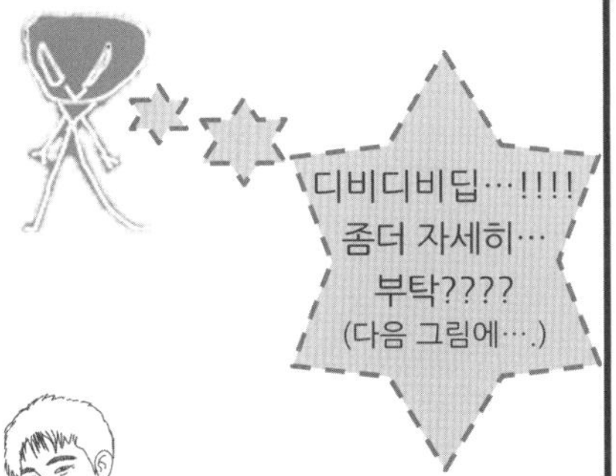

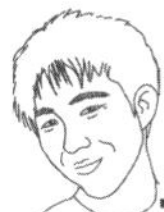

Origin 시작 부위

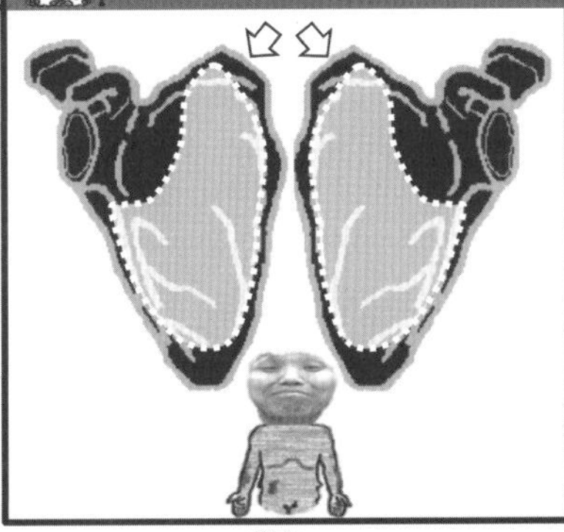

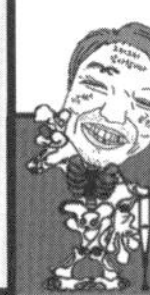

insertion 정지 부위

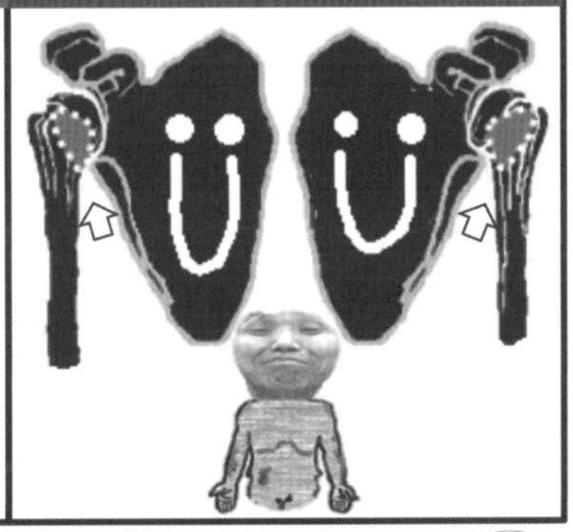

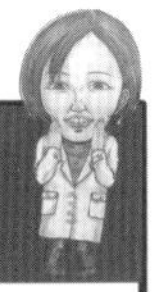

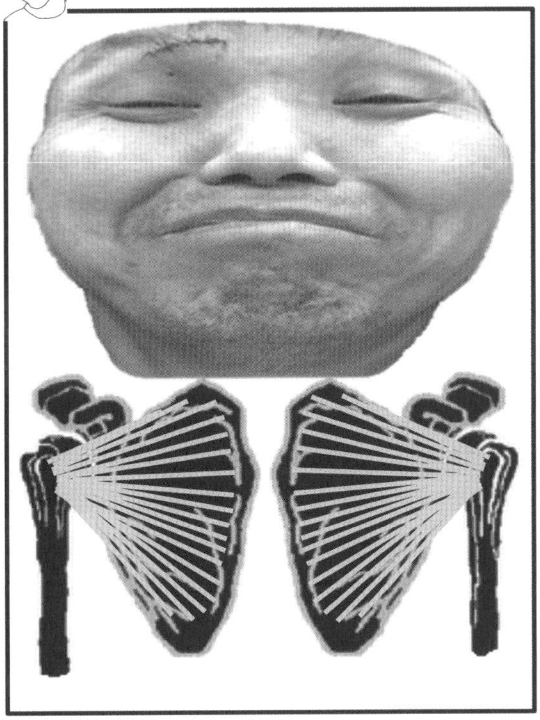

Motion 움직임

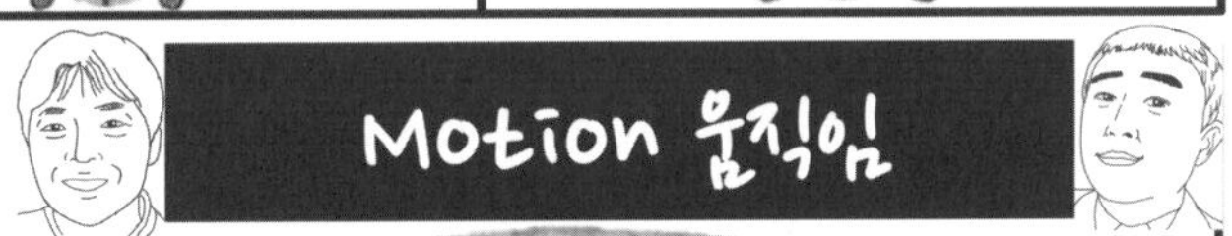

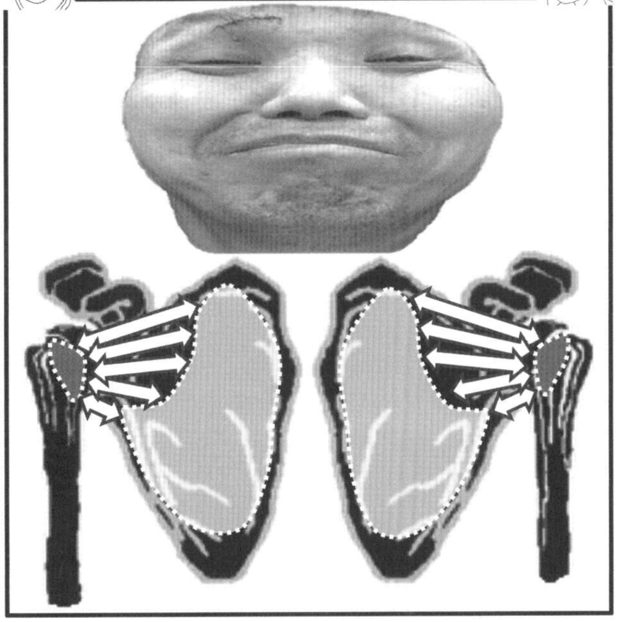

3-81

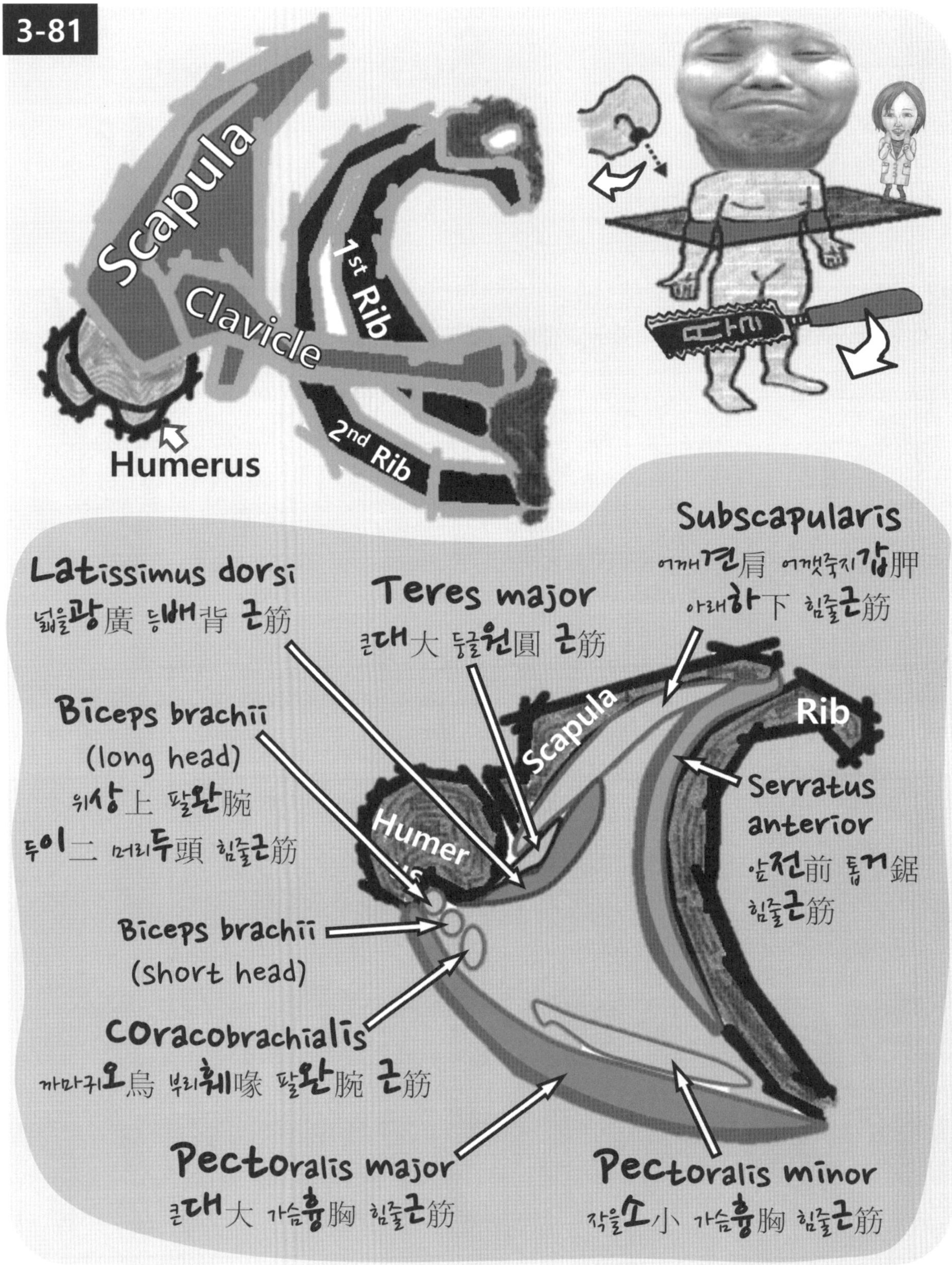
Scapula
Clavicle
1st Rib
2nd Rib
Humerus
Subscapularis
어깨견肩 어깻죽지갑胛
아래하下 힘줄근筋
Latissimus dorsi
넓을광廣 등배背 근筋
Teres major
큰대大 둥글원圓 근筋
Biceps brachii
(long head)
위상上 팔완腕
두이二 머리두頭 힘줄근筋
Rib
Scapula
Humer
Serratus
anterior
앞전前 톱거鋸
힘줄근筋
Biceps brachii
(short head)
Coracobrachialis
까마귀오烏 부리훼喙 팔완腕 근筋
Pectoralis major
큰대大 가슴흉胸 힘줄근筋
Pectoralis minor
작을소小 가슴흉胸 힘줄근筋

3-82

Deltoid

석 삼三 뿔 각角 힘줄 근筋

≒ 어깨 세모근

innervation 신경지배

Axillary nerve
(C5, C6)

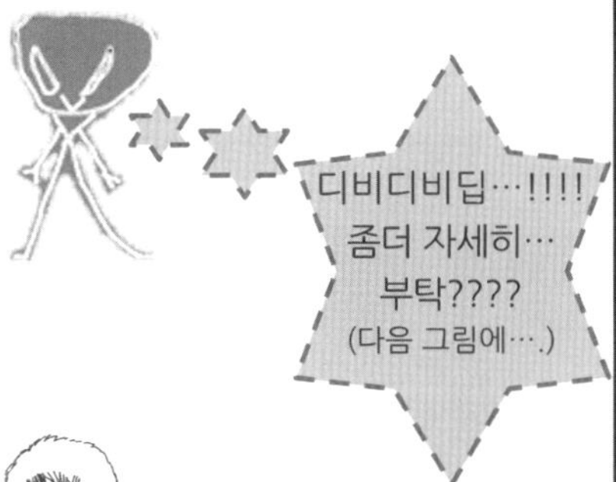

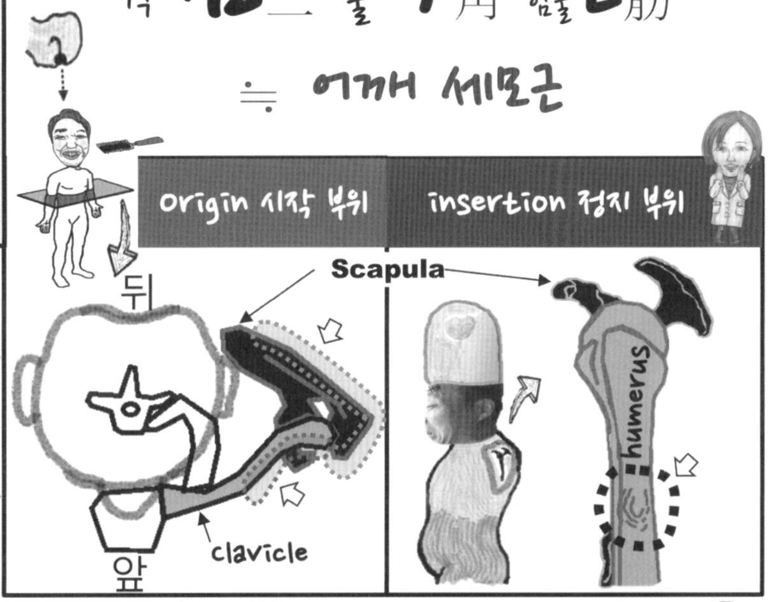

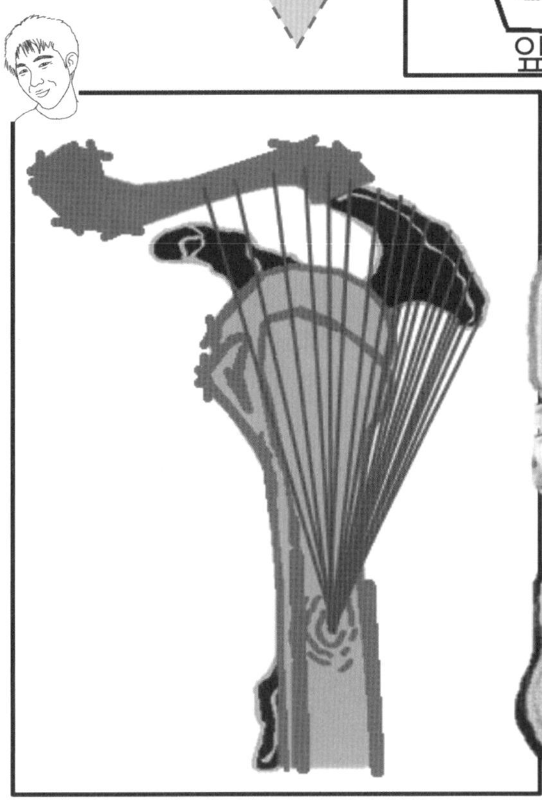

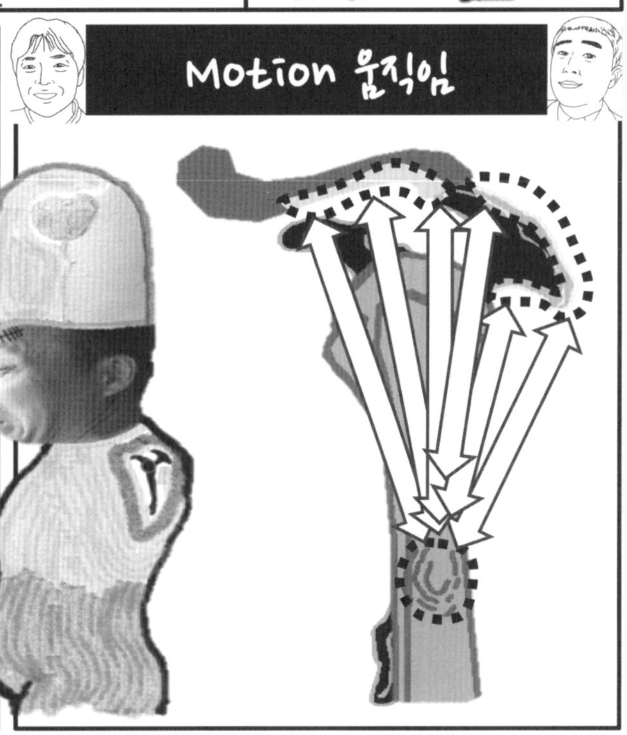

3-83

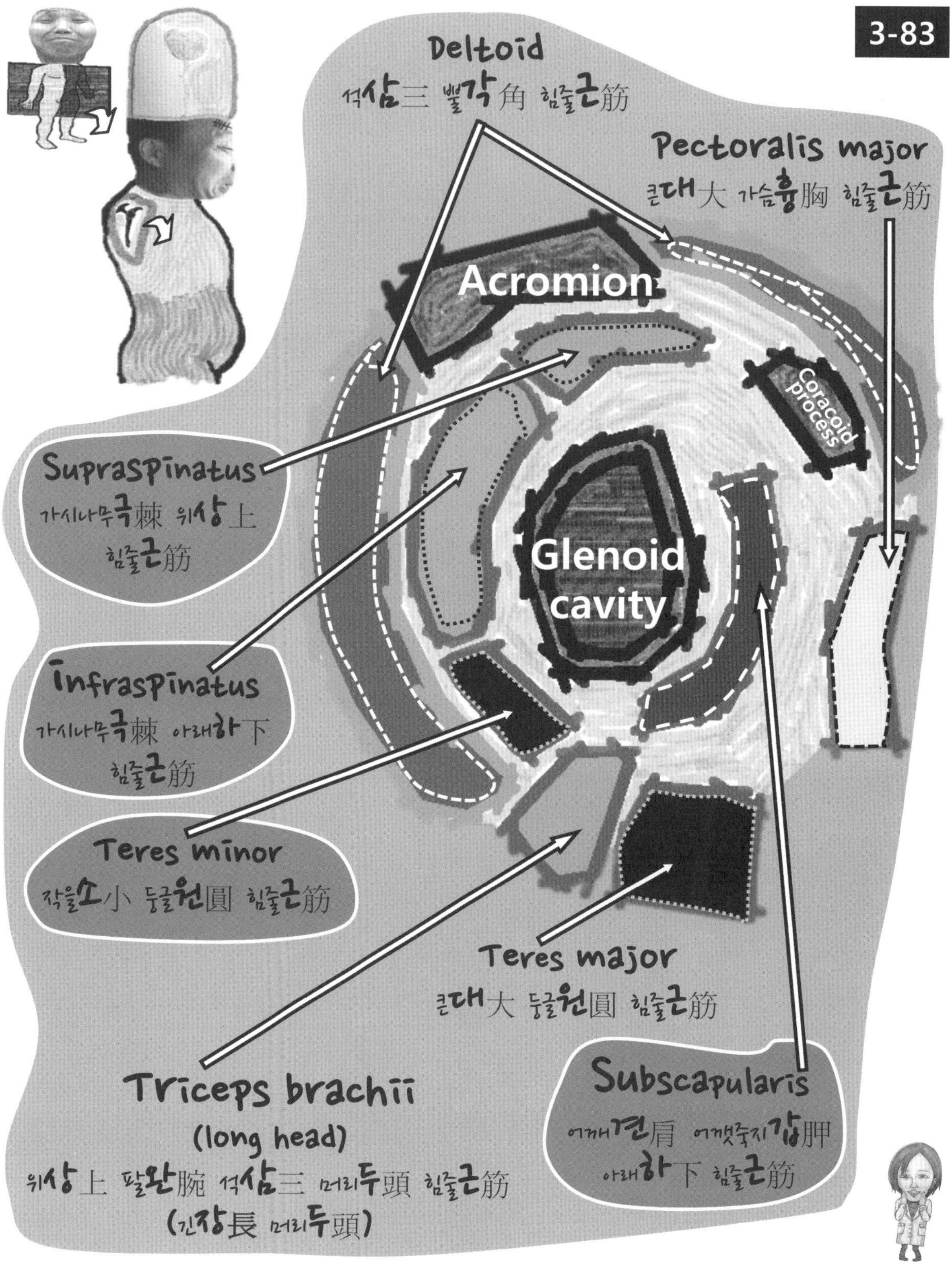
Deltoid
석삼三 뿔각角 힘줄근筋
Pectoralis major
큰대大 가슴흉胸 힘줄근筋
Acromion
Coracoid process
Glenoid cavity
Supraspinatus
가시나무극棘 위상上 힘줄근筋
Infraspinatus
가시나무극棘 아래하下 힘줄근筋
Teres minor
작을소小 둥글원圓 힘줄근筋
Teres major
큰대大 둥글원圓 힘줄근筋
Triceps brachii
(long head)
위상上 팔완腕 석삼三 머리두頭 힘줄근筋
(긴장長 머리두頭)
Subscapularis
어깨견肩 어깻죽지갑胛 아래하下 힘줄근筋

3-84

Coracobrachialis

까마귀 오烏 부리 훼喙 팔뚝 완腕 힘줄 근筋

≒ 부리 위 팔근

innervation 신경지배

Musculocutaneous nerve (C5, C6, C7)

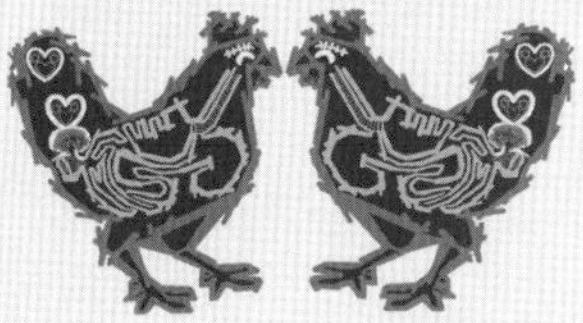

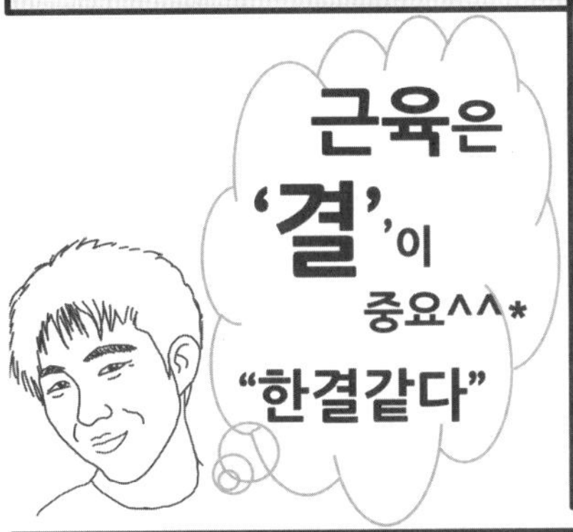

Origin 시작 부위

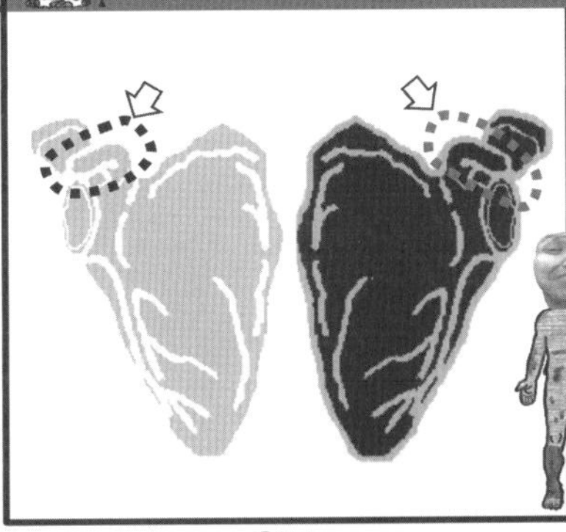

insertion 정지 부위

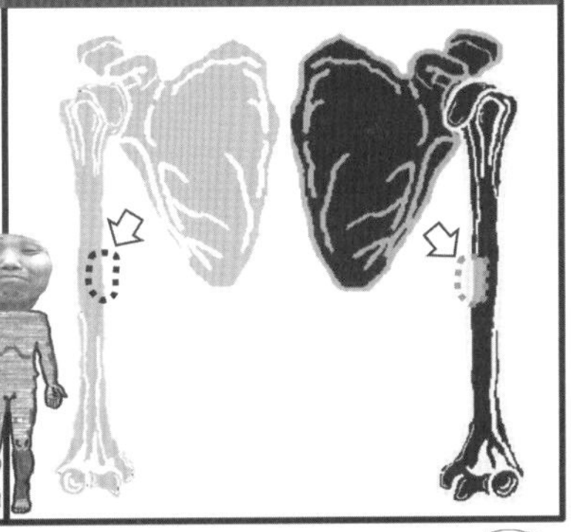

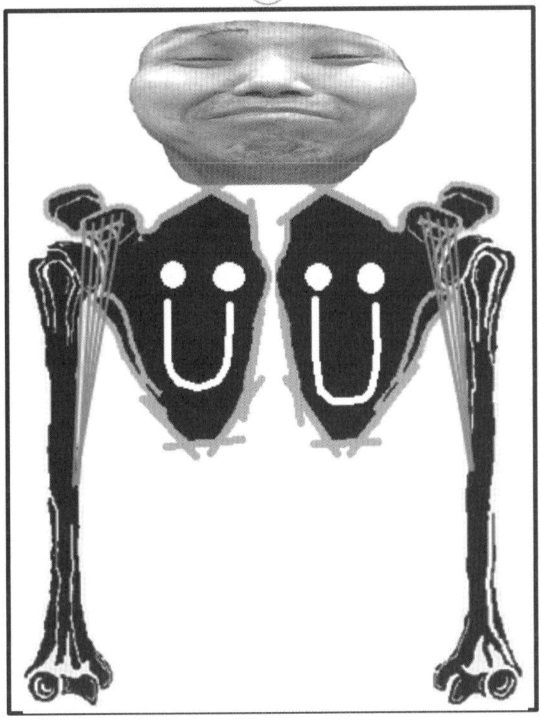

Motion 움직임

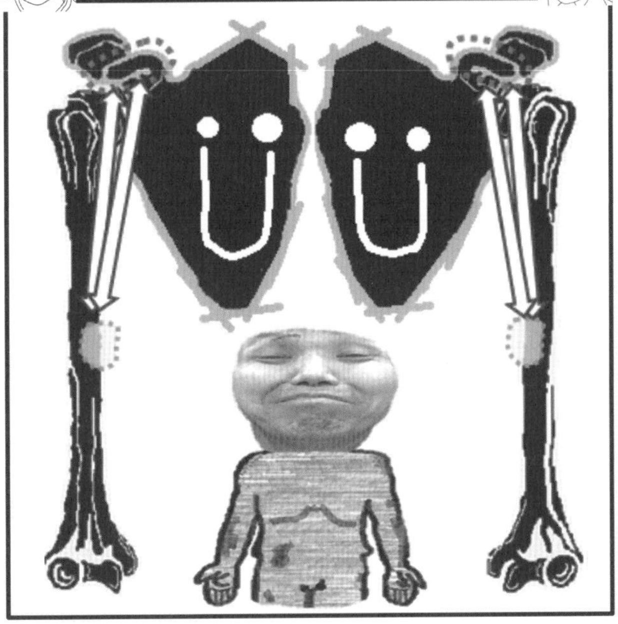

3-85

Biceps brachii (muscle)

위상上 팔뚝완腕
두이二 머리두頭 힘줄근筋
≒ 위팔 두 갈래근

innervation 신경지배

Musculocutaneous nerve (C5, C6, C7)

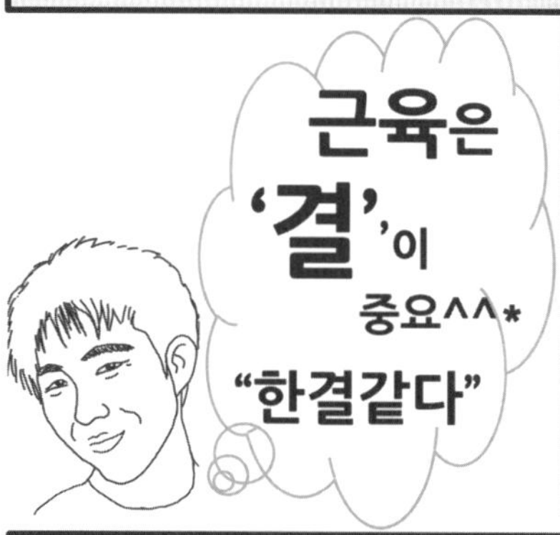

Origin 시작 부위

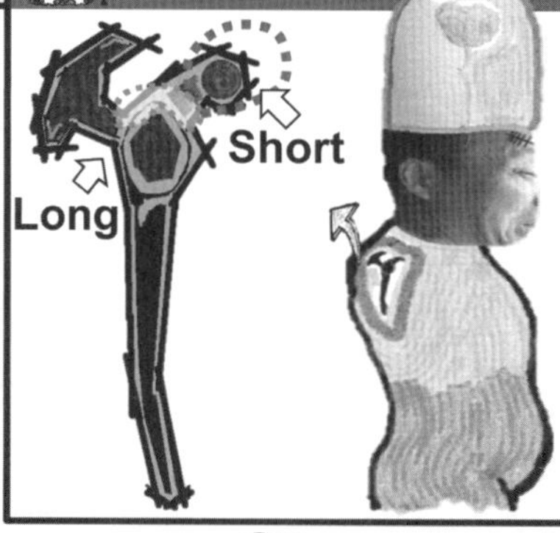

insertion 정지 부위

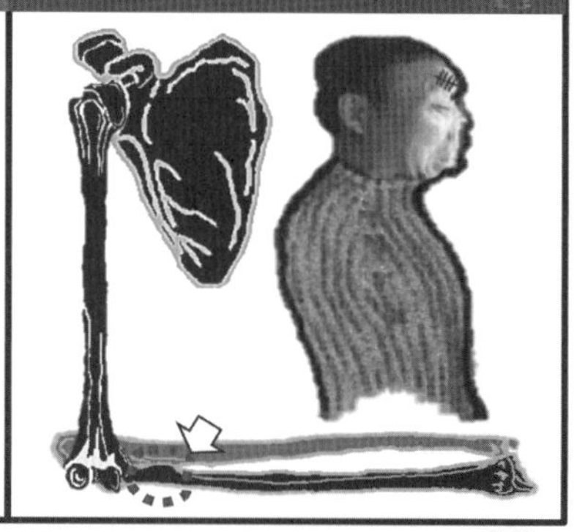

Motion 움직임

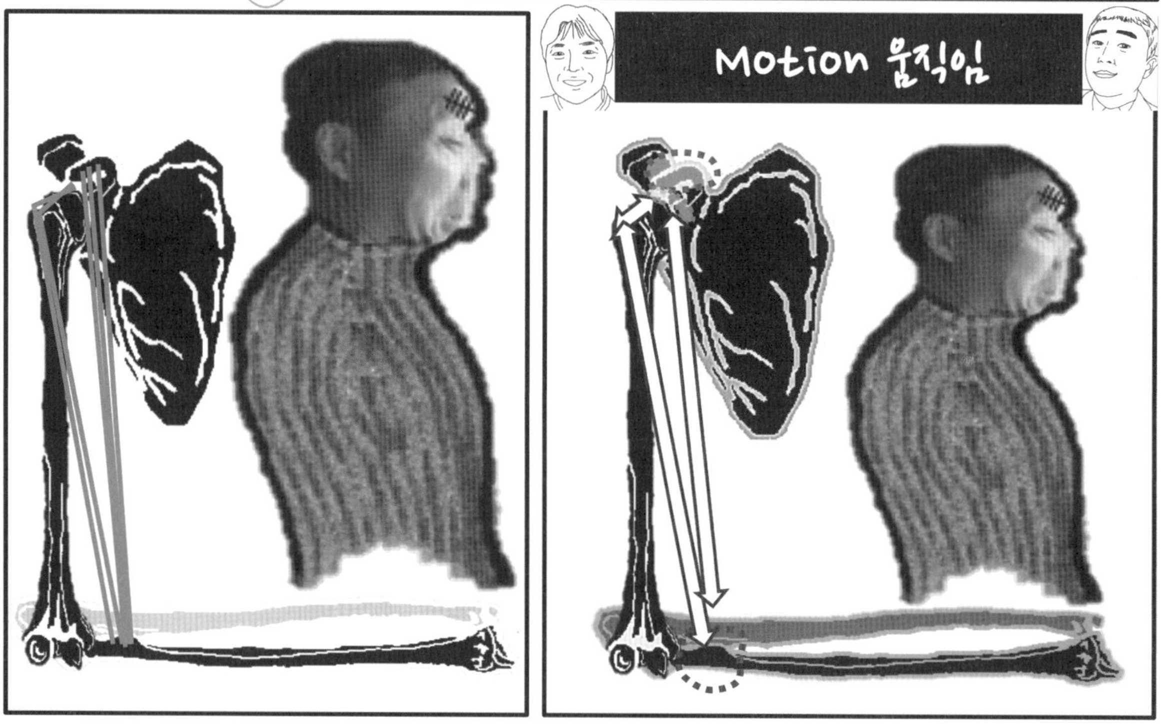

3-86

Brachialis

위**상**上 팔뚝**완**腕 힘줄**근**筋

≒ 위 팔근

innervation 신경지배
Musculocutaneous nerve (C5, C6, C7)
Radial nerve (C5, C6)

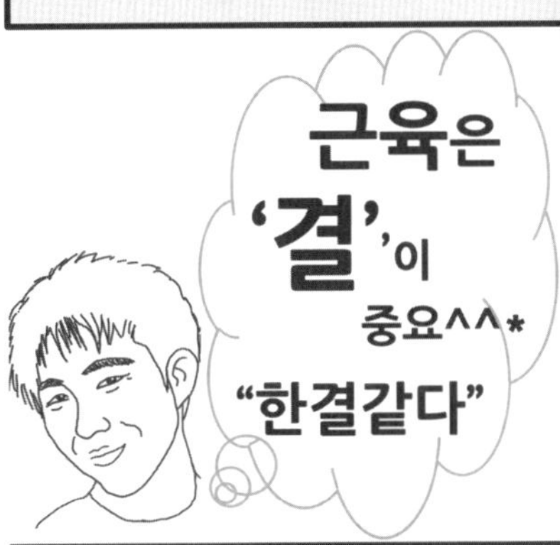

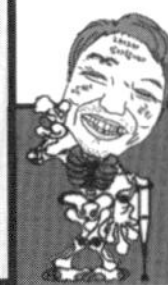

Origin 시작 부위

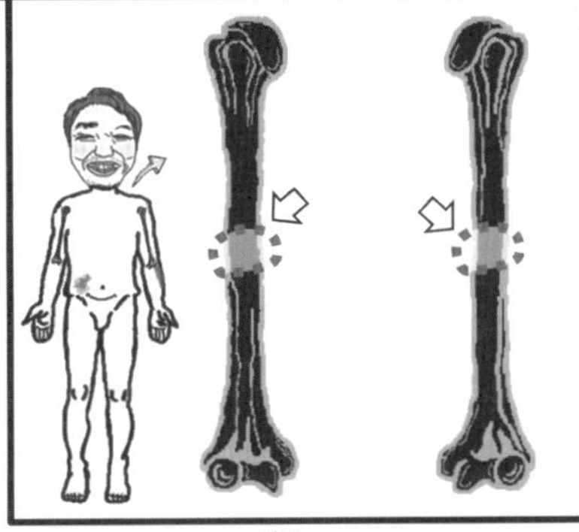

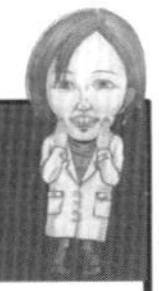

Insertion 정지 부위

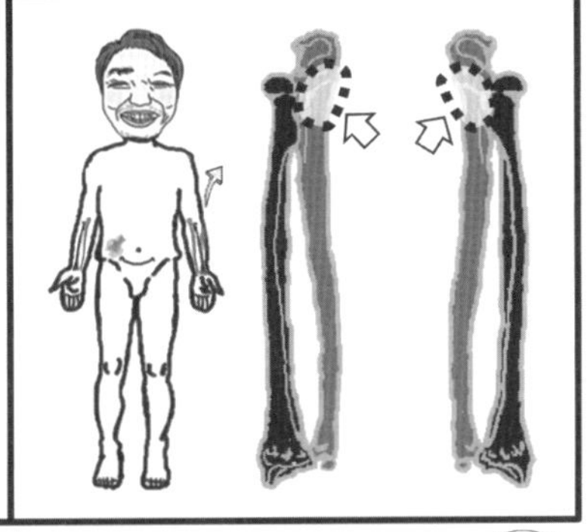

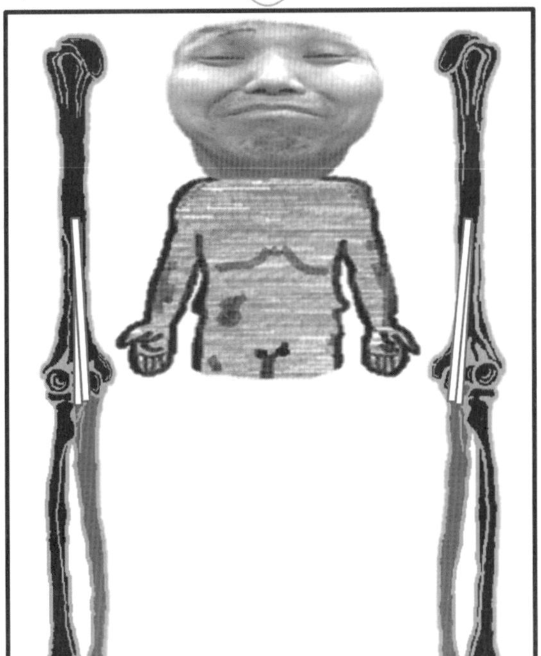

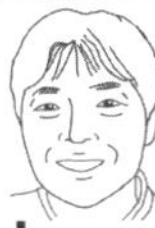

Motion 움직임

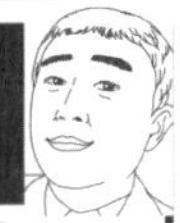

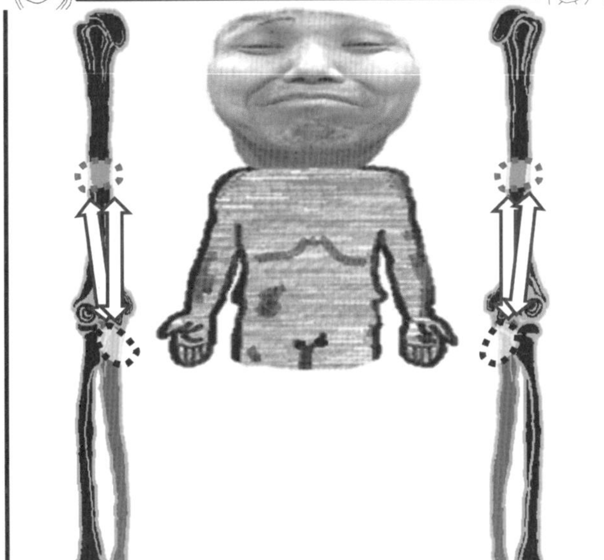

3-87

Brachioradialis

위상上 팔뚝완腕 굽을요橈 뼈골骨 힘줄근筋

≒ 위 팔 노근

innervation 신경지배

Radial nerve
(C5, C6)

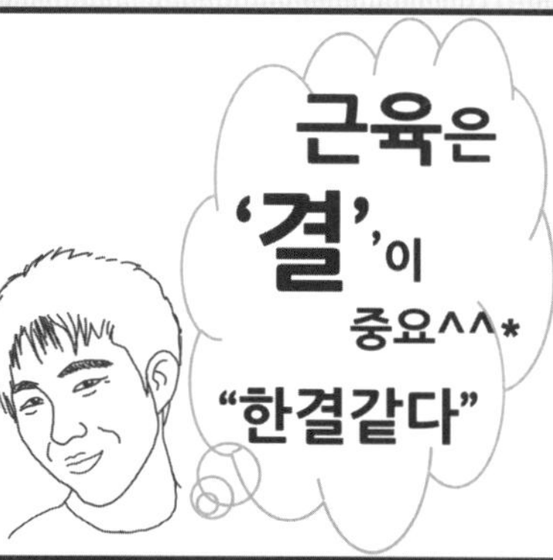

Origin 시작 부위

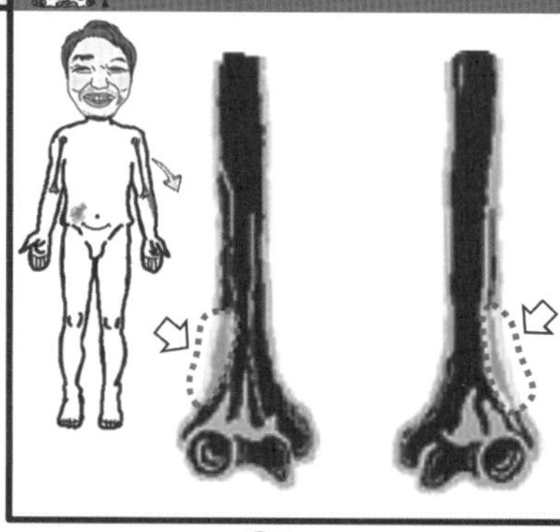

insertion 정지 부위

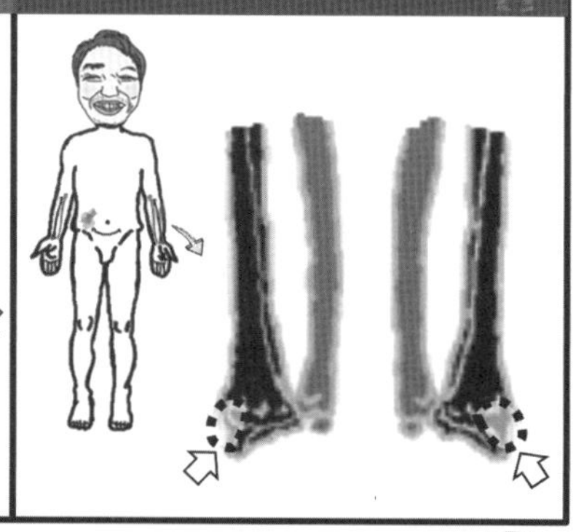

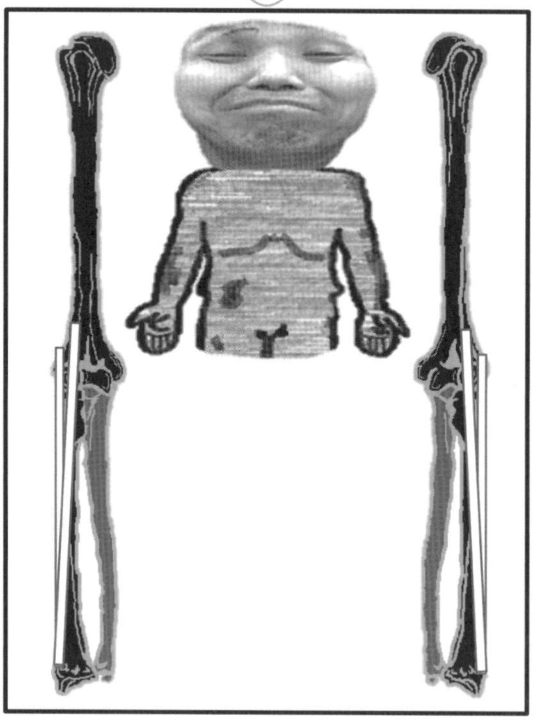

Motion 움직임

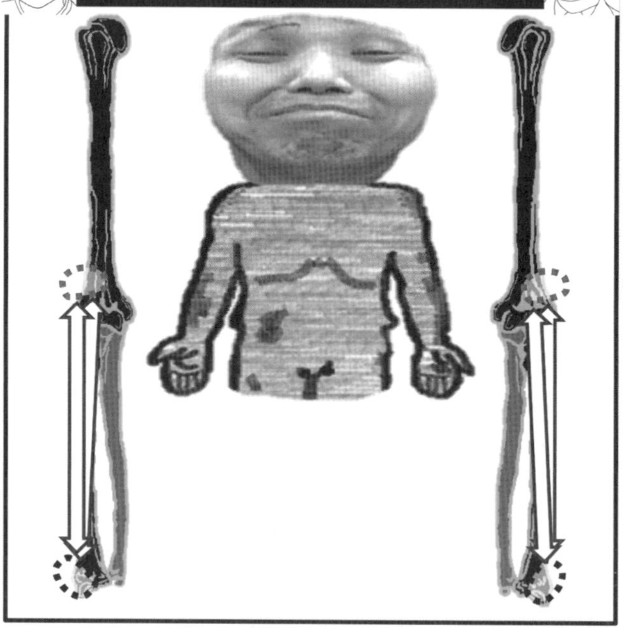

3-88

Pronator teres
둥글 원圓 돌 회回 안 내內 힘줄 근筋
≒ 원 엎침근

innervation 신경지배

Median nerve (C6, C7)

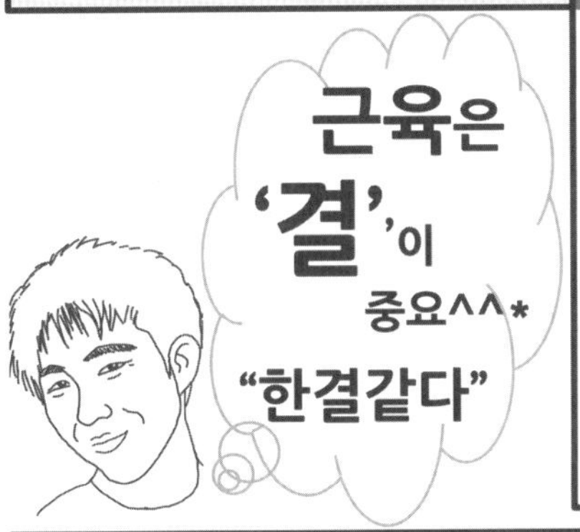

Origin 시작 부위

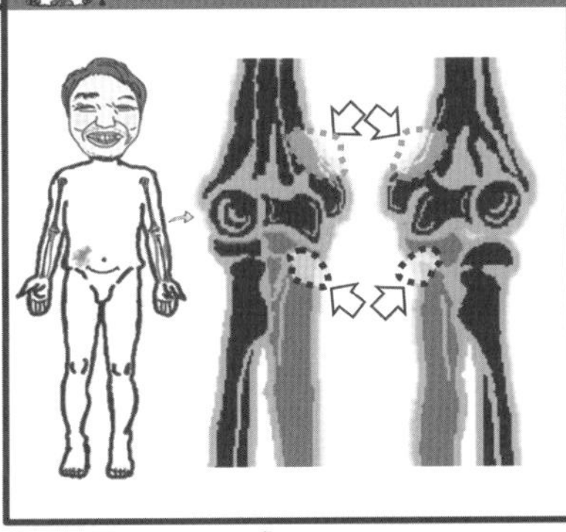

insertion 정지 부위

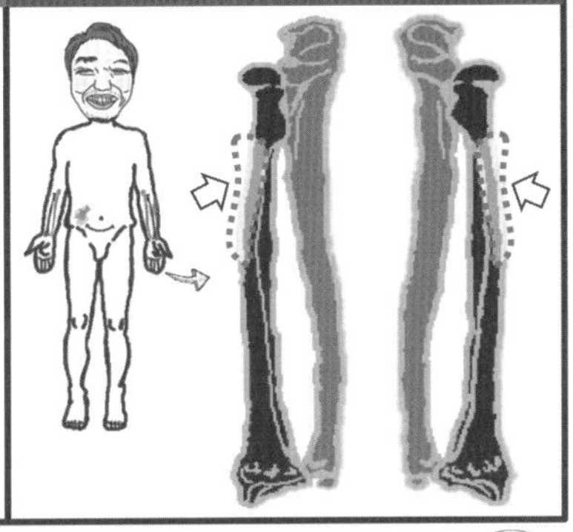

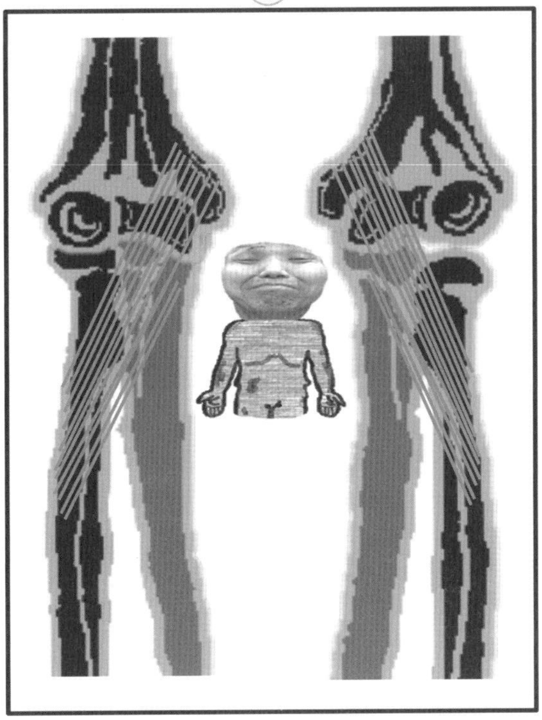

Motion 움직임

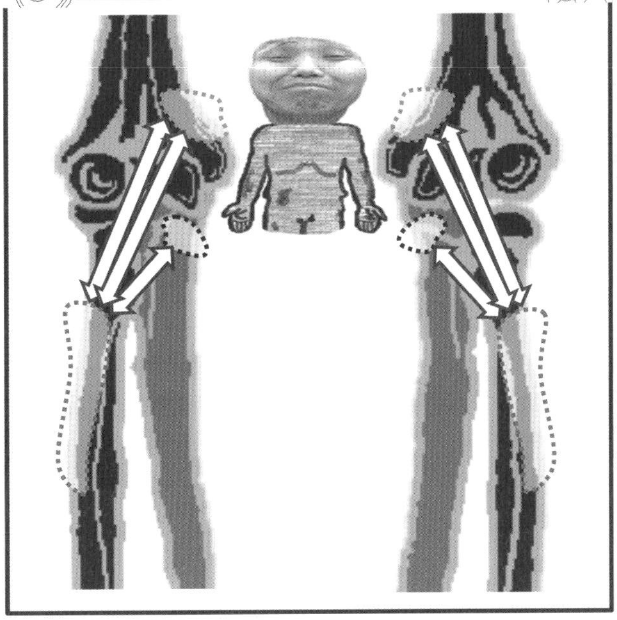

3-89

innervation 신경지배

Median nerve (C8, T1)

Pronator quadratus

모방方 형상형形 돌회回 안내內 힘줄근筋

≒ 네모 엎침근

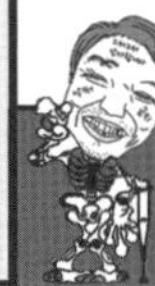

Origin 시작 부위

insertion 정지 부위

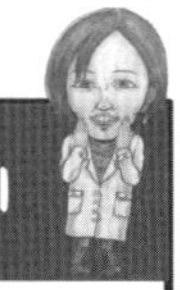

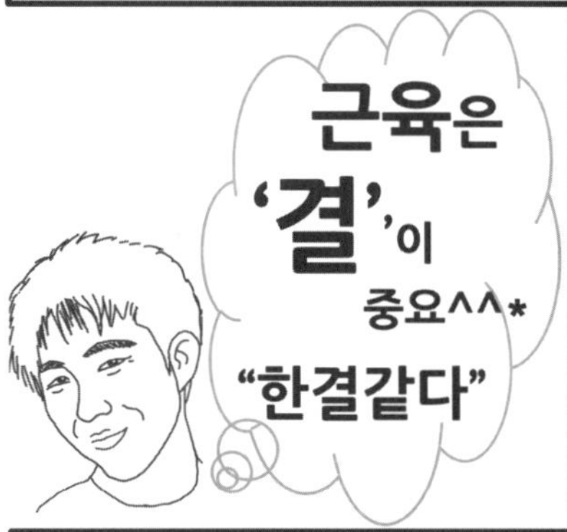

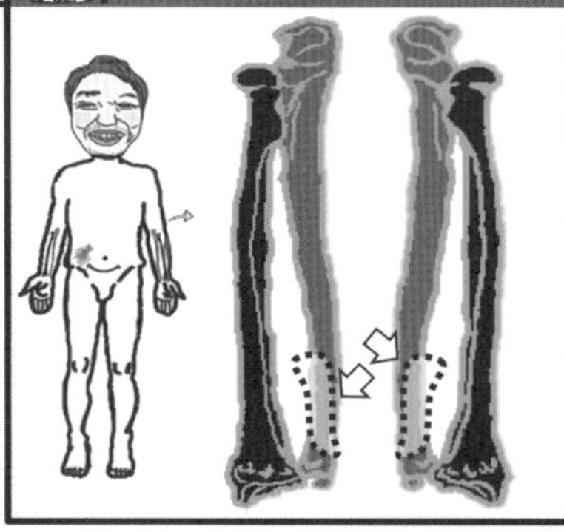

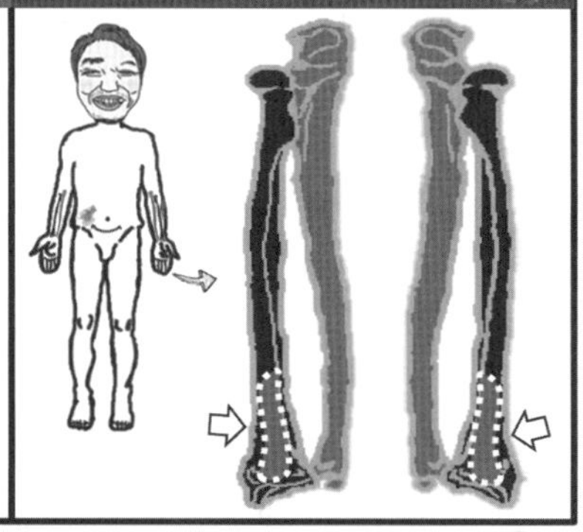

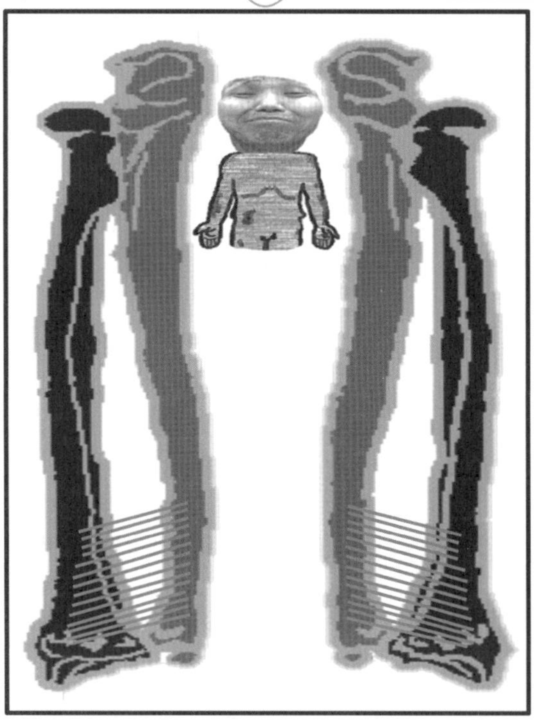

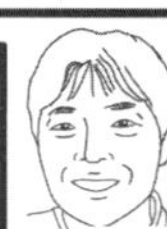

Motion 움직임

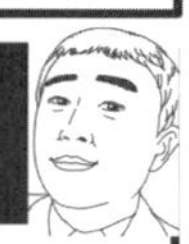

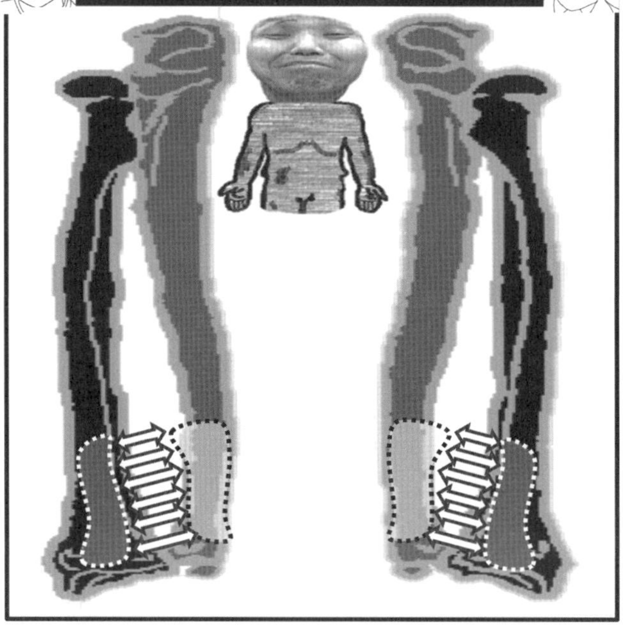

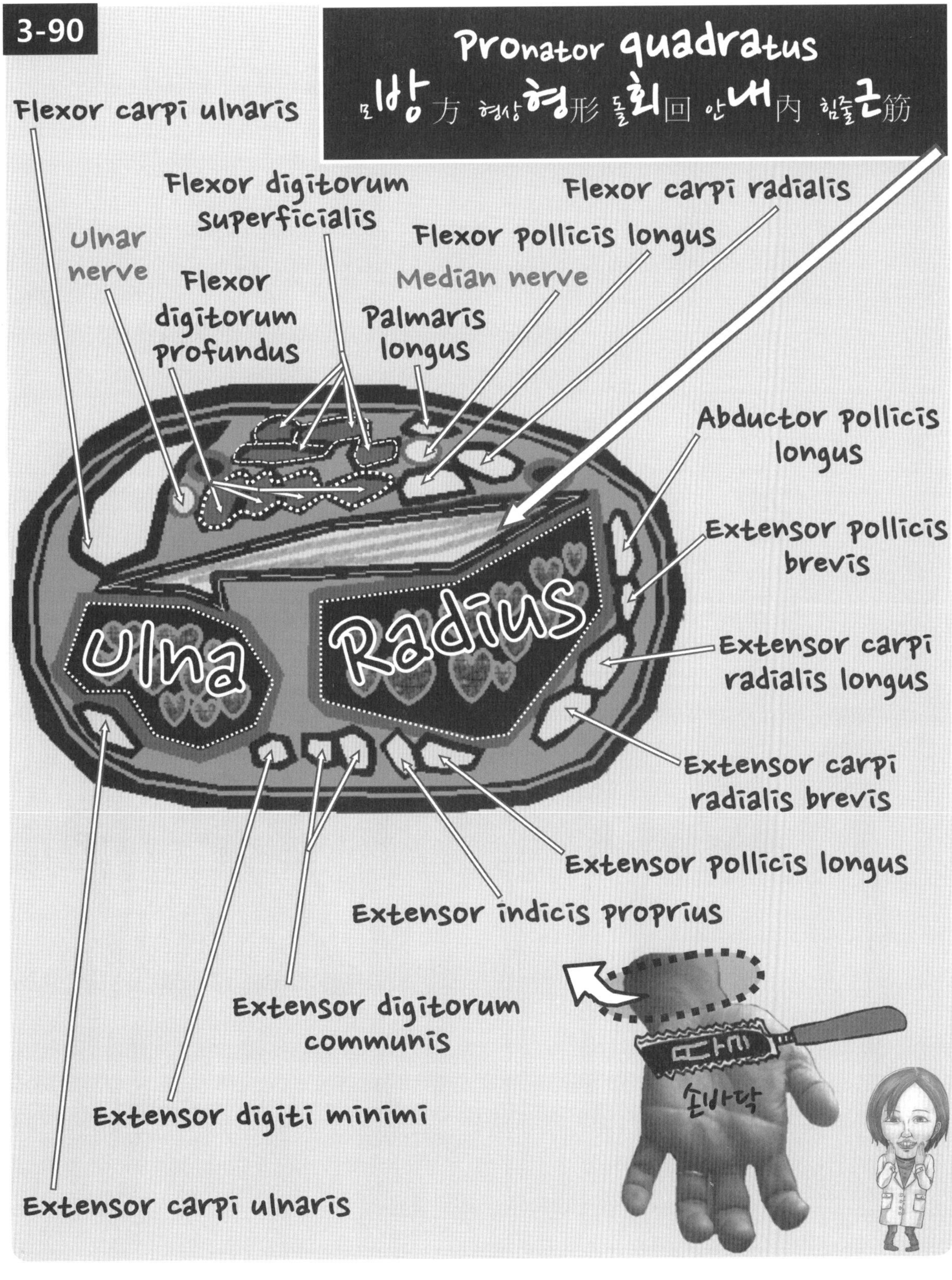
3-90
Pronator quadratus
모방方 형상형形 돌회回 안내內 힘줄근筋
Flexor carpi ulnaris
Flexor digitorum superficialis
Flexor carpi radialis
Flexor pollicis longus
Ulnar nerve
Flexor digitorum profundus
Median nerve
Palmaris longus
Abductor pollicis longus
Extensor pollicis brevis
Ulna
Radius
Extensor carpi radialis longus
Extensor carpi radialis brevis
Extensor pollicis longus
Extensor indicis proprius
Extensor digitorum communis
Extensor digiti minimi
Extensor carpi ulnaris
따끔
손바닥

3-91

Flexor carpi radialis

굽을요橈 곁측側 손수手 힘줄근筋

굽을굴屈 힘줄근筋

≒ 노쪽 손목 굽힘근

innervation 신경지배

Median nerve (C6, C7)

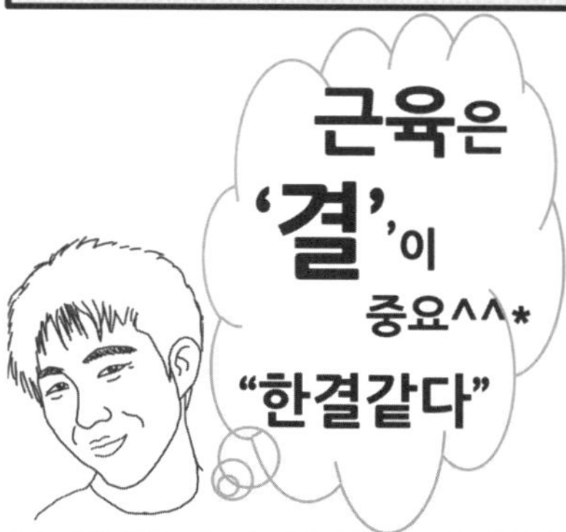

Origin 시작 부위

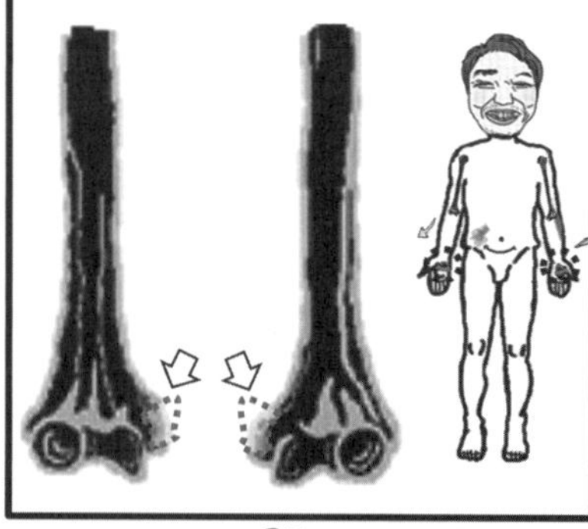

insertion 정지 부위

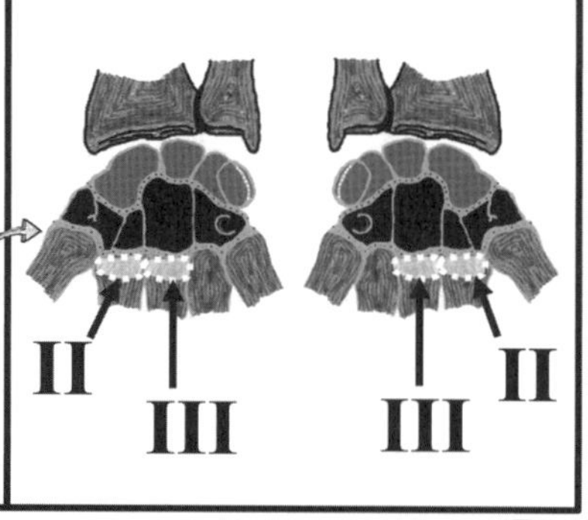

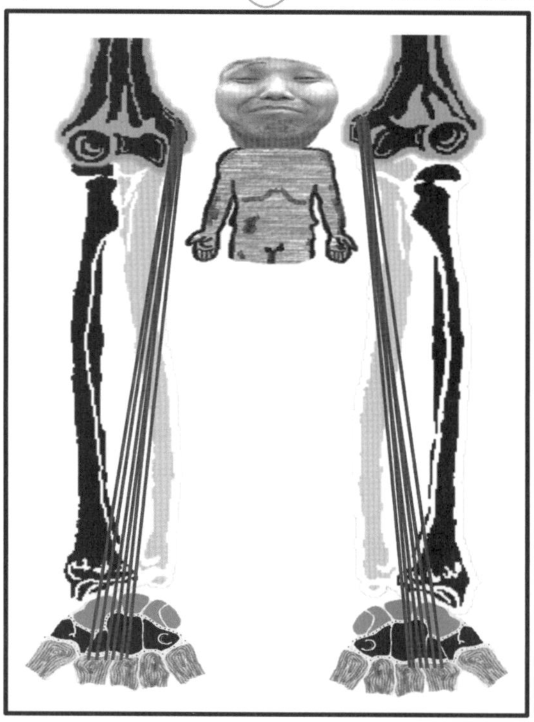

Motion 움직임

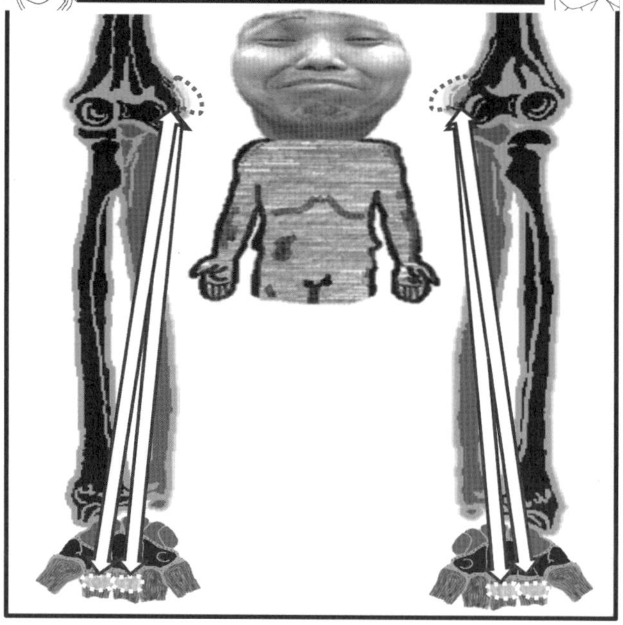

3-92

Flexor carpi ulnaris

자척尺 곁측側 손수手 힘줄근筋
굽을굴屈 힘줄근筋
≒ 자쪽 손목 굽힘근

innervation 신경지배

Ulnar nerve (C8, T1)

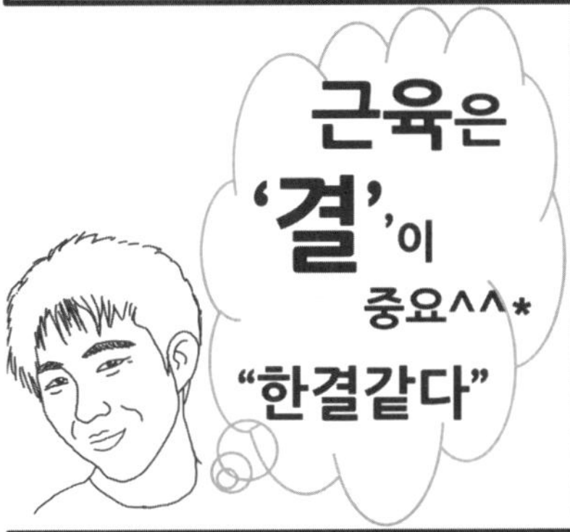

Origin 시작 부위

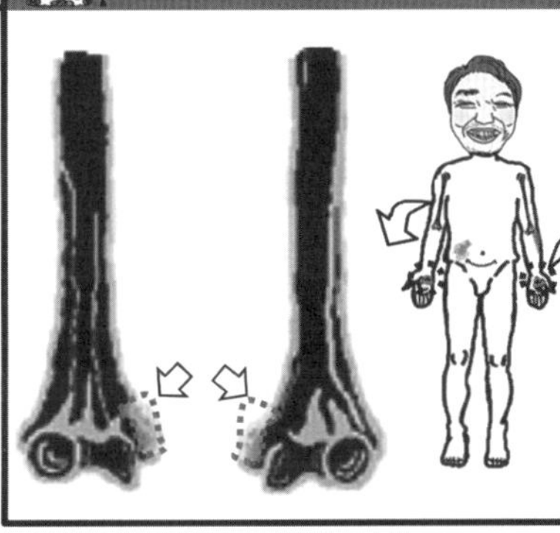

insertion 정지 부위

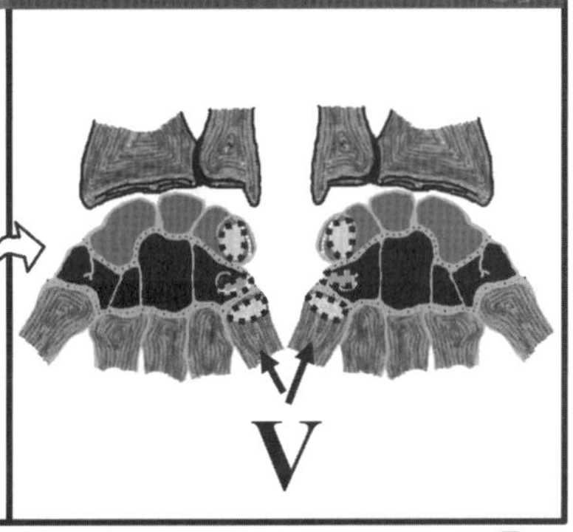

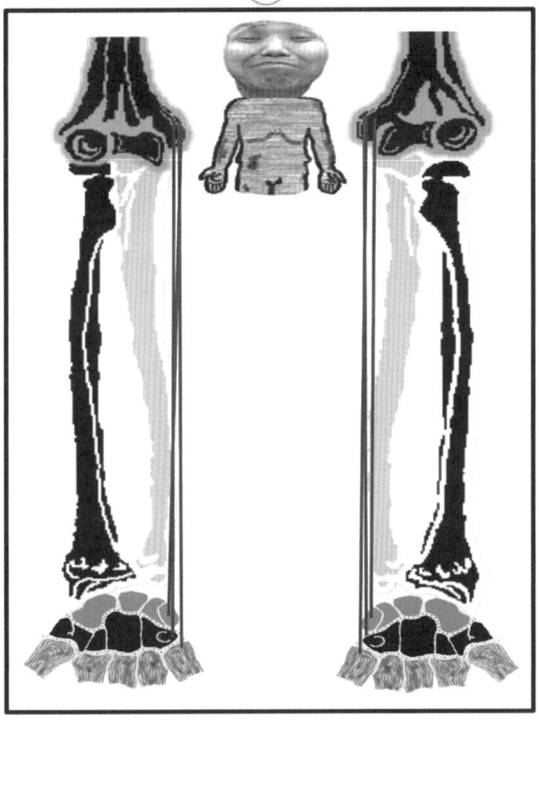

Motion 움직임

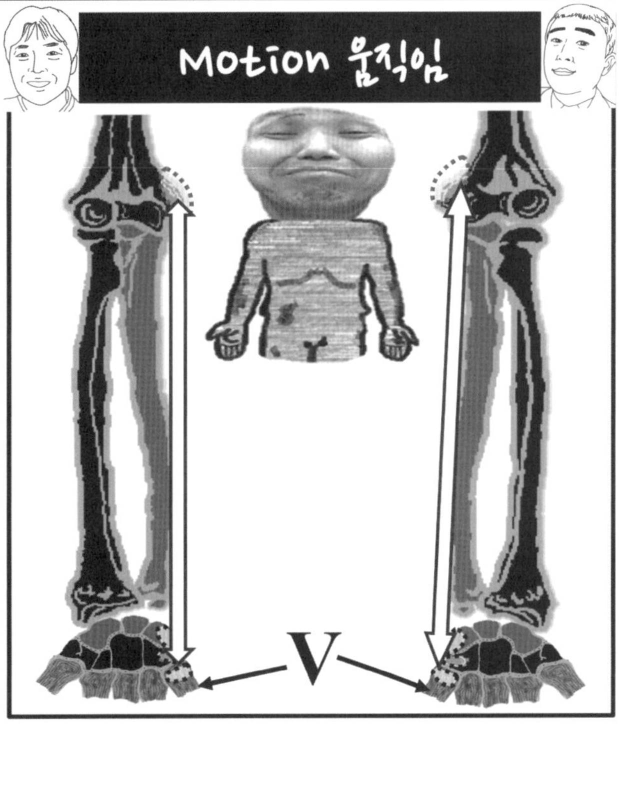

3-93

Flexor digitorum superficialis

얕을 천淺 손가락 지指 굽을 굴屈 힘줄 근筋

≒ 얕은 손가락 굽힘근

innervation 신경지배

Median nerve (C7, C8, T1)

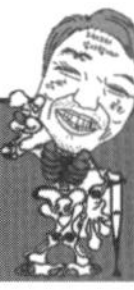

Origin 시작 부위

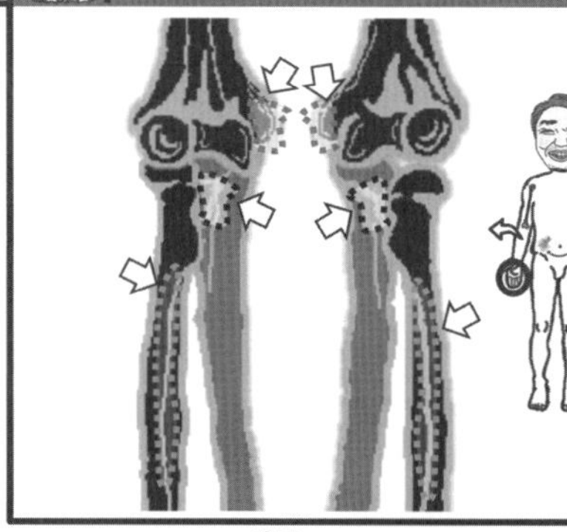

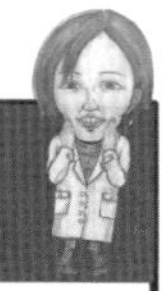

Insertion 정지 부위

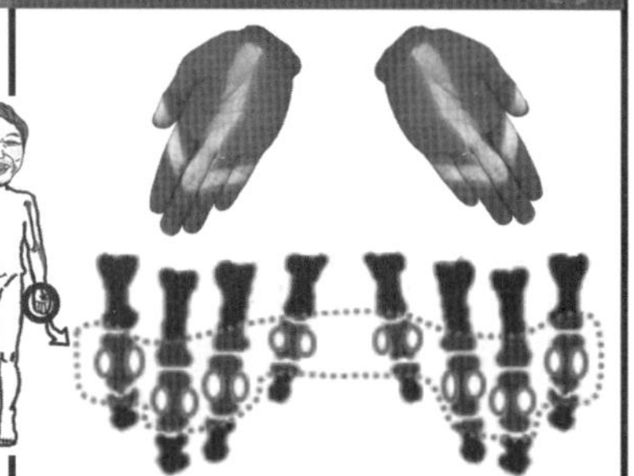

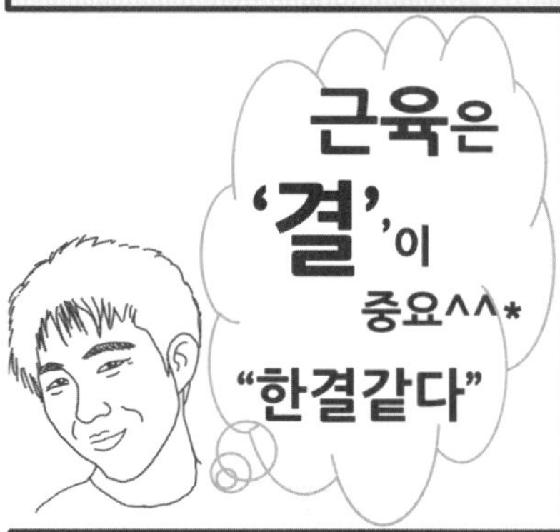

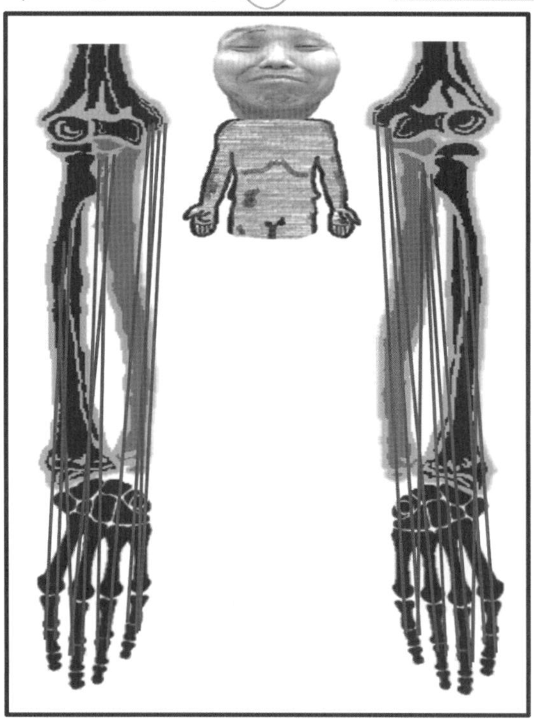

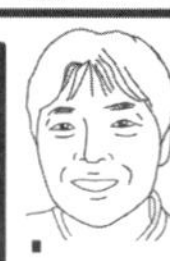

Motion 움직임

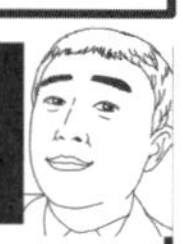

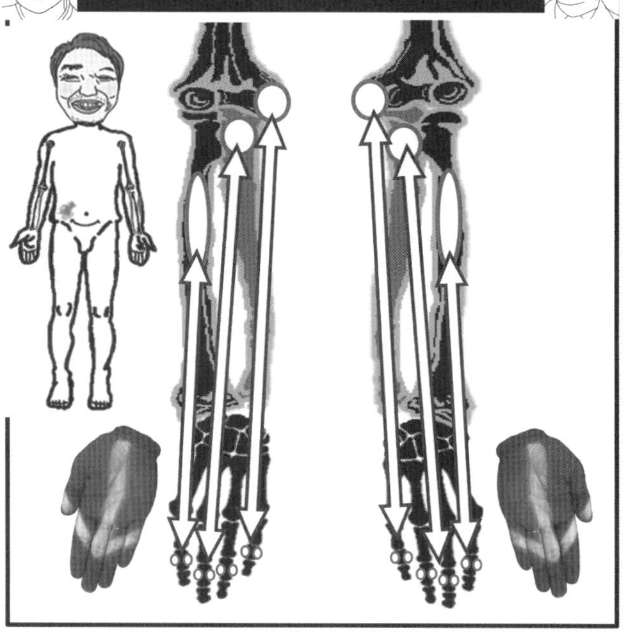

3-94

Flexor digitorum Profundus

깊을 심深 손가락 지指 굽을 굴屈 힘줄 근筋

≒ 깊은 손가락 굽힘근

innervation 신경지배

Ulnar nerve
(C8, T1)

Median nerve
(anterior interosseous branch)
(C8, T1)

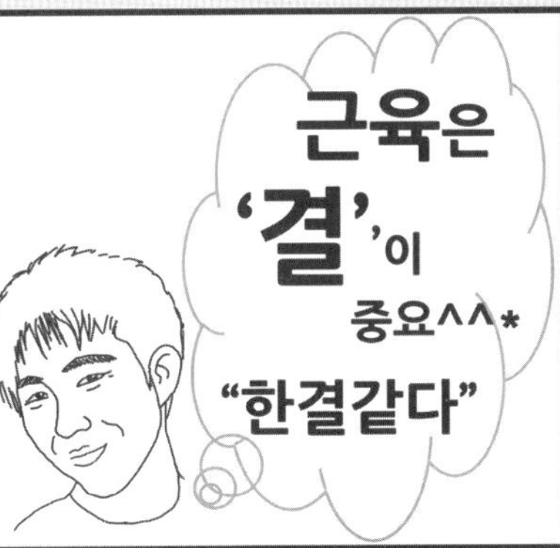

Origin 시작 부위

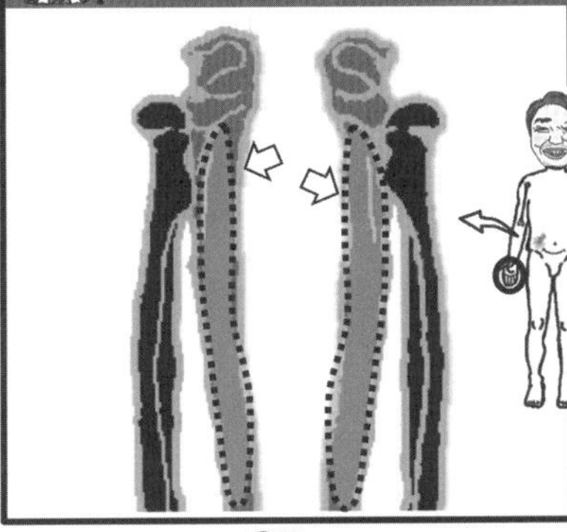

insertion 정지 부위

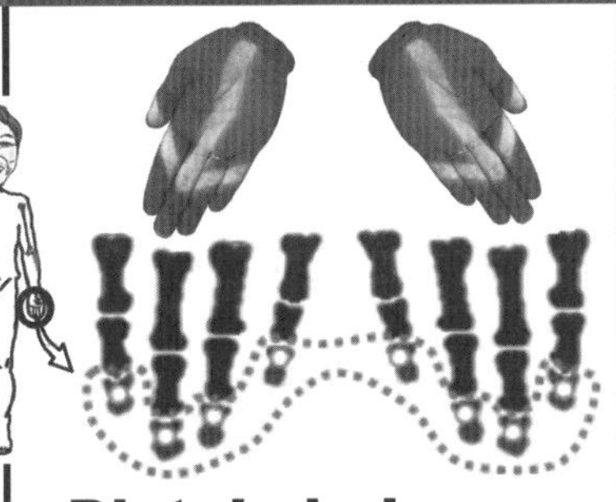

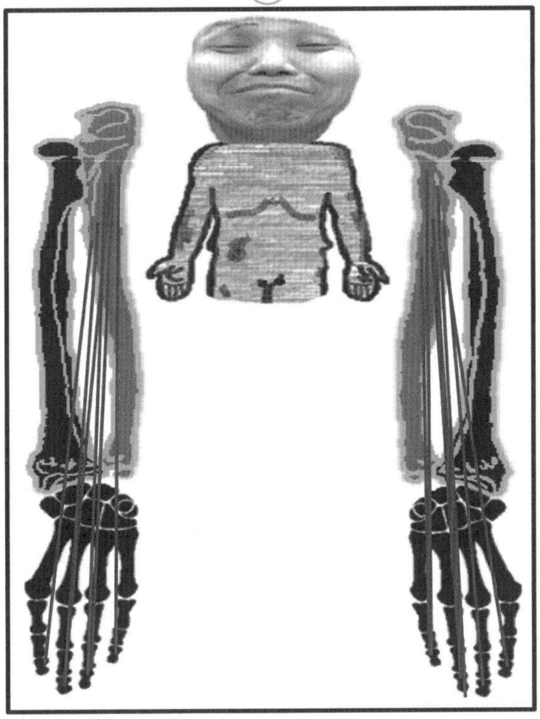

Motion 움직임

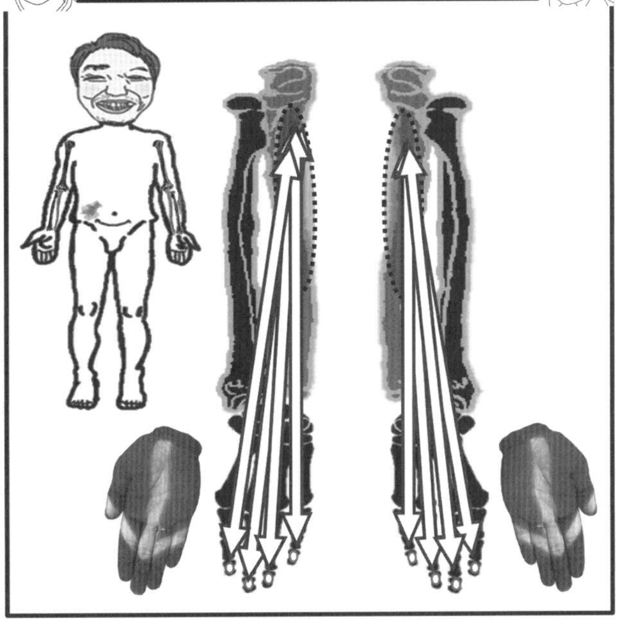

3-95

Flexor digitorum Superficialis & profundus

얕을천淺 손가락지指 / 깊을심深 손가락지指 굽을굴屈 힘줄근筋

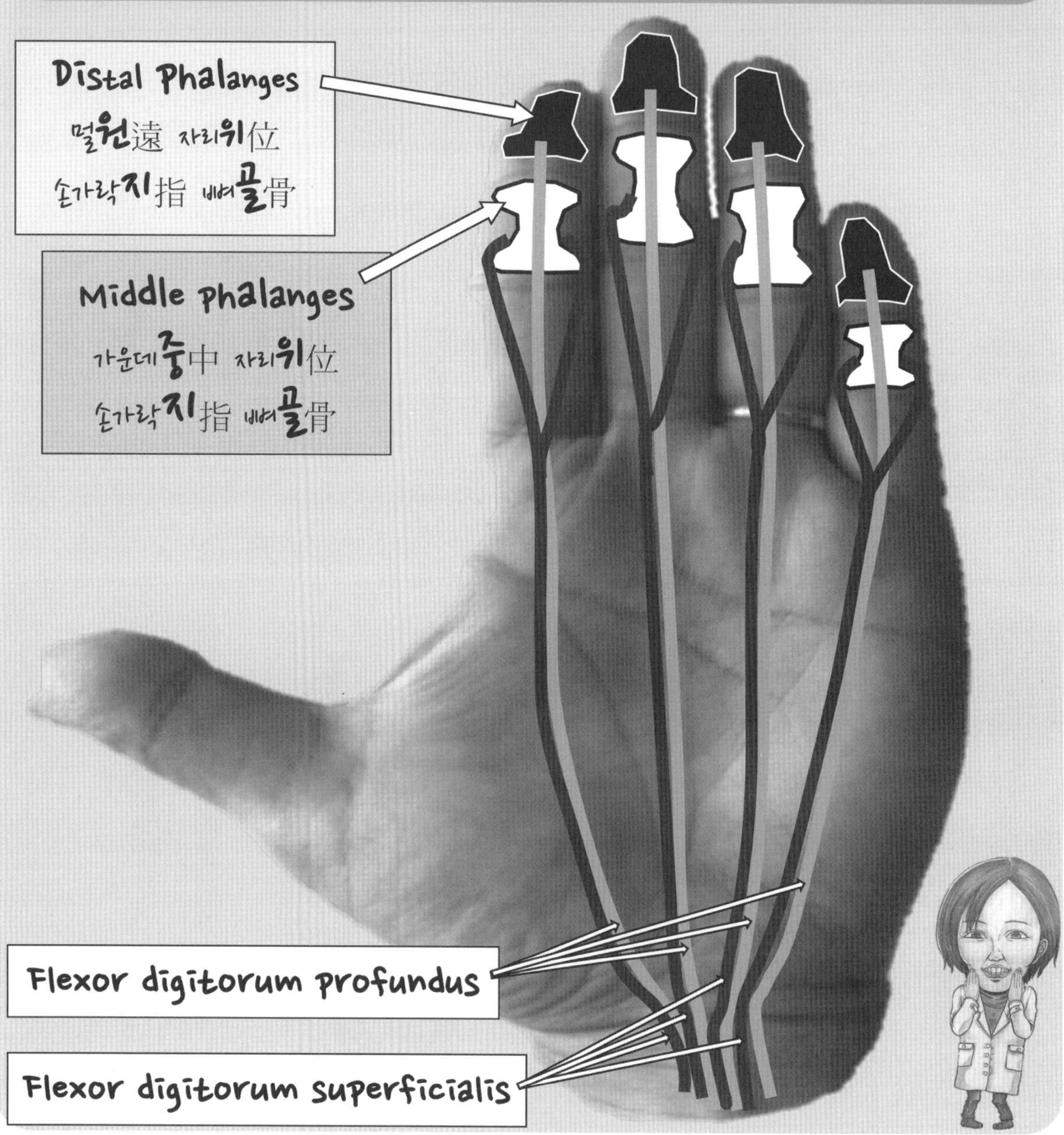

3-96

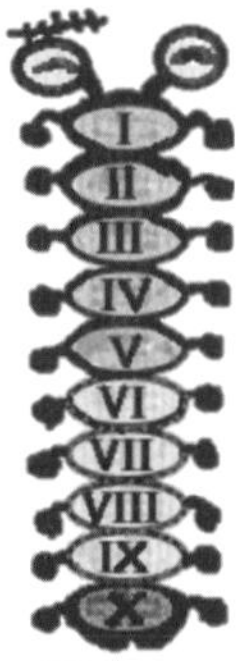

Lumbricals

벌레 충 蟲 모양 양 樣 힘줄 근 筋

≒ 벌레모양근

innervation 신경지배

Median nerve
(1st & 2nd lumbricals)
(C6, C7)

Ulnar nerve
(3rd & 4th lumbricals)
(C8)

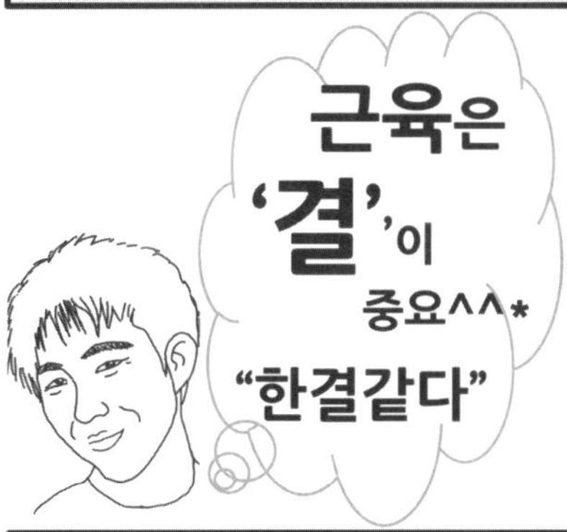

Origin 시작 부위

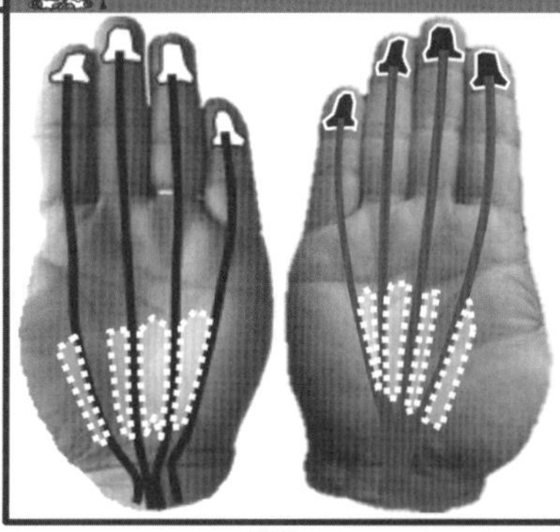

insertion 정지 부위

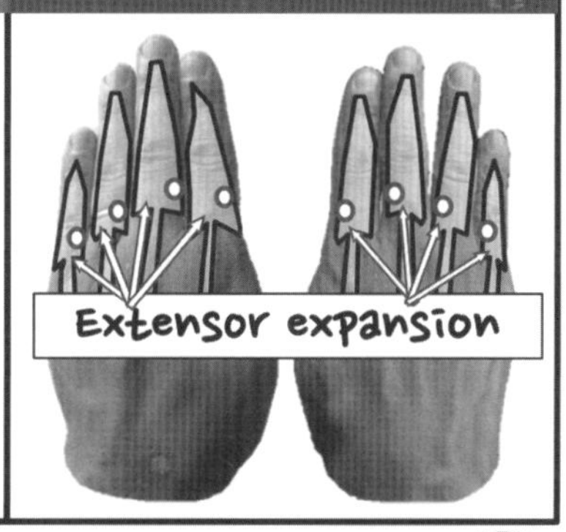

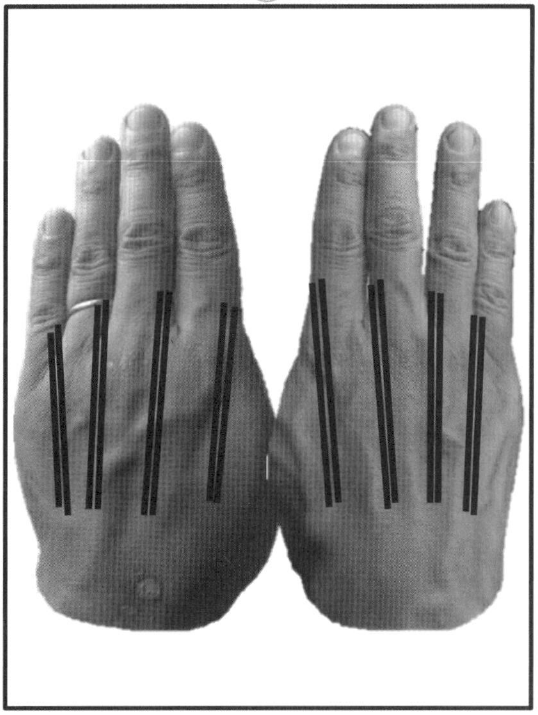

Motion 움직임

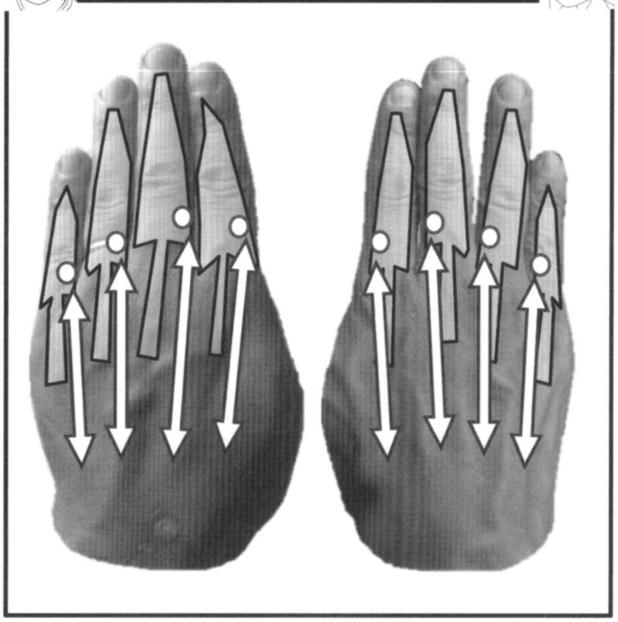

3-97

Lumbricals 벌레충蟲 모양양樣 힘줄근筋

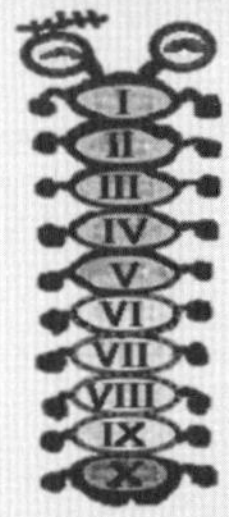

Metacarpophalangeal (MP) joint

가운데중中 손수手 손가락지指 마디절節 빗장관關 마디절節

(→ Flexion, 굽을굴屈 굽을곡曲)

Proximal interphalangeal (PIP) joint

가까울근近 자리위位 손가락지指 마디절節 관절

& **Distal interphalangeal (DIP) joint**

멀원遠 자리위位 손가락지指 마디절節 관절

(→ Extension, 펼신伸 펼전展)

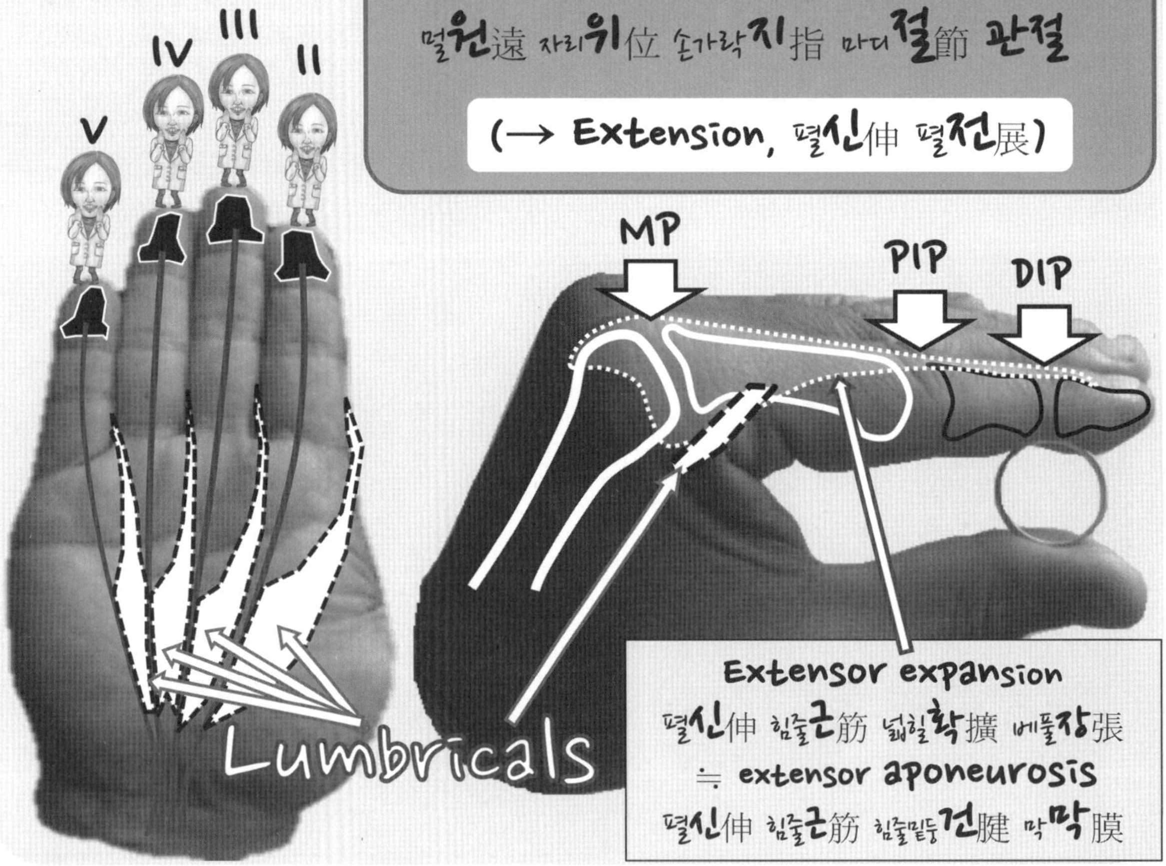

3-98

Triceps brachii (muscle)

위상上 팔뚝완腕 석삼三 머리두頭 힘줄근筋

≒ 위팔 세 갈래근

innervation 신경지배

Radial nerve (C6, C7, C8)

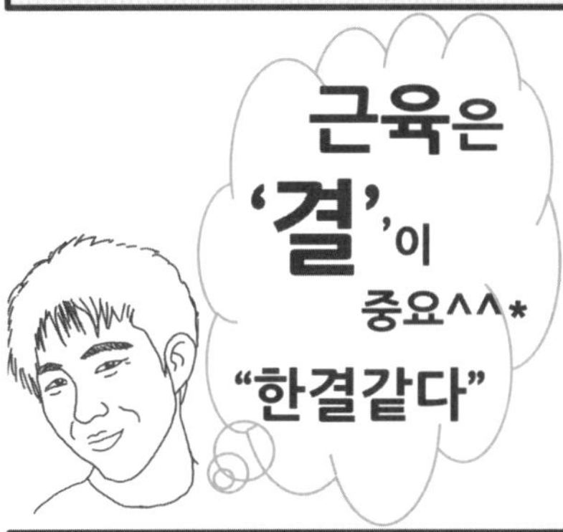

Origin 시작 부위

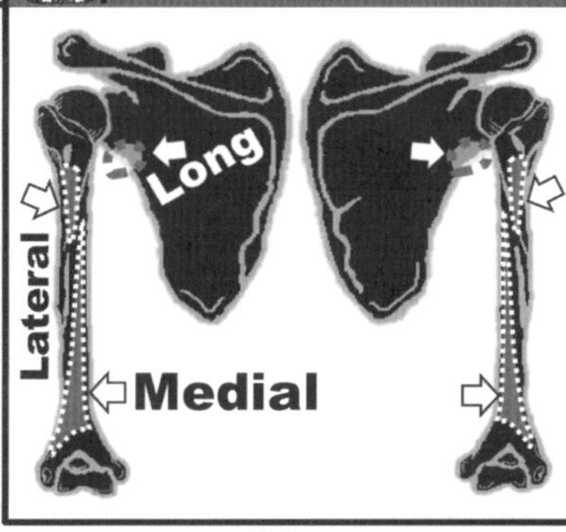

insertion 정지 부위

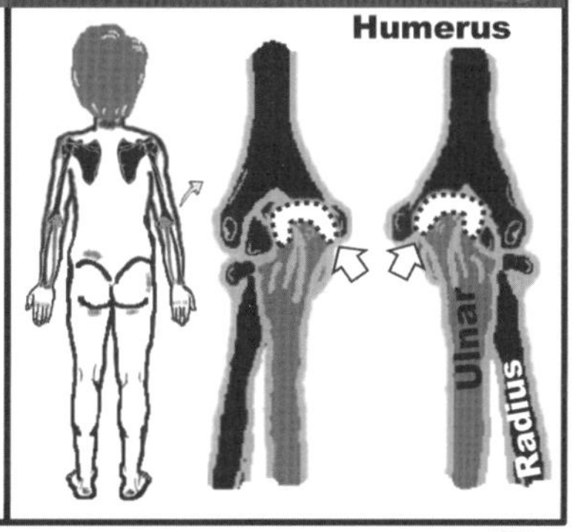

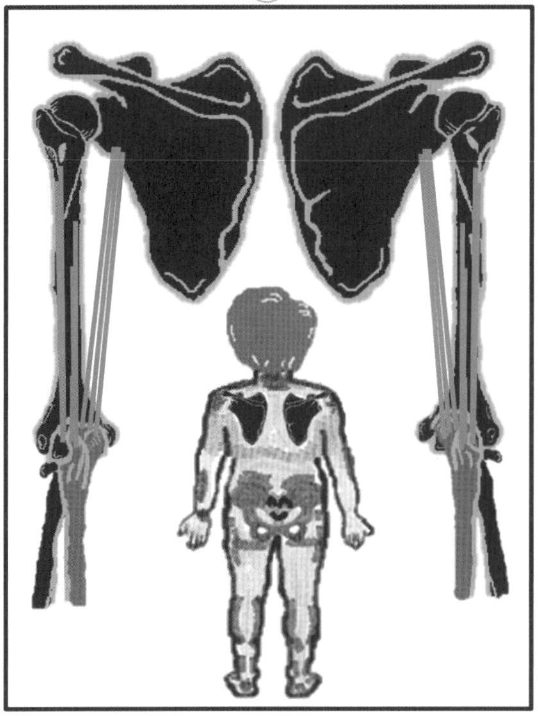

Motion 움직임

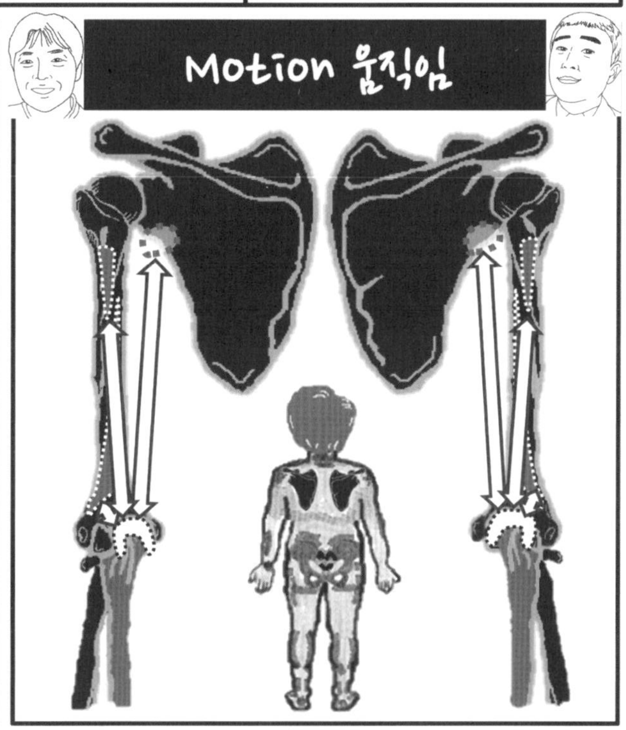

3-99

Supinator

돌회回 바깥외外 힘줄근筋

≒ 손뒤침근

innervation 신경지배

Radial nerve (C5, C6)

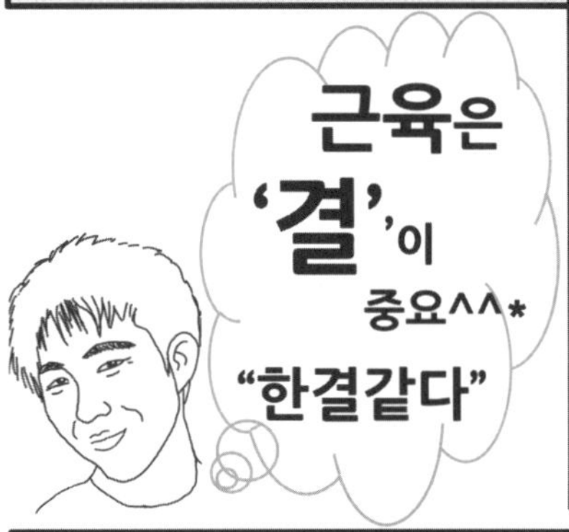

Origin 시작 부위

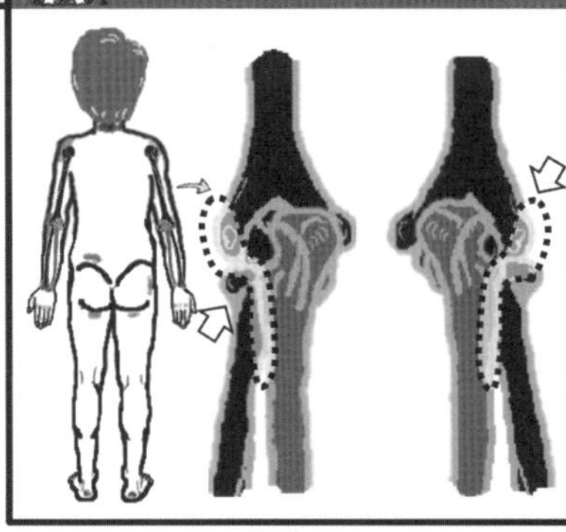

insertion 정지 부위

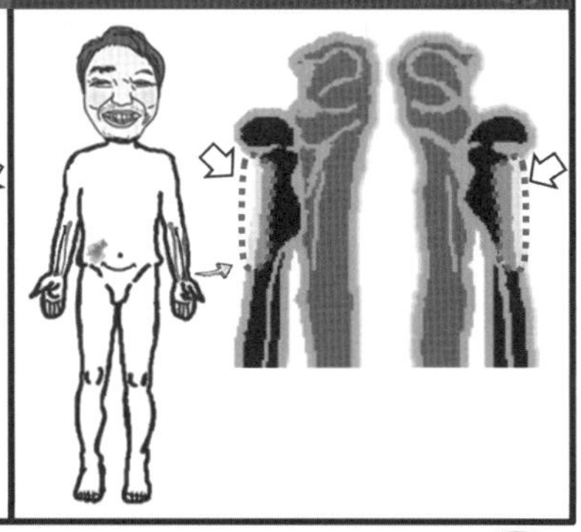

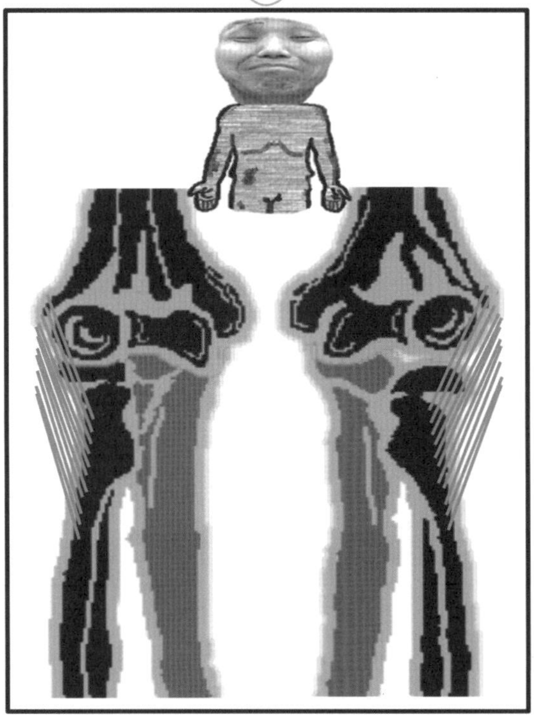

Motion 움직임

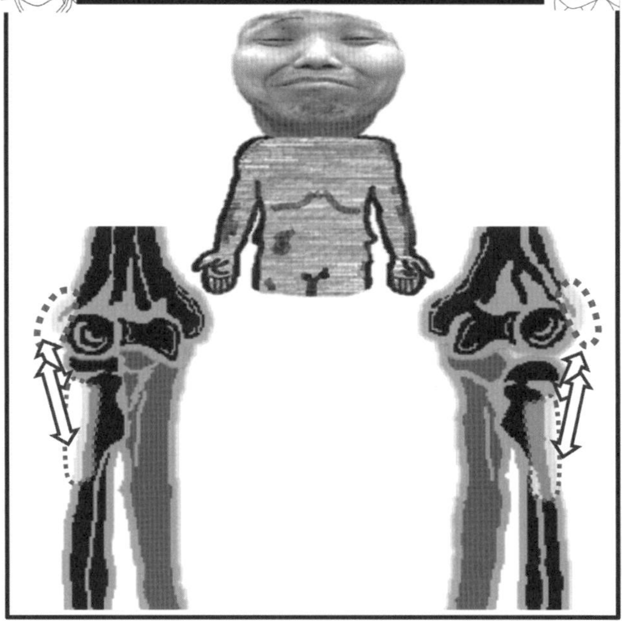

Extensor Carpi radialis longus

3-100

긴**장**長 굽을**요**橈 곁**측**側

손**수**手 힘줄**근**筋 펼**신**伸 힘줄**근**筋

≒ 긴 노쪽 손목 폄근

innervation 신경지배

Radial nerve (C6, C7)

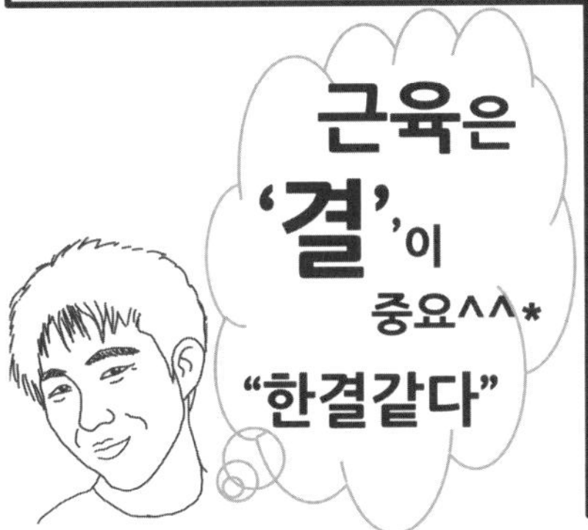

origin 시작 부위 | **insertion 정지 부위**

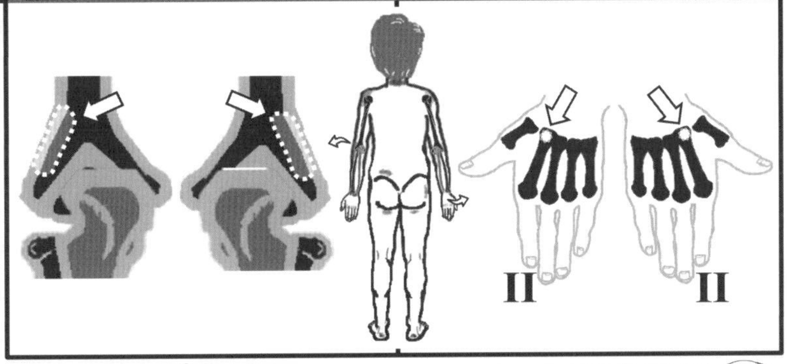

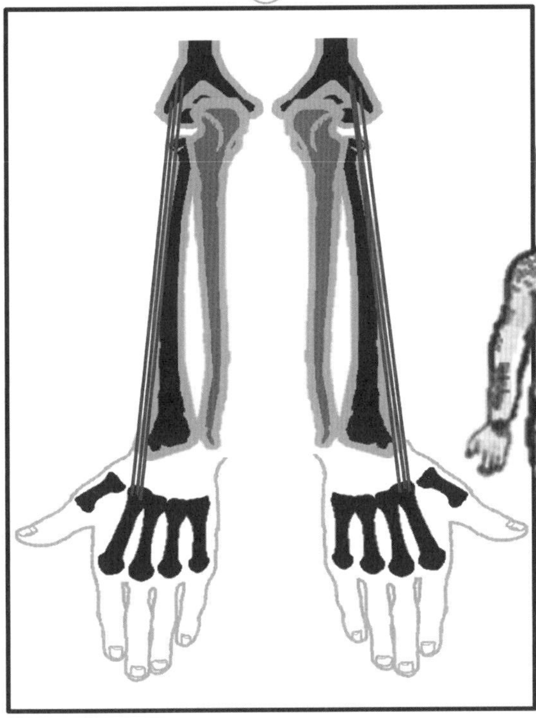

Motion 움직임

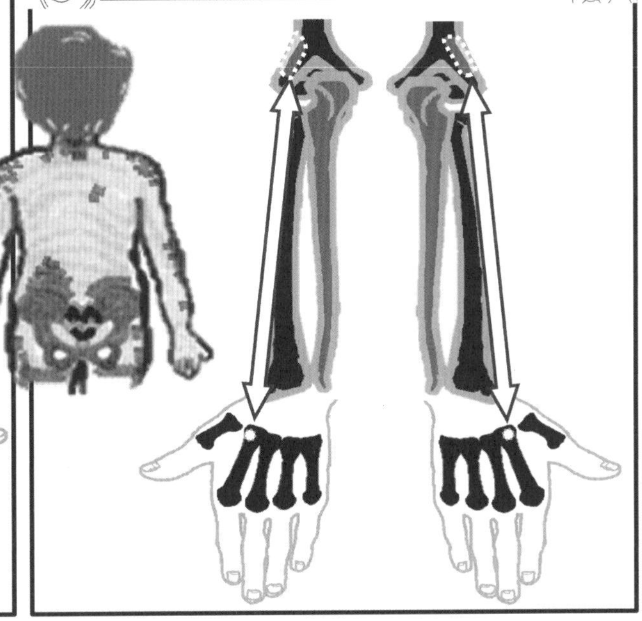

innervation 신경지배

Radial nerve (C6, C7)

Extensor Carpi radialis brevis

3-101

짧을 단短 굽을 요橈 곁 측側

손 수手 힘줄 근筋 펼 신伸 힘줄 근筋

≒ 짧은 노쪽 손목 폄근

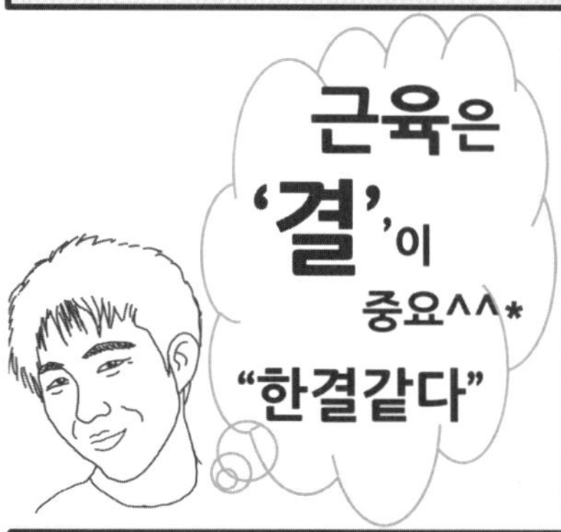

origin 시작 부위 | **insertion 정지 부위**

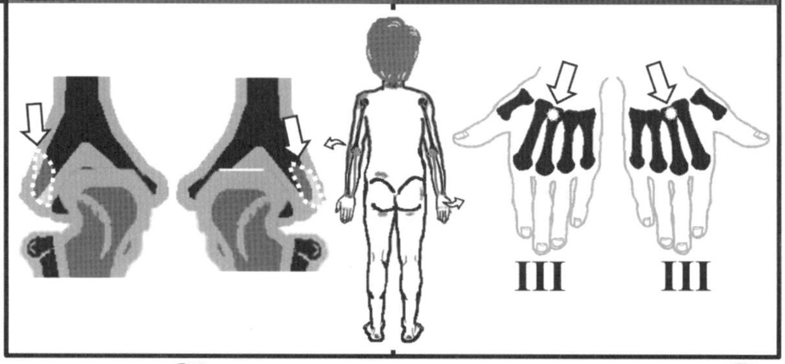

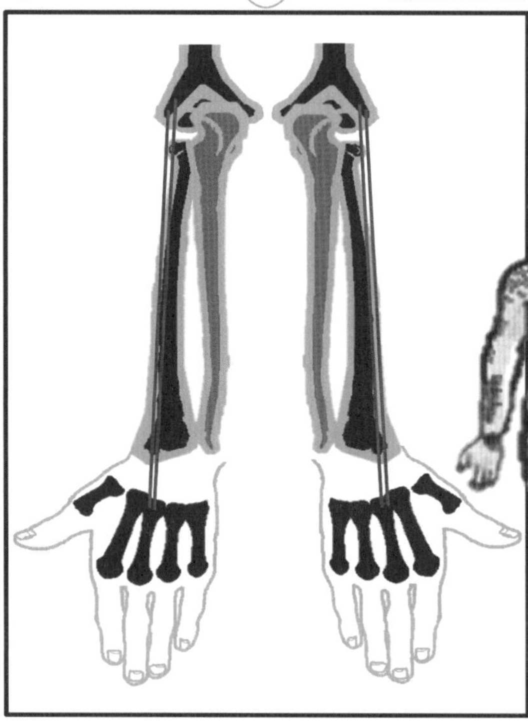

Motion 움직임

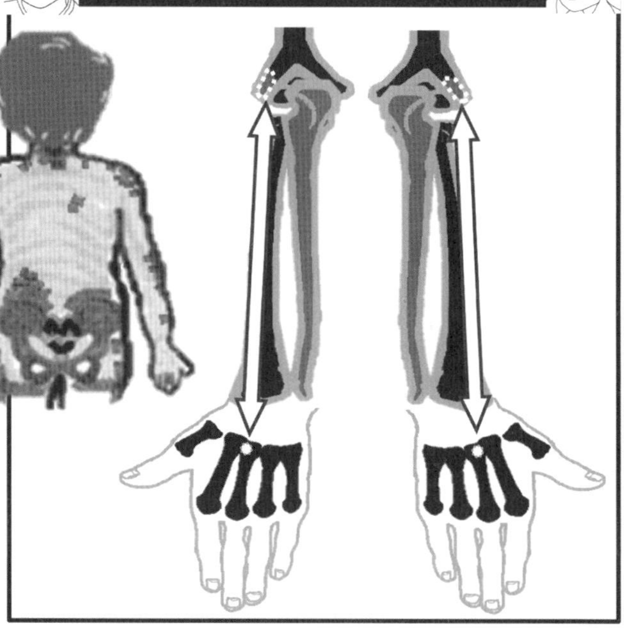

3-102

Extensor Carpi ulnaris

자척尺 곁측側 손수手 힘줄근筋
펼신伸 힘줄근筋

≒ 자쪽 손목 폄근

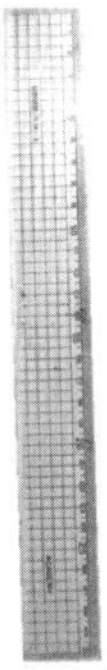

innervation 신경지배

Deep radial nerve (C6, C7, C8)

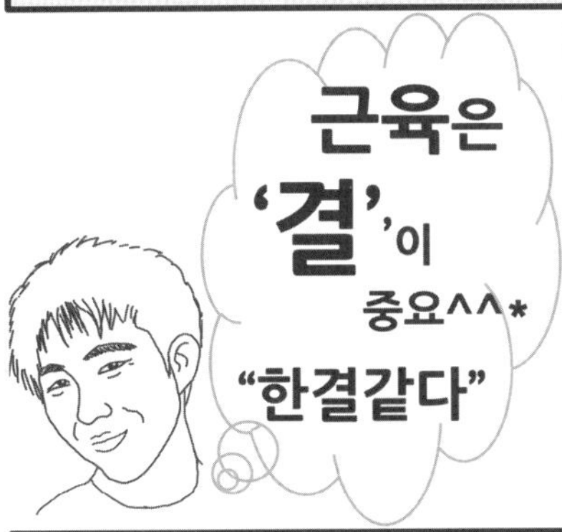

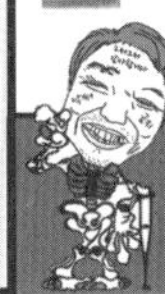

Origin 시작 부위 | **insertion 정지 부위**

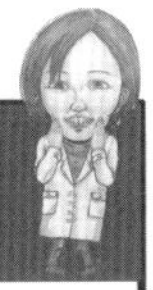

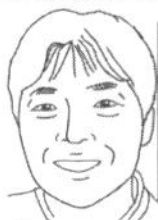

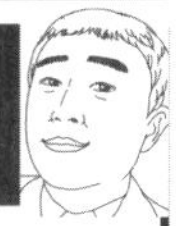

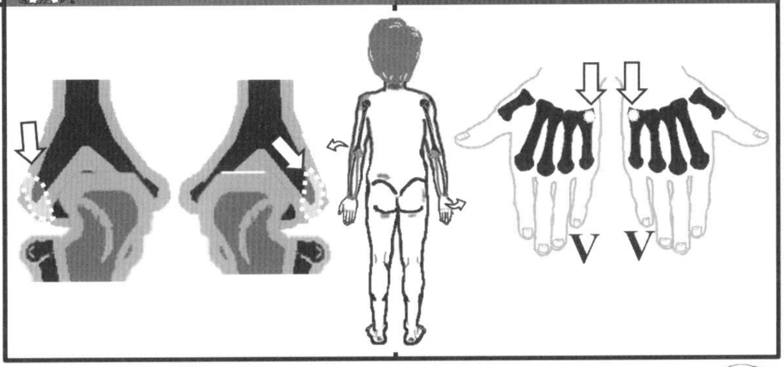

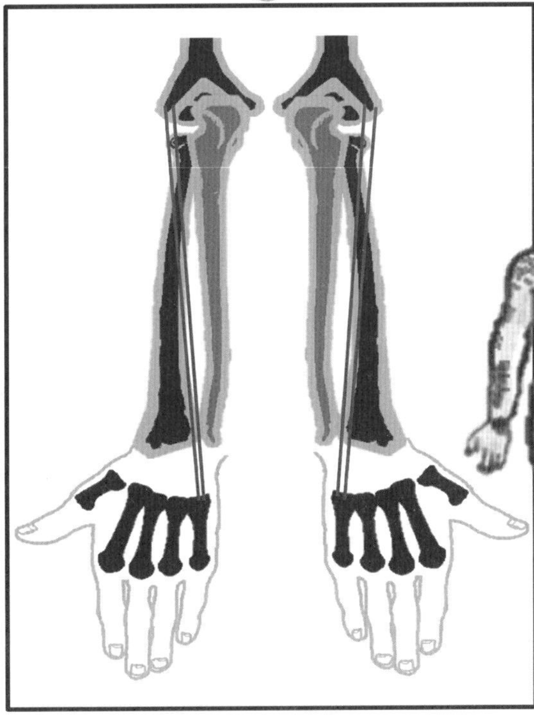

Motion 움직임

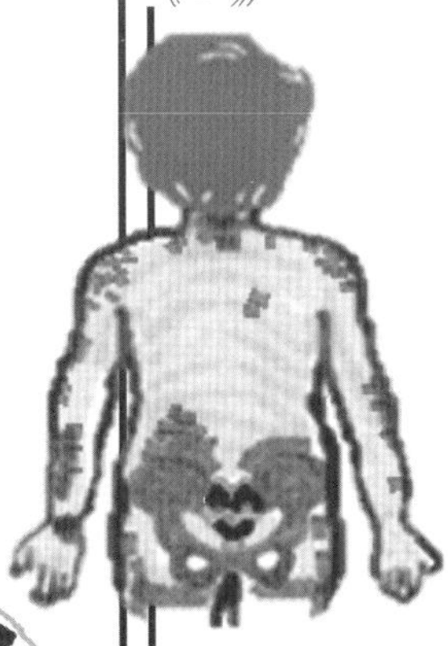

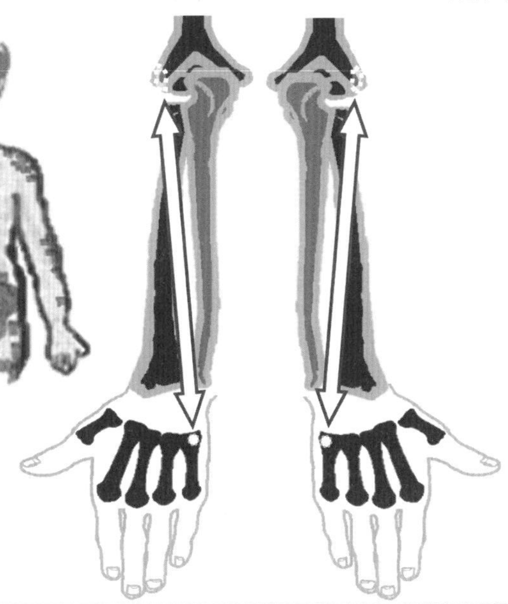

3-103

Extensor digitorum

손가락 지指 펼신伸 힘줄근筋

≒ 손가락 폄근

innervation 신경지배

Deep radial nerve (C6, C7, C8)

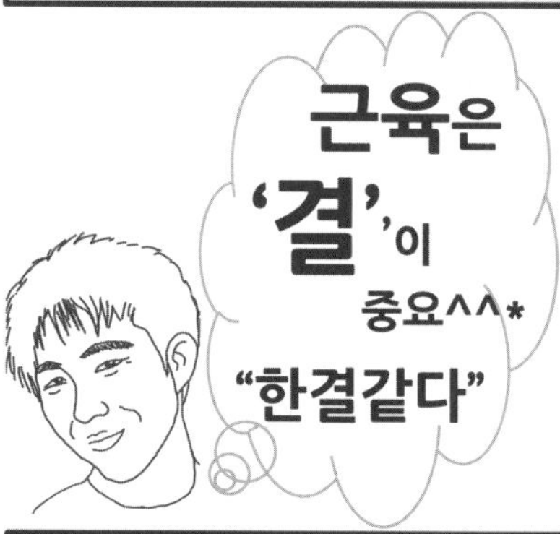

Origin 시작 부위

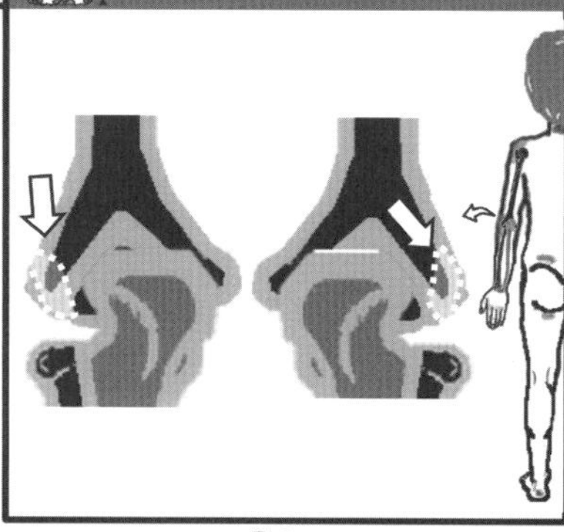

insertion 정지 부위

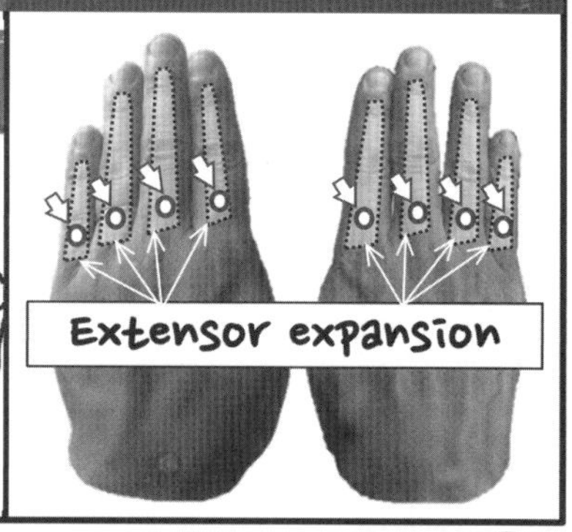

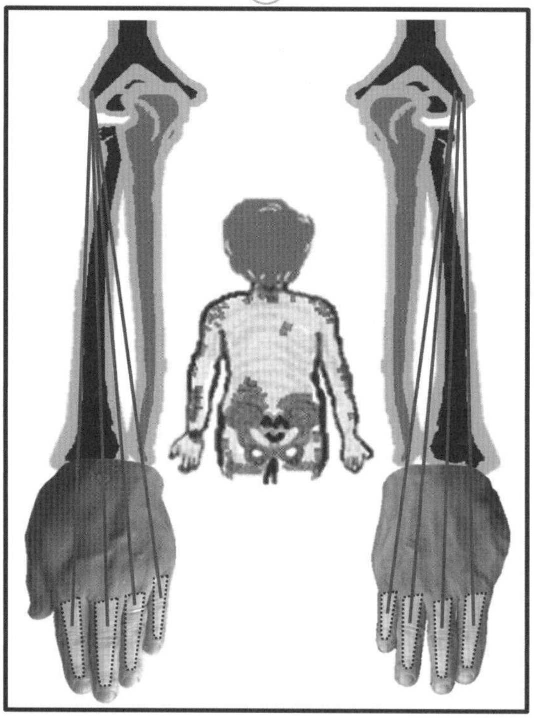

Motion 움직임

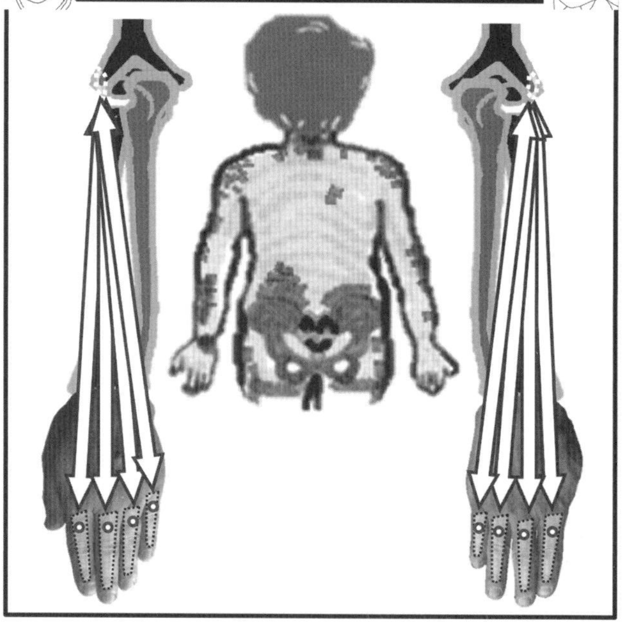

3-104

Extensor digiti minimi

작을 소小 손가락 지指 펼 신伸 힘줄 근筋

≒ 새끼 폄근

innervation 신경지배

Deep radial nerve (C6, C7, C8)

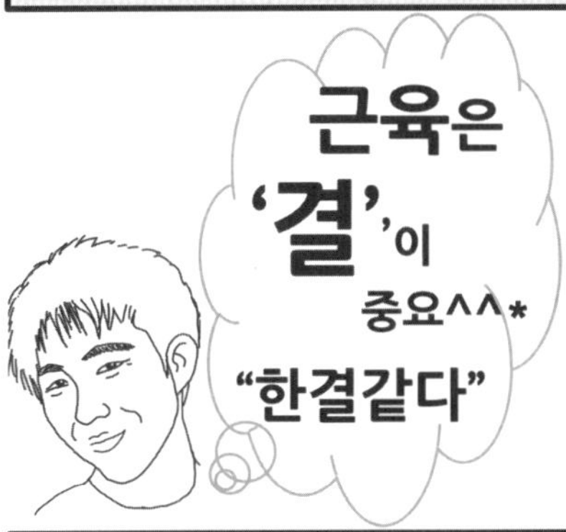

origin 시작 부위

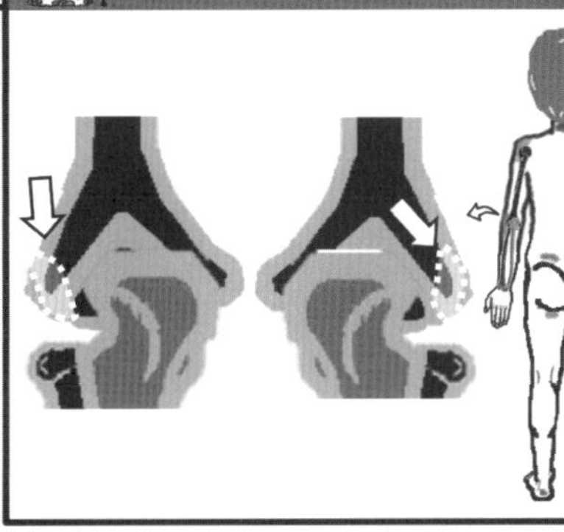

insertion 정지 부위

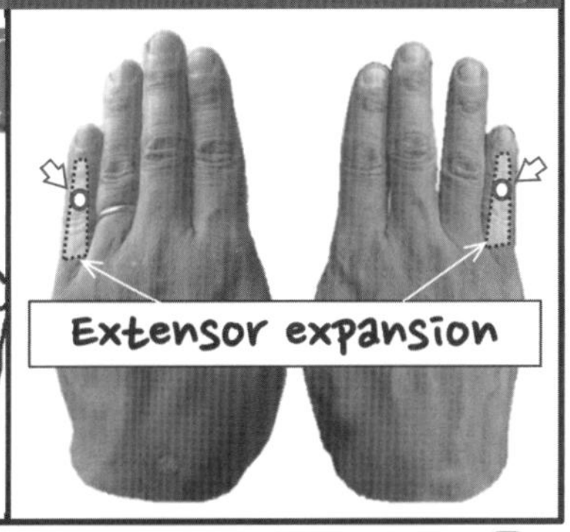

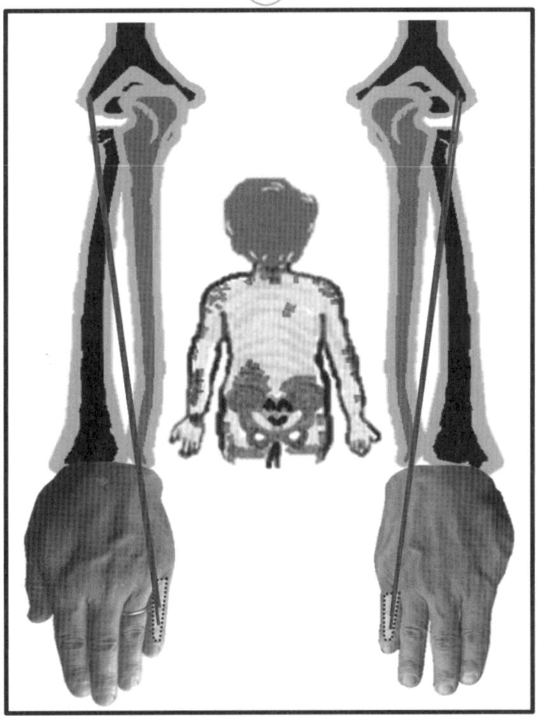

Motion 움직임

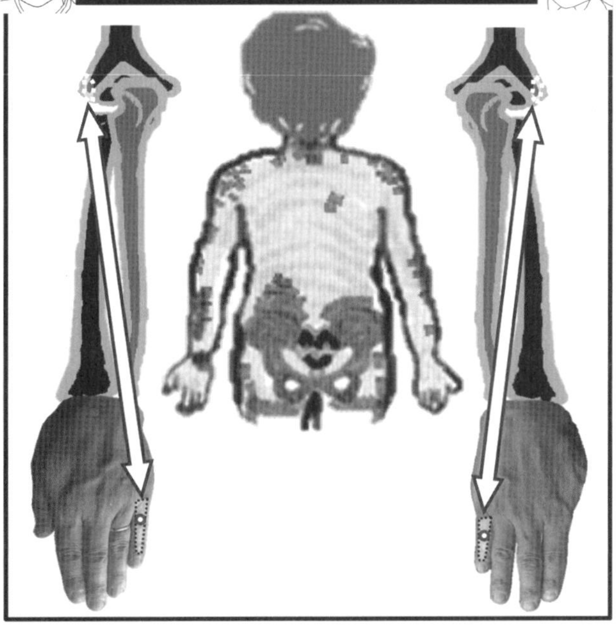

3-105

Extensor indicis

보일 시 示 손가락 지 指 펼 신 伸 힘줄 근 筋

≒ 집게 폄근

innervation 신경지배

Deep radial nerve (C6, C7, C8)

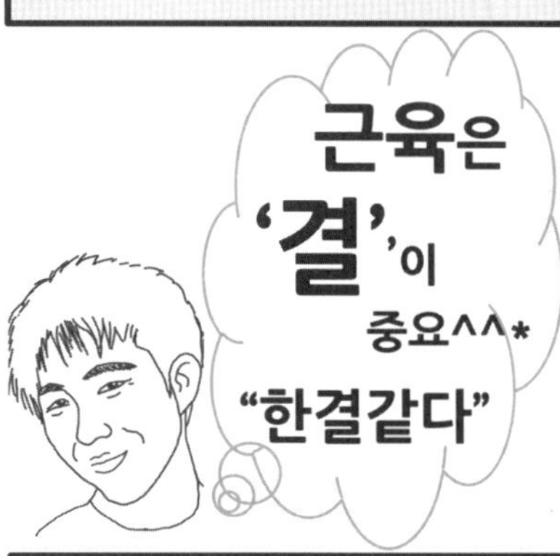

Origin 시작 부위

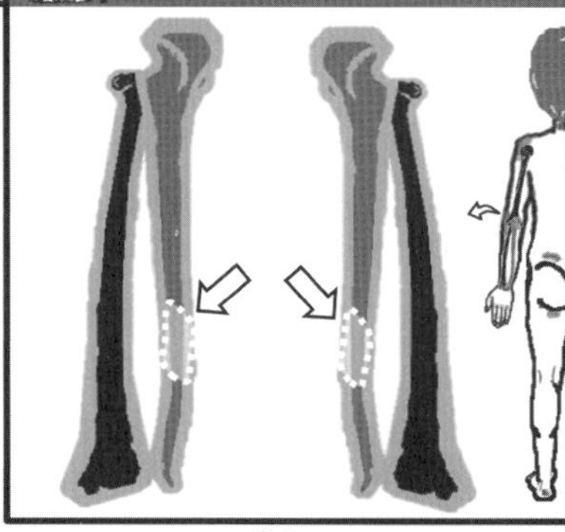

insertion 정지 부위

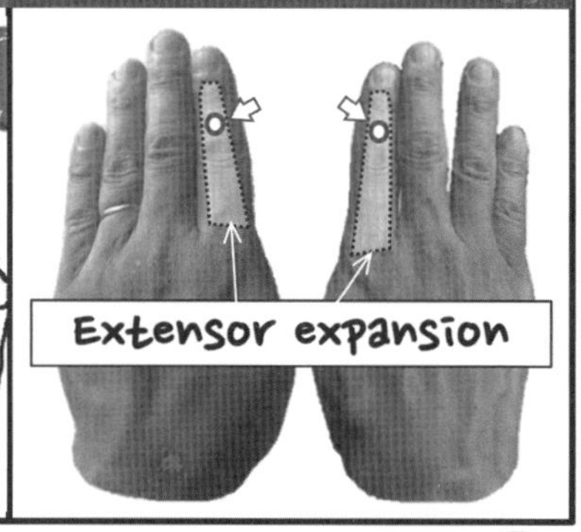

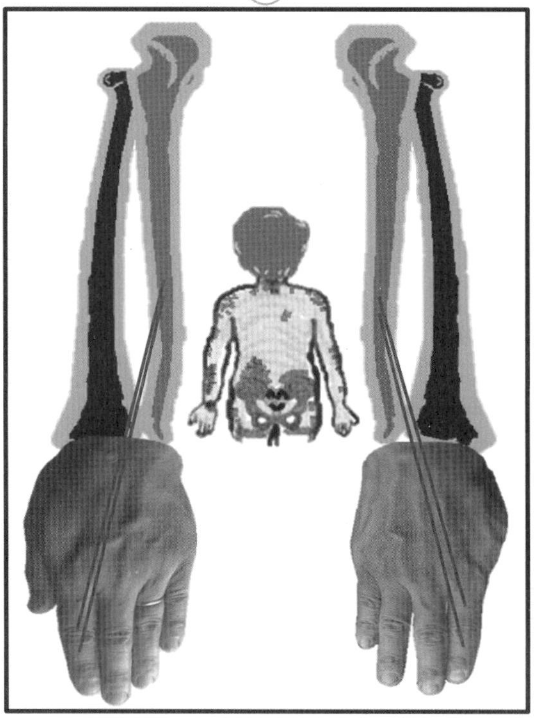

Motion 움직임

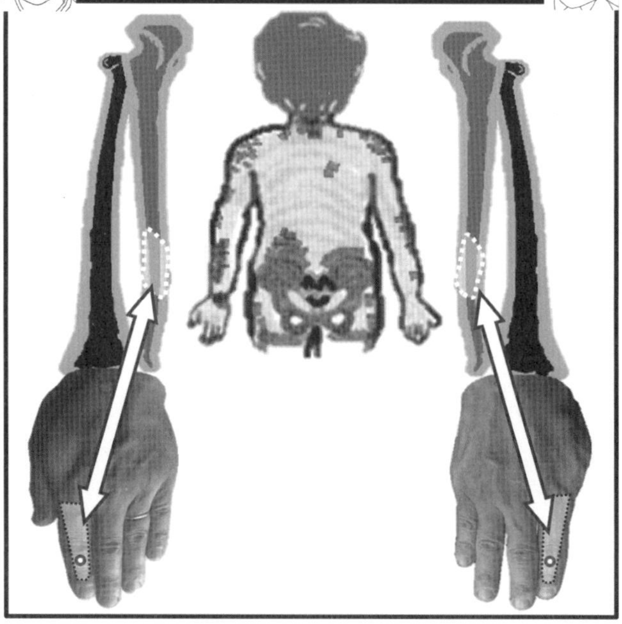

3-106

Dorsal interossei

등배背 곁측側 뼈골骨 사이간間 힘줄근筋

≒ 등쪽뼈사이근

innervation 신경지배

Ulnar nerve (C8, T1)

근육은 '결'이 중요^^* "한결같다"

origin 시작 부위

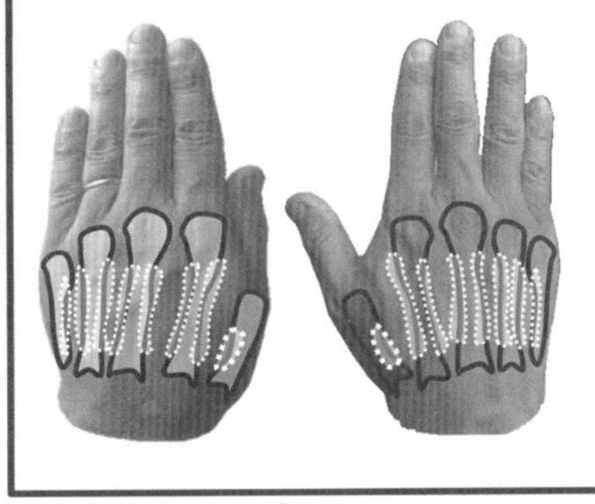

insertion 정지 부위

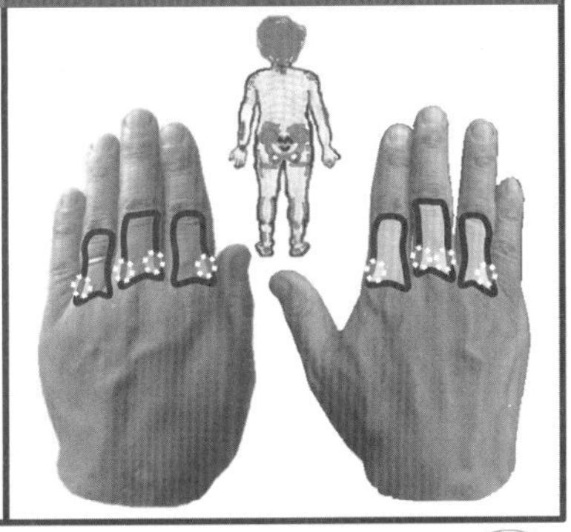

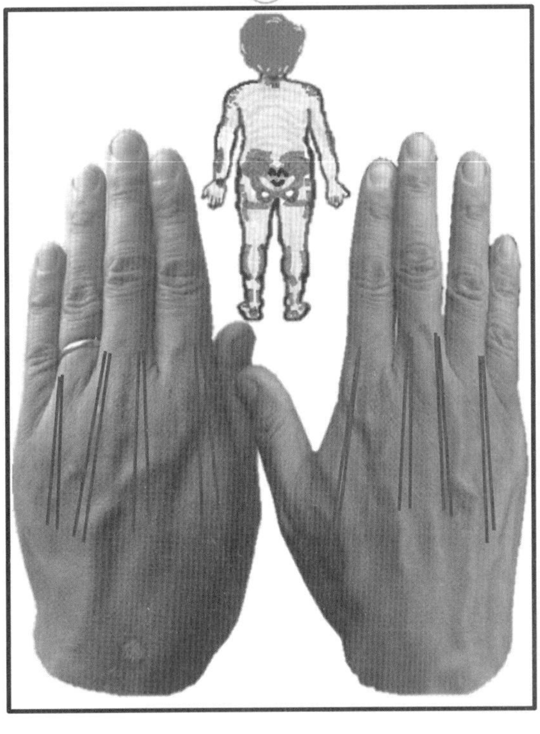

Motion 움직임

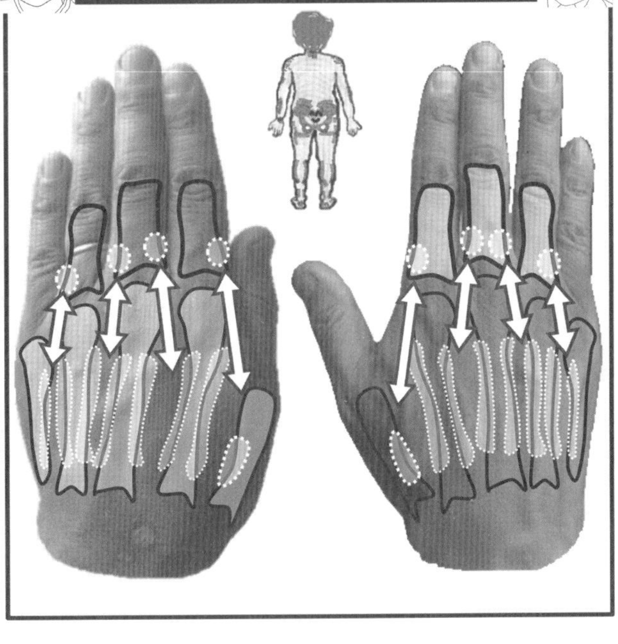

3-107

Palmar interossei

손바닥 장掌 곁 측側
뼈 골骨 사이 간間 힘줄 근筋
≒ 바닥쪽뼈사이근

innervation 신경지배

Ulnar nerve (C8, T1)

근육은 '결'이 중요^^* "한결같다"

origin 시작 부위

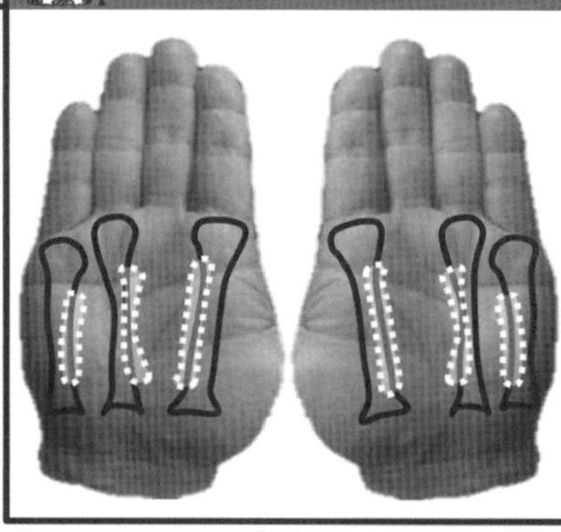

insertion 정지 부위

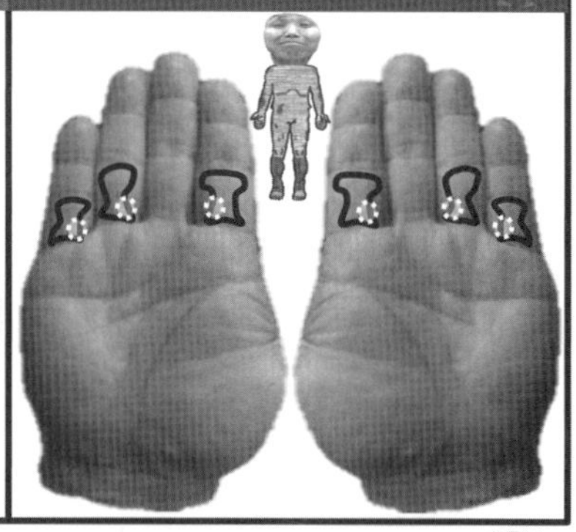

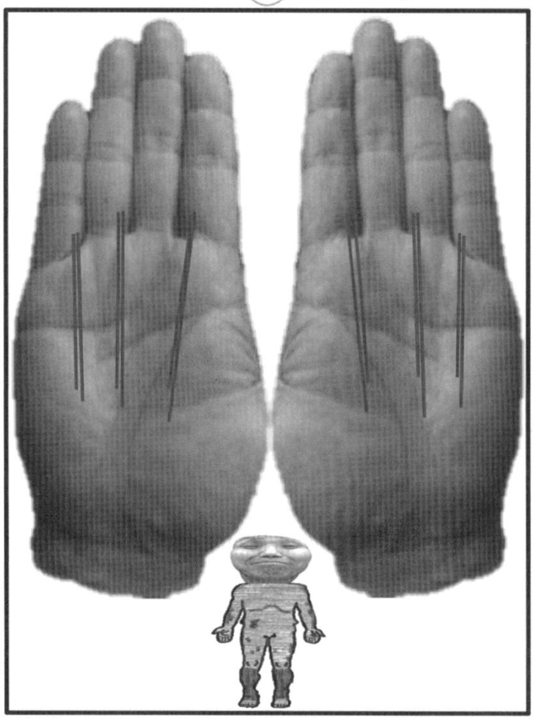

Motion 움직임

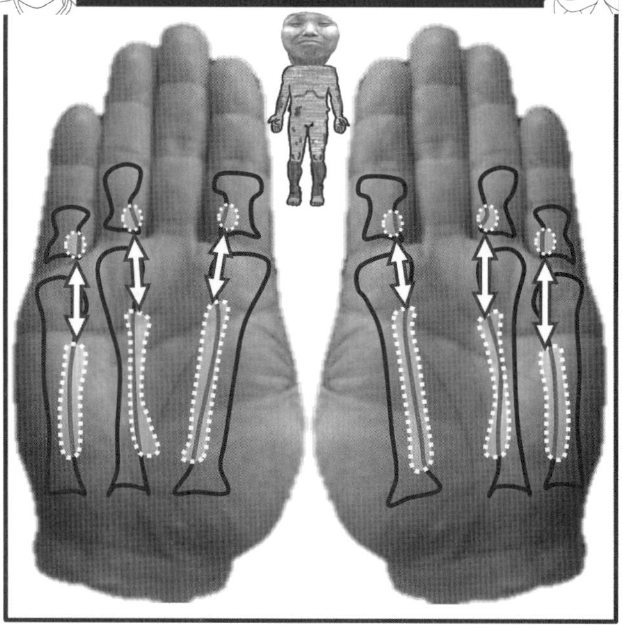

3-108

Dorsal & Palmar interossei

등배背 / 손바닥장掌 곁측側 뼈골骨 사이간間 힘줄근筋

Dorsal interossei 등배背 곁측側 뼈골骨 사이간間 힘줄근筋

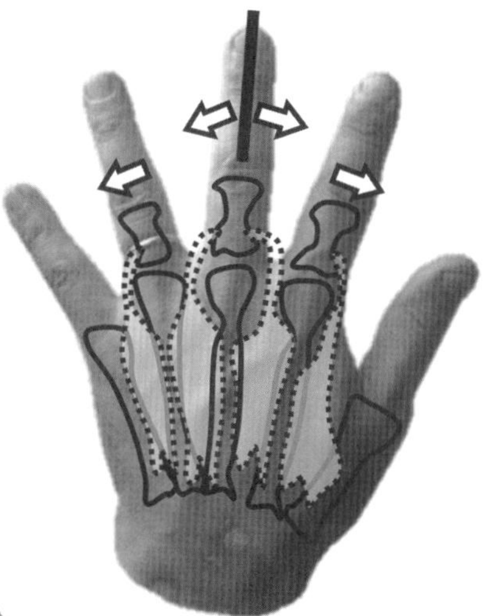

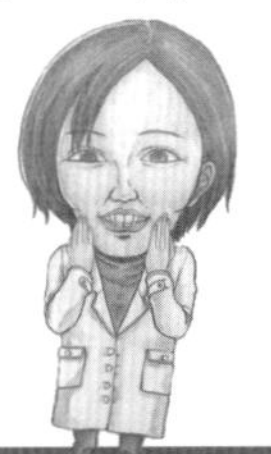

Finger abduction

손수手 손가락지指

바깥외外 구를전轉

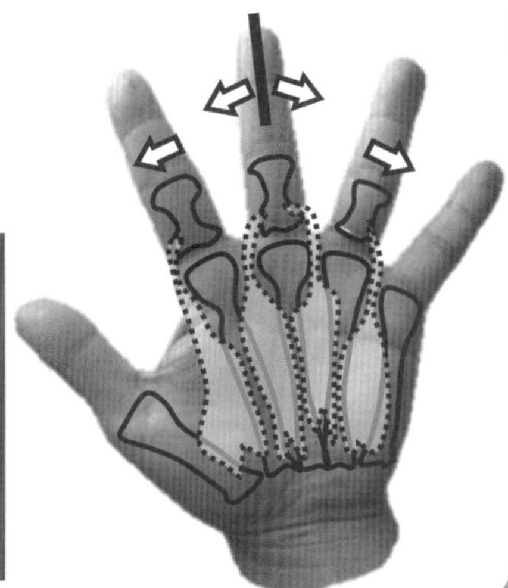

Palmar interossei 손바닥장掌 곁측側 뼈골骨 사이간間 힘줄근筋

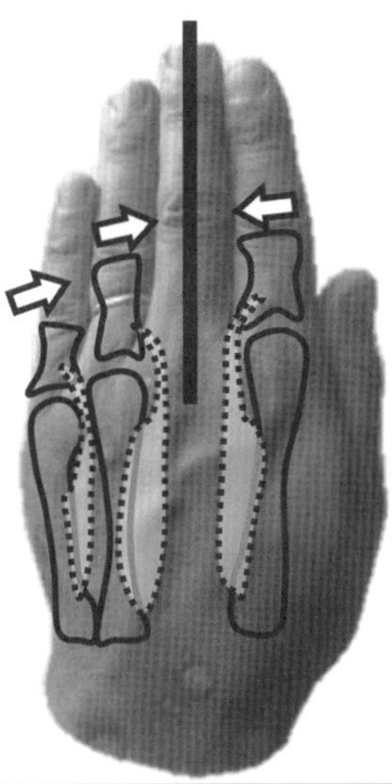

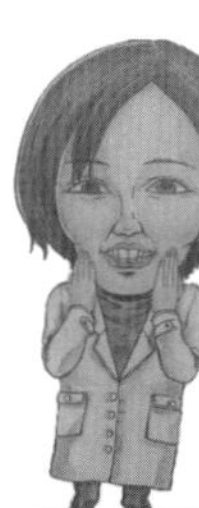

Finger adduction

손수手 손가락지指

안내內 구를전轉

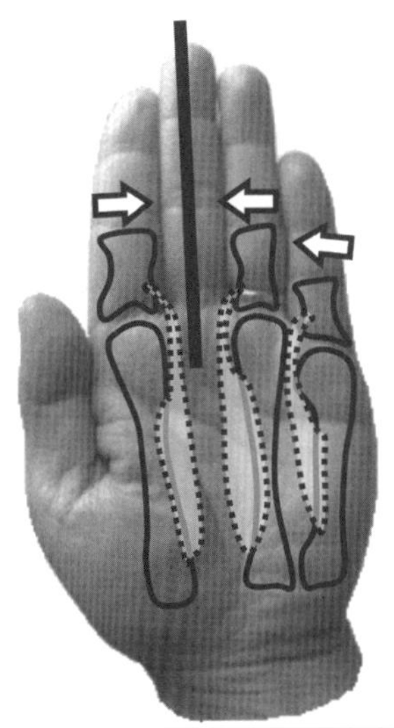

3-109

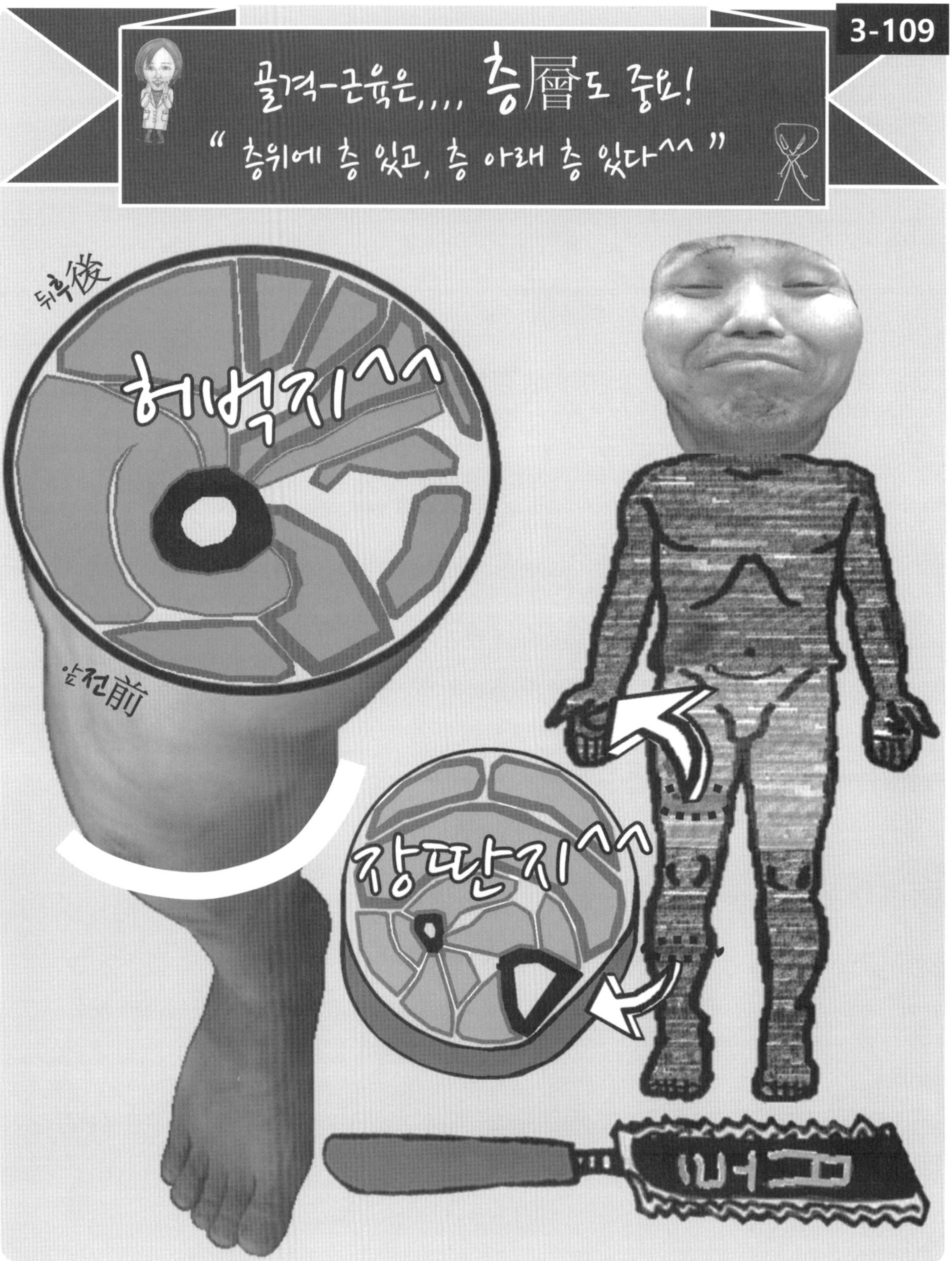

3-110

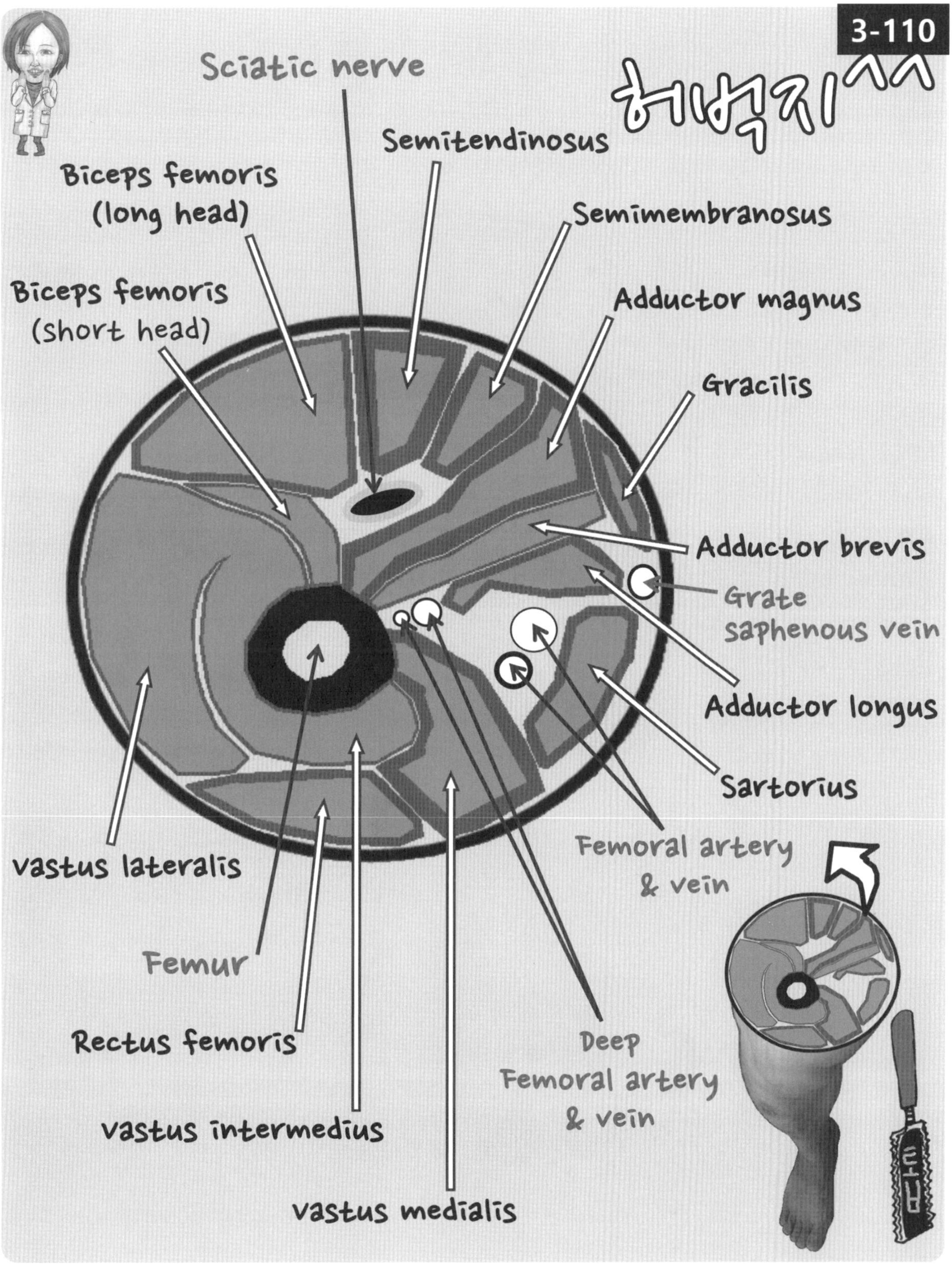
허벅지^^
Sciatic nerve
Semitendinosus
Biceps femoris (long head)
Semimembranosus
Biceps femoris (short head)
Adductor magnus
Gracilis
Adductor brevis
Grate saphenous vein
Adductor longus
Sartorius
Femoral artery & vein
vastus lateralis
Femur
Rectus femoris
Deep Femoral artery & vein
vastus intermedius
vastus medialis

3-111

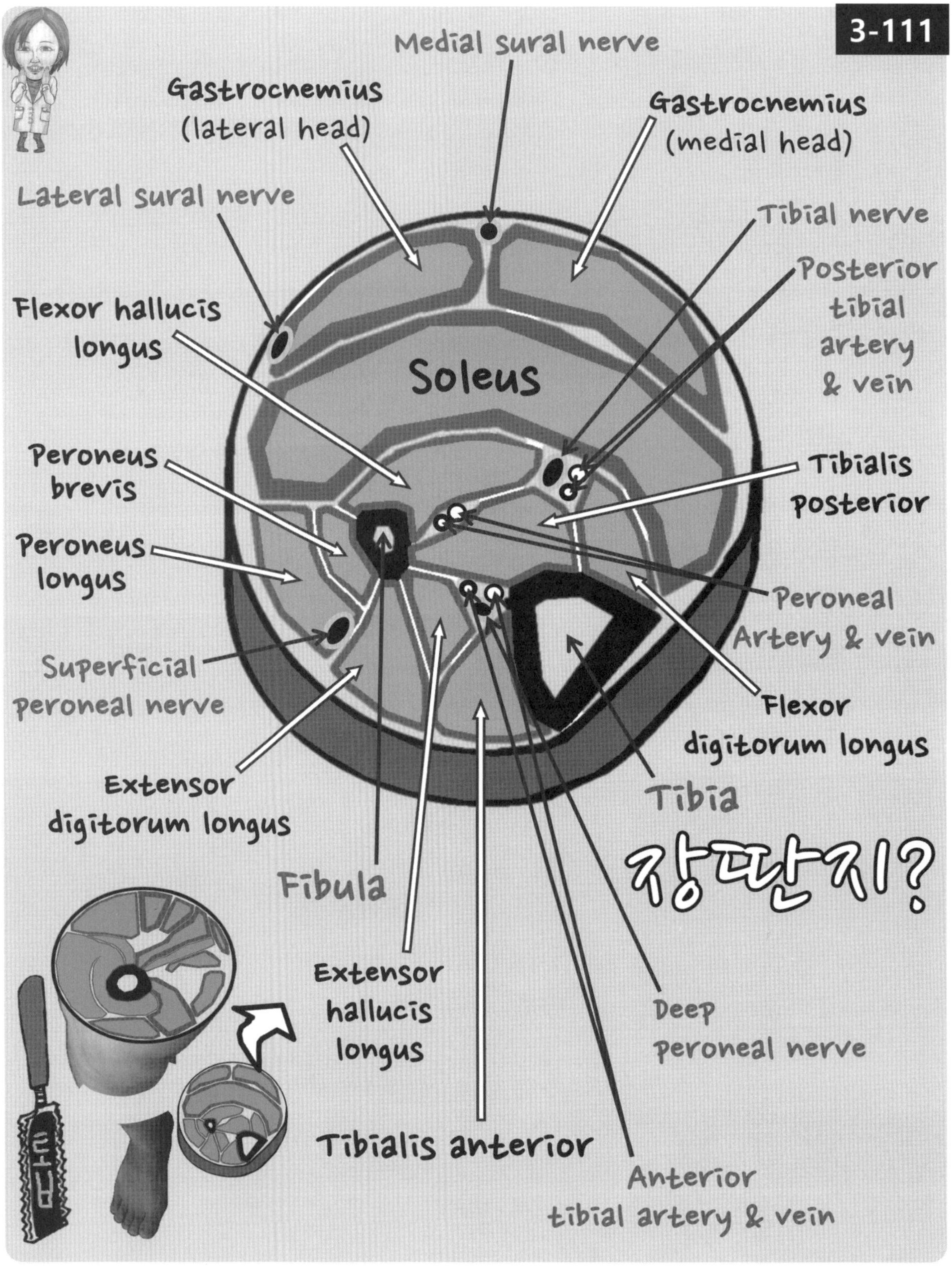
Medial sural nerve
Gastrocnemius (lateral head)
Gastrocnemius (medial head)
Lateral sural nerve
Tibial nerve
Posterior tibial artery & vein
Flexor hallucis longus
Soleus
Peroneus brevis
Tibialis posterior
Peroneus longus
Peroneal Artery & vein
Superficial peroneal nerve
Flexor digitorum longus
Extensor digitorum longus
Tibia
장딴지?
Fibula
Extensor hallucis longus
Deep peroneal nerve
Tibialis anterior
Anterior tibial artery & vein

3-112

psoas major

큰 대 大 허리 요 腰 힘줄 근 筋

≒ 큰 허리근

innervation 신경지배

Lumbar nerve
(of lumbar plexus)
(L1, L2, L3)

(► L2, L3 로 보는 경향도 있음을 알려드립니다^^;)

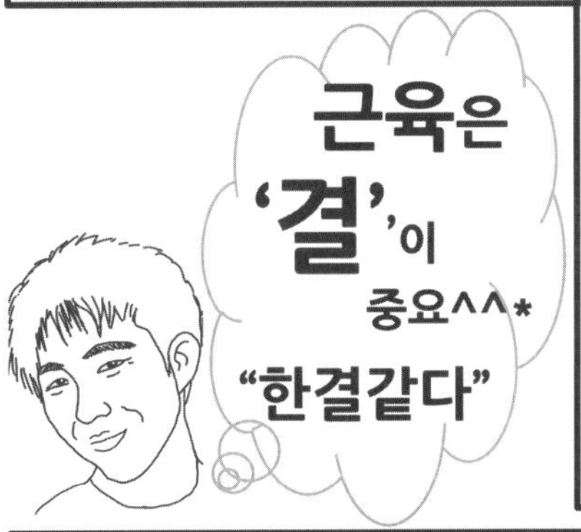

Origin 시작 부위

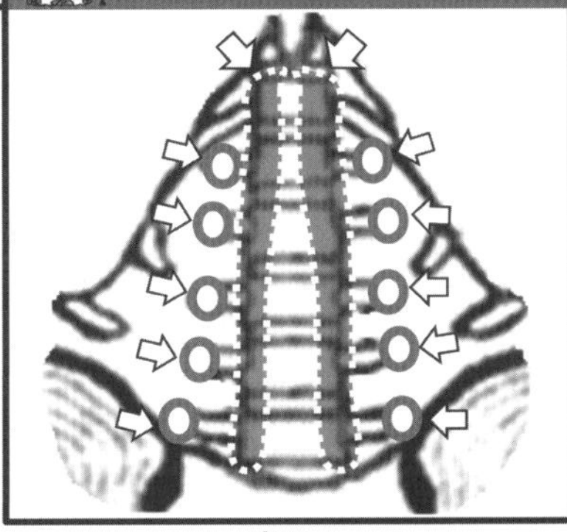

Insertion 정지 부위

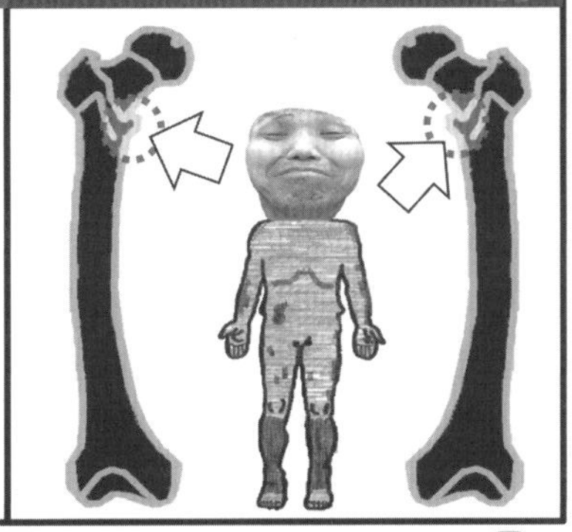

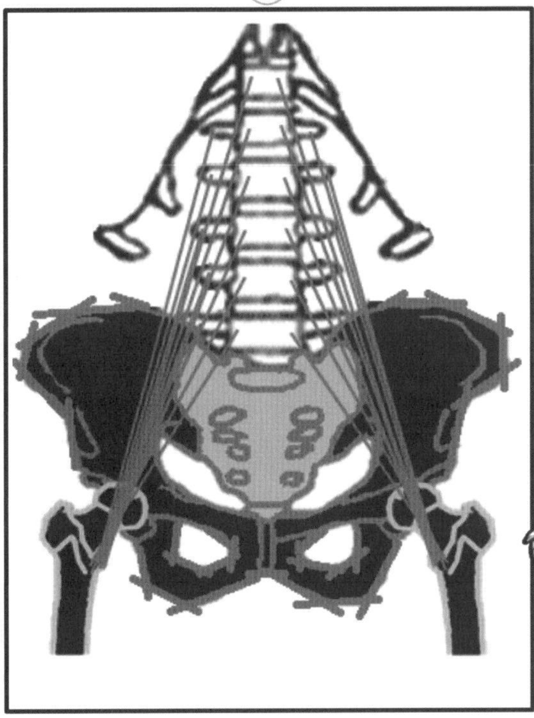

Motion 움직임

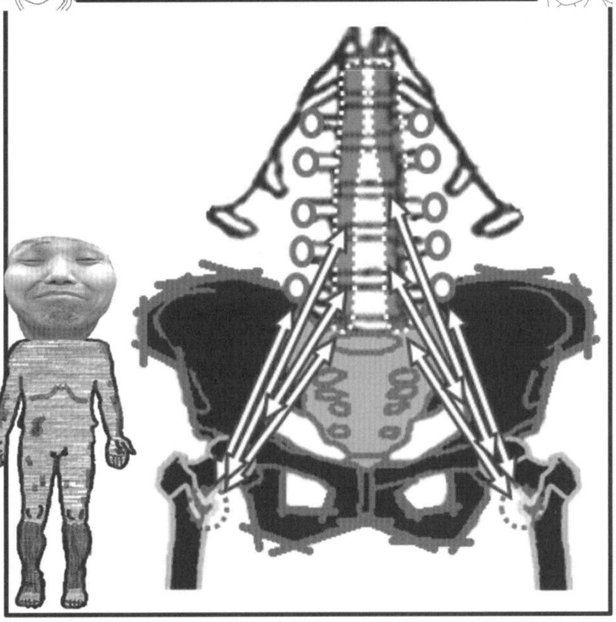

3-113

Psoas minor

작을 소小 허리 요腰 힘줄 근筋

≒ 작은 허리근

innervation 신경지배

Lumbar nerve

(of lumbar plexus)

(L1)

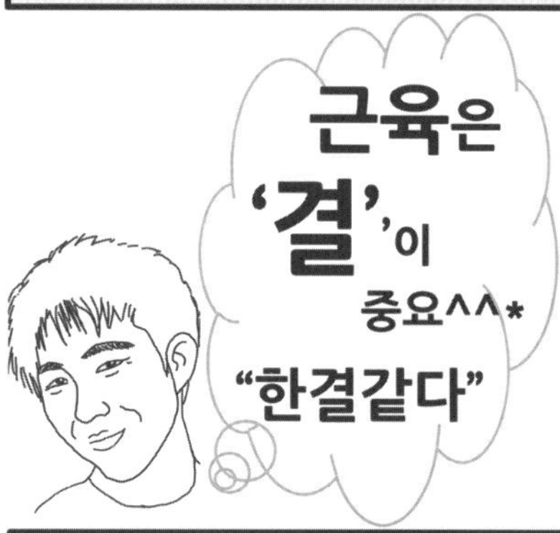

Origin 시작 부위

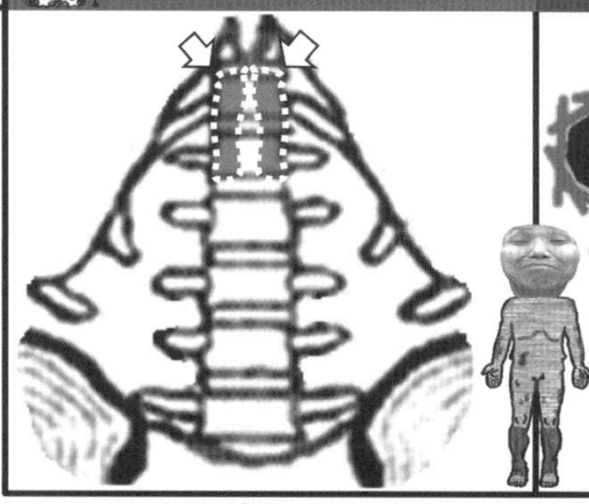

insertion 정지 부위

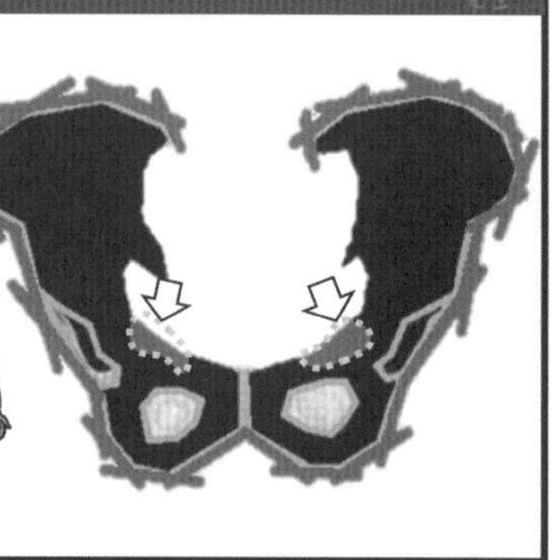

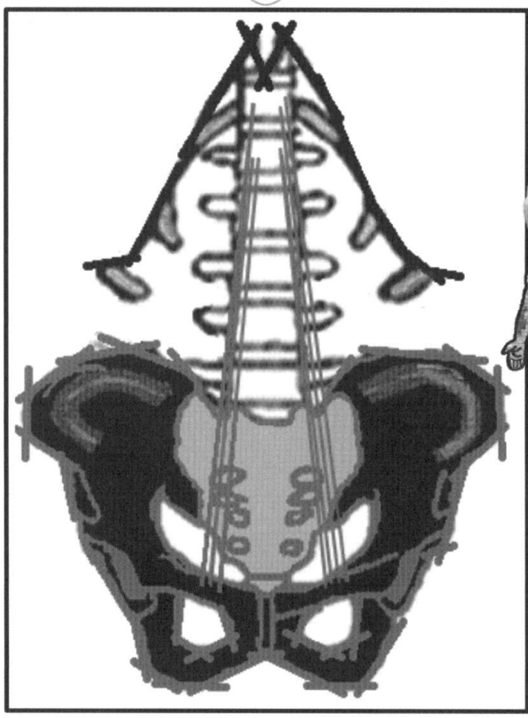

Motion 움직임

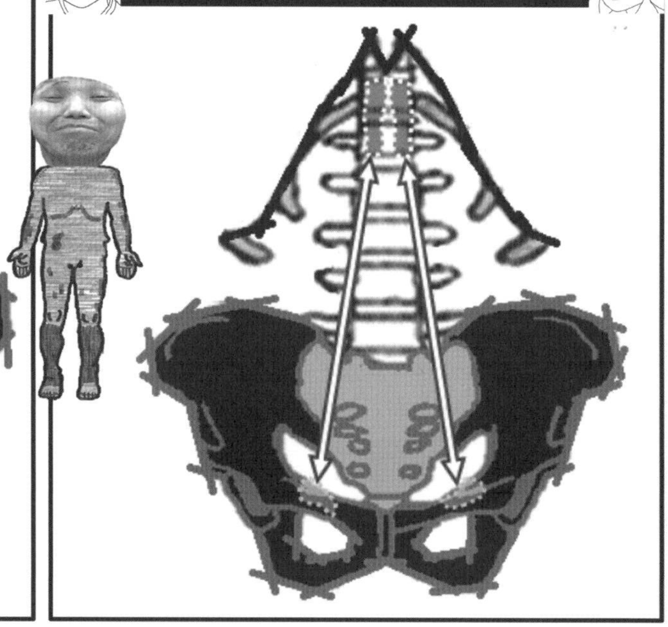

3-114

Iliacus

창자 장腸 뼈 골骨 힘줄 근筋

≒ 엉덩근

innervation 신경지배

Femoral nerve (L2, L3)

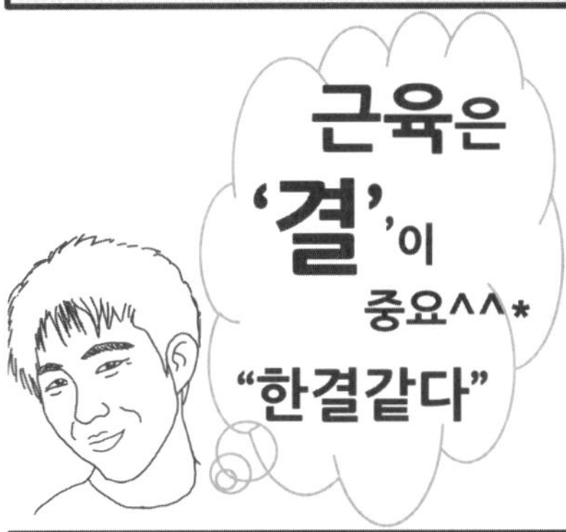

Origin 시작 부위

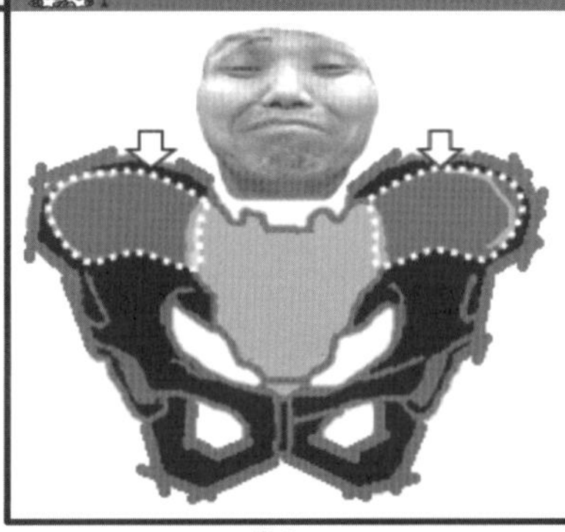

insertion 정지 부위

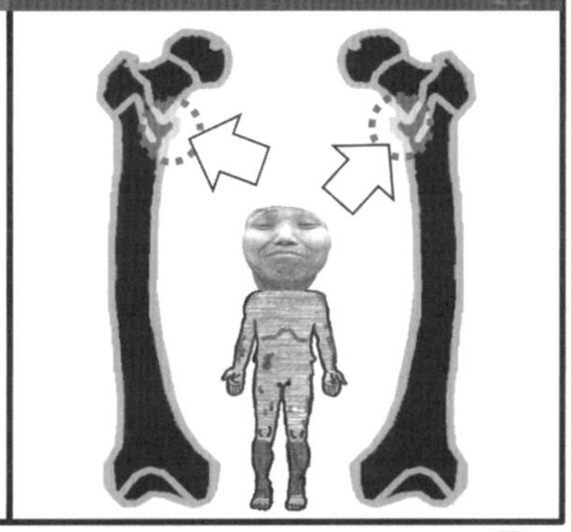

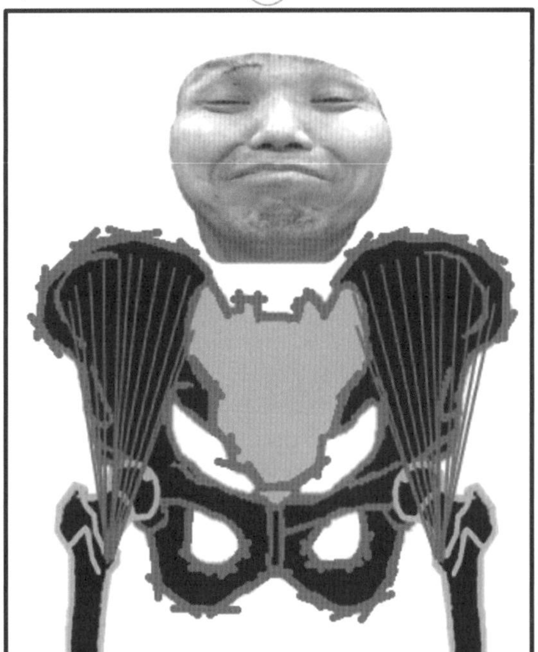

Motion 움직임

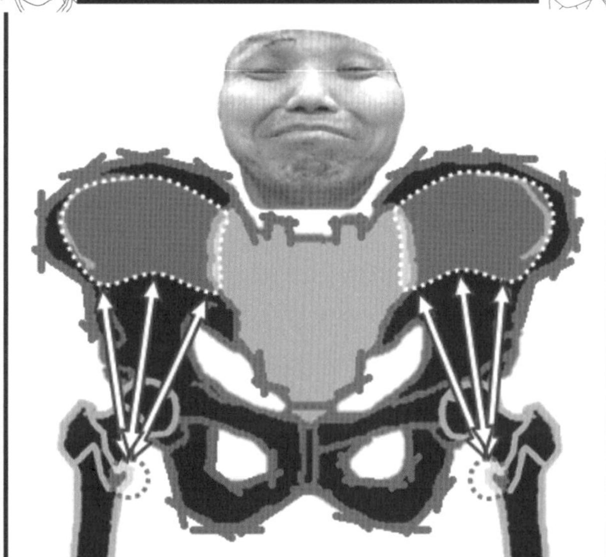

3-115

iliopsoas ≒ 엉덩허리근

창자장腸 허리요腰 힘줄근筋

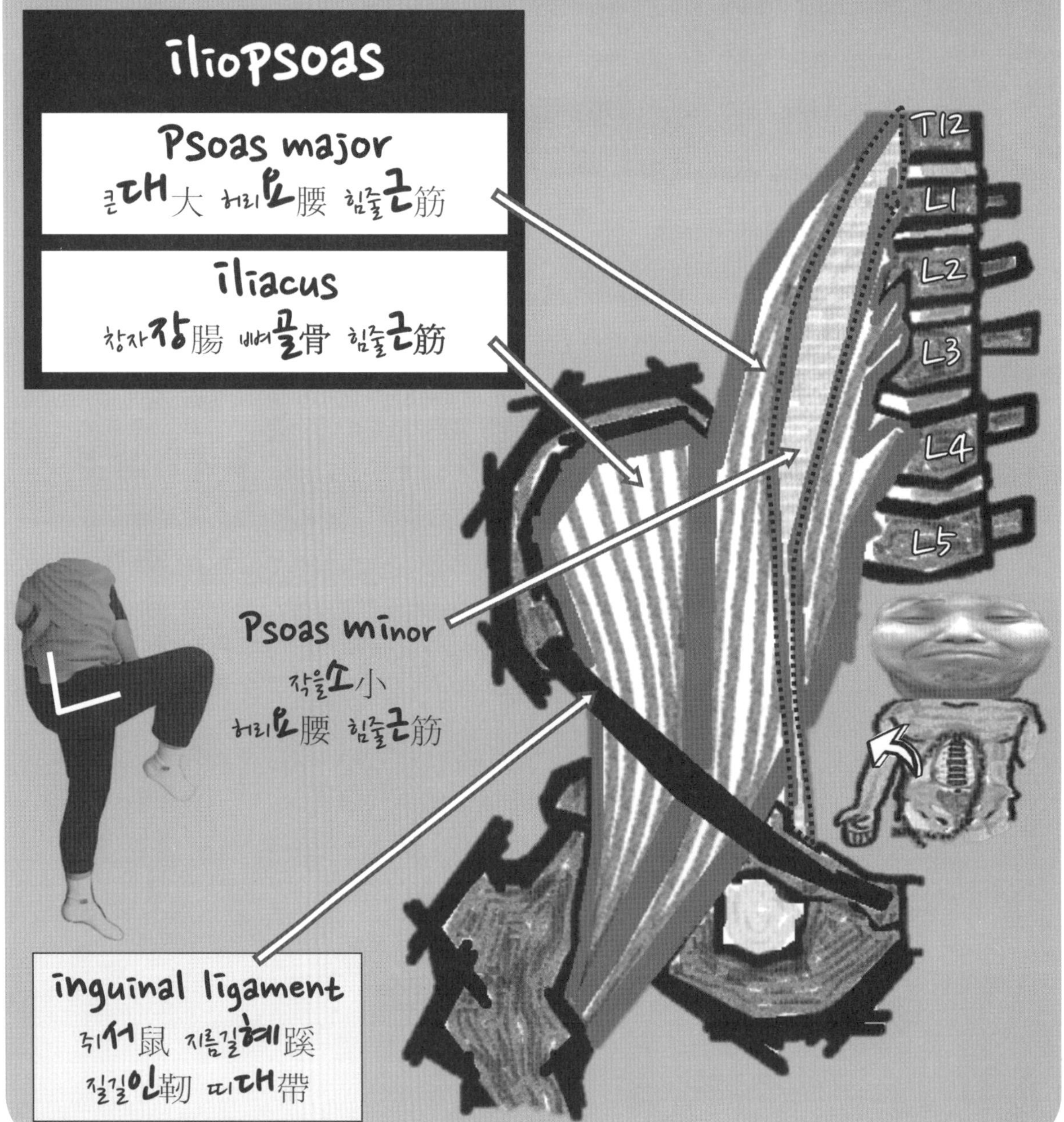

3-116

Gluteus maximus

큰 대大 볼기 둔臀 힘줄 근筋

≒ 큰볼기근

innervation 신경지배

inferior gluteal nerve (L5, S1, S2)

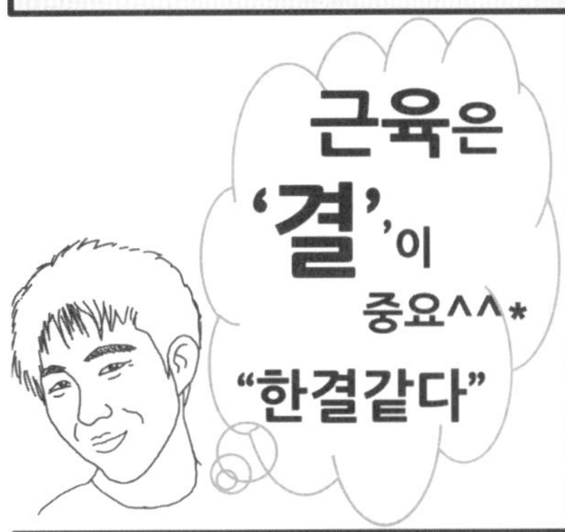

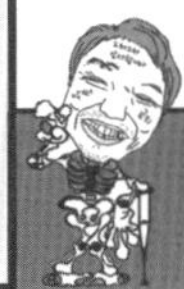

origin 시작 부위

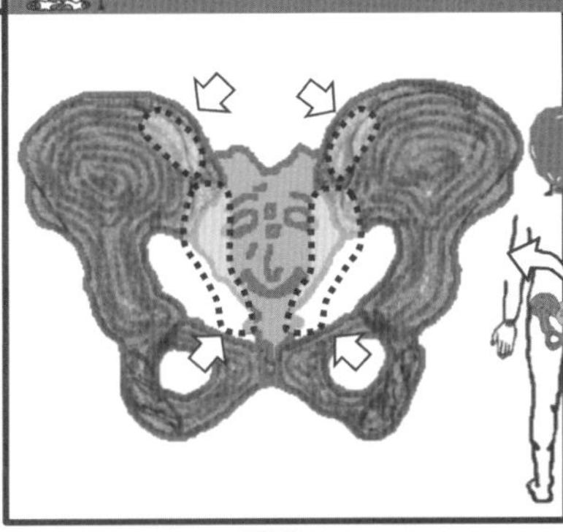

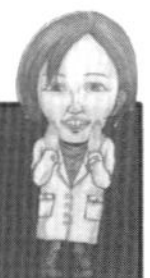

insertion 정지 부위

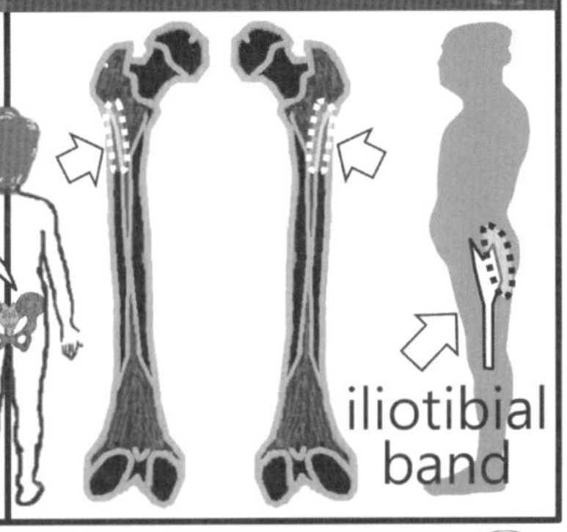

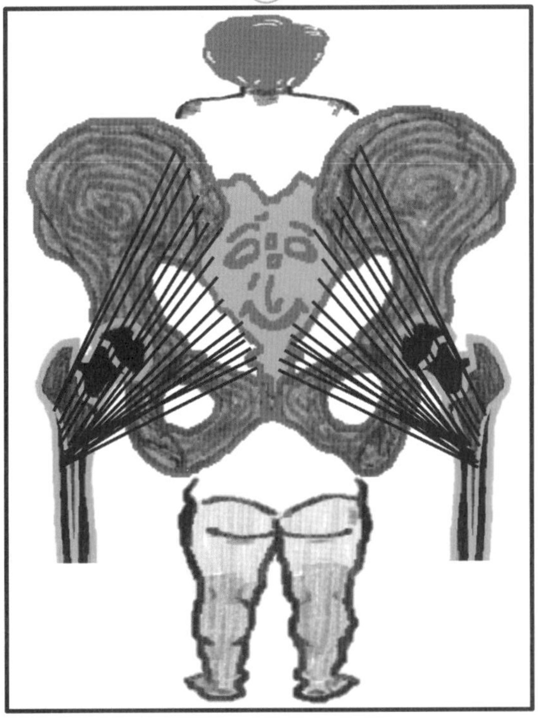

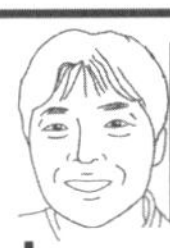

Motion 움직임

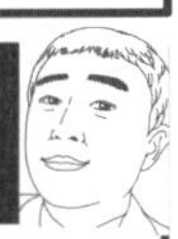

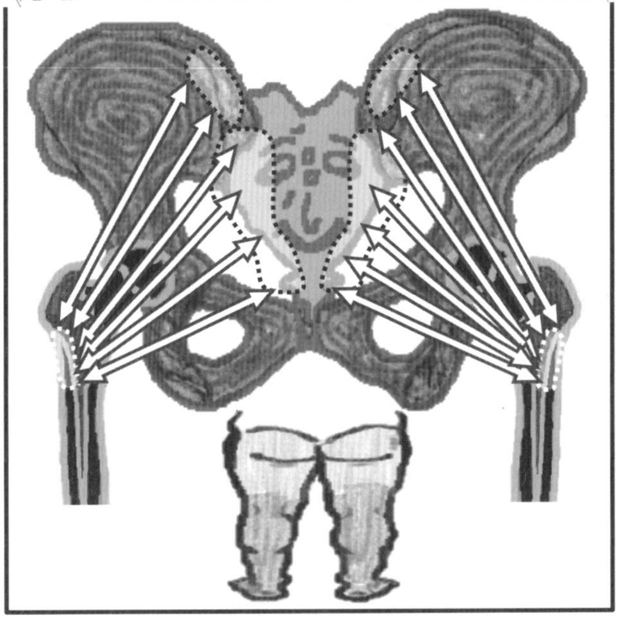

3-117

Gluteus medius

가운데중中 볼기둔臀 힘줄근筋

≒ 중간 볼기근

innervation 신경지배

Superior gluteal nerve (L4, L5, S1)

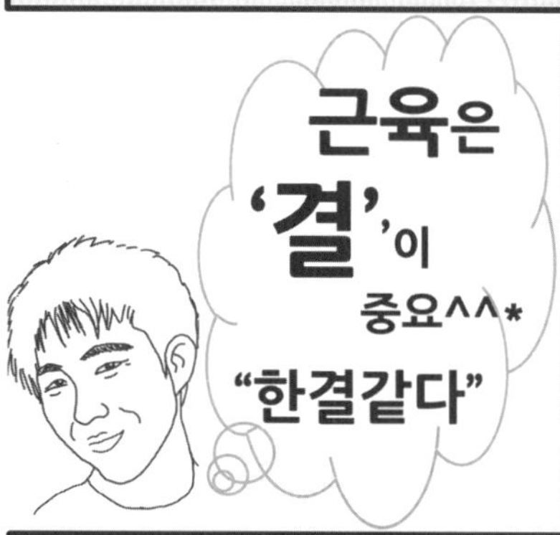

origin 시작 부위

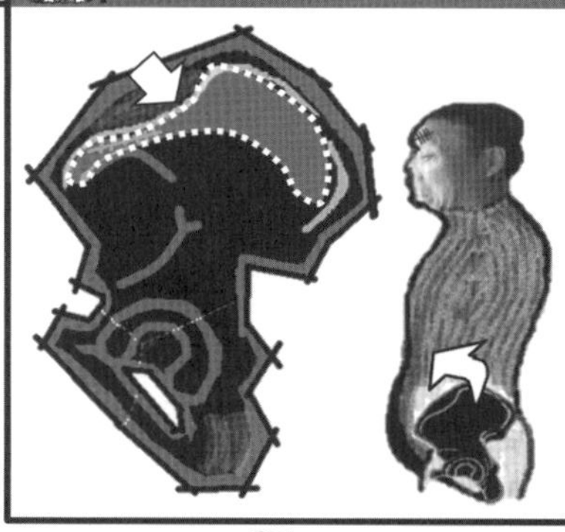

insertion 정지 부위

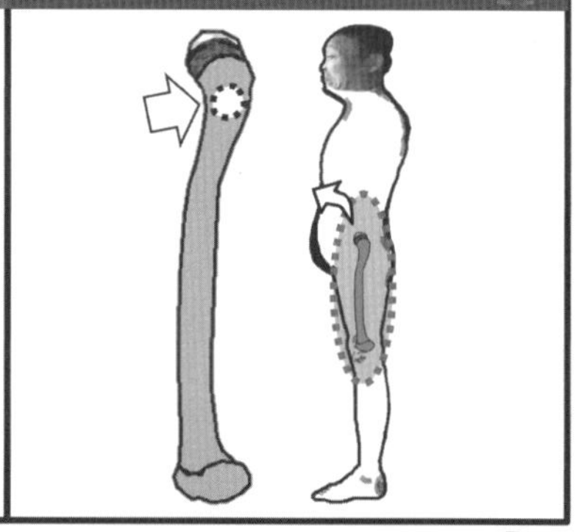

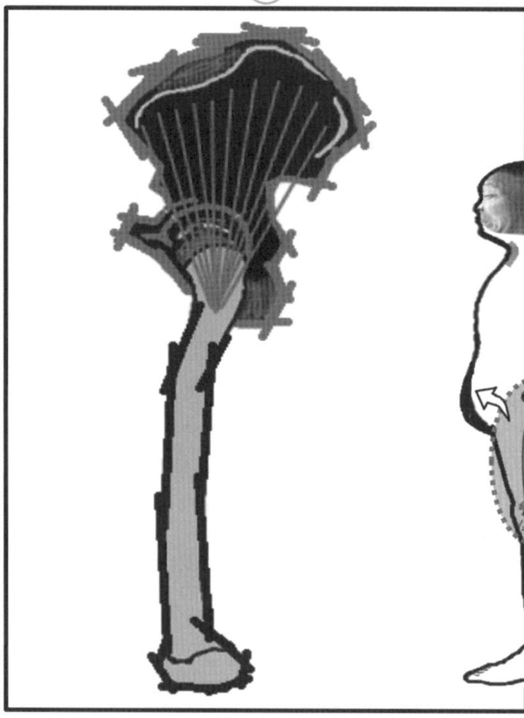

Motion 움직임

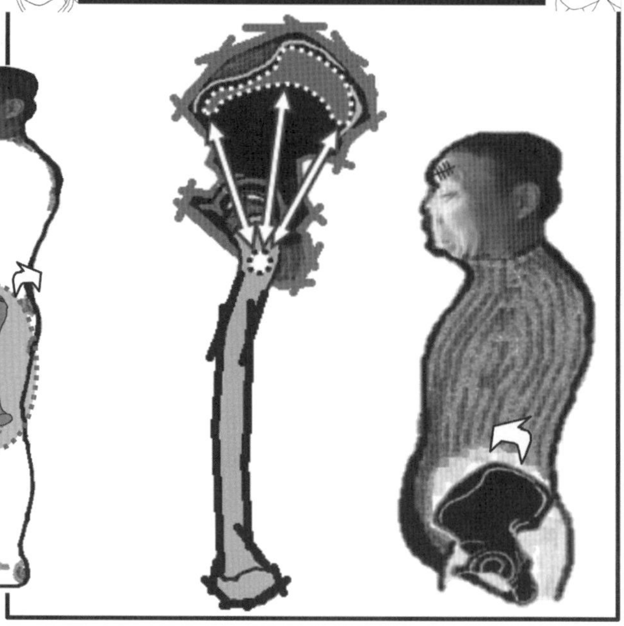

3-118

Gluteus Minimus

작을 소小 볼기 둔臀 힘줄 근筋

≒ 작은 볼기근

innervation 신경지배

Superior gluteal nerve (L4, L5, S1)

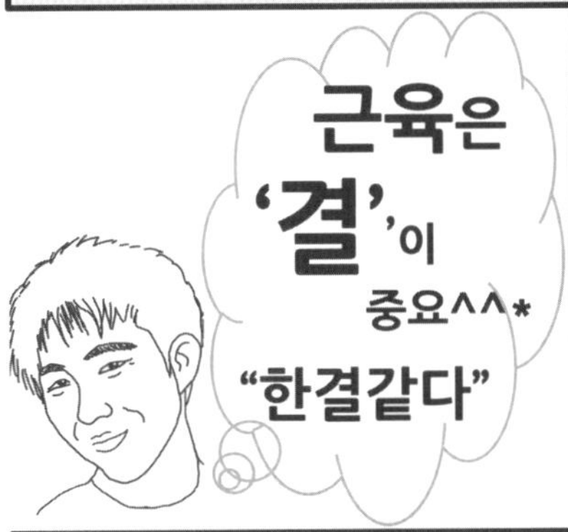

Origin 시작 부위

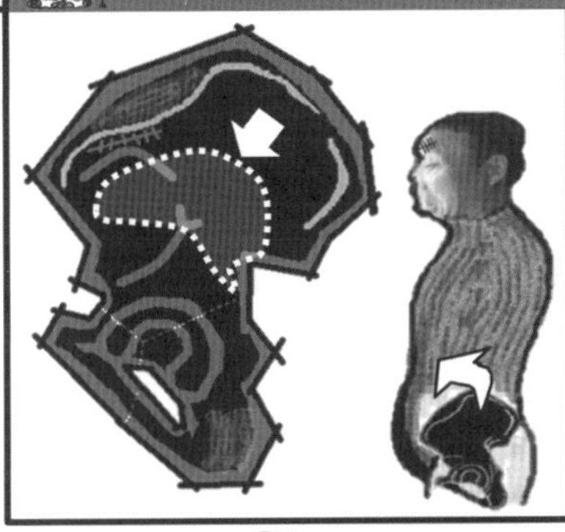

insertion 정지 부위

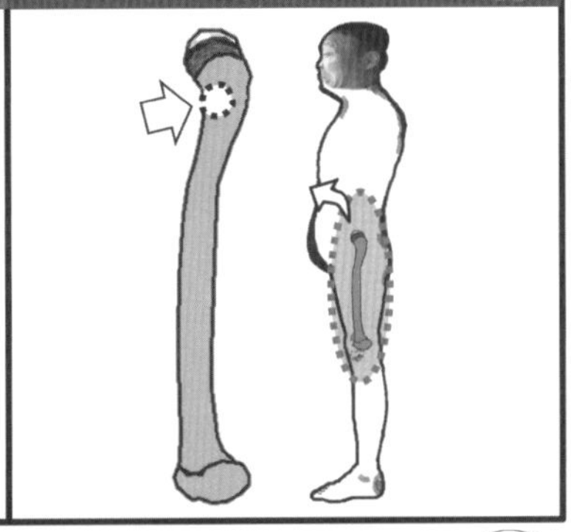

Motion 움직임

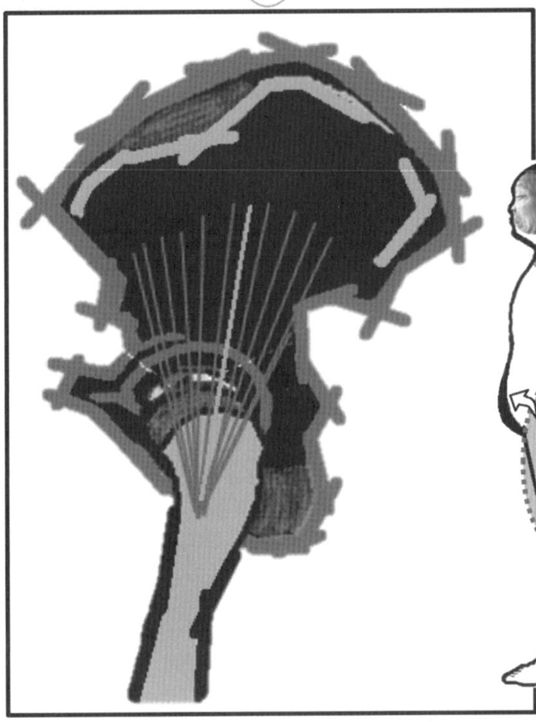

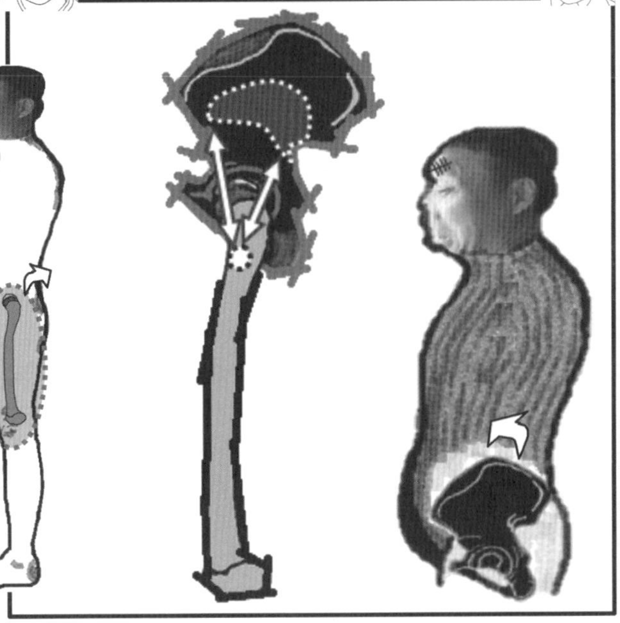

3-119

Tensor fasciae latae

큰 대大 넓적다리 퇴腿 근筋 막 막膜

베풀 장張 힘줄 근筋

≒ 넙다리 근막 긴장근

innervation 신경지배

Superior gluteal nerve (L4, L5, S1)

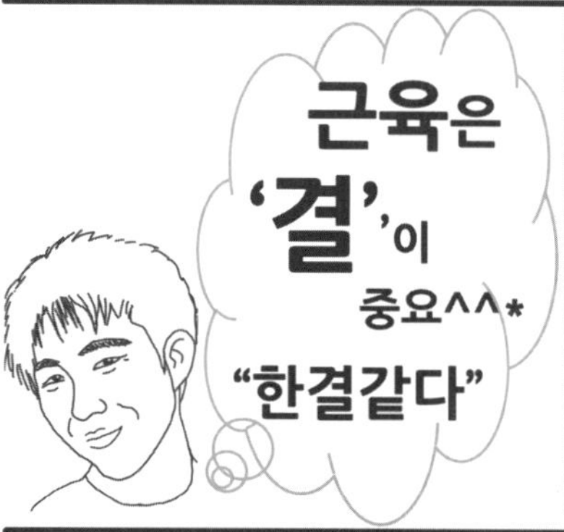

Origin 시작 부위

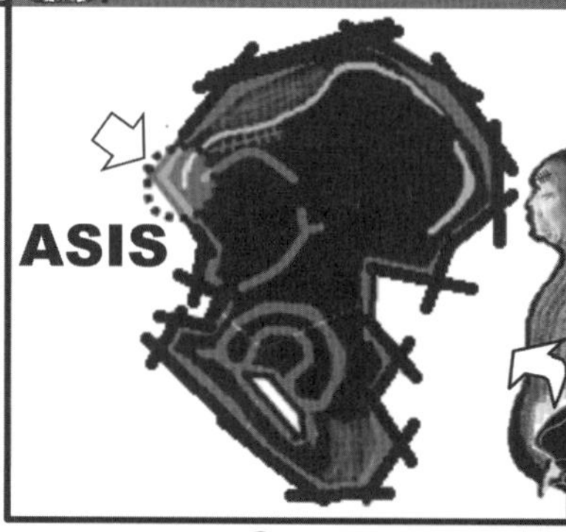

insertion 정지 부위

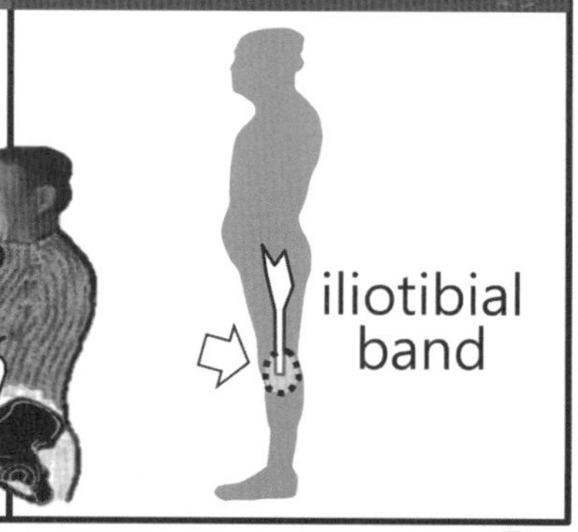

Motion 움직임

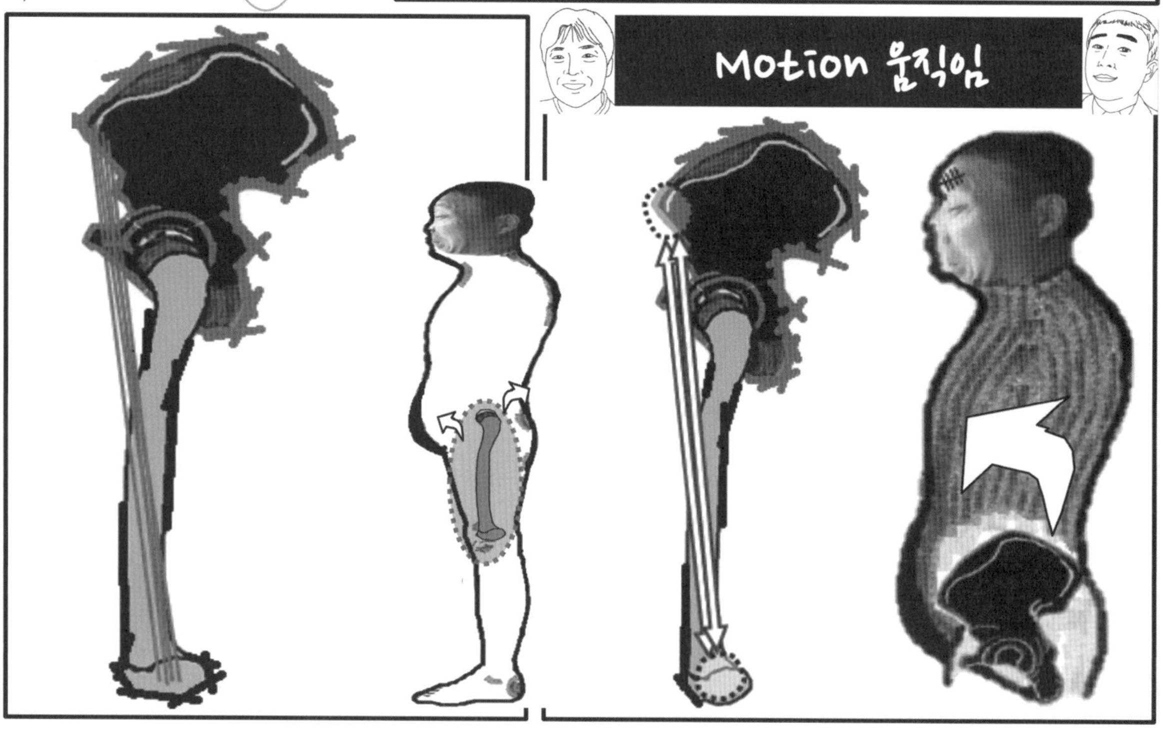

3-120

Pectineus

부끄러울 **치**恥 뼈 **골**骨 힘줄 **근**筋

≒ 두덩근

innervation 신경지배

Femoral nerve
(L2, L3)

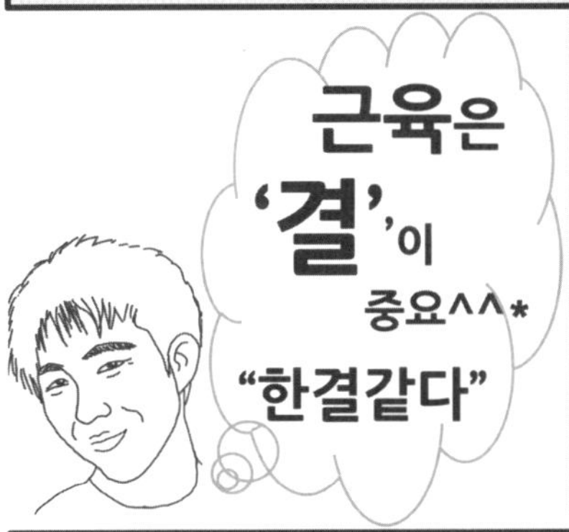

origin 시작 부위

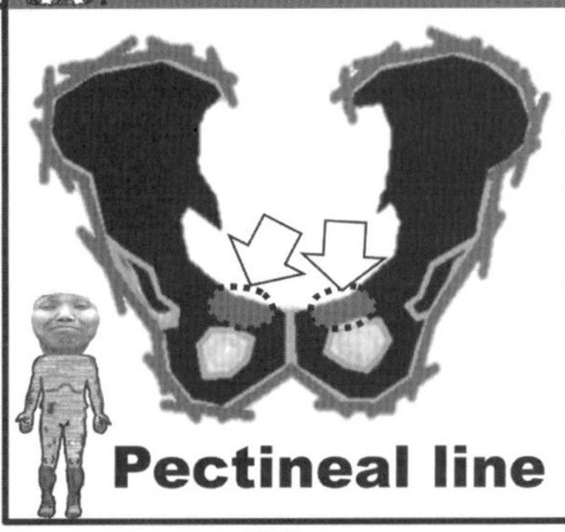

insertion 정지 부위

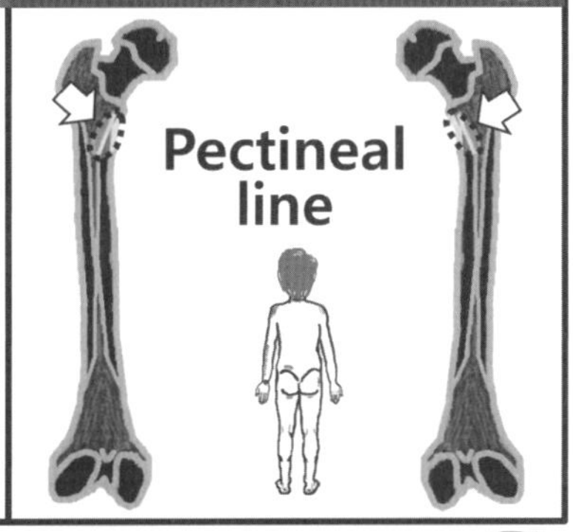

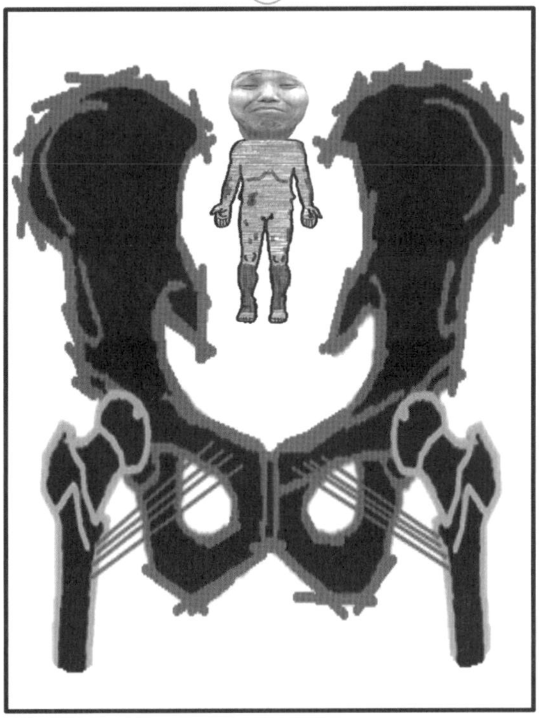

Motion 움직임

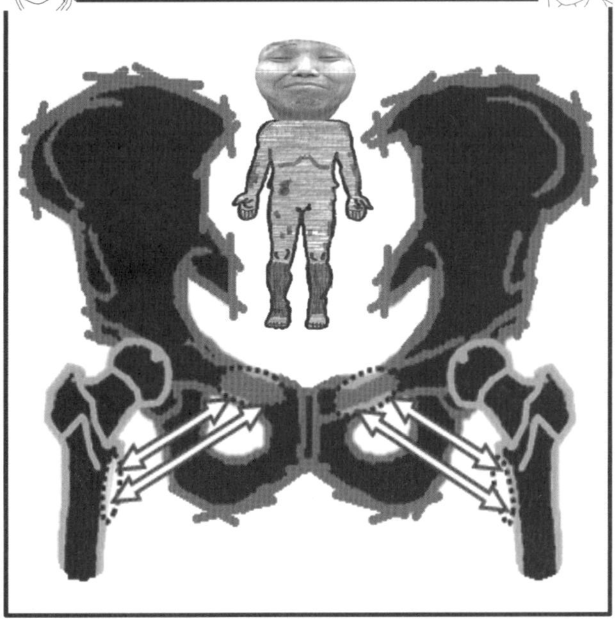

3-121

Sartorius

꿰맬 봉 縫 장인 공 工 힘줄 근 筋

≒ 넙다리 빗근

innervation 신경지배

Femoral nerve (L2, L3)

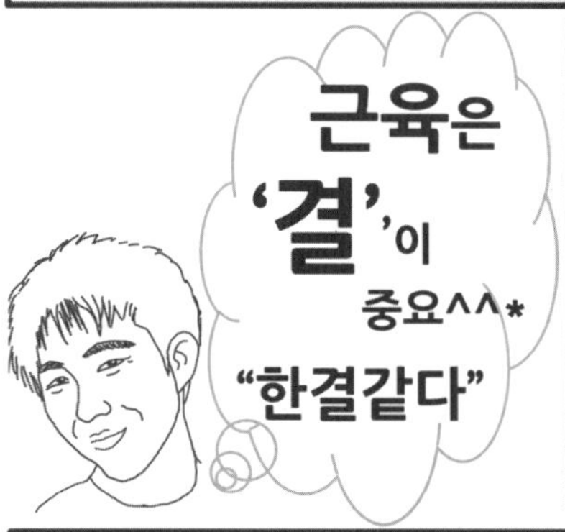

origin 시작 부위

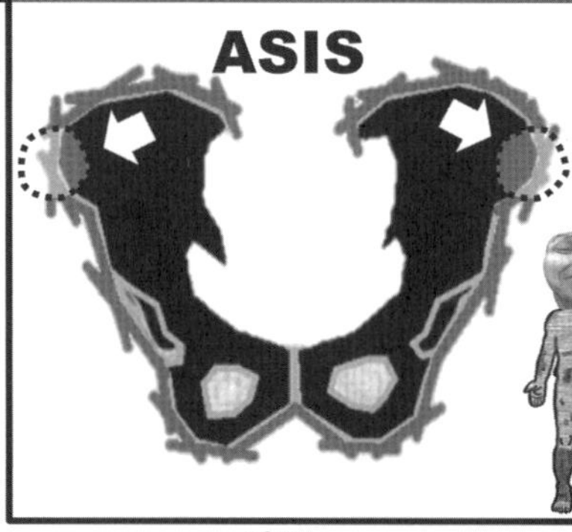

insertion 정지 부위

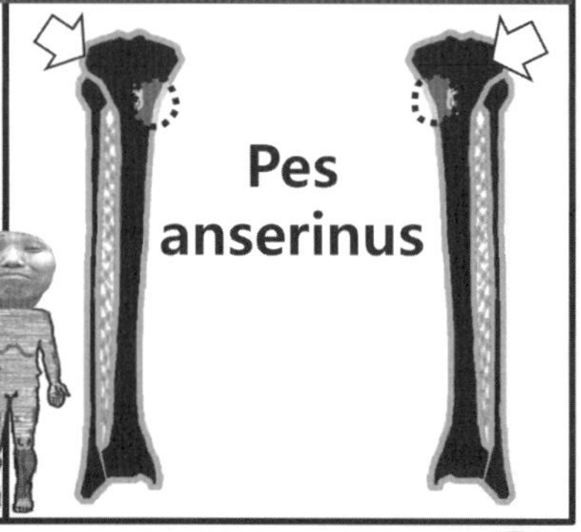

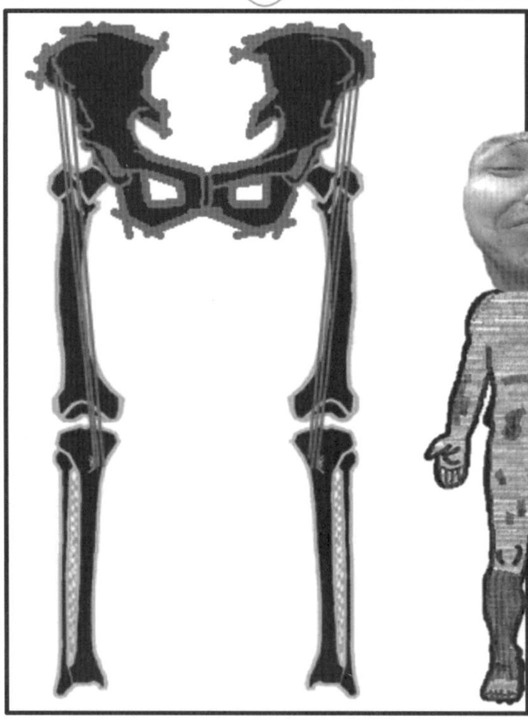

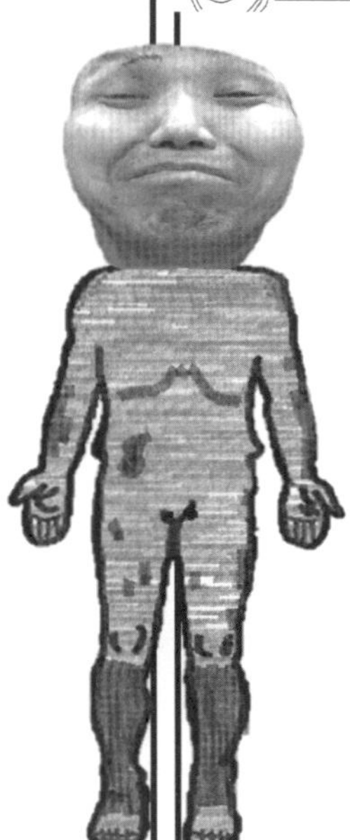

Motion 움직임

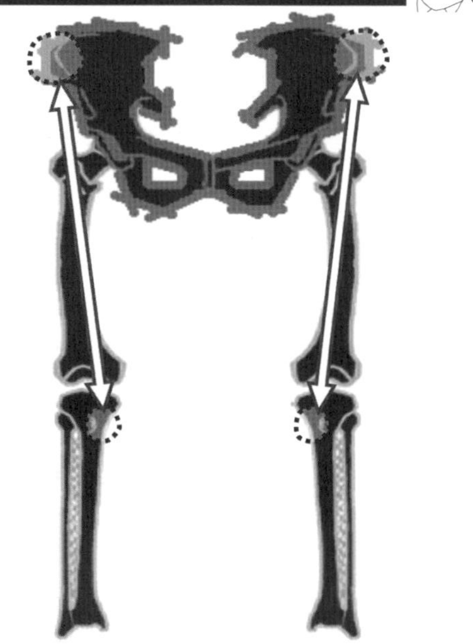

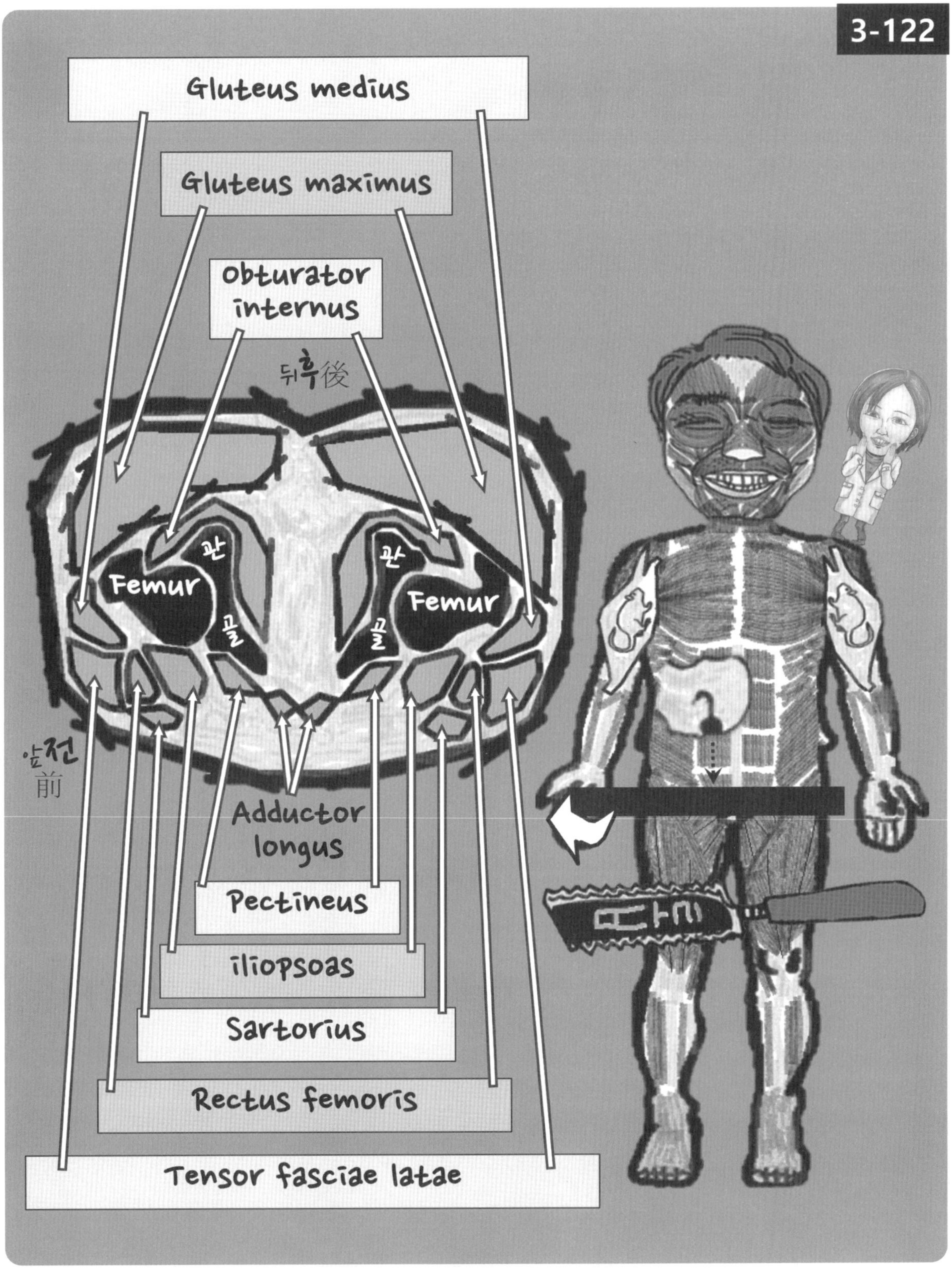
3-122
Gluteus medius
Gluteus maximus
Obturator internus
뒤후後
관
Femur
골
관
Femur
골
앞전前
Adductor longus
Pectineus
iliopsoas
Sartorius
Rectus femoris
Tensor fasciae latae

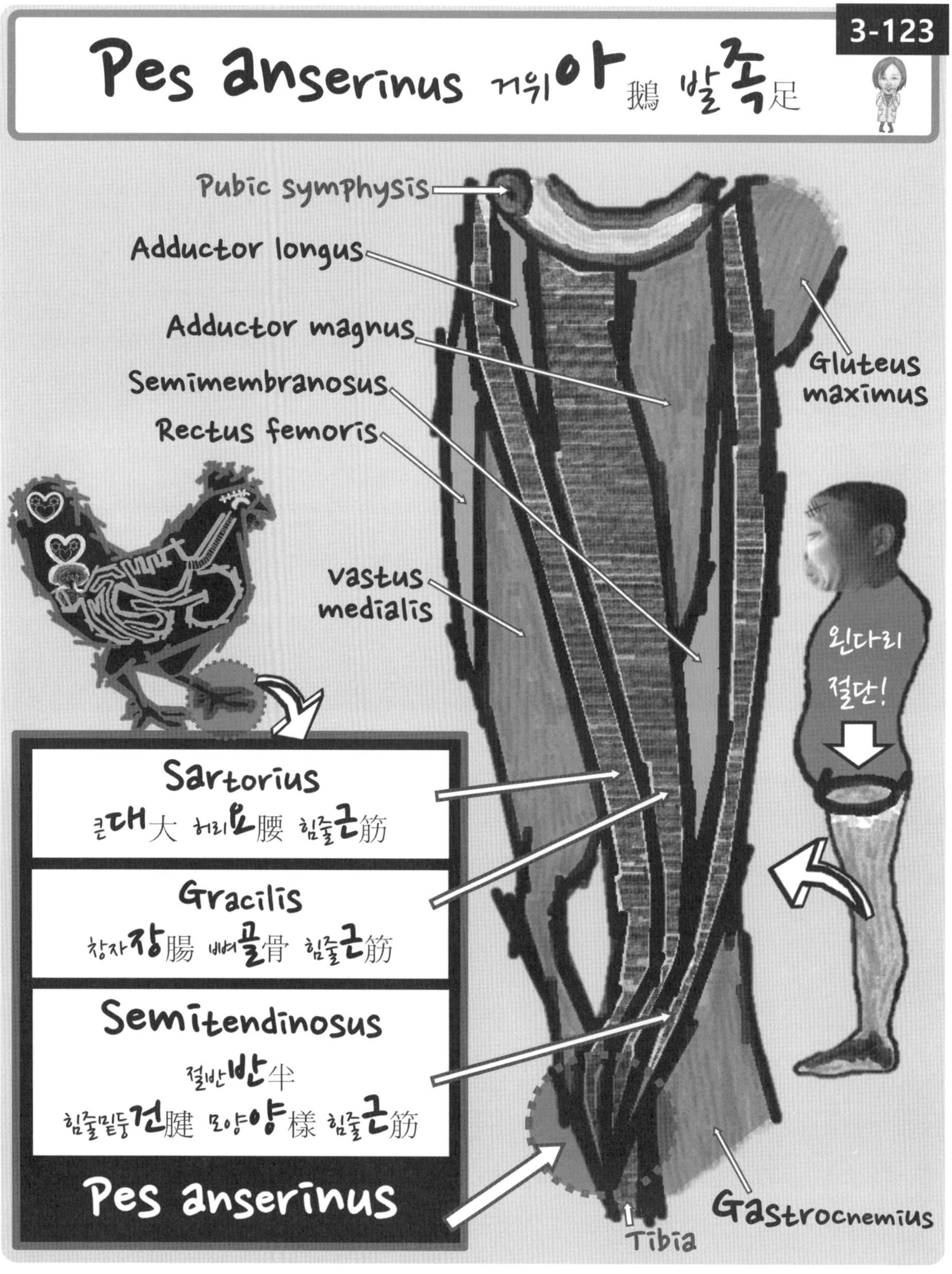
3-123
Pes anserinus 거위아鵝 발족足
Pubic symphysis
Adductor longus
Adductor magnus
Semimembranosus
Rectus femoris
Gluteus maximus
vastus medialis
왼다리 절단!
Sartorius
큰대大 허리요腰 힘줄근筋
Gracilis
창자장腸 뼈골骨 힘줄근筋
Semitendinosus
절반반半
힘줄밑둥건腱 모양양樣 힘줄근筋
Pes anserinus
Tibia
Gastrocnemius

3-124

Rectus femoris

큰 **대** 大 넓적다리 **퇴** 腿 곧을 **직** 直 힘줄 **근** 筋

≒ 넙다리곧은근

innervation 신경지배

Femoral nerve
(L2, L3, L4)

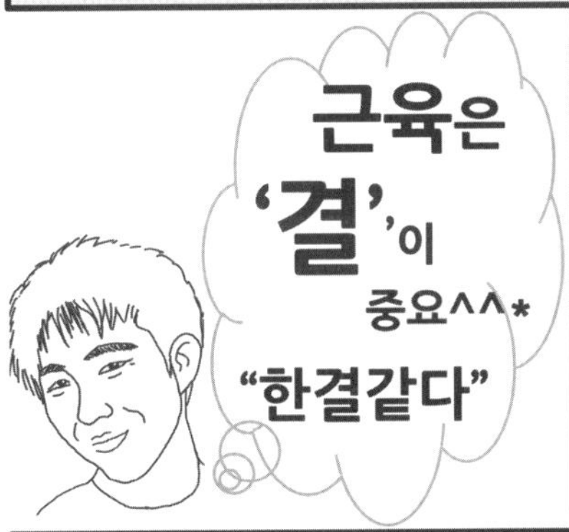

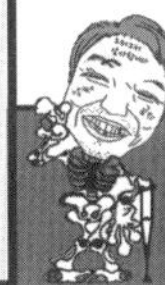

Origin 시작 부위

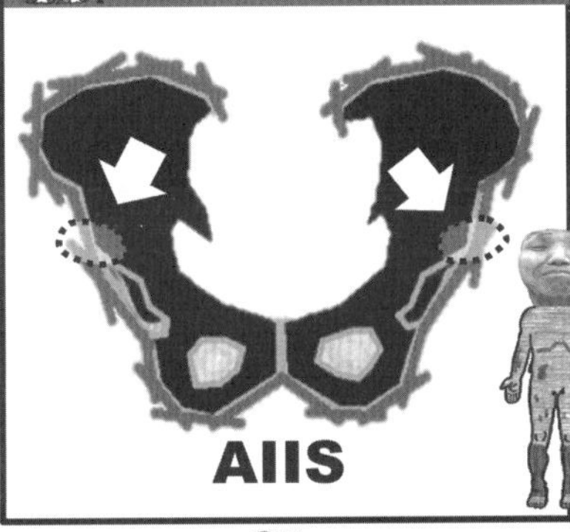

insertion 정지 부위

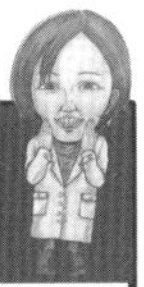

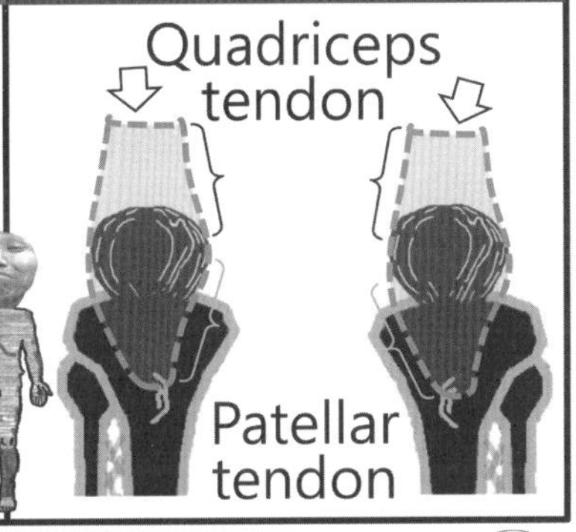

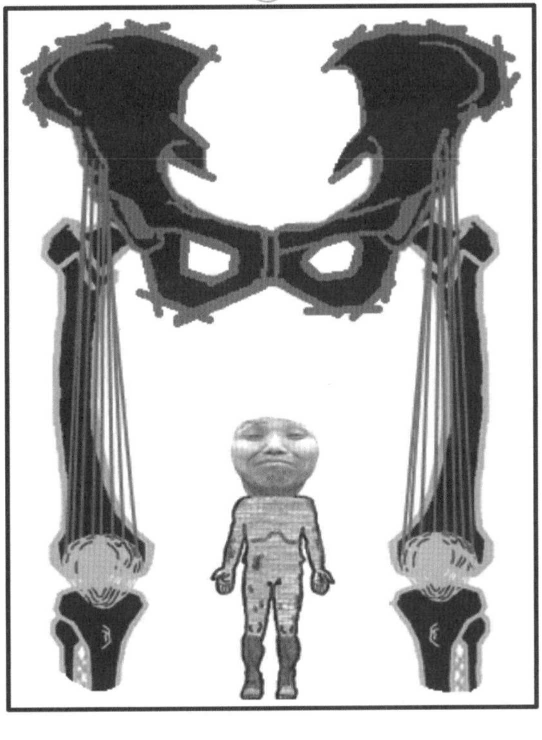

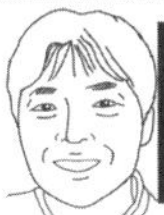

Motion 움직임

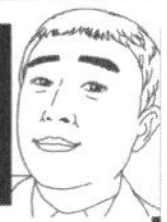

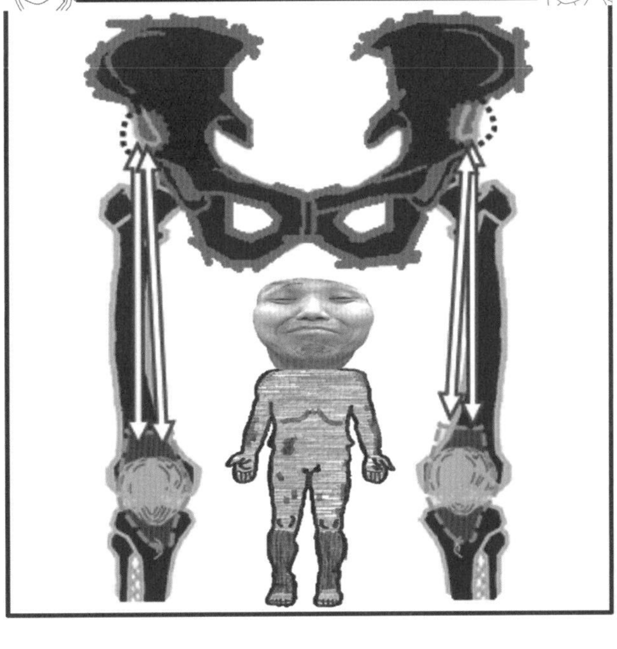

3-125

Vastus lateralis

바깥외外 곁측側 넓을광廣 힘줄근筋

≒ 가쪽 넓은근

innervation 신경지배

Femoral nerve (L2, L3, L4)

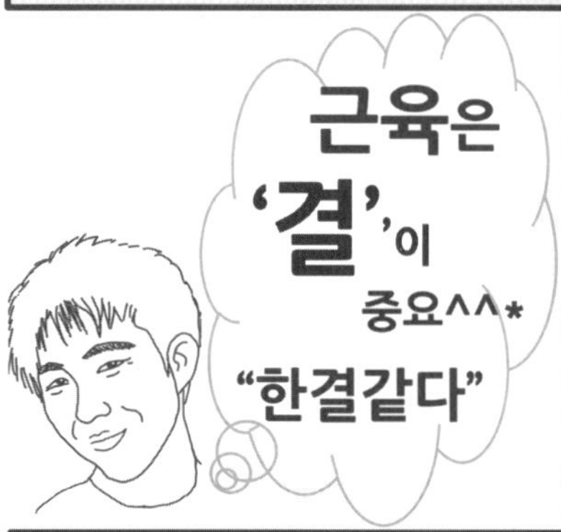

Origin 시작 부위

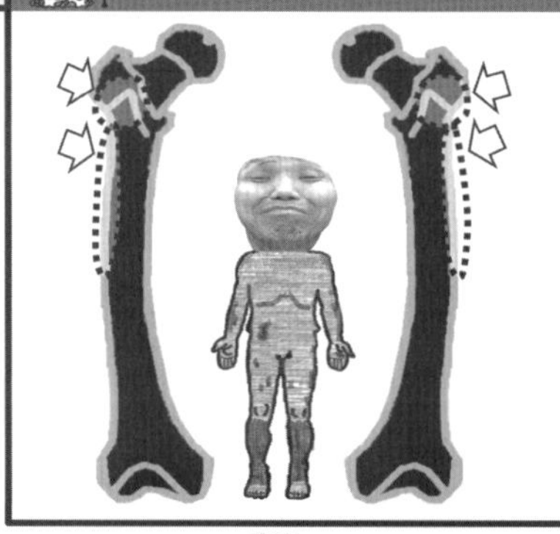

Insertion 정지 부위

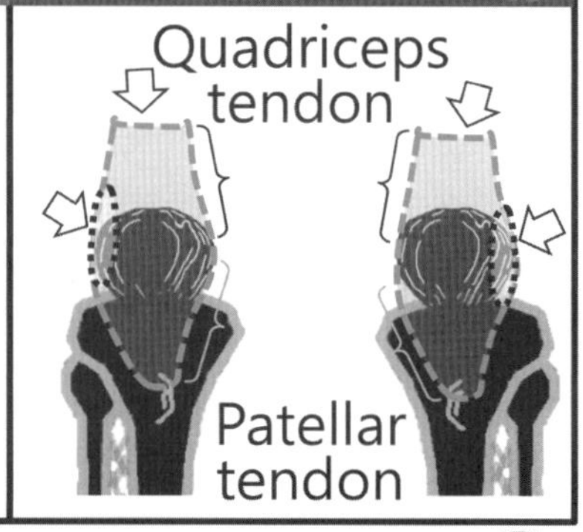

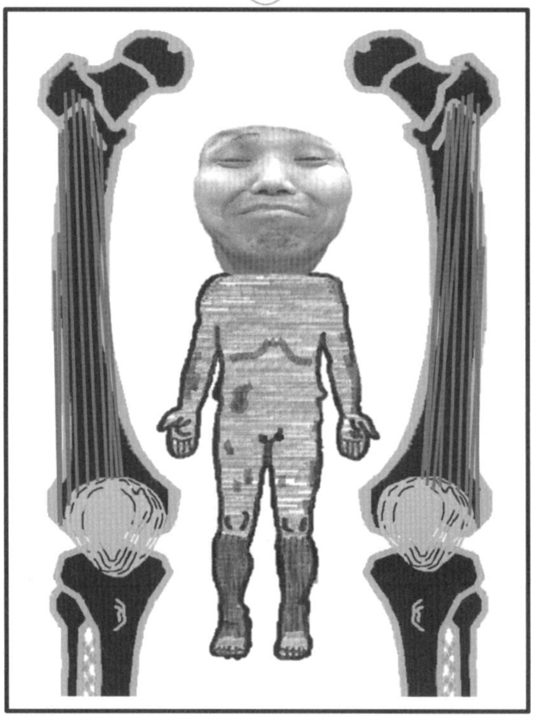

Motion 움직임

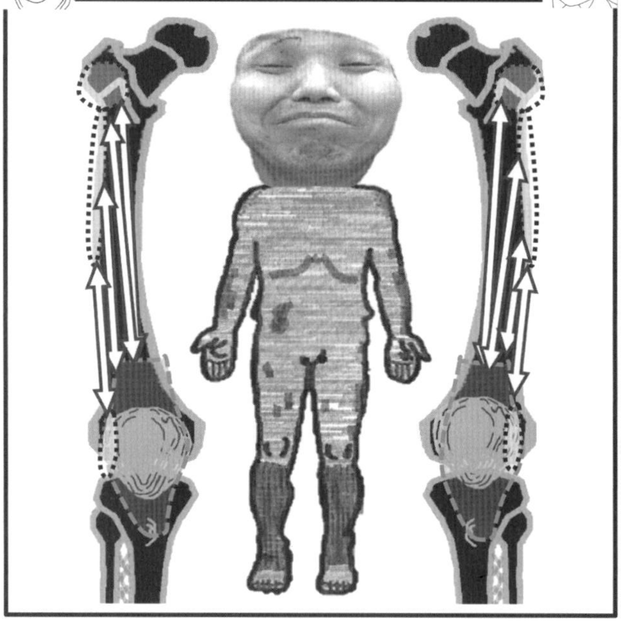

3-126

Vastus intermedius

가운데중中 사이간間 넓을광廣 힘줄근筋

≒ 중간 넓은근

innervation 신경지배

Femoral nerve (L2, L3, L4)

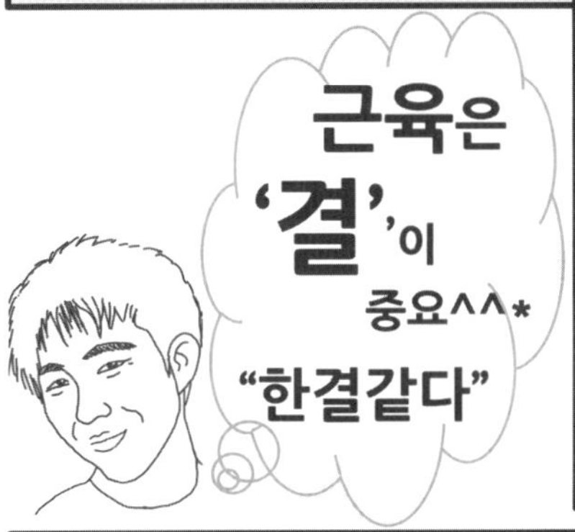

Origin 시작 부위

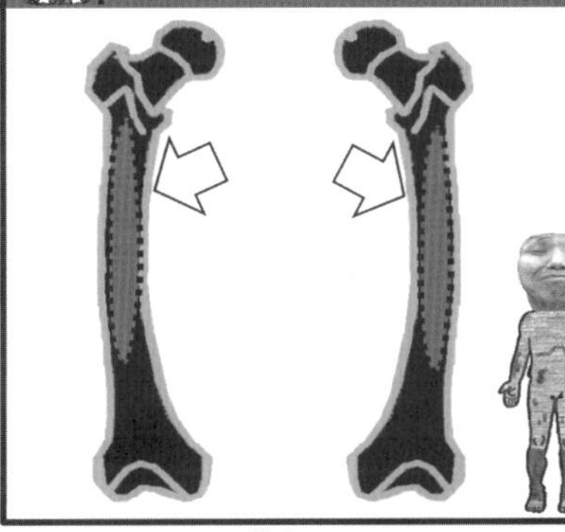

insertion 정지 부위

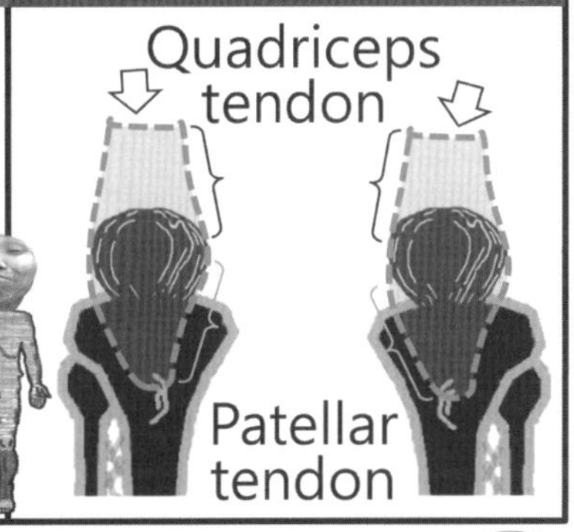

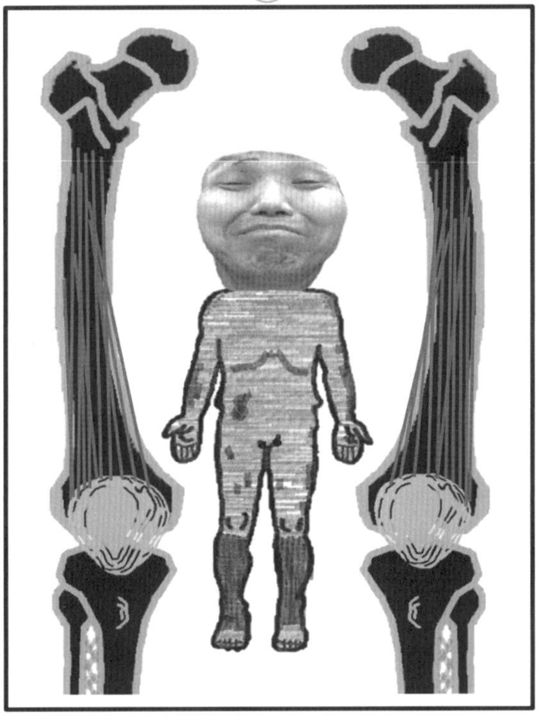

Motion 움직임

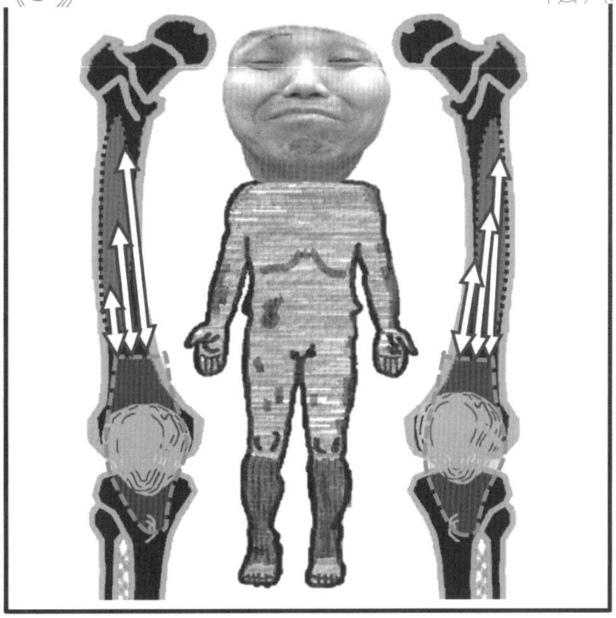

3-127

innervation 신경지배

Femoral nerve
(L2, L3, L4)

Vastus medialis

안내內 곁측側 넓을광廣 힘줄근筋

≒ 안쪽 넓은근

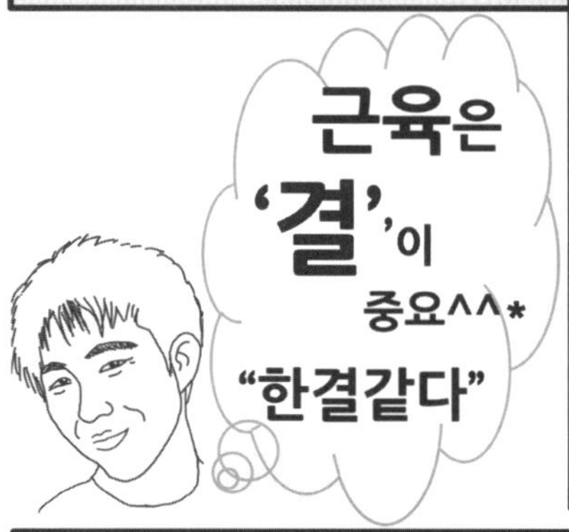

Origin 시작 부위

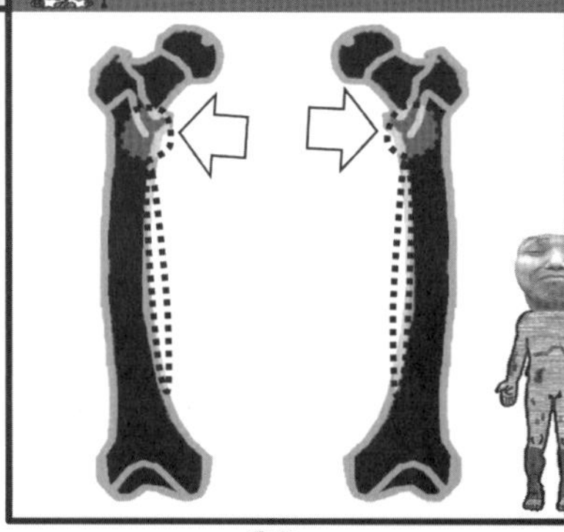

insertion 정지 부위

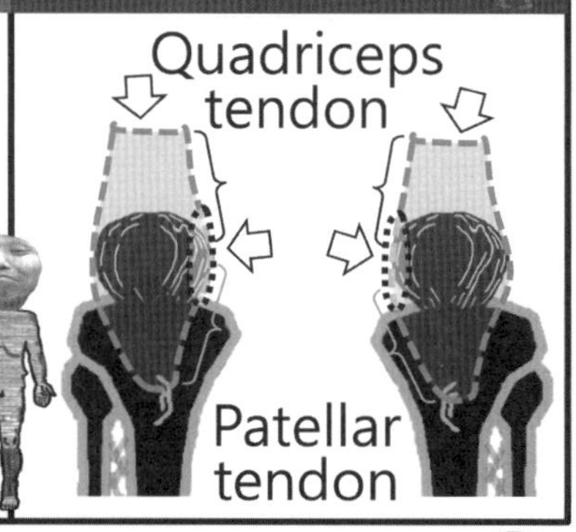

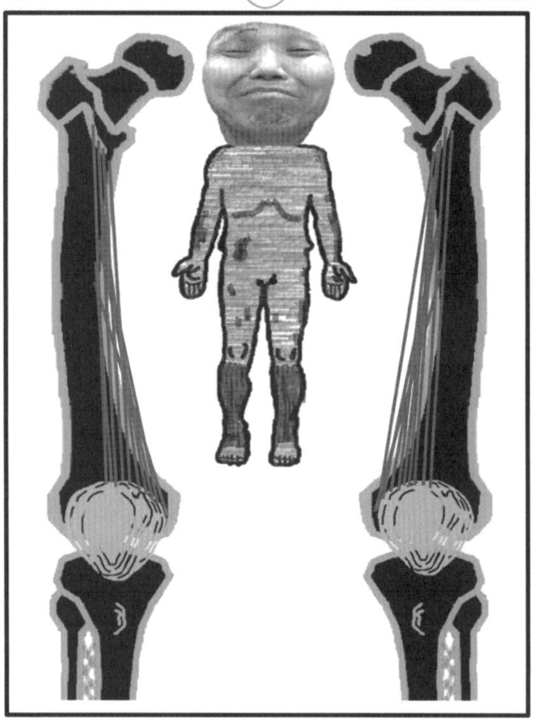

Motion 움직임

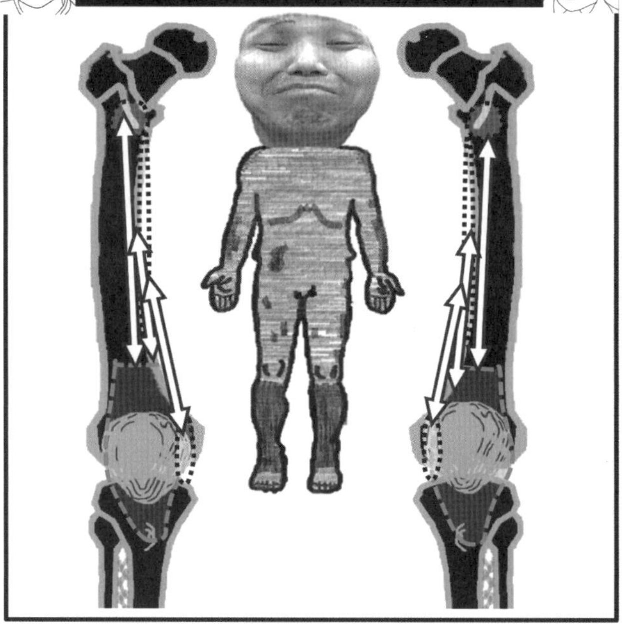

3-128

Quadriceps femoris ≒ 넙다리네갈래근

큰대大 넓적다리퇴腿 넉사四 머리두頭 힘줄근筋

ilium 창자장腸 뼈골骨

Tensor fasciae latae

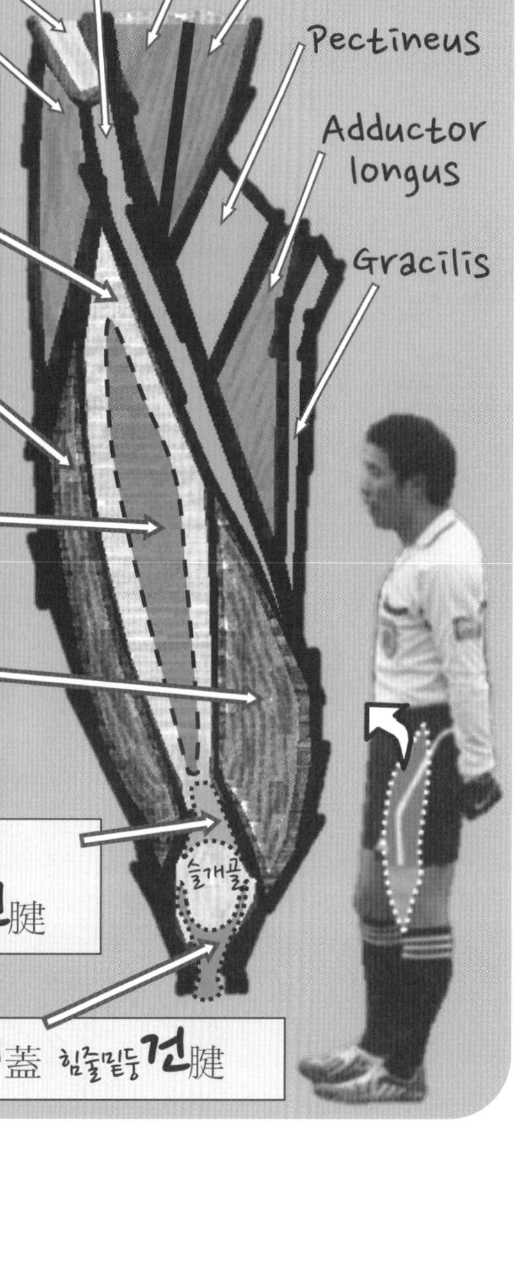

Quadriceps femoris

Rectus femoris
큰대大 넓적다리퇴腿 곧을직直 힘줄근筋

Vastus lateralis
바깥외外 곁측側 넓을광廣 힘줄근筋

Vastus intermedius
가운데중中 사이간間 넓을광廣 힘줄근筋

Vastus medialis
안내內 곁측側 넓을광廣 힘줄근筋

Quadriceps tendon
대大 퇴腿 사四 두頭 근筋 힘줄밑둥건腱

Patellar tendon 무릎슬膝 덮을개蓋 힘줄밑둥건腱

3-129

Gracilis

큰 대大 넙적다리 퇴腿 엷을 박薄 힘줄 근筋

≒ 두덩정강근

innervation 신경지배

Obturator nerve
(anterior branch)
(L3, L4)

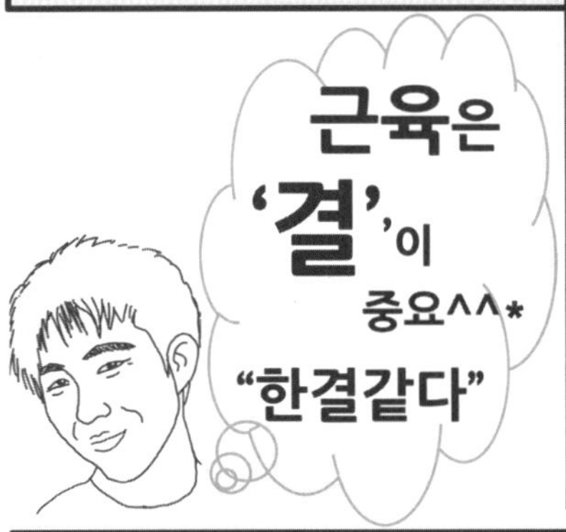

Origin 시작 부위

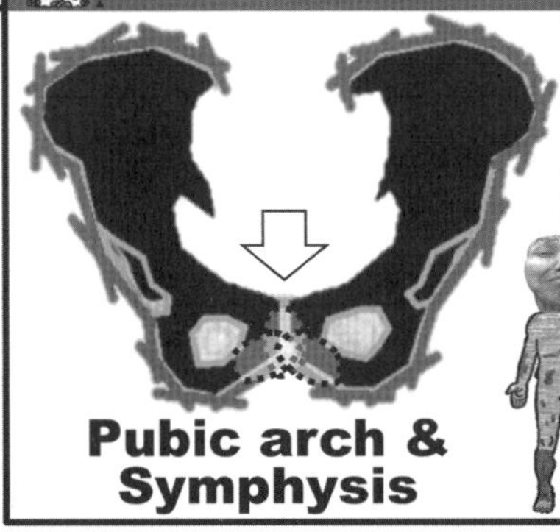

insertion 정지 부위

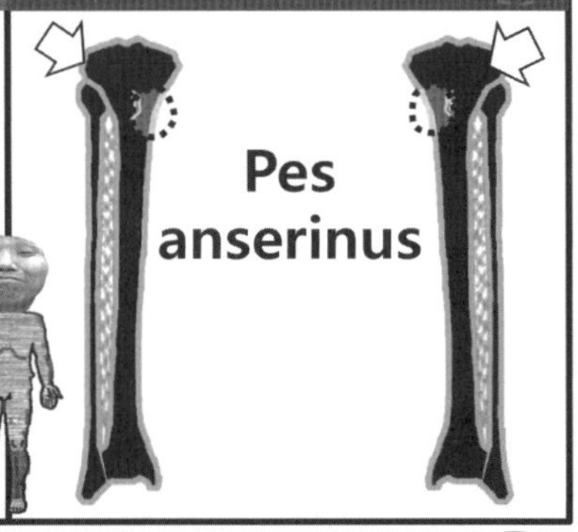

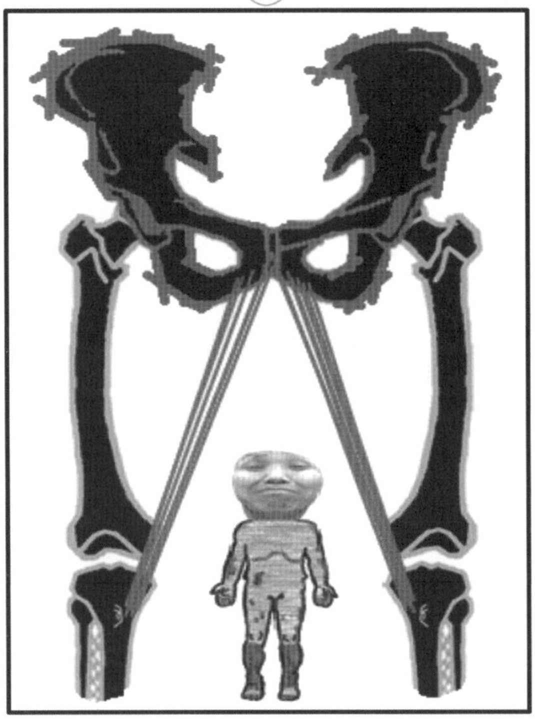

Motion 움직임

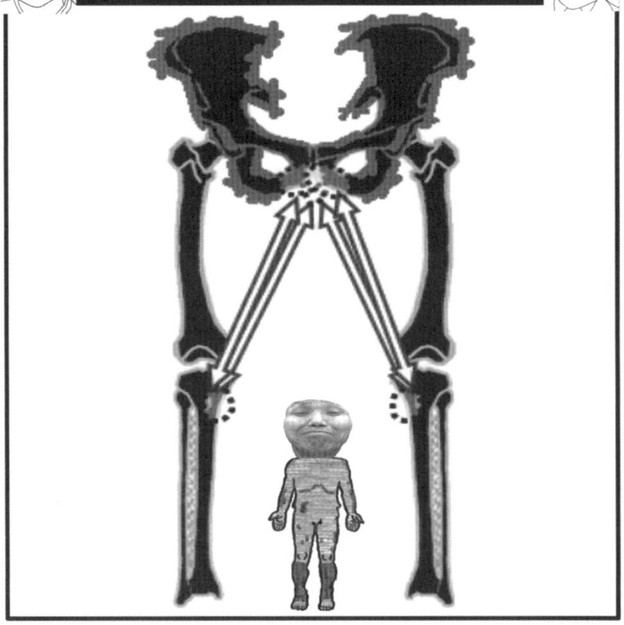

3-130

Biceps femoris

큰대大 넓적다리퇴腿
두이二 머리두頭 힘줄근筋
≒ 넙다리 두갈래근

innervation 신경지배

Sciatic nerve
(Long & short head)
(L5, S1, S2)

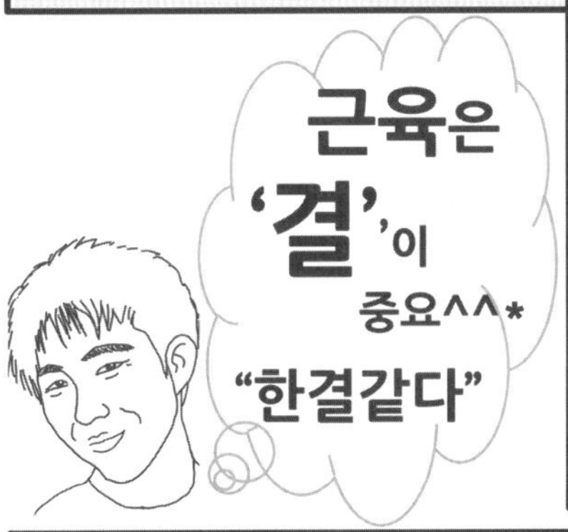

Origin 시작 부위

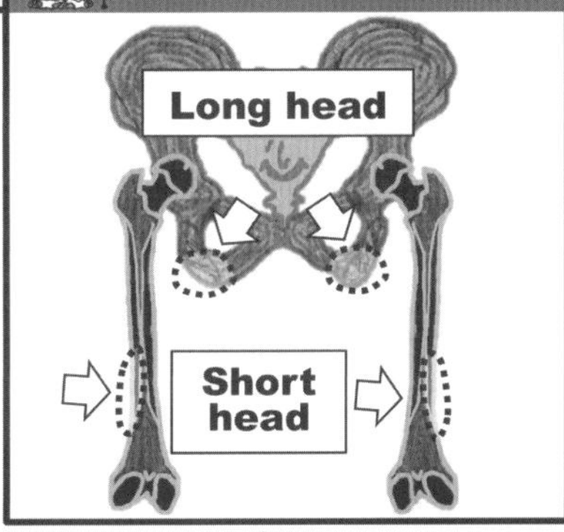

insertion 정지 부위

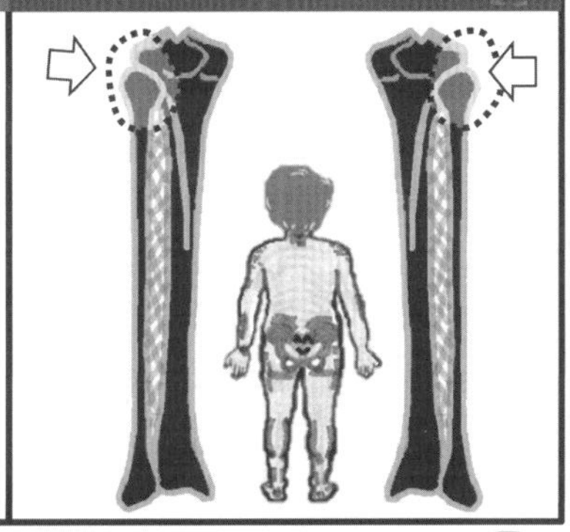

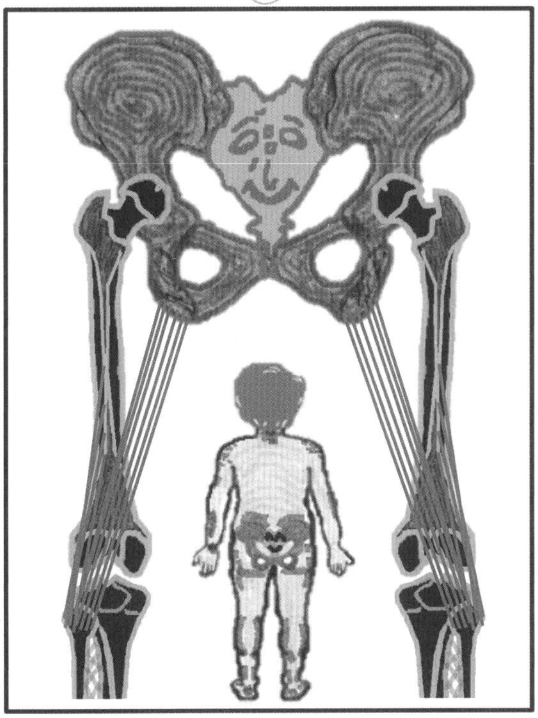

Motion 움직임

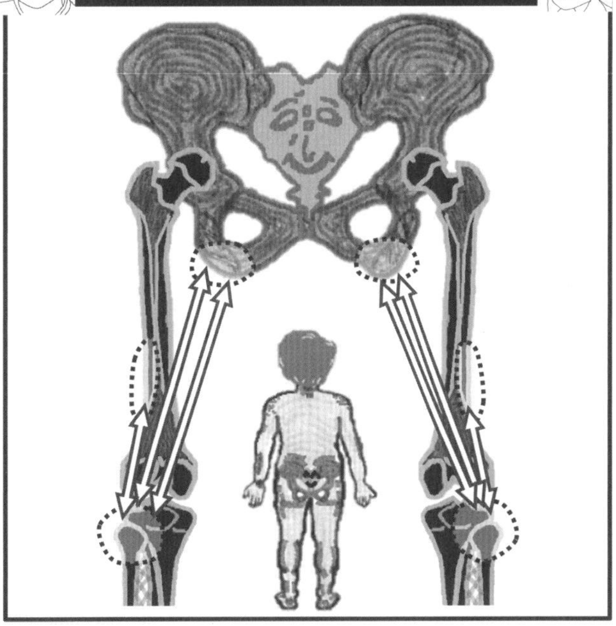

3-131

Semitendinosus

절반 반半 힘줄밑둥 건腱 모양 양樣 힘줄 근筋

≒ 반 힘줄 모양근

innervation 신경지배

Sciatic nerve
(L5, S1, S2)

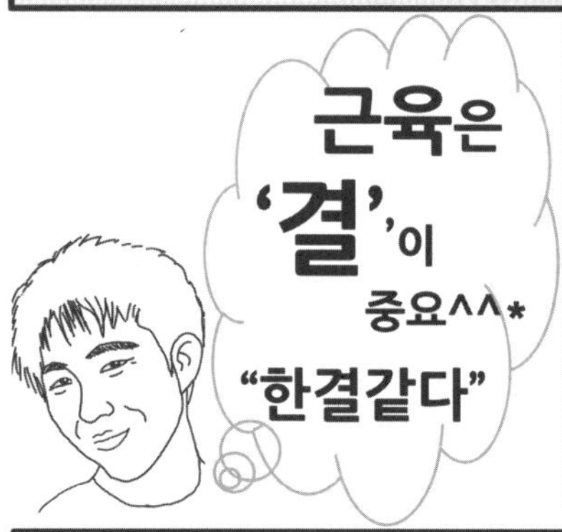

Origin 시작 부위

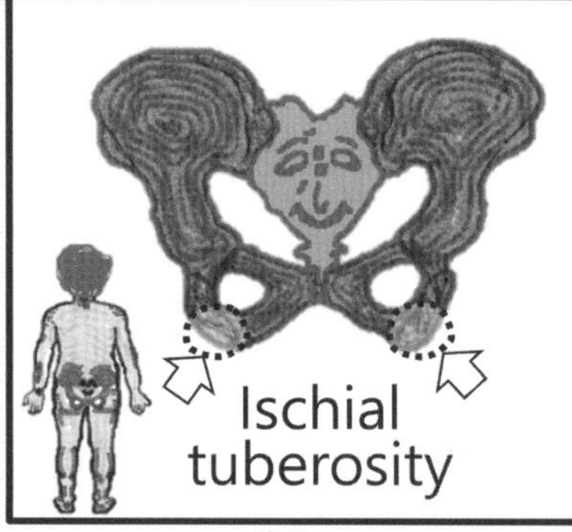

insertion 정지 부위

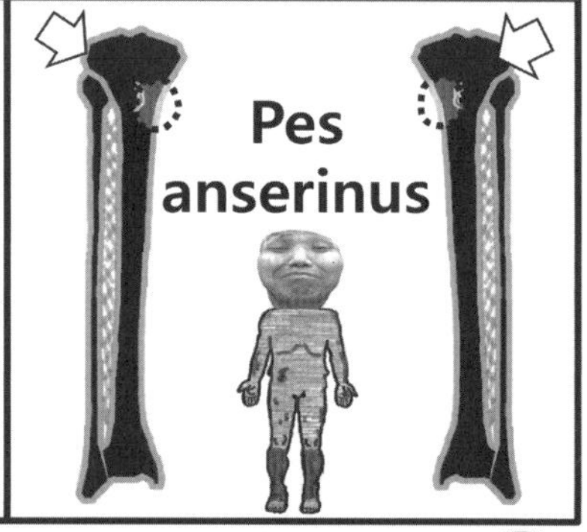

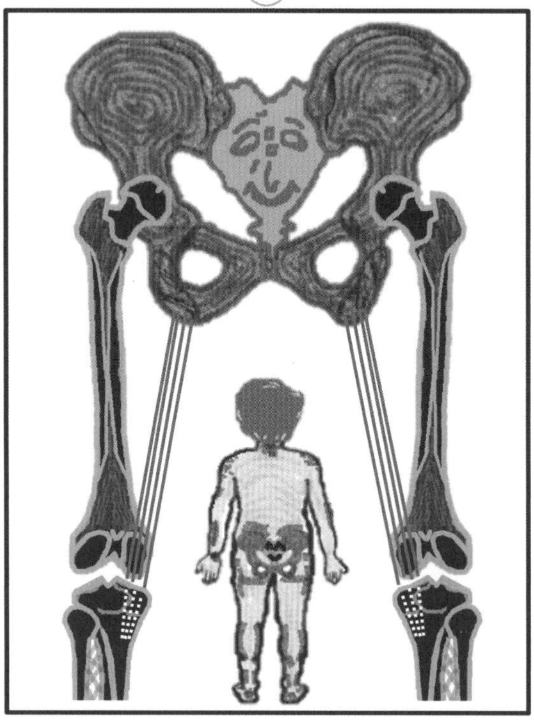

Motion 움직임

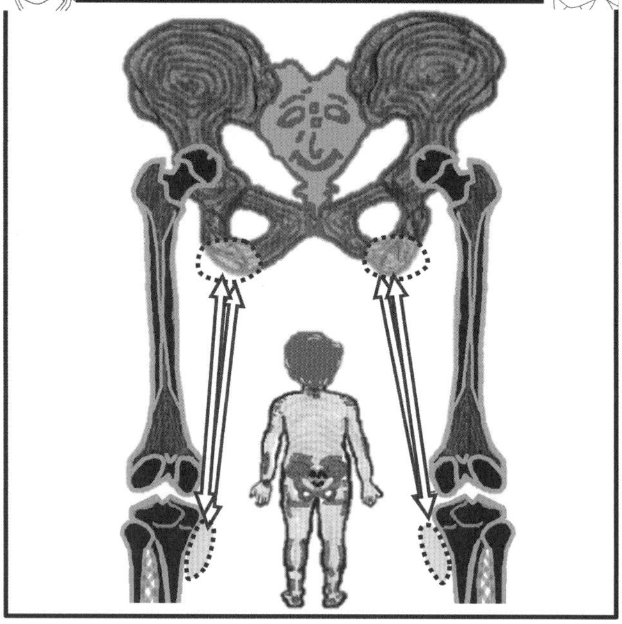

3-132

Semimembranosus

절반 반 半 막 막 膜 모양 양 様 힘줄 근 筋

≒ 반 막 모양근

innervation 신경지배

Sciatic nerve (L5, S1, S2)

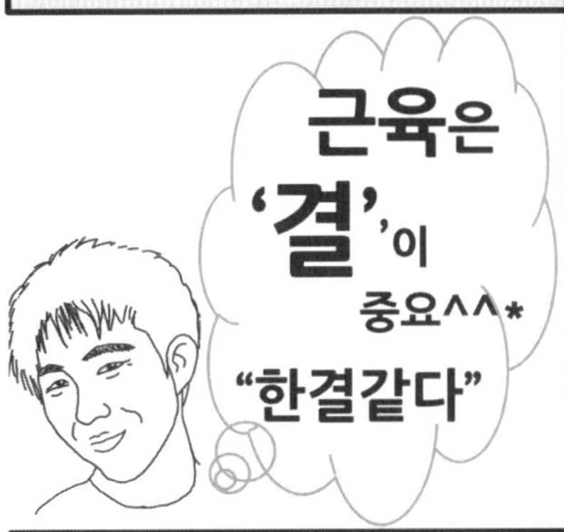

Origin 시작 부위

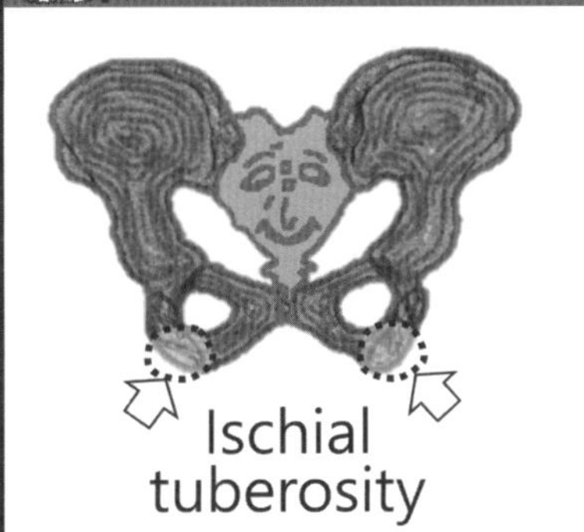

insertion 정지 부위

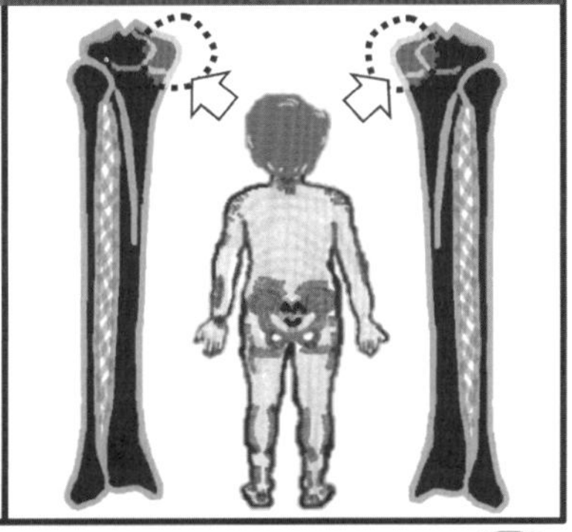

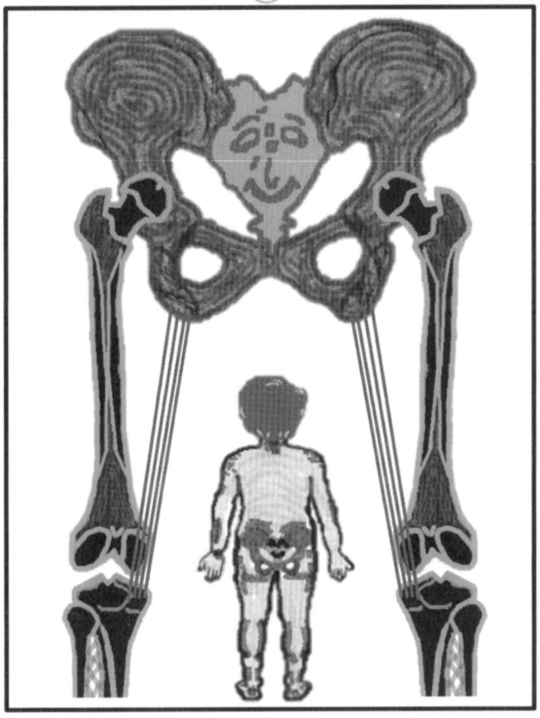

Motion 움직임

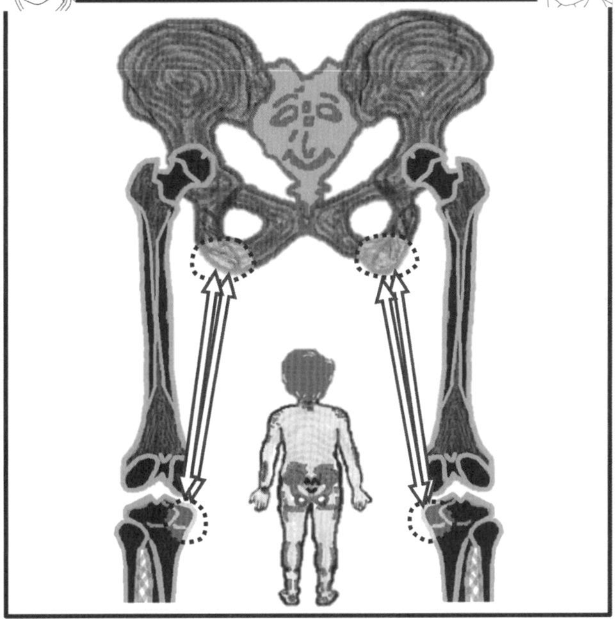

3-133

Hamstring Muscles ≒ 넙다리뒤근

무릎슬膝 움집와窩 떼부部 힘줄근筋 고기육肉

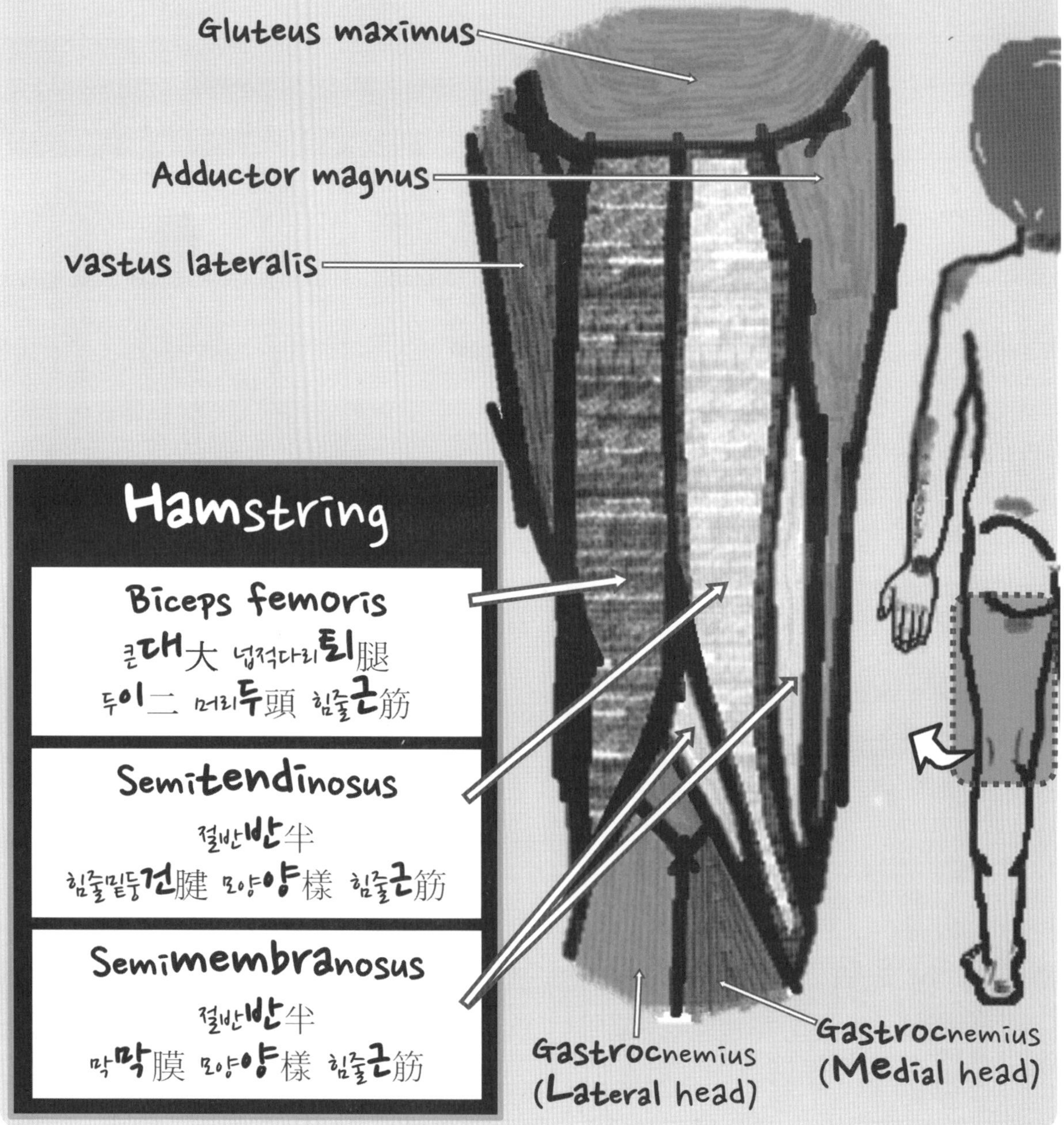

3-134

Gastrocnemius

장딴지 비 腓 배 복 腹 힘줄 근 筋

≒ 장딴지근

innervation 신경지배

Tibial nerve (S1, S2)

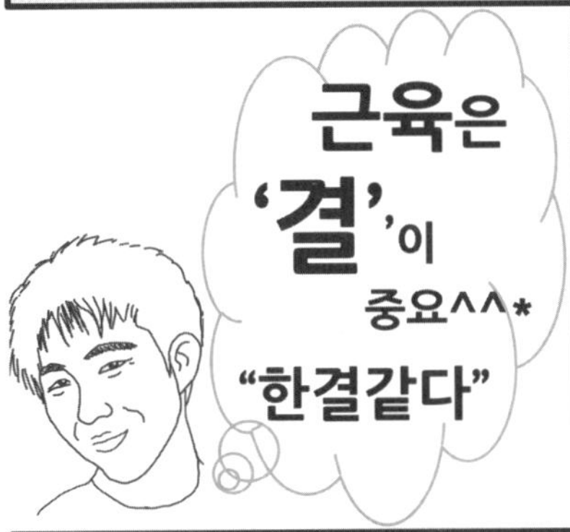

Origin 시작 부위

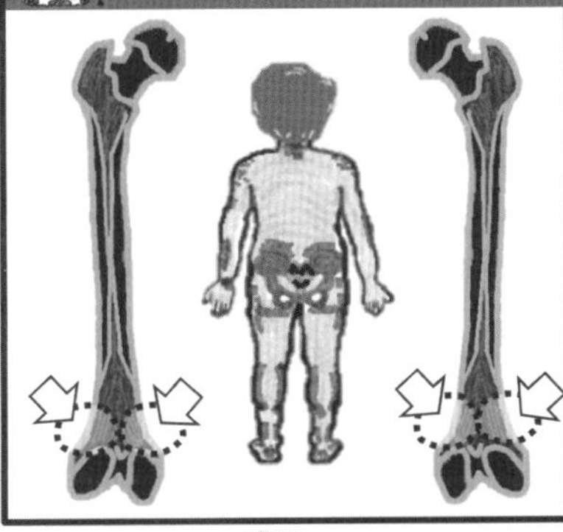

insertion 정지 부위

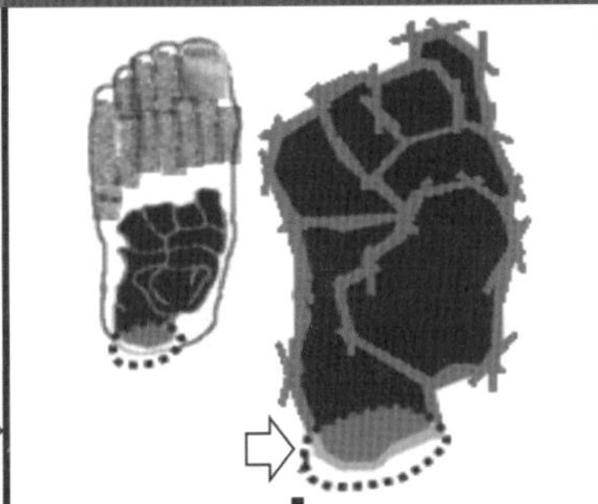

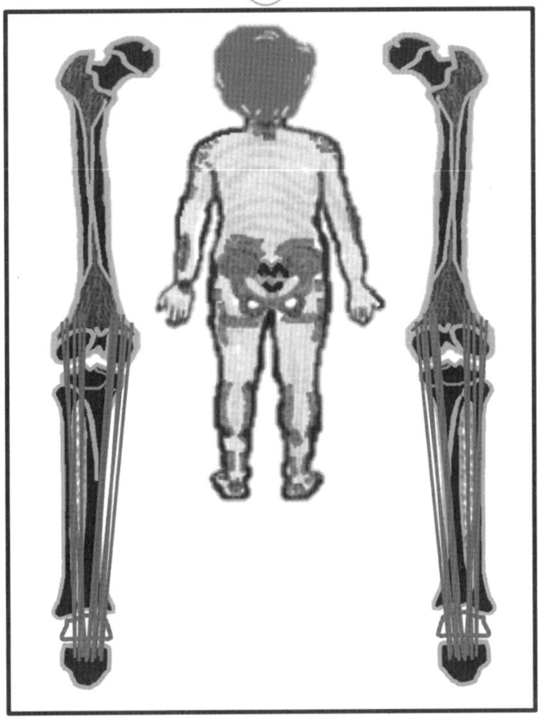

Motion 움직임

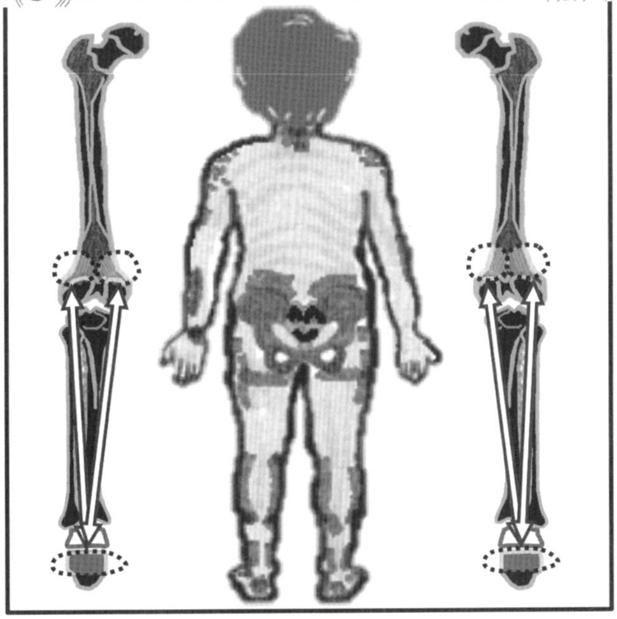

3-135

Soleus

가자미 힘줄근筋

≒ 가자미근

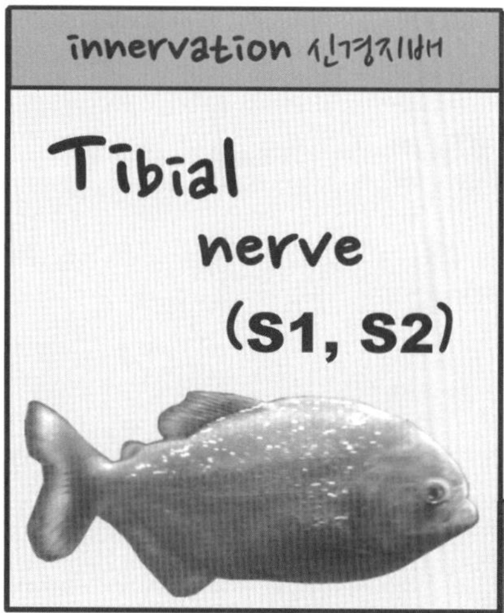

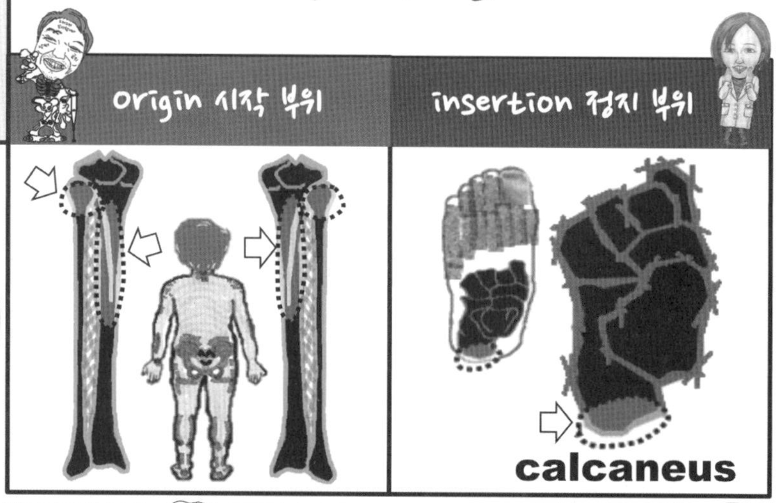

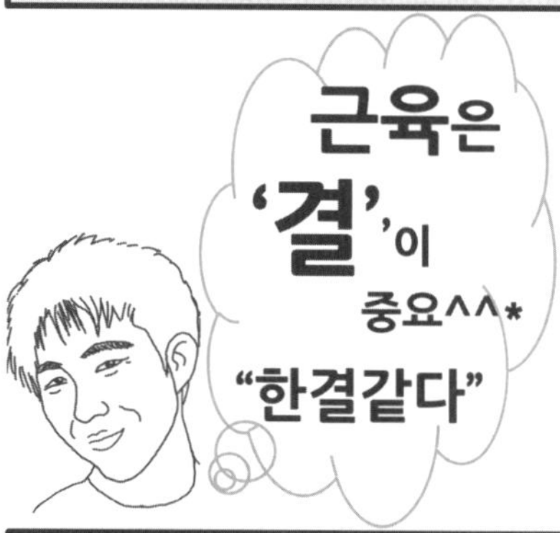

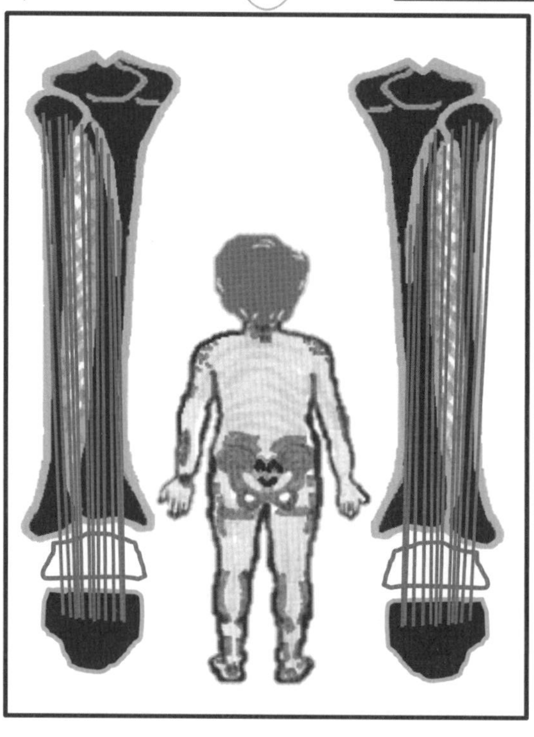

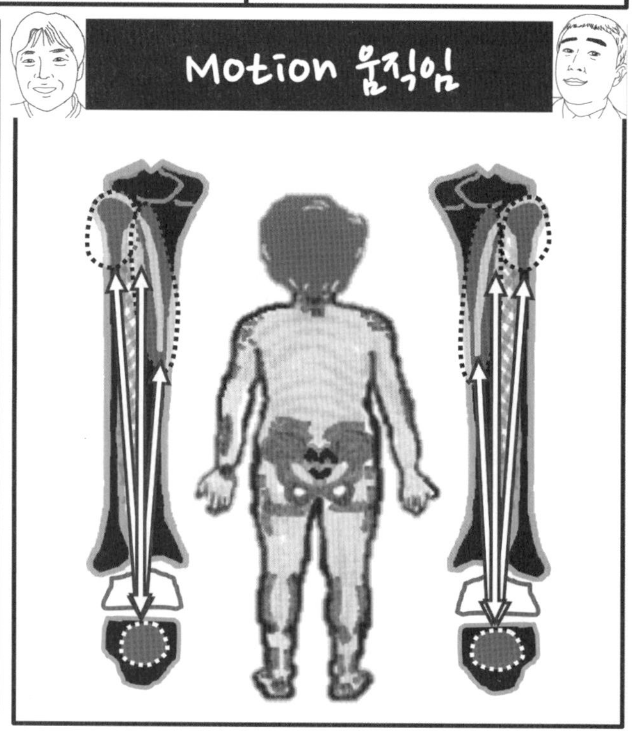

3-136

Triceps surae muscles ≒ 종아리세갈래근

아래**하**下 넙적다리**퇴**腿 석**삼**三 머리**두**頭 힘줄**근**筋

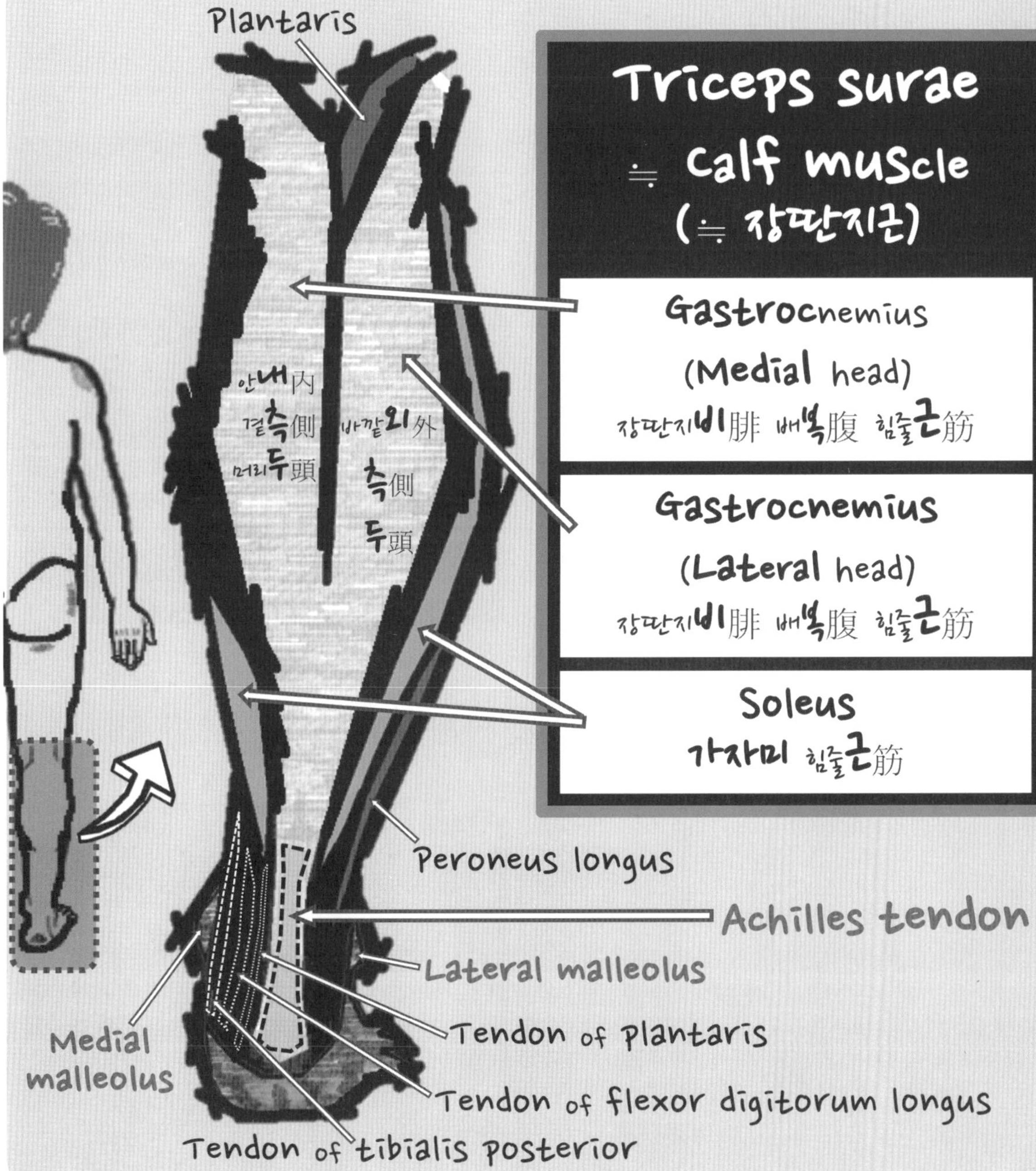

Triceps surae ≒ Calf muscle (≒ 장딴지근)
Gastrocnemius (Medial head) 장딴지**비**腓 배**복**腹 힘줄**근**筋
Gastrocnemius (Lateral head) 장딴지**비**腓 배**복**腹 힘줄**근**筋
Soleus 가자미 힘줄**근**筋

3-137

Plantaris

발족足 밟을척蹠 힘줄근筋 혹은

발족足 밑저底 힘줄근筋

≒ 장딴지빗근

innervation 신경지배

Tibial nerve (S1, S2)

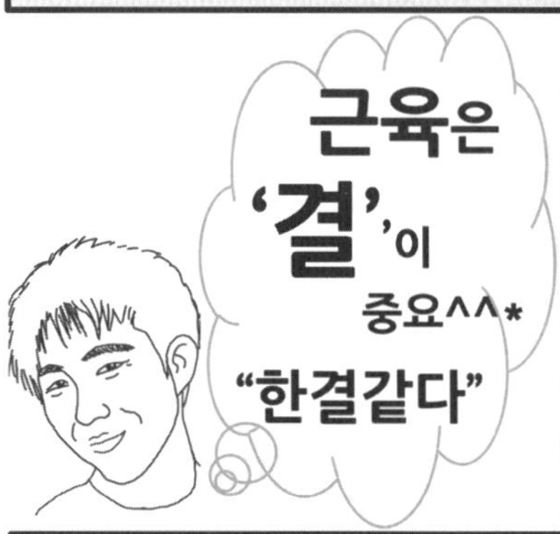

Origin 시작 부위

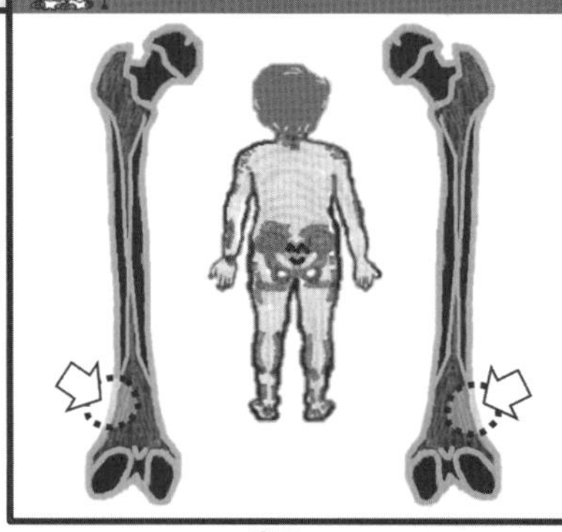

insertion 정지 부위

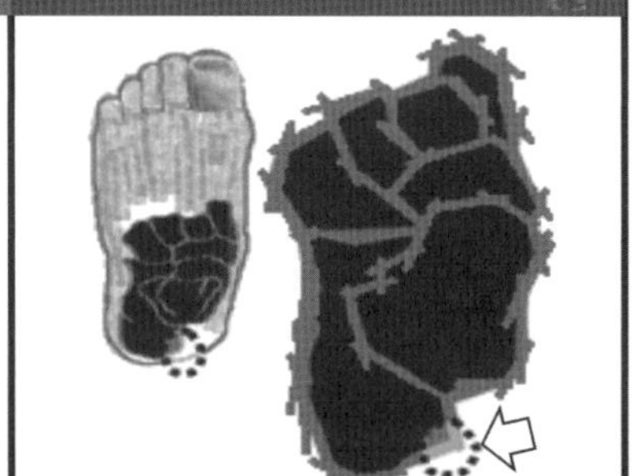

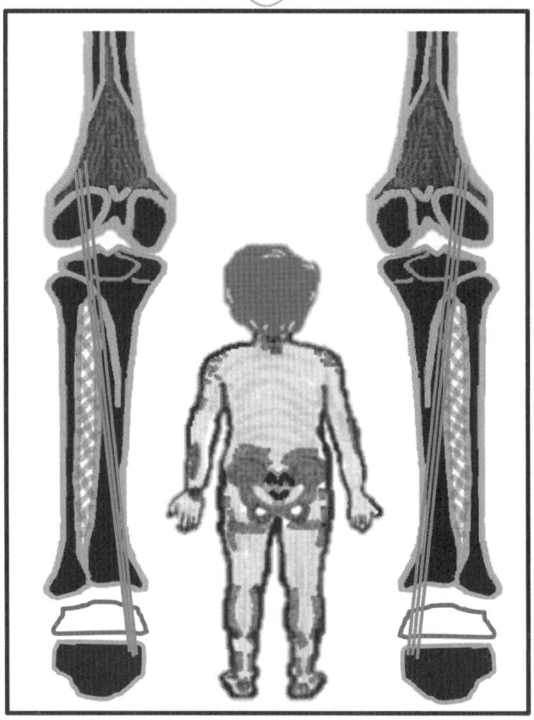

Motion 움직임

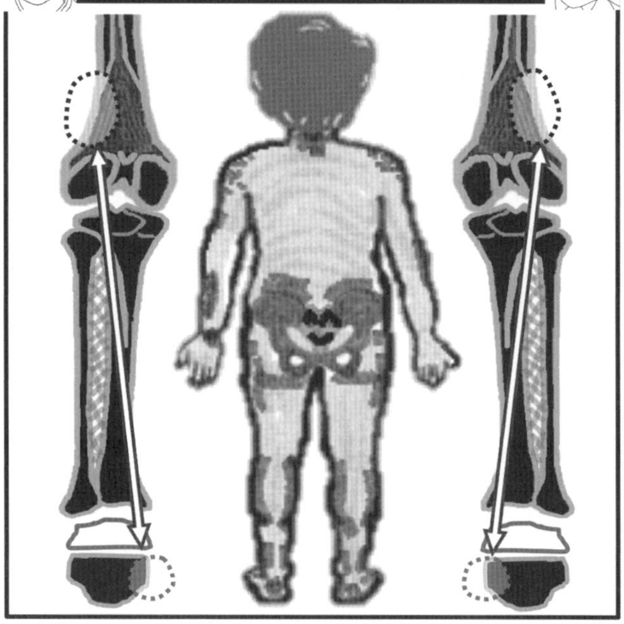

3-138

Popliteus

무릎슬膝 움집와窩 힘줄근筋

≒ 오금근

innervation 신경지배

Tibial nerve (L4, L5, S1)

근육은 '결'이 중요^^* "한결같다"

Origin 시작 부위

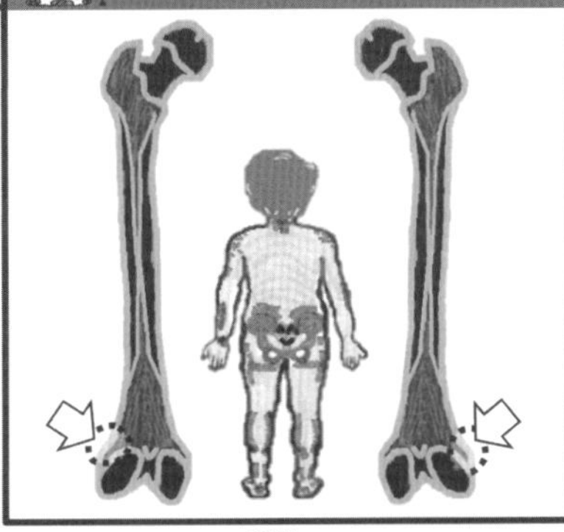

insertion 정지 부위

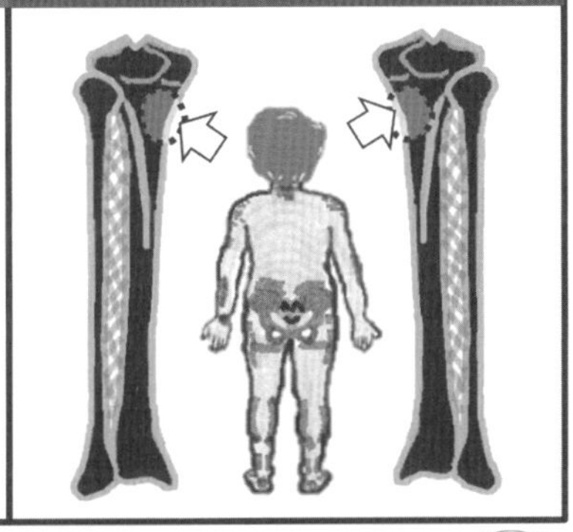

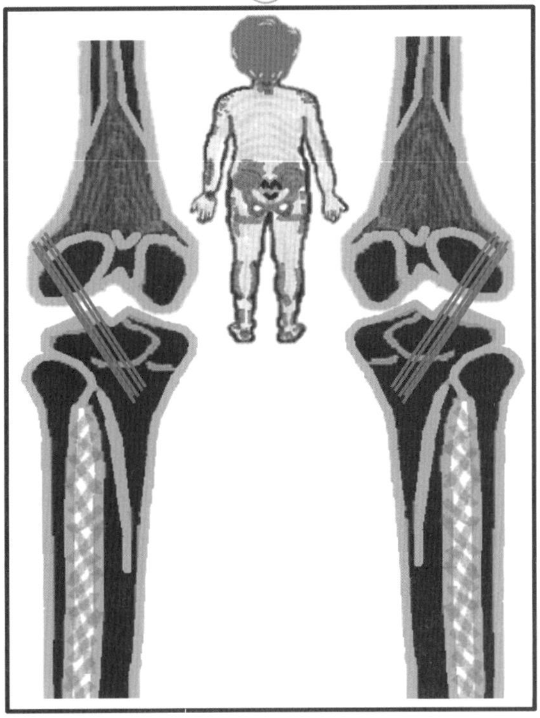

Motion 움직임

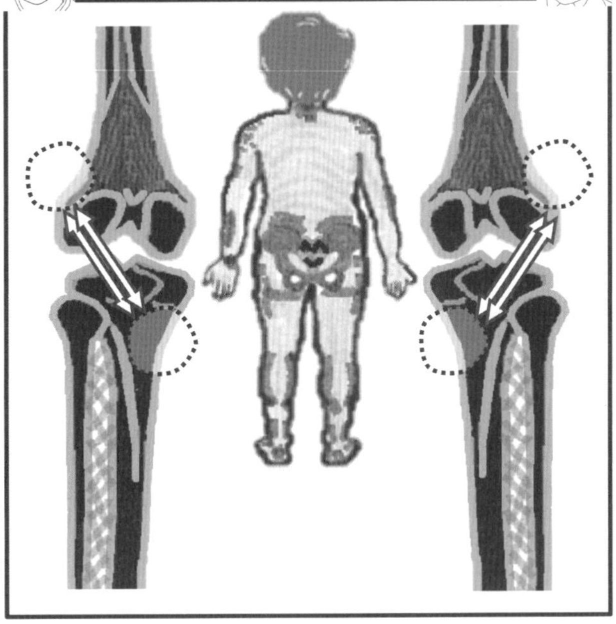

3-139

Tibialis anterior

앞 **전**前 정강이 **경**脛 뼈 **골**骨 힘줄 **근**筋

≒ 앞 정강근

innervation 신경지배

Deep Peroneal nerve (L4, L5, S1)

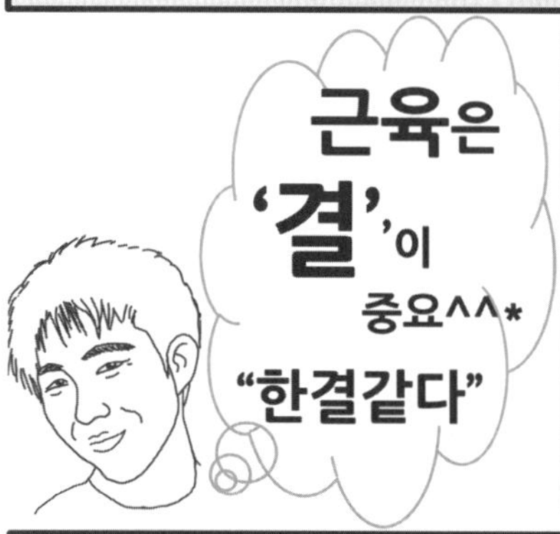

Origin 시작 부위

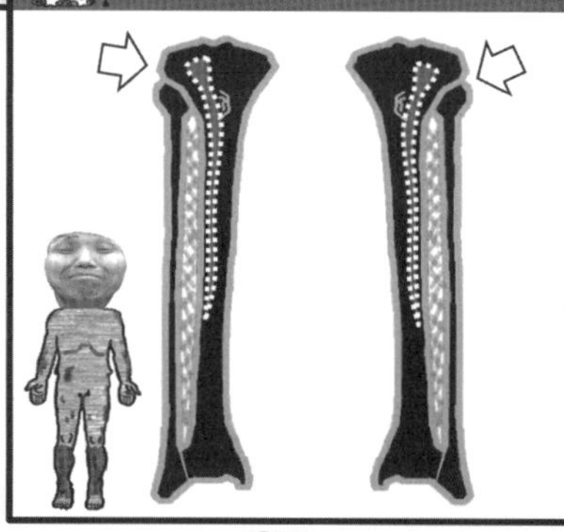

insertion 정지 부위

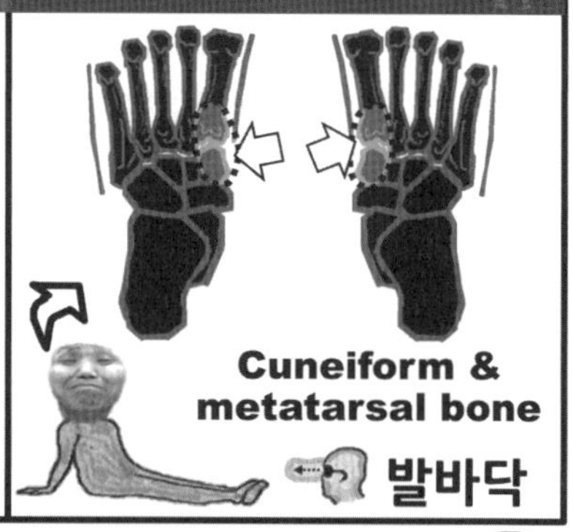

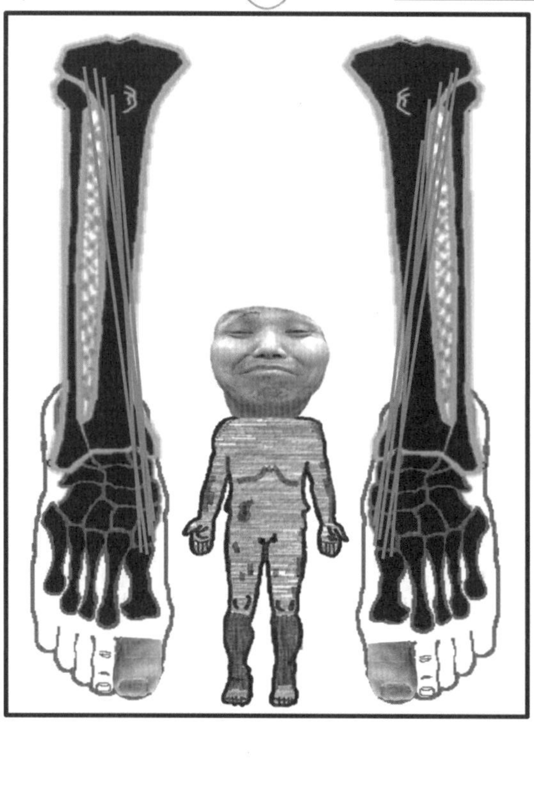

Motion 움직임

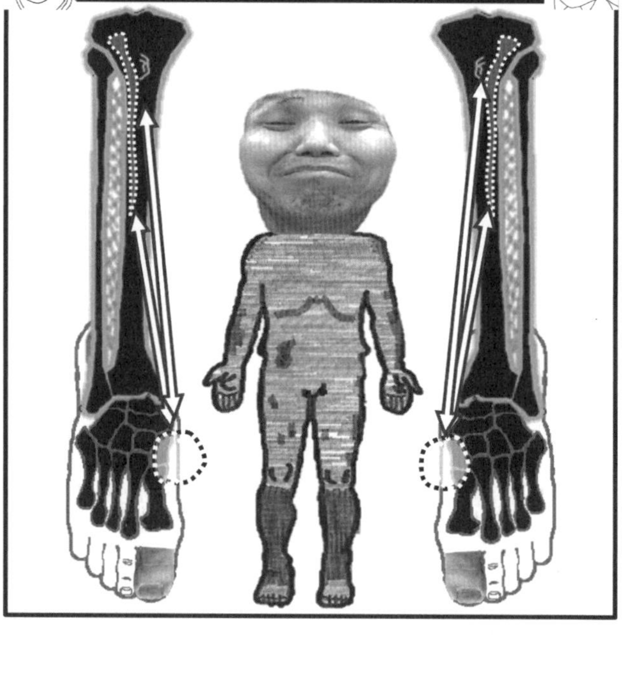

3-140

innervation 신경지배
Deep Peroneal nerve (L4, L5, S1)

Extensor hallucis longus

긴**장**長 엄지발가락**무**拇 발가락**지**趾 펼**신**伸 힘줄**근**筋

≒ 긴 엄지 폄근

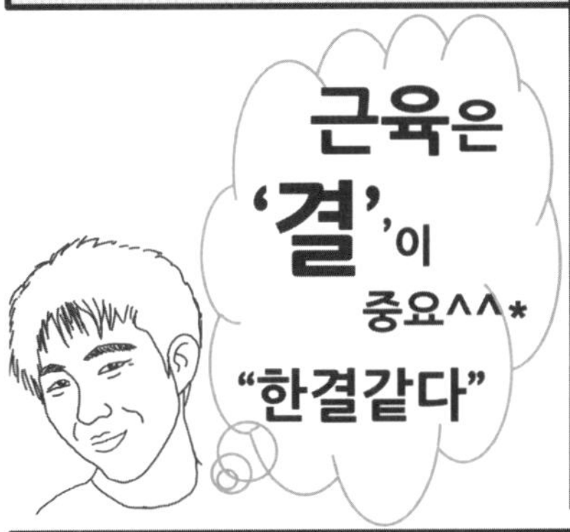

Origin 시작 부위 | **insertion 정지 부위**

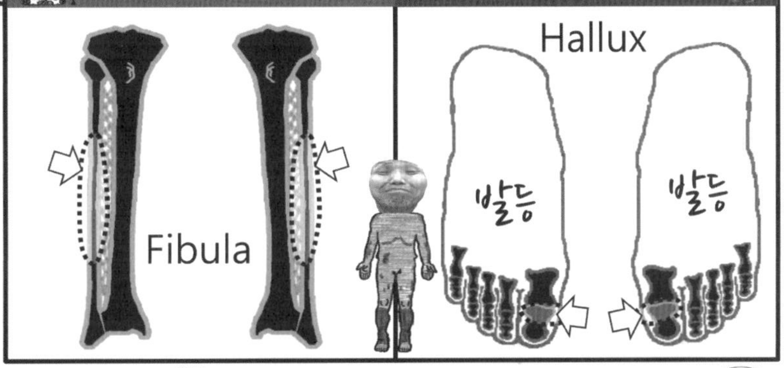

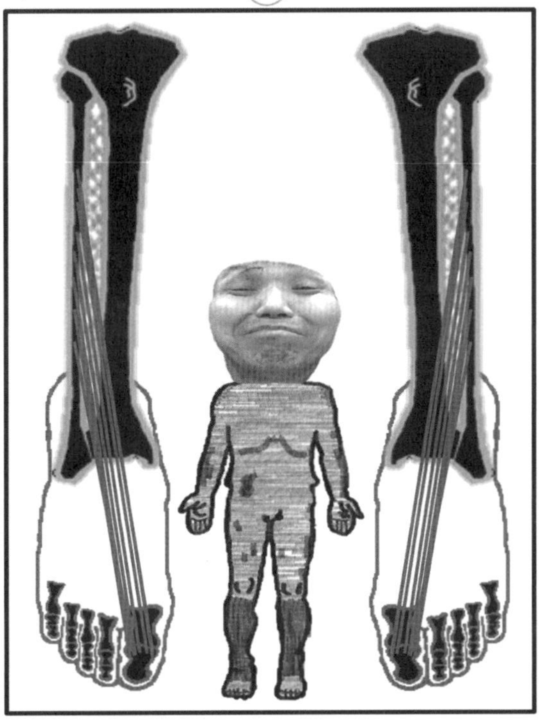

Motion 움직임

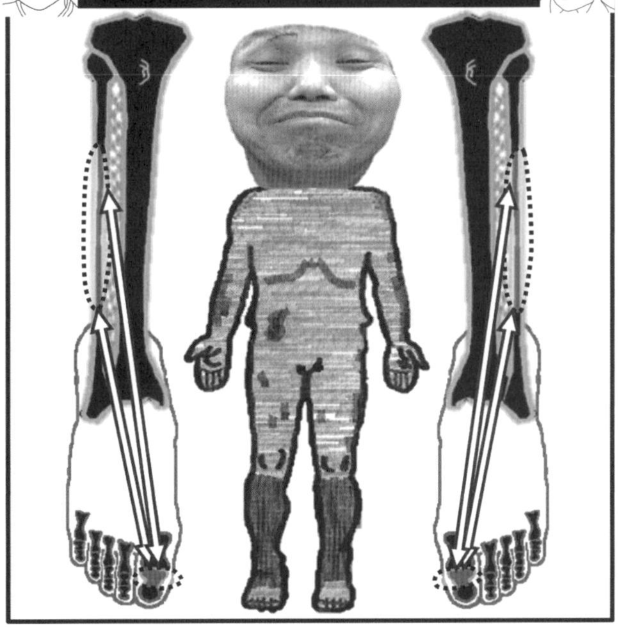

3-141

Extensor hallucis brevis

짧을단短 엄지발가락무蹈 발가락지趾 펼신伸 힘줄근筋

≒ 짧은 엄지 폄근

innervation 신경지배

Deep Peroneal nerve (L5, S1)

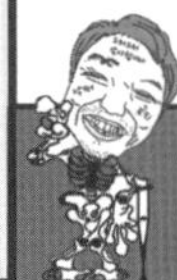

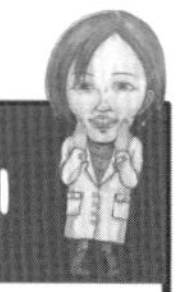

Origin 시작 부위

Calcaneus

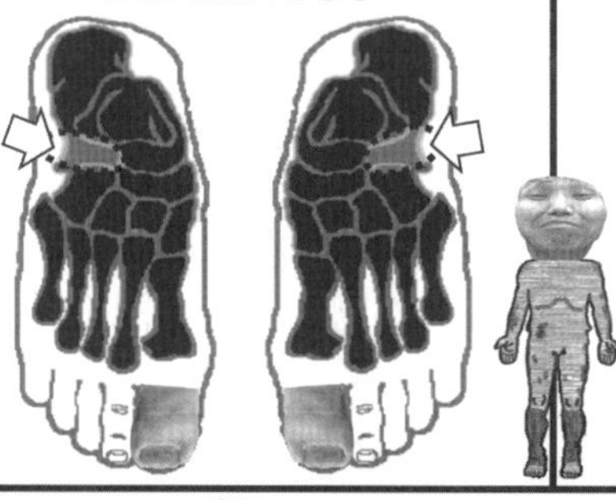

insertion 정지 부위

Hallux

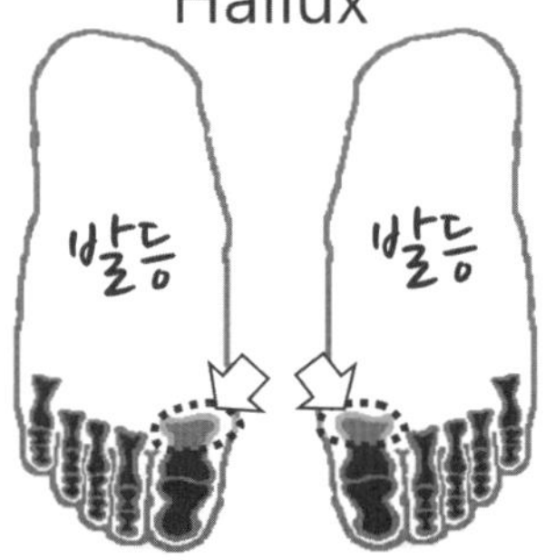

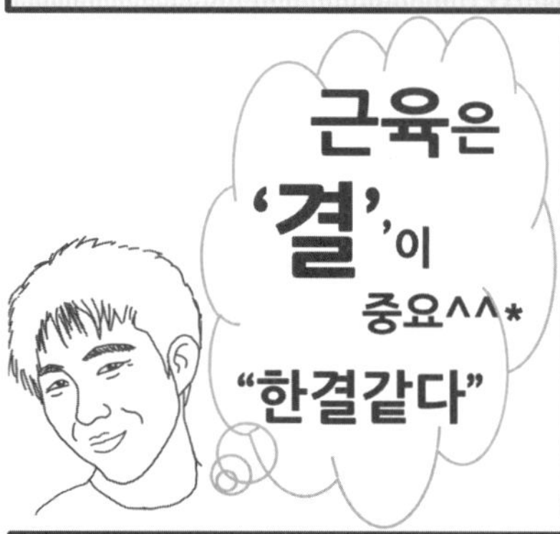

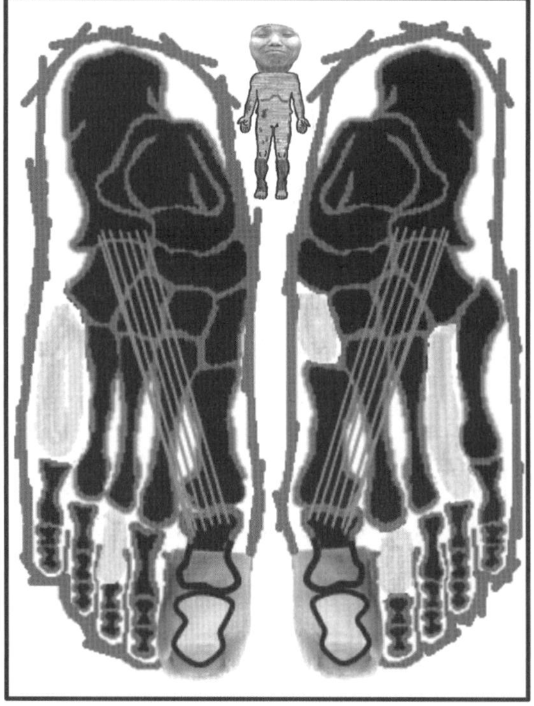

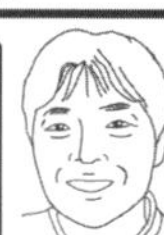

Motion 움직임

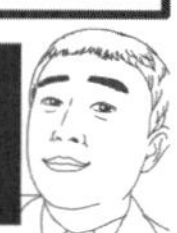

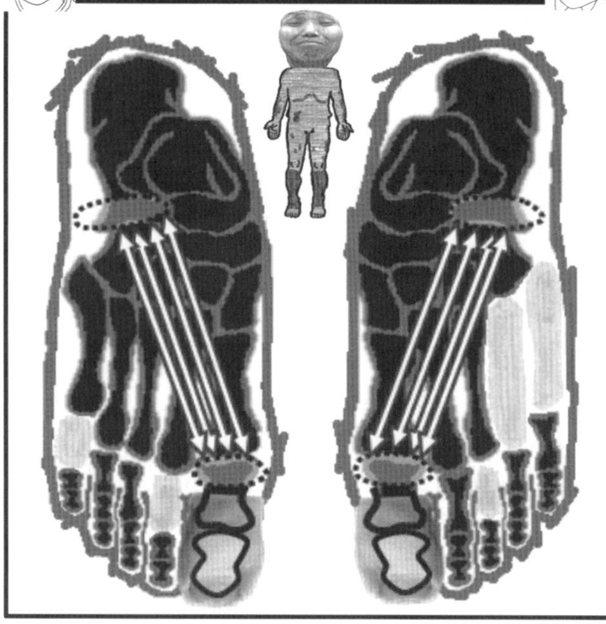

3-142

Extensor digitorum longus

긴장長 발가락지趾 펼신伸 힘줄근筋

≒ 긴 발가락 폄근

innervation 신경지배

Deep Peroneal nerve (L4, L5, S1)

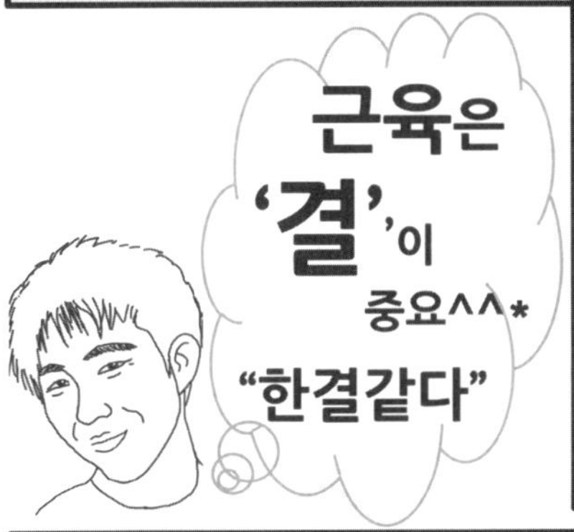

Origin 시작 부위

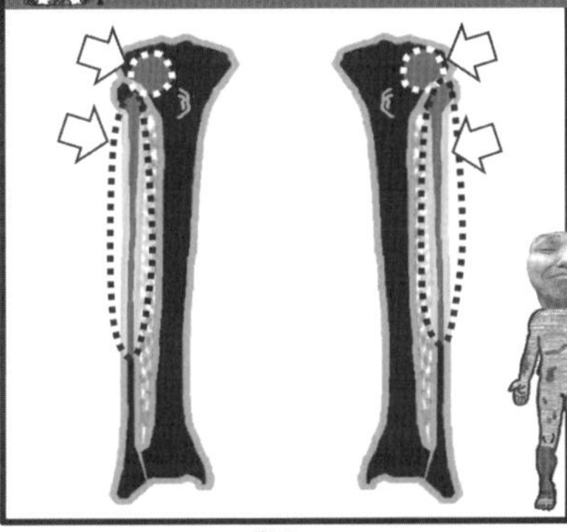

insertion 정지 부위

Middle & distal Phalanges

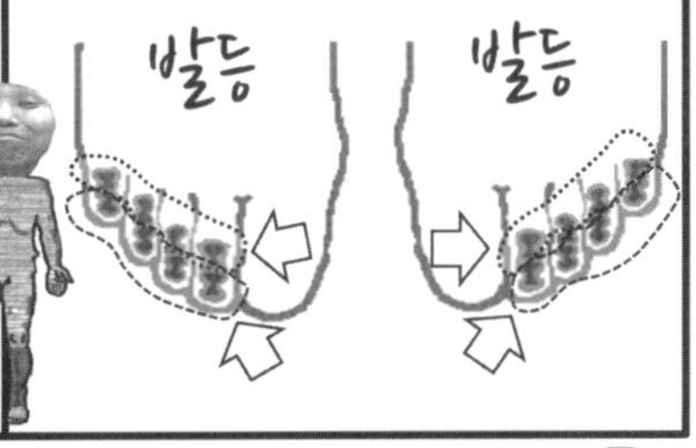

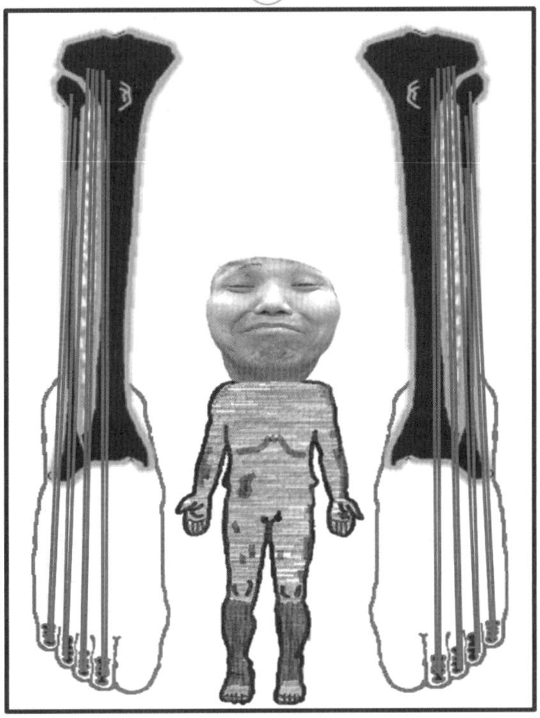

Motion 움직임

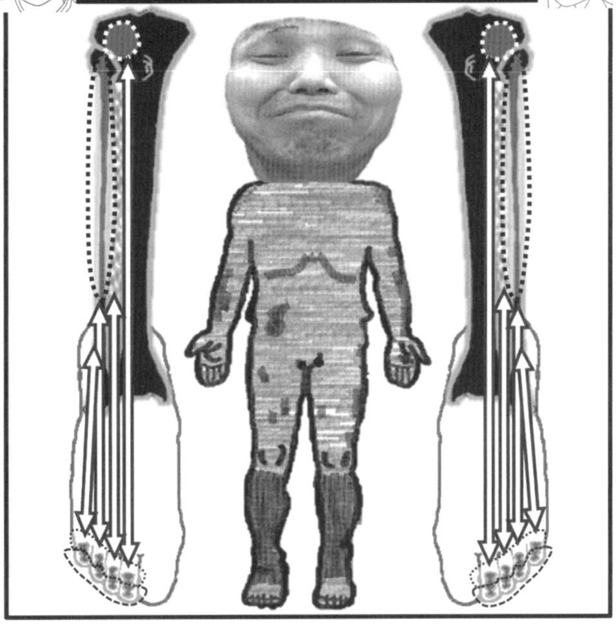

3-143

Extensor digitorum brevis

짧을 단短 발가락 지趾 펼 신伸 힘줄 근筋

≒ 짧은 발가락 폄근

innervation 신경지배

Deep Peroneal nerve (L5, S1)

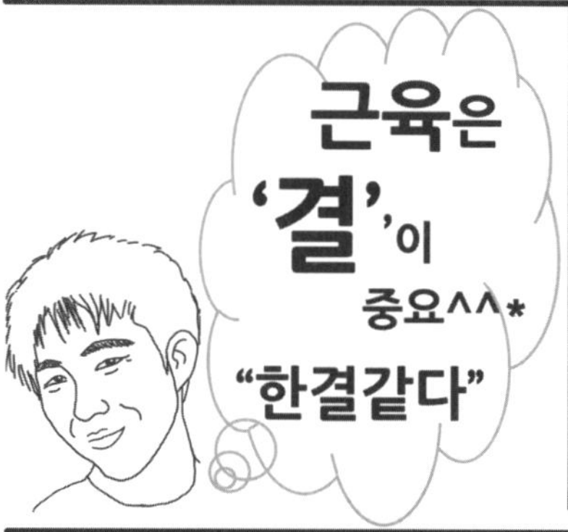

origin 시작 부위

Calcaneus

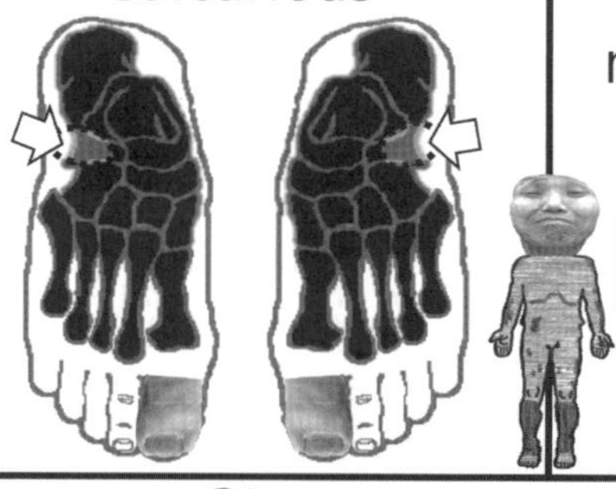

insertion 정지 부위

2nd, 3rd, 4th middle phalanges

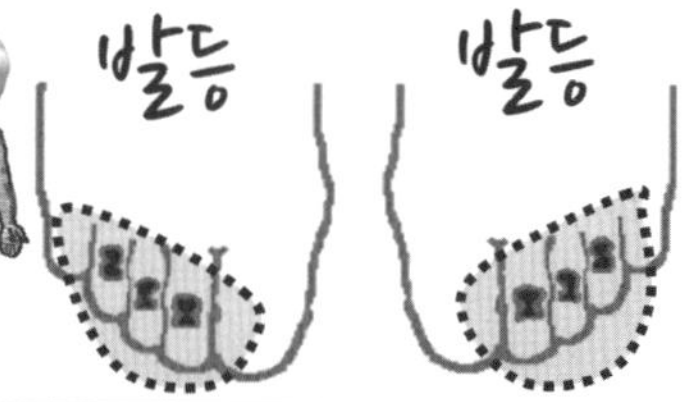

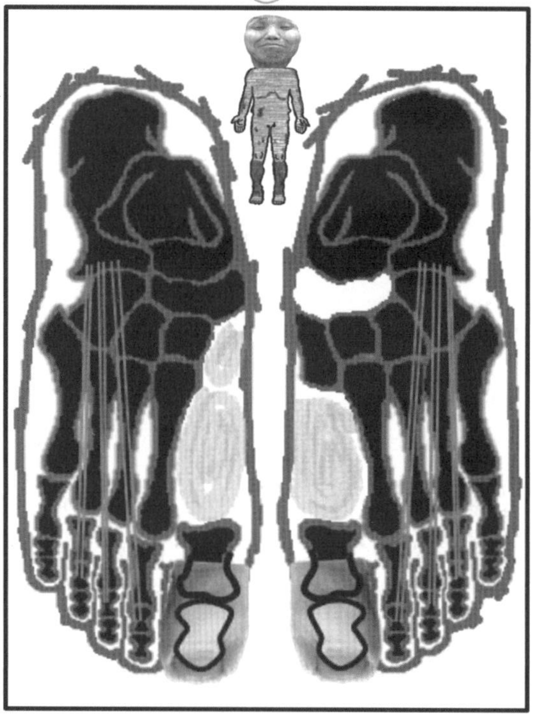

Motion 움직임

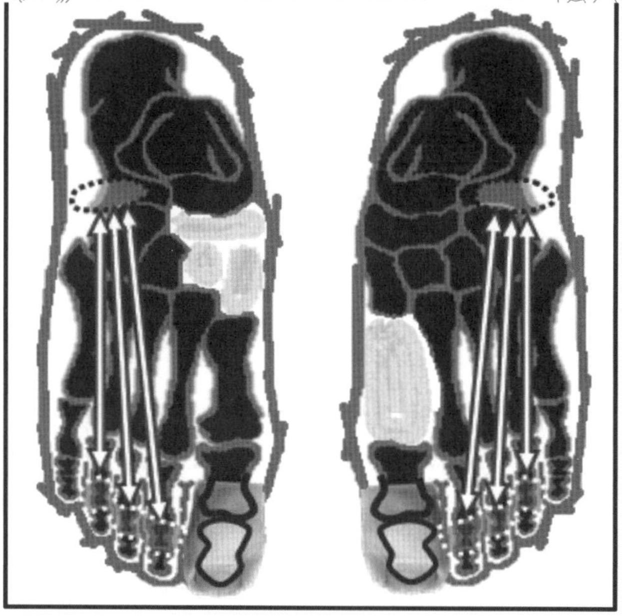

3-144

Peroneus longus

긴장長 장딴지비腓 뼈골骨 힘줄근筋

≒ 긴 종아리근

innervation 신경지배

Superficial peroneal nerve (L5, S1)

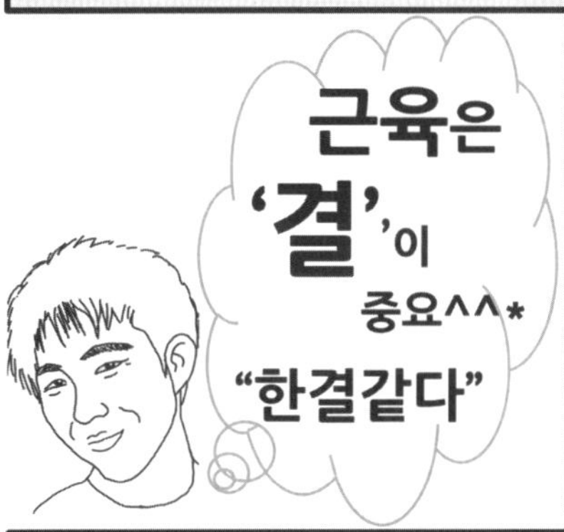

Origin 시작 부위

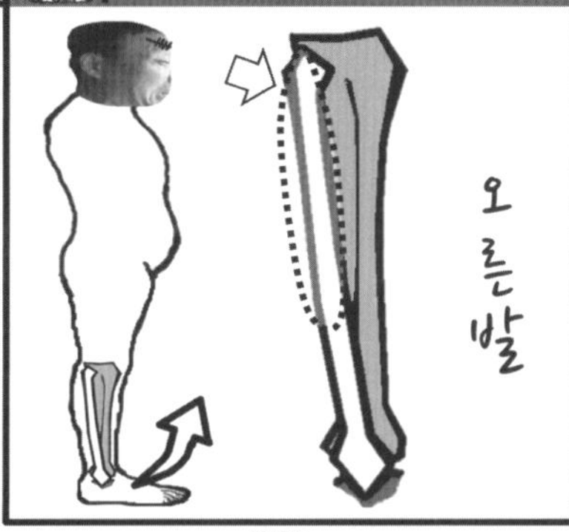

insertion 정지 부위

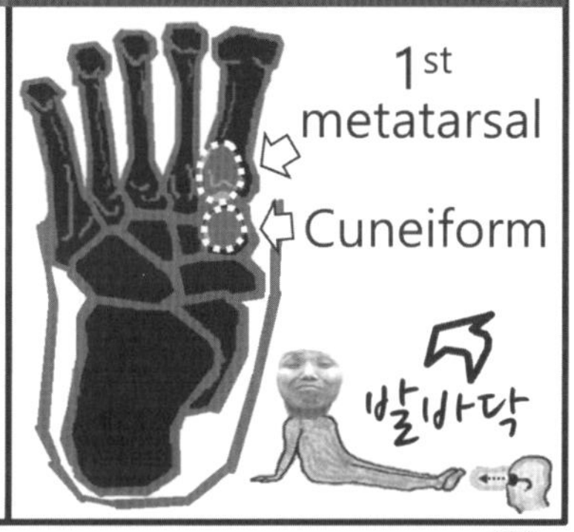

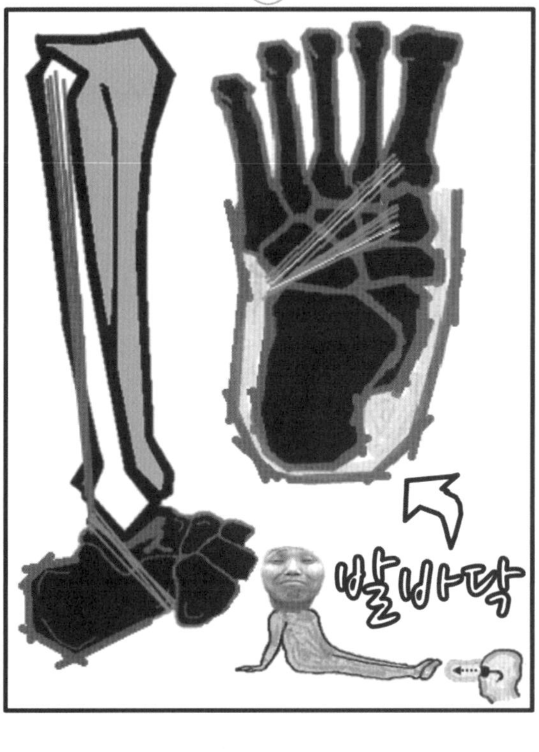

Motion 움직임

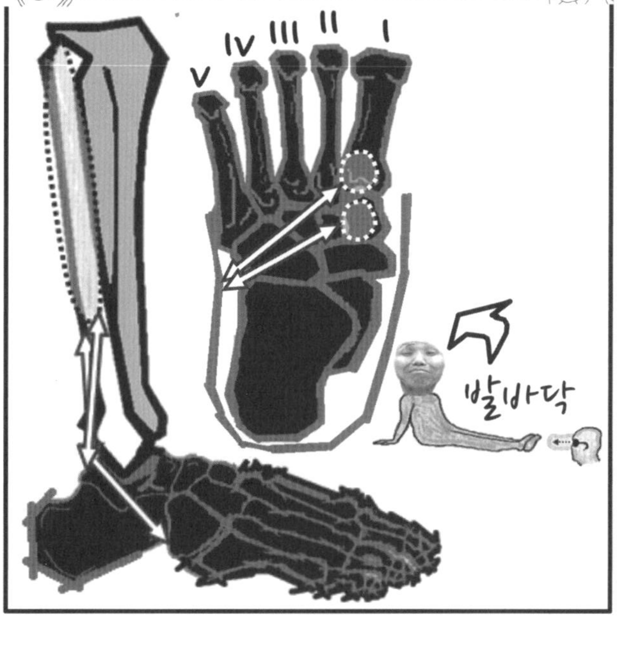

3-145

Peroneus brevis

짧을 **단**短 장딴지 **비**腓 뼈 **골**骨 힘줄 **근**筋

≒ 짧은 종아리근

innervation 신경지배

Superficial peroneal nerve (L5, S1)

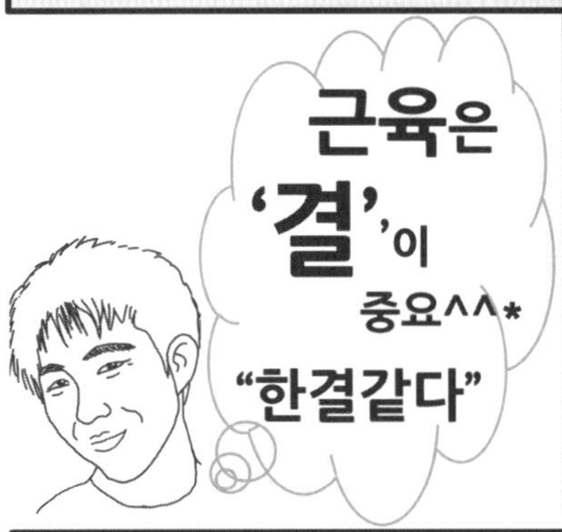

origin 시작 부위

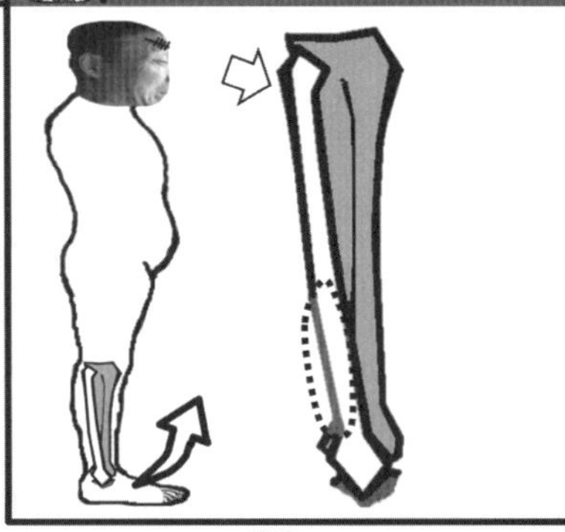

insertion 정지 부위

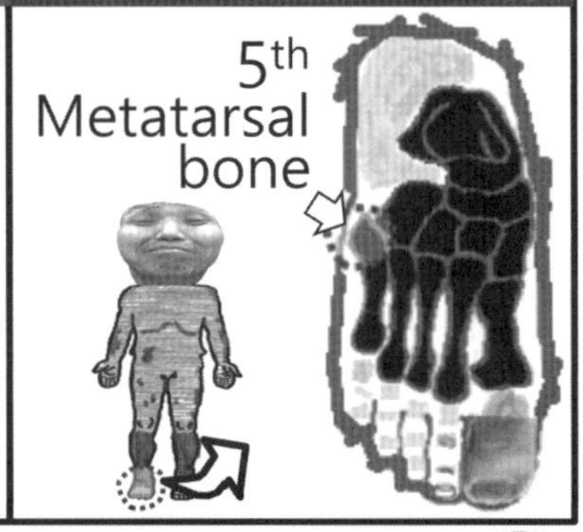

Motion 움직임

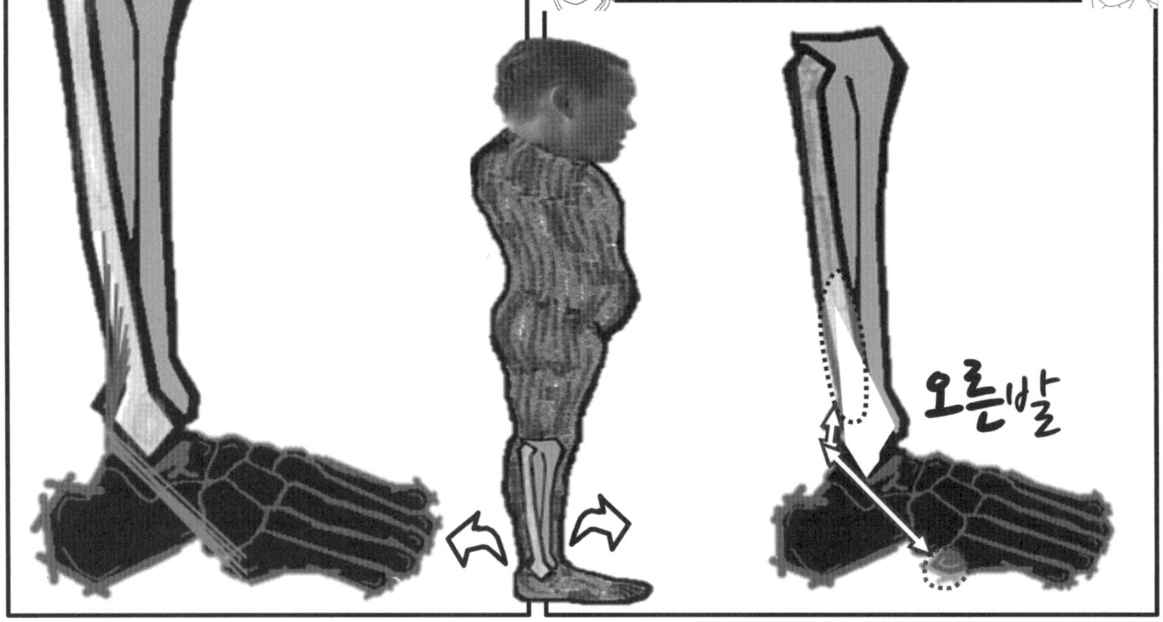

3-146

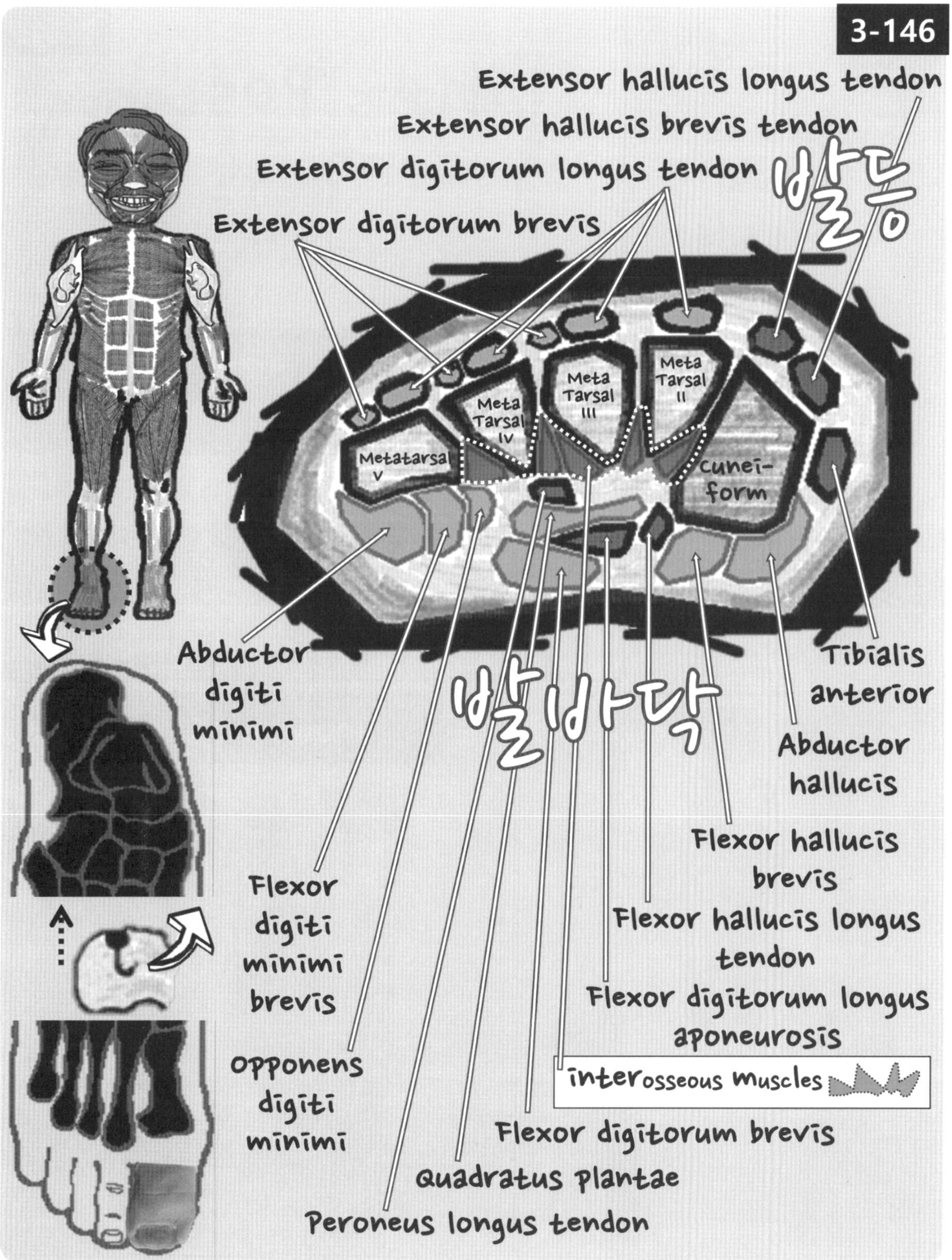
Extensor hallucis longus tendon
Extensor hallucis brevis tendon
Extensor digitorum longus tendon
발등
Extensor digitorum brevis
Meta Tarsal II
Meta Tarsal III
Meta Tarsal IV
Metatarsal V
cuneiform
Abductor digiti minimi
발바닥
Tibialis anterior
Abductor hallucis
Flexor hallucis brevis
Flexor hallucis longus tendon
Flexor digitorum longus aponeurosis
interosseous muscles
Flexor digiti minimi brevis
Opponens digiti minimi
Flexor digitorum brevis
Quadratus plantae
Peroneus longus tendon

3-147

Tibialis Posterior

뒤 후後 정강이 경脛 뼈 골骨 힘줄 근筋

≒ 뒤 정강근

innervation 신경지배

Tibial nerve (L5, S1)

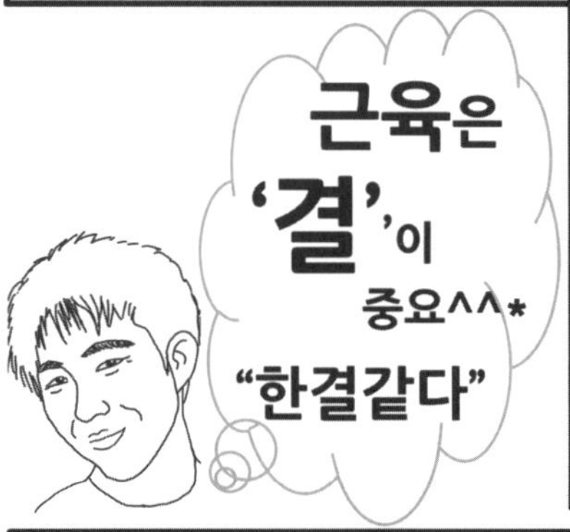

Origin 시작 부위

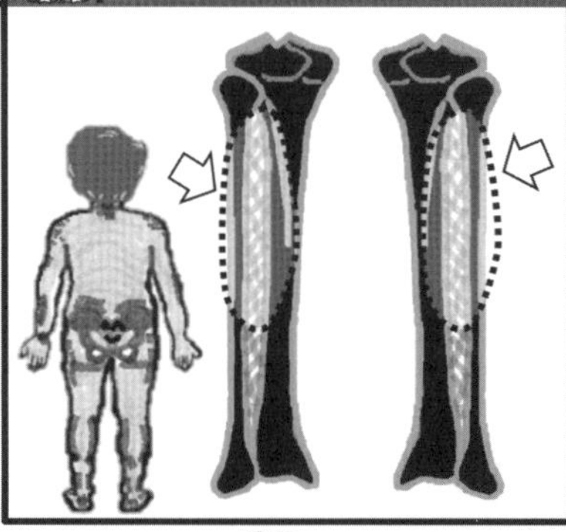

insertion 정지 부위

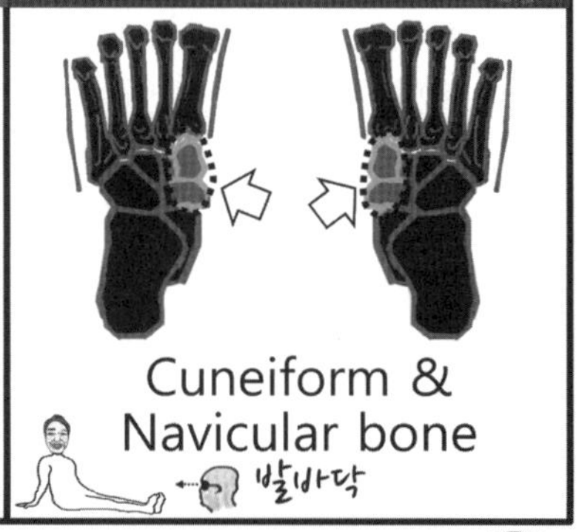

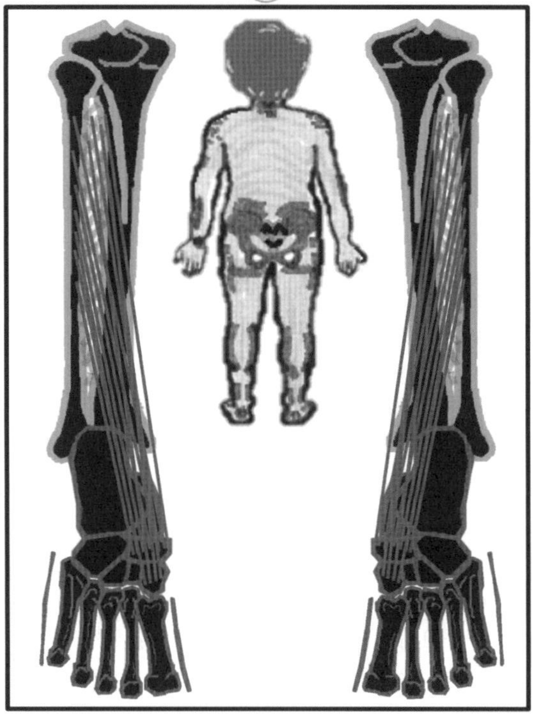

Motion 움직임

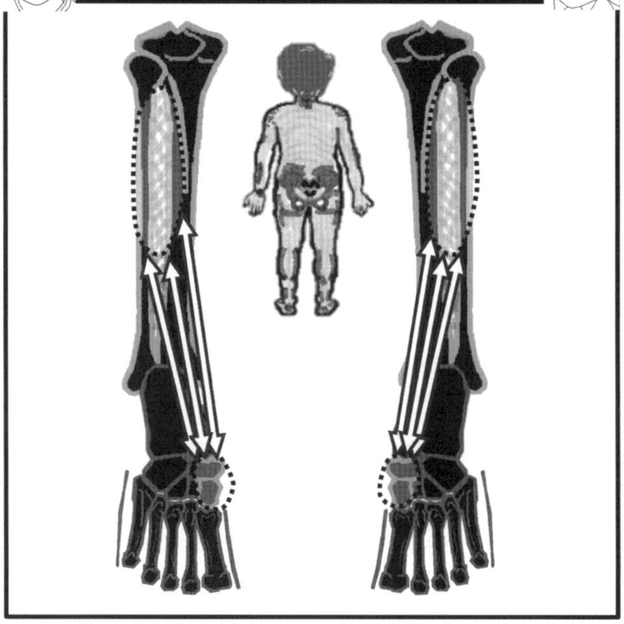

3-148

Flexor hallucis longus

긴장長 엄지발가락무蹞 발가락지趾
굽을굴屈 힘줄근筋

≒ 긴 엄지 굽힘근

innervation 신경지배

Tibial nerve (L5, S1, S2)

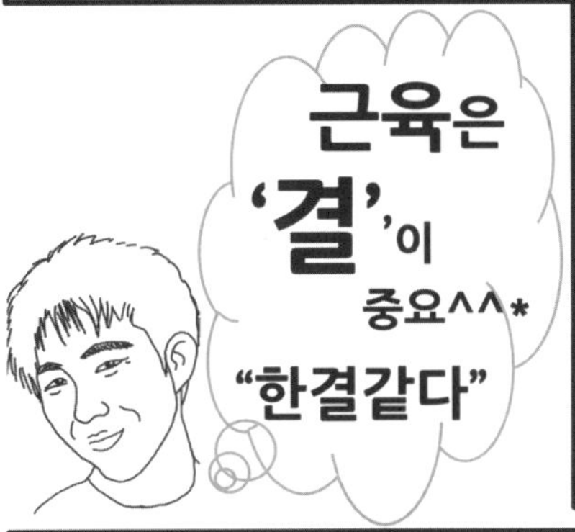

Origin 시작 부위

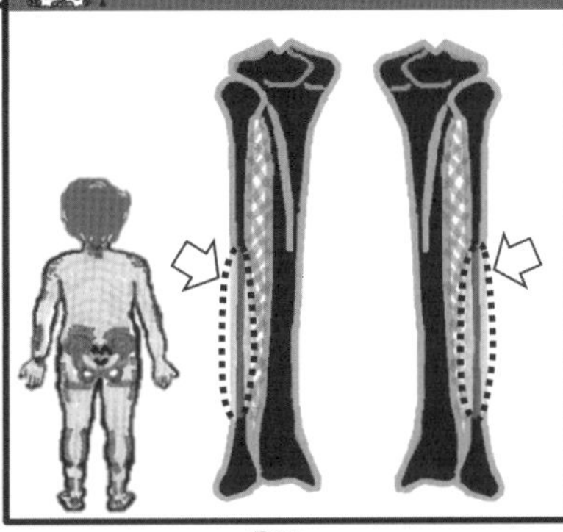

insertion 정지 부위

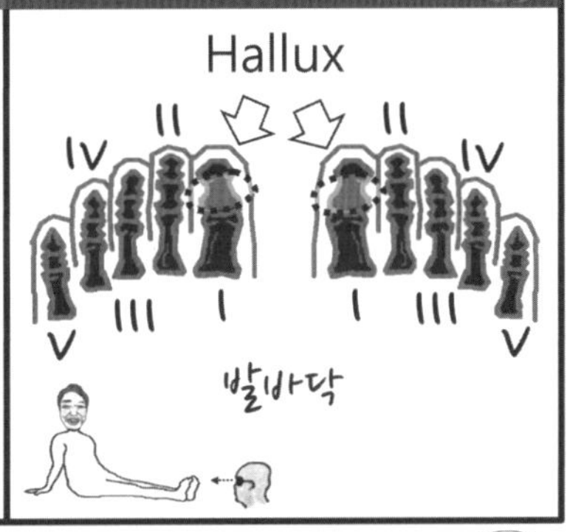

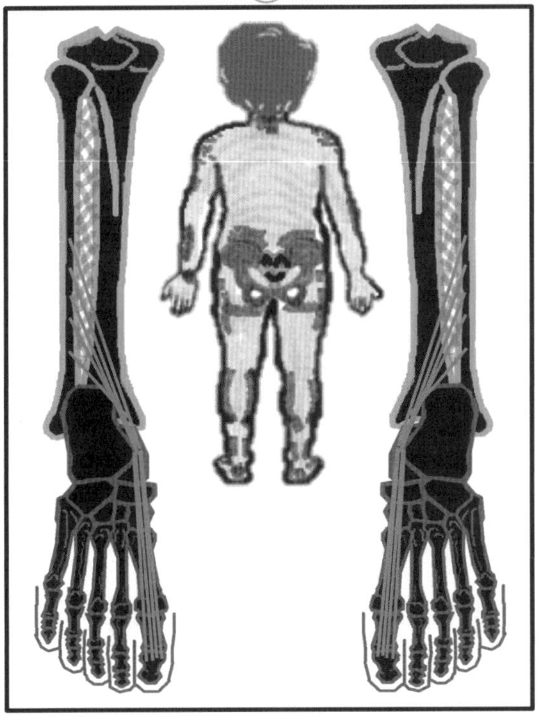

Motion 움직임

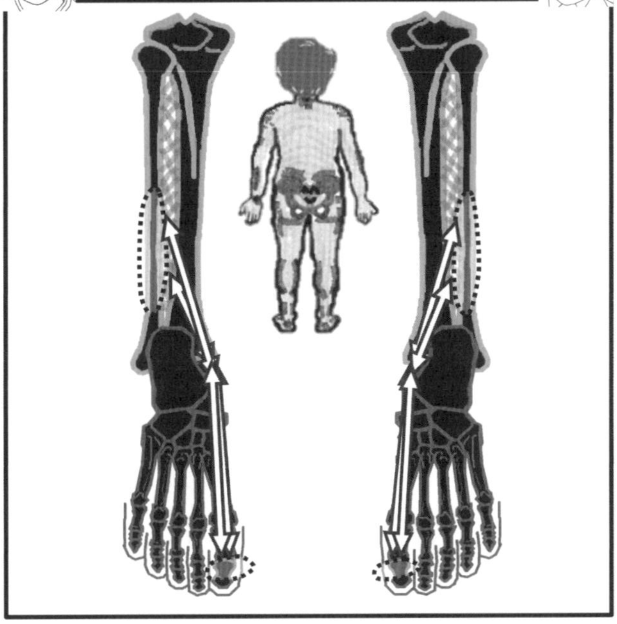

3-149

Flexor hallucis brevis

짧은 단短 엄지발가락 무蹈 발가락 지趾
굽을 굴屈 힘줄 근筋

≒ 짧은 엄지 굽힘근

innervation 신경지배

Medial plantar nerve (L5, S1, S2)

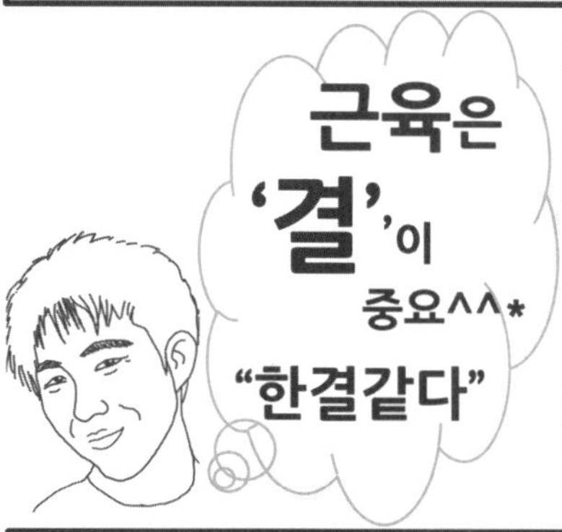

Origin 시작 부위

Cuboid & Cuneiform

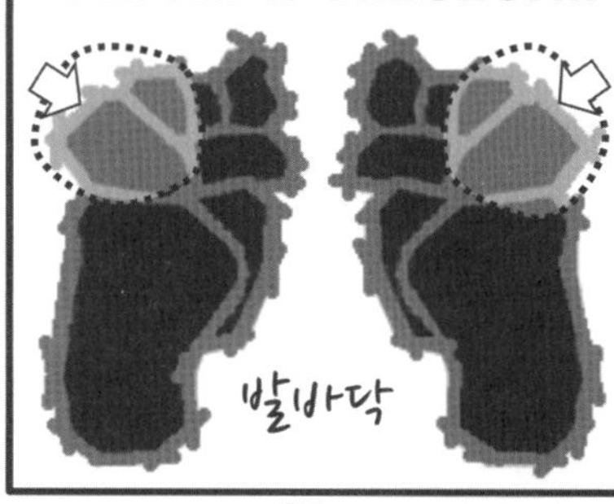

insertion 정지 부위

Hallux

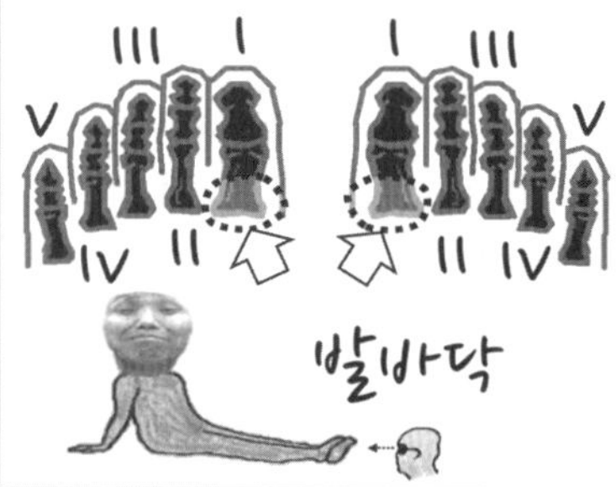

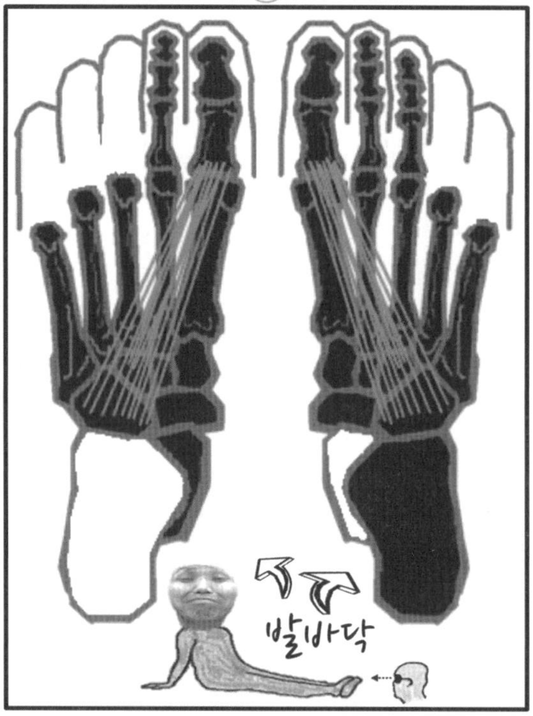

Motion 움직임

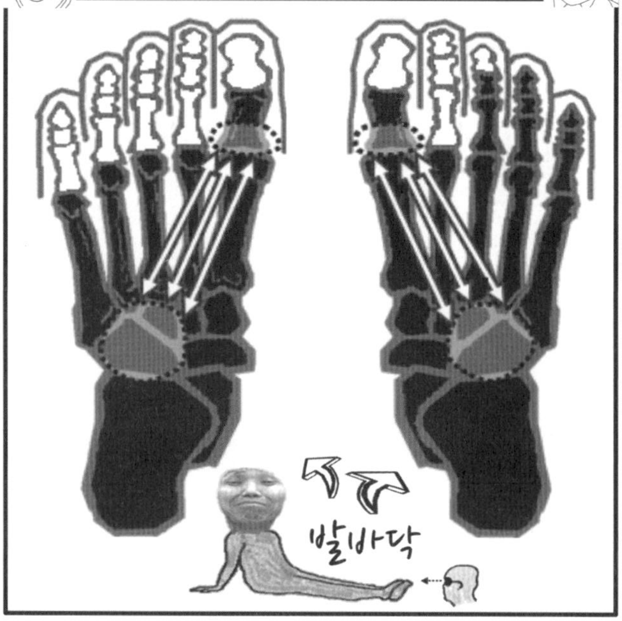

3-150

Flexor digitorum longus

긴장長 발가락지趾 굽을굴屈 힘줄근筋

≒ 긴 발가락 굽힘근

innervation 신경지배

Tibial nerve (L5, S1)

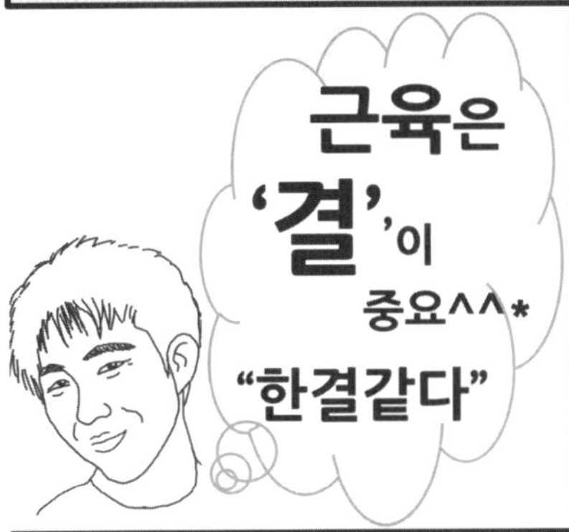

origin 시작 부위

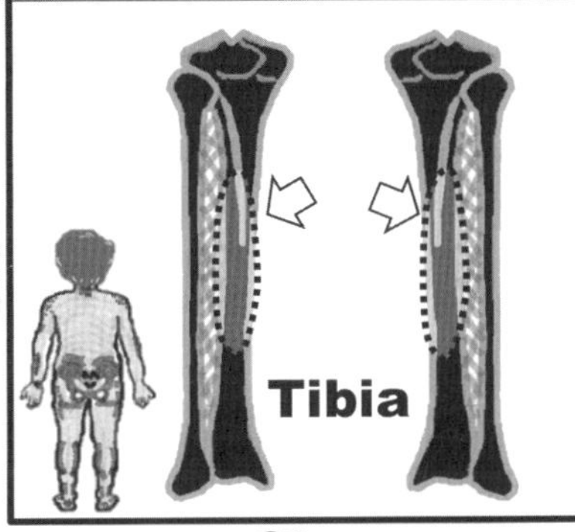

insertion 정지 부위

Distal phalanges

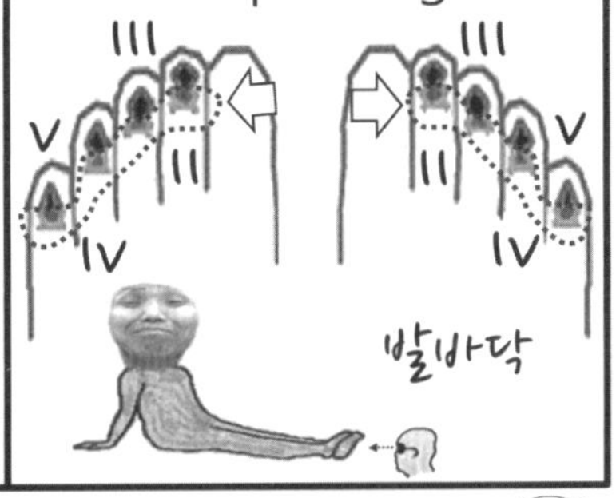

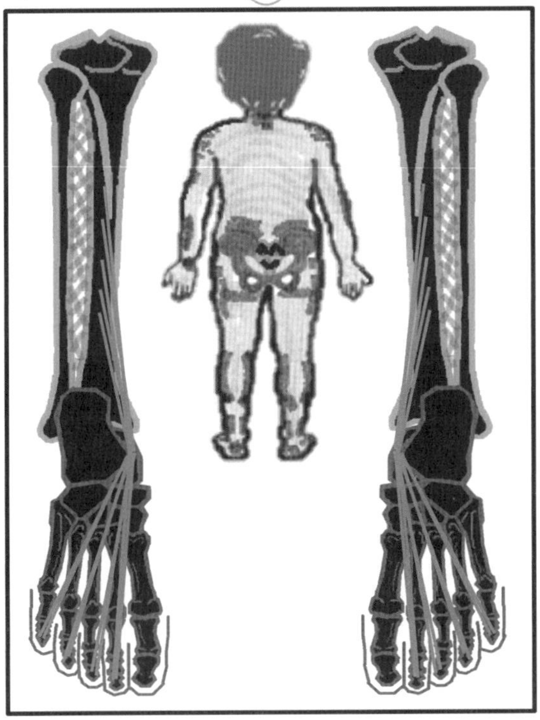

Motion 움직임

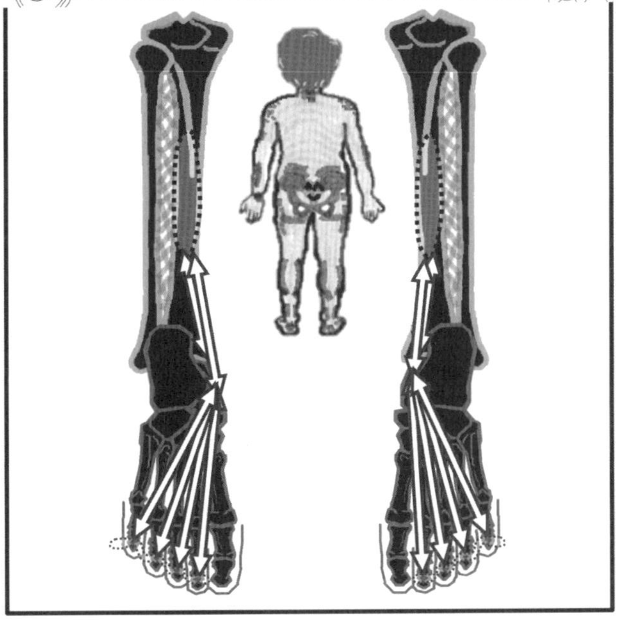

3-151

Flexor digitorum brevis

짧을 단短 발가락 지趾 굽을 굴屈 힘줄 근筋

≒ 짧은 발가락 굽힘근

innervation 신경지배

Medial plantar nerve (L4, L5)

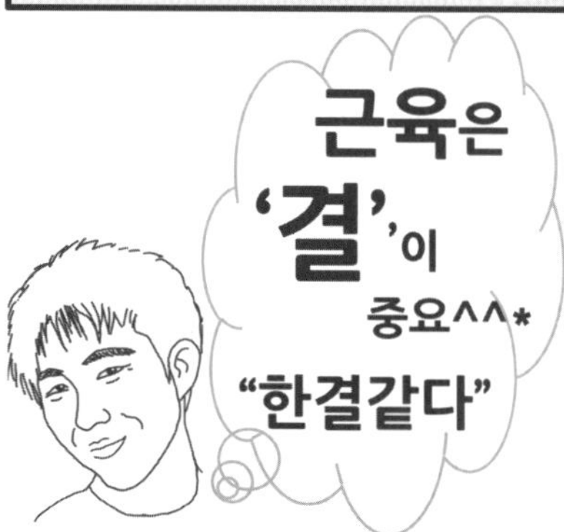

Origin 시작 부위

Calcaneus

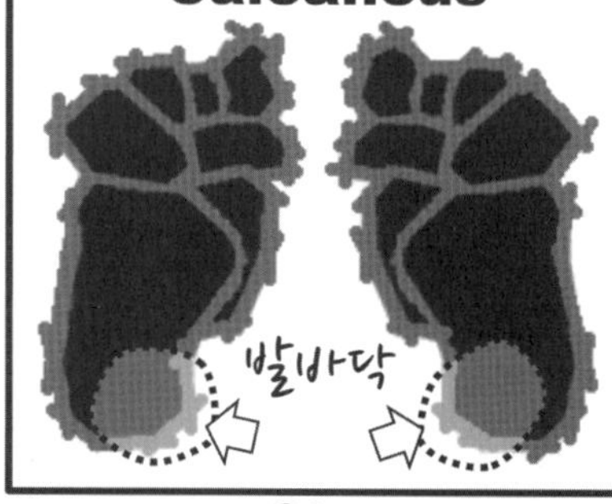

insertion 정지 부위

Middle phalanges

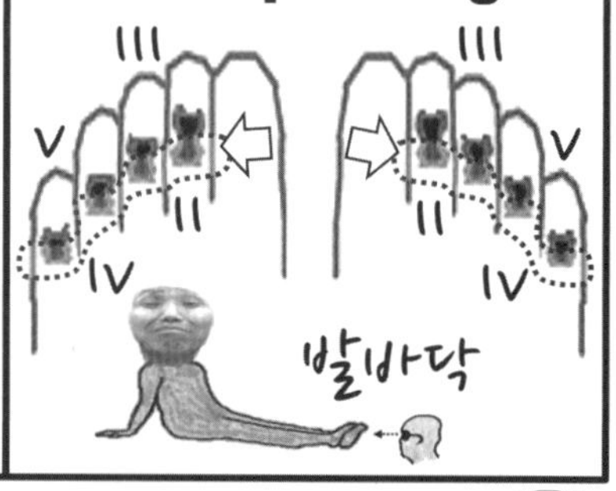

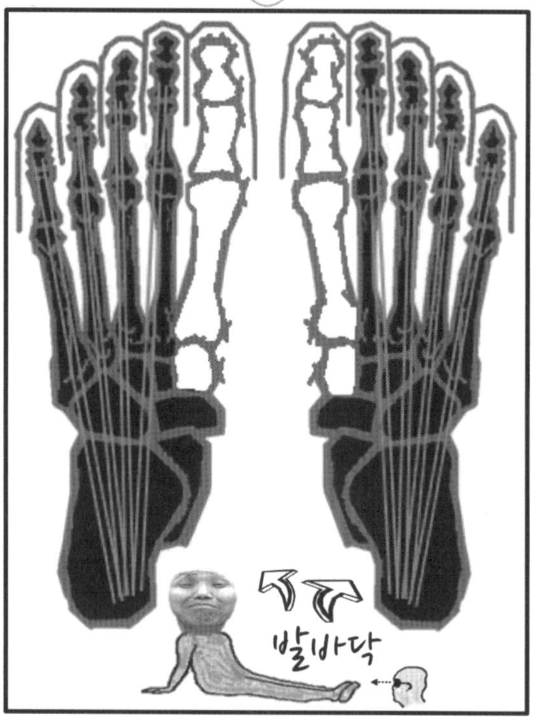

Motion 움직임

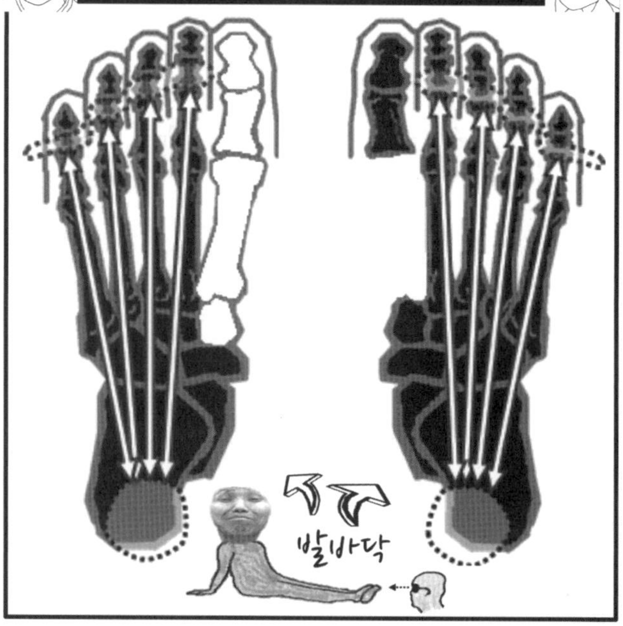

제 3장 인체 근육의 구조와 생리

" Üstünüzə vətərlər qoyacaq, ət bitirəcək, sizi dəri ilə örtəcəyəm, daxilinizə ruh qoyacağam və siz diriləcəksiniz. Onda biləcəksiniz ki, Rəbb Mənəm. "

" 너희 위에 **힘줄**을 두고 살을 입히고 가죽으로 덮고 너희 속에 생기를 두리니 너희가 살리라 또 나를 여호와인줄 알리라 하셨다 하라 "

(에스겔 37장 6절)

근육(Muscle)의 발생과 분류 및 구조의 이해

☞ **근육(근육, Muscle)** 즉, 머쓸=muscle은 라틴어 "***musculus***"에서 온 단어로써, 그 의미가 "***작은 생쥐, little mouse***"를 의미하는 것처럼, 재미있고 그럴 수 있겠다! 하는 생각이 드는 단어입니다(그림 3-3). ◆ 이러한 근육은 엄마 뱃속! 즉, **수정(fertilization) 후 약 3주경 배자**(배자 혹은 배아 embryo)**의 척삭(척삭, notochord) 양옆에 있는 축방중배엽(축옆중배엽, paraxial mesoderm)인 체절(몸분절, somite)이 분화**[분화, differentiation → 피절(피부분절, dermatome), 근절(근육분절, myotome), 경절(뼈분절, sclerotome)로 분화]**하여 형성되는 근절(myotome)로부터 발생합니다**(그림 3-1, 3-2). ◆ 이렇게 형성된 근육은 구조·기능에 따라 골격근(뼈대근육, skeletal muscle)과 심근(심장근육, cardiac muscle) 및 평활근(민무늬근육, smooth muscle)으로 분류할 수 있고, 조직의 특성에 따라 횡문근(가로무늬근육, striated muscle)과 평활근(민무늬근육, nonstriated muscle)으로 구분할 수 있습니다(그림 3-3).

▶ **골격근(뼈대근육, Skeletal muscle)**은 체중의 약 40% 이상(*문헌에 따라 약간의 차이가 있지만 평균적으로....*)을 차지하고, 인체-총 단백질의 약 50% 정도를 구성하며, 약 640개 이상 인체에 존재하는 매우 거대한 장기입니다(그림 3-4). ◆ 또한, 골격근은 대부분 건(힘줄 밑둥**건腱**, tendon) 조직을 중매로 뼈(bone)에 연결되는 특징과 함께 뼈의 종류와 크기에 따라 평균 약 3cm 이상의 길이(length)와 폭(혹은 너비 width: 약 10㎛ ~ 100㎛)을 나타냄이 확인됩니다(그림 3-4). 여기서 길이를 나타내는 골격근의 센티미터(cm, 10^{-2}m) 단위는 심근과 평활근이 마이크로미터(㎛, 10^{-6}m) 단위에 비해 어마하게 큰 단위이기에 핵(nucleus)이 많은 다핵세포(뭇핵세포, polynucleated cell)로써의 구분은 당연한 것으로 이해됩니다. 이

러한 이유 등으로 골격근은 인체의 움직임(movement)을 포함한 자세의 유지(postural alignment), 체온조절(regulation of temperature) 및 글리코겐(glycogen)의 저장소(storage) 역할 등을 담당합니다(그림 3-4). ◆ 특히, 골격근의 미세구조는 밝은 부분과 어두운 부분으로 구분되는 가로무늬가 확인되기에 횡문근(가로무늬근, striated muscle)으로 구분하기도 하며, 척수신경(척수신경, spinal nerve)에 지배를 받아 움직이는 즉, 인간의 의지(뜻의意)에 따라(따를수隨) 움직임이 가능하다 하여 "수의근(맘대로근, voluntary muscle)"이라 분류하기도 합니다(그림 3-4).

◆ 근섬유(힘줄근筋 가늘섬纖 밧줄유維, 근육섬유, Muscle fiber) ◆

☎ **골격근(Skeletal muscle)**을 구성하는 기본단위(모든 생명체의 기본단위 → 세포) 즉, **근세포(muscle cell 혹은 myocyte)**는 다른 세포와 같이 핵(nucleus)과 세포소기관(organelle) 등을 지닌 공간(→ 세포질, cytoplasm)인 **근형질(근육세포질, sarcoplasm)**과 세포막(cell membrane)인 **근형질막(근형질막, sarcolemma)**을 갖고 있는 엄연한 세포입니다. ♣ 그러나 이러한 근세포 속에 보다 작은 근원섬유(근육원섬유, myofibril)와 더 작은 근필라멘트(muscle filament)를 함유하고 있고, 이러한 근세포가 모이고 모여 다발(묶을속束, fascicle)을 이루고, 이 근-모둠이 모여 육안으로 식별되는 큰 근육-덩어리를 이루기에 근세포를 "근섬유(근육섬유, muscle fiber = muscle cell)"로 혼용하여 명명함을 이해할 수 있습니다.

▶ **심근(심장근육, Cardiac muscle)**은 조직학적 견지에서 볼 때, 무늬가 보이는 횡문근(striated muscle)이지만, 골격근과 달리 퍼즐-조각이 서로 맞물려 있듯 심장근-조각 사이를 **개재판(사이원반, intercalated disc)**이라는 독특한 결합조직-구조가 관찰됩니다(그림 3-4). 이러한 개재판으로 연결된 심장근-세포(cardiomyocyte) 하나의 크기는 길이가 약 30㎛ ~ 60㎛, 폭은 약 10㎛ ~ 15㎛로 오히려 평활근(smooth muscle)을 이루는 세포보다 작으며 단 하나의 핵(nucleus)이 위치하는 단핵세포(단핵세포, mononuclear cell)의 특성 등을 지닙니다(그림 3-4). ◆ 특히, 개재판과 개재판 사이에는 간극결합(교통반점, gap junction)이라는 "cell-cell adhesion, 세포-세포 유착"에 관여하는 구조물 중 하나가 확인되어 이온의 이동으로 형성되는 이온전류(이온전류, ionic current)를 통해 신호전달(신호전달, signal transduction)이 이루어집니다. 이러한 구조·생리적 특징은 심장근에서 일어나는 ***"functional syncytium, 기능적 융합세포** 혹은 **기능적 결체세포"***의 역할을 가능하게 해 주는 것으로 이해됩니다.

▶ **평활근(민무늬근육, Smooth muscle)**은 미세구조에서 가로무늬(가로횡橫무늬문紋)가 보이지 않는 이유로 평활근(민무늬근육, smooth muscles)이라고 명명하는 이 근육은 혈관 및

내장기관의 구조와 움직임 등을 담당합니다(그림 3-4). 이 근육은 길이 약 50㎛ ~ 200㎛, 너비는 약 2㎛ ~ 10㎛의 작은 크기로 세포 하나에 하나의 핵이 존재하는 단핵세포(mononuclear cell)에 속합니다. 특히 이 근육은 자율신경(자율신경, autonomic nerve)의 지배와 리간드(ligand) 등의 자극원에 흥분하는 특성으로 인간의 의지와는 상관없는 즉, 불수의근(제대로근, involuntary muscle)의 특징을 나타냅니다(그림 3-4).

골격근(Skeletal muscle) 구조와 기능의 이해

피부(피부, Skin)의 진피-망상층(진피-그물층, Dermis-reticular layer)과 연결-혼합해 있는 천근막(얕은근막, superficial fascia)으로 잘 알려진 결합조직!, 그 아래에 이어지는 심근막(깊은근막, deep fascia)이라는 결합조직 층은 골격근(skeletal muscle) 하나하나를 구분·분리 시켜주거나 "근막구역, 힘줄근筋 막막膜 지경구區 지경역域, *fascial compartment*"이라는 골격근-모둠으로 분류하여 골격근에 대한 구조 및 기능을 이해함에 도움을 줍니다(그림 3-5).

▶ Epimysium → Perimysium → Endomysium ◆☞ 여기서 하나의 골격근(skeletal muscle)만을 인체에서 떼어내어 보면(예를 들어 바이셉쓰브라키, 상완이두근, 위팔두갈래근, biceps brachii !!!!), 근육의 가장 바깥쪽에 **근상막(근육바깥막, epimysium)**이라는 섬유성 결합조직 층으로 하나의 전 근육을 둘러싸며 그 안쪽으로 **근외막(근육다발막, perimysium)**과 연결되는 특징을 보여줍니다(그림 3-5, 3-6). ◆ 여기서 근상막(epimysium)을 조심스레 도려내면 근외막(perimysium)이라는 결합조직 층으로 둘러싸인 근섬유-모둠을 확인할 수 있습니다(그림 3-5, 3-7). ◆ 다시 근외막(perimysium)을 드러내면 근섬유(근육섬유, muscle fiber 혹은 근세포, 근육세포, muscle cell, myocyte) 하나, 하나를 싸고 있는 **근내막(근육속막, endomysium)**! 즉, 결합조직 층을 만날 수 있습니다(그림 3-7). 이곳 근내막(endomysium) 층까지 머리카락처럼 가느다란 모세혈관(모세혈관, capillary)이 발견됩니다(그림 3-7, 3-8). ◆ 또다시 근내막(endomysium)을 조심스레 걷어내면 근세포(muscle cell 혹은 myocyte = muscle fiber 근섬유)를 감싸는 극히 얇은 층의 "고규결합조직(그물구멍결합조직, **areolar connective tissue**)"인 **기저막(바닥막, basement membrane)**을 만날 수 있으며 **근형질막(sarcolemma)**과 경계를 이룹니다(그림 3-8)[☎ 근내막(endomysium)과 기저막(basement membrane)은 워낙 미세한 구조이기에 구별이 쉽지 않은 것이 사실입니다. 이러한 이유 등으로 이 둘을 함께 묶어 근내막으로 표현한 것은 충분히 이해할 수 있는 내용입니다]. ★ 자칫 간과할 수 있는 내용임에도 불구하고, 근세포(muscle cell) 실질 구조의 존재 즉, 근세포를 둘러싸는 막! → 사르코렘마sarcolemma와 그 안에 존재하는 세포소기관(organelle) 들이 영위하는 거대한 세포의 바탕 → "사르코플라즘 sarcoplasm"으로 구성된 근섬유(muscle fiber)의 재확인은 몇 번을 강조해도 지나치지 않는 것 같습니다(그림 3-8).

◆ Areolar connective tissue ◆
◆ 그물고罟 구멍규竅 맺을결結 합할합合 짤조組 짤직織 ◆

Proper connective tissue (굳을고固 있을유有 결합조직, 고유결합조직),...
↳Loose connective tissue (성길소疏 성품성性 결합조직, 성긴결합조직)
↳Areolar connective tissue (그물고罟 구멍규竅 결합조직, ...)

(▶ "그물구멍결합조직" ← 표현의 필요성으로 가칭 명명 해봅니다^^)

☎ 특히, 근섬유-근형질막(sarcolemma) 주위에서 발견되는 위성세포(위성세포satellite cell)! → "호위할위圍 별성星"이름처럼 그저 근세포 주위에서 더부살이-세포로 보이던 조용한 근모세포(quiescent myoblasts)가 골격근-세포 손상 시, 골격근-세포의 회복-복구 및 재생(muscle regeneration) 기전에 관여하는 핵심 세포로 이해되어 그 의미가 크다고 판단됩니다(그림 3-8).

▶ Muscle fiber ← myofibril = thick filament + thin filament

◆ 하나의 근세포(muscle cell)에 존재하는 근형질막(근형질막, 사르코렘마, sarcolemma)을 더욱 조심스레 걷어내면 많은 수의 작은 기둥 모양(rod-like)의 근원섬유(근육원섬유, myofibril 혹은 muscle fibril) 가 확인됩니다(그림 3-9). 이 근원섬유 안에는 약 7nm ~ 약 15nm (☞ 나노미터 = 10^{-9}m 즉, 10억 분의 1미터)의 지름(diameter)을 지닌 굵은 필라멘트(thick filament)와 가는 필라멘트(thin filament)를 만날 수 있습니다(그림 3-9).

▶ Triad = SR + T-tubule + SR
▶ Muscle fiber ⇔ [*n* ... + Triad + Triad + Triad + Triad + ... *n*]

◆ 한편, 근세포(=근섬유)는 독특한 구조! 즉, 근형질막(sarcoplasm)에서 형성된 활동전압(혹은 활동전위, action potential)이 막을 따라 근세포 속으로 전파되어(propagation) 들어가는 작은 횡행소관(혹은 횡소관, 가로세관, transverse tubule, T-tubule, T-소관)들이 존재합니다(그림 3-10, 3-12). 이는 마치, 큰 고구마나 감자를 찔 때 속까지 고루 익도록 젓가락으로 구멍을 여기저기 뚫는 것과 비슷한 형태라 하겠습니다(그림 3-10). ◆ 또한, T-소관 바로 양옆에는 근형질세망(근육세포질그물, sarcoplasmic reticulum, SR, '**힘줄근筋 마당장場그물**'로도 명명되어 잘 알려진 구조!)이라는 구조가 이웃해 있으며, 특히, 근형질세망(SR)의 종말수조(종말수조, terminal cisterna → 근형질세망의 양쪽 끝부분!) 부분이 T-소관과 어울려 형성된 "**Triad, 트리아드, 삼조체**"가 존재합니다(그림 3-11, 3-12). 삼조체라는 이름에서 알 수 있듯이 '근형질세망(SR) + T-소관 + 근형질세망(SR)'의 세 덩어리가 모인 구조로써 활동전압

(action potential)이 근섬유(muscle fiber) 안으로 전도됨에 있어 매우 중요한 역할을 담당합니다(그림 3-11, 3-12).

☞ TRIAD! **즉, 삼조체(혹은** 석**삼**三 헤아릴**량**量 몸**체**體**, 트리아드, triad)**는 근섬유의 막(sarcolemma of muscle fiber)에 형성된 활동전압(action potential)을 근섬유 속으로 연장-전도하는 중요한 기능을 담당하는 구조로써, 각각 칼슘이온(Ca^{2+} ion)을 선택적으로 통과·조절해주는 **통할통通 길로路**(통로, channel)가 존재합니다(그림 3-13). ◆ 이 칼슘-통로는 약리학-근거로 제시된 단백질-복합체로써, T-소관에 존재하는 **디하이드로피리딘-민감성 칼슘-통로(dihydropyridine-sensitive Ca^{2+} channel**, → 특히, 골격근에서 "**Tetrad,** 넉**사**四 헤아릴**량**量 몸**체**體"라고 알려진 통로!)와 근형질세망(SR)에 존재하는 **라이아노딘-민감성 칼슘 통로(ryanodine-sensitive Ca^{2+} channel**, → "Feet of terminal cisterna in sarcoplasmic reticulum, 종말수조의 **발**"이라고도 알려진 통로!)가 제시되어 있습니다(그림 3-13, 3-14).
☎ 또한, 이 통로의 확인과정에서 디하이드로피리딘(dihydropyridine)과 라이아노딘(ryanodine)에 큰 친수성으로 반응하는 수용체(receptor) 분류에 근거하여, 각각 디하이드로피리딘-수용체(dihydropyridine receptor, DHPR)과 라이아노딘-수용체(ryanodine receptor, RyR)로 혼용하여 사용하기도 합니다(그림 3-13).

▶ Transverse tubule (T-tubule) : dihydropyridine-sensitive Ca^{2+} channel
(= dihydropyridine receptor, DHPR)
→ " Tetrad " (in skeletal muscle)
▶ Sarcoplasmic reticulum (SR) : ryanodine-sensitive Ca^{2+} channel
(= ryanodine receptor, RyR)
→ " Feet "

◆ 더욱이, 피리미딘-수용체는 5개의 소단위(subunit→ $\alpha1$, $\alpha2$, β, γ, δ)로 구성된 이질오량체(다를**이**異 바탕**질**質 다섯**오**五 헤아릴**량**量 몸**체**體, heteropentamer)로써 $\alpha2$와 δ소단위 사이에 형성된 이황화결합(disulfide bond), 특히, $\alpha1$ 소단위에 존재하는 II-III loop가 라이아노딘 수용체와 상호작용 하는 중요한 구조로 제시되어 있습니다(그림 3-14). 이에 비하여 라이아노딘 수용체는 마치 네입-클로버의 형태(structure of four-leaf clover)를 띄는 동질사량체(같을**동**同 바탕**질**質 넉**사**四 헤아릴**량**量 몸**체**體, homotetramer)의 구조를 보여주며, 근형질세망(SR) 내에 존재하는 칼슘이온의 이동-통로의 중요한 역할을 감당해 줍니다(그림 3-14).
◆ 여기서 근형질세망(SR)의 종말수조(terminal cisterna)에는 칼슘-결합 단백질(calcium-binding protein)인 칼쎄퀘스트린(calsequestrin, CSQ)이 존재하여 안정 시, 칼슘이온을 종말수조에 붙들어주는 역할을 하여 칼슘이온 저장 창고의 역할을 하는 것으로 확인됩니다(그림 3-14). 물론, 이 외에도 여러 단백질(triadin, junctin, junctophilin,

calmodulin 등)이 삼조체(triad)에 존재·관여하지만, 정확한 기능-확인은 연구가 진행 중인 것으로 이해됩니다.

근섬유(Muscle fiber, 혹은 근세포, muscle cell, myocyte) 미세구조의 숙지 및 이해

☞ **근절(근육원섬유마디, Sarcomere ← 그리스어: '고기', '살', '근육' 등을 의미하는 σάρξ /사륵쓰/ 와 '일부', '부분' 등을 의미하는 μέρος /메로쓰/)**은 Z-선(Zwischen의 Z-line 혹은 Z-disc)과 Z-선 사이를 가리키는 "***근수축의 기능적 단위***"로 골격근 이해-측면에서 매우 중요합니다(그림 3-15). 즉, 근섬유(muscle fiber)의 형질막(plasmalemma)을 통해 전도된 막전위(membrane potential) 변동으로 유도되는 칼슘 통로의 조절·작용! → 칼슘이온(Ca^{2+} ion)이 근형질세망(SR)에서 근형질(sarcoplasm) 공간으로의 유리(release)! → 각각의 근절의 짧아짐이 모여 근수축(muscle contraction)이라는 연결고리 반응의 결과는 그 의의가 크다 하겠습니다(그림 3-16, 3-17). ◆ 특히, 근절(sarcomere)의 길이는 수축-이완기를 포함하여 약 1.2μm ~ 3.6μm (= 10^{-6}m 즉, 100만 분의 1단위)로써, 하나의 근섬유 속에서 직렬로 반복·배열되어 수 센티미터에서(평균 약 3 cm 이상) 수십 센티미터(= 10^{-2}m)에 이릅니다. → 이 길이는 근절(sarcomere)과 근섬유(muscle fiber)가 약 만 ~ 십만 배(= 10,000배 ~ 100,000배) 차이를 보여주는 개념이며, 이러한 근섬유 하나하나가 모여 다발(fascicle)을 형성하고 급기야 하나의 근육(예, 바이셉쓰브라키, biceps brachii)을 형성하는 재미있는 구조를 확인시켜 줍니다(그림 3-7, 3-17). ◆ 이 근절의 미세구조를 살펴보면, Z-선에 가는 필라멘트(thin filament)가 연결되어 밝게 보이는 명대(밝은띠, isotropic band, I-band)와 굵은 필라멘트(thick filament)에 가는 필라멘트가 중첩되어 상대적으로 어둡게 보이는 암대(어두운띠, anisotropic band, A-band)가 확인됩니다(그림 3-16). 특히, A-band의 중앙부위에는 어두운 가운데에서도 상대적으로 밝게 보이는 구역(zone) 즉, 헨센씨 구역(Hensen's zone, H-zone)과 그 중심에 마치 '오뎅꼬치 혹은 산적꼬치'처럼 중심을 꿰뚫는 듯한 M-선(Middle-line, M-line 혹은 M-band)이 확인됩니다(그림 3-16). ◆ 이처럼 밝고 상대적으로 어두운 부분으로 인하여 수축과 이완 시 줄어들고 늘어나는 구역-변동을 관찰할 수 있습니다(→ 수축 시, I-band와 H-zone 및 sarcomere는 줄어드는 반면에 A-band 영역은 변동이 없는 것으로 관찰됩니다)(그림 3-17).

▶ 수축 → Sarcomere 짧아짐!, H-zone 과 I-band 짧아짐!

◆ 또한, 근절의 미세구조를 살펴보면, Z-선에 가는 필라멘트(thin filament)를 마치 접착제처럼 고정해주는 Cap-Z, α-actinin, desmin 등의 존재와 가는 필라멘트를 감싸듯 존재하

는 nebulin 단백질 그리고 가는 필라멘트의 끝부분에 존재하는 tropomodulin 등이 가는 필라멘트를 중심으로 존재합니다(그림 3-18). 동시에 굵은 필라멘트(thick filament)에는 마치 중심을 묶어주는 듯한 단백질 C-protein과 M-band(= M-line)에 직·간접적으로 연결해 있는 obscurin, myomesin 등의 단백질, 굵은 필라멘트 덩어리를 마치 Z-선에 연결해주는 듯한 탄성을 나타내는 단백질인 titin 및 굵은 필라멘트를 양쪽을 감싸주는 듯한 단백질인 myosin binding protein(MyBP) 등등의 적지않은 수의 단백질이 관여함을 이해할 수 있습니다(그림 3-18).

굵은 / 가는 필라멘트 (Thick/thin filament)에 대한 조금 더 이해? ^^;

☞ **굵은 필라멘트(굵은필라멘트, Thick filament)**는 마치 골프가방 속에 들어있는 한 꾸러미의 골프채와 유사한 형태를 보이며, 하나의 굵은 필라멘트에는 약 200 이상의 마이오신-단백질 분자가 빽빽이 들어차 있습니다(그림 3-19). ◆ 특히, 마이오신(Myosin) 단백질은 약 17종의 서로 다른 형태 및 특성을 가진 구조물로 골격-심-평활근을 구성하는 단백질은 마이오신 II로 확인됩니다(그림 3-19). 마이오신을 표현하는 부위 명칭은 단백질의 동정·분리의 과정에서 얻은 것으로 강알칼리, 단백질분해효소(trypsin, papain) 및 DTNB [→ 5,5'-dithiobis (2-nitrobenzenoic acid)] 등의 적용으로 명명됩니다(그림 3-20). 즉, ◆ pH11의 강알칼리 적용으로 알카리중쇄(알카리 무거운사슬, alkali heavy chain)와 알카리경쇄(알카리 가벼운사슬, alkali light chain)으로 분리됨을 확인하게 됩니다(그림 3-20). ◆ 단백질분해효소인 트립신(trypsin)에 의해 중쇄 메로마이오신(무거운 메로마이오신, heavy meromyosin, HMM)과 경쇄 메로마이오신(가벼운 메로마이오신, light meromyosin, LMM)으로 각각 분리되며, 또 다른 효소인 파파인(papain)에 의해 중쇄-메로마이오신은 다시, 서브프래그먼트-1(분절-1, 아래조각-1, subfragment-1, S-1)과 서브프래그먼트-2(분절-2, 아래조각-2, subfragment-2, S-2)로 구분됨을 이해할 수 있습니다(그림 3-20). 특히, 마이오신의 서브프레그먼트-1에는 ATP(아데노신삼인산, adenosine triphosphate)를 분해하는 효소-능력의 부위를 지닙니다(그림 3-20, 3-22). ◆ 또한, DTNB에 의해 DTNB 경쇄(DTNB 가벼운사슬, DTNB light chain)와 알카리경쇄(알카리 가벼운사슬, alkali light chain)로 세분됨을 인지·확인할 수 있습니다(그림 3-20).

☞ **가는 필라멘트(가는필라멘트, Thin filament)**는 약 42,000 Da(달톤 혹은 돌턴 ← 분자량의 단위로 화학자 John Dalton, 1766 ~ 1844의 업적을 기림)의 분자량을 지닌 단백질로써, 공 모양의 단량체(monomer)인 구상액틴(구상액틴, globular actin, G-actin)이 생리적 환

경(physiological condition ← ATP와 Mg^{2+} 존재-환경)에서 연결되어 다량체(polymer)인 섬유상 액틴(섬유상액틴, fibrous 혹은 filamentous actin, F-actin)을 이룹니다(그림 3-21). 즉, G-actin과 ATP가 결합(G-actin + ATP)! → 가수분해(hydrolysis)를 통해 형성된 ADP (아데노신이인산, adenosine diphosphate)가 액틴 분자와 결합하여 [→ F-actin + ADP] 궁극적으로 가는-필라멘트(thin filament)의 완성됨을 이해할 수 있습니다(그림 3-21). ◆ 특히, 가는-필라멘트를 전자현미경으로 판독하면 마치 한쪽 끝이 낚시바늘의 미늘(갈고리, barb)처럼 보이는 부분(barbed end, + end)과 낚시바늘의 끝(끝, point) 부분(pointed end, - end)이 번갈아 반복된 구조를 보이는 특징을 보입니다(그림 3-21).

▶ Thin filament = F-actin + [Tropomyosin + TN-T + TN-I + TN-C] ◆ 또한, 가는-필라멘트는 섬유상 액틴(F-actin) 두 가닥이 알파나선구조(알파나선구조, α-helix structure)로 완성되며, 각 F-actin에 길이 약 40nm 길이의 트로포마이오신(트로포미오신, tropomyosin) 단백질 두 가닥이 섬유상으로 위치·존재합니다(그림 3-22). ◆ 특히, 트로포마이오신에는 트로포닌-T(troponin-T, TN-**T** ← **T**ropomyosin과 결합하므로 '-**T**'라 표현함)라는 단백질이 결착되어 있고, 그 위에 트로포닌-I(troponin-I, TN-**I** ← 액틴과 마이오신 결합을 억제 **I**nhibition하는 특징을 제시하여 '-**I**'라 표현함)와 트로포닌-C(troponin-C, TN-**C** ← **C**alcium ion과 결합하는 특징으로 '-**C**'라 표현함)가 함께 어우러져 있습니다(그림 3-22). 이러한 구조의 특성은 횡문근(가로무늬근, striated muscle)에서 나타나는 수축의 조절이 가는-필라멘트(thin filament)를 통해 이루어지고 있음을 확인시켜 줍니다(그림 3-23).

골격근(Skeletal muscle)-신경근접합부(neuromuscular junction) 구조·수축 기전의 이해

31쌍의 말초신경(말초신경, peripheral nerve) → 척수신경(척수신경, spinal nerve)은 골격근(skeletal muscle)을 지배하는 체신경(몸신경, somatic nerve)에 속하며, 척수신경에서 갈라지는 운동신경(운동신경, motor nerve)의 척수전각세포(척수앞뿔세포, anterior horn cell, AHC)는 척수(척수 혹은 등골, spinal cord)의 회백질(회색질, gray matter)에 존재하는 매우 독특한 구조적 특징을 보여줍니다(그림 3-24). ◆ 고위 중추로부터 내려온 신호는 흥분(excitation)-억제(inhibition)의 통합과정(integration)을 통해 형성된 활동전압(action potential)이 축삭소구(축삭둔덕, axon hillock)라는 축삭(축삭, axon ← 신경섬유 다발-모둠)의 시작 부위에서 내달려 골격근 속을 파고드는 특이구조 즉, **"신경근접합부(신경근육이음부, neuromuscular junction, NMJ)"**라는 시냅스(혹은 연접, 신경세포접합부, synapse

← '신경과 신경의 이음-구조')의 또 다른 형태의 구조까지 다다릅니다(그림 3-24). ◆ 특히, 축삭의 끝부분은 축삭종말(축삭종말 혹은 축삭말단, axon terminal ☎ *'nerve ending 신경종말, 신경말단, 신경끝 이라고도 함'*)이라 하여 마치 옷의 단추처럼 부푼 구조를 보이며, 그전까지 존재하던 (신경에 따라 정도의 차이는 있으나) 슈반세포(슈반세포 혹은 신경초세포, 신경집세포, Schwann cell)가 형성하는 수초(말이집, 미엘린, myelin sheath)가 보이지 않는 구조적 특징을 지닙니다(그림 3-24). ◆ 한편, 세포의 안과 밖에 존재하는 칼슘이온(Ca^{2+} ion)의 농도 차는 약 10,000배 차이로 농도 경사를 이루는데, 이는 선택적으로 칼슘이온만을 지나가게 하는 통로(channel)가 전기적 변동이 없는 상태에서 굳건히 이동을 막아주고 있는 이유로 농도 차가 유지되는 것이 확인·이해됩니다(그림 3-24). 하지만,

☞❶ 전기적 충동(nerve impulse)이 축삭말단(axon terminal)에 도달하여 칼슘 통로를 자극하면 통로(→ **"전압-의존성 칼슘통로, voltage-dependent Ca^{2+} channel"**, VDCC 라고 알려진)가 열려 신경세포 안으로 유입(influx)되어 칼슘과 결합하는 특이한 단백질(calcium-binding protein)인 칼모둘린(calmodulin)과 결합을 이룹니다(그림 3-24).

☞❷ **칼모둘린(Calmodulin)**은 칼슘과 결합! → 복합체(즉, → "Ca^{2+}·calmodulin complex")를 이루고 연결고리로 상관성 있는 효소(즉, → Ca^{2+}·calmodulin-dependent protein kinase)를 활성화하여 신경전달물질 중 "아세틸콜린(acetylcholine, ACh)"을 함유한 작은 주머니 즉, 소포(소포, vesicle)의 이동-저지를 풀어주는 유사작용으로 (☞ *이 작용에는 small g-protein family의 어느 특정 단백질과 연관되는 것으로 이해됨!*) 축삭말단(axon terminal) 쪽으로 이동하게 됩니다(그림 3-24).

☞❸ 이러한 소포의 세포막 쪽으로의 이동에는 **"소포융합단백질(소포융합단백질, vesicle fusion proteins)"** 즉, 마치 초등학교 가을 운동회 종목 중 하나 "공 머리 위로 굴리기"와 유사한 모습을 보이는 단백질 모둠[(→ 소포: synaptobrevin, synaptotagmin, synaptophysin, synapsin, synaptogyrin, → 축삭 말단의 막: syntaxin과 soluble N-ethylmaleimide-sensitive factor(NSF) attachment proteins-25(= SNAP-25) 등]을 일컫습니다(그림 3-25). 이렇게 이동된 소포는 "활성대(활성구역, active zone)"라는 축삭 말단에 존재하는 특수-정렬된 부분에 구조와 결합하여 막과 융합(fusion)하는 행동을 취하게 됩니다(그림 3-24, 3-25).

☞❹ 이로써 소포 속에 담겨있던 저 분자량(loe molecular) 아세틸콜린(acetylcholine, ACh ← 변형된 아미노산의 형태를 띄는 신경전달물질, neurotransmitter)이 **연접간극(잇닿을연連**

사귈접接 사이간間 틈극隙, 시냅스틈새, synaptic cleft)이라는 약 30nm(= 10^{-9}m, 십억분의 1 단위)의 화학적 시냅스(chemical synapse) 공간으로 유리됩니다(그림 3-24, 3-26).

☞❺ 유리된 아세틸콜린은 근형질막(sarcolemma)에 존재하는 아세틸콜린 수용체-복합체(acetylcholine receptor complex)와 결합! → 수용체의 활성화를 통해 나트륨이온(소듐이온, Na^+)과 같은 양이온(cathion → 이러한 이유로 "nonselective cathion channel, 비선택성 양이온 통로"로 흔히 말합니다)을 근형질(sarcoplasm) 속으로 유입시킵니다(그림 3-27). 이로써, 근형질막(sarcolemma)에는 탈분극(벗을탈脫 나눌분分 한계극極, depolarization) 즉, 종판전압(종말판전위, end plate potential, EPP)이라는 국소전류(local current)가 형성되는 것을 이해할 수 있습니다(그림 3-27).

▶ "Excitation-Contraction coupling, 흥분-수축 연결" → 즉, 근육에서 형성된 전기적 변화가 수축-단백질에 작용하여 근수축에 이르는 활성·반응을 의미! (그림 3-28)

☞❻ 이러한 근형질막(sarcolemma)의 전기적 흥분이 지속·가중(summation) 되어 각 근섬유(muscle fiber)가 지닌 역치(문턱값, threshold)를 지나치면 이웃하여 존재하는 전압-의존성 나트륨통로(voltage-dependent Na^+ channel)를 열어주며(open, gate), 궁극적으로 활동전압(활동전위, action potential)을 형성하는 반응을 유도하게 됩니다(그림 3-27).

☞❼ 근형질막(Sarcolemma)에서 형성된 "활동전압"은 횡행소관(transverse tubule)을 경유하여 피리미딘-민감성 칼슘통로(pyrimidine-sensitive Ca^{2+} channel, "tetrad ← 골격근")와 근형질세망(sarcoplasmic reticulum, SR)의 수조(terminal cisterna) 부분에 존재하는 라이아노딘-민감성 칼슘통로(ryanodine-sensitive Ca^{2+} channel, "feet")를 자극하여, SR에 저장·위치해 있는 칼슘이온을 근형질(sarcoplasm) 속으로 유리(release)시키는 반응이 도미노 반응과 유사하게 이루어집니다(그림 3-28).

☞❽ 근형질(Sarcoplasm)로 유리된 칼슘이온에 의해 세포 내 칼슘농도($[Ca^{2+}]_i$ 혹은 cytosolic Ca^{2+})가 증가함에 따라 액틴 사슬에 연결·결합 되어 있는 트로포닌 C(troponin C, TN-C)와 결합하여 물리적 부하(physical load) 등(← 근세사활주설은 하나의 "설" 이기에 언제든 수정·보완될 수 있는 이유로 "등"이라 조심스레 표현하였습니다)으로 마이오신+액틴 결합을 억제하고 있던 트로포닌 I(troponin I, TN-I)의 작용이 풀리는 형세로 인해 액토-마이오신 복합체(actomyosin complex) 즉, 골격근의 수축반응이 이루어집니다(그림 3-22, 3-23,

3-28).

☎ "ATP(아데노신삼인산)의 이중작용"과 액토-마이오신 복합체 → 작용 기전의 이해 !!!!

☞ **아데노신삼인산(Adenosine triphosphate, ATP)의 "이중작용, dual action"**은
【1】 수축 마무리 시점에 형성된 액토-마이오신 복합체(actomyosin complex)가 이루는 연결가교(잇닿을연連 맺을결結 시렁가架 다리교橋, cross-bridge)를 풀어주어 다음 수축이 가능하도록 도와주는 해결사의 역할과 (그림 3-29)
【2】 마이오신의 분절-1(subfragment-a, S-1)에 존재하는 "ATP-결합 부위(ATP-binding site)"에서 분해되어 ADP와 Pi, 그리고 에너지를 내어주는 에너지-공급원 역할이 골격근에서 이루어집니다(그림 3-29). 또한,

☞ **액토-마이오신 복합체(Actomyosin complex)**의 형성으로 이루어지는 근수축 반응은 궁극적으로 마이오신(myosin) 단백질이 주를 이루는 굵은 필라멘트(thick filament)를 향해 액틴(actin) 단백질이 주를 이루는 가는 필라멘트(thin filament)가 미끄러져 들어가 완성을 이룹니다(→ **"근세사활주설, sliding-filament theory"**)(그림 3-30). ◆ 특히, 마이오신과 액틴의 결합 형태를 묘사하는 단어 "cross-bridge, 연결가교"를 이루고 풀어주는 것이 회로와 같이 연결된다는 개념으로 "cross-bridge cycle, 연결가교회로, 연결다리고리"이라고도 합니다. 즉,

☞① 수축반응이 종결된 액토-마이오신 복합체에

☞② ATP가 재-공급되어 섬유상 액틴(fibrous actin, F-actin)에서 마이오신이 서로 분리됩니다(그림 3-29).

☞③ 이어지는 "가수분해, hydrolysis" 반응, 즉 ATP와 마이오신의 S-1(← ATP 분해효소, adenine triphosphatase, ATPase의 역할 부분)이 결합 된 장소에 물 분자가 첨가되어 나타나는 ATP → ADP + Pi 반응이 진행됩니다(그림 3-29). ◆ 이 반응에는 이미 수행되었던 수축반응으로 마치 고개를 움츠리듯 아래로 떨군 마이오신-머리(= 마이오신의 S-1부위)를 뒤로 젖혀 → "머리 들기 반응, head-up reaction (← 마치 비둘기나 닭이 모이를 쪼다가 머리를 들어 올리는 듯한 모양에 본 저자들의 조심스러운 제시입니다)"을 가능하게 합니다(그림 3-29).

☞③~④ 이어지는 반응으로 마이오신의 머리(S-1)는 새로운 액틴(actin)에 **약하게 결합** 되는(**weakly bound**, ← 문헌에 따라 제시되는 부분에 약간의 차이가 있으나 ATP 분해효소의 기능을 갖는 마이오신의 특성 등을 미루어 본 내용으로 제시!) 반응이 이어지는 것으로 인지·이

해됩니다(그림 3-29). ◆ 특히, 단일 연축(단일수축, single twitch)의 진행시간이 약 10msec ~ 120msec (= 0.01초 ~ 0.12초, 10^{-3} second, 천분의 1단위)에서 일어남을 미루어 (→ 더욱이 단일 연축 기간에서 수축 기간이 이완 기간보다 짧은 것을 고려하면 ③~④반응단계가 거의 동시에 일어남을 쉽게 이해·수긍할 수 있습니다) 위의 반응이 타당하다 여겨집니다(그림 3-29).

☞④ 반응이 지속 되어 Pi와 ADP가 마이오신으로부터 떨어져 나가면서 마이오신과 액틴의 강한 결합(strongly bound)으로 형성되는 강력한 수축, 즉 "POWER STROKE"가 이루어지는 것이 이해됩니다(그림 3-29). ◆ 이 반응에는 근형질세망(sarcoplasmic reticulum, SR)으로부터 유리(release) 되에 증가 된 세포 내 칼슘이온($[Ca^{2+}]_i$)에 따라 크게 좌우됩니다.

☎ 연축(오그라들연攣 오그라들축縮, Twitch) 과 SERCA의 이해 !!!!

☞ **연축(단일수축, twitch)**은 실험실에서 실험동물의 근육을 생리적 상태를 유지하는 상황·준비 하에 장력-변환기에 한쪽 끝을 연결하고 말초신경을 근육 결대로 분리·탐색하여 침-전극을 꽂아 전기자극하는 방법 및 근막을 물리/화학적으로 벗겨낸 준비조직→"Skinned fiber" 등을 제작하여 **☎ 전기자극을 1회 준 후, 나타나는** (준비된) **근 장력의 변동을 눈으로 볼 수 있는 기록지 혹은 신호를 증폭-변환, 시각화하여 분석한 내용이 "연축곡선(twitch curve)"으로 표현되는 단일 수축(single twitch)의 개념!** 이라 할 수 있습니다(그림 3-31). ◆ 이 곡선을 자세히 보면 1회 전기자극 후 약 10msec (= 0.01초)의 장력변동이 보이지 않는 잠복기(latent period)에 이어, 가시적 수축반응이 출현하여 반응의 최고 정점에 이르는 수축기(contraction period)를 지나 가장 긴 기간을 소요하는 완만한 이완기(relaxation period)로 구분해 볼 수 있습니다(그림 3-31). 물론 반응의 총 시간은 약 140밀리세컨드(140msec, = 0.14초)로 눈-깜짝할 시간만큼 짧은 시간에 일어나게 되는 만큼, 한 근육 전체에서 나타나는 근수축의 반응! 더 나아가 약 640개의 골격근-들! 크기도 두께도 각기 다른 근육에서 야기되는 반응은 좀 더 고민해 보아야 할 것으로 예상·이해됩니다(그림 3-31).

▶ Single twitch: 1회 전기자극 → 1회 수축반응(= 잠복기 + 수축기 + 이완기)

◆ 이처럼 1회 전기자극으로 유도되는 1회-수축/이완으로 종결되는 내용은 "흥분-수축 연결(excitation-contraction coupling)"부터 증가 된 세포 내 칼슘이온의 농도가 근형질세망(SR)으로 빠르게 회수되어 낮아지는 결과로 완료됨이 이해됩니다(그림 3-32). 물론 이가 양

이온(→ 두이二 값가價 볕양陽ion, divalent cation)에 해당하는 칼슘은 금속으로써 세포의 바탕(세포질 cytoplasm → 근형질 sarcoplasm)에 오래 머물러 있게 되면 기약 없는 이상 근수축-현상을 넘어 병적 상황으로 이행될 수 있기에 생명체가 살아갈 수 있도록 하시는 조물주의 배려!, 즉

☞ **"SERCA, ← Sarco/Endoplasmic Reticulum Ca^{2+}-ATPase"**라고 하는 효소! 굳이 번역해 본다면 "쎄SE르R카CA → **근육/내형질세망 칼슘$^{2+}$-ATP 분해효소**"로 표현할 수 있는 내용이 배려의 극히 작은 한 예라 하겠습니다(그림 3-32). ◆ 더욱이, SERCA의 기능을 조절해주는 단백질 → **"Phospholamban, 포스포람반"**의 존재와 함께, 속근(빠른연축근, fast twitch muscle)에서의 존재와 칼슘이온의 신속·원활한 회수를 도와주는 단백질 즉, **"parvalbumin, 파브알부민"** 등의 단백질이 보고되어 보다 흥미 있는 연구의 진행이 확인·이해하게 됩니다(그림 3-32). ◆ 특히, "흥분-수축 연결(excitation-contraction coupling)"의 마지막에 트로포닌-C에 결합 되어 있던 칼슘이온이 트로포닌-C와 액틴의 형태-변형(deformation)과 함께 해리(dissociation)면, SERCA는 1분자의 ATP-에너지원으로 두 분자의 칼슘이온을 근형질세망(sarcoplasmic reticulum)으로 회수시키는 것으로 확인·이해됩니다(그림 3-33).

☎ 강축(Tetanus)과 운동단위(Motor unit) 및 그 활성의 이해 !!!!

골격근-수축에 대한 *In vitro* 실험-준비-프로토콜에서 1Hz에서 100Hz 사이의 자극시간 및 강도 등을 설계하여 수축반응을 관찰하면, 1회 전기자극으로 1회 수축/이완을 보이는 연축이 유발됩니다. 그러나, 자극 간격(interval)을 좁혀가면(= 주파수를 증가시키면), 곡선이 마치 톱니 모양의 **"불완전 강축(incomplete tetanus)"**이 나타나며, 좀 더 자극 간격을 좁혀가면 연축에 비해 강하고 큰 수축반응의 완만한 곡선, 즉 **"완전 최대 강축(complete maximal tetanus)"**이 기록지에 표현됩니다(그림 3-34). ◆ ☞이러한 반응은 연축-반응이 합산되는 듯한 현상, 즉 **"Summation (더할가加 무거울중重 혹은 묶을누累 쌓을적積, 및 무거울중重 겹쳐질첩疊)"** 결과로 유도됨이 일반적으로 받아들여지며, 이는 세포 내 칼슘($[Ca^{2+}]_i$)의 재-흡수(← 근형질세망으로)가 일어나는 시간보다 빠른-시간 자극으로 유도되는 세포 내 칼슘농도 증가 등으로 인한 반응임을 수긍·이해할 수 있습니다(그림 3-33, 3-34). 한편,

☞ **운동단위(운전할운運 움직일동動 홑단單 자리위位, Motor unit)**는 일반적으로 **"하나의 운동신경(motor neuron)이 지배하는 근섬유(muscle fibers)의 수"**로 이해·수긍됩니다(그림 3-35). 특히, ◆ 외안근(바깥눈근육, extraocular muscles → 작은 힘의 발휘와 매우 세밀한 움직임을 담당)을 지배하는 근섬유의 수는 약 10개 내/외인 것에 비해(∴ → **"작은 운동**

단위 small motor unit"), ◆ 상완이두근(위팔두갈래근, bicepsbrachii muscle) 및 비복근(장딴지근, gastrocnemius muscle → 큰 힘의 발휘와 큰 운동 범위의 움직임이 가능)과 같이 상대적으로 큰 근육을 지배하는 근섬유-수는 약 300개 ~ 2,000개를 지배하는 것(∴ → 상대적으로 "**큰 운동단위 large motor unit**")이 확인·이해됩니다(그림 3-35).

> * MOTOR UNIT: " 하나의 운동신경이 지배하는 근섬유의 수 "
>
> ▶ Small motor unit → 작은 장력 + 작은 운동 범위 움직임
> ▶ Large motor unit → 큰 장력 + 큰 운동 범위 움직임

그러나,

♨ 실제 사람의 움직임에 관여하는 근육들(약 640개)은 ▷ 움직임에 주된 임무를 수행하는 근육들과 ▷ 협조하는 근육들 및 ▷ 움직임을 수행하는 동안 체간을 잡아주어 움직임이 적절하게끔 지탱해주는 근육 등으로 이들의 조화 속에 움직임이 나타납니다. 또한, 인체-움직임의 형태와 형태 사이가 끊어 깎는 듯한 움직임이 아닌 서로 조화를 이루는 연결성 있는 움직임(→ 사람마다 살아온 시간-여정만큼 몸에 밴 행동습관 및 자태가 모두 다르기에 멀리서 걸어오는 모습만 봐도 누구인 줄 알며, 그에 대한 반응으로 다가서거나 회피하는 행위 등을 모두 포함 혹은 → 침針acupuncture 치료를 받기 위해 어깨 부위 근육에 침-바늘이 박혀있을 때 조금만 움직이려 해도 매우 긴장되고 예민하게 되며 아팠던 기억 등 포함)이 우리가 평소 일상생활에서 하는 거의 모든 동작의 근원이라 할 수 있으며 이 또한 근육들의 조화가 기초를 이룸을 이해할 수 있습니다. 이러한 생각의 확장은 (어쩌면 당연한) **운동단위의 "비동시적 활성"**이라는 개념을 이해하는 데 도움을 줍니다.

☎ "Asynchronous activation (아닐**비非** 같을**동同** 때**시時** 과녁**적的** 살**활活** 성품**성性**)"이라는 용어는 그 의미 그대로 그리스어 ἀ- (의미: "not, 혹은 without")와 σῠν- (의미: "with 혹은 together"), χρόνος (의미: "time")가 조합하여 ▶ **"asynchronous → "ἀσύγχρονος"**, 즉, **"동시에 발생하지 않는"**의 개념을 지니는 용어가 됩니다. 즉, 한 근육이 의도하고자 하는 움직임이 수행될 때, 모든 운동단위가 동원(recruitment)되지 않고, 어느 운동단위가 활성화되면 다른 운동단위는 쉼을 얻는, 즉 **"비동시적 활성(asynchronous activation)"**이 일어나는 것을 확인·수긍할 수 있습니다. 이러한 효율적이고 대비책 있는 구조를 지니고 있기에 장시간 어느 동작을 반복-유지 할 수 있으며, 잠시 동작을 바꾸었다가 다시 수행할 수 있는 디딤돌이 되는 것을 이해할 수 있습니다. ◆ 실제, 상완(위팔, upper arm)과 전완(아래팔, forearm)에 위치하는 골격근! 그 골격근을 지배하는 운동신경(motor neuron)의 수는 약 300개에서 800개로 알려져 있고, 이들 골격근의 근섬유(muscle fiber)를 지배하는 운동신경 축삭(axon)의 수는 약 130,000개 ~ 590,000개나 되는 많은 숫자를 확인·인지할 수 있으며, 이에 대한 신경-지배 비율(innervation ratio: 하나의 뉴런이 지배하는 효과기의 수)를 계

산해 보면 (상완 근육→) 약 433 ~ (전완 근육→) 738이 되어 **"비동시적 활성"**의 이해-근거를 제공해 줍니다. ◆ 더욱이 **"헤네만의 크기 원리, Henneman's size principle"**에 따라 자극에 대해 작은 운동단위(small motor unit)가 먼저 활성화되고 자극 강도가 증가함에 따라 큰 운동단위(large motor unit)가 동원되는 내용을 쉽게 수긍할 수 있게 해 줍니다(그림 3-35).

☎ 운동 강도에 따른 에너지 소비 및 그 활성-대사 기전의 이해 !!!!

우리 몸은 환경에 적응하며 살아가게끔 흙으로 지음을 받아 백 년 내외의 짧은 생을 마감하는 진리 속 여정을 통해 다시 흙으로 돌아가는(→ 창세기 3장 19절) 해부·생리 구조를 지닙니다. "보릿고개"라는 단어를 마지막으로 조모에게서 듣고 자란, 마지막 배고픔과 배부름의 경계의 세대! (→과거 우리나라 "혼분식 장려" 등) 그 이전의 일제의 우리나라 강제병합 시대 및 그 이전 우리나라 역사를 살짝 엿 보아도 쉽게 알 수 있는 배고픔의 연속(← 역사관에 따라 얼마든지 다르게 볼 수 있지만)이 이해됩니다. ◆ **특히, "밥식食 입구口"**라는 단어는 더더욱 영양(=에너지원)섭취의 내용이 매우 중요함을 새삼 깨닫게 됩니다. 어릴 적 들었던 말! "뛰지 말아라, 배 꺼질라!"라는 씁쓸한 문장은 본 내용을 여는데 매우 도움이 된다 생각합니다.

☞ **운동의 저강도 및 휴식 상태(= VO_2 max 즉 최대 운동강도의 약 30% 이하의 운동강도)**에서는 대부분 "지방의 산화(fat oxidation)"에 의한 에너지 생산체계가 작동하는 반면,

☞ **운동강도가 고강도(= VO_2 max 즉 최대 운동강도의 약 70% 이상의 운동강도)**와 최고강도로 이행됨에 따라 탄수화물(carbohydrates)의 유산소에너지 생산체계(aerobic energy system) → 탄수화물의 해당과정(glycolysis) → "ATP-PC 시스템"이 에너지 보충 기전에 참여하게 됩니다(그림 3-36).

⇒ ◆ 특히, 고강도 운동은 오랜 시간 지속하기가 버거운 이유로 작용-소모되는 시간이 ① 약 1~2(4)초로 가장 짧은, 즉 근육 자체에 존재하는 아데노신삼인산(adenosine triphophate, ATP)이 고강도 운동에서 사용되는 것으로 이해됩니다(그림 3-37).

⇒ ◆ 그러나 고강도 운동이 연속되거나 강한 최고강도 운동이 수행될 경우, 근육 속에 약 95% 이상 발견되는 단백질 크레아틴(creatine ← "고기" 혹은 "살"을 의미하는 그리스어 "κρέας"에서 유래한 용어!)에 인(phosphorus)이 결합 된, 즉 포스포크레아틴(phosphocreatine, PC) 상호반응인 "로만반응, **Lohmann's reaction**"에 의해 에너지가 빠르게 보충되는 반응

및 대사-기전이 ② 약 5~8초 (혹은 4~20초) 동안 수행되는 것이 확인·이해됩니다(그림 3-37, 3-38).

⇒ ◆ 또한, 고강도 운동이 계속 이어지는 상황에서는 포스포크레아틴의 일부 관여와 함께 근육에 저장되어 있던 근육-글리코겐(muscle glycogen)을 분해하는 해당과정이 관여하여 ③ 약 20~45초 동안 에너지원을 보충해 주는 것이 이해됩니다(그림 3-37).

⇒ ◆ 이러한 상황이 지속 될 경우(예, 고등학교-체육시험 기억! → 1,000m 달리기 !!!!), 근육-글리코겐의 분해와 함께 혈장 내 존재하는 당, 즉 혈당(blood glucose)의 해당 과정이 관여하여 ④ 약 45~120초 동안 작동하는 에너지 보충체계가 관여함이 확인·이해됩니다(그림 3-37). ▷ 물론, 운동이 일단락되면 운동선수/비운동선수 및 실험동물 등을 비롯하여 생성된 젖산(lactate)은 코리회로(코리고리, Cori cycle) 등을 통해 약 1시간 이내에 다시 포도당(glucose)로 회복되며, ▷ATP-PC 체계에서 빌어 쓴 ATP의 보충 즉, 무산소 에너지 생성체계로부터 급히 얻어쓴 에너지원의 빚을 갚기 위해 휴식이라는 시간 동안, 충분히 산소를 섭취하여(→ 산소부체, 실산酸 흴소素 짐질부負 빚채債, oxygen debt) 에너지 재-저장 반응이 이어지는 것으로 이해됩니다(그림 3-39).

⇒ ◆ 1,000m 달리기! 기억에 운동장 세바퀴까지 양팔을 떨어내고픈 포기-직전의 상태에서 '어느 정도 해 볼만 하다!' '숨 쉴 만 하다!' 라는 ⑤ 약 120초(= 2분) 이상부터 지속적 에너지를 공급해주는 산화-대사과정, 즉 미토콘드리아(mitochondria)의 전자전달계(electron transport system)를 통한 산화적 인산화(oxidative phosphorylation) 과정에 의한 지속적 에너지 보충체계가 제공되는 대사 등을 이해·수긍할 수 있습니다(그림 3-37).

☎ 골격근 유형(Types of skeletal muscle)의 이해 !!!!

☎ 골격근은 운동강도 및 움직임의 상황 등에 대처해야 하는, 그것도 약 640개나 되는 근육 동원의 특성!, (실제 정육점에 진열된 돼지/소의 근육을 보아도 이해가 어느 정도 되는) 등을 고려해 볼 때, 많은 연구자분의 오랜 시간을 두고 골격근을 구조·기능적 등으로 분류해 온 것!, 어쩌면 당연하고 멋진 결과라 판단·이해됩니다(그림 3-40, 3-41).

☞◆ 따라서, 육안적 외형-식별로 **적근(적색근, red muscle ⇒ 제1형, type I으로 분류)**과 **백근(백색근, white muscle ⇒ 제2형, type II ▷ type II는 다시 type IIa와 type IIb로 다시 세밀히 분류함)**으로 구분하고(그림 3-40, 3-41),

☞◆ 수축양상에 따라 **서근(느린-연축근육 slow twitch, ST, muscle)**과 **속근(빠른-연축근육, fast twitch, FT, muscle)**으로 분류하며(그림 3-40, 3-41),

☞◆ 에너지-동원 체계(= ATP 생합성 경로, ATP synthetic pathway)의 차이점으로 **해당형**

섬유(glycolytic fiber 이는 다시 ⇒ **빠른-산화/해당형 섬유**, fast, oxidative/glycolytic fiber, FOG **섬유**와 **빠른-해당형 섬유**, fast glycolytic fiber, FG **섬유로** 세밀히 분류함)와 **산화형 섬유**(oxidative fiber 이는 다시 ⇒ **느린-산화형 섬유**, slow oxidative fiber, SO 섬유와 **빠른-산화/해당형 섬유**, fast, oxidative/glycolytic fiber, FOG **섬유**로 다시 세밀히 분류함) 등으로 나누는데, 그 특성 등은 그림 3-40과 그림 3-41에 제시해 드렸습니다.

▶ Red muscle → Slow twitch (ST) → Type I → Slow oxidative (SO)
▶ White muscle → Fast twitch (FT) → Type II
↳Type IIa → Fast, oxidative/glycolytic (FOG)
↳Type IIb → Fast, glycolytic (FG)

※ 평활근(Smooth muscle) 구조와 기능의 이해

☞ **평활근(민무늬근육, Smooth muscle)**은 일반적으로 자율신경(autonomic nerve) 활성에 의한 반응과 평활근 자체 수축/이완 조절 기작 및 약물을 포함한 리간드(ligand) 등에 의한 수축반응 기전이 존재하는 것을 확인·이해할 수 있습니다(그림 3-42). 특히, 골격근과 심근(skeletal & cardiac muscle)과는 달리 평활근은 **"굵은 필라멘트의 활성을 조절(thick filamentous regulation of contraction)"**하여 수축/이완반응을 유도하는 가장 큰 특징을 확인 및 수긍할 수 있습니다(그림 3-42, 3-43). ◆ 즉, 굵은 필라멘트(thick filament)의 구성요소인 마이오신 경쇄(마이오신 가벼운 사슬, myosin light chain, MLC)에 작용하는 두 효소인 **마이오신 경쇄 부활효소(myosin light chain kinase, MLCK)**와 **마이오신 경쇄 탈인산화효소(myosin light chain phosphatase, MLCP)**가 작용하여 마이오신에 인산기를 붙이고(← MLCK) 떼는(← MLCP) 반응을 반복하여 평활근의 수축/이완을 유도하는 것이 잘 알려져 있습니다(그림 3-43). ◆ 이러한 평활근의 수축반응에는 세포막의 전기적 흥분-변동으로 활성화되는 칼슘이온 통로(Ca^{2+} channel)의 열리고 닫히는 작용으로 세포 외 칼슘의 세포 내 유입(influx)! → 세포 내에 존재하는 칼슘-결합 단백질(calcium-binding protein)인 칼모둘린(calmodulin)과의 결합 → 칼슘·칼모둘린 복합체(Ca^{2+}·calmodulin complex) 형성으로 이어지는 신호전달이 마치 폭포수가 아래로 떨어지듯 반응이 연속됩니다(그림 3-43). ◆ 이와 함께, 세포막에 존재하는 G-단백질 연결 수용체(G-protein coupled receptor, GPCR)의 활성과 연결되는 신호전달(signal transduction)로 인하여 세포막의 전압 의존성 칼슘통로(voltage-dependent Ca^{2+} channel, VDCC)를 자극하기도 하고, ◆ 세포막의 인지질 분해효소(phospholipase)를 활성화하여 떨어져 나온 IP_3(이노시톨트라이포스페이트, inositol -1,4,5,-triphosphate)가 (골격근보다 발달 정도는 미약하지만) 근형질세망

(sarcoplasmic reticulum, SR)에 존재하는 칼슘 통로를 자극하여 SR 내에 저류되어 있던 칼슘을 근형질(sarcoplasm)로 유리시키는 IP_3-유도 칼슘 유리 기전(IP_3-induced Ca^{2+} release, IICR) 및 ◆ 세포 내에서 증가 된 칼슘이온이 SR 내의 칼슘이온을 근형질(sarcoplasm)로 유리시켜주는 기전인 "칼슘이온-유도 칼슘이온 유리(Ca^{2+}-induced Ca^{2+} release, CICR)"가 평활근 수축/이완반응에 관여하는 것이 확인됩니다(그림 3-42, 3-43). 또한, ◆ 이 외에도 근형질세망(SR) 내의 칼슘이온 농도에 좌우되어 세포 외 칼슘이온이 유입되는 기전인 **"용량성 Ca^{2+} 유입, capacitative Ca^{2+} entry)"**, 즉 근형질세망(SR)의 칼슘이온 농도 고갈에 유/무에 따라 작동되는 통로인 **"저장고-작동성 Ca^{2+} 통로, store-operated Ca^{2+} channel** (← 혹은 용량의존성 Ca^{2+} 통로, volume-dependent Ca^{2+} channel이라고도 하는)"이 세포막에 존재하여 세포 외 칼슘이 유입되는 기전 등이 확인·이해됩니다(그림 3-42). ◆ 한편, 평활근 세포에는 "카베올레, caveolae"라는 세포막 함입 형태의 특수 구조가 수축/이완 활성-기전에 중요함이 시사되고 있으며(그림 3-44), 칼슘이온-비의존성 수축/이완반응 및 마이오신 인산화-비의존성 수축/이완반응의 제시와 신호전달 기전에 유사분열-활성 단백질 부활효소(mitogen-activated protein kinase, MAPK)와 단백질 부활효소 C의 동위효소(protein kinase C isoforms) 및 Rho 부활효소(Rho kinase → ROCK: Rho-associated coiled coil-forming protein kinase) 활성 등의 기전이 관여하는 것으로 이해됩니다(그림 3-44).

※ 심근(Cardiac muscle) 구조와 기능의 이해

☞ **심근(심장근, Cardiac muscle)**은 골격근과 평활근과 비교해 볼 때, 무엇보다 활동 전압(action potential)의 기간이 약 200msec ~ 400msec (= milli second, 즉 1,000분의 1 단위)로서, 골격근(약 2msec ~ 5msec)과 평활근(약 10msec ~ 50msec)에 비해 매우 긴 시간을 갖습니다. 이는 활동 전압이 가중(summation)되거나 겹치는 현상이 방지되어 전기적 흥분! → 근육에 일어나는 연축(twitch)이 누적되어 강축(tetanus)이 일어남을 예방해 줍니다. ◆ 또한, 심근이 지니는 큰 특징은 자율신경(autonomic nerve)의 지배를 받기도 하지만, 신경의 지배 없이도 (심지어 체외로 적출된 상태에서도 어느 정도까지는) 생성되는 자발적 활동 전위(spontaneous action potential ← 동방결절로부터 시작되는), 즉 "마음**심心** 잡을**박搏** 조절할**조調**법률**율律**기계**기機** 번개**전電** 자리**위位**(= **페이스메이커 전위, 혹은 길잡이 전위, 향도잡이 전위, 박동조율기 전위, pacemaker potential)**"가 심근 수축을 유도하는 **"자동조율성, autorhythmicity, 혹은 automaticity)"**을 나타낸다는 것입니다(그림 3-45, 3-46). 이러한 자발적 전기흥분의 여정은

❶ 심장의 **"동방결절(동굴심방결절, sinoatrial node, SA node)"**에서 시작되어 **"방실결절(방실결절, atrioventricular node, AV node)"**로 파급!,

❷ → **"방실 속(히스다발** 혹은 **히스줄기, atrioventricular bundle, AV bundle = 히스 속, bundle of His, His bundle)"**을 경유하여,

❸ → **"좌/우 방실 속 가지(방실다발갈래 혹은 His-속의 가지, bundle branches)"**로 전달!,

❹ → 궁극적으로 **"퍼킨지섬유(**혹은 **푸르키니에 섬유, Purkinje fibers)"**로 여정이 일단락되는 전기신호를 피부에서 감지-증폭하여 기록지에 표현하는 내용이 심전도(electrocardiogram ECG 혹은 EKG ← 그리스어: **ἤλεκτρον** /ḗlektron/ "호박 amber"의 의미 + 그리스어: **καρδία** /kardía/ "심장 heart"의 의미 + 그리스어: **γράμμα** /grámma/ "쓰여진 문자나 그림"의 의미) 입니다(그림 3-45, 3-46). ◆ 특히, 심전도는 심장의 펌프 기능 등을 비-침습적으로 적용-검진이 가능한 내용으로써, 지정-계획된 기록지의 특성을 꼼꼼히 따질 수 있는 끈기와 성실함이 있으면 전압값(mV)과 시간(second)을 모두 분석하여 환자분들을 이해하는 데 많은 도움을 얻을 수 있는 획기적 접근법 중 하나라 할 수 있습니다(Willem Einthoven, 1924년 노벨상 수상)(그림 3-45). 한편, ◆ 심근 수축이 골격근과 차이가 나는 것은 (물론, 골격근과 유사하게 "가는 필라멘트 조절!", 수축 기전을 나타내지만) 골격근이 근형질세망(SR) 내 칼슘이온만을 수축반응에 이용하는 상대적으로 단순한 성질을 나타내는 것에 비하여, 심근은 막-전위 변동 유도 전압-의존성 칼슘 통로(voltage-dependent Ca^{2+} channel)의 개방으로 인한 세포 외 칼슘의 세포 내 유입(influx)이 특징적 내용이라 할 수 있습니다. 또한, 횡행소관(transverse tubule, T-tubule) 내 디하이드로피리딘 수용체(dihydropyridine receptor, DHPR)의 교량-역할을 통해 세포 외 칼슘의 세포 내 유입으로 세포 내 칼슘이온의 농도가 증가하면 근형질세망(SR)에 존재하는 라이아노딘 수용체(ryanodine receptor, RyR)을 자극하여 근형질세망(SR) 내에 저류-저장되어 있던 칼슘이온을 마치 도미노 현상처럼 자극-RyR활성을 반복 자가-증폭시켜 칼슘이온의 유리(release)가 증가 되는 기전, 즉 "칼슘이온-유도 칼슘이온 유리(Ca^{2+}-induced Ca^{2+} release, CICR)"가 동원되어, 매우 긴 심근의 활동 전압(action potential)을 유지하게 되는 것으로 이해됩니다(그림 3-47).

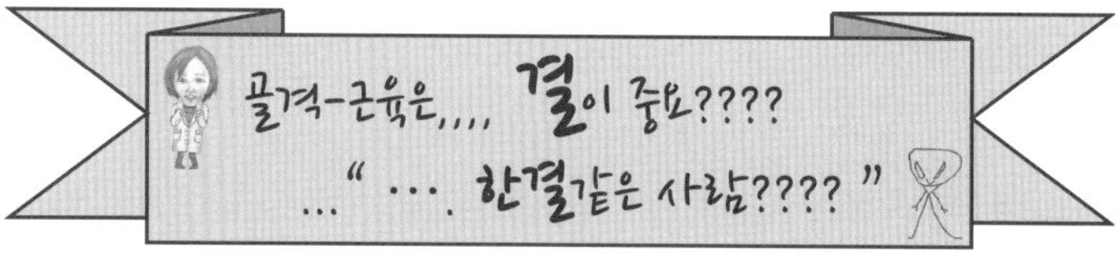

☞ **저작근(씹기근육, Masticatory muscles)**은 약 640개나 되는 근육 중 음식을 잘게 잘라내는 소화(digestion)의 첫 단계에 일하는 근육으로 (저자의 생각! ☞ “살기 위해 먹어야 하는 가장 중요한 움직임” 중 으뜸으로 생각하는, 특히, 허피스-통증을 이겨내며 음식을 대할 땐 더더욱!) 매우 중요합니다(그림 3-48). 특히, 음식을 씹을 때, 머리가 움직이지 않고 하악골(아래턱뼈, mandible)을 움직여 효율적으로 (음식 씹다가 어지럽지 않도록^^;) 4종류의 근육이 모두 하악골에 모여 강인하게 오른쪽/왼쪽에 자리 잡아 생을 영위하게 해 주는 것으로 이해됩니다(그림 3-49). ◆ 이러한 효율성에 보답하듯, 이들 근육의 지배-신경이 모두 제5번 뇌신경(cranial nerve)인 삼차신경(삼차신경, trigeminal nerve)으로, 측두근(관자근, temporalis muscle)과 교근(깨물근, masseter muscle), 내/외측 익돌근(안쪽날개근/가쪽날개근, medial/lateral pterygoid muscle)이 조절의 대상이 됩니다(그림 3-49).

▶ Temporalis muscle
- 기시: Temporal fossa (측두와/관자뼈오목)
- 정지: Coronoid process of mandible (하악골의 구상돌기/아래턱뼈의 갈고리돌기)

▶ Masseter muscle
- 기시: zygomatic arch (관골궁/광대활)
- 정지: angle of mandible (하악골각/아래턱뼈각)

▶ Lateral pterygoid muscle
- 기시: Greater wing & Lateral plate of pterygoid process in sphenoid bone (대익/큰날개 와 익상/날개 돌기의 외측/가쪽판 ← 접형골/나비뼈)
- 정지: condylar process of mandible (하악골의 관절돌기/아래턱뼈의 관절돌기)

▶ Medial pterygoid muscle
- 기시: pterygoid process of sphenoid bone (접형골/나비뼈의 익상/날개돌기)
- 정지: medial side of mandibular angle (하악골각의 내측면/아래턱뼈각의 안쪽면)

☞ **안면근(얼굴근육, Facial muscle)**은 용어 그대로 사람을 대할 때, 가장 먼저 보이는 인체의 대표 부위로 약 3,470년 전에 기록된 구약성서에도 안면근에 대한 내용(“여호와께서 가인에게 이르시되 네가 분하여 함은 어찜이며 안색이 변함은 어찜이뇨”-창세기 4장 6절-)이 기록되어 있을 정도로 얼굴-표정에 관여하는, 즉 **”표정근(겉表 뜻情 힘줄筋, muscles of expression)“**으로 잘 알려져 있습니다(그림 3-50). ◆ 이 근육들은 모두 제7번 뇌신경(cranial nerve)인 안면신경(얼굴신경, facial nerve)의 지배를 받으며, 근육의 시작(이는 곳, origin) 부위는 안면골(얼굴뼈, facial bones)에서 일어나 피부층에 부착·정지(닿는 곳, insertion)되는 것으로 이해됩니다(그림 3-50).

◆ 이러한 안면근에는 ▶ 모상건막(모자모帽 형상상狀 힘줄밑둥건腱 막막膜, 머리덮개널힘줄, galea aponeurotica)에 의해 연결되어 있어는 전두근(이마근, frontalis)과 후두근(뒤통수근, occipitalis)!, ▶ 안륜근(눈둘레근 orbicularis oculi), 추미근(눈썹주름근, corrugator supercilii)!, 비근(코근, nasalis), 비근근(눈살근, procerus), 구륜근(입둘레근, orbicularis oris), 대관골근(큰광대근, zygomaticus major), 소관골근(작은광대근, zygomaticus minor), 상순거근(위입술올림근, levator labii superioris), 협근(볼근, buccinator), 소근(입꼬리당김근, risorius), 하순하체근(아래입술내림근, depressor labii inferioris), 구각하체근(입꼬리내림근, depressor anguli oris), 이근(턱끝근, mentalis), 구각거근(입꼬리올림근, levator anguli oris) 등이 안면근으로 이해됩니다(그림 3-50).

▶ **광경근(넓은목근, Platysma)은** 제7번 뇌신경-안면신경(얼굴신경, facial nerve)의 지배를 받는 아래턱에서 목 앞부분에 걸쳐 넓게 드리워져 있는 근육입니다. 이 근육의 기시(이는곳, origin)은 승모근(어깨세모근, trapezius)과 대흉근(큰가슴근, pectoris major muscle)의 근막에서 시작하여 아래턱뼈에 정지(닿는곳, insertion)하여, 아래턱뼈를 아래로 끌어당기거나 앞-목의 피부를 긴장시키는 작용을 합니다(그림 3-51).

▶ **흉쇄유돌근(목빗근, Sternocleidomastoid muscle, SCM muscle)은** ① 제11번 뇌신경-부신경(더부신경, accessory nerve)과 ② 척수신경(spinal nerve)의 제2, 제3 경신경(목신경, cervical nerve)의 지배를 받는 독특한 근육으로, 흉골병(복장뼈자루, manubrium)과 쇄골(빗장뼈, clavicle)의 내측(안쪽, medial side)에서 기시하여 측두골(관자뼈, temporal bone)의 유양돌기(꼭지돌기, mastoid process)를 끝으로 이어집니다. 이 근육의 오른쪽/왼쪽이 동시에 작용하면 머리를 위로하여 하늘을 보는 작용을 유도하고, 한쪽이 작용하면 머리를 근수축의 반대 방향으로 돌리는 것으로 이해됩니다(그림 3-51).

▶ **설골상근(목뿔뼈위근육, Suprahyoid muscles)**은 4개의 근육, 즉

① 이설골근(턱끝목뿔근, geniohyoid muscle ← 설하신경 hypoglossal N. XII 지배),
② 악설골근(턱목뿔근, mylohyoid muscle ← 삼차신경의 하악신경가지 mandibular division of trigeminal N. V 지배),
③ 경돌설골근(붓목뿔근, stylohyoid muscle ← 안면신경 facial N. VII 지배),
④ 악이복근(턱두힘살근, digastric muscle)
  * 전복, 앞힘살, anterior belly ← 삼차신경의 하악신경가지 mandibular division of trigeminal N. V 지배)
  * 후복, 뒤힘살, posterior belly ← 안면신경 facial N. VII 지배)입니다 (그림 3-52).

⇒ 이러한 4개의 근육은 설골(목뿔뼈, hyoid bone)를 위로 당겨주는 역할을 함과 동시에, 상대적으로 하악골(아래턱뼈, mandible)을 아래로 내리며, 구강(oral cavity) 바닥의 긴장 및 연하(삼킴, swallowing 혹은 deglutition)에 관여하는 것으로 이해됩니다.

▶ **설골하근(목뿔뼈아래근육, Infrahyoid muscles)**은 4개의 근육, 즉
① 견갑설골근(어깨목뿔근, omohyoid bone),
② 흉골설골근(복장목뿔근, sternohyoid bone),
③ 갑상설골근(방패목뿔근, thyrohyoid bone),
④ 흉골갑상근(복장방패근, sternothyroid bone)입니다(그림 3-53).

⇒ 이들 4개의 근육은 모두 척수신경(spinal nerve) 중에서 경신경(cervical nerve, → 제1~제3 경신경)의 지배를 받는 구조를 이루며, 설골(목뿔뼈, hyoid bone)을 아래로 잡아당기는 역할을 담당하는 것으로 이해됩니다.

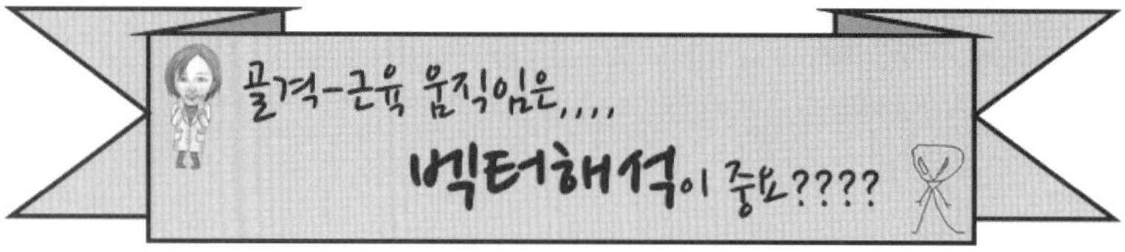

인체-골격근 이해를 위해 중요한 "결"의 이해와 함께 근육의 시작 부위 (=기시, 이는 곳, origin)과 정지 부위 (= 정지, 닿는 곳, insertion)와 함께 이루어져야 하는 "벡터 해석"은 인체-움직임 이해의 시작이라 할 수 있습니다. 따라서, 인체 근육을 각각 제시함으로써 이해를 돕고자 노력해봅니다. 감사합니다.

"인체 근육의 구조와 생리" 편에서,

꼭! '숙지-기억' 해 주시면 도움이 되는 (시험준비 등) 핵심어"는요^^

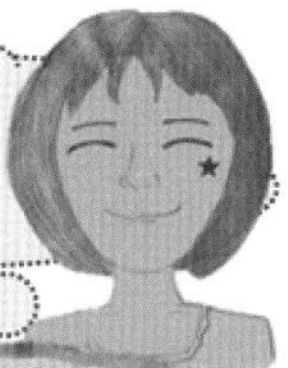

MEMO

인생에는 공짜가 없다

똑똑똑
누구니?
샌애긔예요.
너구나

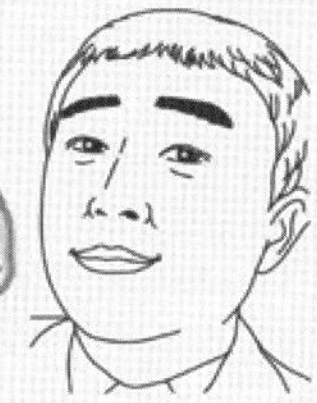

교실 게시판

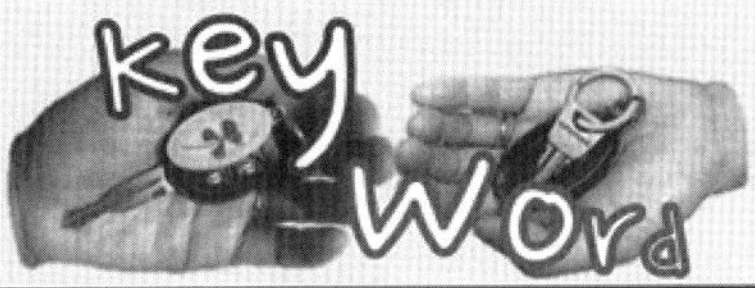

중환者교수님의 말씀을
받아드릴 것입니다♥

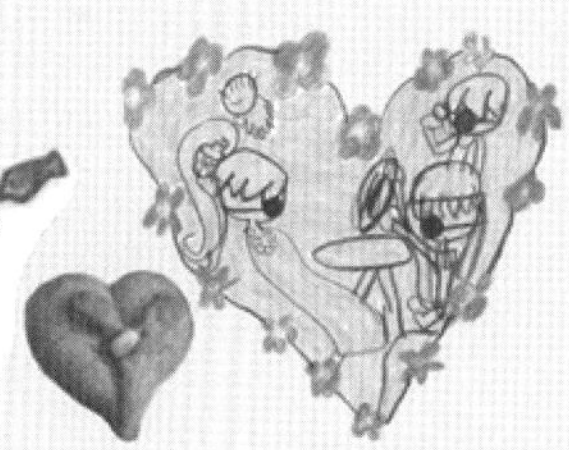

남을여餘 흰백白

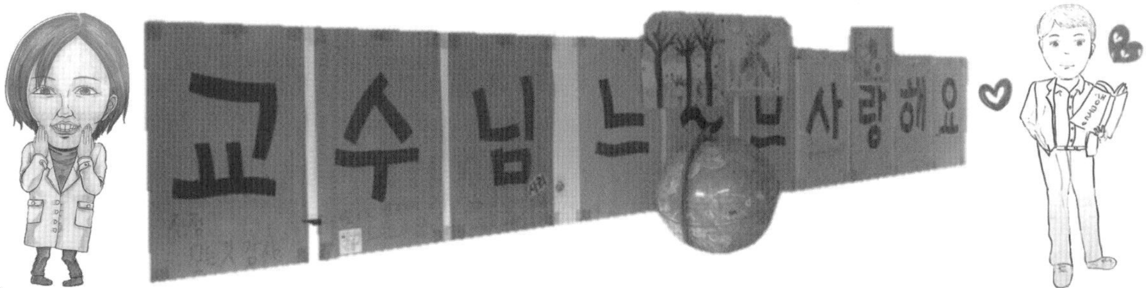

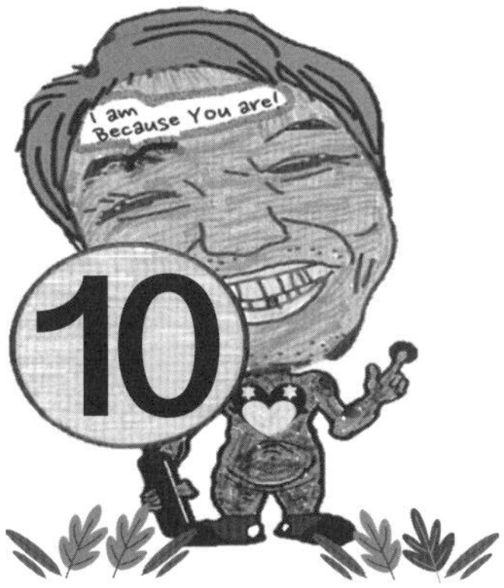

인체 체액의 구분과 생리

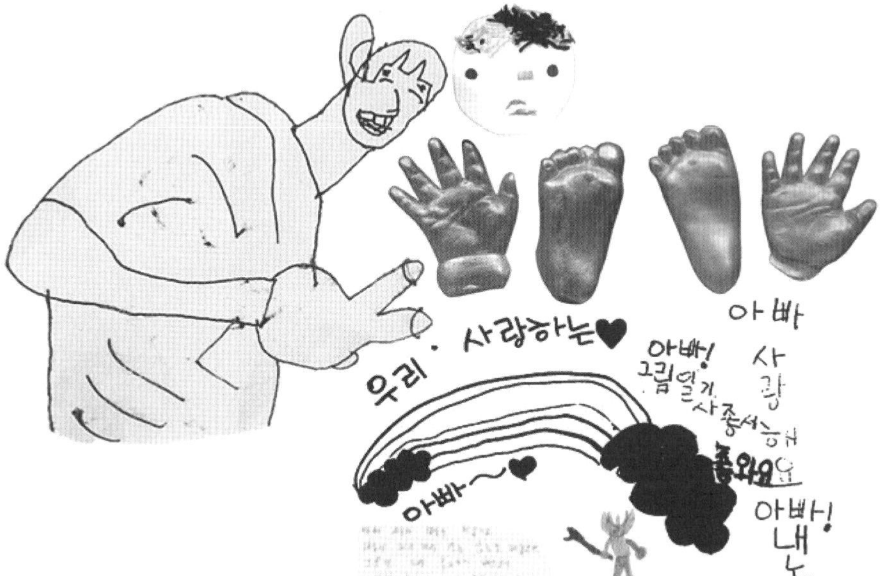

10-1

Body fluid 몸 체 體 진액 액 液

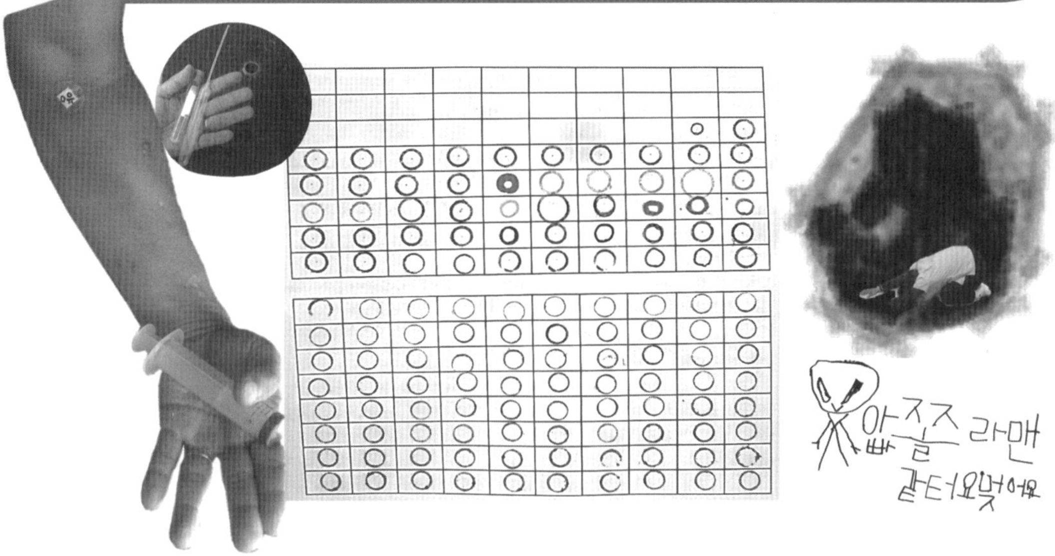

υγρό

דָּם

лимфа

chất dịch

सन्निपात

Tělní tekutiny

sangue

အရည်ထုတ်ပေးခြင်း

سوائل الجسم

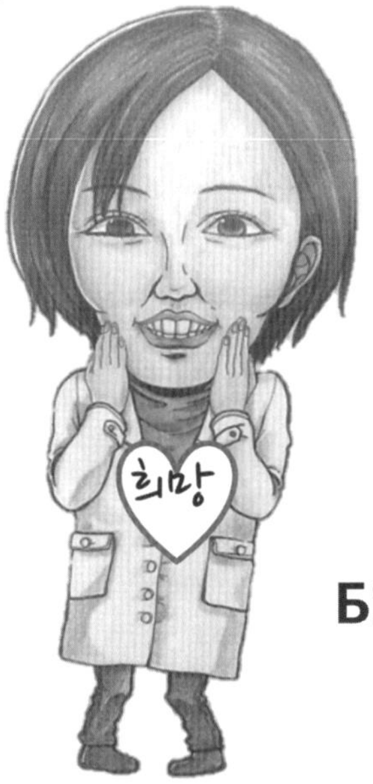

Płyny ustrojowe

биеийн шингэн

váladék

Біологічна рідина

ของเหลวในร่างกาย

رطوبت

體液

10-2

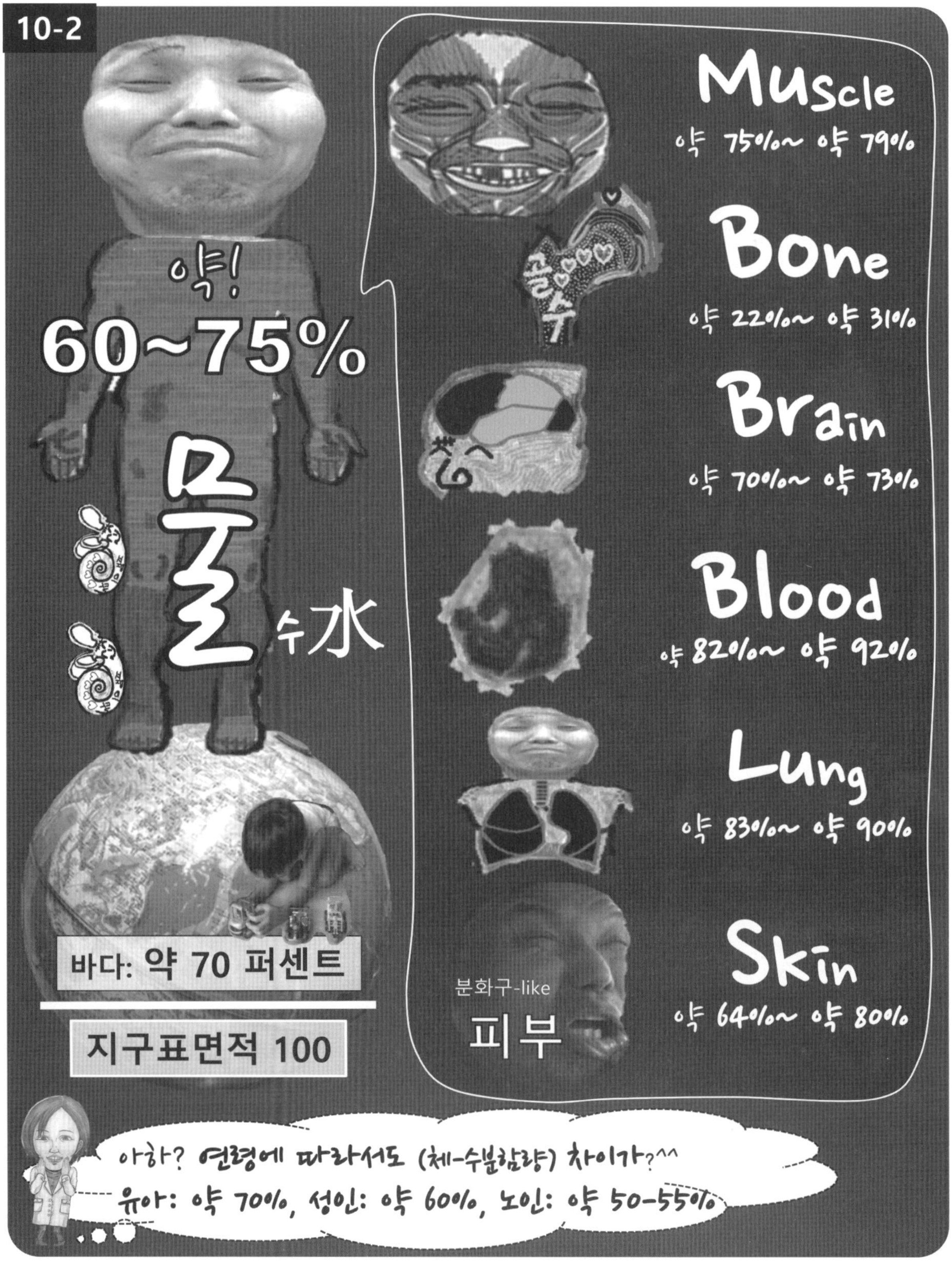

약!
60~75%
물
수水
바다: 약 70 퍼센트
지구표면적 100
Muscle
약 75%~ 약 79%
Bone
골수
약 22%~ 약 31%
Brain
Blood
약 82%~ 약 92%
Lung
약 83%~ 약 90%
Skin
분화구-like
피부
약 64%~ 약 80%
아하? 연령에 따라서도 (체-수분함량) 차이가?^^
유아: 약 70%, 성인: 약 60%, 노인: 약 50-55%

10-3

Body fluid 몸 체 體 진액 액 液

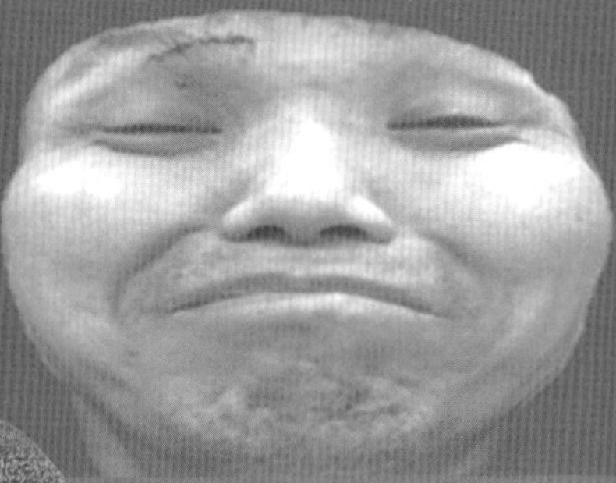

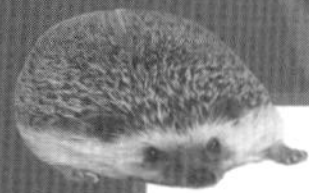

가늘 세 細 태보 포 胞 ㉮ 안 내 內 진액 액 液

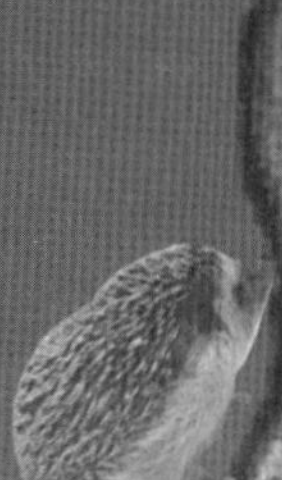

intracellular Fluid

약 60% ~ 약 65%

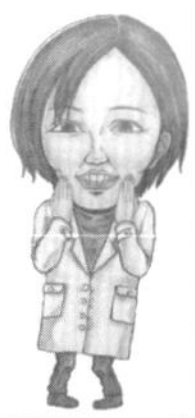

가늘 세 細 태보 포 胞 ㉯ 바깥 외 外 진액 액 液

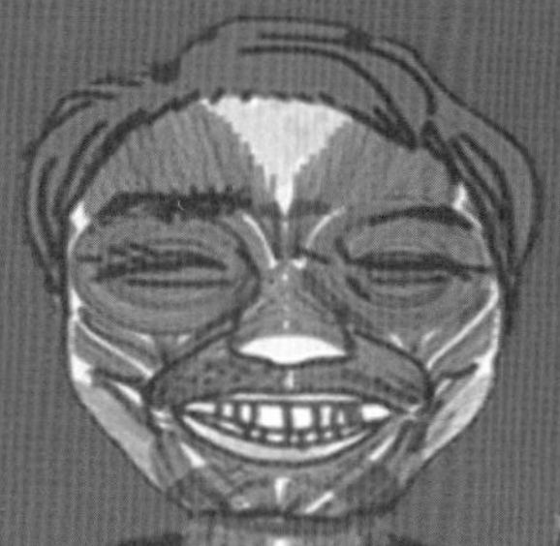

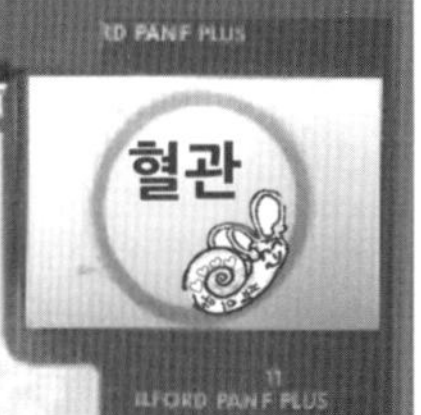

Extracellular Fluid

약 35% ~ 약 40%

- ☞ Lymphatic fluid
- ☞ intravascular fluid
  - ► blood plasma
- ☞ interstitial fluid
- ☞ Transcellular fluid
  - ► Serous fluid (복막 등)
  - ► CerebroSpinal fluid
  - ► Aqueous humor (눈)
  - ► Synovial fluid 기타 등

10-4

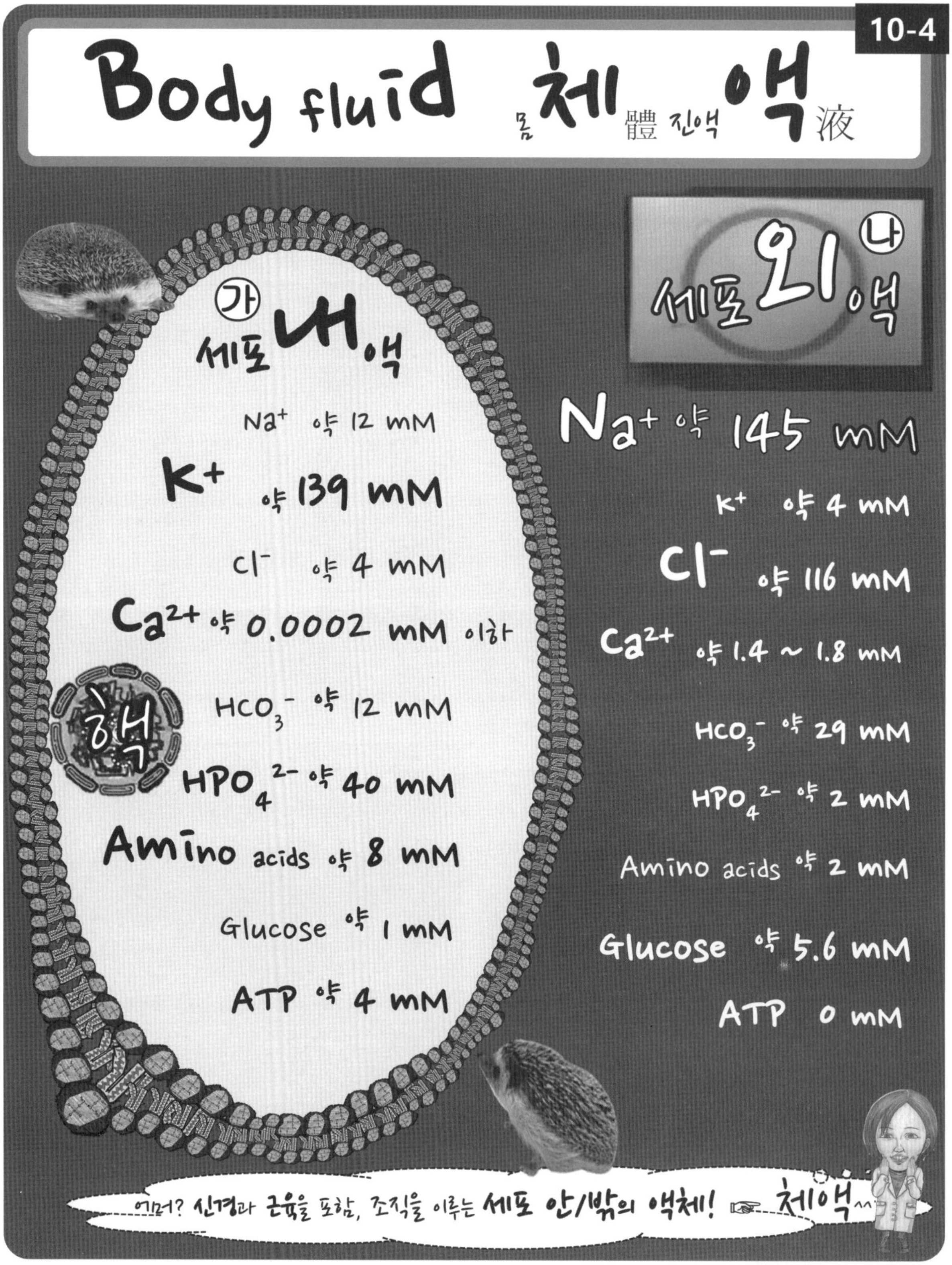
Body fluid 몸 체 體 진액 액 液
가 세포 내 액
Na+ 약 12 mM
K+ 약 139 mM
Cl- 약 4 mM
Ca2+ 약 0.0002 mM 이하
핵
HCO3- 약 12 mM
HPO4 2- 약 40 mM
Amino acids 약 8 mM
Glucose 약 1 mM
ATP 약 4 mM
나 세포 외 액
Na+ 약 145 mM
K+ 약 4 mM
Cl- 약 116 mM
Ca2+ 약 1.4 ~ 1.8 mM
HCO3- 약 29 mM
HPO4 2- 약 2 mM
Amino acids 약 2 mM
Glucose 약 5.6 mM
ATP 0 mM
어머? 신경과 근육을 포함, 조직을 이루는 세포 안/밖의 액체! ☞ 체액^^

10-5

Connective tissue 맺을결結 합할합合 짤조組 짤직織

Proper connective tissue
굳을고固 있을유有
결結 합合 조組 직織

Loose - -
성길소疏 성품성性

→ Areolar - -
그물고罟 구멍규竅

→ Adipose - -
기름지脂 기름방肪

→ Reticular - -
그물망網 형상상狀

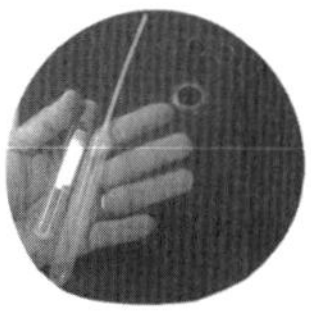

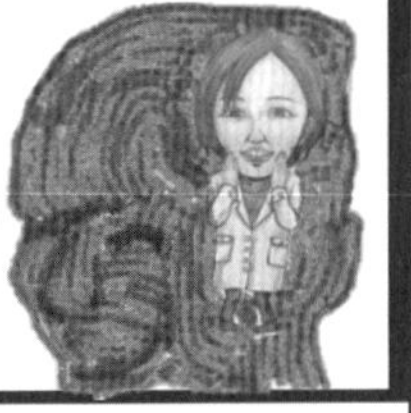

Dense
굳을고固 있을유有

→ Regular
법칙규規 법칙칙則

→ irregular
아니불不 규規 칙則

→ Elastic
탄알탄彈 성性

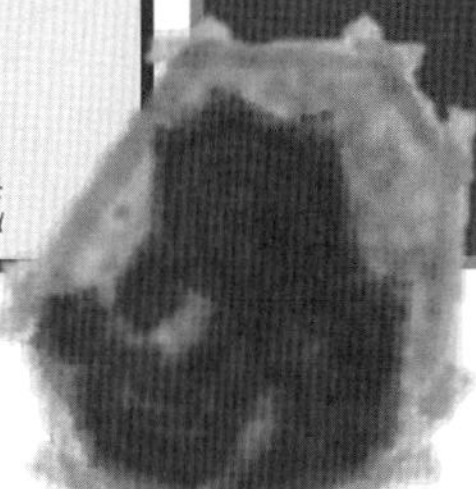

Specialized Connective tissue
특별할특特 뛰어날수殊
결結 합合 조組 직織

Blood ㉯
피혈血 진액액液

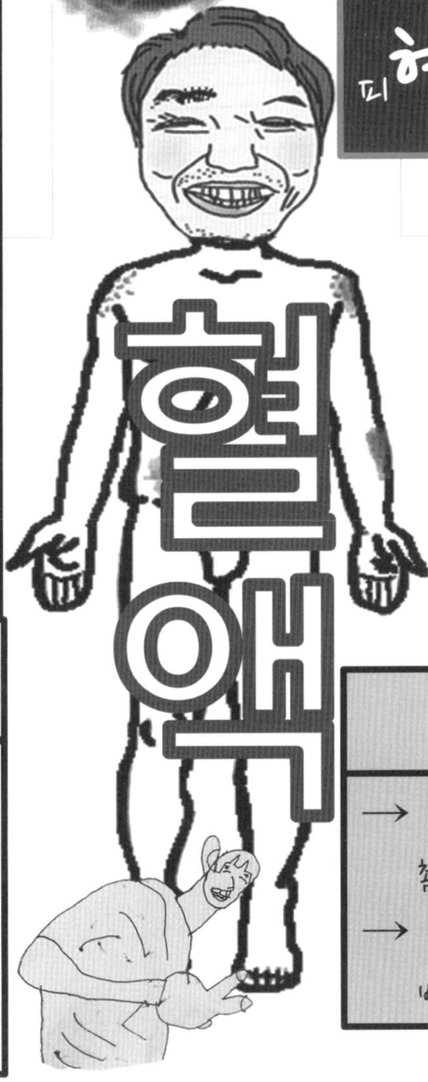

cartilage
연할연軟 골骨

→ Hyaline -
유리초硝 아들자子

→ Fibro-
가늘섬纖 밧줄유維

→ Elastic -
탄彈 성性

Bone 뼈골骨

→ compact
촘촘할치緻 빽빽할밀密 골骨

→ Sponge
바다해海 솜면綿 골骨

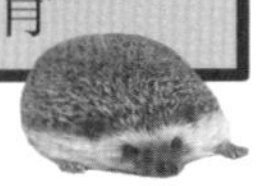

10-6

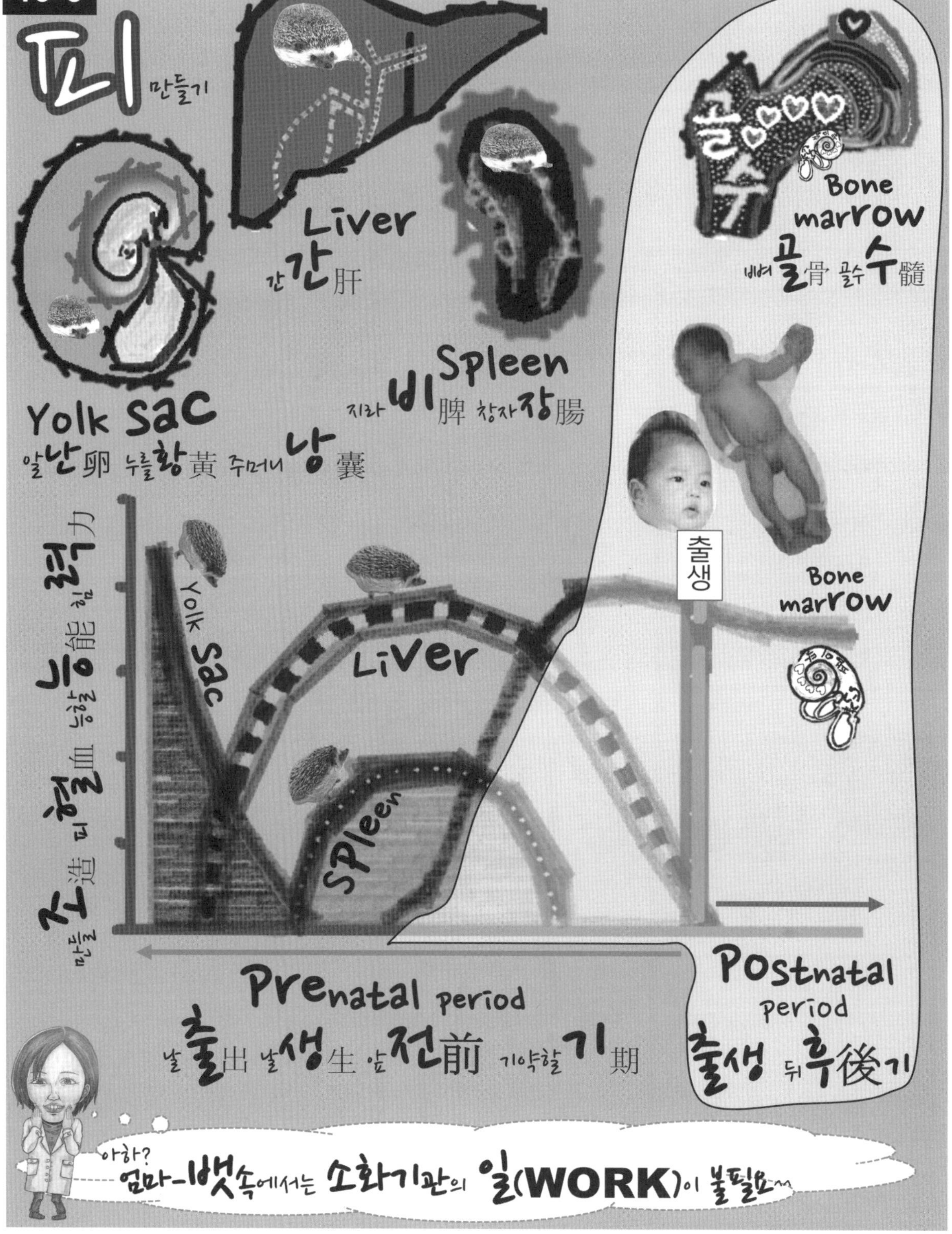
피 만들기
Yolk sac
알 난 卵 누를 황 黃 주머니 낭 囊
Liver
간 간 肝
Spleen
지라 비 脾 창자 장 腸
골수
Bone marrow
뼈 골 骨 골수 수 髓
만들 조 造 피 혈 血 능할 능 能 힘 력 力
Yolk sac
Liver
Spleen
출생
Bone marrow
Prenatal period
날 출 出 날 생 生 앞 전 前 기약할 기 期
Postnatal period
출생 뒤 후 後 기
아하?
엄마-뱃속에서는 소화기관의 일(WORK)이 불필요~

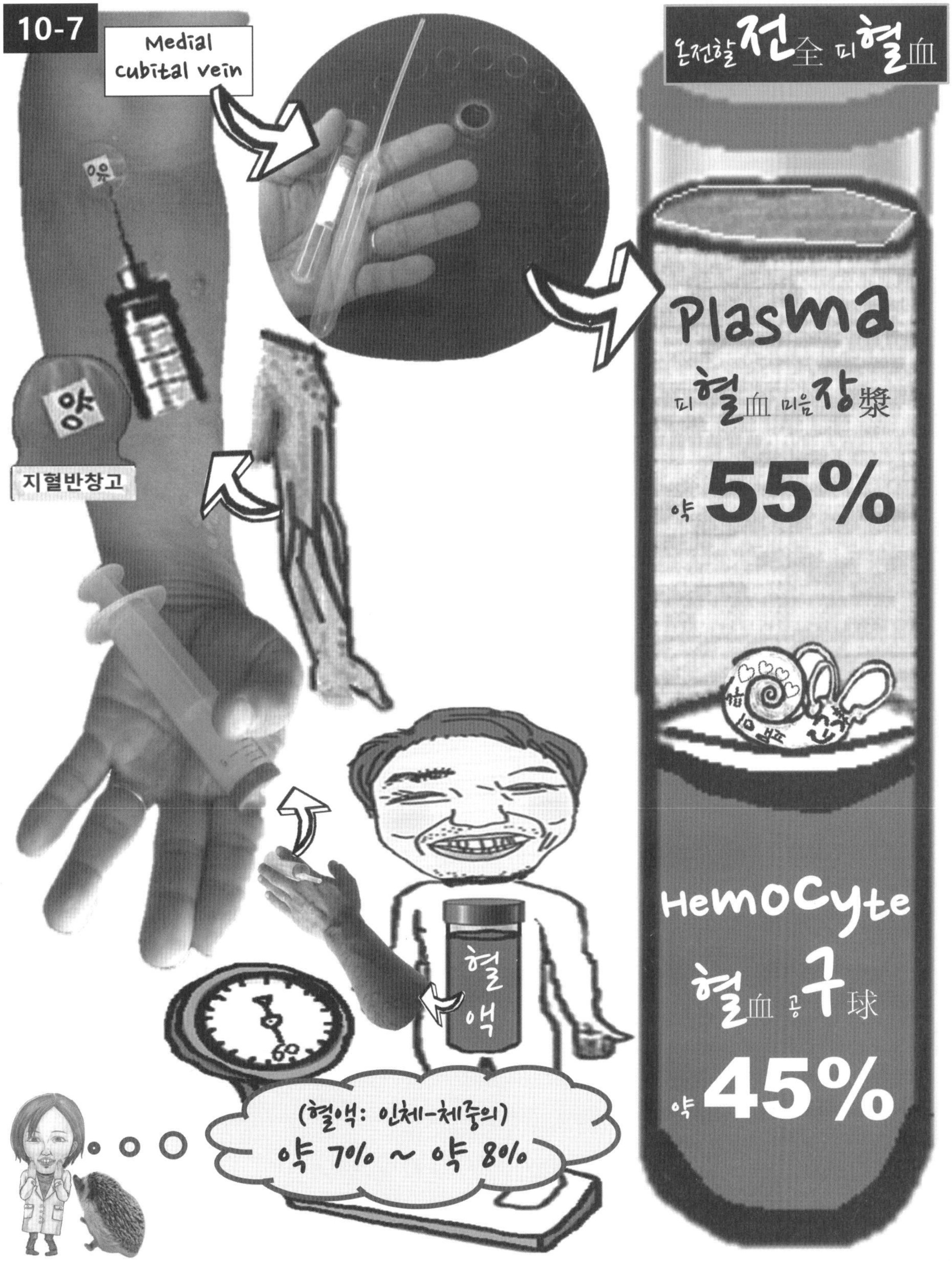
10-7
Medial cubital vein
양
지혈반창고
온전할 전全 피 혈血
Plasma
피 혈血 미음 장漿
약 55%
Hemocyte
혈血 공 구球
약 45%
혈액
(혈액: 인체-체중의)
약 7% ~ 약 8%

10-8

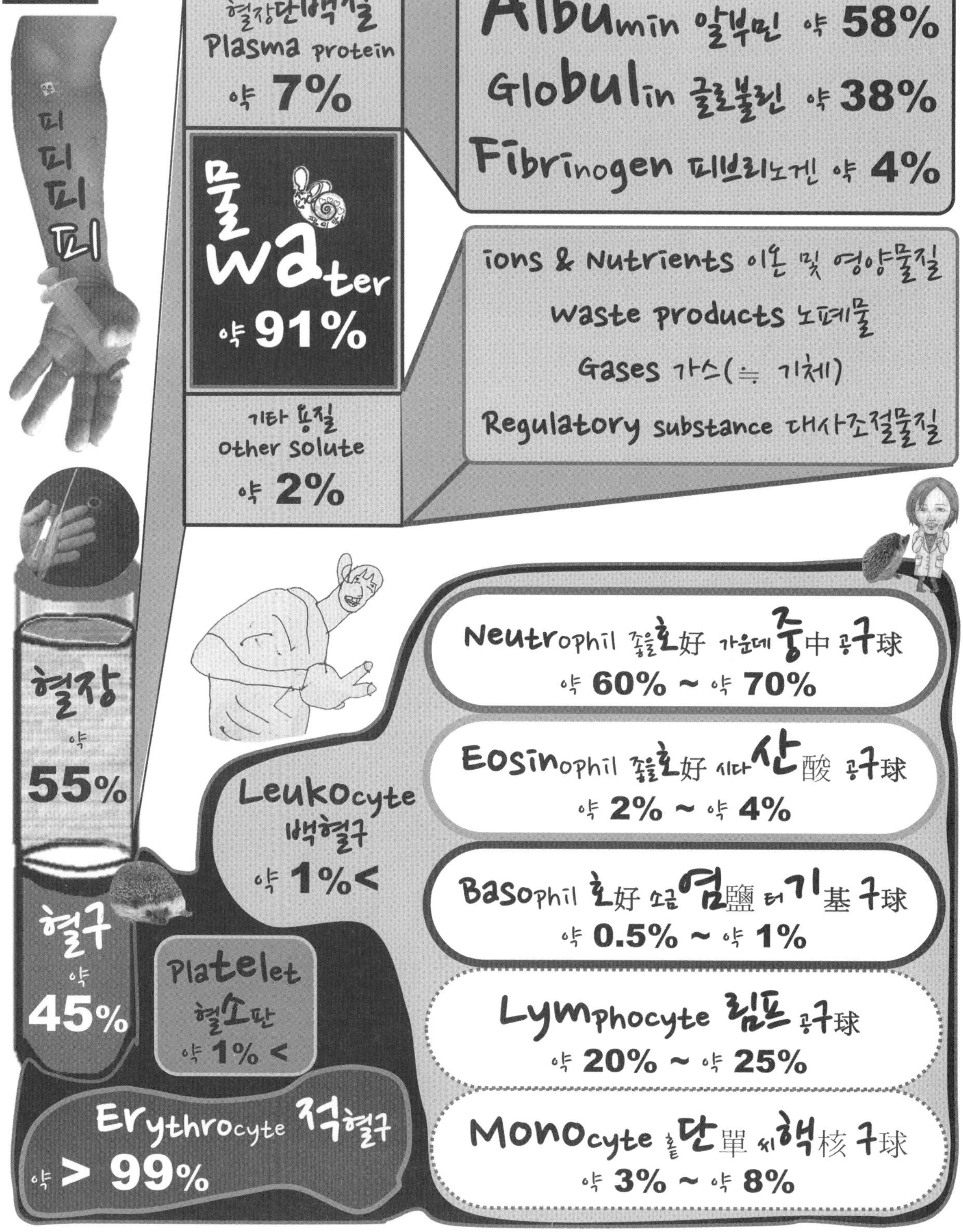
피
피
피
피
혈장단백질
Plasma protein
약 7%
Albumin 알부민 약 58%
Globulin 글로불린 약 38%
Fibrinogen 피브리노겐 약 4%
물
water
약 91%
기타 용질
Other solute
약 2%
ions & Nutrients 이온 및 영양물질
waste products 노폐물
Gases 가스(≒ 기체)
Regulatory substance 대사조절물질
혈장
약
55%
혈구
약
45%
Leukocyte
백혈구
약 1%<
Platelet
혈소판
약 1% <
Erythrocyte 적혈구
약 > 99%
Neutrophil 좋을 호好 가운데 중中 공 구球
약 60% ~ 약 70%
Eosinophil 좋을 호好 시다 산酸 공 구球
약 2% ~ 약 4%
Basophil 호好 소금 염鹽 터 기基 구球
약 0.5% ~ 약 1%
Lymphocyte 림프 공 구球
약 20% ~ 약 25%
Monocyte 홑 단單 씨 핵核 구球
약 3% ~ 약 8%

10-9

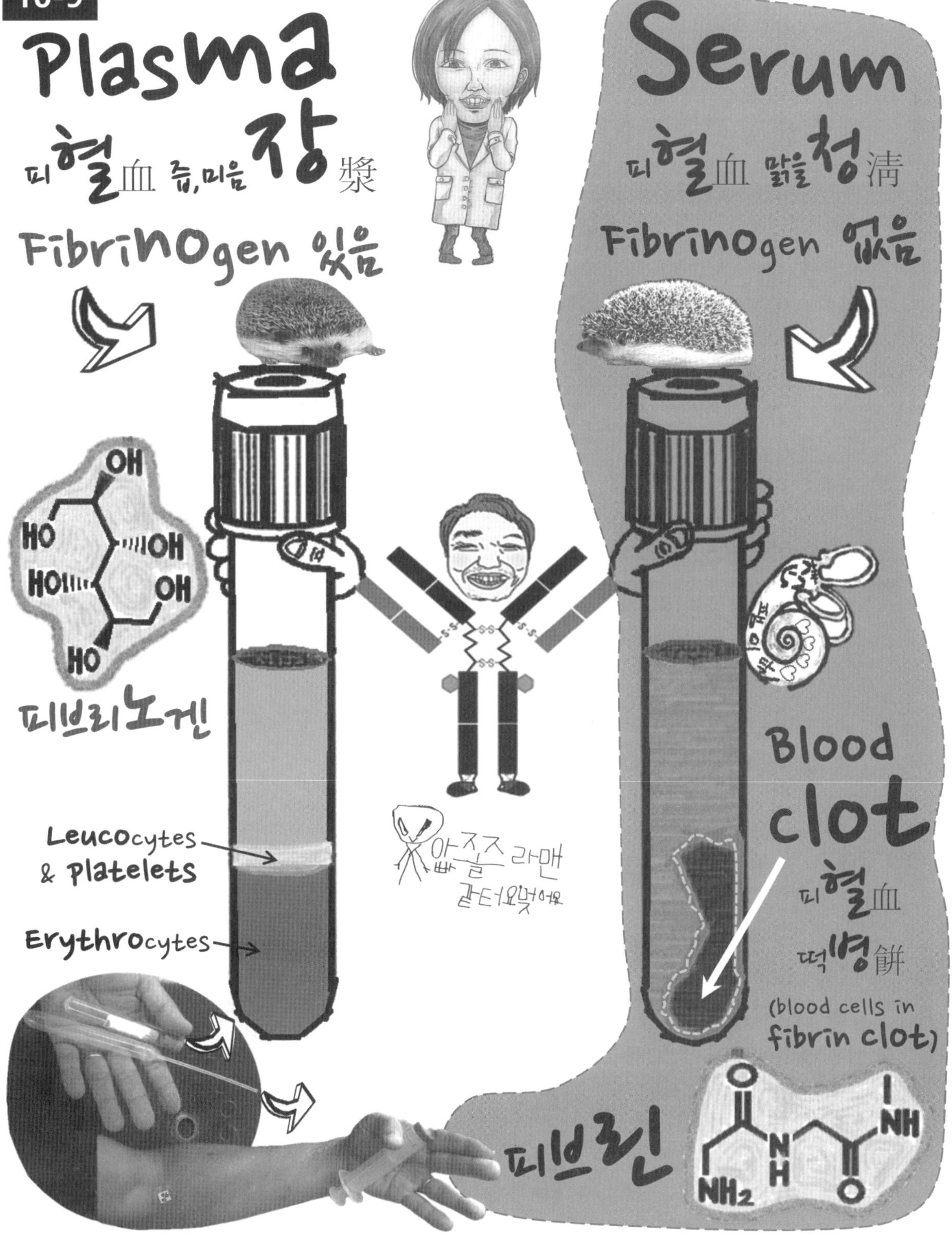
Plasma
피혈血 즙,미음장漿
Fibrinogen 있음
피브리노겐
Leucocytes
& Platelets
Erythrocytes
Serum
피혈血 맑을청清
Fibrinogen 없음
Blood
clot
피혈血
떡병餠
(blood cells in
fibrin clot)
피브린

10-10

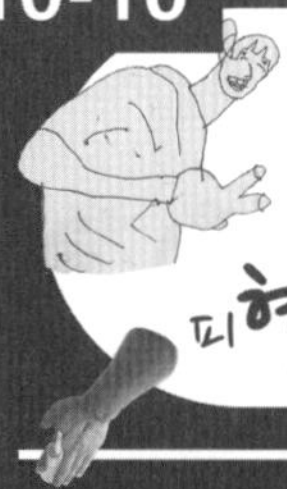

Coagulation Factors

피혈血 진액액液 엉길응凝 굳을고固 인할인因 자녀자子

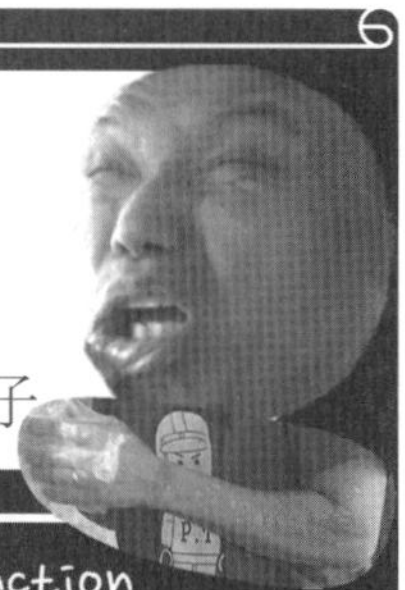

Factor	Name	Synthesis	Function
I	**Fibrinogen**	Liver (등)	Forms clot
II	**Prothrombin**	Liver (등)	Serine protease
III	Tissue thromboplastin	Endothelium (등)	Lipoprotein cofactor
IV	20 Ca 40.08 Calcium		coagulation
V	Proaccelerin	Endothelium (등)	Protein cofactor
VI	-	-	-
VII	Proconvertin	Liver (등)	Serine protease
VIII	Antihemophiliac factor	Endothelium (등)	Protein cofactor
IX *	Christmas factor	Liver (등)	Serine protease
X	Stuart-Prower factor	Liver (등)	Serine protease
XI	Plasma thromboplastin antecedent	Liver (등)	Serine protease
XII	**Hageman factor**	Liver (등)	Serine protease
XIII	Fibrin-stabilizing factor	Liver (등)	Transglutaminase
Prekallikrein	Fletcher factor	Liver (등)	Serine protease
HMWK	Fitzgerald factor	Liver (등)	Protein cofactor
vWF	von Willebrand factor	Endothelium (등)	Platelet adhesion

HMWK, high-molecular-weight kininogen; IX *, plasma thromboplastin component

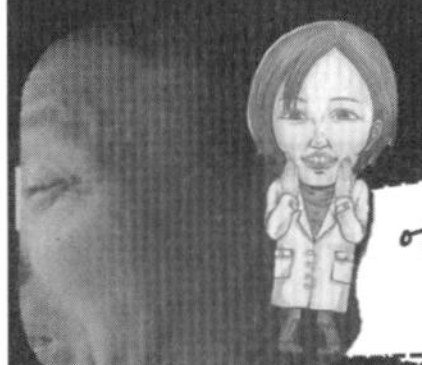

어머? 혈액응고인자에 대한 종류는 자료에 따라 11종, 14종, 15종 등으로 얘기하고 있지만(요), 저희는 15종에 초점을 맞추어 드렸어요^^

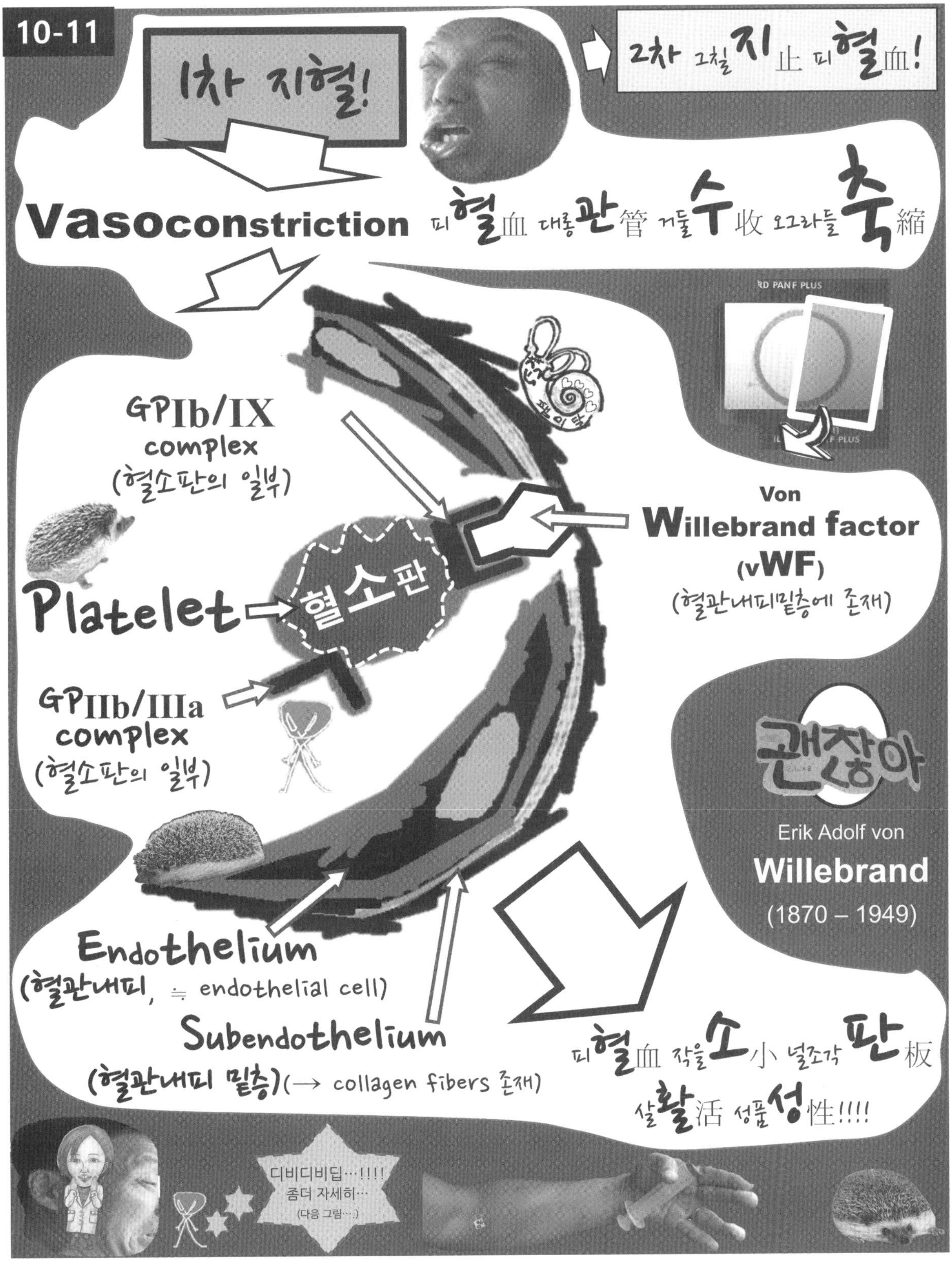
10-11
1차 지혈!
2차 그칠지 止 피혈血!
Vasoconstriction 피혈血 대롱관管 거둘수收 오그라들축縮
GPIb/IX complex (혈소판의 일부)
Platelet
혈소판
Von Willebrand factor (vWF) (혈관내피밑층에 존재)
GPIIb/IIIa complex (혈소판의 일부)
괜찮아
Erik Adolf von Willebrand (1870 – 1949)
Endothelium (혈관내피, ≒ endothelial cell)
Subendothelium (혈관내피 밑층)(→ collagen fibers 존재)
피혈血 작을소小 널조각판板 살활活 성품성性!!!!
디비디비딥…!!!!
좀더 자세히…
(다음 그림…)

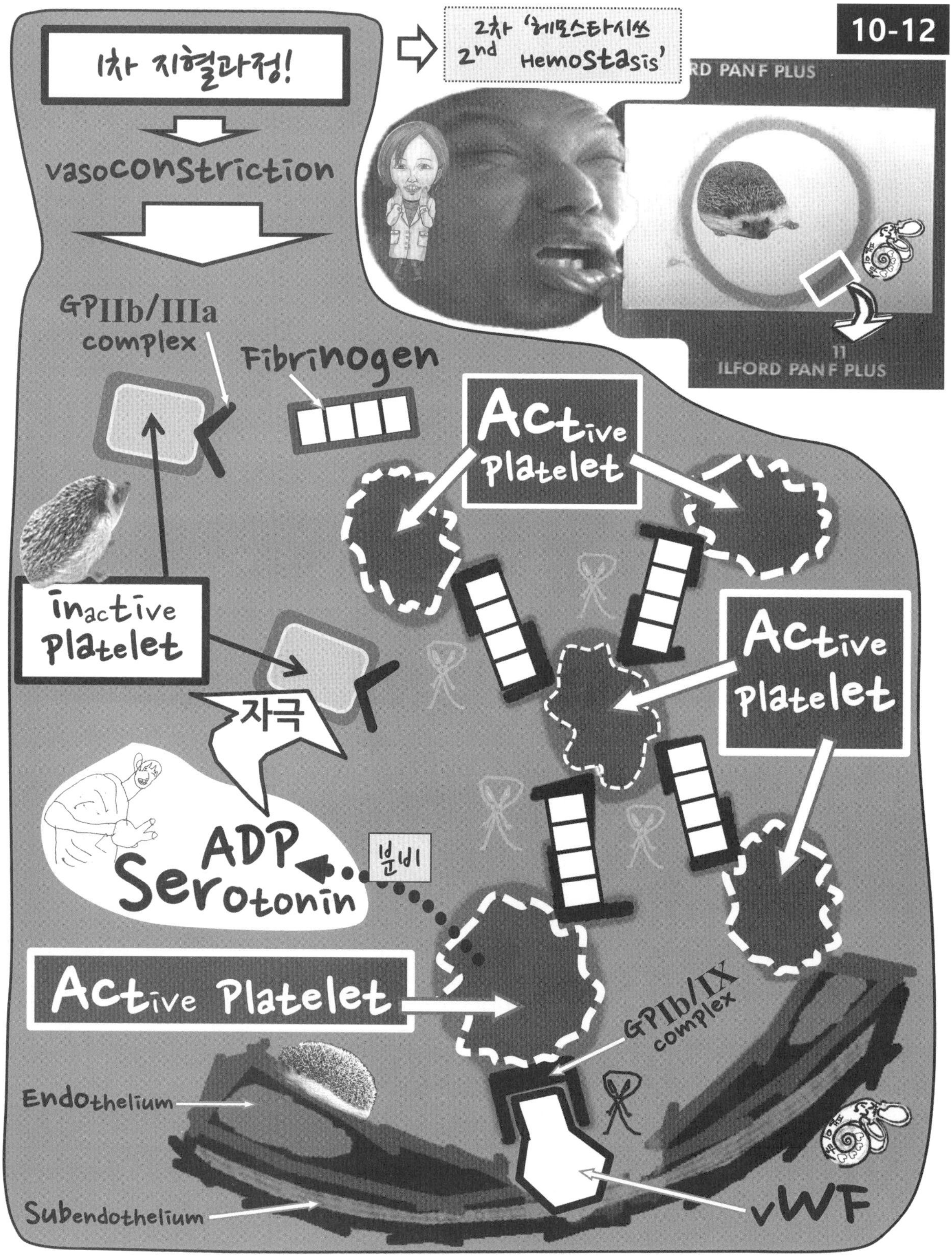
10-12
1차 지혈과정!
2차 '헤모스타시스'
2nd Hemostasis'
vasoconstriction
GPIIb/IIIa complex
Fibrinogen
Active platelet
inactive platelet
자극
ADP
Serotonin
분비
Active platelet
Active Platelet
GPIb/IX complex
Endothelium
Subendothelium
vWF
ILFORD PAN F PLUS

10-13

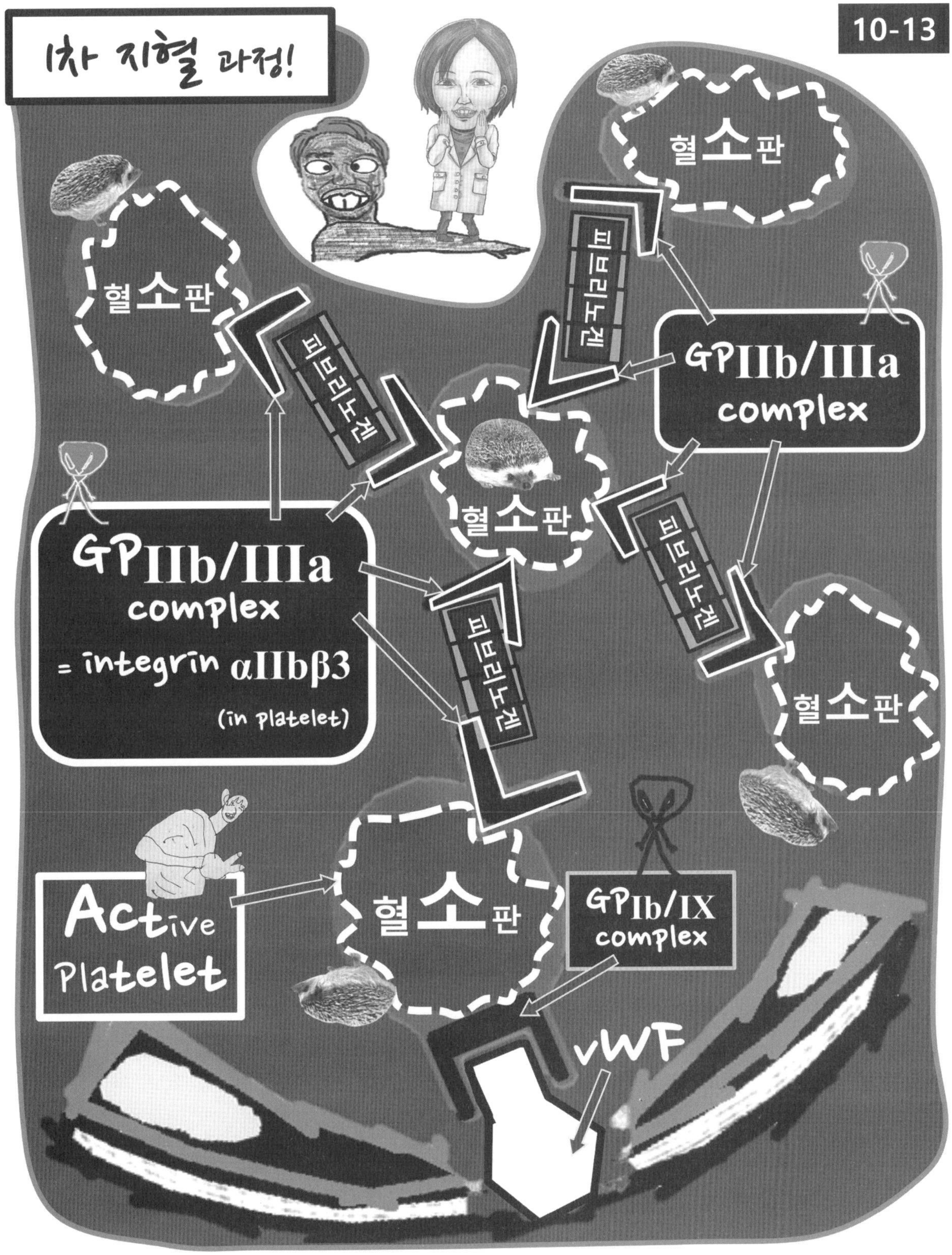
1차 지혈 과정!
혈소판
피브리노겐
GPIIb/IIIa complex
혈소판
피브리노겐
피브리노겐
혈소판
GPIIb/IIIa complex
= integrin αIIbβ3
(in platelet)
피브리노겐
피브리노겐
혈소판
Active Platelet
혈소판
GPIb/IX complex
vWF

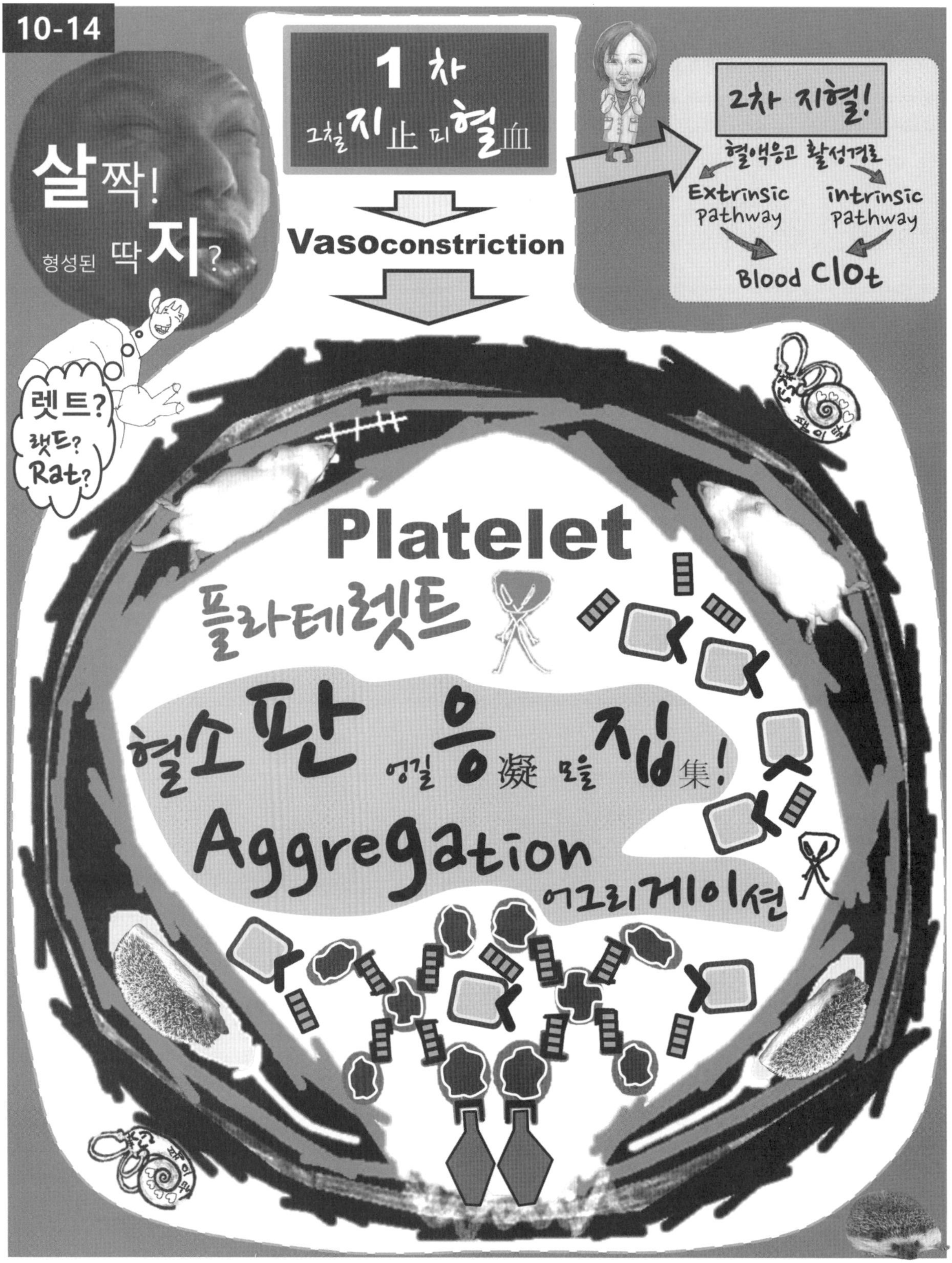
10-14
1 차
그칠 지 止 피 혈 血
Vasoconstriction
2차 지혈!
혈액응고 활성경로
Extrinsic Pathway
intrinsic Pathway
Blood clot
살짝!
형성된 딱지?
렛트?
랫드?
Rat?
Platelet
플라테렛트
혈소판 엉길 응 凝 모을 집 集!
Aggregation
어그리게이션

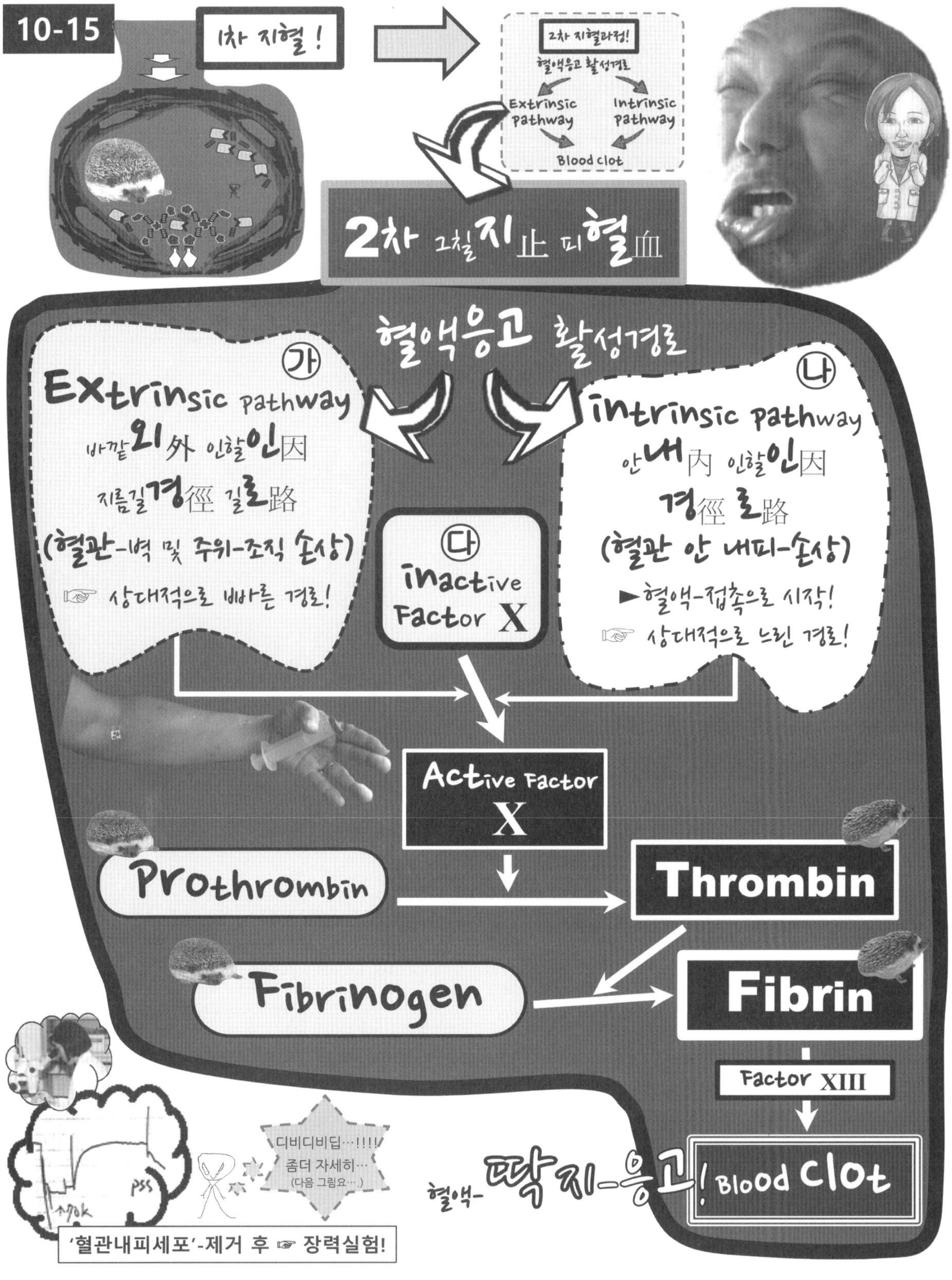
10-15
1차 지혈!
2차 지혈과정!
혈액응고 활성경로
Extrinsic pathway
Intrinsic pathway
Blood clot
2차 그칠지止 피혈血
혈액응고 활성경로
㉮
Extrinsic pathway
바깥외外 인할인因
지름길경徑 길로路
(혈관-벽 및 주위-조직 손상)
☞ 상대적으로 빠른 경로!
㉯
intrinsic pathway
안내內 인할인因
경徑 로路
(혈관 안 내피-손상)
►혈액-접촉으로 시작!
☞ 상대적으로 느린 경로!
㉰
inactive Factor X
Active Factor X
Prothrombin
Thrombin
Fibrinogen
Fibrin
Factor XIII
혈액-딱지-응고! Blood Clot
디비디비딥…!!!!
좀더 자세히…
(다음 그림요…)
'혈관내피세포'-제거 후 ☞ 장력실험!

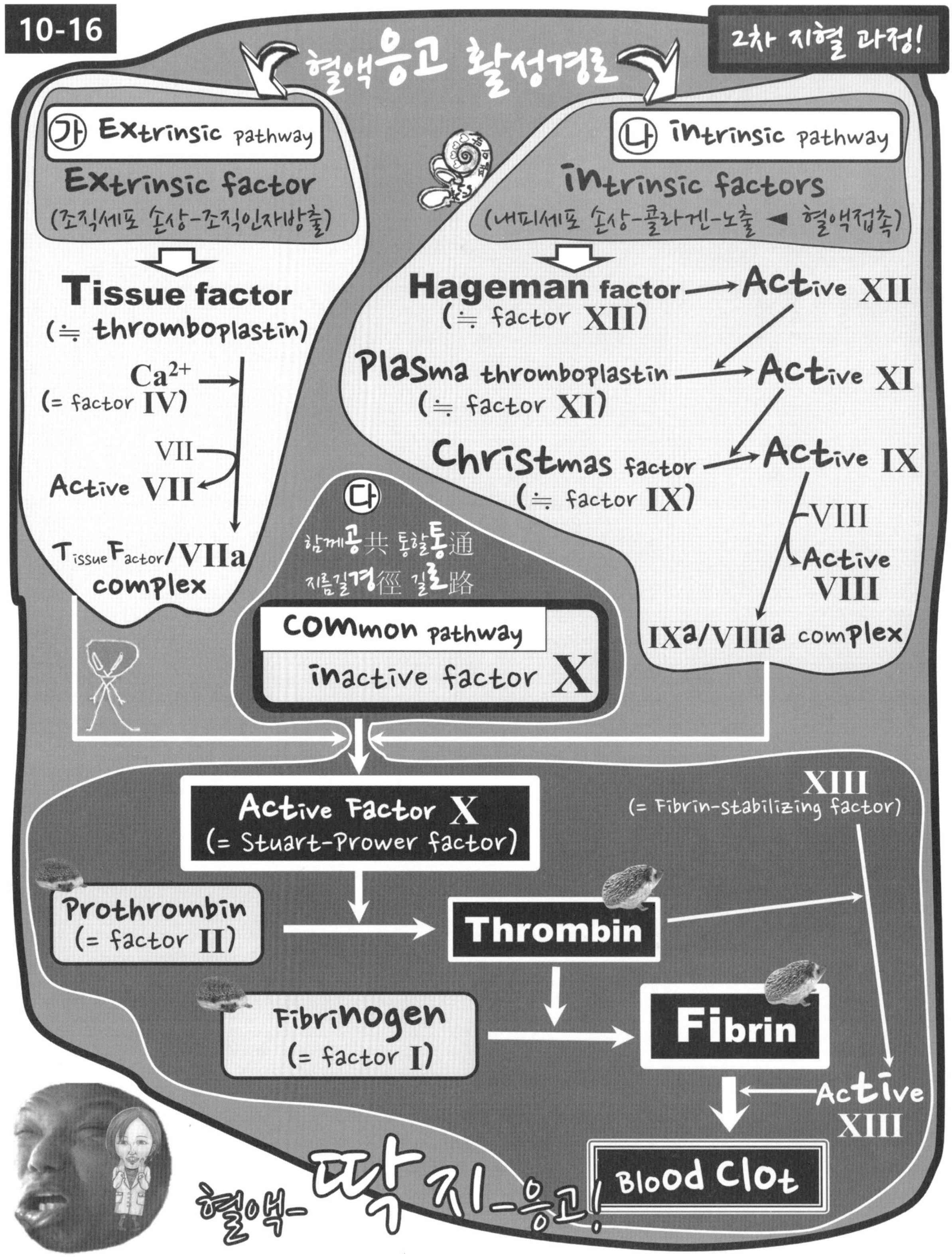
10-16
2차 지혈 과정!
혈액응고 활성경로
㉮ Extrinsic pathway
Extrinsic factor
(조직세포 손상-조직인자방출)
Tissue factor
(≒ thromboplastin)
Ca2+
(= factor IV)
VII
Active VII
TissueFactor/VIIa
complex
㉯ intrinsic pathway
intrinsic factors
(내피세포 손상-콜라겐-노출 ◀ 혈액접촉)
Hageman factor
(≒ factor XII)
Active XII
Plasma thromboplastin
(≒ factor XI)
Active XI
Christmas factor
(≒ factor IX)
Active IX
VIII
Active VIII
IXa/VIIIa complex
㉰
함께공共 통할통通
지름길경徑 길로路
common pathway
inactive factor X
Active Factor X
(= Stuart-Prower factor)
XIII
(= Fibrin-stabilizing factor)
Prothrombin
(= factor II)
Thrombin
Fibrinogen
(= factor I)
Fibrin
Active XIII
Blood Clot
혈액-딱지-응고!

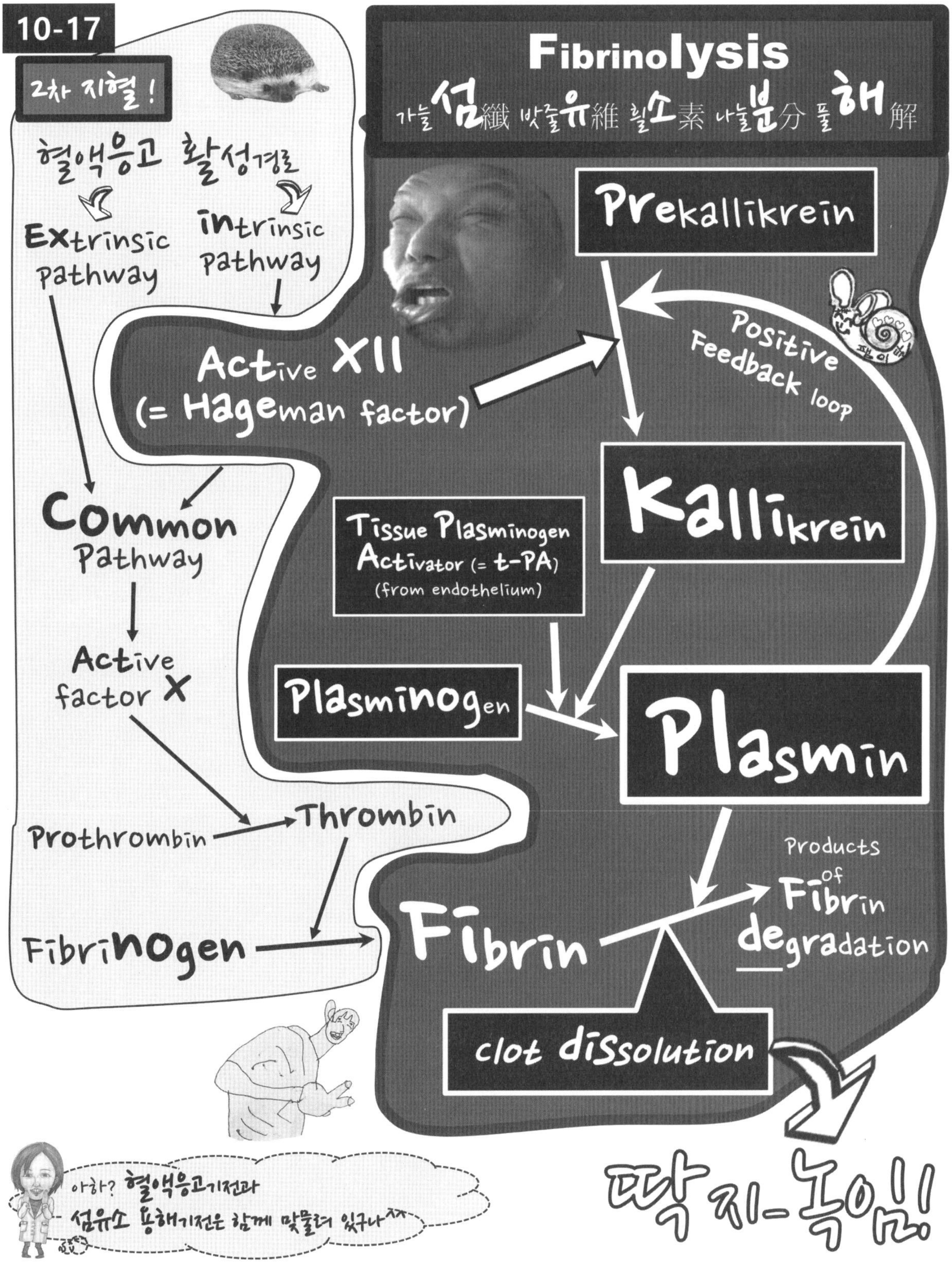
10-17
2차 지혈!
Fibrinolysis
가늘 섬纖 밧줄 유維 흴 소素 나눌 분分 풀 해解
혈액응고 활성경로
Extrinsic pathway
intrinsic pathway
Active XII
(= Hageman factor)
Prekallikrein
Positive Feedback loop
Kallikrein
Tissue Plasminogen Activator (= t-PA)
(from endothelium)
Common Pathway
Active factor X
Plasminogen
Plasmin
Prothrombin
Thrombin
Products of Fibrin degradation
Fibrinogen
Fibrin
clot dissolution
아하? 혈액응고기전과
섬유소 용해기전은 함께 맞물려 있구나 ~
딱 지~ 녹임!

10-18

Kallikrein-Kinin System

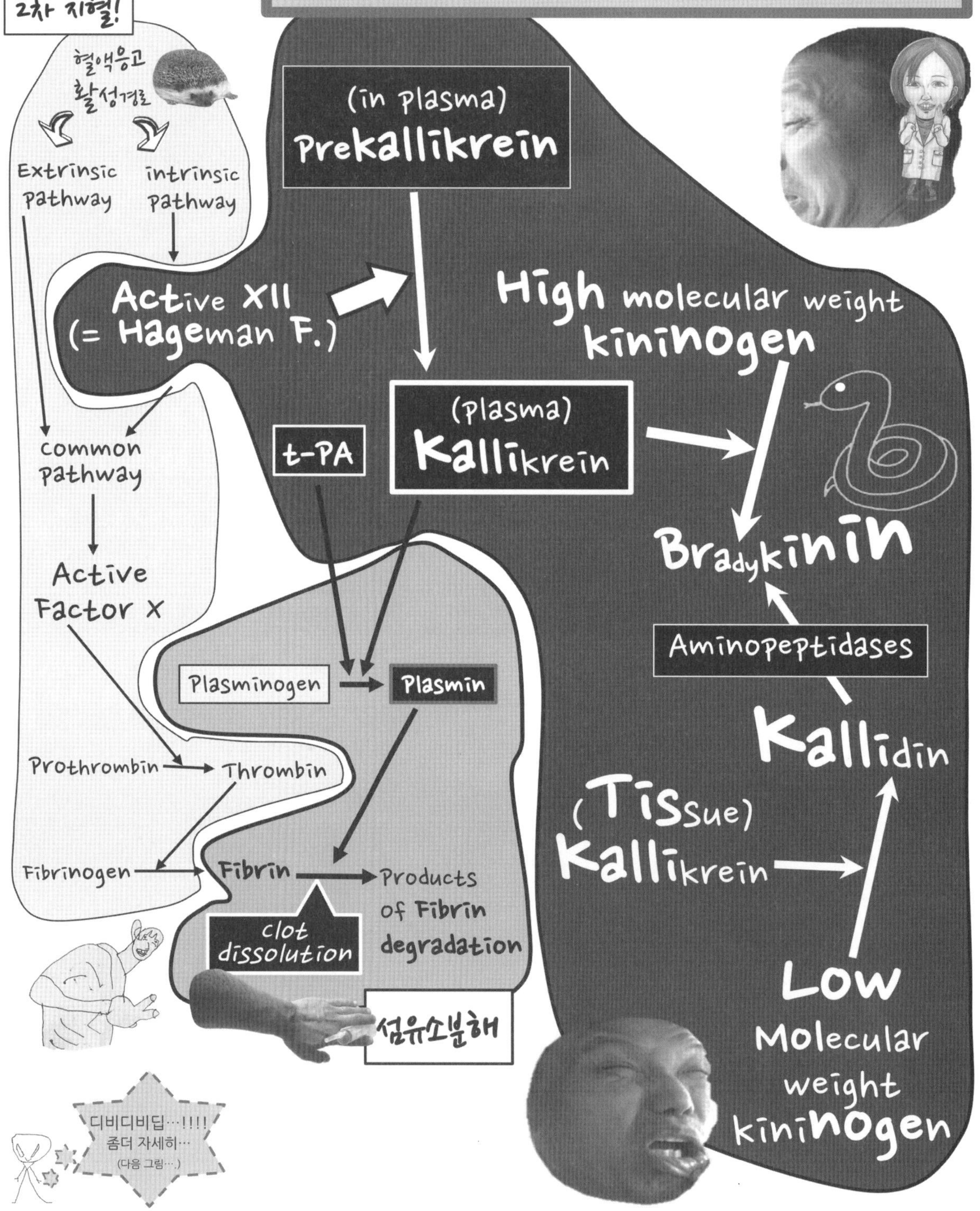

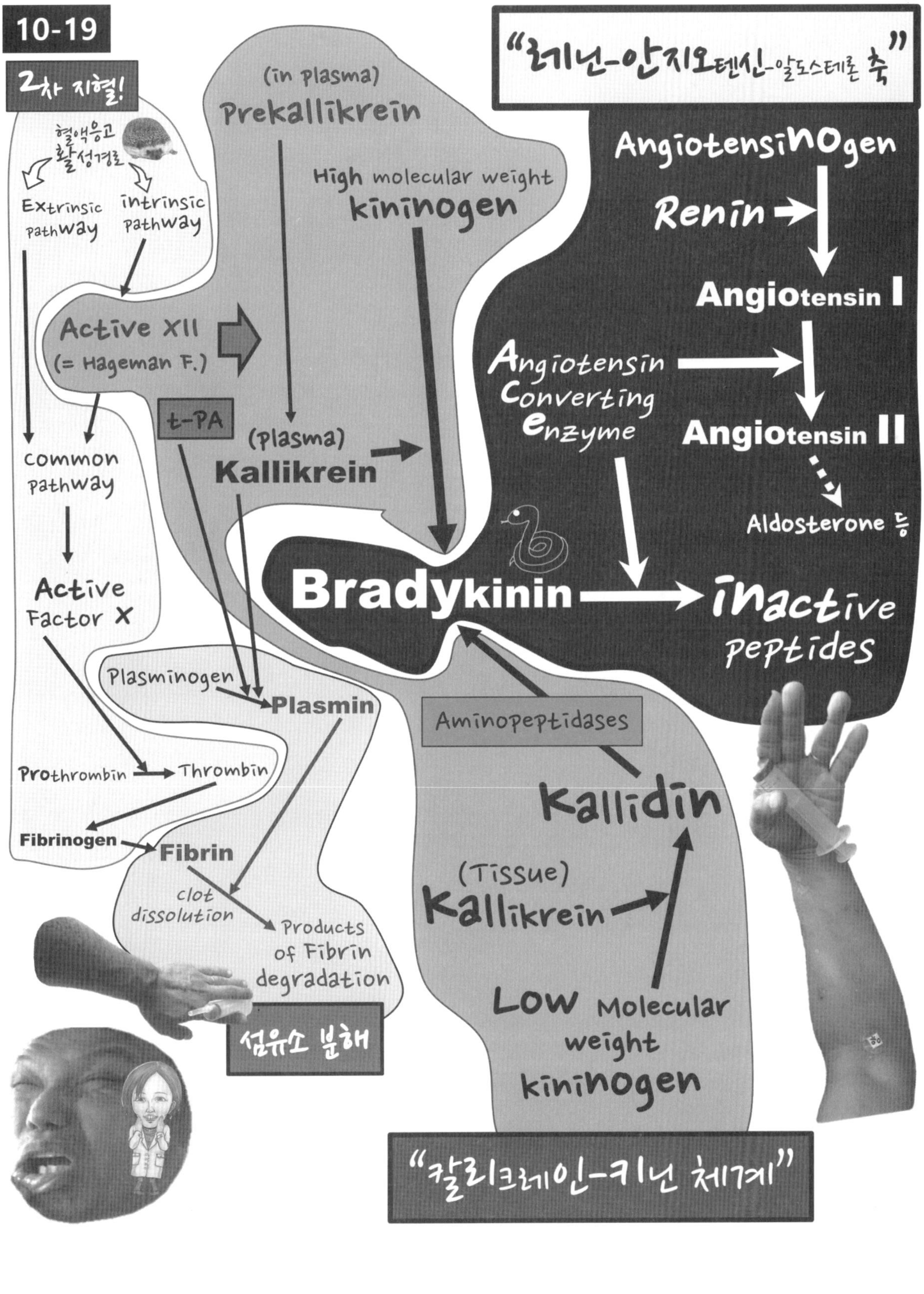
10-19
2차 지혈!
혈액응고
활성경로
Extrinsic pathway
intrinsic pathway
Active XII
(= Hageman F.)
common pathway
Active Factor X
Prothrombin
Thrombin
Fibrinogen
Fibrin
(in plasma)
Prekallikrein
High molecular weight kininogen
t-PA
(plasma)
Kallikrein
Plasminogen
Plasmin
clot dissolution
Products of Fibrin degradation
섬유소 분해
"레닌-안지오텐신-알도스테론 축"
Angiotensinogen
Renin
Angiotensin I
Angiotensin Converting enzyme
Angiotensin II
Aldosterone 등
Bradykinin
inactive peptides
Aminopeptidases
Kallidin
(Tissue)
Kallikrein
Low Molecular weight kininogen
"칼리크레인-키닌 체계"

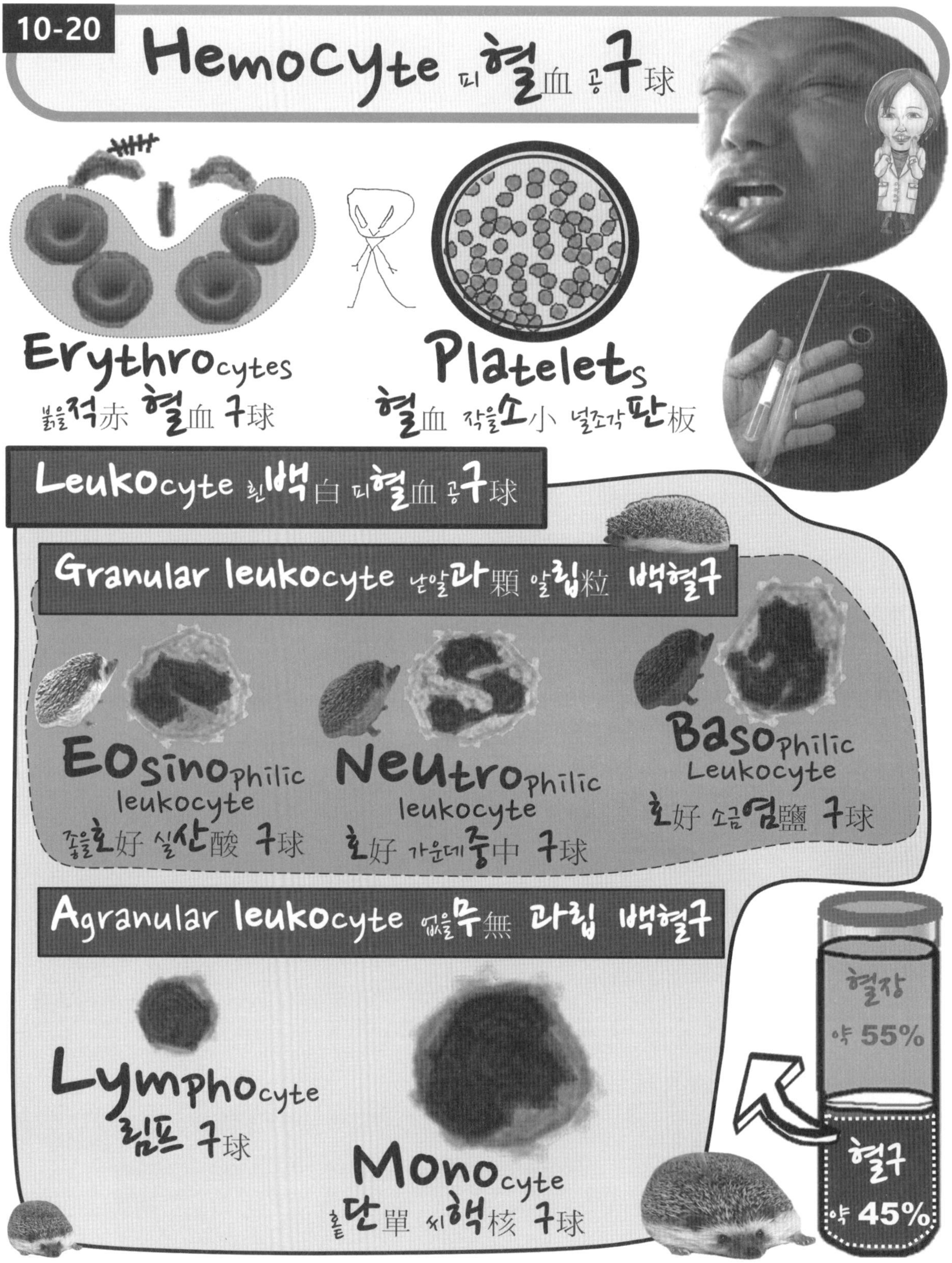

10-20
Hemocyte 피혈血 공구球
Erythrocytes
붉을적赤 혈血 구球
Platelets
혈血 작을소小 널조각판板
Leukocyte 흰백白 피혈血 공구球
Granular leukocyte 낟알과顆 알립粒 백혈구
Eosinophilic leukocyte
좋을호好 실산酸 구球
Neutrophilic leukocyte
호好 가운데중中 구球
Basophilic Leukocyte
호好 소금염鹽 구球
Agranular leukocyte 없을무無 과립 백혈구
Lymphocyte
림프 구球
Monocyte
홑단單 씨핵核 구球
혈장
약 55%
혈구
약 45%

10-21 Granular leukocyte

난알 과 顆 알 립 粒 흰 백 白 피 혈 血 공 구 球

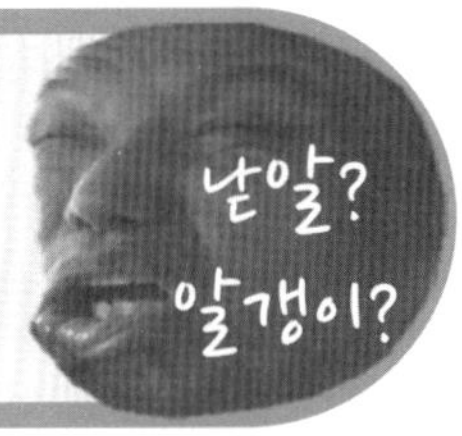

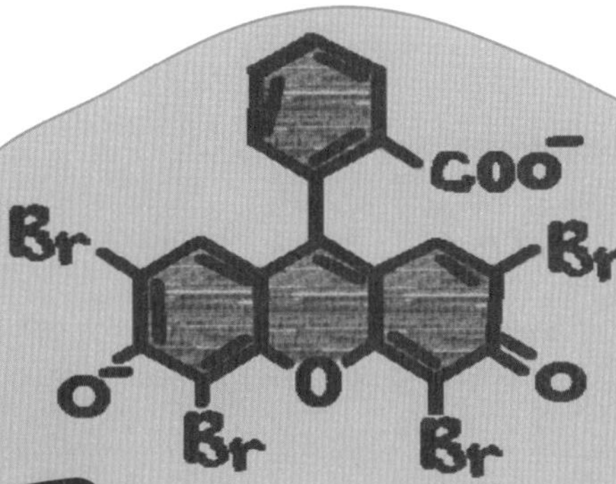

EOsin 에오신

(* 성질 ☞ 산성-염색약)

짙은 빨강색

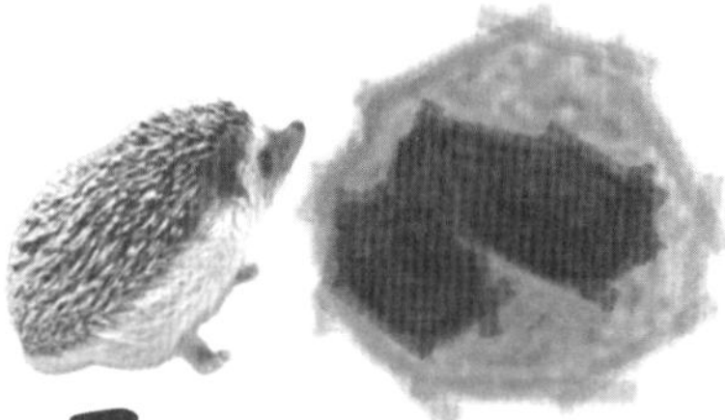

EOsinophilic leukocyte

좋을 호 好 실 산 酸 공 구 球

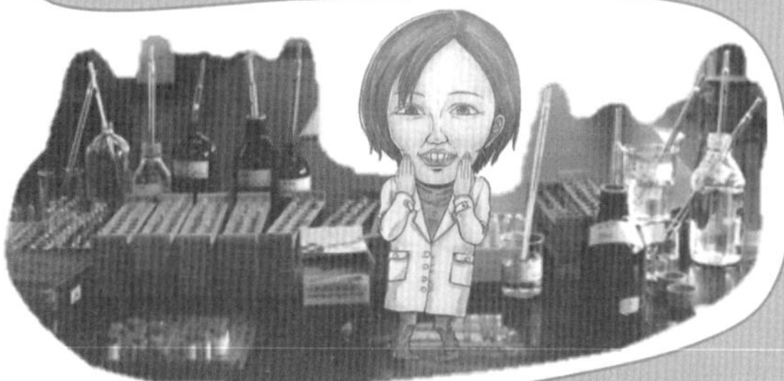

옅은 분홍색

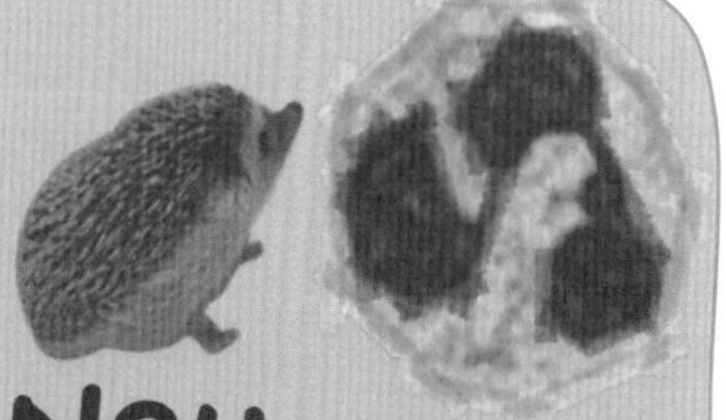

Neutrophilic leukocyte

좋을 호 好 가운데 중 中 공 구 球

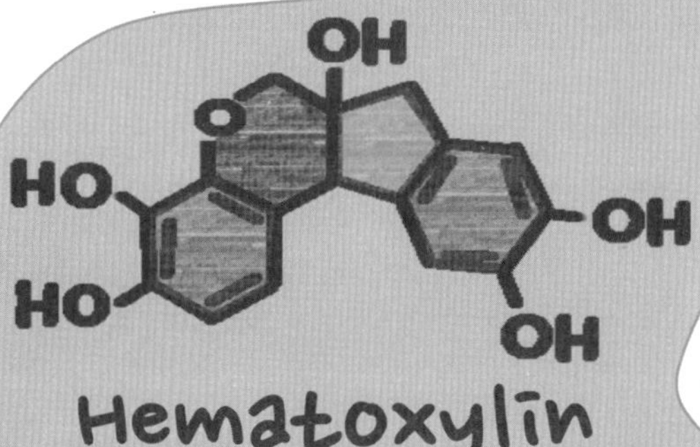

Hematoxylin 헤마톡실린

(* 성질 ☞ 염기성-염색약)

짙은 남청색

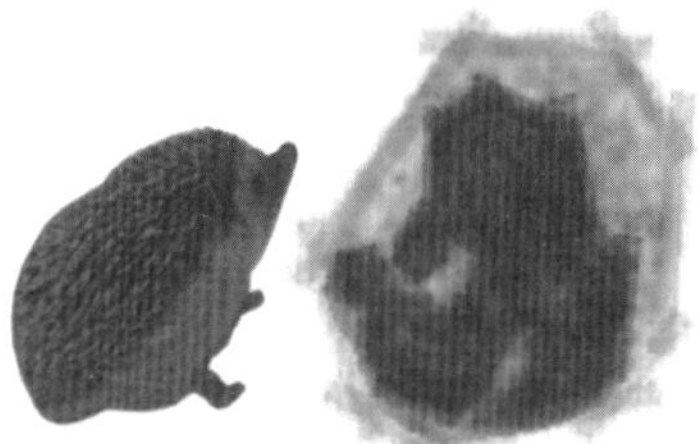

Basophilic Leukocyte

좋을 호 好 소금 염 鹽 공 구 球

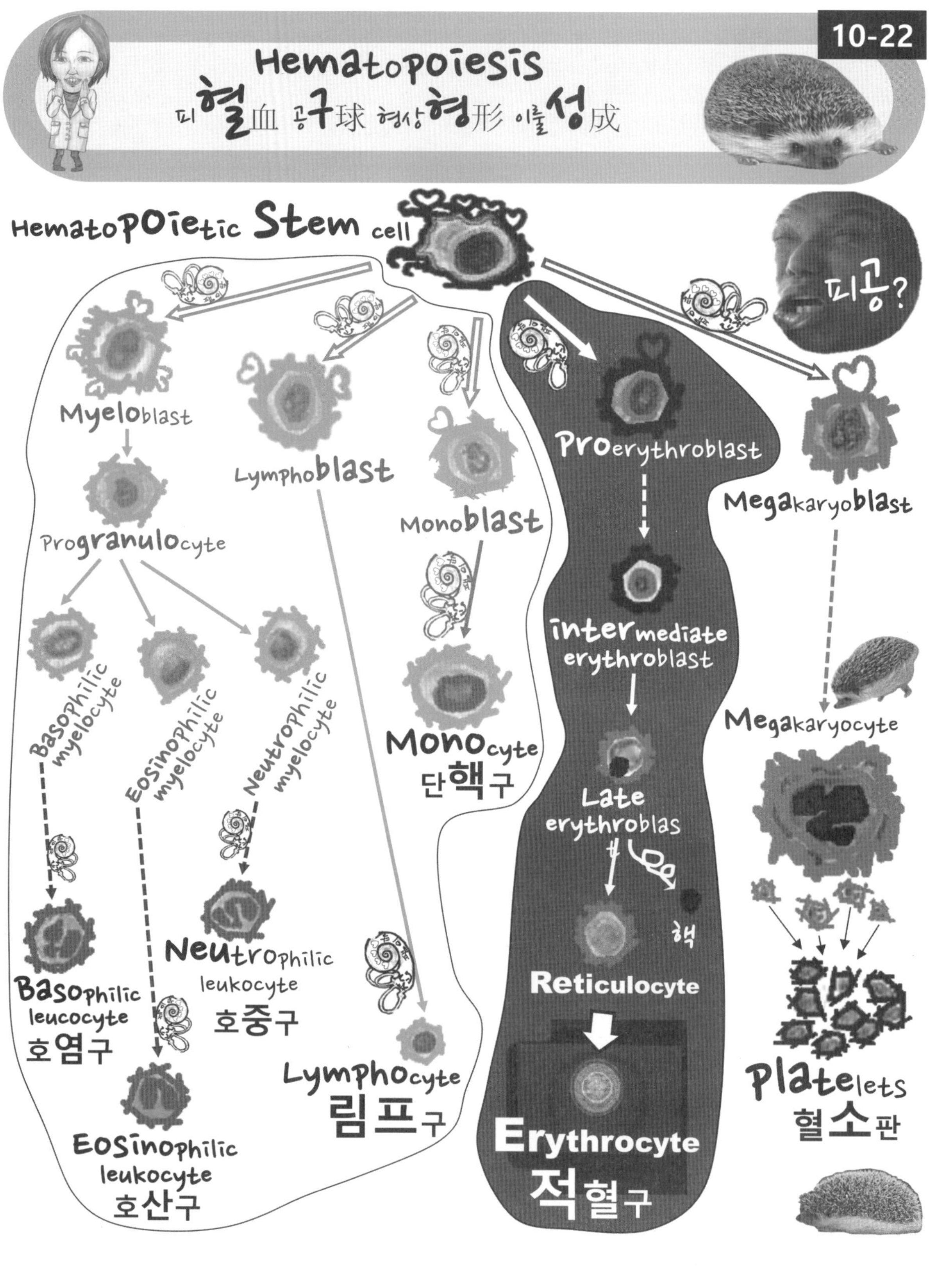
10-22
Hematopoiesis
피혈血 공구球 형상형形 이룰성成
Hematopoietic Stem cell
피공?
Myeloblast
Lymphoblast
Monoblast
Proerythroblast
Megakaryoblast
Promyelocyte
Basophilic myelocyte
Eosinophilic myelocyte
Neutrophilic myelocyte
Monocyte
단핵구
intermediate erythroblast
Late erythroblas
Megakaryocyte
핵
Reticulocyte
Basophilic leucocyte
호염구
Neutrophilic leukocyte
호중구
Lymphocyte
림프구
Eosinophilic leukocyte
호산구
Erythrocyte
적혈구
Platelets
혈소판

10-23

빨강피 공? "이리쓰로싸이트" Erythrocyte 붉을적赤 피혈血 공구球

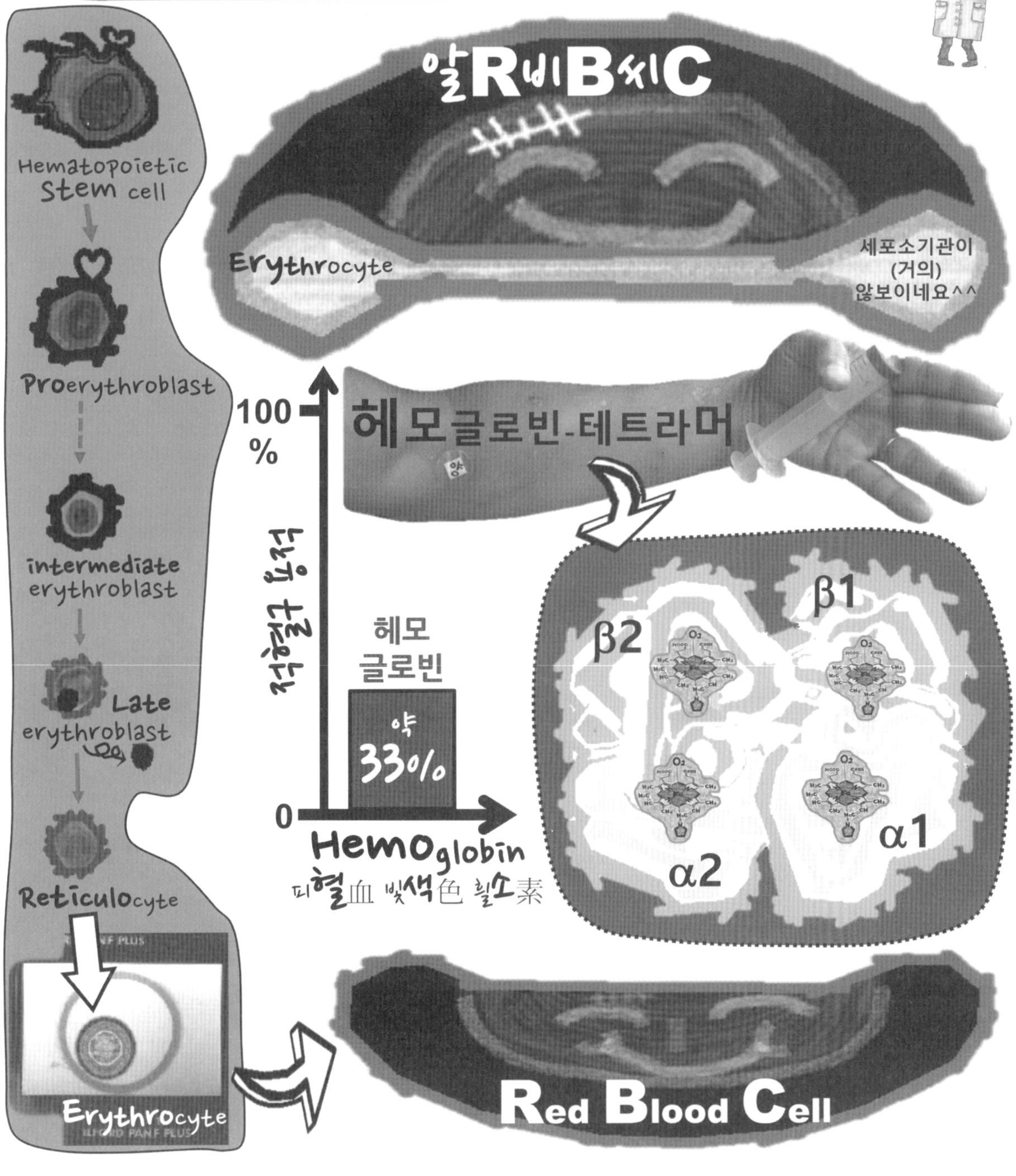

10-24

피색깔? **Hemoglobin** 피 혈血 빛 색色 흴 소素

α-subunit (► monomer, 홑 단單 헤아릴 량量 몸/덩어리 체體)
\+ α-subunit (► monomer)
\+ β-subunit (► monomer)
\+ β-subunit (► monomer)
= **Hemoglobin** (tetramer) 넉 사四 량量 체體

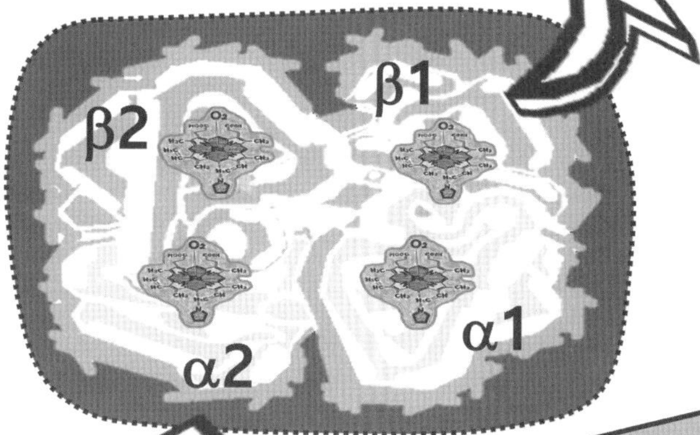

Subunit 써브유닛
☞ 작을 소小 홑 단單 자리 위位

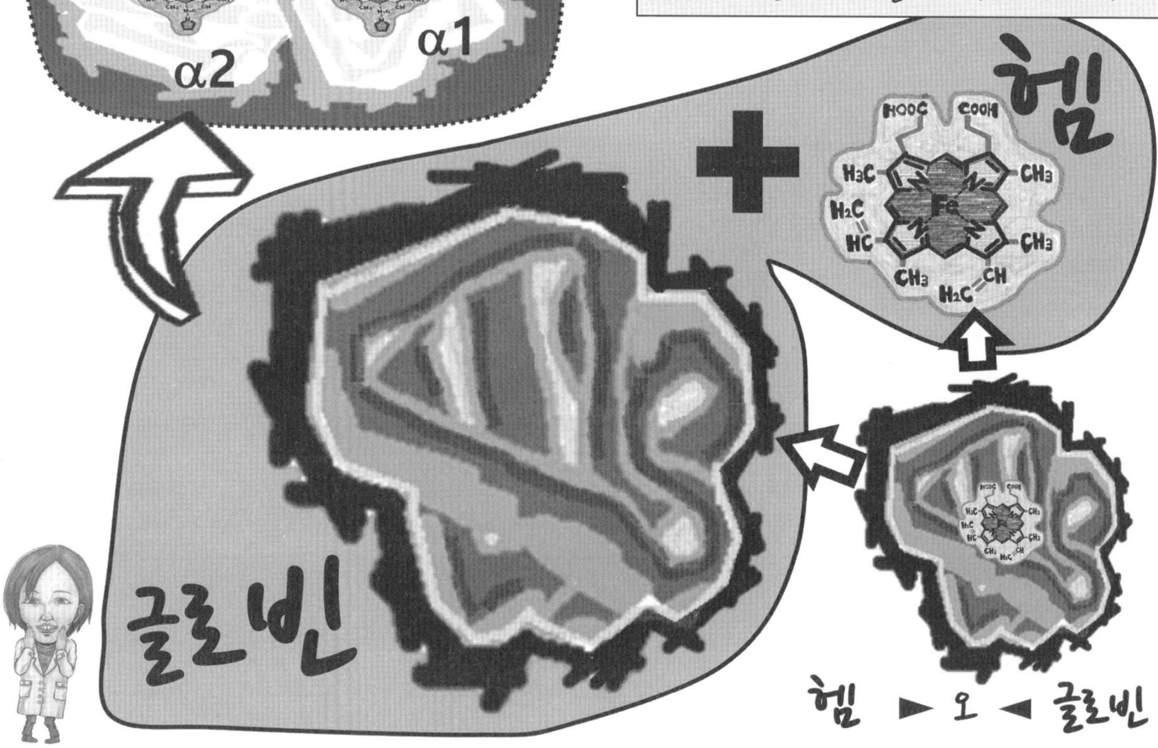

헴 ► 오 ◄ 글로빈

10-25

Hemoglobin Synthesis

피 혈血 빛 색色 흴 소素 날 생生 합할 합合 이룰 성成

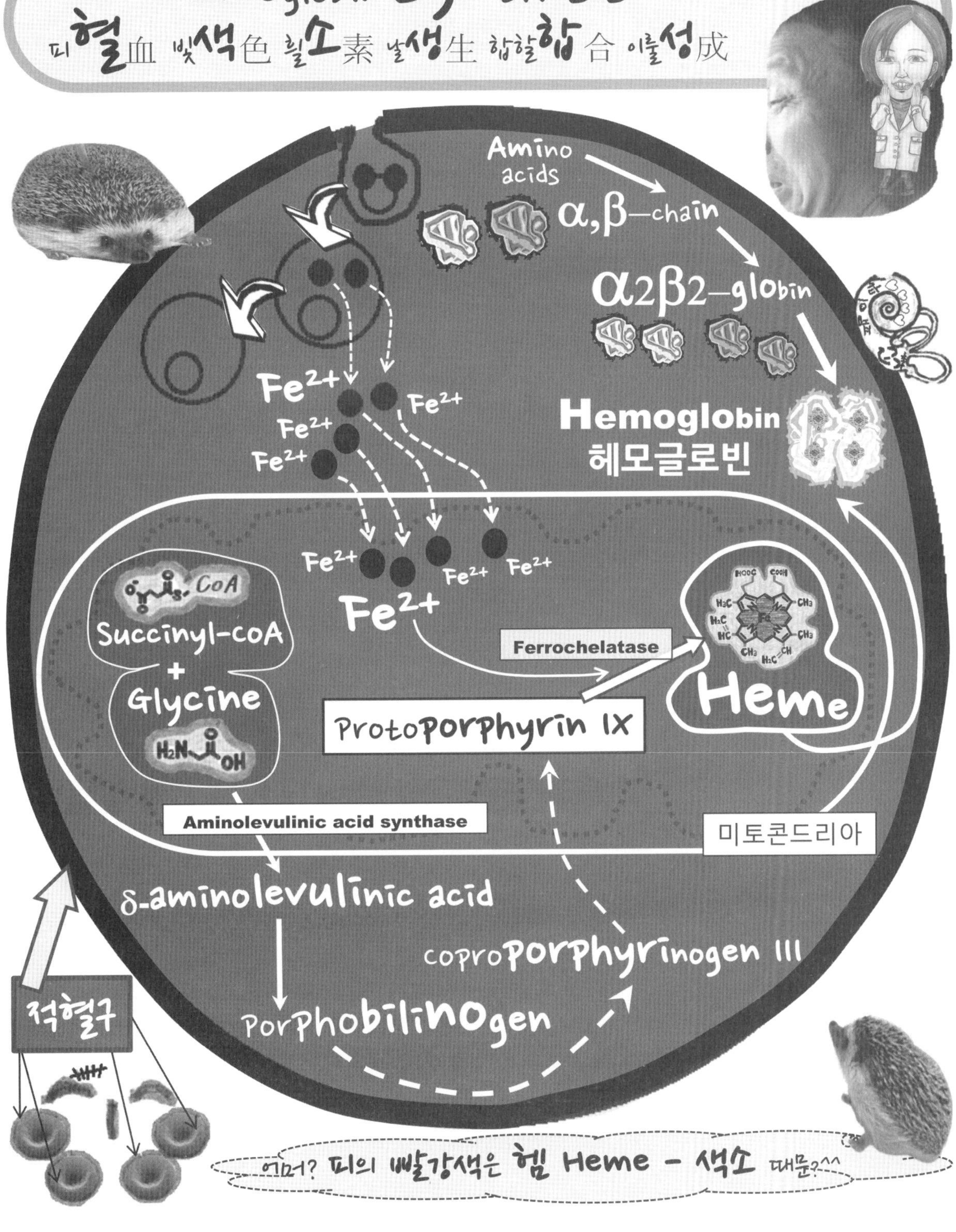

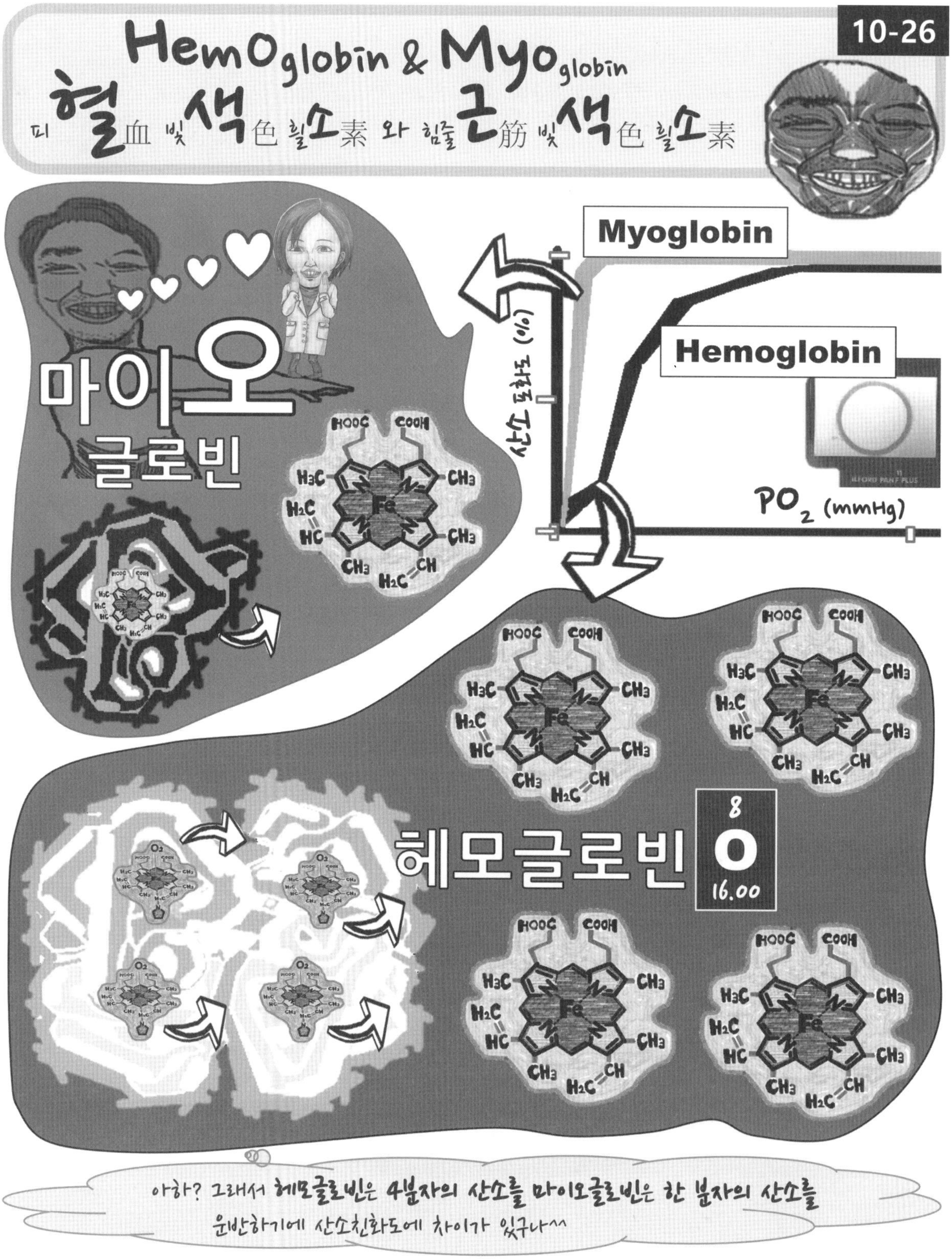
10-26
Hemoglobin & Myoglobin
피 혈血 빛 색色 흴 소素 와 힘줄 근筋 빛 색色 흴 소素
Myoglobin
Hemoglobin
산소 포화도 (%)
PO2 (mmHg)
마이오
글로빈
헤모글로빈
8
O
16.00
아하? 그래서 헤모글로빈은 4분자의 산소를 마이오글로빈은 한 분자의 산소를
운반하기에 산소친화도에 차이가 있구나^^

10-27

Hemoglobin & Myoglobin

피 혈血 빛 색色 흴 소素 와 힘줄 근筋 빛 색色 흴 소素

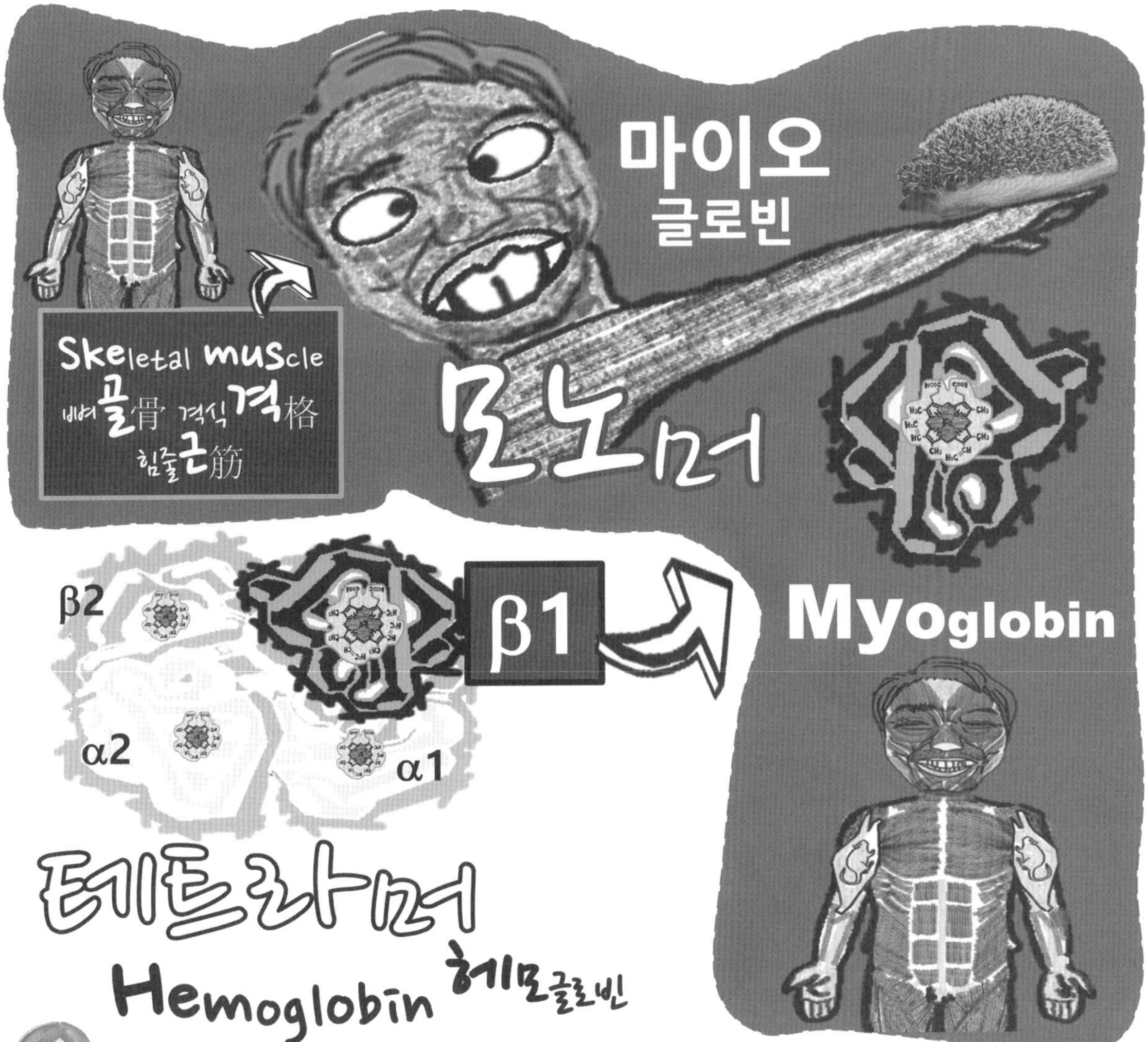

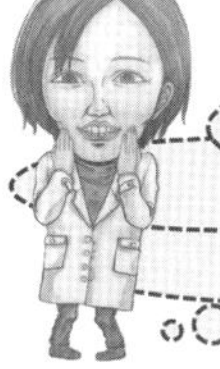

아하? 헤모글로빈은 α2β2 네 덩어리(tetramer)!
마이오글로빈은 β-subunit의 한 덩어리(monomer) ^^

10-28

빨강피공의 生成

Erythrocyte life Cycle Ⅰ

붉을적赤 피혈血 공구球 날생生 살활活 고리환環 Ⅰ

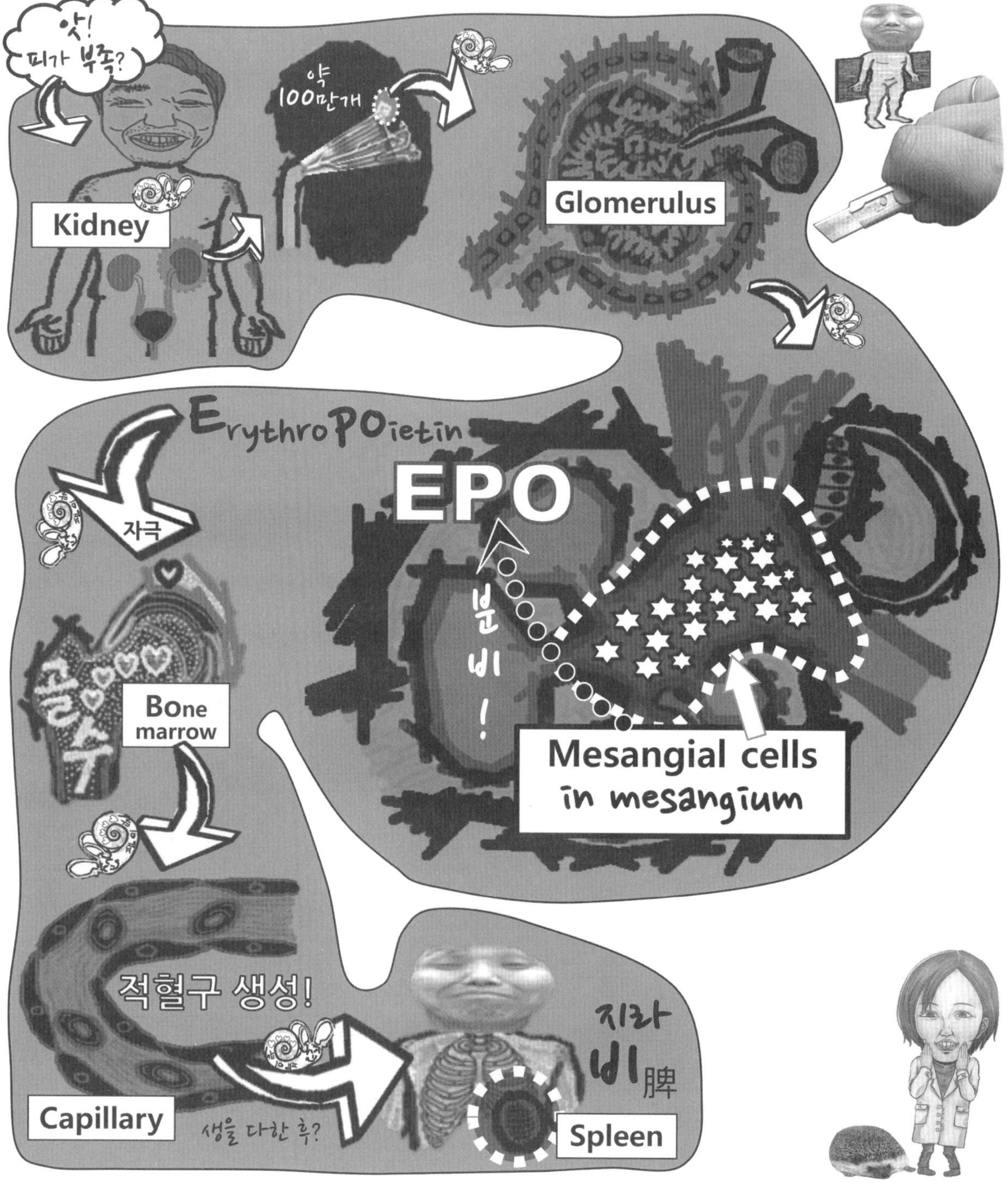

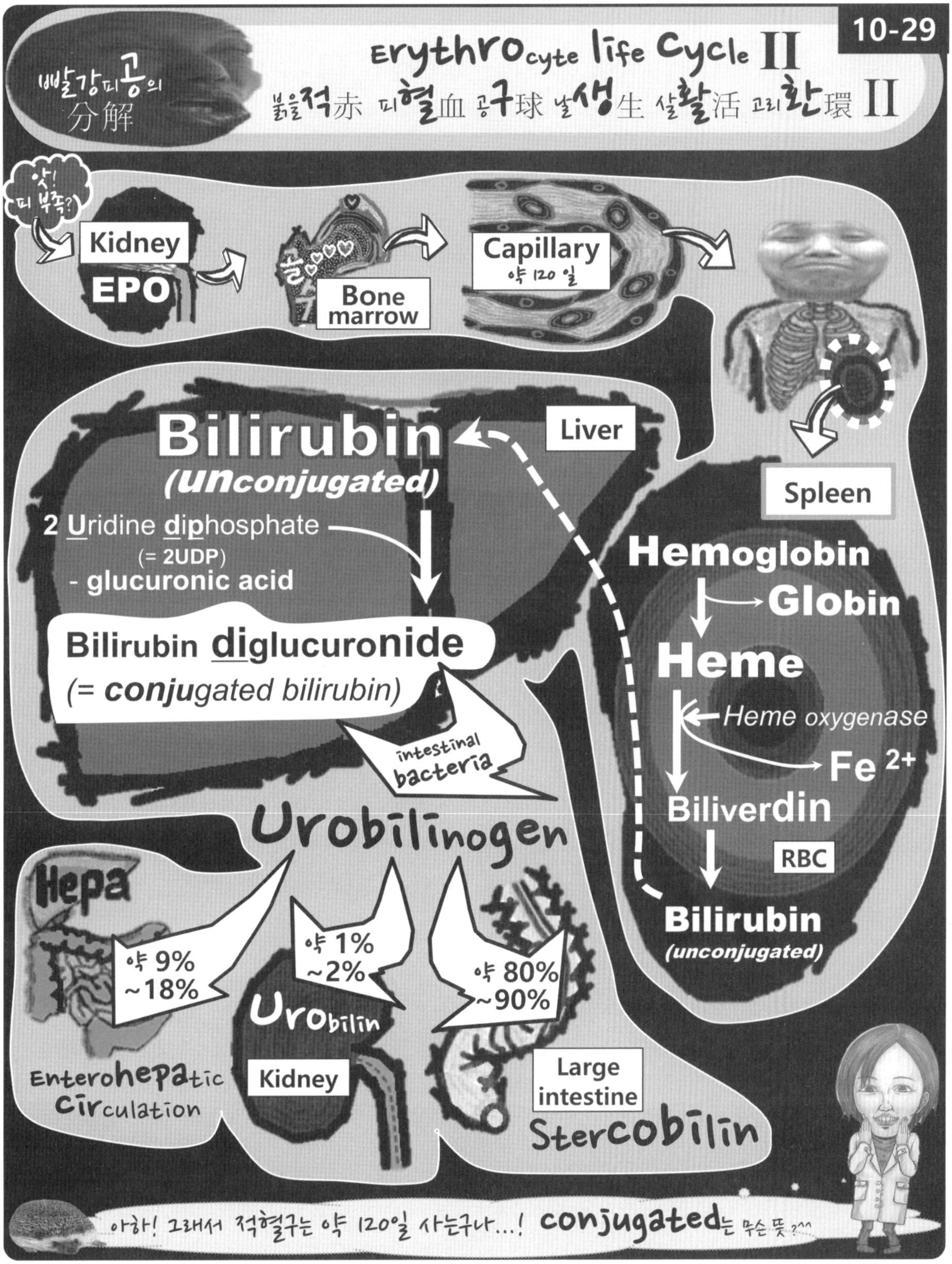
10-29
빨강피 공의 分解
Erythrocyte life Cycle II
붉을 적 赤 피 혈 血 공 구 球 날 생 生 살 활 活 고리 환 環 II
앗! 피 부족?
Kidney
EPO
늘♡♡♡
Bone marrow
Capillary
약 120 일
Liver
Spleen
Bilirubin
(unconjugated)
2 Uridine diphosphate
(= 2UDP)
- glucuronic acid
Bilirubin diglucuronide
(= conjugated bilirubin)
intestinal bacteria
Hemoglobin
Globin
Heme
Heme oxygenase
Fe^{2+}
Biliverdin
RBC
Bilirubin
(unconjugated)
Urobilinogen
Hepa
약 9% ~18%
약 1% ~2%
약 80% ~90%
Urobilin
Kidney
Large intestine
Enterohepatic circulation
Stercobilin
아하! 그래서 적혈구는 약 120일 사는구나...! conjugated는 무슨 뜻?^^

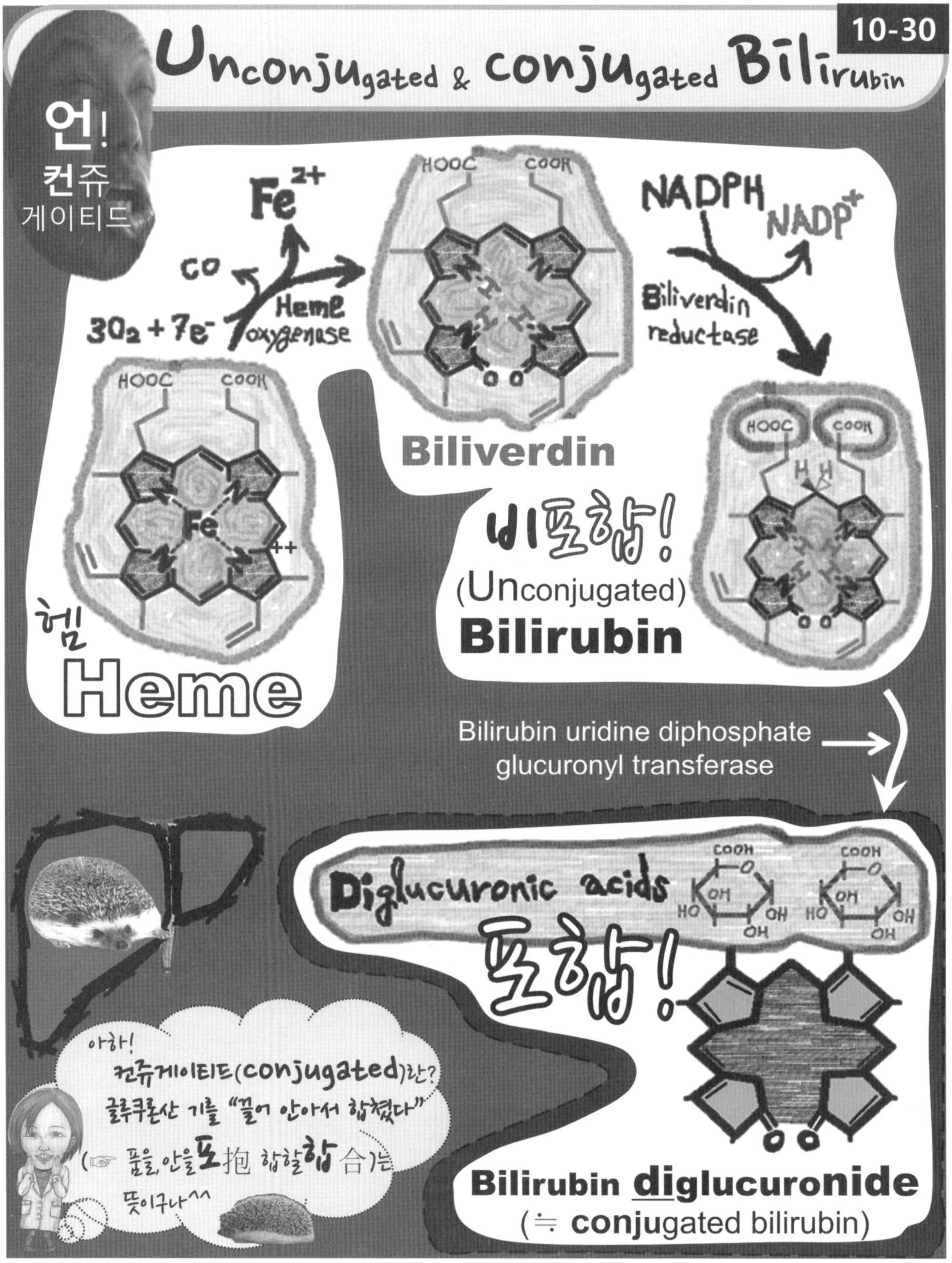
10-30
Unconjugated & conjugated Bilirubin
언! 컨쥬 게이티드
Fe2+
CO
Heme oxygenase
3O2 + 7e-
HOOC COOH
Biliverdin
NADPH
NADP+
Biliverdin reductase
Heme
헴
비포합!
(Unconjugated)
Bilirubin
Bilirubin uridine diphosphate glucuronyl transferase
Diglucuronic acids
COOH
OH
HO
포합!
Bilirubin diglucuronide
(≒ conjugated bilirubin)
아하!
컨쥬게이티드(conjugated)란?
글루쿠론산 기를 "끌어 안아서 합쳤다"
(☞ 품을,안을 포 抱 합할 합 合)는
뜻이구나^^

10-31

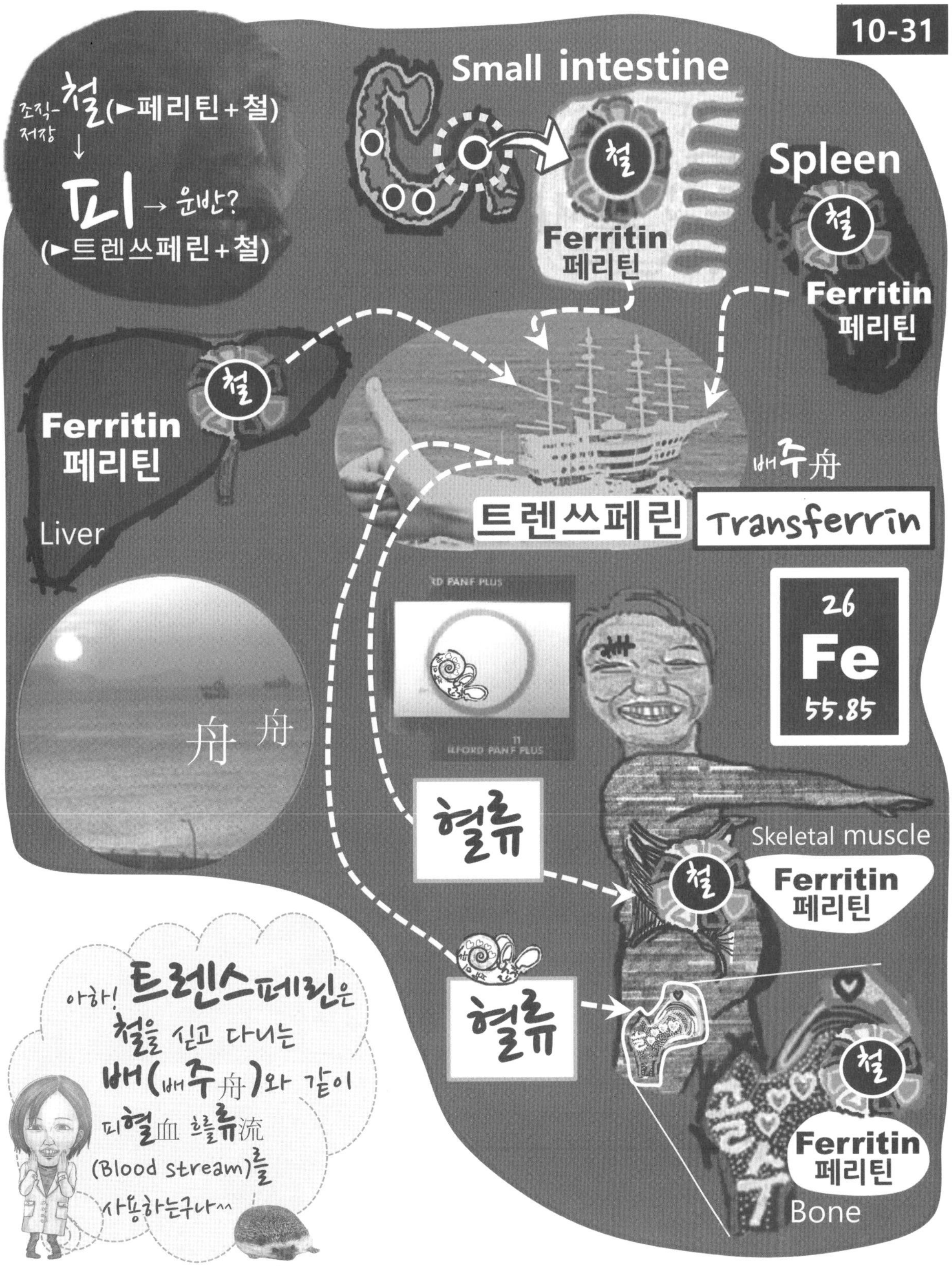
조직-저장 철(►페리틴+철)
↓
피 → 운반?
(►트렌쓰페린+철)
Small intestine
철
Ferritin
페리틴
Spleen
철
Ferritin
페리틴
철
Ferritin
페리틴
Liver
배주舟
트렌쓰페린
Transferrin
26
Fe
55.85
舟 舟
혈류
Skeletal muscle
철
Ferritin
페리틴
혈류
철
Ferritin
페리틴
Bone
아하! 트렌스페린은
철을 싣고 다니는
배(배주舟)와 같이
피혈血 흐를류流
(Blood stream)를
사용하는구나^^

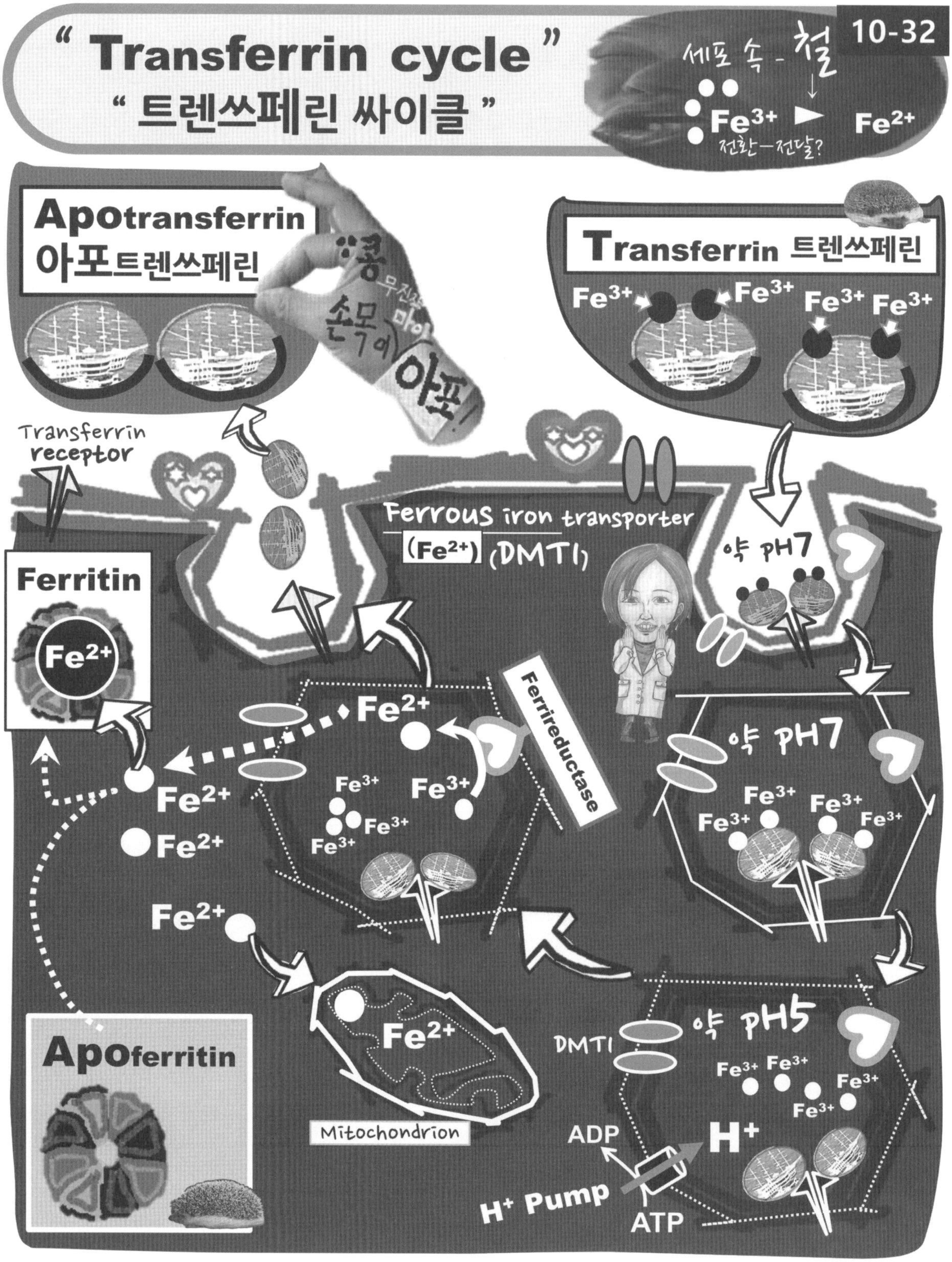

"Transferrin cycle"
"트렌쓰페린 싸이클"
10-32
세포 속 - 철
Fe3+ ► Fe2+
전환—전달?
Apotransferrin
아포트렌쓰페린
손목이 아포
Transferrin 트렌쓰페린
Fe3+ Fe3+ Fe3+ Fe3+
Transferrin receptor
Ferritin
Fe2+
Ferrous iron transporter
(Fe2+) (DMT1)
약 pH7
Ferrireductase
Fe2+
Fe3+
Fe2+
Fe2+
Fe2+
약 pH7
Fe3+
Apoferritin
Fe2+
Mitochondrion
DMT1
약 pH5
Fe3+
H+
ADP
ATP
H+ Pump

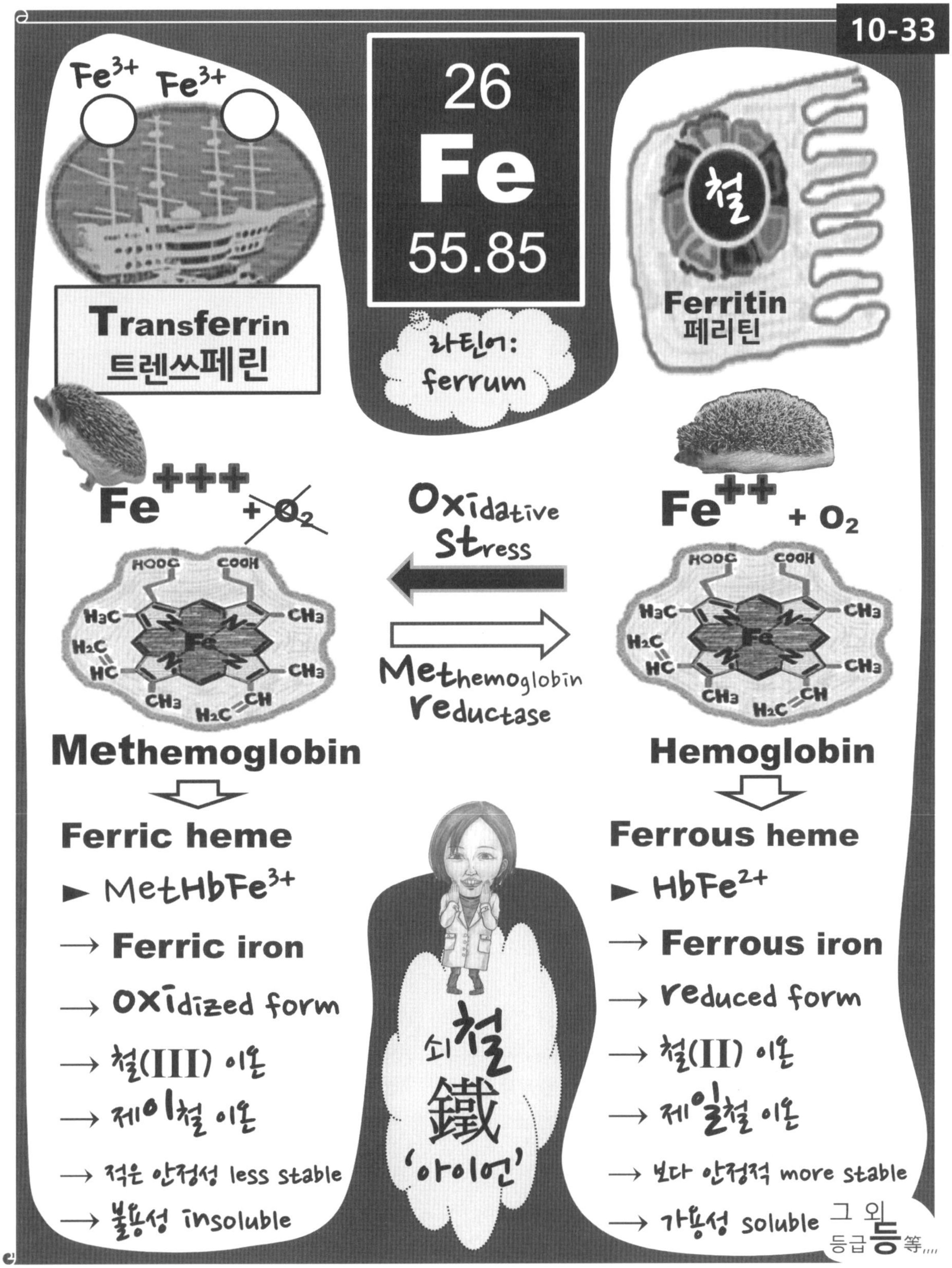
10-33
Fe^{3+} Fe^{3+}
Transferrin
트렌쓰페린
26
Fe
55.85
라틴어:
ferrum
철
Ferritin
페리틴
Fe^{+++} + O_2
Oxidative
Stress
Fe^{++} + O_2
Methemoglobin
reductase
HOOC COOH
H_3C CH_3
H_2C
HC
Fe
CH_3 H_2C CH
Methemoglobin
Hemoglobin
Ferric heme
► $MetHbFe^{3+}$
→ Ferric iron
→ Oxidized form
→ 철(III) 이온
→ 제이철 이온
→ 적은 안정성 less stable
→ 불용성 insoluble
쇠철
鐵
'아이언'
Ferrous heme
► $HbFe^{2+}$
→ Ferrous iron
→ reduced form
→ 철(II) 이온
→ 제일철 이온
→ 보다 안정적 more stable
→ 가용성 soluble
그 외
등급 등 等,,,,,

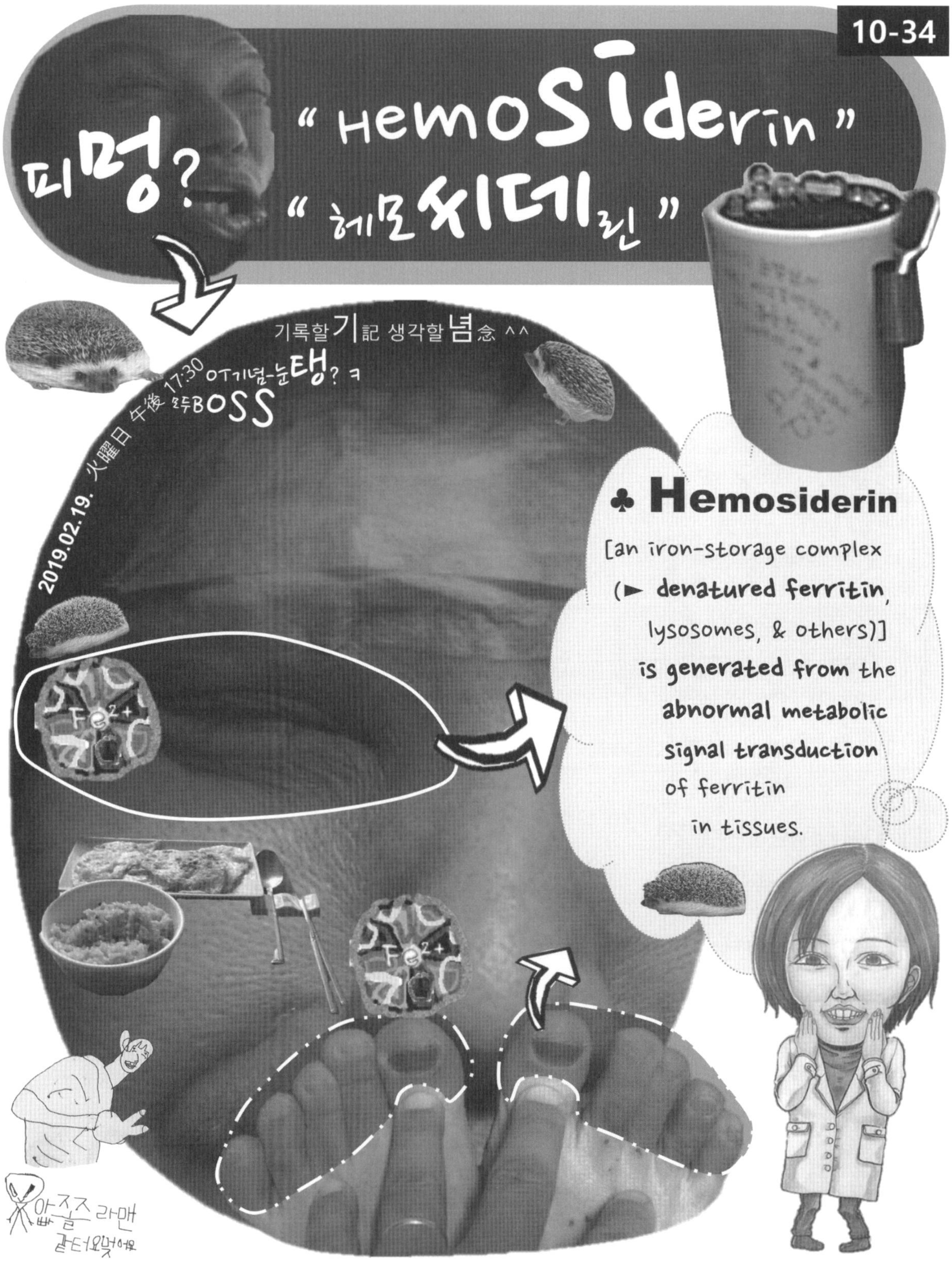
10-34
피멍?
“Hemosiderin”
“헤모씨데린”
기록할 기記 생각할 념念 ^^
2019.02.19. 火曜日 午後 17:30
♣ Hemosiderin
[an iron-storage complex
(► denatured ferritin,
lysosomes, & others)]
is generated from the
abnormal metabolic
signal transduction
of ferritin
in tissues.

10-35 Hematopoiesis 피혈血 공구球 형상형形 이룰성成

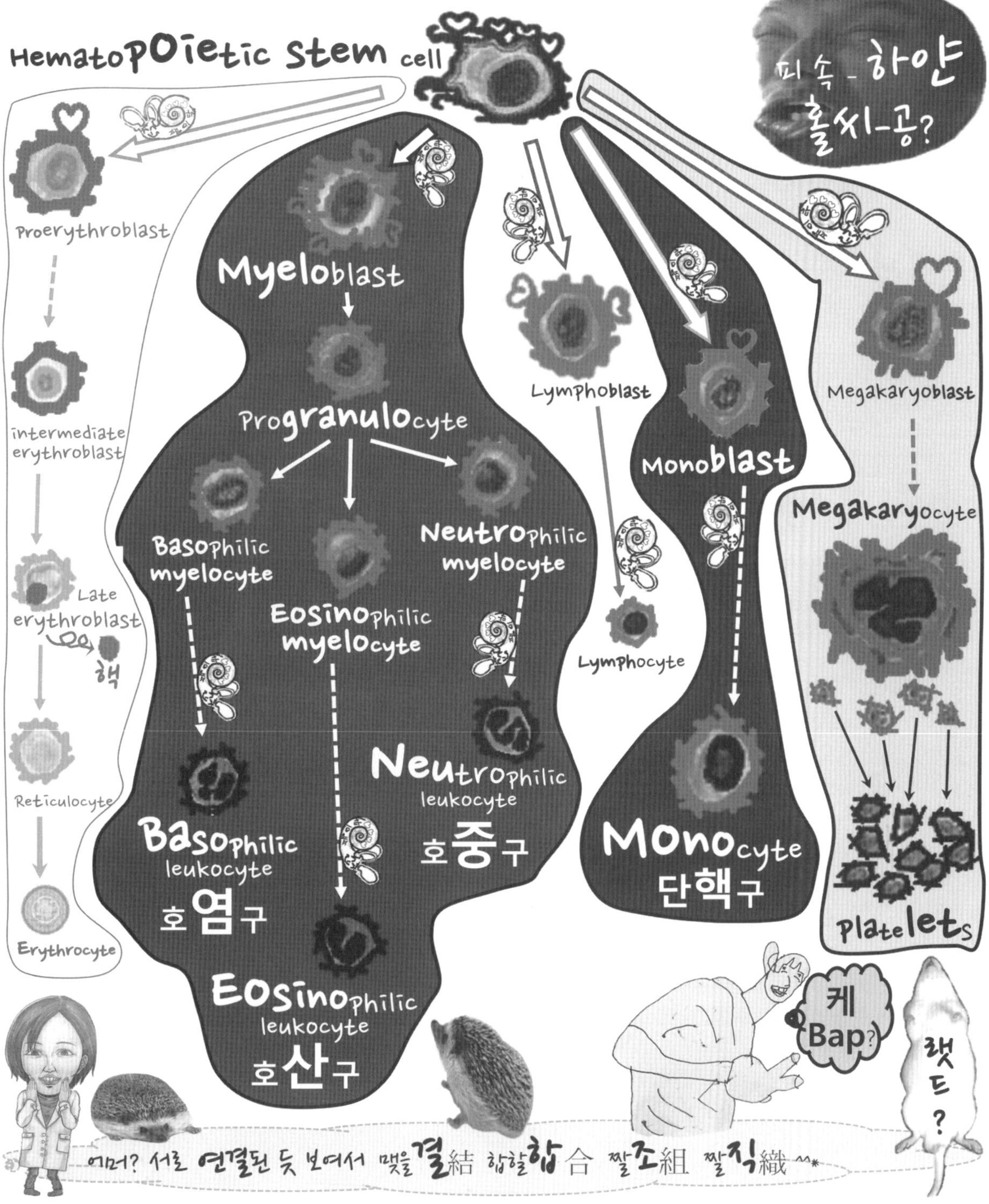

Granular leukocyte 낟알과顆 알립粒 백혈구

10-36

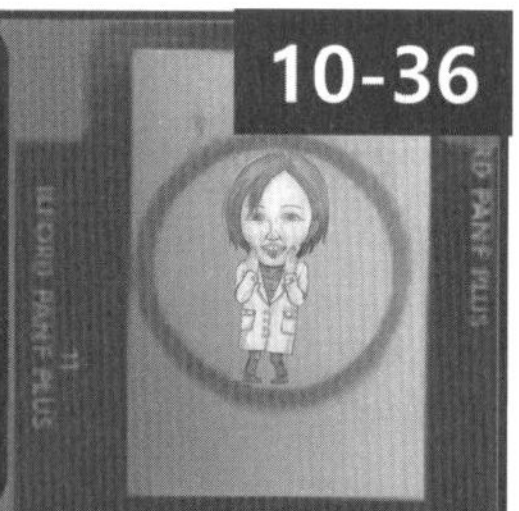

= Polymorphonuclear leukocyte

많을다多 형상형形 씨핵核 흰백白 피혈血 공구球

Eosinophilic leukocyte 호好 실산酸 구球

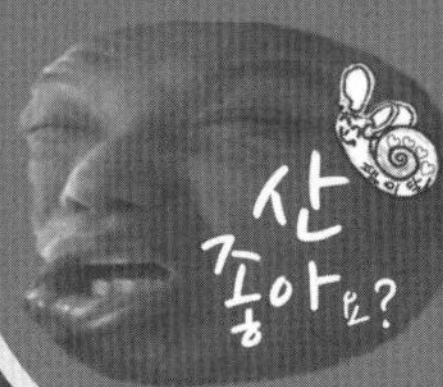

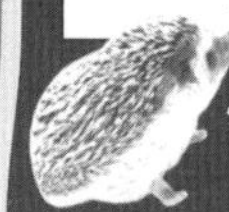

* about **1~7%** of total leukocytes, size 약 11~16 μm

(다형핵백혈구☞) * Multilobed nucleus (2~4 lobes)

* A type of **disease-fighting** cells with an affinity for **parasites** 부칠기寄 생生충蟲

- immune response to **cancer** (암암癌) 등,,,,

Basophilic leukocyte 호好 소금염鹽 구球

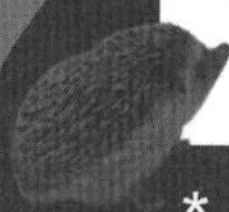

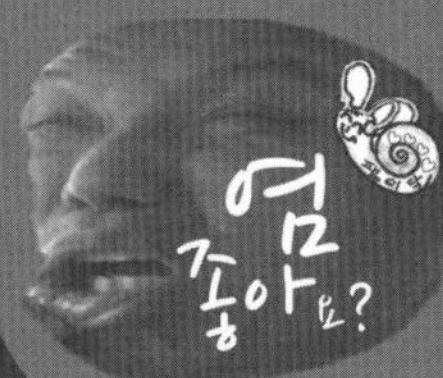

* about **0.5~1%** (≒ less than 1%) of total leukocytes

* Multilobed nucleus (☞다형핵백혈구), size 약 11~16 μm

- coordinate **immune responses** such as **Allergy**,,,,

- release **histamine,** heparin, & **mediators** in inflammation 등,,,,

Neutrophilic leukocyte 좋을호好 가운데중中 공구球

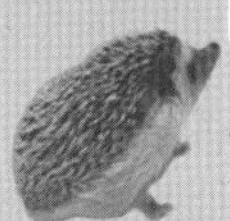

* about **40~80%** of total circulating leukocytes, size 약 11~16 μm

(다형핵백혈구☞) * **Multilobed nucleus** (2~5 lobes 잎엽葉)

* **Earliest** to migrate in an **infection** (느낄감感 물들염染)

- predominantly component of **pus** (고름농膿)

- a type of active **phagocyte**

- highly **motile** with ameboid motion 등,,,,

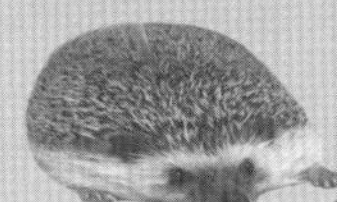

10-37

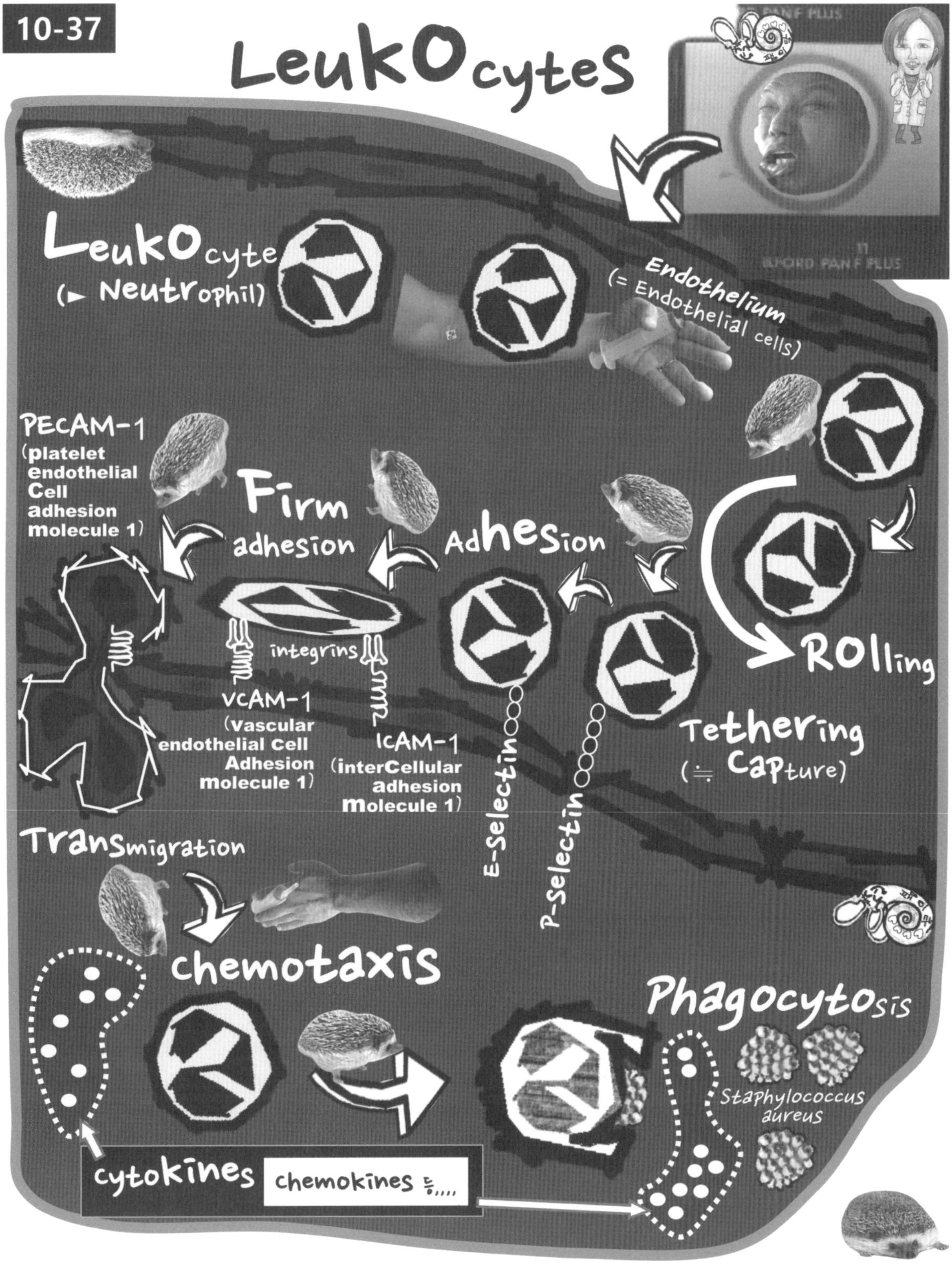
LeukOcytes
Leukocyte
(► Neutrophil)
Endothelium
(= Endothelial cells)
PECAM-1
(platelet endothelial Cell adhesion molecule 1)
Firm adhesion
Adhesion
integrins
VCAM-1
(vascular endothelial Cell Adhesion molecule 1)
ICAM-1
(interCellular adhesion molecule 1)
ROlling
Tethering
(≒ Capture)
E-selectin
P-selectin
Transmigration
chemotaxis
Phagocytosis
Staphylococcus aureus
cytokines
chemokines 등,,,,

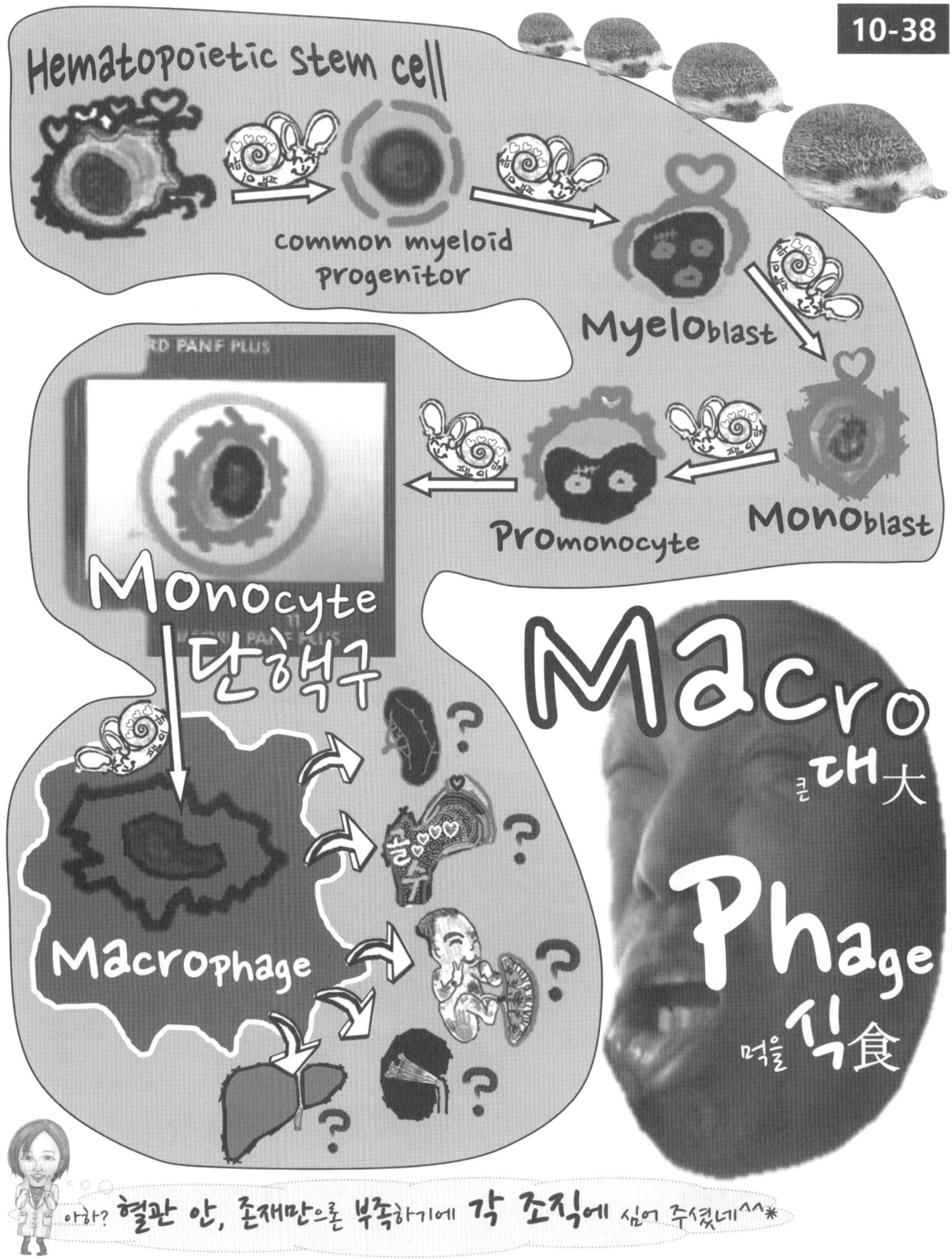
10-38
Hematopoietic stem cell
common myeloid progenitor
Myeloblast
Monoblast
Promonocyte
Monocyte
단핵구
Macrophage
Macro
큰 대 大
Phage
먹을 식 食
아하? 혈관 안, 존재만으론 부족하기에 각 조직에 심어 주셨네^^*

10-39

Mononuclear Phagocytic System

홀단單 씨핵核 먹을식食 가늘세細 태보포胞 이을계系

피부 귤껍질-like

Langerhans cell 괜찮아

Paul Langerhans (1847 ~ 1888)

폐

Dust cell

티끌진塵 티끌애埃 세포

≒ alveolar macrophage

허파폐肺 태보포胞 대식세포

골수

Osteoclast

깨뜨릴파破 뼈골骨 세포

태반

Hofbauer cell 괜찮아

J. Isfred Isidore Hofbauer (1878 ~ 1961)

간

Kupffer cell 괜찮아

Karl Wilhelm von Kupffer (1829 ~ 1902)

중추신경

Microglia

작을소小 아교교膠 세포

신장

intraglomerular mesangial cell

지라

Dendritic cell

나무수樹 가지지枝 모양상狀 세포

≒ Histiocyte

≒ Tissue macrophage

장

intestinal macrophage

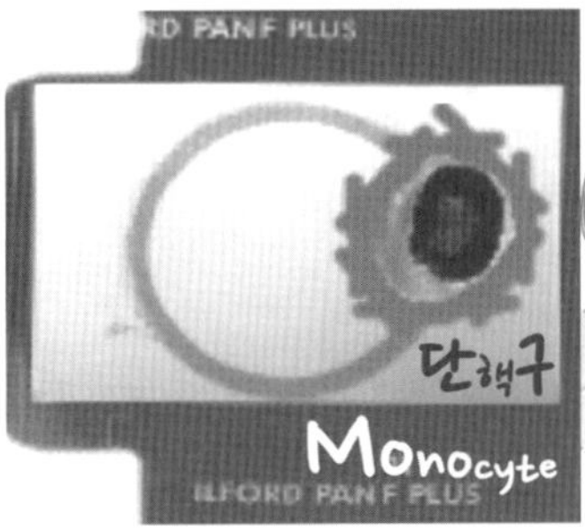

아하? 중배엽-유래,
결합조직의 혈액-단핵구-로부터
각 조직에 심어 주셨구나^^

대식세포들....

10-40 Leukopoiesis

흰백白 피혈血 공구球 형상형形 이룰성成

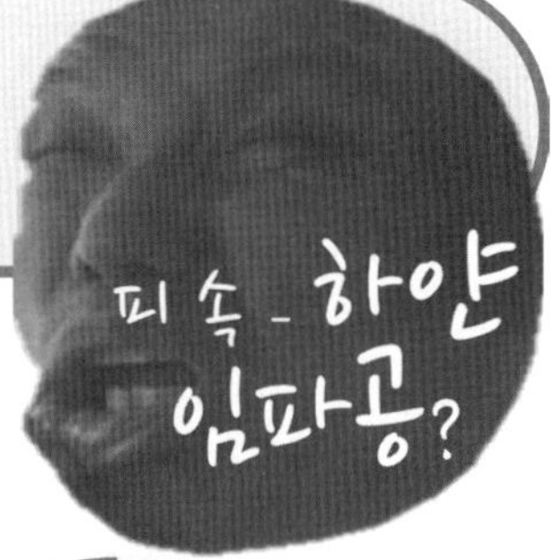

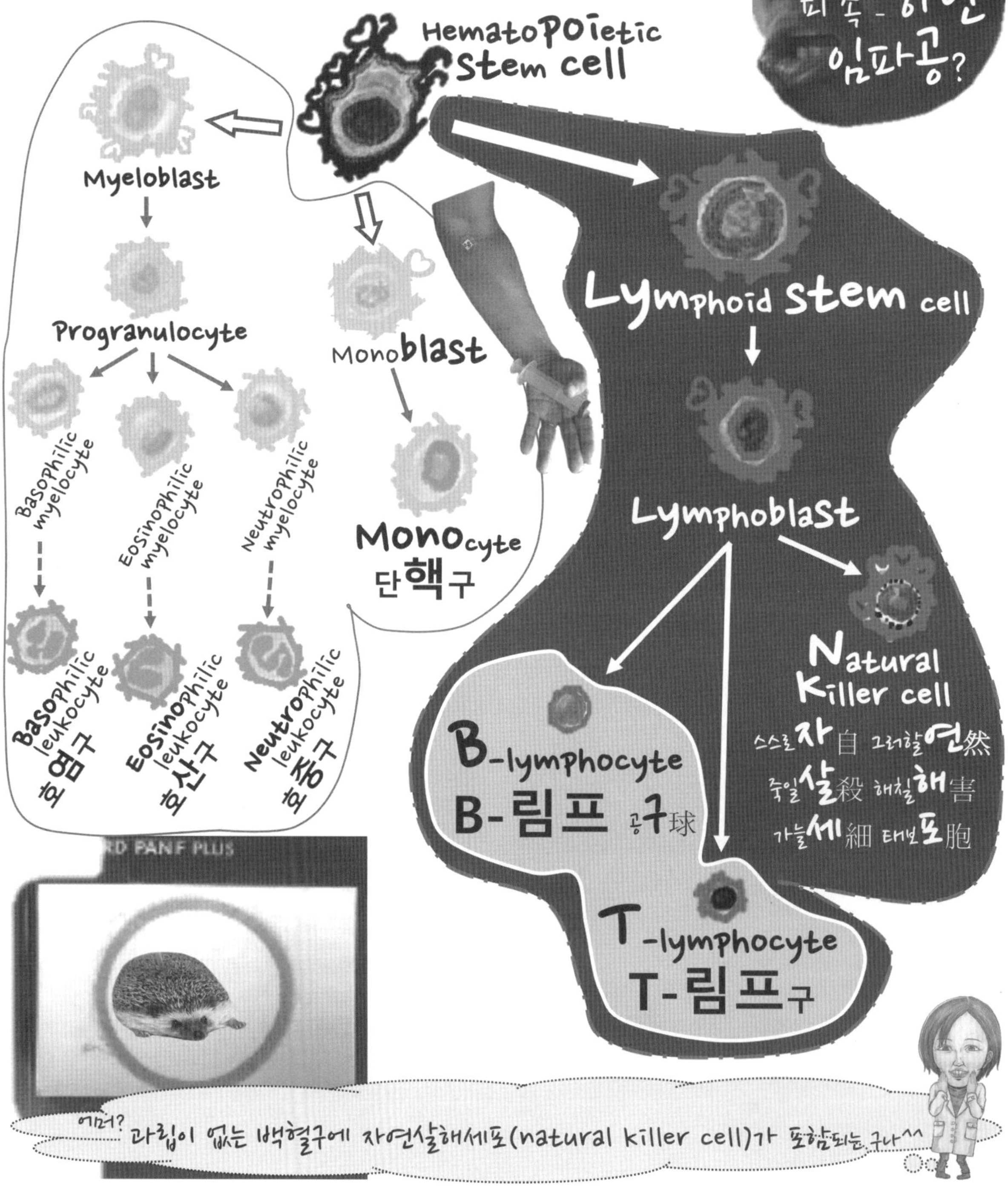

10-41

림프 기관

그릇 器 벼슬 官

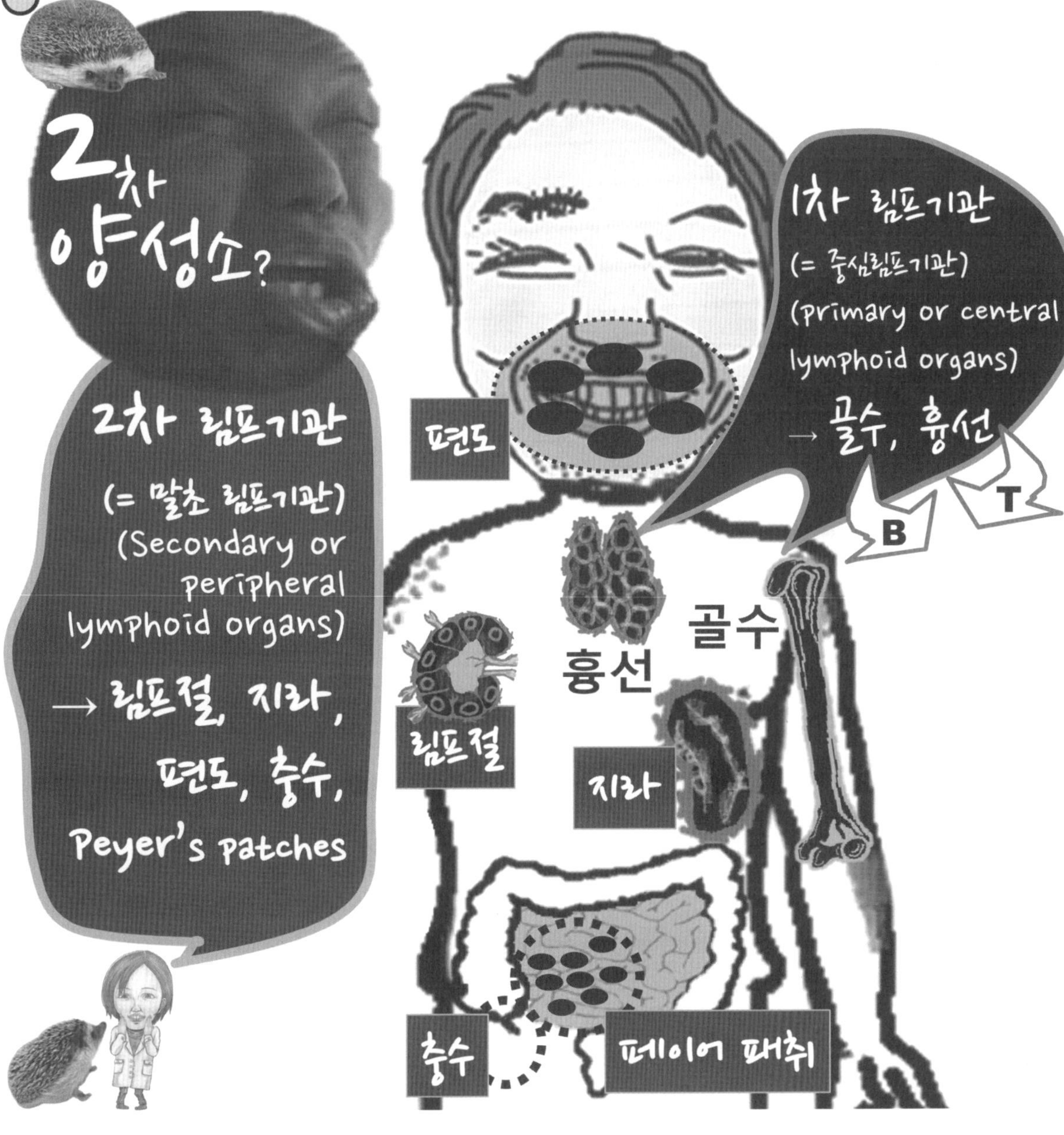
2차 양성소?
2차 림프기관
(= 말초 림프기관)
(Secondary or peripheral lymphoid organs)
→ 림프절, 지라, 편도, 충수, Peyer's patches
1차 림프기관
(= 중심림프기관)
(primary or central lymphoid organs)
→ 골수, 흉선
B
T
편도
흉선
골수
림프절
지라
충수
페이어 패취

10-42

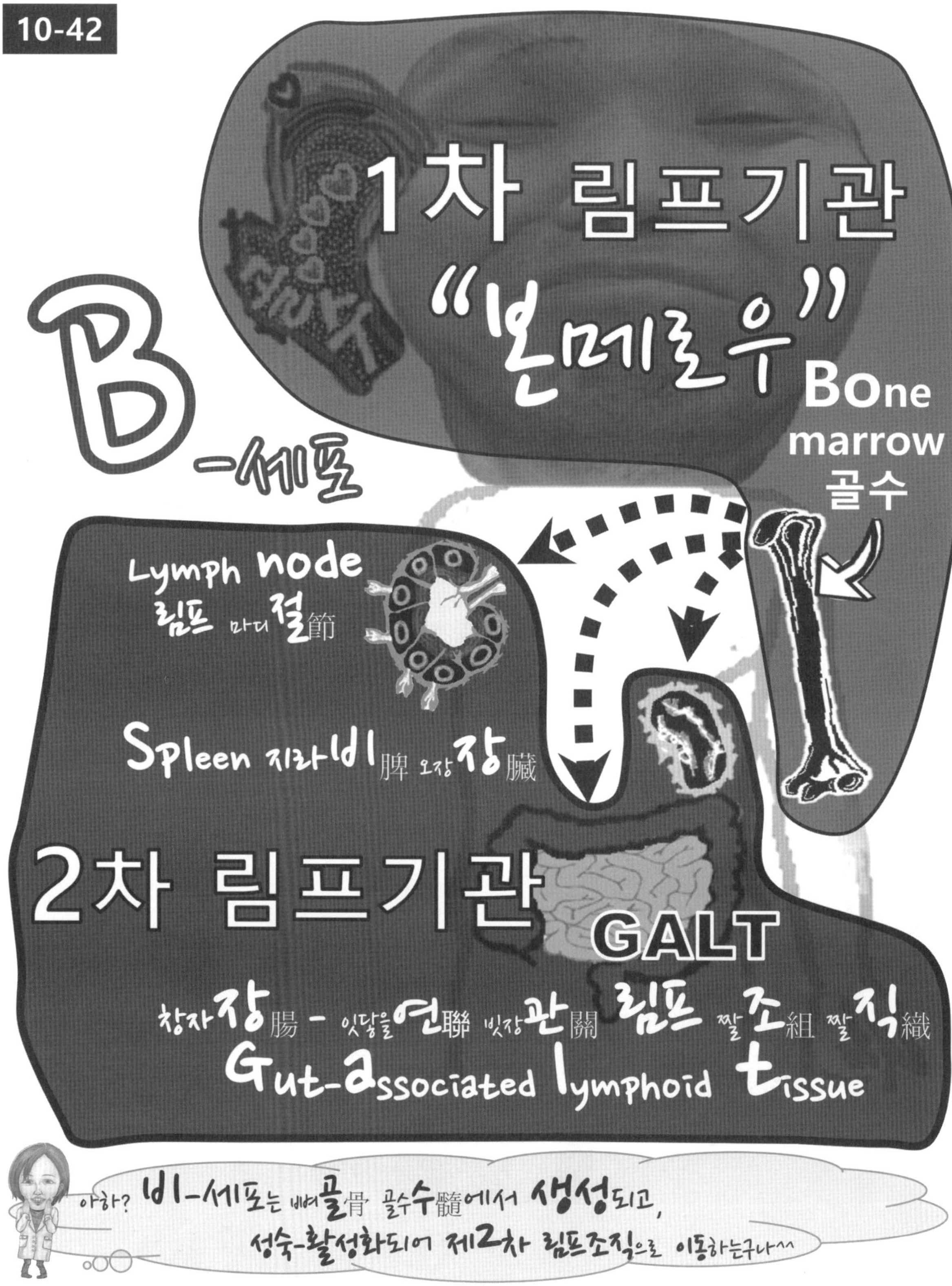
1차 림프기관
"본메로우"
BOne marrow
골수
B-세포
Lymph node
림프 마디 절節
Spleen 지라 비脾 오장 장臟
2차 림프기관
GALT
창자 장腸 - 잇닿을 연聯 빗장 관關 림프 짤 조組 짤 직織
Gut-associated lymphoid tissue
아하? 비-세포는 뼈 골骨 골수 수髓에서 생성되고,
성숙-활성화되어 제2차 림프조직으로 이동하는구나~~

10-43

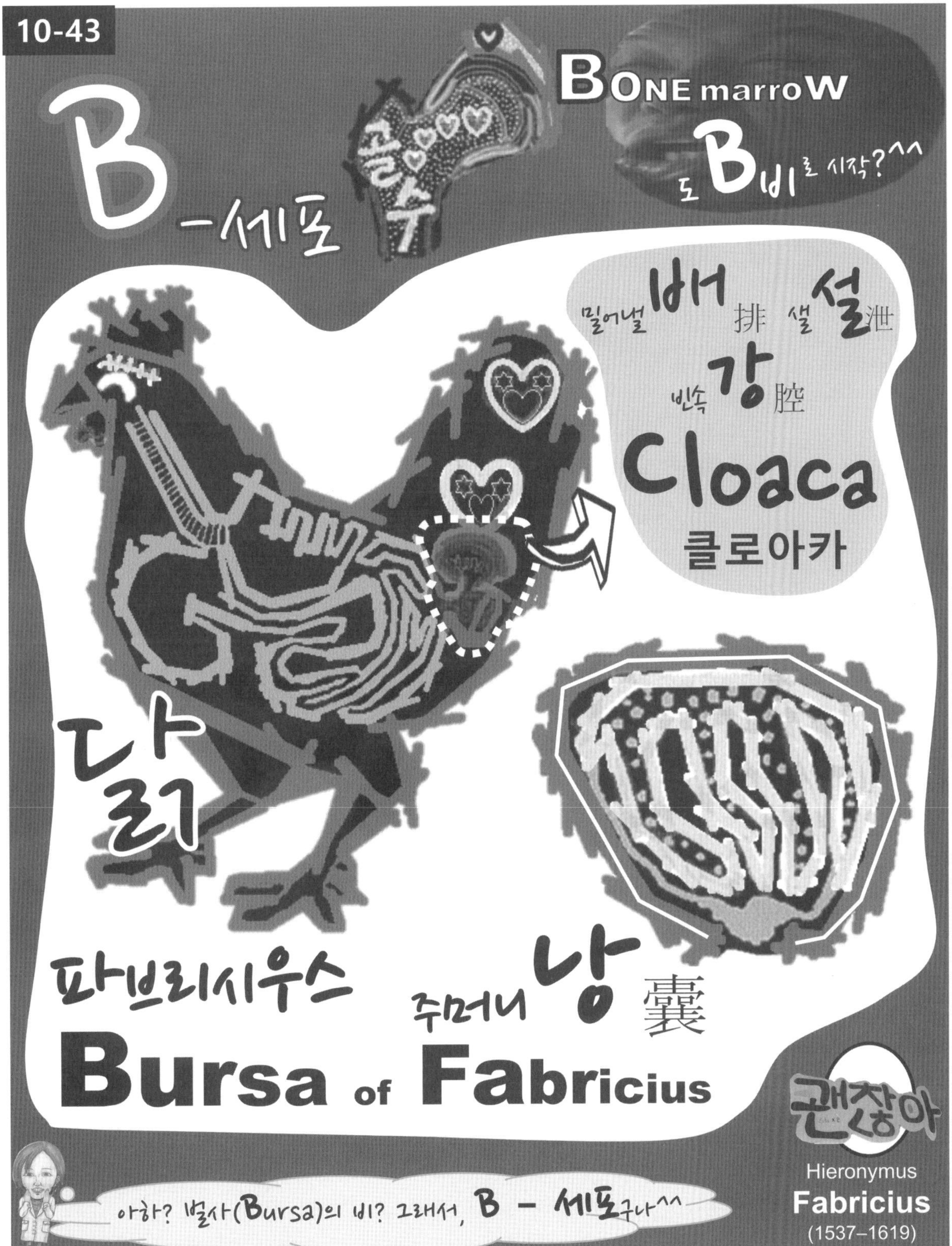
B-세포
골수
BONE marroW
도 B비로 시작?^^
밀어낼 배 排 샐 설 泄
빈속 강 腔
Cloaca
클로아카
닭
파브리시우스 주머니 낭 囊
Bursa of Fabricius
괜찮아
Hieronymus
Fabricius
(1537–1619)
아하? 벌사(Bursa)의 비? 그래서, B - 세포구나^^

10-44

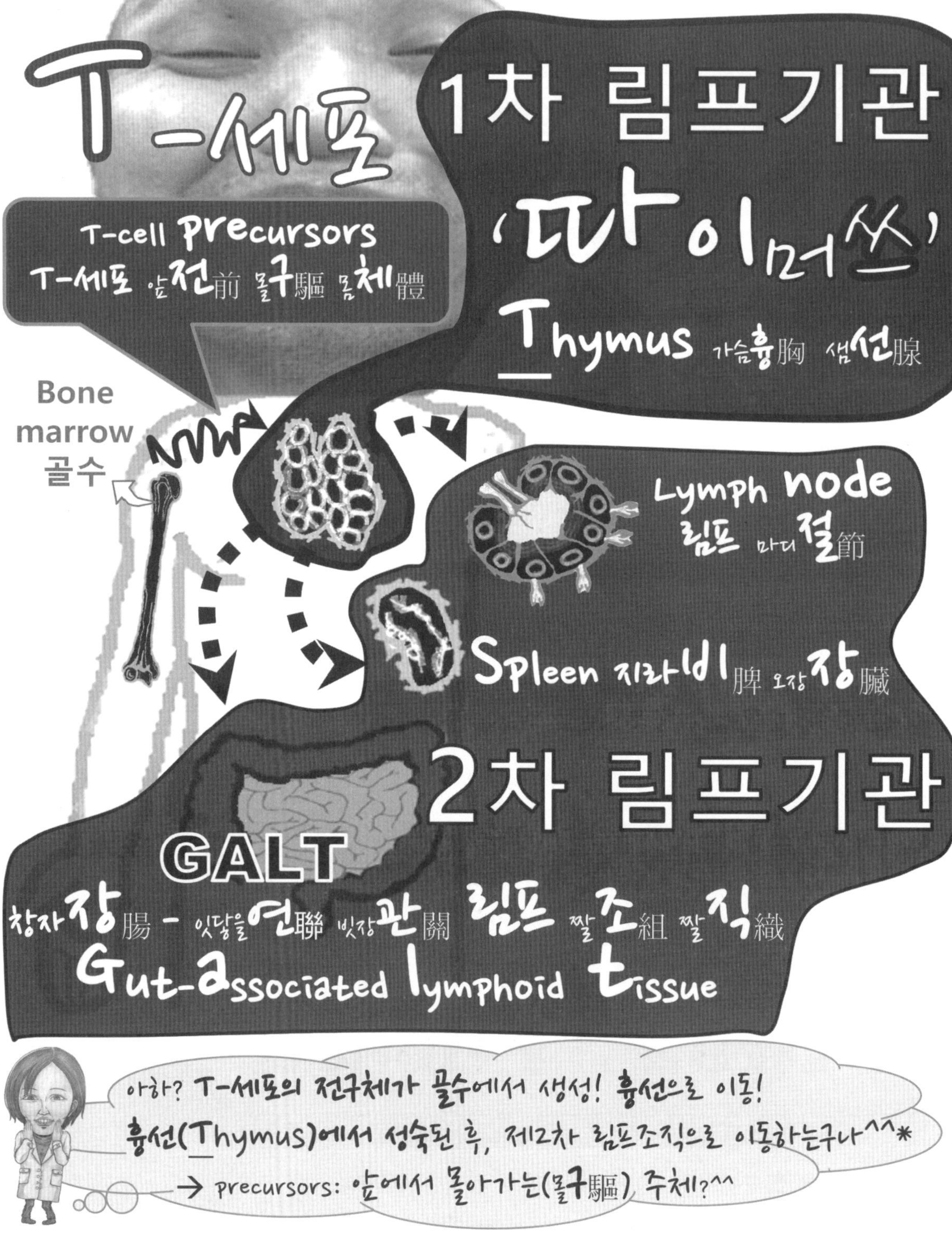
T-세포
T-cell precursors
T-세포 앞전前 몰구驅 몸체體
1차 림프기관
'따이머쓰'
Thymus 가슴흉胸 샘선腺
Bone marrow
골수
Lymph node
림프 마디절節
Spleen 지라비脾 오장장臟
2차 림프기관
GALT
창자장腸 - 잇닿을연聯 빗장관關 림프 짤조組 짤직織
Gut-associated lymphoid tissue
아하? T-세포의 전구체가 골수에서 생성! 흉선으로 이동!
흉선(Thymus)에서 성숙된 후, 제2차 림프조직으로 이동하는구나^^*
→ precursors: 앞에서 몰아가는(몰구驅) 주체?^^

10-45

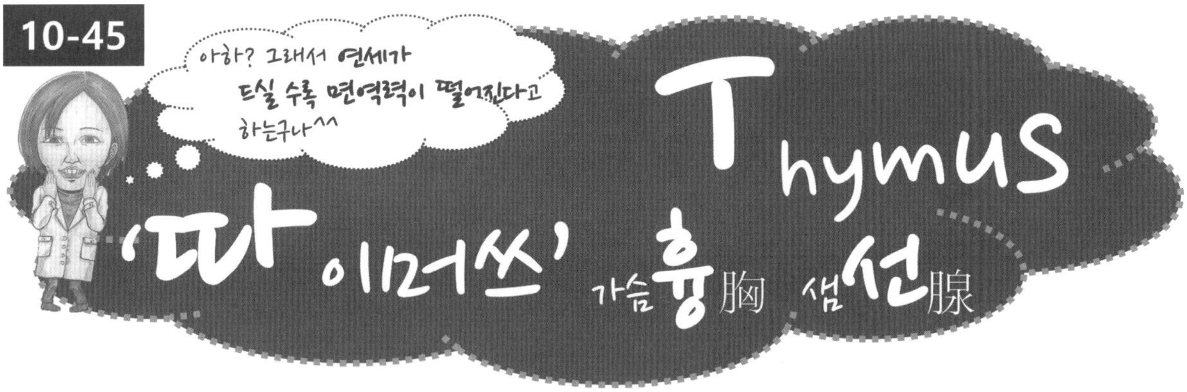
아하? 그래서 연세가
드실 수록 면역력이 떨어진다고
하는구나^^
Thymus
'따이머쓰' 가슴흉胸 샘선腺

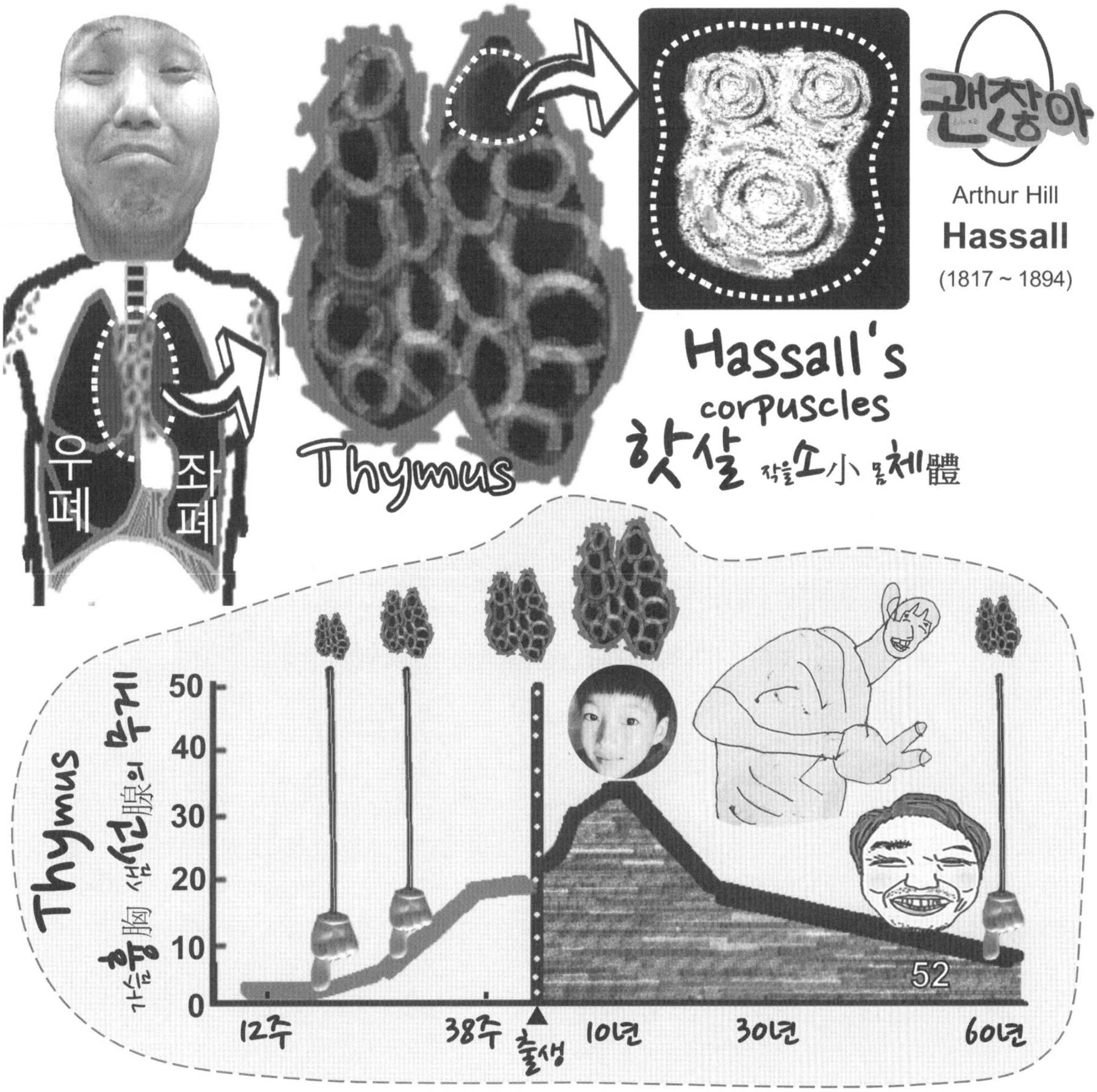
우폐
좌폐
Thymus
괜찮아
Arthur Hill
Hassall
(1817 ~ 1894)
Hassall's
corpuscles
핫살 작을소小 몸체體
Thymus 가슴흉胸 샘선腺의 무게
50
40
30
20
10
0
52
12주
38주
출생
10년
30년
60년

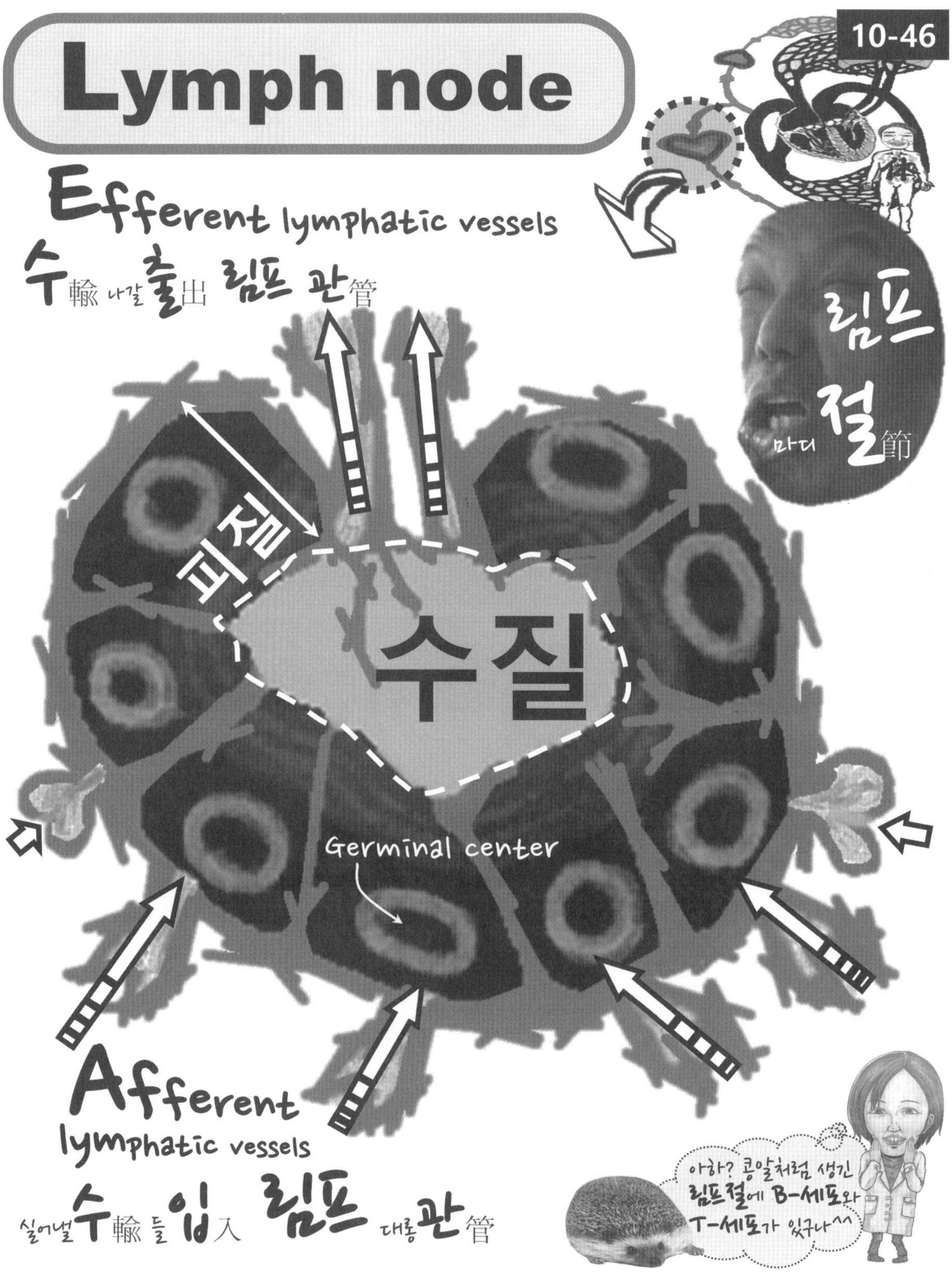
10-46
Lymph node
Efferent lymphatic vessels
수輸 나갈출出 림프 관管
림프
마디 절節
피질
수질
Germinal center
Afferent
lymphatic vessels
실어낼수輸 들입入 림프 대롱관管
아하? 콩알처럼 생긴
림프절에 B-세포와
T-세포가 있구나^^

10-47

Lymph node

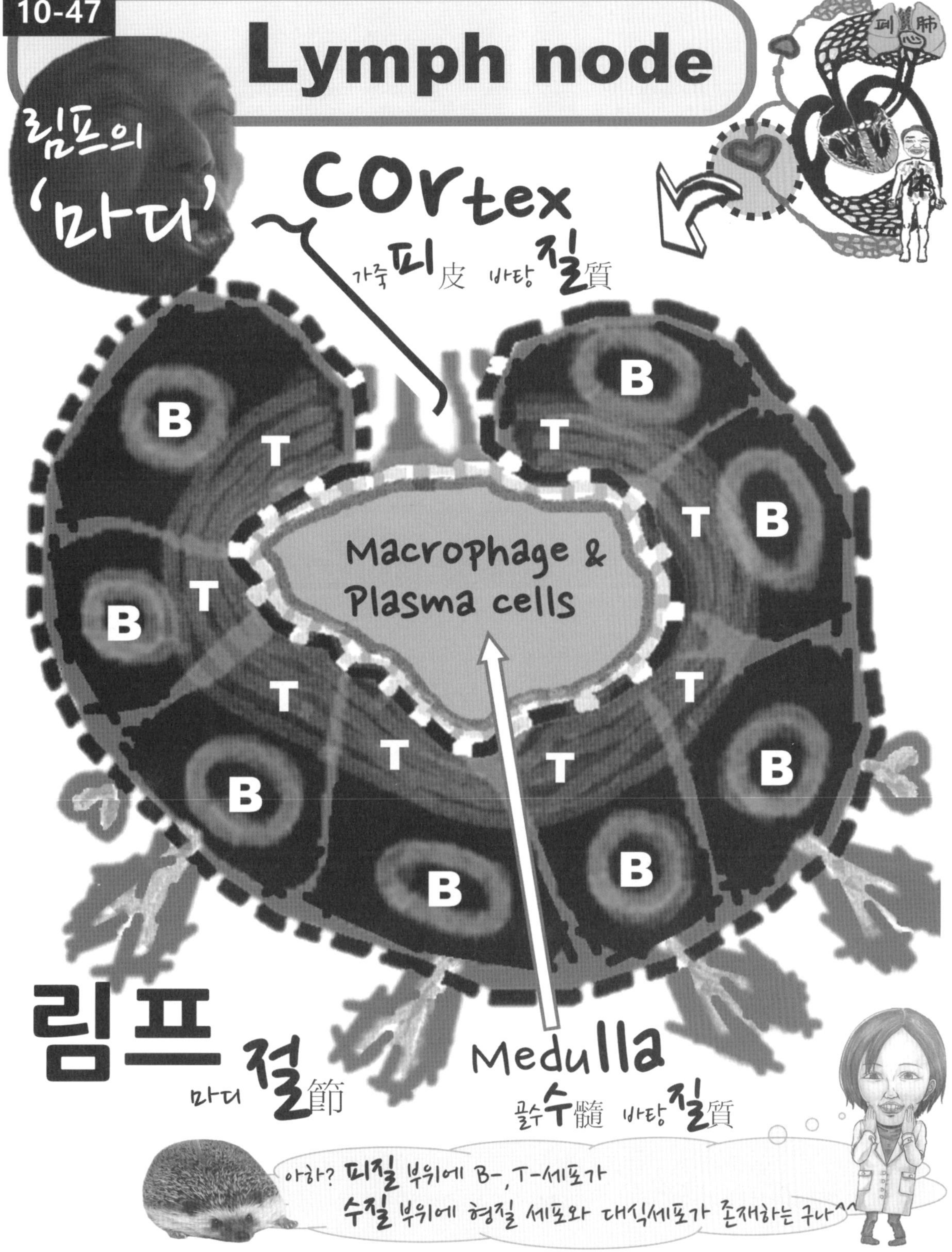

10-48

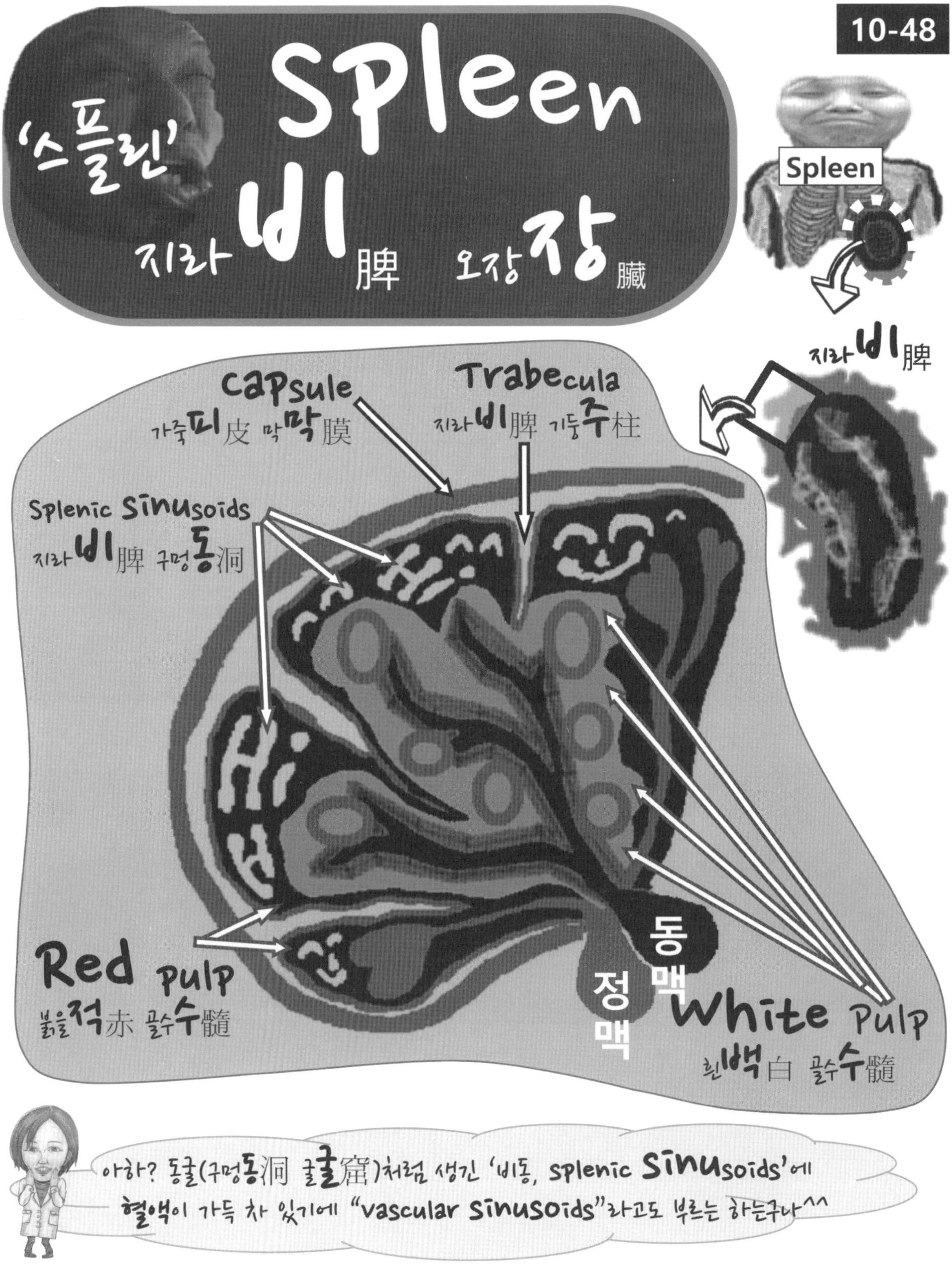
'스플린' Spleen
지라 비脾 오장 장臟
Spleen
지라 비脾
Capsule
가죽 피皮 막 막膜
Trabecula
지라 비脾 기둥 주柱
Splenic Sinusoids
지라 비脾 구멍 동洞
Red pulp
붉을 적赤 골수 수髓
동맥
정맥
White pulp
흰 백白 골수 수髓
아하? 동굴(구멍 동洞 굴 굴窟)처럼 생긴 '비동, splenic sinusoids'에
혈액이 가득 차 있기에 "vascular sinusoids"라고도 부르는 하는구나^^

10-49

Spleen 지라 비脾 오장 장臟

말피기 소체?

White Pulp (≒ Malpighian corpuscle)
- Lymphoid follicle 림프 거를 여濾 태보 포胞 (≒ lymphoid nodule) (림프 작을 소小 마디 절節)
- Periarteriolar Lymphoid Sheath (PALS) 비장동맥-주위 림프 골수 수髓 칼집 초鞘

괜찮아

Marcello **Malpighi** (1628 – 1694)

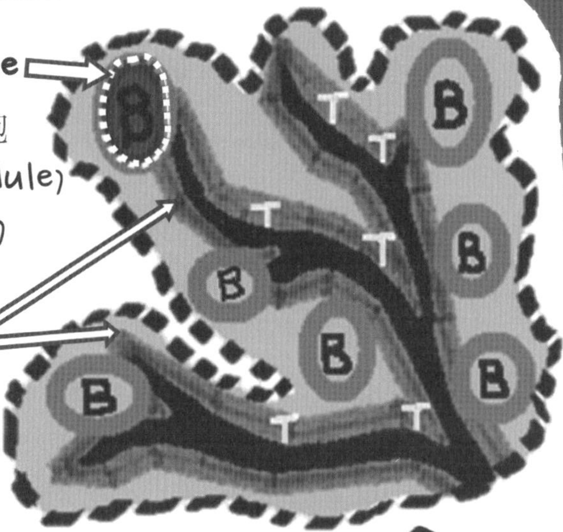

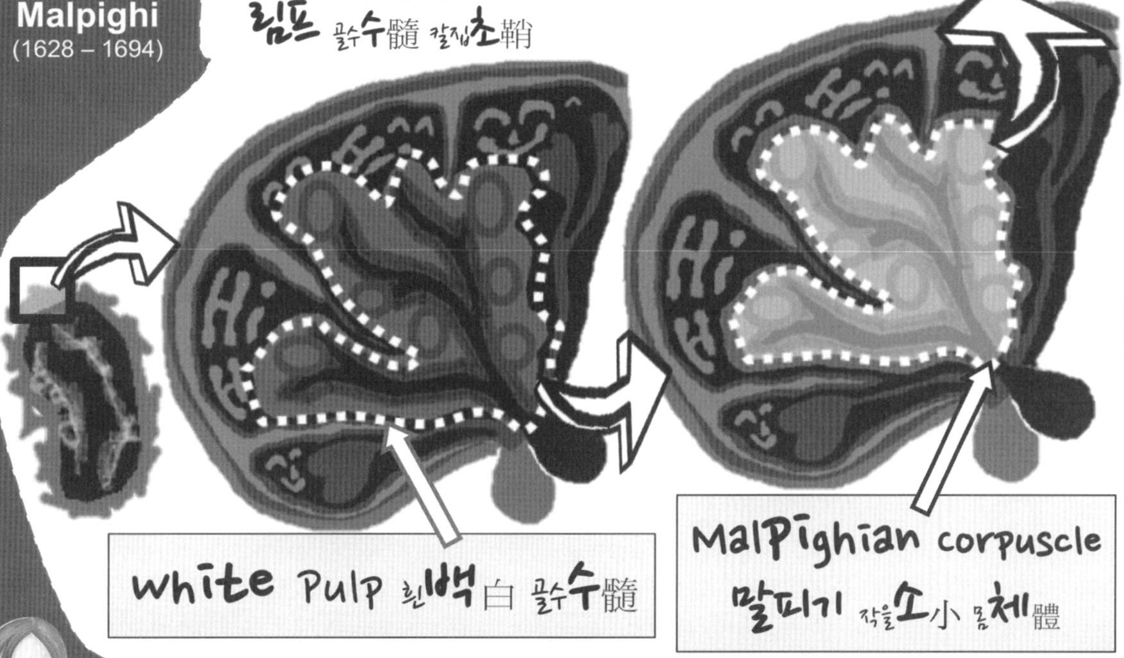

white pulp 흰 백白 골수 수髓

Malpighian corpuscle 말피기 작을 소小 몸 체體

아하? 비장의 백질(white pulp, 말피기소체)에 B-/T-세포가 존재하는 구나!

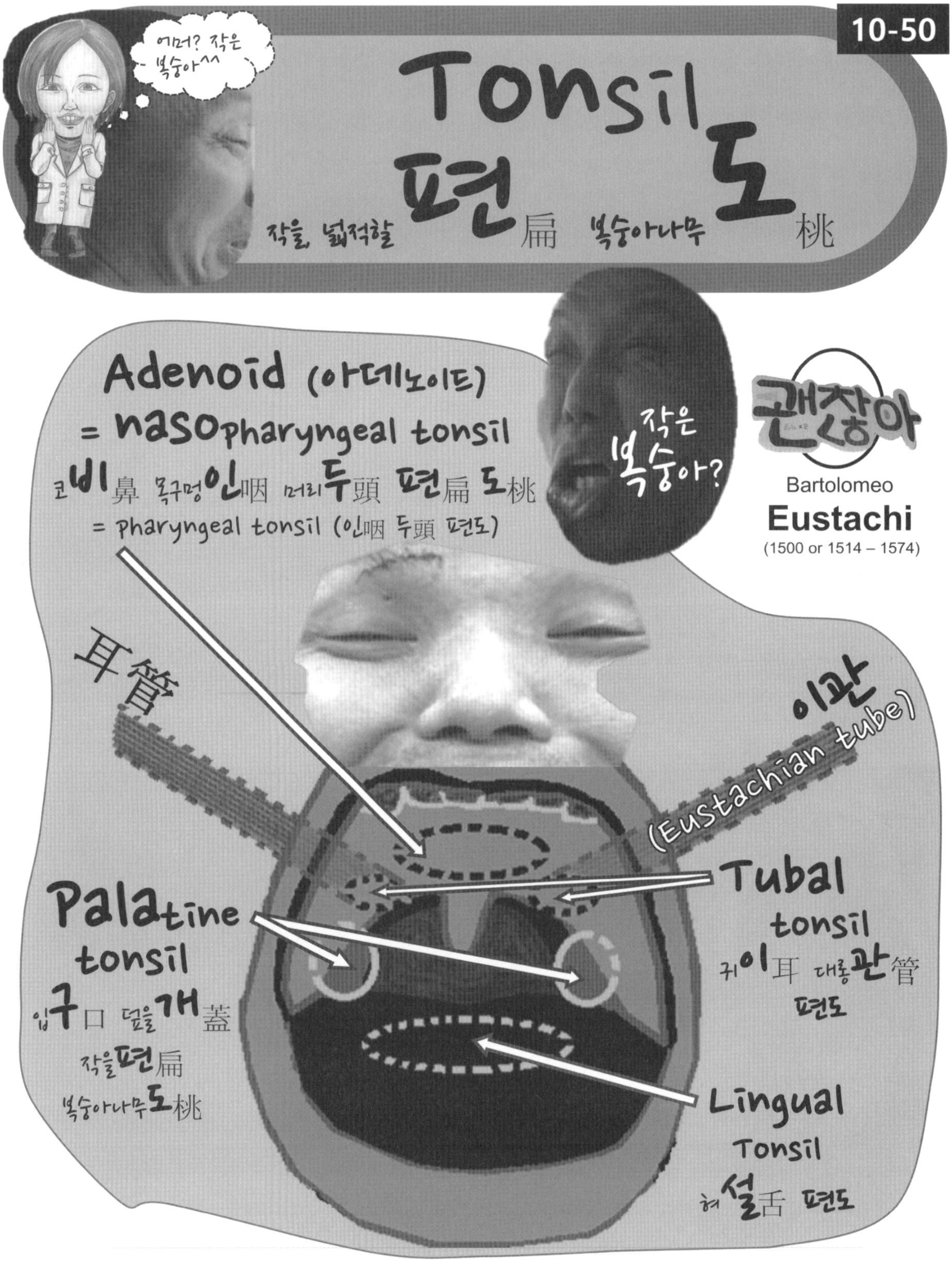
10-50
어머? 작은 복숭아^^
Tonsil
편도
작을, 넓적할 편 扁 복숭아나무 도 桃
Adenoid (아데노이드)
= nasopharyngeal tonsil
코비鼻 목구멍인咽 머리두頭 편扁 도桃
= pharyngeal tonsil (인咽 두頭 편도)
작은 복숭아?
괜찮아
Bartolomeo
Eustachi
(1500 or 1514 – 1574)
耳管
이관
(Eustachian tube)
Palatine tonsil
입구口 덮을개蓋
작을편扁
복숭아나무도桃
Tubal tonsil
귀이耳 대롱관管
편도
Lingual Tonsil
혀설舌 편도

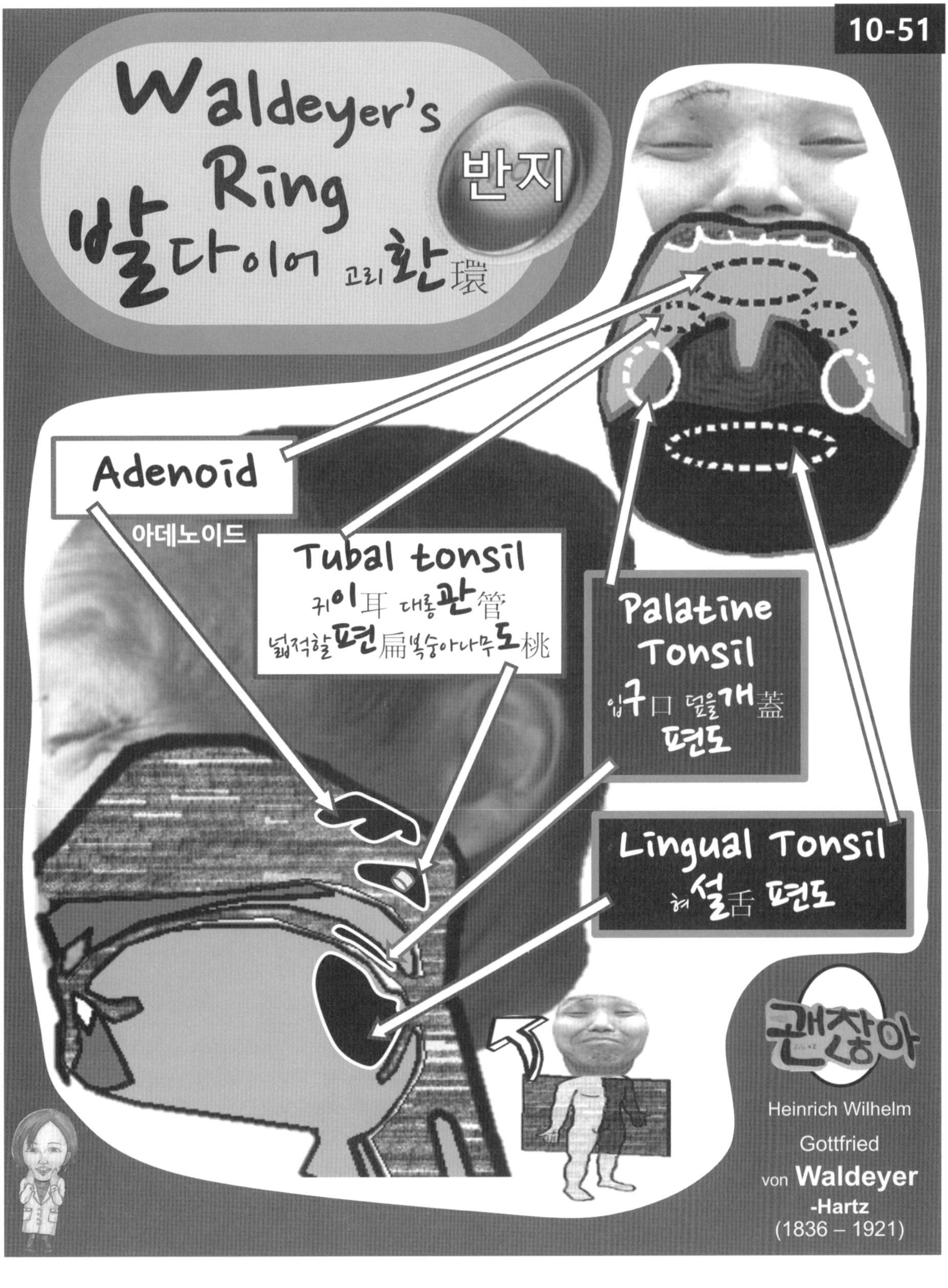
10-51
Waldeyer's Ring
반지
발다이어 고리환環
Adenoid
아데노이드
Tubal tonsil
귀이耳 대롱관管
넓적할편扁복숭아나무도桃
Palatine Tonsil
입구口 덮을개蓋
편도
Lingual Tonsil
혀설舌 편도
괜찮아
Heinrich Wilhelm
Gottfried
von Waldeyer
-Hartz
(1836 – 1921)

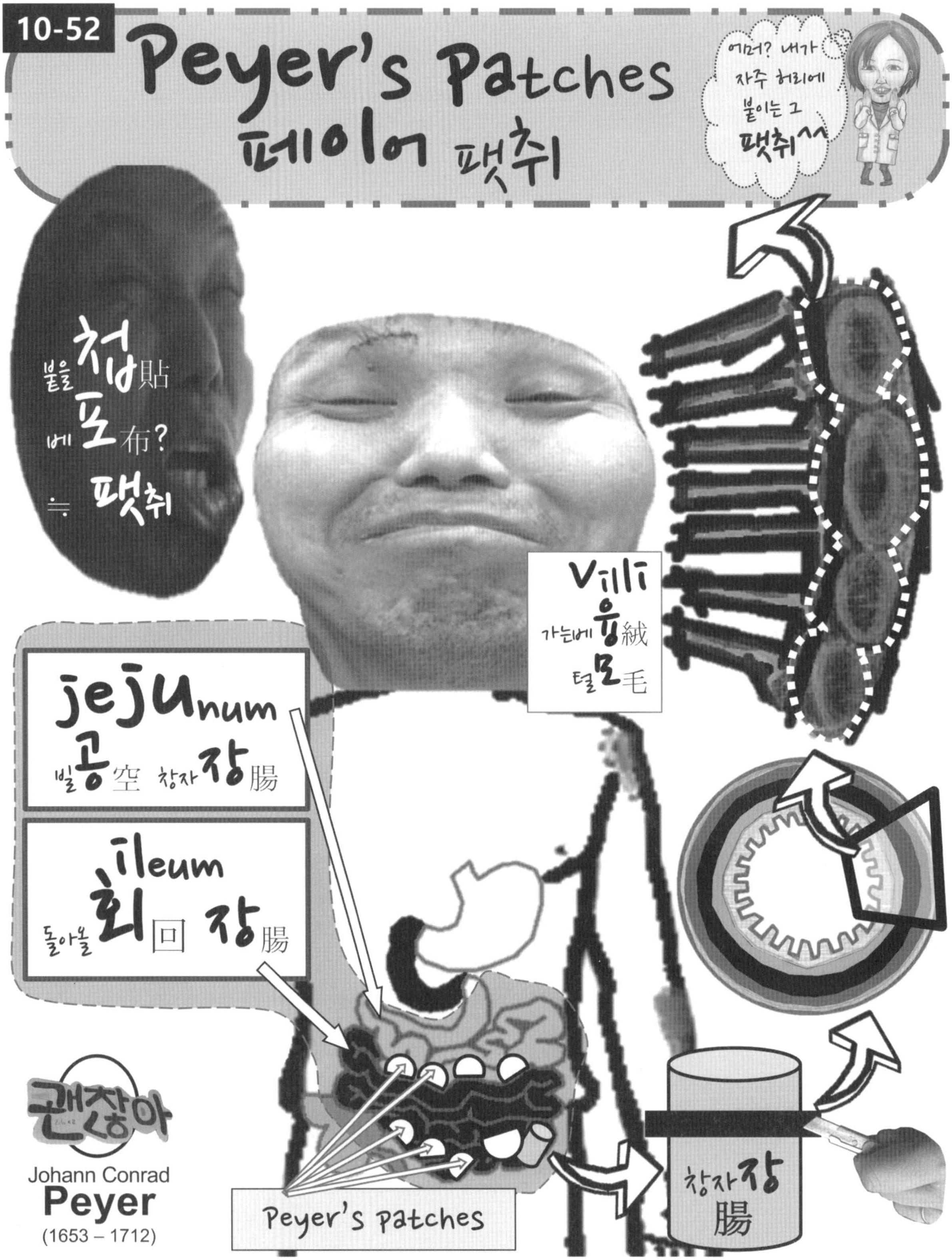
10-52
Peyer's Patches
페이어 팻취
어머? 내가 자주 허리에 붙이는 그 팻취^^
붙을 첩 貼
베 포 布?
≒ 팻취
Villi
가는베 융 絨
털 모 毛
jejunum
빌 공 空 창자 장 腸
ileum
돌아올 회 回 장 腸
괜찮아
Johann Conrad
Peyer
(1653 – 1712)
Peyer's patches
창자 장
腸

10-53 Peyer's patches 페이어 팻취

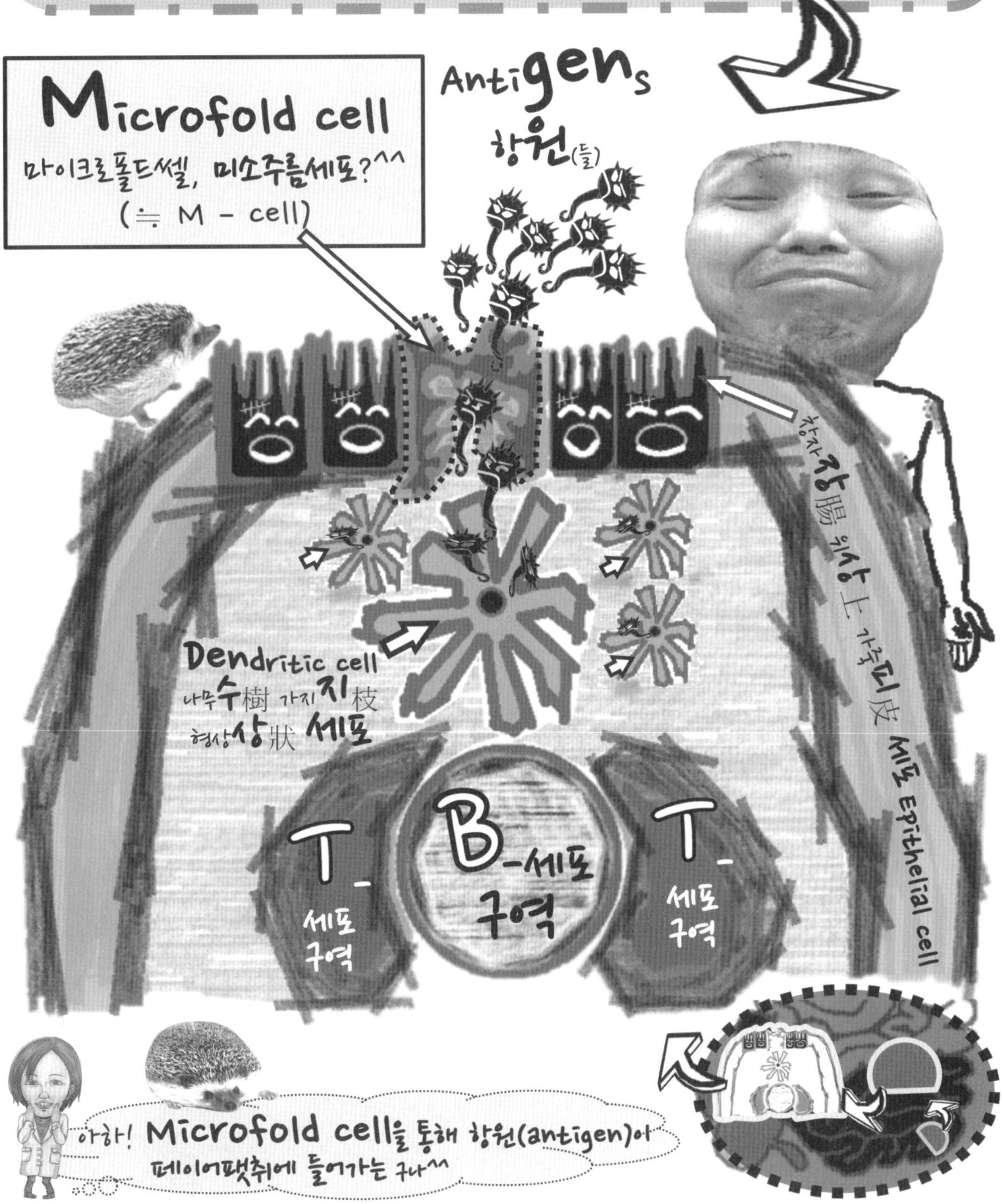

10-54

Appendix

벌레충蟲 매달릴수垂

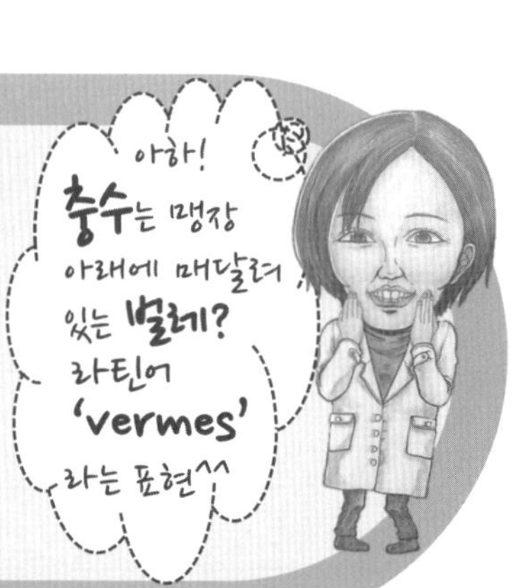

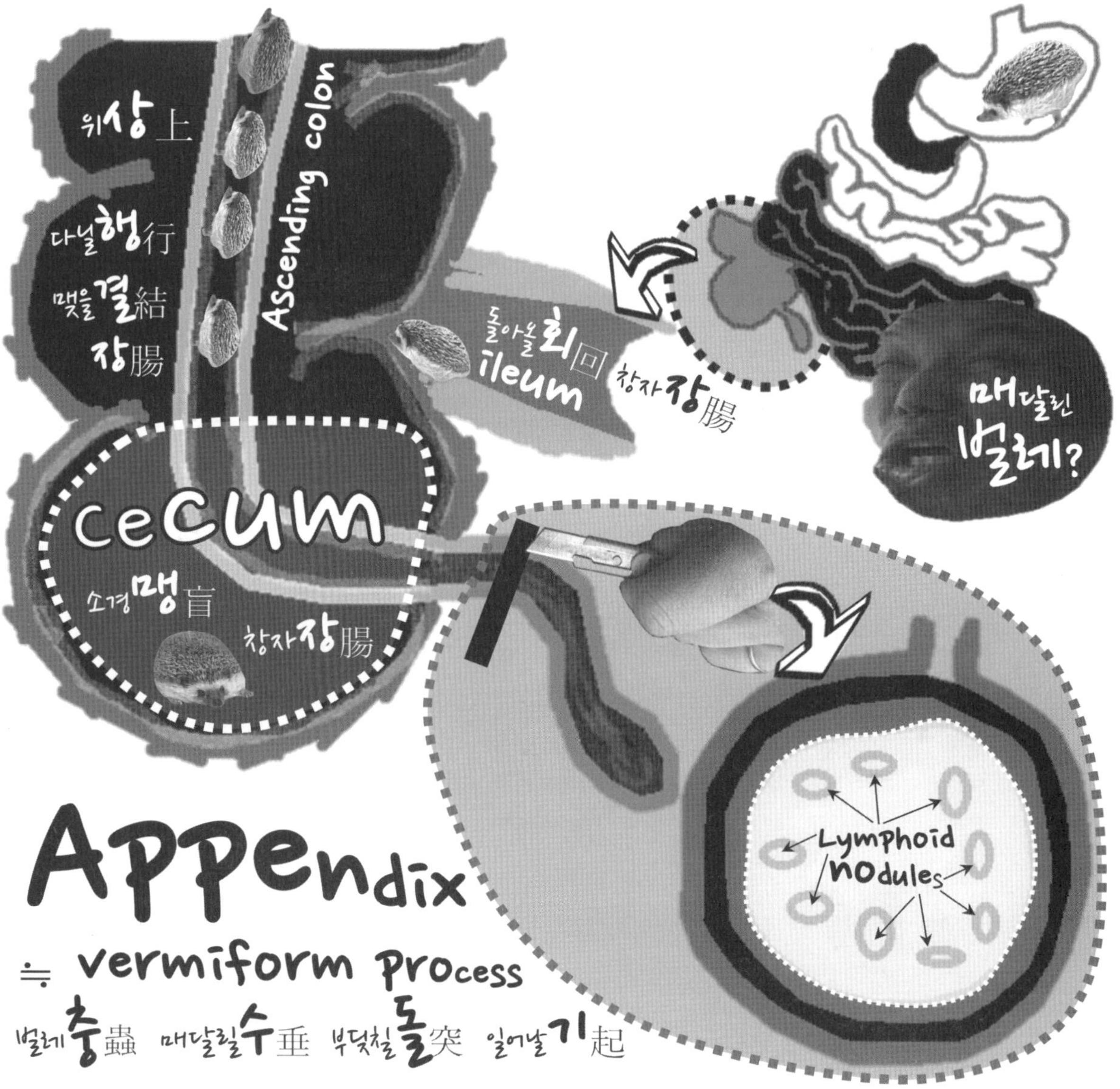

Appendix

≒ vermiform process

벌레충蟲 매달릴수垂 부딪칠돌突 일어날기起

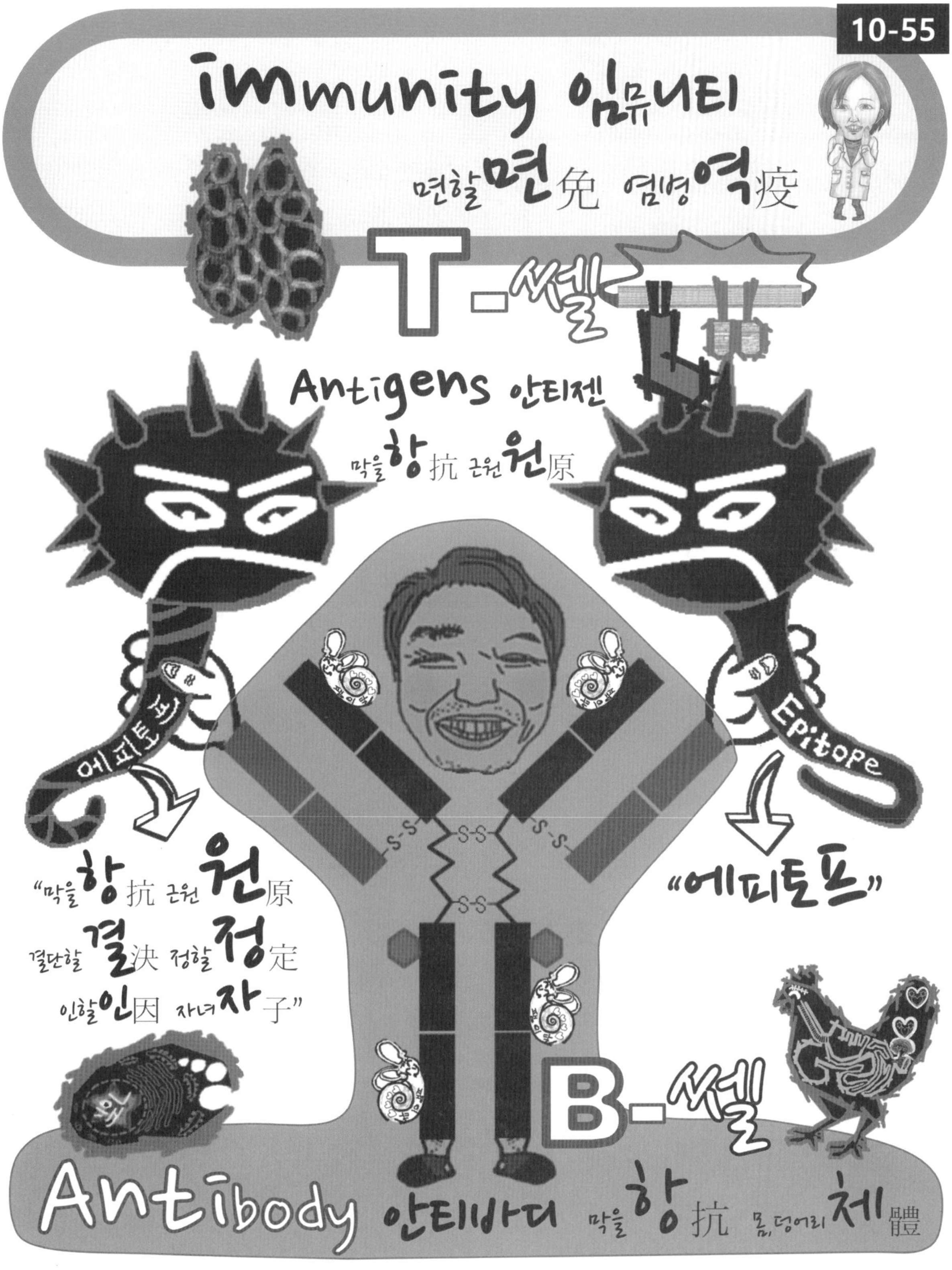
10-55
immunity 임뮤니티
면할면免 염병역疫
T-쎌
Antigens 안티젠
막을항抗 근원원原
에피토프
Epitope
"막을항抗 근원원原
결단할결決 정할정定
인할인因 자녀자子"
"에피토프"
B-쎌
Antibody 안티바디 막을항抗 몸,덩어리체體

10-56

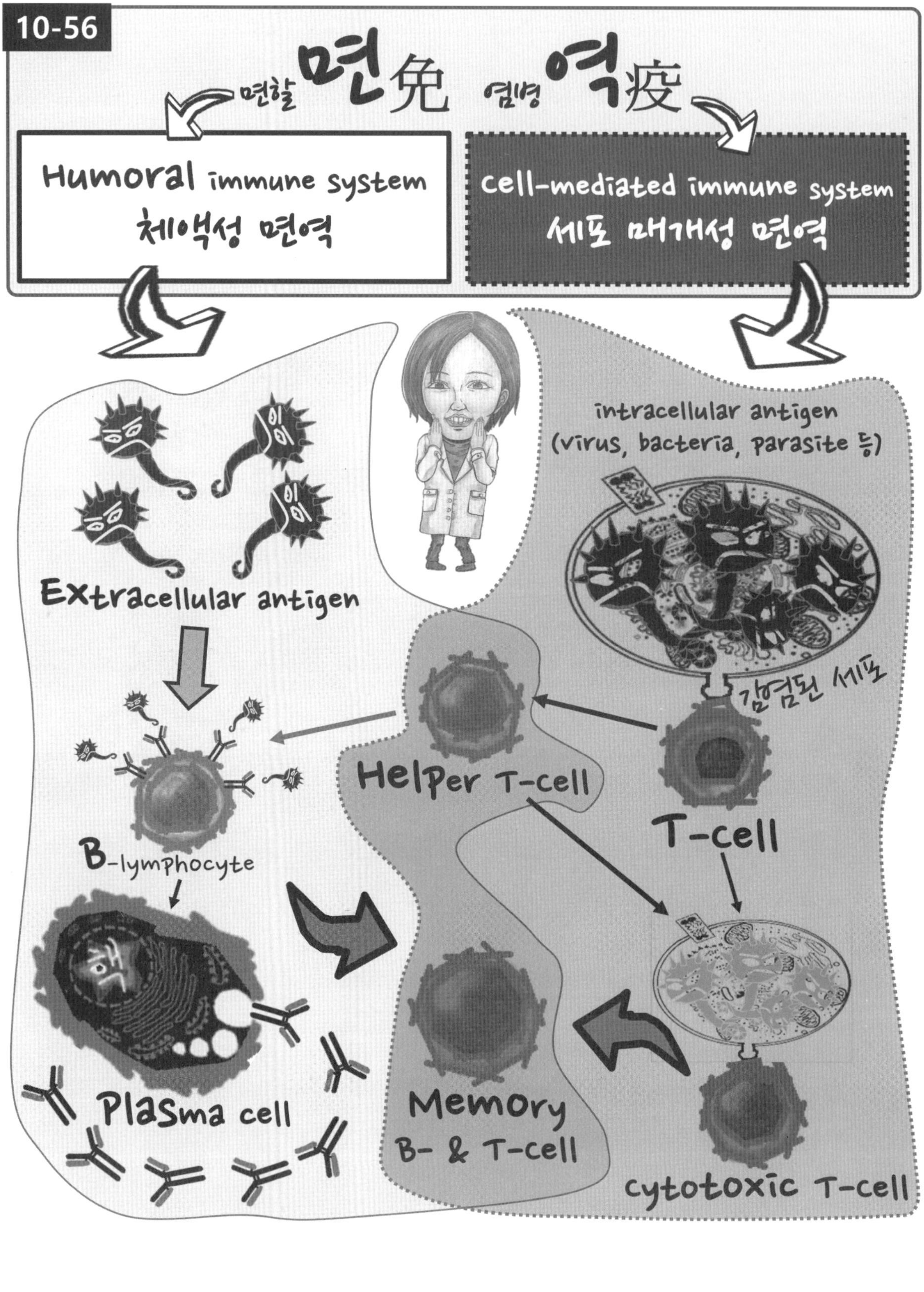
면할 면免 염병 역疫
Humoral immune system
체액성 면역
cell-mediated immune system
세포 매개성 면역
intracellular antigen
(virus, bacteria, parasite 등)
Extracellular antigen
감염된 세포
Helper T-cell
T-cell
B-lymphocyte
핵
Plasma cell
Memory
B- & T-cell
cytotoxic T-cell

10-57

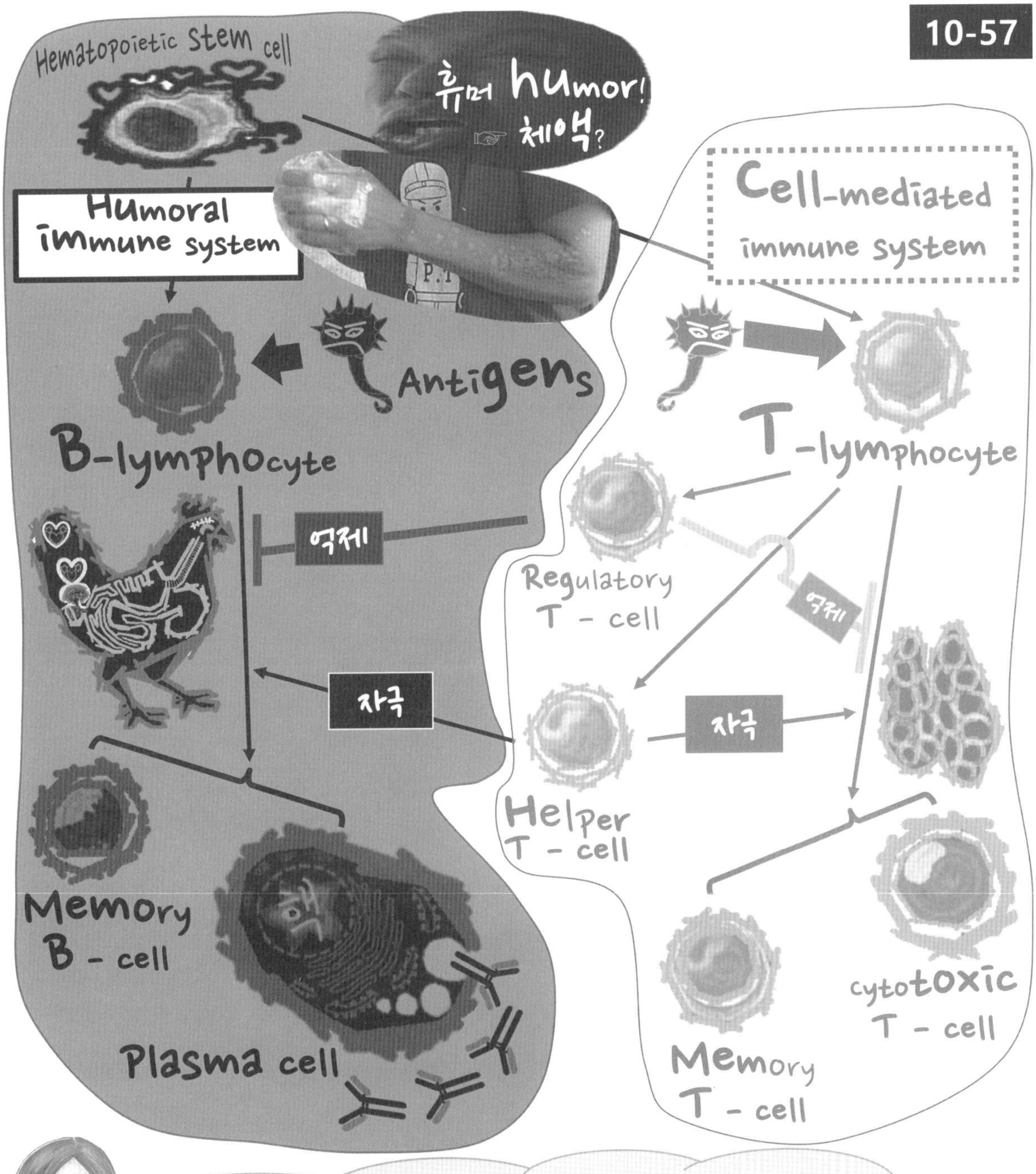

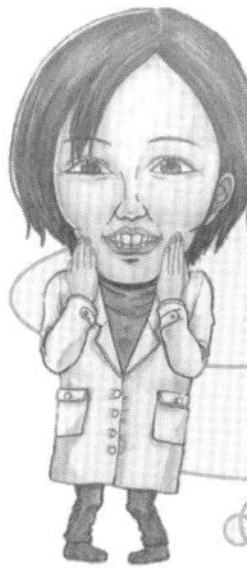

아하? 몸체體 진액액液 성품성성性 면할면免 염병역疫기은 ► 항체 생성!
가늘세細 태보포胞 중매매媒 끼일개介 성性 면免 역疫은
► T-세포의 직접 작용^^

10-58

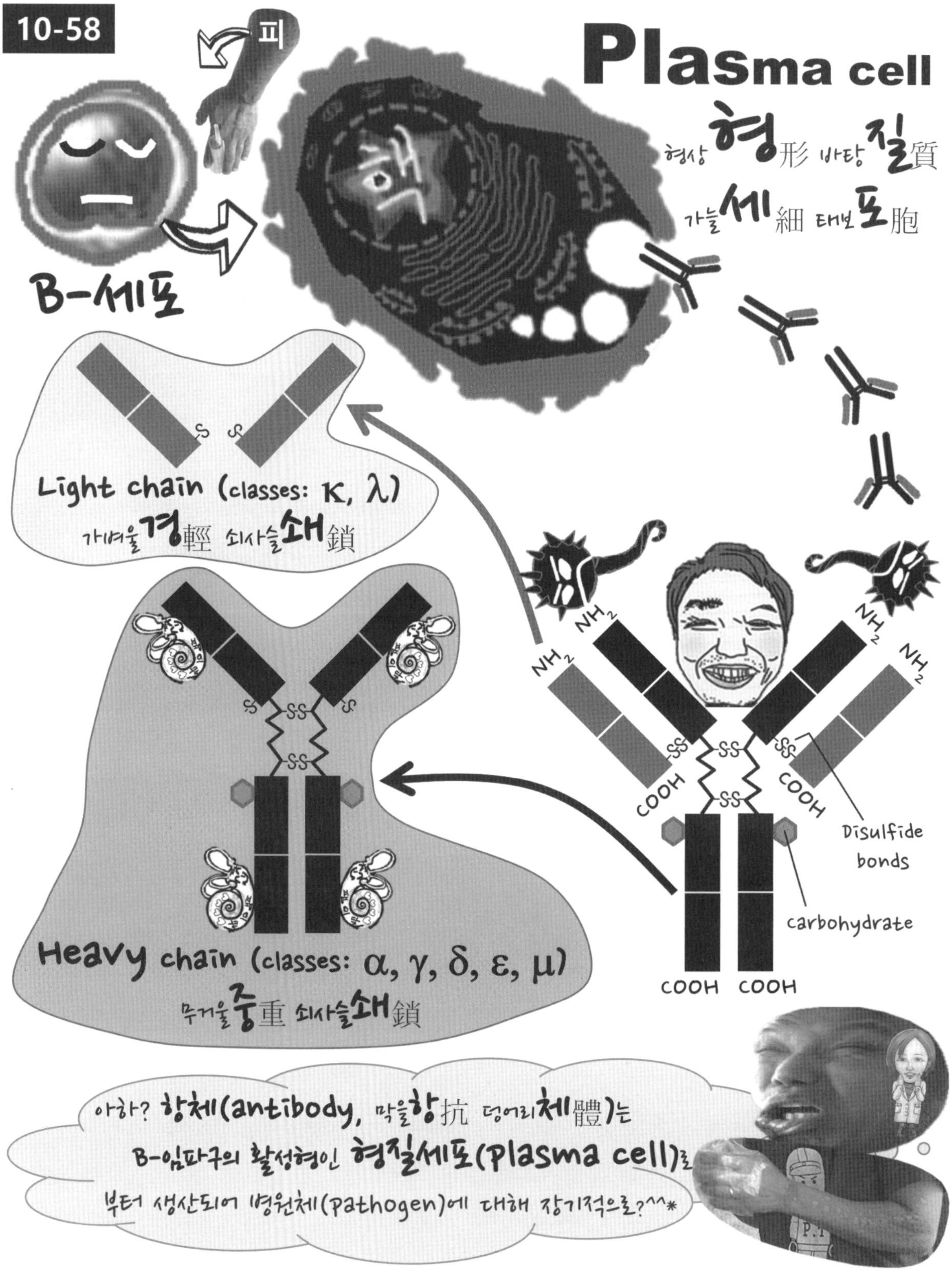

피
Plasma cell
형상 형 形 바탕 질 質
가늘 세 細 태보 포 胞
핵
B-세포
Light chain (classes: K, λ)
가벼울 경 輕 쇠사슬 쇄 鎖
Heavy chain (classes: α, γ, δ, ε, μ)
무거울 중 重 쇠사슬 쇄 鎖
NH2
COOH
Disulfide bonds
carbohydrate
아하? 항체(antibody, 막을 항 抗 덩어리 체 體)는
B-임파구의 활성형인 형질세포(plasma cell)로
부터 생산되어 병원체(pathogen)에 대해 장기적으로?^^*

10-59

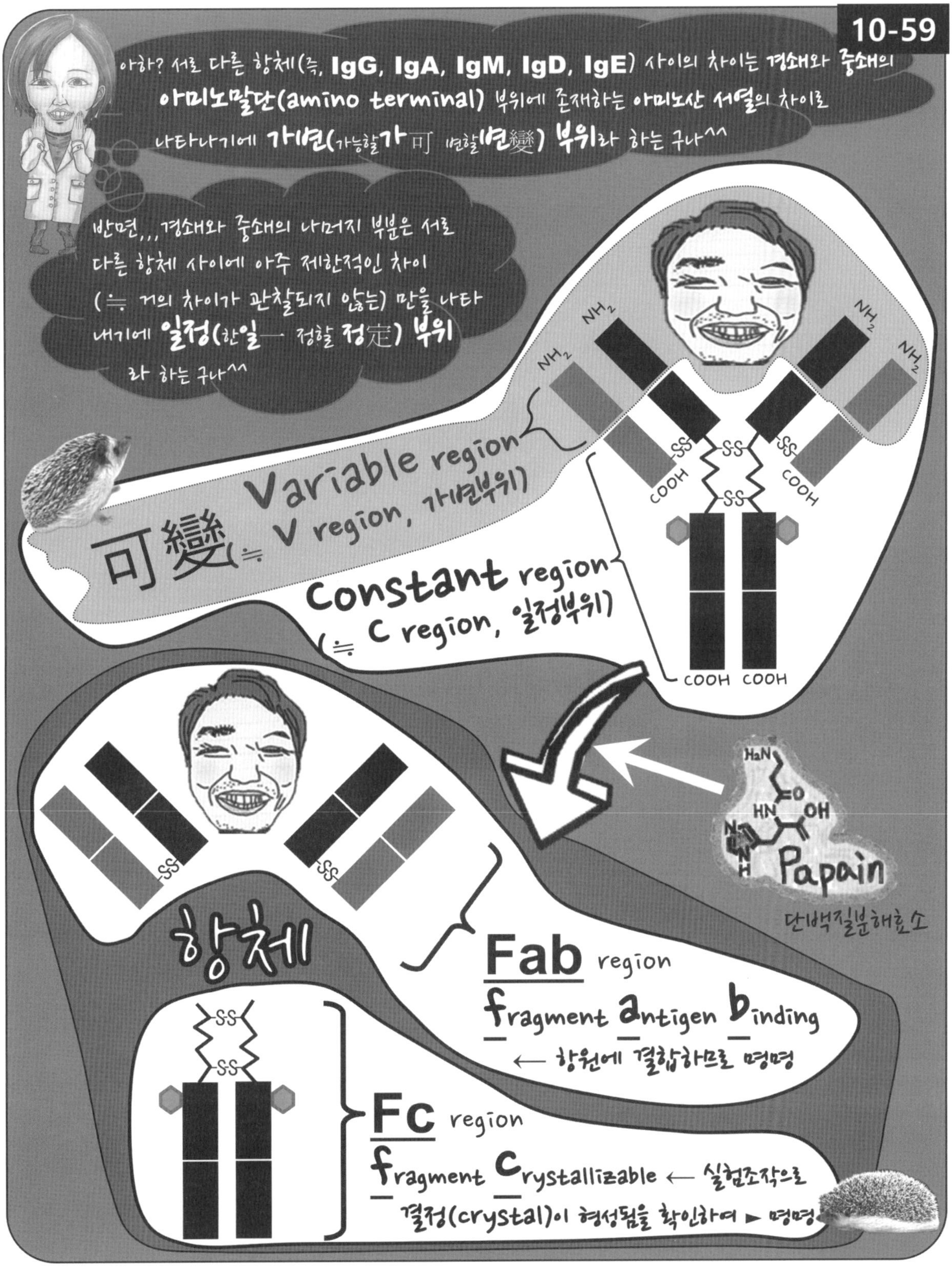
아하? 서로 다른 항체(즉, IgG, IgA, IgM, IgD, IgE) 사이의 차이는 경쇄와 중쇄의
아미노말단(amino terminal) 부위에 존재하는 아미노산 서열의 차이로
나타나기에 가변(가능할 가 可 변할 변 變) 부위라 하는 구나^^
반면,,,경쇄와 중쇄의 나머지 부분은 서로
다른 항체 사이에 아주 제한적인 차이
(≒ 거의 차이가 관찰되지 않는) 만을 나타
내기에 일정(한 일 一 정할 정 定) 부위
라 하는 구나^^
NH_2
NH_2
NH_2
NH_2
SS
SS
SS
SS
COOH
COOH
COOH COOH
Variable region
可變(≒ V region, 가변부위)
Constant region
(≒ C region, 일정부위)
H_2N
HN
OH
N
H
Papain
단백질분해효소
항체
SS
SS
Fab region
fragment antigen binding
← 항원에 결합하므로 명명
Fc region
fragment crystallizable ← 실험조작으로
결정(crystal)이 형성됨을 확인하여 ► 명명

10-60 항체

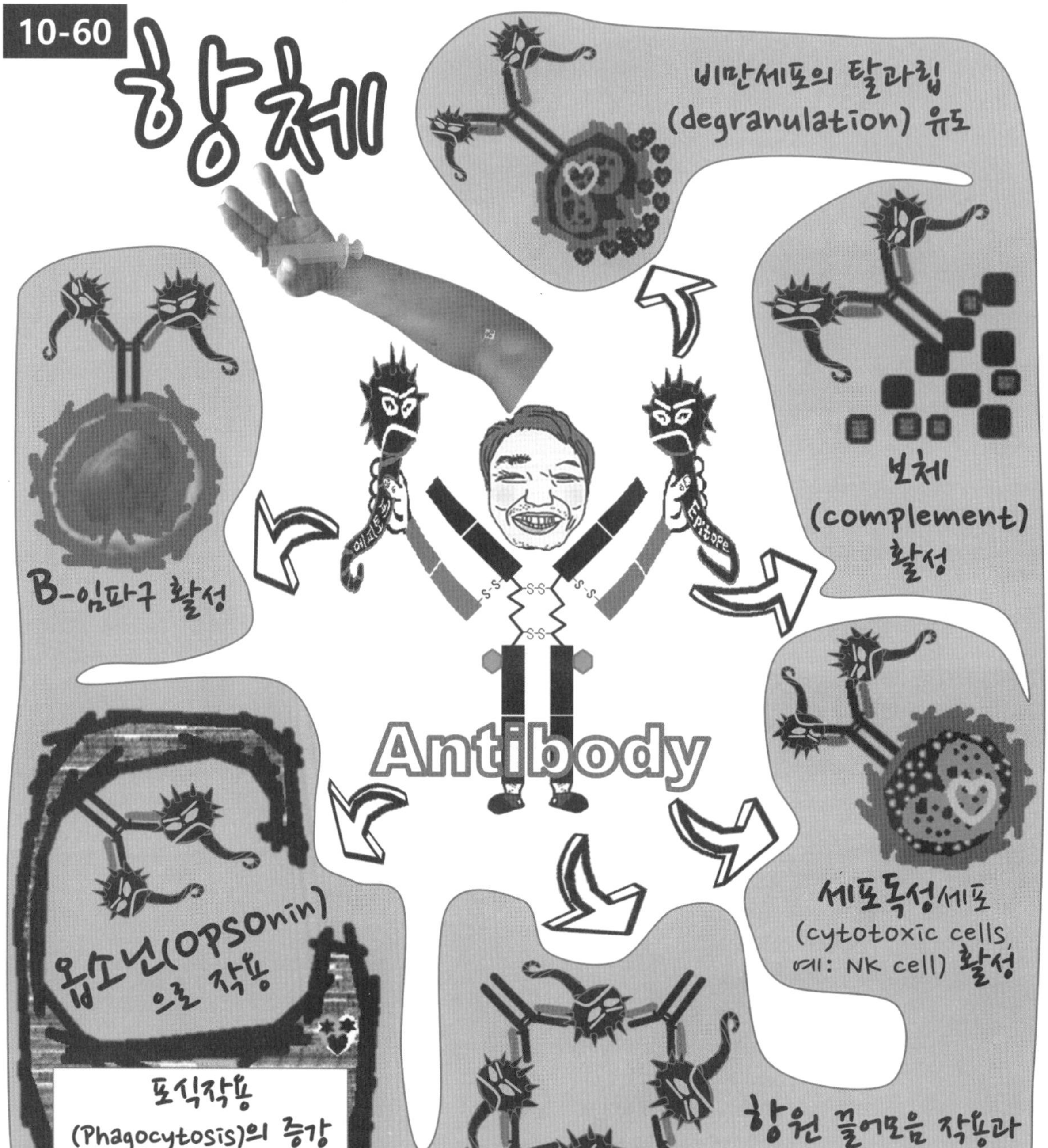
비만세포의 탈과립
(degranulation) 유도
보체
(complement)
활성
B-임파구 활성
Antibody
Epitope
세포독성세포
(cytotoxic cells,
예: NK cell) 활성
옵소닌(OPSOnin)
으로 작용
포식작용
(Phagocytosis)의 증강
항원 끌어모음 작용과
세균 독소의 불활성화

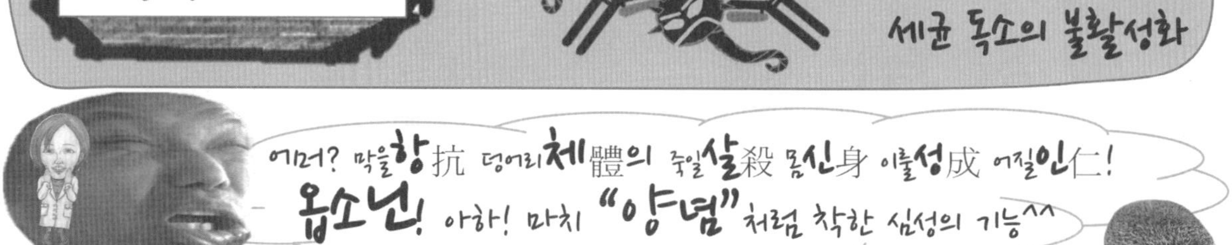
어머? 막을항抗 덩어리체體의 죽일살殺 몸신身 이룰성成 어질인仁!
옵소닌! 아하! 마치 "양념"처럼 착한 심성의 기능^^

10-61

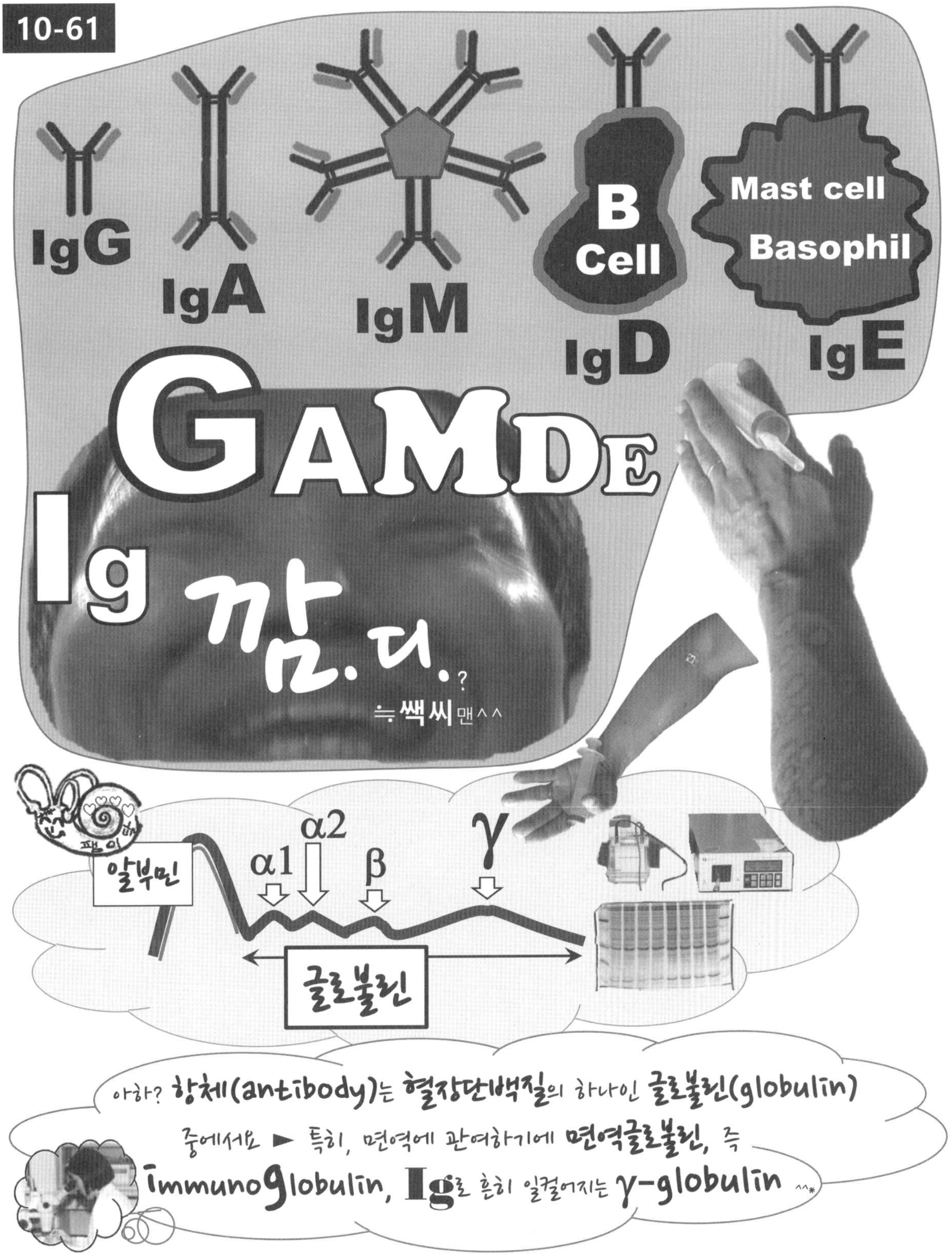
IgG
IgA
IgM
B Cell
IgD
Mast cell Basophil
IgE
GAMDE
Ig
깜.디.?
≒ 쌕씨 맨^^
알부민
α1
α2
β
γ
글로불린
아하? 항체(antibody)는 혈장단백질의 하나인 글로불린(globulin)
중에서요 ► 특히, 면역에 관여하기에 면역글로불린, 즉
immunoglobulin, Ig로 흔히 일컬어지는 γ-globulin ^^*

10-62

IgG

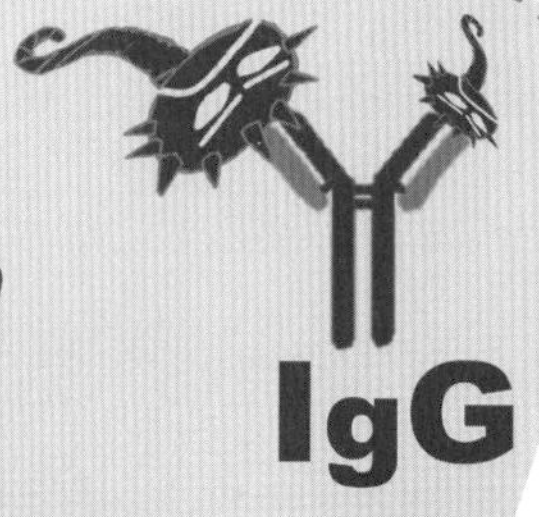

* about **75%~ 80%** of total antibodies
* Structure: **monomer** (홑단單 헤아릴량量 덩어리,몸체體)
  (heavy chain: γ, light chain: κ or λ)
* Number of antigen-binding sites : 2
* Function: increase phagocytosis,
  neutralize toxins & viruses,
  protect fetus & newborn.
* Half-life: about **23 days**
* Location: lymph, intestine, blood
* **Complement fixation** (≒보체결합능력) : **OK** !
* **Placental transfer** : **OK** !

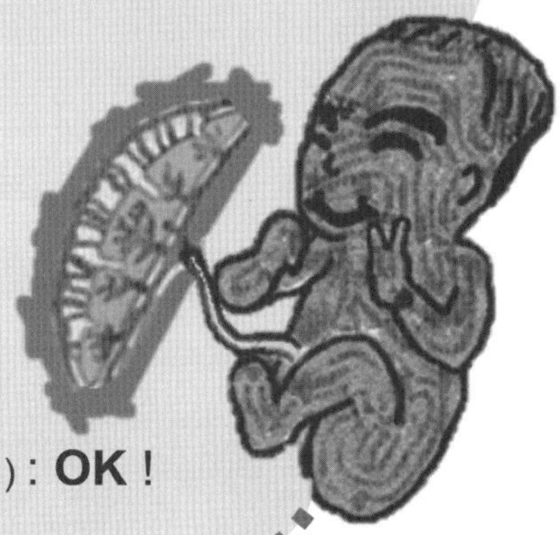

IgM

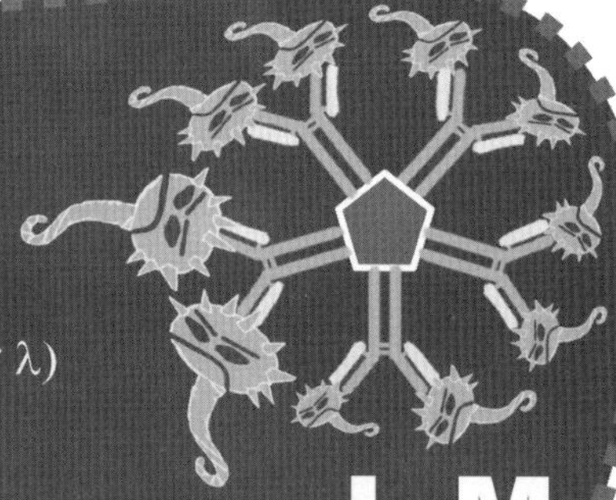

* about **5%~ 10%** of total antibodies
* Structure: **pentamer** (다섯오五 량量 체體)
  (heavy chain: μ, light chain: κ or λ)
* Number of antigen-binding sites : 10
* Function: 1st antibodies produced during an **infection**.
  agglutinating & neutralizing antigens.
* Half-life: about 5 days
* Location: lymph, blood,
  B-cell surface (◀ monomer의 경우)
* Complement fixation (≒도울보補 體結合能力) : OK !
* Placental transfer : Never !

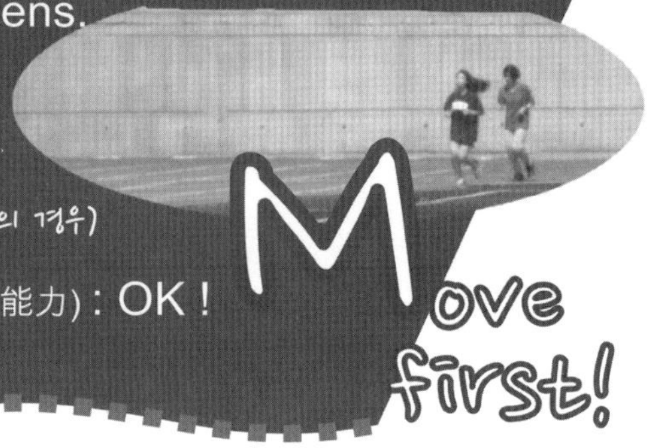

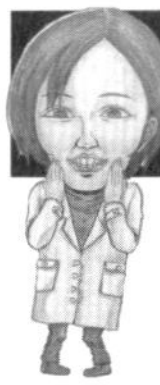

IgA

10-63

* about **10%~ 15%** of total antibodies
* Structure: **dimer** (두이二 량量 체體)
  (heavy chain: α, light chain: κ or λ)
* Number of antigen-binding sites : 4
* Function: neutralization (등) of pathogens
  provides immunity to infant digestive tract 등.
* Half-life: about 6 days
* Location: blood, lymph,
  secretions (◀ saliva, milk, tears 등)
* Complement fixation & placental transfer: Never!

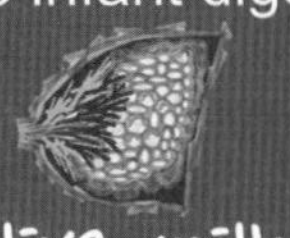

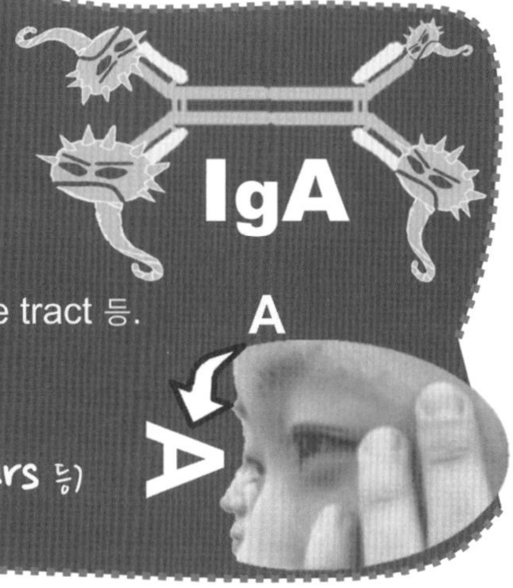

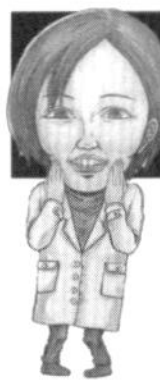

IgD

* about **0.2%~ 0.25%** of total antibodies
* Structure: **monomer** (홑단單 량量 체體)
  (heavy chain: δ, light chain: κ or λ)
* Number of antigen-binding sites : 2
* Function: *in serum function is unknown yet.*
  However, to the B-cell surface,
  → it causes an immune response.
* Half-life: about 3 days
* Location: lymph, **B-cell surface**, blood
* Complement fixation & placental transfer: Never!

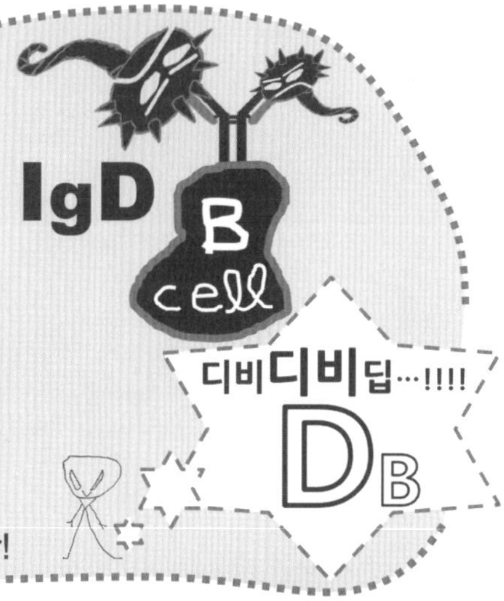

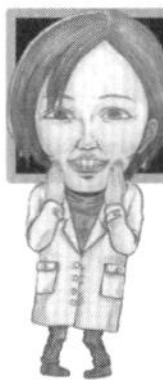

IgE

* about **0.002%~ 0.05%** of total antibodies
* Structure: **monomer** (홑단單 량量 체體)
  (heavy chain: ε, light chain: κ or λ)
* Number of antigen-binding sites : 2
* Function: allergic reactions, *(furthermore)*
  → possibly lysis of parasite 등,,,
* Half-life: about 2 days
* Location: bound to **mast cell & basophil**
* Complement fixation & placental transfer: Never!

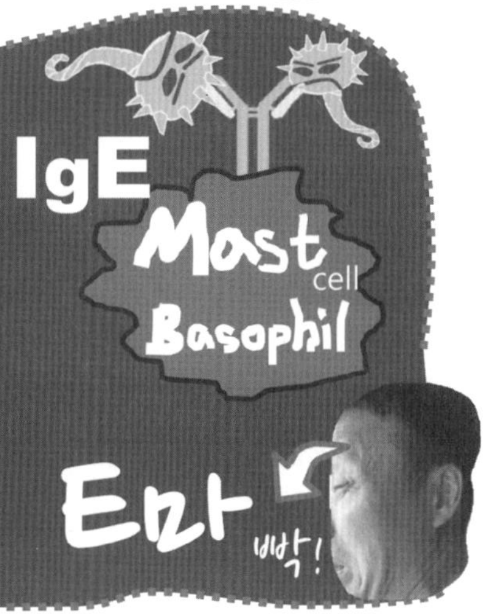

10-64 Humoral immune system

몸체體 진액液 성품성性 면할면免 염병역疫

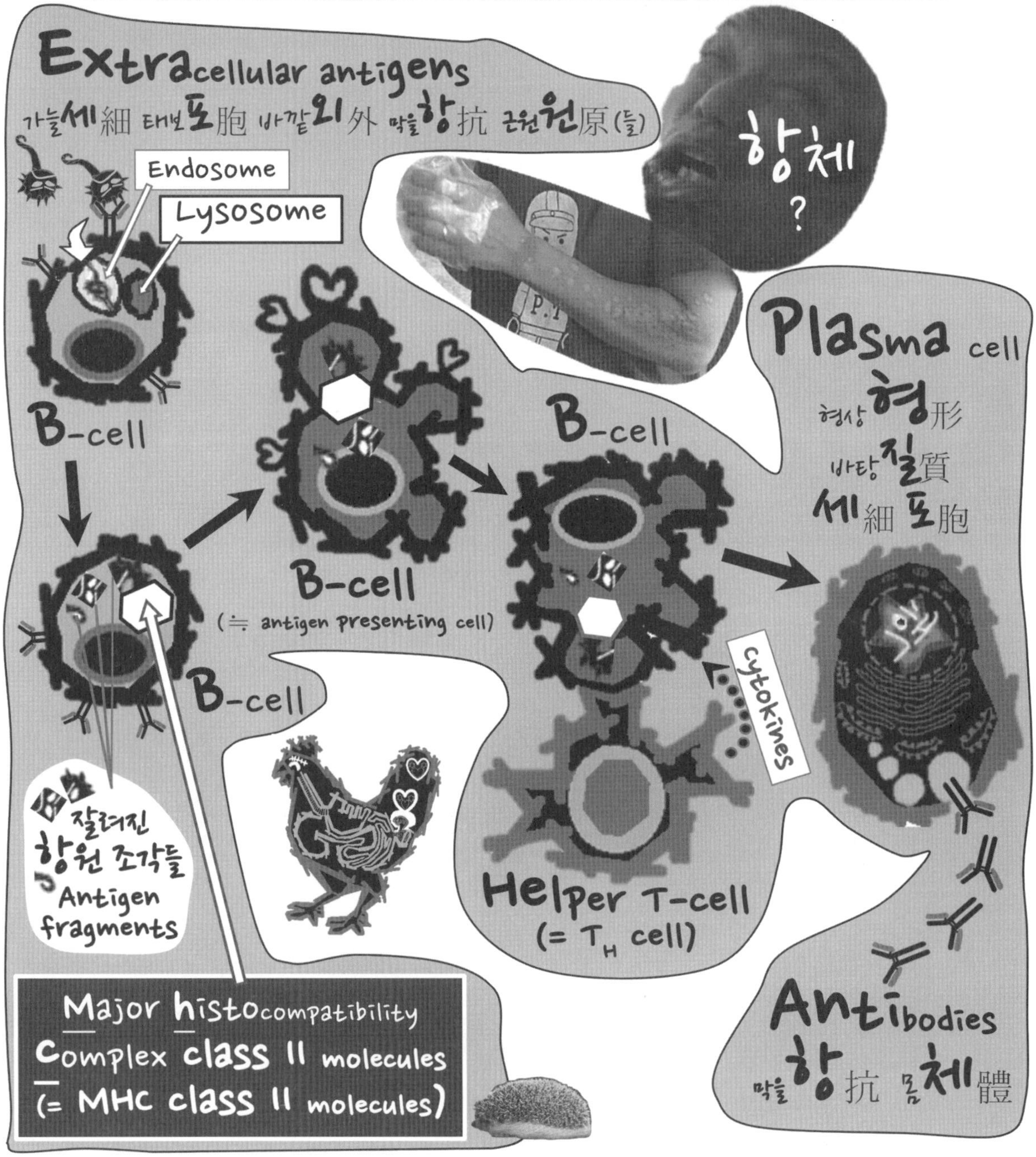

10-65

Major Histocompatibility Complex molecule

"주요 조組직織 적합合 복複합合 체體분分자子"

주인주主 중요할요要 ... 적합할적適

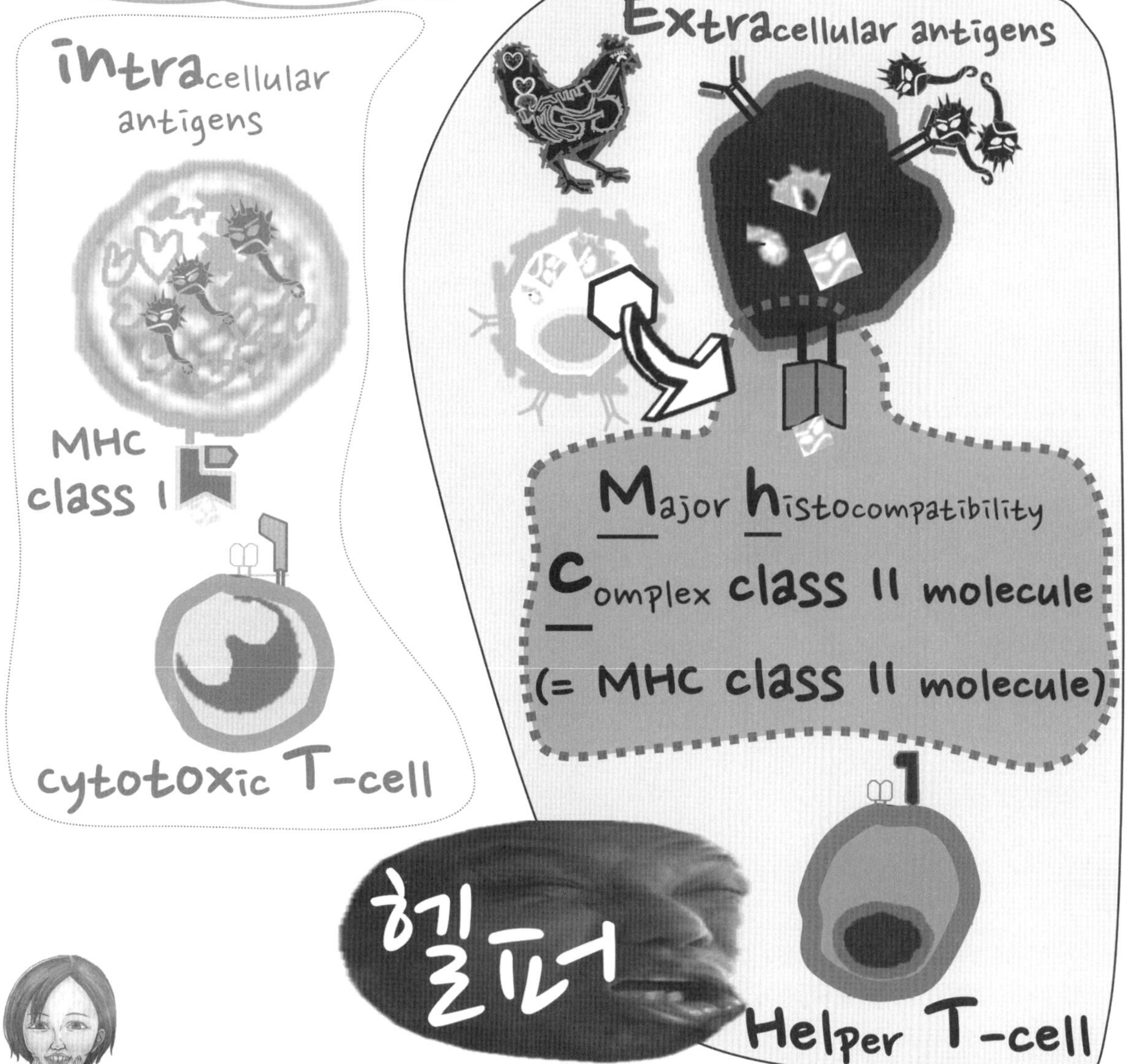

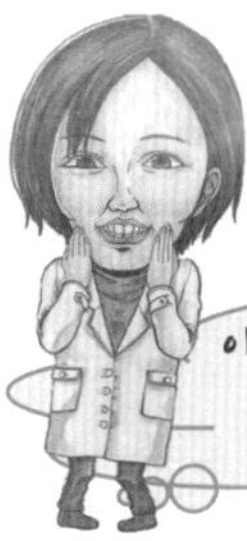

아하? **MHC** is a set of genes that code for cell surface proteins essential for the acquired immune system ***to recognize foreign molecules*** in vertebrates. → **MHC molecules**

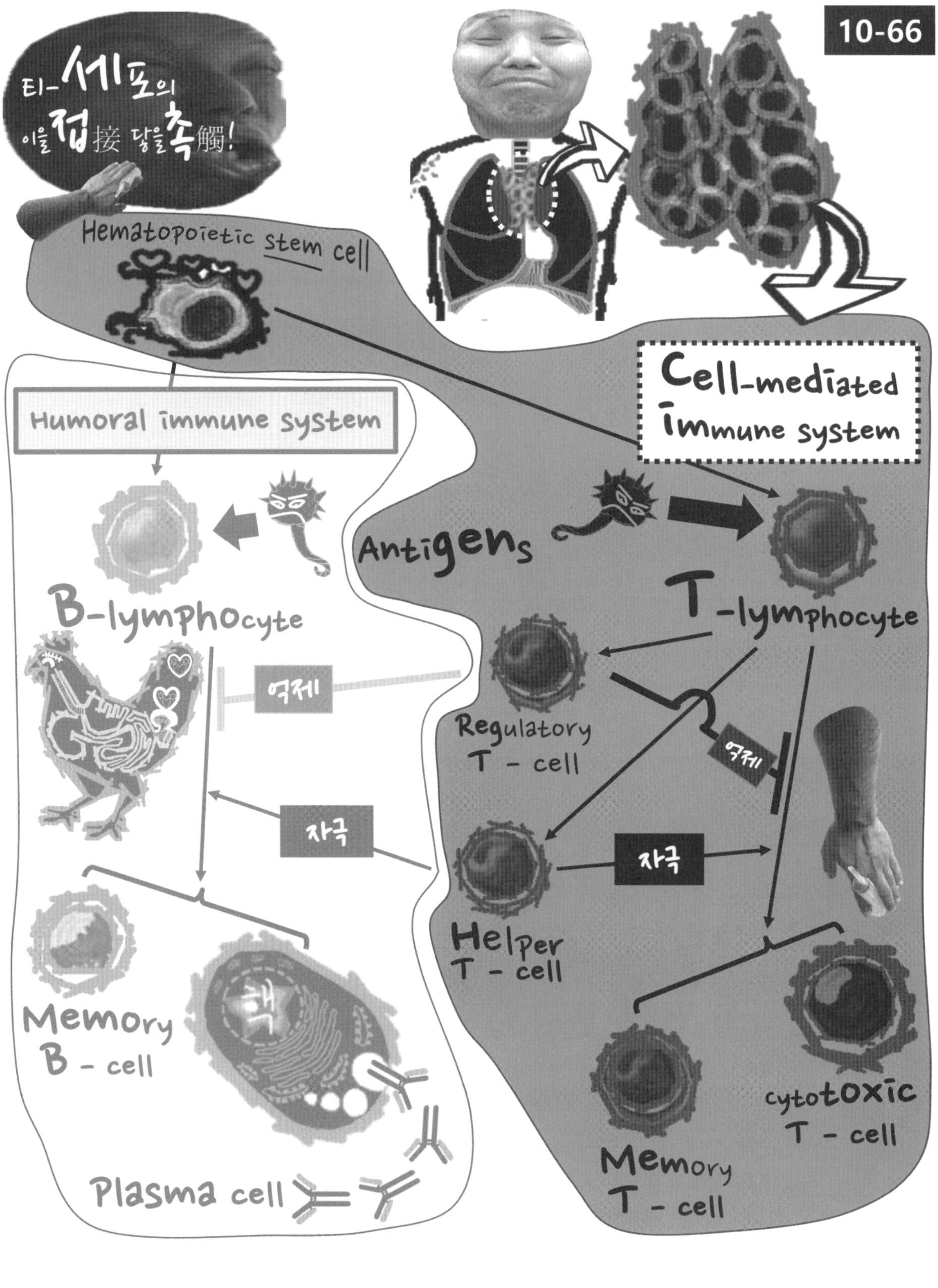
10-66
티-세포의
이을접接 닿을촉觸!
Hematopoietic stem cell
Humoral immune system
Cell-mediated immune system
Antigens
B-lymphocyte
T-lymphocyte
억제
Regulatory T - cell
억제
자극
자극
Helper T - cell
Memory B - cell
Plasma cell
Memory T - cell
cytotoxic T - cell

10-67 Cell-mediated immune system

가늘세 細 태보포 胞 - 중매매 媒 끼일개 介 성품성 性 면할면 免 염병역 疫

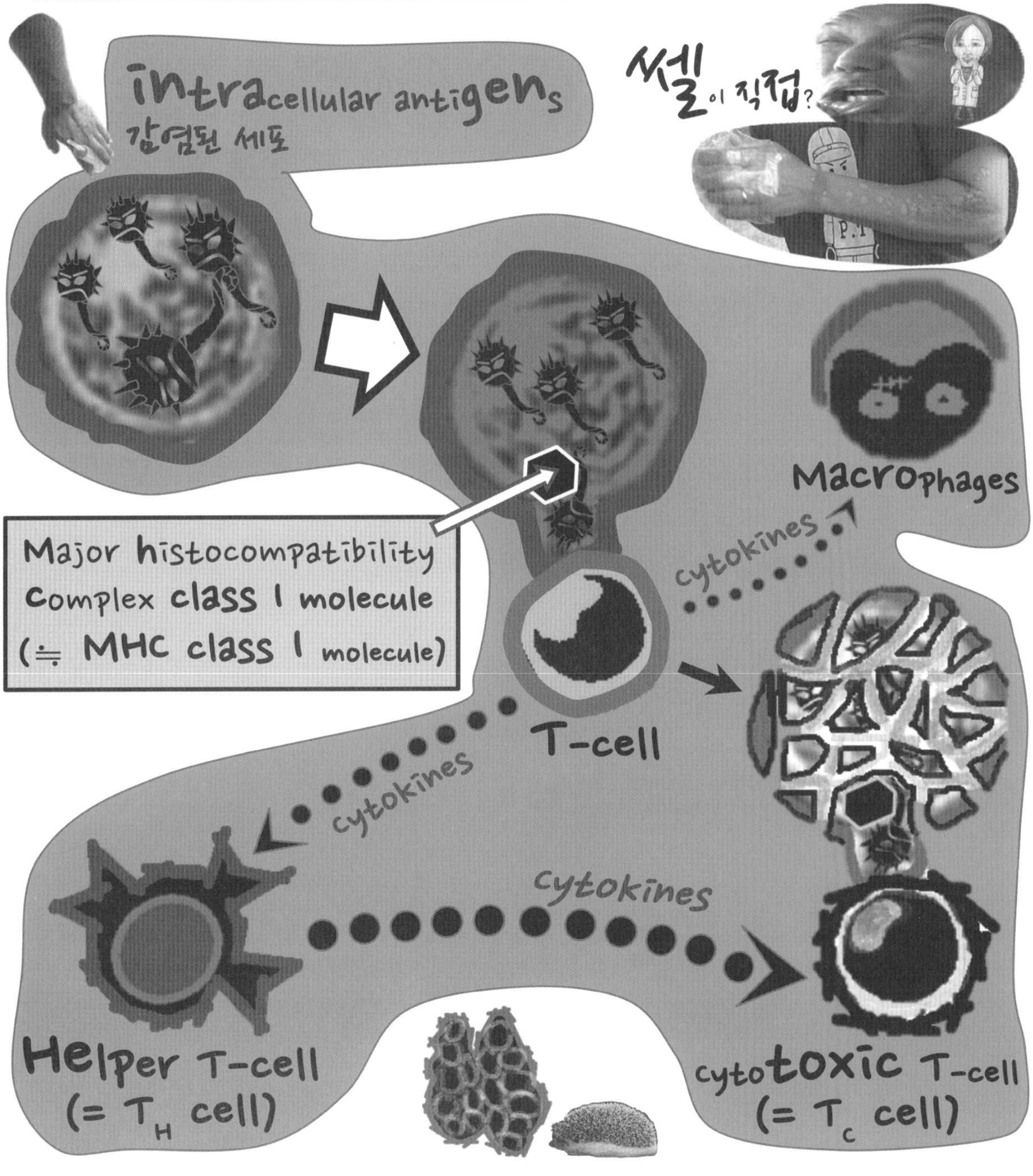

10-68

Major Histocompatibility Complex molecule
"주主 요要 조組직織 적適 합合 복複 합合 체體 분分 자子"

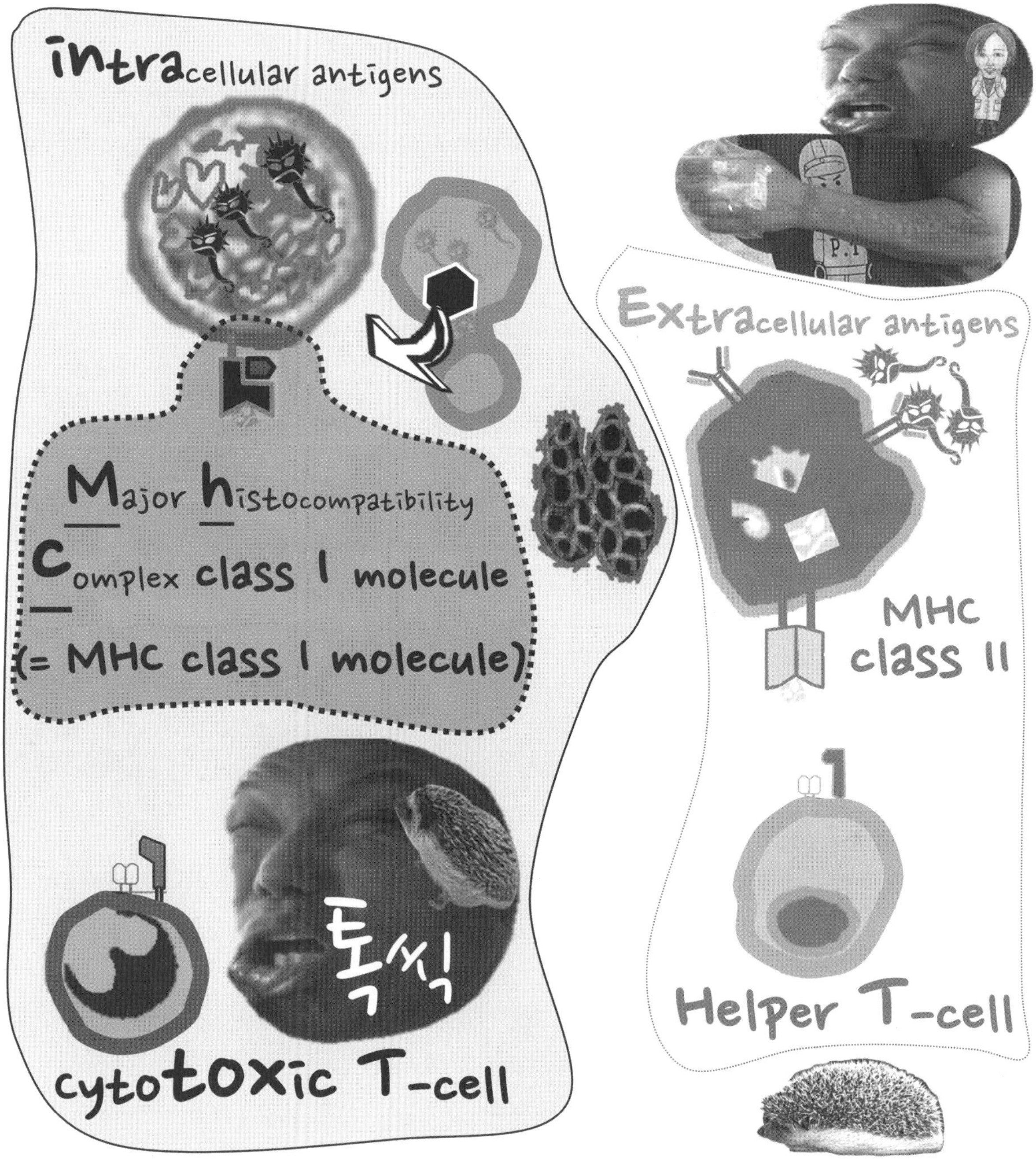

10-69

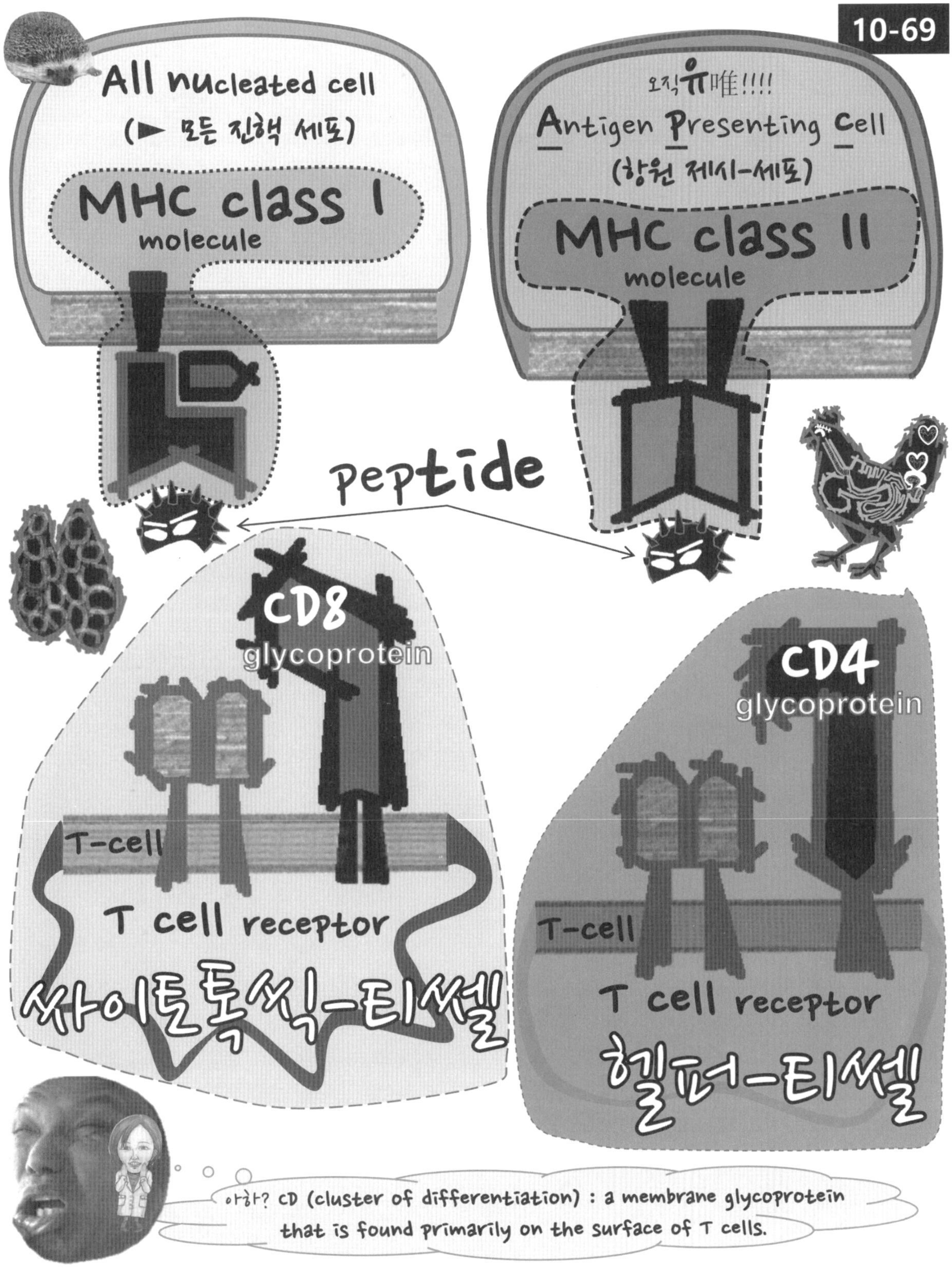
All nucleated cell
(► 모든 진핵 세포)
MHC class I
molecule
오직 유唯!!!!
Antigen Presenting Cell
(항원 제시-세포)
MHC class II
molecule
peptide
CD8
glycoprotein
T-cell
T cell receptor
싸이토톡식-티셀
CD4
glycoprotein
T-cell
T cell receptor
헬퍼-티셀
아하? CD (cluster of differentiation) : a membrane glycoprotein
that is found primarily on the surface of T cells.

10-70

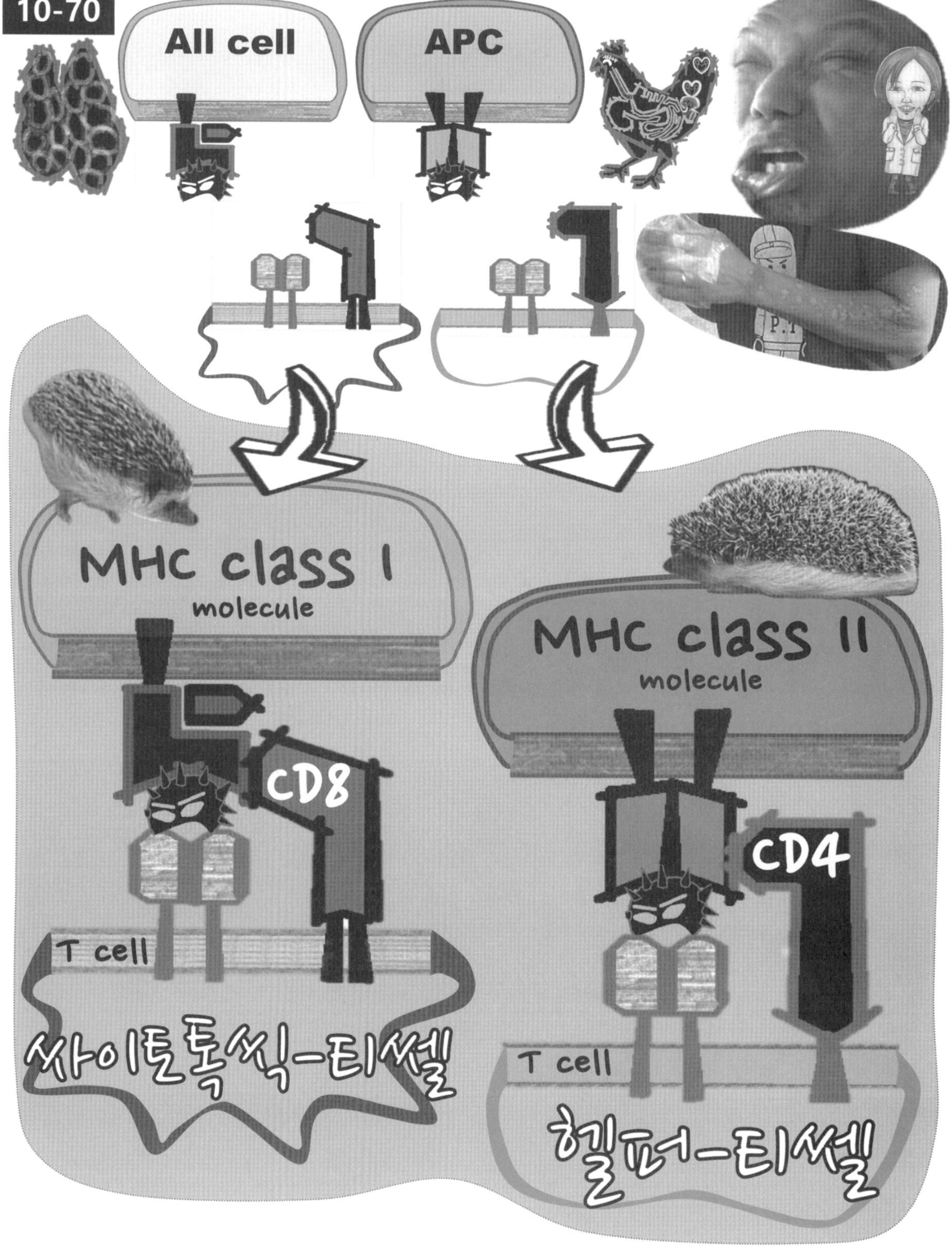
All cell
APC
MHC class I
molecule
CD8
T cell
싸이토톡식-티셀
MHC class II
molecule
CD4
T cell
헬퍼-티셀

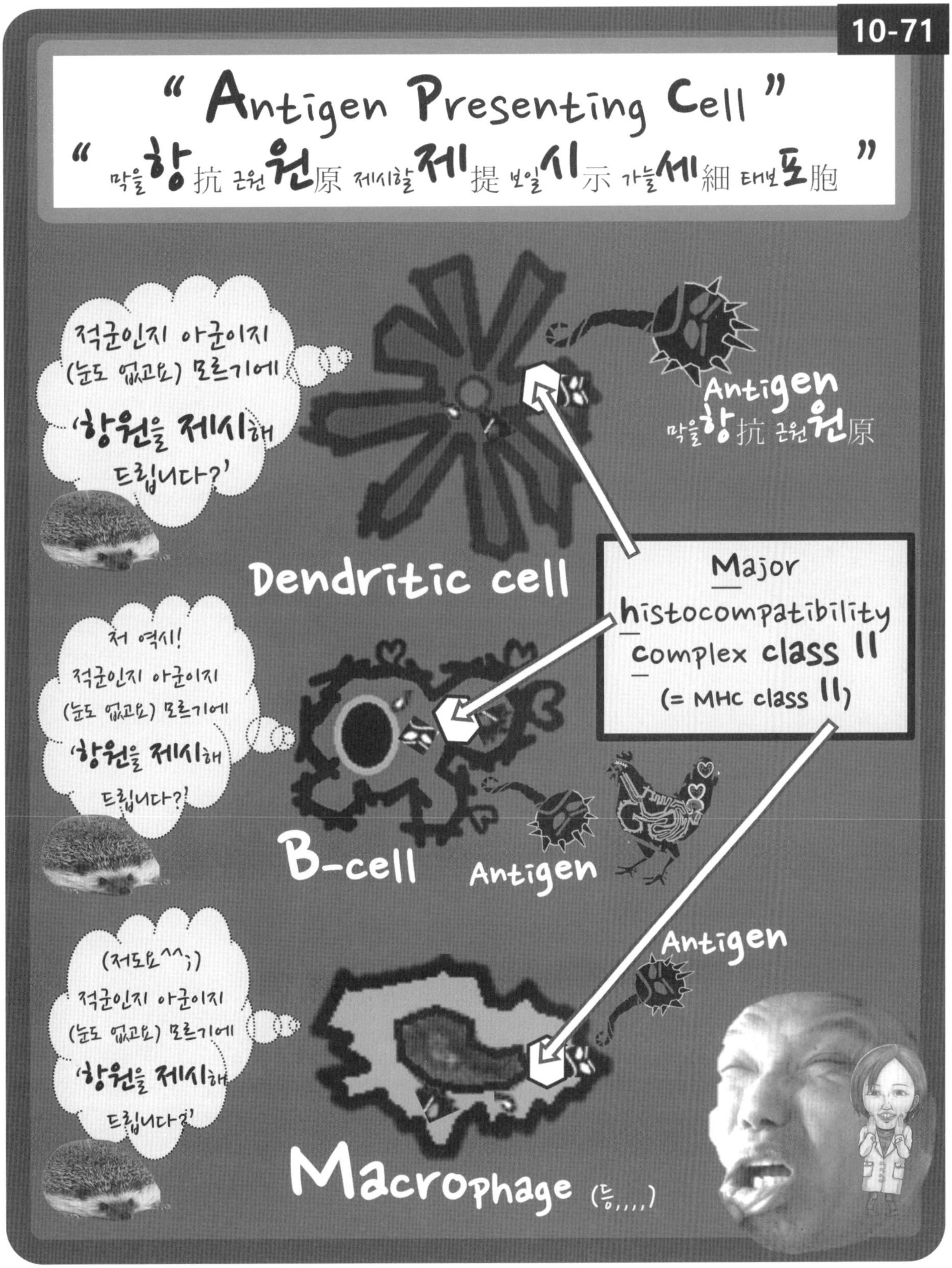
10-71
" Antigen Presenting Cell "
" 막을항抗 근원원原 제시할제提 보일시示 가늘세細 태보포胞 "
적군인지 아군이지 (눈도 없고요) 모르기에 '항원을 제시해 드립니다?'
Antigen
막을항抗 근원원原
Dendritic cell
Major histocompatibility complex class II
(= MHC class II)
저 역시! 적군인지 아군이지 (눈도 없고요) 모르기에 '항원을 제시해 드립니다?'
B-cell
Antigen
(저도요^^;) 적군인지 아군이지 (눈도 없고요) 모르기에 '항원을 제시해 드립니다?'
Antigen
Macrophage (등,,,,)

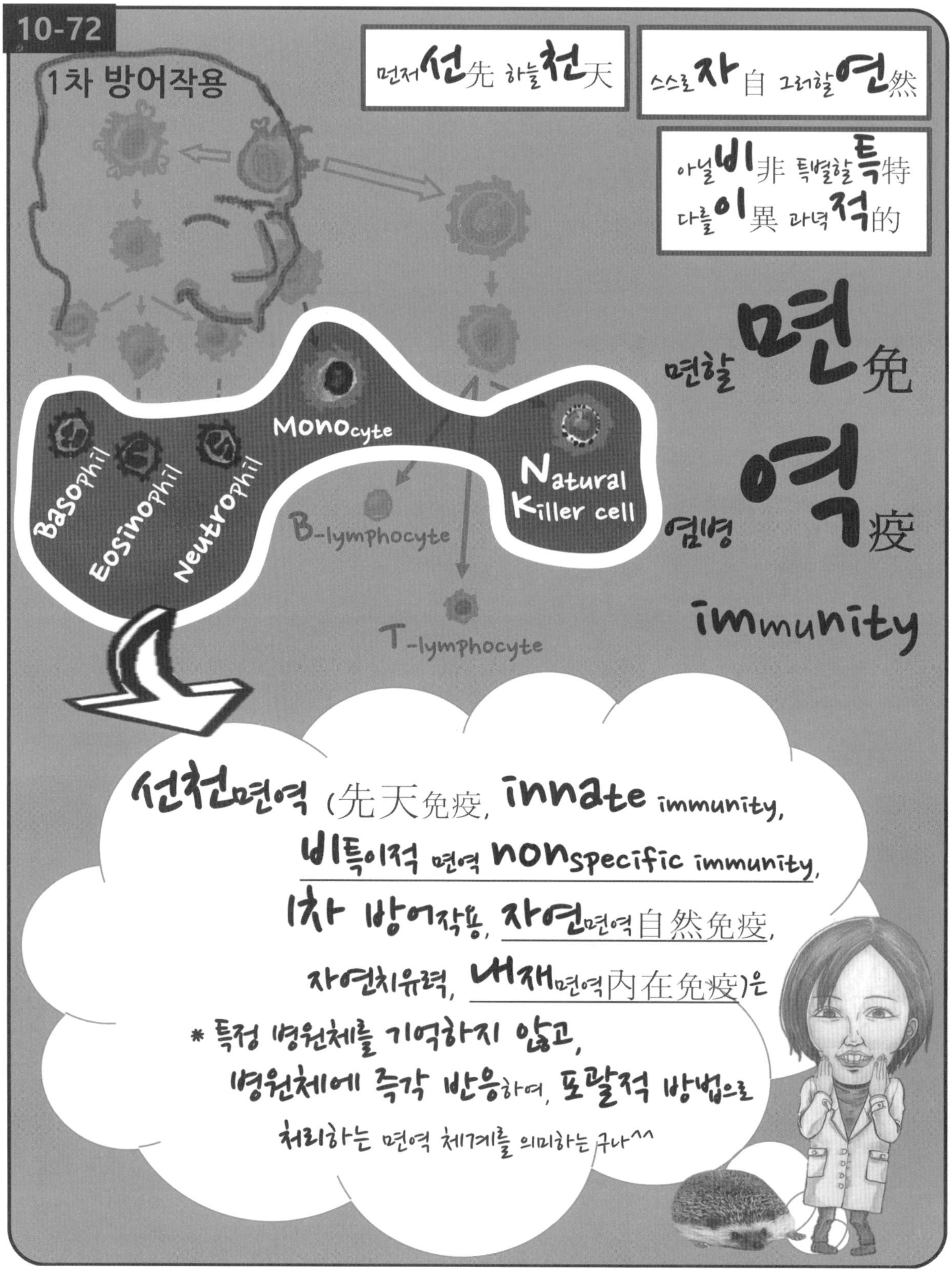
10-72
1차 방어작용
먼저 선先 하늘 천天
스스로 자自 그러할 연然
아닐 비非 특별할 특特
다를 이異 과녁 적的
면할 면免
염병 역疫
immunity
Basophil
Eosinophil
Neutrophil
Monocyte
Natural Killer cell
B-lymphocyte
T-lymphocyte
선천면역 (先天免疫, innate immunity,
비특이적 면역 nonspecific immunity,
1차 방어작용, 자연면역自然免疫,
자연치유력, 내재면역內在免疫)은
* 특정 병원체를 기억하지 않고,
병원체에 즉각 반응하여, 포괄적 방법으로
처리하는 면역 체계를 의미하는 구나^^

10-73

innate immunity

먼저 선先 하늘 천天 면할 면免 염병 역疫

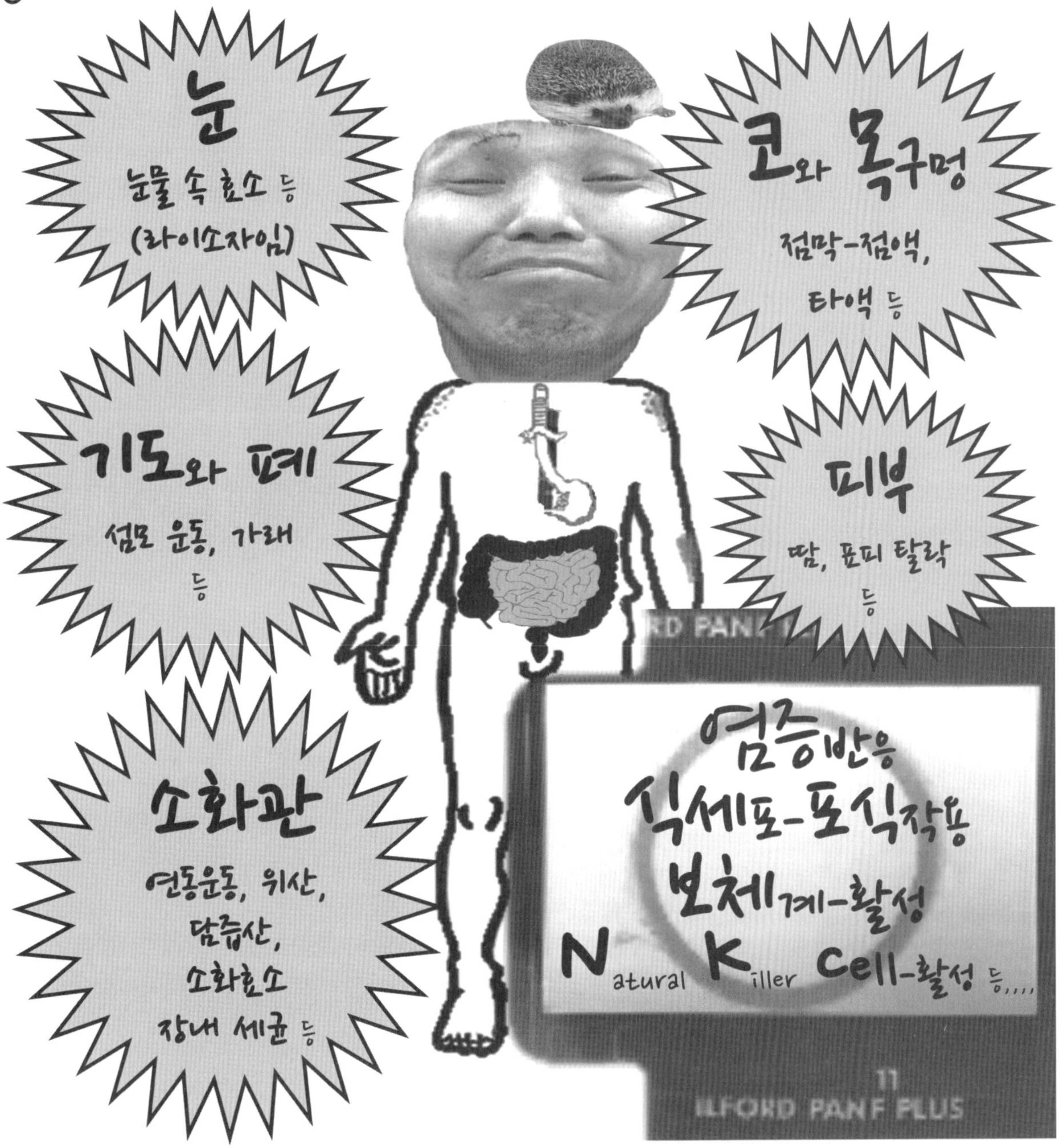

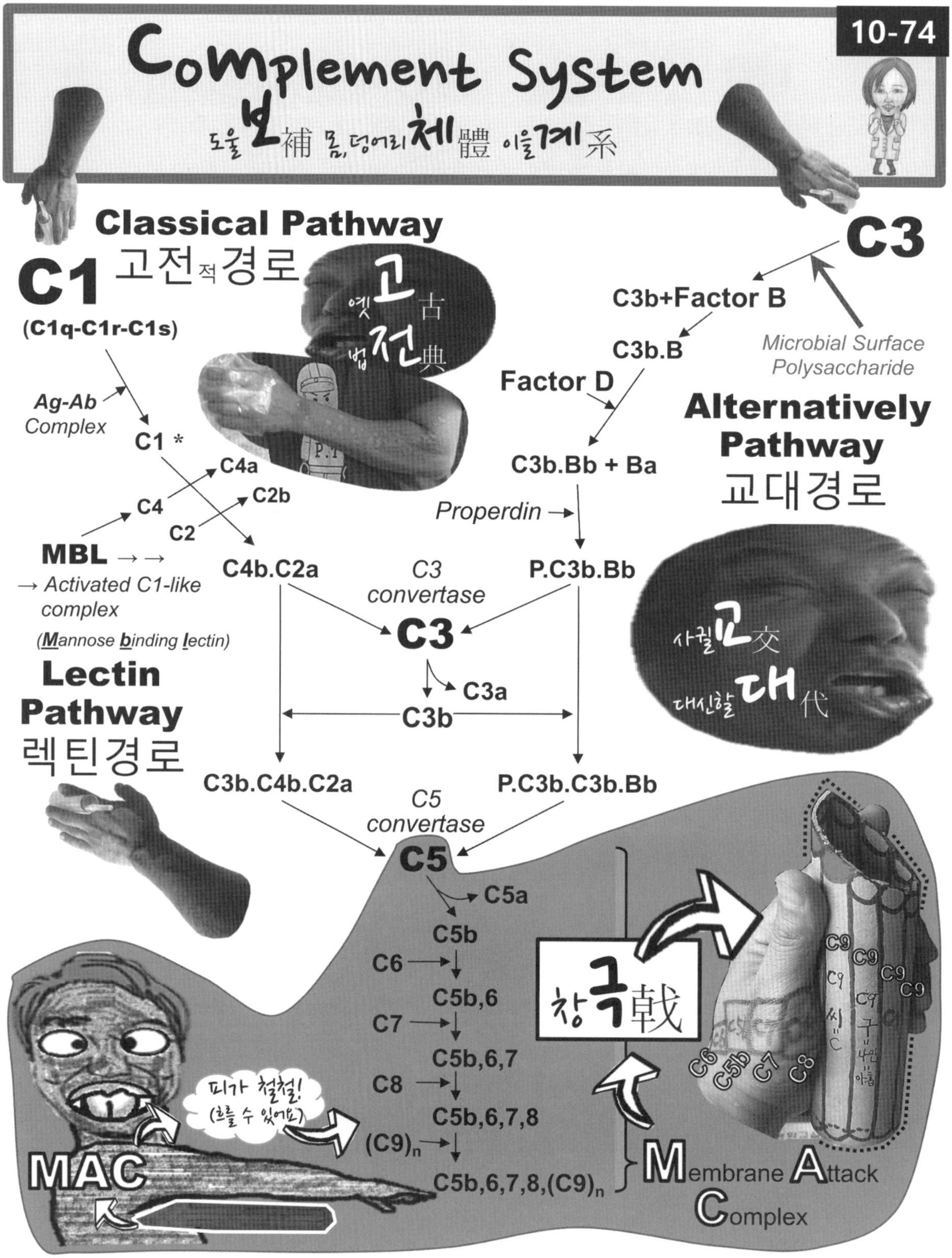
10-74
Complement System
도울 보 補 몸, 덩어리 체 體 이을 계 系
Classical Pathway
C1 고전적경로
옛 고 古
법 전 典
(C1q-C1r-C1s)
Ag-Ab Complex
C1 *
C4a
C4
C2b
C2
MBL → →
→ Activated C1-like complex
(Mannose binding lectin)
Lectin Pathway
렉틴경로
C4b.C2a
C3 convertase
C3
C3a
C3b
C3b.C4b.C2a
C5 convertase
C5
C5a
C5b
C6
C5b,6
C7
C5b,6,7
C8
C5b,6,7,8
(C9)n
C5b,6,7,8,(C9)n
피가 철철! (흐를 수 있어요)
MAC
창 극 戟
Membrane Attack Complex
C9
C6
C5b
C7
C8
C3
C3b+Factor B
Microbial Surface Polysaccharide
C3b.B
Factor D
Alternatively Pathway
교대경로
C3b.Bb + Ba
Properdin
P.C3b.Bb
사귈 교 交
대신할 대 代
P.C3b.C3b.Bb

10-75

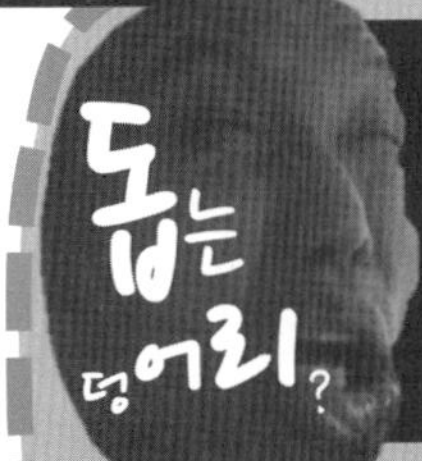

돕는 덩어리?

Complement System

도울 보 補 몸, 덩어리 체 體 이을 계 系

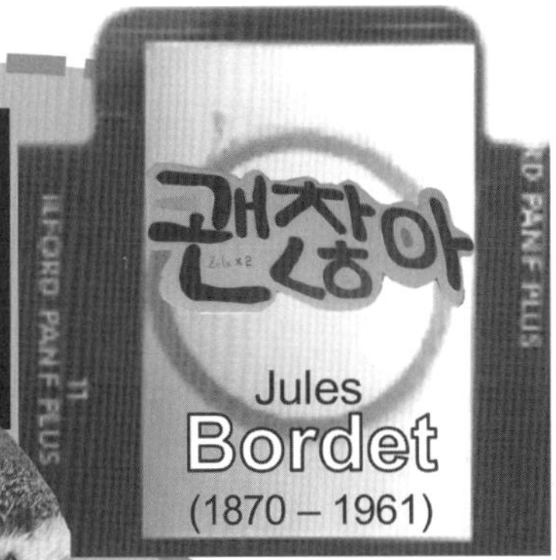

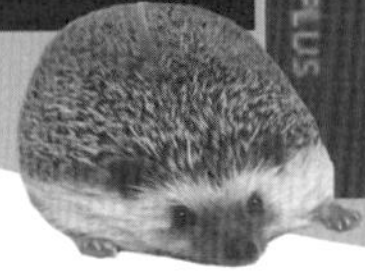

* **Serum glycoproteins**

participating in the host(including HUMAN) defense mechanism.

* **Complement** system refers to fresh **serum** capable of **LYSING**

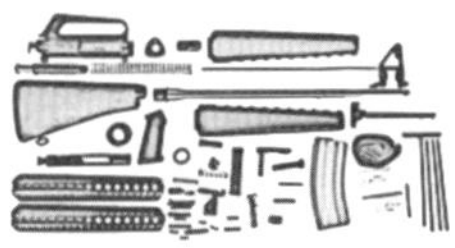

(◄ **m**embrane **a**ttack **c**omplex, MAC를 통한)

antibody-coated cells, and others.

(또한, ► chemotaxis activation, vascular changes 등)

* **Complement** system is composed of **more than 25 *proteins***

produced by different cells(► **gut epithelial cells, macrophages, hepatocytes,** and others.

-보체-활성-경로-

※ **Classical** pathway 옛 고 古 법 전 典 과녁 적 的 지름길 경 徑 길 로 路

► 항원–항체 복합체에 의해 활성화 !

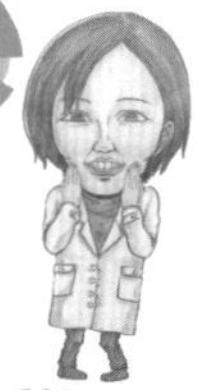

※ **Alternative** pathway 사귈 교 交 대신할 대 代 경 徑 로 路

► 항원–항체 복합체 없이 활성화 !

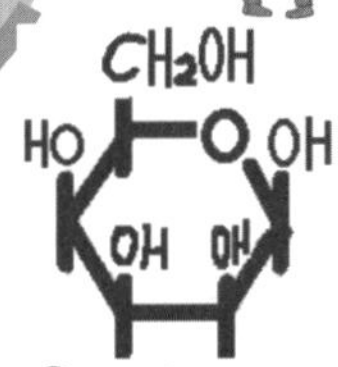

D-mannose

※ **Lectin** pathway 렉틴(◄ 당결합-단백질) 경 徑 로 路

► 렉틴(mannose binding lectin, MBL)이 병원균 세포벽의 만노스와 결합으로 활성화!

10-76

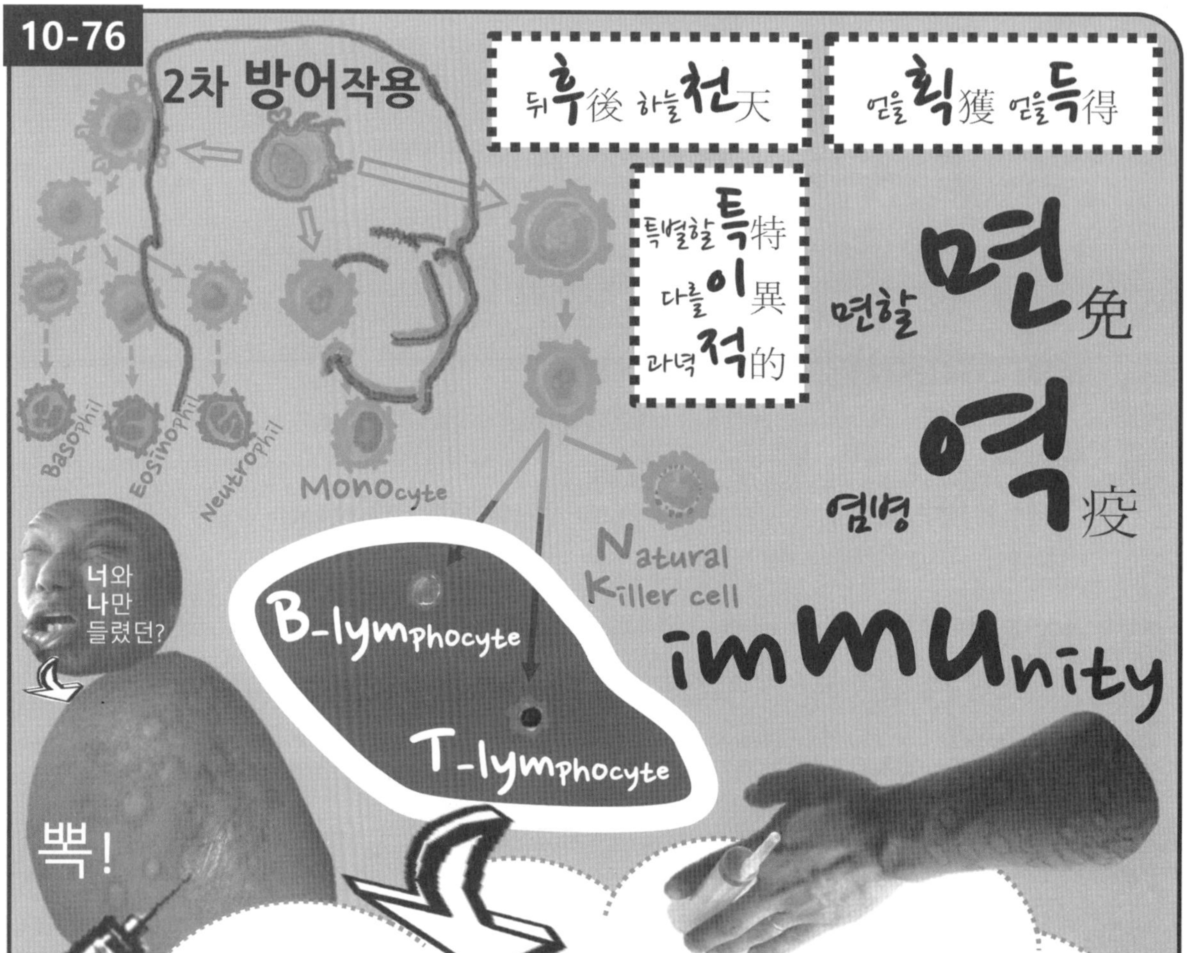

후천 면역(後天免疫, acquired immunity, 획득면역 獲得免疫, 특이적 면역 specific immunity, 2차 방어작용, 적응면역 適應免疫 adaptive immunity)은 *특정한 질병에 이환되었거나, *특정 병원체를 기억하여 처리하는 면역체계 및 *예방접종 등으로 얻어지는 면역을 의미하는구나^^*

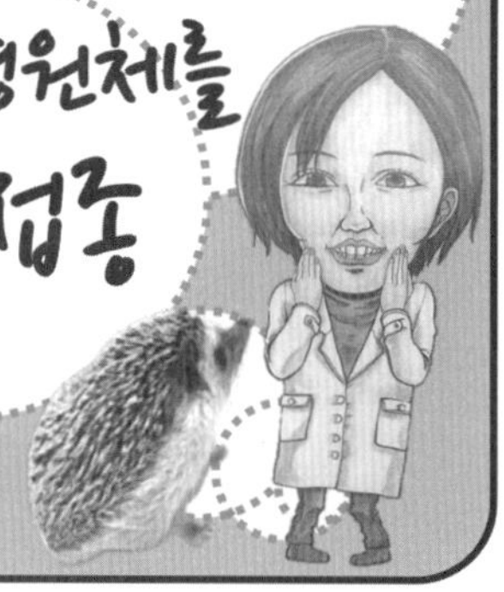

10-77

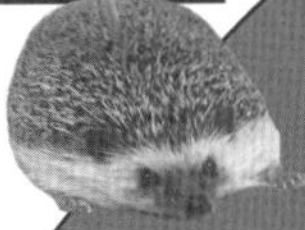

면역

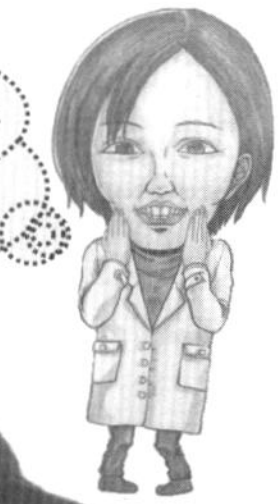

아하? 백신 vaccine 이라는
단어가 라틴어 vacca
"암소, cow"에서 유래^^

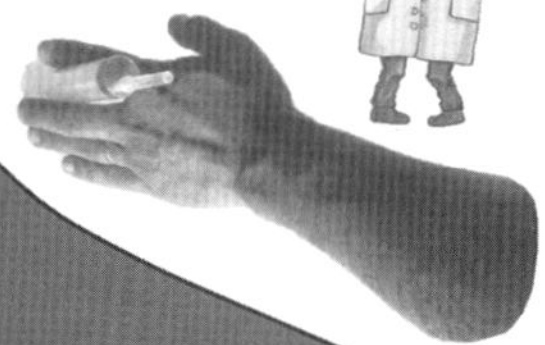

선천면역

후천면역

자연적 후천면역 Natural immunity

홍역(저릴마痲 홍역진疹)(등)과 같이 한 번 이환(근심이罹 근심환患)되면 **두 번 다시 이환 되지 않게** (체내에) 저항력이 생기는 것

(자연 획득) 능동면역

☞ 감염

즉, 질병감염으로 ► 우리 몸에서 스스로 항체를 만듦 → 오랜기간유지

(자연 획득) 수동면역

☞ 모자면역

즉, 엄마에게 형성된 항체가 자녀에게 전달! (즉, 자신이 만든 것 아님 → 일시적 면역)

인공적 후천면역 artificial immunity

예방접종 등으로 사람이나 동물에게 인공적으로 면역을 생성시키는 것으로, 병원체의 사균(死菌) 또는 세균(細菌), 균체독소(菌體毒素) 및 균체성분 (등)을 체내에 주입시키는 방법으로, (체내 저항력이) 형성되는 면역을 의미

능동면역

☞ 예방접종

백신접종으로 우리 몸에서 스스로(自) 항체를 만듦

수동면역

☞ 항체주입!

이미 만들어진 개체의 항체를 다른 개체에게 주입 따라서 항체의 생존기간 이후에는 또다시 제공 필요!!

제 10장 인체 체액의 구분과 생리

" Salehlər xurma ağacı kimi göyərir, Livandakı sidr ağacı kimi böyüyür.
Onlar Rəbbin evində əkilib, Onlar Allahımızın həyətində göyərir.
Qocalanda da bar verəcəklər, Təravətli, yamyaşıl qalacaqlar,
Belə deyəcəklər: «Rəbb haqdır, O mənim qayamdır, Onda haqsızlıq yoxdur». "

" 의인은 종려나무같이 번성하며 레바논의 백향목같이 발육하리로다.
여호와의 집에 심겼음이여 우리 하나님의 궁정에서 흥왕하리로다.
늙어도 결실하며 **진액**이 풍족하고 빛이 청청하여
여호와의 정직하심을 나타내리로다.
여호와는 나의 바위시라. 그에게는 불의가 없도다. "

(시편 92편 12절 ~ 15절)

" 체액(Body fluid) "의 성상 및 그 특성의 이해

♨ 우리-사름이 딛고 살아가는 "**땅**(땅**지**地)"!.... 눈을 감고 가만히 생각에 잠겨보면요, **지구**의 **표면**, 즉 지구 껍데기인 지표-면적을 100%로 보았을 때,

✓ "**바다**(바다**해**海)"가 차지하는 면적은 약 70%나 차치하고,

✓ 지구상에 존재하는 "**물**"의 약 97%가 "**바닷물**(= sea water/seawater 혹은 salt water, 짤**함**鹹 물**수**水)",

✓ 약 2% 내외가 "**민물**(= fresh water 혹은 plain water, 묽을**담**淡 물**수**水)"!

이라는 "물**수**水 나눌**분**分"!

➽ 이 속에 ' 이불**피**被 만들**조**造 만물**물**物 ' 로 이웃하는 ➜ 사름!!!!.

☞ **사람의 몸**에 존재하는 ' **물**(H_2O) ' 은 **체중-당, 약 60%~ 약 75%를 차지**함(등)을
확인·이해할 수 있습니다(그림 10-1, 10-2).

특히, (익히, 일반적으로 잘 알려진 내용-등-을 훑어보면요^^; ↴)

인체의 " **체액**(몸**체**體 진액**액**液, **체액**, BODY fluid) "은
크게 ↴

㉮ ❝**세포내액**(가늘**세**細 태보**포**胞 안**내**內 진액**액**液, **세포속액**,
Intracellular fluid, ICF)❞와

㉯ ❝**세포외액**(가늘**세**細 태보**포**胞 바깥**외**外 진액**액**液, **세포바깥액**,
Extracellular fluid, ECF)❞로 구분할 수 있으며,

특히,

㉯ ❝**세포외액**❞에는 ↘

➜ ❛**림프액**(**림프**-진액**액**液 혹은 **임파액**, **림프액**, Lymphatic fluid)❜과

➜ ❛**혈관내액**(피**혈**血 대롱**관**管 안**내**內 진액**액**液, **혈관안액**,
Intravascular fluid)❜,

➜ ❛**간질액**(사이**간**間 바탕**질**質 진액**액**液, **사이질액**, Interstitial fluid
☜ "세포-cell-와 세포-cell- 사이에 존재하는 개념의 체액!")❜,

➜ ❛**체강액**(몸**체**體 빈속**강**腔 진액**액**液, **몸안액**, Transcellular fliud)❜

다시,

❛**체강액**❜은 ↘

→ '**장액**(미음**장**漿 진액**액**液, **장액**, Serous fluid)',

→ '**뇌척수액**(뇌**뇌**腦 등마루**척**脊 골수**수**髓 진액**액液**, **뇌척수액**,
Cerebrospinal fluid)',

→ '**안방수**(눈**안**眼 방**방**房 물**수**水, **눈방수**,
Aqueous humor)',

→ '**활막액**(미끄러울**활**滑 진액**액**液, **윤활액**, Synovial fluid)'
등이 포함됨을 확인·이해할 수 있습니다
(그림 10-3).

♨ 이처럼 세포 내/외의 수분-분포 등은 매일매일의 허락해 주신 삶을 영위·수행하면서

➜ ❛**섭취**(당길**섭**攝 취할**취**取, **섭취**, Ingestion)❜와

➜ ❛**배설**(물리칠**배**排 샐**설**泄, **배설**, Egestion)❜의

"**균형**(고를**균**均 저울대**형**衡, balance)"으로 이루어지며,

특히,

▶ "**음수**(마실**음**飮 물**수**水, water drinking)" 형태로 섭취하는 수분이 가장 많고
> 다음이 음식물 속에 함유되어있는 '**수분**(물**수**水 나눌**분**分, water)'이
차지하는 반면,

▷ "**소변**(작을**소**小 오줌**변**便, **오줌**, urine)"으로 배설되는 수분의 양이 가장 많고
> 다음이 피부를 통한 땀의 배설과 호기를 통한 배설

> 및 대변 등의 순으로 배설되는 형태로 이루어짐을 확인·이해할 수 있습니다.

또한,

(물론, 조직마다 차이 및 예외는 있지만요, 일반적으로요↘)

☎ ㉮세포내액과 ㉯세포외액의 이온분포-차이가 존재함을 확인·이해·납득할 수 있습니다 (그림 10-4).

한편,

“ 혈액(Blood) ”의 조성 및 그 특성의 이해

㉯세포외액(Extracellular fluid, ECF)에 해당하면서,

✓**특수결합조직**(특별할**특**特 뛰어날**수**殊 맺을**결**結 합할**합**合 짤**조**組 짤**직**織, **특수결합조직**, specialized connective tissue)에 속하는 ↘

☞ “**혈액**(피**혈**血 진액**액**液, **피**, BLOOD)”은 엄마 뱃속의 ‘아가(fetus)’!, 즉

➽ “**출생 전기**(날**출**出 날**생**生 앞**전**前 기약할**기**期, **분만전기**, Prenatal period)”부터

→ ‘**난황낭**(알**난**卵 누르**황**黃 주머니**낭**囊, **난황주머니**, yolk sac)’과

→ ‘**간장**(간**간**肝 오장**장**臟, **간**, Liver)’,

→ ‘**비장**(지라**비**脾 오장**장**臟, **지라**, Spleen)’를 비롯하여

→ ‘**골수**(뼈**골**骨 골수**수**髓, **뼈속질**, Bone marrow)’에서 피를 만드는 “**조혈작용**(만들**조**造 피**혈**血 지을**작**作 쓸**용**用, **혈액생성**, hematopoiesis)”이 이루어짐을 확인·이해할 수 있습니다(그림 10-5, 10-6).

그러나,

➽ “**출생 후기**(날**출**出 날**생**生 뒤**후**後 기약할**기**期, **분만후기**, Postnatal period)”에는

✔ ‘**골수(본메로우)**’에서만 “**조혈작용(헤마토포이에시쓰)**”이 이루어지며,

특히,

▶ **유년기**에는 거의 모든 뼈에서 피를 만드는 “**적골수**(붉을**적**赤 뼈**골**骨 골수**수**髓, **적색골수**, red bone marrow)”를 보이다가,

▷ **성년-노년기**에 이르면 많은 부분이 “**지방**(기름**지**脂 기름**방**肪, **지방**, fat)”으로 대체되는 “**황골수**(누르**황**黃 뼈**골**骨 골수**수**髓, **황색골수**, yellow bone marrow)”가 되지만(요),

→ ✓ ‘**늑골**(갈비**늑**肋 뼈**골**骨, **갈비뼈**, Ribs)’ 과

→ ✓ ‘**골반**(뼈**골**骨 소반**반**盤, **골반**, Pelvis)’,

→ ✓ ‘**흉골**(가슴**흉**胸 뼈**골**骨, **복장뼈**, Sternum)’,

➔ ✓ ❛추골(쇠몽둥이추椎 뼈골骨, 척추뼈, Vertebrae)❜ 및

➔ ✓ ❛두개골(머리두頭 덮을개蓋 뼈골骨, 머리뼈, skull)❜의 일부(그기其 다를타他 등등)와 같은 해부-구조에서는 피가 (생을 유지하는 동안 멈춤 없이~) 만들어짐을 확인·이해할 수 있습니다(그림 10-6).

한편, v _ v

♨ (예전, 우리나라-경기도 소재, DSW-병원에서의 병리-조직분석실-3개월간-수학 시절!, 루틴-routine-하다 싶을 정도로 매일 수행되는 ✔혈액-혈구카운트 포함-분석의 관찰 등에서 → 채취·수합 된 혈액을 ✔항-응고제와 잘 섞이도록 아래/위로 조심스레 움직였던 선생님들의 손놀림 및 기계의 움직임! → ✔약 삼천 알.피.엠.으로 원심분리하여 위에 형성되는 누런-액 층과 아래에 형성되는 붉은-액 층, 그 사이에 마치, 허연 '코'처럼 보였던, 간혹, 약간 흰색이 번지는 듯이 보였던 흰색 층의 혈액관찰! ▷ 병리실 한쪽, ✔혈청-분리를 위해 유리관에 담긴 혈액이 ❛랙(rack: 물건을 얹거나 걸기 위해 금속 혹은 목재 막대 등을 가로질러 만든 받침대)❜에 꽂혀 공간에 진열되어 있던 혈청분리관-박스(box)! → 진한 알콜-포르말린-냄새! 등의 기억이 지금도 생생히 떠오릅니다 v _ V)(그림 10-7, 10-8)

(위의 ♨회색 글씨로 표현한 내용에서, '항-응고제'가 포함된 튜브를 원심분리하면요~)

☞ (혈액-체적의) 약 45%를 차지하는 ❛혈구(피혈血 공구球, 혈액세포, 혹은 헤모싸이트, Hemocyte)❜가 튜브-아래에 가라앉고(요),

(▶ 이 부분에는 혈구 중에서 대부분 ❛적혈구❜가 존재하는 층으로,

특히,

혈액-체적을 기준으로 적혈구가 차지하는 비의 개념을 ❛헤마토크리트-hematocrit-❜라 명명하여 약속·구분함을 확인·이해할 수 있습니다)

동시에,

(▷ 허~연 "코"처럼 보이기에 '층'이라 구분하기에는 차지하는 비율이 너무도 작은 부분, → 즉, ❛버피코트(흰백白 피혈血 공구球 연할연軟 층층層, buffy coat)❜라 이름하는 극히 작은 부분을 -차근히 보시면- 관찰할 수 있습니다^^:)

또한,

☞ 약 55%를 점유하는 ❛혈장(피혈血 미음장漿, 혈장, plasma)❜!,

즉 액체-성분의 층이 혈구 위에 분리·구분됨을 확인할 수 있습니다 (그림 10-7, 10-8).

특히,

♥ ❛혈장(플라쓰마, PLASMA)❜은 첨가된 "항응고제(막을항抗 엉길응凝 굳을고固 지을제製,

anticoagulant)"로 인하여 "**혈액응고인자**(피**혈**血 진액**액**液 엉길**응**凝 굳을**고**固 인할**인**因 자녀**자**子, coagulation factors)"(의 하나)인

→ ❝**피브리노겐(fibrinogen)**❞이 (원형 그대로) 보존·존재하는 이유로,

다시 말하면(요),

피떡(clot)인 ❝**피브리**(가늘**섬**纖 밧줄**유**維 흴**소**素, **fibrin)**❞**이 형성되지 않은** 상태의 개념임을 이해할 수 있습니다(그림 10-9).

↔ 반면,

♡ ❛**혈청(쎄룸, 혹은 씨룸, SERUM)**❜은 항응고제 없는 유리-튜브에 넣어 방치!

→ 혈액-응고 활성이 (시간을 두고 충분히) 진행되어 **피떡(clot)이 보이는 상태**!,

즉 ❝**피브리노겐(Fibrinogen)**❞**은 존재하지 않고** (≒ 피브리노겐을 대신하여),

❝**피브린(Fibrin)**❞**이 형성된 상태**의 개념·용어임을 확인·납득할 수 있습니다(그림 10-9, 10-10).

❝지혈(Hemostasis)❞의 이해와 그 특성 및 생리활성

☞ ❝**지혈**(그칠**지**止 피**혈**血, **지혈** 혹은 **헤모스타시쓰**, HEMOSTASIS)❞,

(☜ 어원이 HEMO-: **그리스어** αἷμα /haîma/ "blood, 피 등의 의미"와

-STASIS: **그리스어** στάσις /stásis , "stopping, 멈춤 등의 의미"로부터

유래된 역사를 더듬어 보면서요, 개념-숙지 등 그리 어렵지 않음을 깨닫게 됩니다),

↳즉 **혈액응고**(피**혈**血 진액**액**液 엉길**응**凝 굳을**고**固, blood coagulation)의 반응-과정은

❶ 1차 **지혈**(Primary hemostasis)과

❷ 2차 **지혈**(Secondary hemostasis), 그리고

❸ **지혈**반응-연관 "**피브리노라이시스**" 및 기타-생리활성 기전 (등: 보다 명확한 기전이 밝혀질 수 있기에 '등'으로 표현하여, 확인될 경우, 반드시 수정-보완을 다짐해 봅니다 v_v)으로 (나름 구분하여) 확인·이해할 수 있습니다(그림 10-11~ 10-19).

(본 내용을 조금 더 살펴보면요↴)

❶ ❛1차 지혈 (Primary hemostasis)❜

❶ ❛1차 지혈(한일一 버금차次 그칠지止 피혈血, 1차 지혈, Primary hemostasis)❜!,

☞ 즉, 처음 손상된 혈관은 (먼저) 혈관-근육(자체)의 수축 및 자율신경의 흥분(등)으로 (일시적) 국소 "혈관수축(vasoconstriction)"이 일어난 결과, (초기) 1차 지혈이 시작되는 것으로 관찰·이해됩니다(그림 10-11).

(이러한 진행을 좀 더 살펴보면요→)

☞ 손상된 혈관-내벽의 '내피세포(안내內 가죽피皮 가늘세細 태보포胞, 내피세포, endothelial cell 혹은 endothelium)'가 손상되어 그 아래에 드러난

→ "콜라겐(아교교膠 근원원原 바탕질質, 아교질, Collagen)"과 이어지는 "혈소판"의 작용!

즉,

"혈소판(피혈血 작을소小 널조각판板, 혈소판, platelet)"이 혈관벽-콜라겐과 접촉하면서 활성화되고(→ 'active PLATELET, 액티브 플라테레트') (그림 10-12),

이렇게 활성화된,

→ "활성-혈소판(Active PLATELET)"으로부터,

✓'ADP(에이디피, 아데노신 두이二 도깨비불인燐 실산酸, 아데노신이인산, adenosine diphosphate)'와

✓'세로토닌(세로토닌, 세로토닌, serotonin 혹은 5-하이드록시트립타민, 5-hydroxytrptamine, 5-HT, 5-에치티)'(등)이

분비·유리되어,

→ 혈관의 국소-수축을 유도하여 "지혈(hemostasis, 헤모스타시쓰)"에 도움이 됨(그림 10-12, 10-13)과 동시에,

→ 다른 혈소판들이 (서로) 엉겨 붙어 형성된(→ 응급-신속 조치에 해당하는 임시방편으로 볼 수도 있는....) "혈소판-응집(피혈血 작을소小 널조각판板 엉길응凝 모일집集, 혈소판집단, platelet aggregation)" 형성으로 ❛1차 지혈❜이 완성됨을 확인·이해할 수 있습니다(그림 10-13, 10-14).

→ 여기서 "혈소판-응집" 구조체는

✓ (혈소판의 구조 중 하나인 →) "GPIIb/IIIa 복합체(GPIIb/IIIa complex)"와

✓ "피브리노겐(fibrinogen ← 혈액응고인자 I)",

✓ 다시 GPIIb/IIIa 복합체가 반복되는 구조!

즉, ☞ (··· + [✓GPIIb/IIIa + ✓fibrinogen + ✓GPIIb/IIIa] + ···) (등)이 "혈소판응집"의 구성체임을 확인·이해할 수 있습니다(그림 10-13).

한편,

위에서 설명해 드린 ❛1차 지혈❜이 신속히 진행되어 출혈을 막는 응급조치에 해당된다면(요)(← 살짝! 상처-부위를 덮고 있는 약한 딱쟁이? ㅋ), 이렇게 형성된 **"혈소판응집"**에 **'혈액응고인자들(coagulation factors)'**의 중복지원-활성화되어,

→ 궁극적으로

"피브린(가늘**섬**纖 밧줄**유**維 흴**소**素, **섬유소**, Fibrin)" (등)이 혈소판-응집체에 단단히 결합하여 (→ 딱딱한 딱쟁이?ㅋ) "딱지"가 형성되는 지혈의 완성!?

즉 ↴,

❷ ❛2차 지혈 (Secondary hemostasis)❜

❷ ❛2차 **지혈**(두**이**二 버금**차**次 그칠**지**止 피**혈**血, **2차 지혈**, Secondary hemostasis)❜!,

로 진행됨을 확인·이해할 수 있습니다(그림 10-15, 10-16).

이러한 **2차 지혈**은

㉮ **"외인 경로(**바깥**외**外 인할**인**因 지름길**경**徑 길**로**路, **외인성경로**, Extrinsic pathway)"와

㉯ **"내인 경로(**안**내**內 인할**인**因 지름길**경**徑 길**로**路, **내인성경로**, Intrinsic pathway)" 및

㉰ **"공통 경로(**함께**공**共 통할**통**通 지름길**경**徑 길**로**路, **공동경로**, Common pathway)"로 분류하여 이해를 도와줍니다(그림 10-15, 10-16).

(조금 더 살펴보면요^^; ↴)

㉮ "외인 경로(Extrinsic pathway)"

☞ 혈관-벽을 포함하여 주위 **"조직(**짤**조**組 짤**직**織)"의 손상 시,

▶ **'조직인자(**짤**조**組 짤**직**織 인할**인**因 자녀**자**子, **조직인자**, Tissue factor 혹은 **뜨롬보플라스틴**, thromboplastin, **인자 III**)'의 활성으로 →**시작**되는 혈액-응고 과정이 마치 **폭포수-물이 떨어지듯**(≒ 잇닿을**연**連 쇠사슬**쇄**鎖 불을**증**增 폭**폭**幅, **캐스케이드**, cascade) 연이어 일어나는,

✔ **❝외인 경로(Extrinsic pathway)❞**를 관찰·이해할 수 있습니다 (그림 10-15, 10-16).

그리고(→ 이와 함께 ↴),

㉯ "내인 경로(Intrinsic pathway)"

즉,

☞ **"내피세포**(안**내**內 가죽**피**皮 가늘**세**細 태보**포**胞, **내피세포**, endothelial cell 혹은 endothelium)"의 손상(←혈관의 가장 안쪽에 위치하는 세포층)으로,
그 아래 드러나는 **"콜라겐(collagen)"**이 혈관의 **'내강**(안**내**內 빈속**강**腔, **대롱속**, lumen)'에 존재하는 혈액(blood)과 직접(direct) 접촉하면서,

▶ **'하게만인자**(하게만 인할**인**因 자녀**자**子, **하게만인자**, Hageman factor, 혹은 **응고인자** XII)'를 시작으로 **'캐쓰케이드(cascade)'** 활성화가 진행되는,

✔ **"내인 경로(Intrinsic pathway)"**를 관찰·이해할 수 있습니다 (그림 10-15, 10-16).

㉰ "공통 경로(Common pathway)"

☞ 여기서(자세히, 차근히 살펴보면요)↘,
외인 경로와 내인 경로가 겹쳐지는(≒ 공통되는 → 마치 남한강과 북한강 물줄기가 만나 '두물머리'라는 지명이 존재하듯) 공통인자!

즉,

▶ **'스튜아트-프로워 인자**(스튜아트-프로워 인할**인**因 자녀**자**子, -발음에 따라 '스투어트'도 무방할 것 같습니다-, Stuart-Prower factor, 혹은 **응고인자** X)'가 활성화되어(그림 10-16),

▷ **'프로뜨롬빈**(**프로뜨롬빈**, Prothrombin, 혹은 **인자** II)'을
➜ **'뜨롬빈**(**뜨롬빈**, Thrombin)'으로 전환!,

(다시),

▷ **'뜨롬빈'**은 **'피브리노겐**(가늘**섬**纖 밧줄**유**維 흴**소**素 근원**원**原, fibrinogen, 혹은 **인자** I)'을
➜ **'피브린**(**섬**纖**유**維**소**素, Fibrin)'으로 전환 시켜줌과

동시에

▷ **'뜨롬빈'**은 **'피브린-스타빌라이징 팩터**(**섬**纖 **유**維 **소**素 편안할**안**安 정할**정**定 될**화**化 인할**인**因 자녀**자**子, fibrin-stabilizing factor, 혹은 **인자** XIII)'를 활성화하여,
➜ '피브린(fibrin)'을 더욱 단단한 **"혈병**(피**혈**血 떡**병**餠, **피떡**, blood clot)"이 되도록

조장·형성하여 지혈이 (최종) 완성됨을 확인·이해할 수 있습니다(그림 10-15, 10-16).

(☎ 흔히, 혈관 및 주위조직이 손상될 정도면요, → 혈관 안쪽에 위치하는 혈관내피도 함께 손상되어 내인/외인 지혈-경로가 거의 동시에 활성화됨을 어렵지 않게 납득·이해할 수 있습니다. 간접·실례를 들면요, 랫드(rat)의 혈관내피세포 제거는 면봉으로 아주 살짝! 문지르거나 안과용-가위로 살짝 비벼주기만 해도 -자칫! 강하게 비벼주면 평활근(smooth muscle)의 손상으로 근활성-반응을 기대할 수 없었던 기억과 함께, 내피세포 유/무의 실험을 진행했던 실험-상황이 생생하게 지나갑니다^^; _그림 10-15_)

❸ ‘지혈반응-연관 “피브리노라이시스” 및 기타-생리활성 기전’

♨ “섬유소 분해(FIBRINOLYSIS)”

♨ “칼리크레인-키닌 체계(KALLIKREIN-KININ system)”

♨ “레닌-안지오텐신-알도스테론 축 (RENIN-ANGIOTENSIN-ALDOSTERONE AXIS)” 등....

♨ “섬유소 분해(가늘섬纖 밧줄유維 흴소素 나눌분分 풀해解, 피브린분해, Fibrinolysis)” 과정!

(☎ 눈을 감고 생각할수록 이러한 체계를 준비해 주심에 감사함으로 다가옵니다. 살아오는 인생의 여정에서 수없이 부딪치고 넘어지고 “피멍”을 비롯해 크고 작은 상처를 안과 밖으로 입고 지냈음에도 불구하고 지금까지 건강하게 생을 이어온 것!

✔지혈(그림 10-15, 10-16)과

✓딱지-제거(그림 10-17)가 평형을 이루었기에 가능했음을 새삼 깨닫게 됩니다 v_V)

☞ ‘하게만인자(Hageman factor)’로부터 시작되는 활성-과정을 통해 형성된,

▶ “플라스민(가늘섬纖 밧줄유維 흴소素 질편히흐를용溶 풀해解 술밑효酵 흴소素, Plasmin)”은 ‘섬유소(fibrin)’를 분해하여(≒조각내어) → 결국, “혈병(blood clot)” 제거에 이름을 확인·이해할 수 있습니다(그림 10-17).

여기서, 흥미로운 것은요↘,

♨ “칼리크레인-키닌 체계(Kallikrein-kinin system)”가 ‘섬유소 분해과정’과 맞물려 인체의 생리·병리 상황에 따라 “브라디키닌(bradykinin)” 등을 형성하는 활성-체계가 관여함(등)을 확인·관찰할 수 있습니다(그림 10-18).

동시에,

(좀 더 차근히 관찰해 보면요 ^^↴)

"칼리크레인-키닌 체계(Kallikrein-kinin system)"에서 생성된,

"브라디키닌(BRADYKININ)"을 매개로 하여 (혹은, 흡사 공통분모로 하여),

♨ "레닌-안지오텐신-알도스테론 축(Renin-angiotensin-aldosterone axis)"과 연결됨을 확인함으로써, 인체의 (정상/비정상) 생리·병리 상황에 나타날 수 있는 반응 등을 확인·이해 및 예측할 수 있습니다(그림 10-19).

"혈구(Hemocyte)" 조성의 이해와 그 특성

☞ "**혈구**(피**혈**血 공**구**球, **혈액세포**, 혹은 **헤모싸이트**, HEMOCYTE)"에는

✔ '**적혈구**(붉을**적**赤 피**혈**血 공**구**球, **적혈구**, Erythrocyte 혹은 red blood cell, RBC)'와

✔ '**혈소판**(피**혈**血 작을**소**小 널조각**판**板, **혈소판**, Platelet 혹은 thrombocyte)',

✔ '**백혈구**(흰**백**白 피**혈**血 공**구**球, **백혈구**, Leukocyte/leucocyte, 혹은 white blood cell, WBC)'

〓 '**과립백혈구**(낟알**과**顆 알**립**粒 흰**백**白 피**혈**血 공**구**球, **과립백혈구**, Granular leukocyte)'

➜ '**호산구**(좋을**호**好 실**산**酸 공**구**球, **호산구**, Eosinophilic leukocyte)'

(↳ 산성-염색약 '에오신'에 반응 → 짙은 빨강색으로 염색!)

(즉, "에오신을 좋아한다" → "好酸", "eosin-o-phil"의 용어 명명)

➜ '**호염구**(좋을**호**好 소금**염**鹽 공**구**球, **호염구**, Basophilic leukocyte)'

(↳ 염기성-염색약 '헤마톡실린'에 반응 → 짙은 남청색으로 염색!)

(즉, "염기를 좋아한다" → "好鹽", "bas-o-phil"의 용어 명명)

➜ '**호중구**(좋을**호**好 가운데**중**中 공**구**球, **호중구**, Neutrophilic leukocyte)'

(↳ '헤마톡실린-에오신 염색, hematoxylin-eosin stain'에 반응 → 옅은 분홍색으로 염색!)

(즉, 짙은 빨강색과 ↔ 짙은 남청색의 중간 색조를 띠는 옅은 분홍! 따라서, "중립의 상태를 선호한다?" → "호好중中?", "neutr-o-phil"의 용어로 명명?!)

〓 '무과립백혈구(없을무無 낟알과顆 알립粒 흰백白 피혈血 공구球,
무과립백혈구, Agranular leukocyte)'
➔ '림프구(림프 공구球, 림프구/임파구, Lymphocyte)'
➔ '단핵구(홑단單 씨핵核 공구球, 단핵구, Monocyte)'
(등)이 존재함을 확인·이해할 수 있습니다
(그림 10-20, 10-21).
(본 내용-혈구-을 조금 더 차근히 살펴보면요↘)

✔ '적혈구(붉을적赤 피혈血 공구球, Erythrocyte, red blood cell, RBC)'

♨ '적혈구(Erythrocyte)'는 "골수(뼈골骨 골수수髓, 뼈속질, bone marrow)"에 존재하는 '조혈간세포(만들조造 피혈血 줄기간幹 가늘세細 태보포胞, 조혈줄기세포, hematopoietic stem cell)'로부터 피를 만드는 과정에서 "핵(씨핵核, NUCLEUS)"이 존재하다가(요)(그림 10-22)↘,

▷ '만기 적혈구모세포(가득할만滿 기약할기期 붉을적赤 피혈血 공구球 어미모母 가늘세細 태보포胞, 만기적혈구모세포, late erythroblast)'에서
↳ '망상적혈구(그물망網 형상상狀 붉을적赤 피혈血 공구球, 그물적혈구, reticulocyte)'로 전환되는 과정에서 "핵"이 떨어져 나가고(≒제거되고),
(즉, late erythroblast ➔ reticulocyte에서 핵이 제거되고)
→ (핵이 없는 상태의☞) '망상적혈구'가 "골수"에서 '성숙(mature)'! ↘
→ '혈류(피혈血 흐를류流, 피흐름, blood stream)'로 방출되어,
성숙된 '적혈구(erythrocyte)' 완성을 확인·이해할 수 있습니다(그림 10-22).

또한,

♨ '적혈구'는 (정상) 겉-모양을 볼 때, 중심부 양면이 움푹 들어간(≒ 양면이 오목한, 혹은 둘양兩 오목할요凹, biconcave) 혹은 '원반(둥글원圓 소반반盤, disc)' 형태를 띠며,
(이러한 형태는 → 표면적을 넓혀주어 기체-결합의 긍정적 효율을 이해할 수 있습니다)
➔ 그 "직경(곧을직直 지름길경徑, 지름, diameter)"은 약 8μm, 탄성을 지닌 유연성으로 작은 말초 모세혈관에서 형태를 쉽게 변형-통과함을 확인·관찰·이해할 수 있습니다(← 실제, 개구리의 물갈퀴를 핀으로 고정한 상태에서 적혈구가 모세혈관을 귀엽게^^; 이동했던 관찰·기억이 떠오릅니다^^).
(그림 10-23)

동시에,

♨ ❛적혈구❜는 "핵"을 포함한 "미토콘드리아(실사絲 알립粒 몸체體, 사립체, mitochondria)" 등의 '세포소기관(organelle)'이 (거의) 존재하지 않은 독특한 구조를 보이는 이유(등으)로 평균 수명이 약 120일(≒ 약 4개월 정도)로 제한되며, (생을 유지하는 동안) 지속하여 (골수에서) 만들어야 하는 이유가 됨을 확인·납득할 수 있습니다(그림 10-23).

Ⓚ ❛혈색소(Hemoglobin)❜의 발생·구조의 이해와 그 특성

Ⓚ ❛혈색소(피혈血 빛색色 흴소素, 헤모글로빈, Hemoglobin, Hb)❜는

✔ 적혈구(RBC) '용적(담을용容 쌓을적積, 부피, volume: -"넓이와 높이를 지닌 물체가 공간이라는 3차원 영역에서 차지하는 크기"라 할 수 있는-)'의 약 33%(≒ 약 ⅓)를 차지하며, 산소(O_2)/이산화탄소(CO_2)와 결합하여 세포 곳곳과 허파로 쉼 없이 배달-일하는 착한 친구임을 확인·이해할 수 있습니다(그림 10-23).

또한,

Ⓚ ❛혈색소(Hb)❜(☞ 혈액에 존재하는)는 한 분자당 → 4개의

✔ "헴(Heme)"과 각 헴을 둘러싸는 단백질-덩어리 → 4개의 '소단위(작을소小 홑단單 자리위位, subUNIT)'로 이루어진

✔ "글로빈(Globin)", 즉

※ '알파-소단위(α-subunit)' 2 덩어리와

(즉, ☞ monomer 모노머 + monomer 모노머 = dimer 다이머)

(☞ 홑단單 헤아릴량量 몸체體 + 단單 량量 체體 = 두이二 량量 체體)

※ '베타-소단위(β-subunit)' 2덩어리!

→ 총, 4 덩어리의 "사량체(넉사四 헤아릴량量 몸체體, 테트라머, tetramer)"로 구성됨을 확인·이해할 수 있습니다(그림 10-23~ 10-25).

특히,

Ⓚ ❛혈색소(Hb)❜의 구성-요소인

✔"헴(HEME)"은 생합성(synthesis) 과정에서(그림 10-25),

※ '철(Fe^{2+})'과

※ '프로토포르피린 IX(protoporphyrin IX)'의 결합에 '페로킬라테이즈(철결합효소, ferrochelatase)'가 작용하여 형성된 → '철-결합 색소-단백 성분'이

"헴(heme)"임을 확인·이해할 수 있으며,

여기서,

산소가 결합 된 상태의↴

✔ '**산화혈색소**(실**산**酸 될**화**化 피**혈**血 빛**색**色 흴**소**素,
oxidized hemoglobin 혹은 oxyhemoglobin)'와

산소가 해리된 상태의↴

✔ '**환원혈색소**(돌아올**환**還 으뜸**원**元 피**혈**血 빛**색**色 흴**소**素,
reduced hemoglobin 혹은 deoxyhemoglobin)'의
인지·이해와 함께,

궁극적으로 한 분자의 혈색소가 4분자의 산소를 운반함 역시,
확인·납득할 수 있습니다(그림 10-25~ 10-27).

그러나,

이와는 달리(≒ 혈액에서 모두 상황에 대처하기 어렵기에????),

☎ '**마이오글로빈**(혹은 **미오글로빈**, **MYOglobin**)'

☞ '골격근(Skeletal muscle) 속에 존재하는 **헤모글로빈**'(인 듯한?)
(그림 10-26, 10-27)↴

☎ '**근색소**(힘줄**근**筋 빛**색**色 흴**소**素, **마이오글로빈**, **Myoglobin**)'는
용어의 어원이

✔ 그리스어 μυς /mûs/ "muscle, 근육 등의 의미"와

✔ 라틴어 globus "sphere, 공 등의 의미" 의 개념이 합해진
용어를 들여다보면서(요, ☞ Myo- + -globin),
그 중요성을 확인·이해할 수 있습니다(그림 10-27).

특히,

☎ '**근색소**'는 헤모글로빈(☞ '테트라머, 넉**사**四 헤아릴**량**量 덩어리/몸**체**體,
tetramer')과는 달리, 분자량이 상대적으로 작고

✔ 헤모글로빈의 '베타-소단위(β-subunit)'와 유사한 것으로
알려져 말 그대로, 홀 홀 단신으로 (≒ '모노머, monomer')
한 분자의 산소를 전달해야 하는 만큼,

✔ 산소(O_2)에 대한 애착(사랑**애**愛 붙을**착**着, ≒ 친화도, affinity)이
헤모글로빈(Hb)보다 (훨씬) 강할 수밖에 없음을 어렵지 않게
확인·납득할 수 있습니다(그림 10-26, 10-27).

❛적혈구 생활 환(Erythrocyte life cycle)❜의 이해

❤ ❛적혈구 생활 환(붉을적赤 피혈血 공구球 살생生 살활活 고리환環,
Erythrocyte life cycle)❜
즉, 이 고리는 사람에게 허락해 주신 생 (☞ "우리의 년수가 칠십이요 강건하면 팔십이라도 그 년수의 자랑은 수고와 슬픔뿐이요 신속히 가니 우리가 날아가나이다 -시편 90편 10절-") 동안, 그 생을 5분 안에 끊기는 것이 아닌
→ 지속·유지하기 위해 반드시 돌고 돌아야만 하는
(O_2/CO_2 → 기체교환을 위해 어쩌면 지극히 당연한)
❛싸이클❜임을 새삼! 깨닫게 됩니다(그림 10-28).

❤ ❛싸이클(CYCLE)❜의 시작은 (적혈구를 새롭게 만들어야 하는 필요상황에 따라☞)
피(total blood)의 (혈구성분 중) 대부분을 차지하는
적혈구(red blood cell, RBC) 생성을 자극!,

➜ 즉,
"적혈구-형성-인자 혹은 호르몬"의 활성!
↳ "이리쓰로포이에틴(Erythropoietin, EPO,
붉을적赤 피혈血 공구球 형상형形 성품성性 인할인因 자녀자子)"이

➜ '신장(콩팥신腎 오장장臟, 콩팥, Kidney)'에서 생성·분비!
즉,
↳ "신사구체(콩팥신腎 실사絲 공구球 몸체體, 콩팥토리,
renal glomerulus)"에 (해부학-구성요소로→) 존재하는,
↳ ❝메산지움(실사絲 공구球 몸체體 사이간間 바탕질質, 토리사이질,
Mesangium)❞ 이라는 독특한 공간!
↳ 그 공간을 이루는 세포!
즉,
↳ "사구체간질세포(실사絲 공구球 몸체體 사이간間 바탕질質 가늘세細태보포胞,
토리사이질세포, mesangial cell)" (등)에서
EPO분비!
이렇게 생성·분비된 EPO는 혈류(blood stream)를 타고 뼈(bone)로 이동하여,
↳ '적골수(붉을적赤 뼈골骨 골수수髓, 적색뼈속질, red bone marrow)'를
자극!
궁극적으로,
↳ '적혈구(RBC)' 생성을 촉진·증가시킴을 확인·이해할 수 있습니다

(그림 10-28).

(물론, 이러한 상황-유도에 영향을 미치는 물질에는 성장- 및 남성-호르몬 등이 관여함을 간과할 수는 없습니다^^)

한편,

❤ '**적혈구 생활 환**'의 마무리는 주어진 삶(LIFE)의 프로그램·계획에 따라 역할·기능을 수행하다가 쉼을 얻을 시점에 도달하면요,

✔ '**비장**(지라**비**脾 오장**장**臟, **지라**, **Spleen**)'과

✔ '**간장**(간**간**肝 오장**장**臟, **간**, **Liver**)' 등에 의해서 파괴되어,

(적혈구 내에 있던→) 혈색소(Hemoglobin)는 "헴"과 "글로빈"으로 분해되는 여정을 떠나게 됩니다(그림 10-29).

(이 쉼의 여정을 조금 더 살펴보면요→)

(비장-Spleen-에서☞) 혈색소(Hb)로부터 분리된,

☞ "글로빈(Globin)"은

→ '아미노산(amino acid)'으로 보다 작게 분해·대사되고,

☞ "헴(HEME)"은

→ '**산소첨가효소**(실**산**酸 횔**소**素 더할**첨**添 더할**가**加 술밑**효**酵 횔**소**素, **헴옥시게네이즈** 혹은 **헴옥시게나제**, heme oxygenase)' 등의 효소작용을 받아

(결국) 철(Fe^{2+})이 "헴"으로부터 떨어져 나가고,

→ "**빌리베르딘**(**빌리베르딘**, **Biliverdin**)"으로 전환·형성!

다시→,

→ "**비포합-빌리루빈**(**Unconjugated bilirubin**)"으로 형태를 바꾼 후(≒ 전환 된 후),

♨ " Unconjugated bilirubin, 비포합 빌리루빈 "
" 아닐비非 안을포抱 합할합合 빌리루빈 "
≒ 물과 친하지 않은 트일소疏 물수水성품성性!
➜ "Hydrophobicity"
혹은
♨ " Conjugated bilirubin, 포합 빌리루빈 "
" 안을포抱 합할합合 빌리루빈 "
≒ 물과 친한 친할친親 물수水 성품성性!
➜ "Hydrophilicity"

➜ '**혈류**(blood stream)'를 통해 '**간**(LIVER)'으로 이동!

(간에서 → 비포합-빌리루빈은↘)

'빌리루빈 우리딘 디포스페이트 글루크로닐 트렌스퍼레이즈'

= '빌리루빈 이인산 우리딘 글루쿠론산 전이효소'

= 'Bilirubin uridine diphosphate glucuronyl transferase'

= 'Bilirubin UDP glucurunyl transferase'라는

효소작용을 받아

➜ "**포합-빌리루빈**(conjugated bilirubin)"인

↳ "빌리루빈-디글루쿠로나이드/-다이글루쿠로니드"

= "Bilirubin diglucuronide"으로 전환·생성되어,

'**담낭**(쓸개담膽 주머니낭囊, 쓸개, gallbladder)'으로

이동하고, (궁극적으로) '**장**(창자장腸)'으로 분비·유출됨을

확인·이해할 수 있습니다(그림 10-29, 10-30).

(이렇게 '창자장腸'으로 이동된 포합-빌리루빈은)

장내 박테리아(intestinal bacteria)에 의해

➜ "**우로빌리노겐**(Urobilinogen)"으로 전환되어

✔ '**대장**(큰대大 창자장腸, 큰창자, Large intestine)'를 통해

"**대변**(큰대大 대변변便 혹은 똥분糞 대변변便, 똥,

feces)"으로 대부분 배설되고

(일부는 다시 '간문맥-portal vein-' 통해 혈류로 합류하여)

✔ '**신장**(콩팥신腎 오장장臟, 콩팥, Kidney)'을 통한 소변으로

배출되는 "**우로빌린**(urobilin)"의 형태와 함께

✔ 나머지는 '**장간순환**(창자장腸 간간肝 좇을순循 고리환環,

enterohepatic circulation)'을 통해 재사용되는 대사!

즉, 빌리루빈-대사의 여정을 확인·이해할 수 있습니다
(그림 10-29, 10-30).

‘페리틴(Ferritin)’과 ‘트렌쓰페린(transferrin)’의 이해

✈ ‘페리틴(Ferritin)’은 인체 여기저기에 두루 퍼져 (→ 간, 소장, 비장, 골격근, 골수 등) 각 조직을 구성하는 세포 속에 존재하는
✔ **“철-저장(iron-storage) 단백질(PROTEIN)”**로써,
✔ 그 모양은 작은 조각들(≒ 소단위, subunit)이 조립되어 하나의동그란 **‘공-형태(globular form)’**임을 확인·이해할 수 있습니다(그림 10-31).

✈ ‘페리틴’은 **라틴어 ferrātus** “iron-bearing, 철-지지물 등의 의미” 에서 그 어원이 유래됨을 (곱씹어) 볼 때,
→ **철**(Fe^{2+})을 저장하고 있다가 (필요의 경우) 언제든 철을
헤모글로빈에 제공하여,
궁극적으로 “숨 ≒ 생명 유지”의 역할을 감당하게끔
➜ **‘철 주고-받기 조절’**에 있어서 중요한 존재임을
어렵지 않게 예측할 수 있습니다(그림 10-31). 또한,

✈ ‘페리틴’은 철-이온을 지니는 유무에 따라,
그리스어 ἀπό- /apó- / “away from, ~에서 떠나서 등의 의미”를 지니는 접두어 유/무로 구분!,
즉
✔ 철-이온 → 있을**유**有: ‘Ferritin, **페리틴**’
✔ 철-이온 → 없을**무**無: ‘Apoferritin, **아포페리틴**’으로 명명하여,
혼동의 최소화를 (아울러) 확인·이해할 수 있습니다
(그림 10-32).

한편,
각 조직에 널리 퍼져 존재하는 ‘철-저장-단백질’인
➜ **‘페리틴’**으로부터 철(Fe)을 받아
→ **‘혈류(blood stream)’**를 이용하여 목표하는 조직에
운송해주는 (☞ 흡사, 배-배주舟-와 같은) 단백질(PROTEIN)을 발견하여,
〓 **“트렌쓰페린(트렌쓰페린 혹은 트렌스페린, Transferrin)”**이라는

용어를 적용·명명하여 '**페리틴**'과 구분해 주며,
이 단백질 역시, 철-이온을 지니는 유무에 따라,

✔ 철-이온 → 있을**유**有: 'Transferrin, **트렌쓰페린**'

✔ 철-이온 → 없을**무**無: 'Apotransferrin, **아포트렌쓰페린**'으로 명명하여, 혼동-최소화의 노력을 (재차) 엿볼 수 있습니다(그림 10-32).

또한,

〓 ❝트렌쓰페린(Transferrin)❞은 '**제이철 이온**, Fe^{3+}'과 결합하여(≒인수하여) 목표하는 세포(target cell)(등)에

➜ '**혈류**(피**혈**血 흐를**류**流, **blood stream**)'를 통해 전달!

이어서,

↳ "**세포내이입**(가늘**세**細 태보**포**胞 안**내**內 옮길**이**移 들**입**入, **엔도싸이토시쓰**, endocytosis)"가 일어나고(연이어~),

↳ "**소포**(작을**소**小 꾸러미**포**包, **vesicle**)"를 형성!

'**일련**(한**일**一 잇닿을**련**連)'의 과정 및

↳ "**철환원효소**(쇠**철**鐵 돌아올**환**還 으뜸**원**元 술밑**효**酵 흴**소**素, **페리리덕테이즈**, ferrireductase)"의 작용을 통해,

↳ '**제이철**, Fe^{3+}'에서 → '**제일철**, Fe^{2+}'로 환원되어,

↳ ❛**페리틴**, **Ferritin** ☜ (☜ apoferritin + Fe^{2+})❜으로 세포 안에 저장됨을 확인·이해할 수 있습니다 (그림 10-32, 10-33).

그러나(→ ≒ 벗BUT^^),

바를**정**正 항상**상**常: 변동이나 탈이 없이 제대로인 상태)-생리작용으로 조성되는,
철-저장 단백질 → ❛**페리틴(FERRITIN)**❜과는 달리,

✂ ❝헤모씨데린(HEMOSIDERIN)❞은 비정상적 상태(≒병적상태)!

(➜ 예: 화분 모서리에 눈언저리를 매우 강하게 부딪치는 사고 등^^;)!

(➜ 일상용어의 표현! → '**멍**' **들었다!**) 즉,

'**비정상적 대사(abnormal metabolism)**'를 통해
조직에 체류하는(≒ 머무르는)

→ "**철-저장 복합체**"로써, 그 구성성분은 '**변성된 페리틴**', '**라이소좀**' 등이 존재함을 확인·이해할 수 있습니다 (그림 10-34).

✔ ❛혈소판(피혈血 작을소小 널조각판板, Platelet 혹은 thrombocyte)❜

♨ ❛혈소판(플라테렛트, Platelet)❜,

즉 ❛PLATELET❜의 어원이

↳ **그리스어 πλατύς** /platús/ "flat, 평평한 등의 의미" 로부터 유래한 용어가 의미하듯,

↳ '골수(뼈골骨 골수수髓, 뼈속질, bone marrow)'에 존재하는,

↳ **"거핵구(클거巨 씨핵核 공구球, 거대핵세포, Megakaryocyte)"**로부터 작고-평평한 조각이 떨어져 나온 주체가 혈소판으로써,

(☞ 흡사, "케밥" 만드는 장인이 매달아 놓은 고기를 칼로 얇게 썰어낸 고기-조각?!^^)

→ 적혈구보다 약간 작은 크기와 핵이 존재하지 않는(☜어쩌면 당연한!) 특징의 혈구(성분)임을 확인·이해할 수 있습니다(그림 10-35).

동시에,

♨ ❛**혈소판**❜은 평균 수명이 (인간의 경우 ☜) 약 8일~ 약 10일 정도로 (☜떨어져 나온 조각으로써 어쩌면 매우 당연한 길지 않은 수명?ㅋ) 그다지 길지 않지만(요),

➜ **"불활성형-혈소판(inactive platelet)"**에서

↳ **"활성형-혈소판(active PLATELET)"**으로 이행(transition)되면, 혈소판 내에 저장되어 있던 **'아데노신이인산(adenosine diphosphate, ADP)'**과 **'세로토닌(serotonin 혹은 5-hydroxytryptamine, 5-HT)'** 등을 분비(secretion)하여,

(이웃한 불활성형의 혈소판을 자극하는 등의 역할을 통해☜)

➜ **'초기 지혈'** 등의 생체반응-기전에 관여함을 (아울러) 확인·납득할 수 있습니다(그림 10-11~ 10-14, 10-35).

✔ ❛백혈구(흰백白 피혈血 공구球, Leukocyte/leucocyte, white blood cell, WBC)❜

♨ ❛**백혈구(Leukocyte)**❜는 용어! ❛**루코**싸이트❜의 **'루코-'**가

→ **그리스어 λευκός** /leukós/ "white, 흰색 등의 의미" 를 나타내는 접두어로부터, '흰**백**, 피**혈**, 공**구**'라는,

(한수**한**漢 글자**자**字 말씀**어**語 글월**문**文 될**화**化 우리**권**圈 안에서 **반만년을 지켜온**☜)

우리나라 **대한민국** 언어로 번역한 **"혈구(hemocyte)"**로써,

✔ '골수(뼈골骨 골수수髓, 뼈속질, bone marrow)'와

✔ '림프절(림프 림프절節, 임파절, lymphatic node)' (등)에서

생성·생산된 후,

★ 짧게는 몇 시간에서 길게는 약 2주 가까이 생을 이어가는 ↴

→ ✔ "과립백혈구[Granular leukocyte: 세포질에 발견되는 과립을 지닌 백혈구로써,

▶ 호중구(Neutrophilic leukocyte)

▶ 호산구(Eosinophilic leucocyte)

▶ 호염구(Basophilic leukocyte)가 해당"] 와

★ 몇 달 혹은 몇 년의 생을 이어가는 ↴

→ ✔ "무과립백혈구[Agranular leukocyte: 과립이 없는 백혈구로써,

▷ 림프구(Lymphocyte)와

▷ 단핵구(Monocyte)가 해당"]까지

다양한 "혈구(hemocyte)"를 확인·이해할 수 있습니다(그림 10-35).

(여기서 조금 더 백혈구를 들여다보면요^^↴)

☎ '과립백혈구(낟알과顆 알립粒 흰백白 피혈血공구球, Granular leukocyte)'

〓 "호산구(좋을호好 실산酸 공구球, 호산구, Eosinophilic leukocyte)"는

▷ (전체 백혈구 중) 약 1%~ 약 7% 정도를 차지하며,

▷ 산성 염료인 "에오신(eosin)"(등)에 의해 세포질(cytoplasm)에 존재하는 '과립(granule)'이 짙은 빨강색으로 염색되는 이유(등으)로 이름이 호명된 혈구로써(그림 10-21),

▷ 그 크기는 약 11㎛~ 약 16㎛ (☞ 마이크로미터 ≒ 10^{-6} 미터)로,

▷ 한 개의 "핵(NUCLEUS)"은 그 모양이 마치 (약) 2개에서 (약) 4개의 '작은 잎사귀 모양(≒ multilobed nucleus)'을 보이는 이유(등으)로 "다형핵백혈구(많을다多 형상형形 씨핵核 흰백白 피혈血 공구球,

Polymorphonuclear leukocyte)"라 (별칭?) 명명함을

확인·이해할 수 있습니다(그림 10-36). 특히,

▷ 이 백혈구(WBC)는 '질환(병질疾 근심환患, 질병, DISEASE)'에 대항하여 (매우) 호전적인 특성(등)으로

✔ '기생충(부칠기寄 날생生 벌레충蟲, 기생생물, Parasites)'과

✔ '암(암암癌, 암, Cancer)' (등)에 (적극적으로) 반응하는 등의 특징을

재차 확인·납득할 수 있습니다(그림 10-36).

〓 **❝호염구(좋을호好 소금염鹽 공구球, 호염기구, Basophilic leukocyte)❞는**

▷ (전체 백혈구 중) 약 0.5%~ 약 1% (≒ 1% 이하) 정도를 차지하며(☞ 백혈구 중 가장 적은 수에 해당),

▷ 염기성 염료인 **'헤마톡실린(hematoxylin)'**(등)에 의해 짙은 남청색으로 염색되는 이유(등으)로 이름이 호명된 혈구로써(그림 10-21),

▷ 그 크기는 **약 11㎛~ 약 16㎛**(☜ 과립백혈구의 크기가 서로 비슷한)로,

▷ 한 개의 **"핵(NUCLEUS)"**은 그 모양이 호산구(eosinophilic leukocyte)와 유사한 몇 조각의 작은 **'잎사귀 모양'**을 보이며, 특히,

▷ 이 백혈구는 (☜ 조직에 존재하는 '살찔비肥 찰만滿 가늘세細 태보포胞, -mast cell-'와 유사한 기능을 보이며, 그러나 그 생성의 기원은 서로 전혀 다른 것으로 이해되고 있는)

✔**'히스타민(histamine)'**과 ✔**'헤파린(heparin)'** 및

✔**'염증-매개물질(inflammatory mediators)'**(등)을 분비하고, 동시에

▷ **'알러지(알러지 혹은 알레르기, Allergy)'**와 같은 면역반응-조절(등)에 관여함을 확인·이해할 수 있습니다(그림 10-36).

〓 **❝호중구(좋을호好 가운데중中 공구球, 호중구, Neutrophilic leukocyte)❞는**

▷ (전체 백혈구 중) **약 40%~ 약 80%** 정도로 가장 숫자가 많으며,

▷ 흔히 조직-염색에서 사용되는 'H-E 염색(hematoxylin-eosin stain)', 즉 '헤마톡실린-에오신' 염색에서 ✔**옅은**(≒맑은) **분홍색**을 나타내는 이유(등으)로 짙은 빨강색(☜호산구)과~ 짙은 남청색(☜호염구)과 비교해 볼 때, 극(다할극極)으로 치우치지 않는 염색 됨과 (맑게-clear- 보이는 듯한→)과립을 지니는 이유 (등으)로 **❝호중구❞**라는 이름이 호명된 혈구로써(♥ 물론 다른 시약의 제시 등 내용에 약간의 차이가 있는 자료가 눈에 보이지만요. * 나름 고민-확인작업 등을 통해 본 내용을 제시해 드립니다. 향후, 더욱 확실한 근거자료의 발견 및 확인 검증이 되면요. **** 바로 수정-보완하여 재차 -반드시- 올려드릴 것을 약속드립니다 ^^;)(그림 10-21),

▷ 그 크기는 **약 11㎛~ 약 16㎛**(☜ 과립백혈구의 크기가 서로 비슷한)로,

▷ 한 개의 **"핵(NUCLEUS)"**은 그 모양이 마치 (약) 2개에서 (약) 5개의 **'작은 잎사귀 모양(≒ multilobed nucleus)'**을 보이며, 특히,

▷ 이 백혈구는 **"급성 염증(급할급急 성품성性 불탈염炎 증세증症, acute inflammation)"** 시,

▷ 가장 먼저 감염-병소(the site of infections)로 달려갈 만큼,

운동성(☞ 흡사 아메바 운동)이 활발하고(highly motile),

▷ 만나는 '**이물질**(다를**이**異 만물**물**物 바탕**질**質, foreign body)'을 닥치는 대로 먹어치우는 "**식작용**(밥**식**食 지을**작**作 쓸**용**用, **포식작용**, phagocytosis)"이 매우 왕성하지만, (그만큼)

▷ (외부 병원체 등을 비롯한 이물질과의 상대에서→) 죽은 혈구-더미 등이 모여 형성되는 "**농**(고름**농**膿, **고름**, Pus)"의 주체가 되는 내용 등을 확인·이해할 수 있습니다(그림 10-36, 10-37).

☎ '**무과립백혈구**
(없을**무**無 낟알**과**顆 알**립**粒 흰**백**白 피**혈**血공**구**球, Agranular leukocyte)'

〓 "**단핵구**(홑**단**單 씨**핵**核 공**구**球, **단핵구**, Monocyte)"는

▶ (전체 백혈구 중) **약 2%~ 약 8%** 정도를 차지하는 세포질 안에 과립이 보이지 않는(≒없는) 백혈구로써,

▶ "호중구(Neutrophilic leukocyte)" 처럼 포식-능력(←호중구보다 훨씬 강한)이 매우 강하여, ✂ '**청소세포**(맑을**청**淸 쓸**소**掃 가늘**세**細 태보**포**胞, **스카벤져쎌**, scavenger cell)'라는 별칭이 있을 정도로 식작용이 강하며,

▶ "호중구"의 '바통(☞릴레이 경기에서, 앞 주자가 다음 주자에게 넘겨주는 막대기)'을 이어받아 (시간을 두고 지속하여 병원 등과) 싸워주는 방어체계임을 확인·예측할 수 있습니다(그림 10-35). 또한,

▶ 그 크기가 **약 12㎛~ 약 20㎛**로 백혈구 중에서 가장 큰 혈구답게 (하나의) 핵(nucleus)이 차지하는 점유율이 절반을 넘고 그 모양이 흡사, '**강낭콩**(kidney bean: 콩과의 한해살이풀로써, 줄기가 덩굴을 이루고 열매는 꼬투리로 맺히며, 그 안의 종자는 식용한다)'과 유사한 형태를 볼 수 있습니다(그림 10-38). 특히,

▶ 혈액(Blood) 안에 존재하는 "단핵구"가 여러 조직(tissue)으로 빠져나와 '**대식세포**(큰**대**大 밥**식**食 가늘**세**細 태보**포**胞, **큰포식세포**, macrophage)'로 (상황에 따라) 각각 '**분화**(나눌**분**分 될**화**化, **분화**, differentiation)'하여,

▶ "**단핵식세포계**(홑**단**單 씨**핵**核 밥**식**食 가늘**세**細 태보**포**胞 이을**계**系, **단핵성식세포계**, mononuclear phagocytic system)"의 형성을 확인·이해할 수 있습니다(그림 10-38, 10-39).

〓 "**림프구**(림프 공**구**球, **임파구**, Lymphocyte)"는

▶ (전체 백혈구 중) 약 20%~ 약 40% 정도를 차지하며,

▶ '림프간세포(림프 줄기간幹 가늘세細 태보포胞, 림프줄기세포, lymphoid stem cell)'로부터 분화된 '무과립백혈구'로서,

(일반적으로)

✤ ❛B-림프구(B-림프 공구球, B-임파구, B-lymphocyte)❜ 와

✤ ❛T-림프구(B-림프 공구球, T-임파구, T-lymphocyte)❜ 를 지칭합니다(그림 10-40~ 10-45).

> ✤ 특히,
> **B-림프구의 "B-"는 '파브리시우스-주머니(Bursa of Fabrisius)'의 "Bursa"에서 첫 글자를 빌어온, 즉 조류의 "배설강(cloaca)"에서 생성되는 림프구**-연구의 업적을 기리는 배려를 엿볼 수 있습니다. 물론, 연구자분들에 의해 **"골수(본메로우, bone marrow)"가 그 역할**(등)의 **담당**·확인을 현재는 어렵지 않게 받아들여지고 있습니다**(그림 10-43)**.
> 동시에, **T-림프구의 "T-" 역시, 흉선(따이머쓰, Thymus)에서 생산·분화되는 T-림프구의 공급처 제시**의 배려를 확인·이해할 수 있습니다.

▶ 그 크기는 **약 8㎛~ 약 10㎛**로 백혈구 중 (가장) 작지만(요),

[**"비특이-면역**(아닐비非 수컷특特 다를이異 면할면免 염병역疫, Non-specific immunity)"에 관여하는

☞ **'자연살해세포**(스스로자自 그러할연然 죽일살殺 해칠해害 가늘세細 태보포胞, **자연세포독성세포**, Natural killer cell)'와는 달리]

(B-림프구와 T-림프구는↴)

▶ **"특이-면역**(수컷특特 다를이異 면할면免 염병역疫, Specific immunity)"의 중심-역할을 담당하는 것으로 확인·이해됩니다(그림 10-40).

(♥ 림프구-연관 인체-방어체계를 조금 더 살펴보면요^^↴)

❛1차 림프기관 과 2차 림프기관의 이해❜

✤ ❛1차 림프기관(한일一 버금차次 림프 그릇기器 벼슬관官, Primary lymphoid organ 혹은 central lymphoid organ)❜ 은

✔ **"골수**(뼈골骨 골수수髓, **뼈속질**, Bone marrow)"와

✔ "흉선(가슴흉胸 샘선腺, 가슴샘, Thymus)"이 이에 해당하는 구조로
인정받는 내용을 확인·이해할 수 있습니다(그림 10-41).

☞ 이러한 내용의 이해·근거는(요) 엄마-뱃속 아가의 ↴

⇴ '중배엽(mesoderm)'으로부터 만들어지는

⇴ '결합조직(connective tissue)'인 → "혈액"의 ↴

⇴ '선조세포(먼저선先 조상조祖 가늘세細 태보포胞, 조상세포, progenitor cell)',
즉 → 미-성숙화된 혈구-세포(☞ 적혈구, 백혈구, 혈소판 등 포함하여)가

⇴ '성숙화(이룰성成 익을숙熟 될화化, maturization)' 된 혈구-세포로
분화·성장하는 과정! → 특히(여러 혈구-세포 중에서 림프구↴),

⇴ 미성숙-림프구가 "골수(bone marrow)"를 시작점으로 하여,

⇩

("골수"에서) 생산·성숙되어 "혈액"으로 방출(≒유리)되는

Ⓑ ❛B-림프구(B-lymphocyte, 그림 10-42)❜ 와

⇩

"골수"에서 출발은 하지만,

⇴ "흉선(Thymus)"에 'T-세포의 전구체(T-cell precursors)'로 안착하여,
마침내

⇴ "흉선"에서 생산·성숙되어 "혈액"으로 방출되는↴

Ⓣ ❛T-림프구(T-lymphocyte, 그림 10-44)❜ 의

⇩

➽➽ 생산·성숙 장소인 ✔"골수"와 ✔"흉선"을 각각 ❛1차 림프기관❜ 으로
(나름-최종) 확인·인정·납득할 수 있습니다(그림 10-41).

한편,

✣ ❛2차 림프기관(두이二 버금차次 림프 그릇기器 벼슬관官, Secondary lymphoid organ
혹은 peripheral lymphoid organ)❜ 은

⇴ ❛1차 림프기관❜ 에서 만들어진 T-림프구와 B-림프구가 찾아와
터를 잡고, 일(WORK)을 수행하는 '기관(器官, organ)'들↴
즉,

⇴ ✔ "림프절(림프 마디절節, 임파절, Lymph node)"(그림 10-46, 10-47),
✔ "비장(지라비脾 오장장臟, 지라, Spleen)"(그림 10-48, 10-49),
✔ "편도(넓적할편扁 복숭아나무도桃, 편도, Tonsil)"(그림 10-50, 10-51),

✔ "**페이어-팻취**(페이어-판, Peyer's patches)"(그림 10-52, 10-53), 및

✔ "**충수**(벌레충蟲 매달릴수垂, **막창자꼬리, Appendix**)"(그림 10-54) (등)에 들어가 (재차) 분화·성숙되어, → 많은 경로로 인체에 침입하는 병원체에 맞서 인체를 보호하는 기능을 담당하기에 분류·정립된 기관이 바로 → '**2차 림프기관**' 임을 확인·납득할 수 있습니다 (그림 10-41).

☎ [이처럼 Ⓑ'**B-림프구**'와 Ⓣ'**T-림프구**'는

1차-림프 기관과 **2차-림프 기관**에 위치하면서,

➜ 인체에 침입한 병원체에 대항하는

✓ 항체(Antibody)를 생산하여 대처하거나,

✓ 직접 병원체와 겨루어 재차 침입할 수 있는 병원체로 인해 인체가 질병 상태에 빠지지 않도록 준비된 상태!

➜ 즉, "**자기**(스스로자自 자기기己, **SELF**)" 이외(≒상반되는, ≒ 상대되는)의

"**이물질**(다를이異 만물물物 바탕질質, foreign body ≒ 비자기, Non-SELF)"이

침입하였을 때,

자기(SELF)를 방위하는(≒ 저항성을 얻는) 생체반응을 의미하며, 이를

➜ "**면역**(면할면免 염병역疫, **면역, Immunity**)"이라는 단어로 표현함을

확인·납득할 수 있습니다(그림 10-55).]

'림프구(림포싸이트, Lymphocyte)'에 의한 면역-활동의 이해

☞ '**림프구**(☜ "특이 면역"에 해당되는...)'에 의한 면역-활동에는

B-**림프구**의 활성·전환 ➜ **형질세포** 형성 ➜ **항체** 생산이 중심을 이루는↴

✔ "**체액성 면역**(몸체體 진액액液 성품성性 면할면免 염병역疫, **체액성면역**, Humoral immune system)"과

T-**림프구** 활성 및 직접 작용(등)이 중심을 이루는↴

✔ "**세포-매개성 면역**(가늘세細 태보포胞 중매매媒 끼일개介 성품성性 면할면免 염병역疫, **세포-매개성 면역**, Cell-mediated immune system)"이 존재·구별함을 확인·이해할 수 있습니다 (그림 10-56~ 10-71).

✔ ❝체액성 면역(몸체體 진액액液 성품성性 면할면免 염병역疫, Humoral immune system)❞

✔ ❝<u>체액성면역</u>❞은 ➽ B-림프구(B-lymphocyte 혹은 B-cell)의 주된 역할로 이루어지는 방어작용이라 할 수 있는,

즉 떠돌아다니는 '항원(막을항抗 근원원原, 항원, Antigen)'인

➜❶ "세포 외 항원(extracellular ANTIGEN)"을

☞ B-림프구 표면에 있는 (수용체→) 항체(←흔히 IgD로 알려있는 항체 중 하나!)와 결합 후,

> ♥ 여기서,
> "항체"와 결합하는 <u>"항원"의 특정 부위</u>를 → ❛항원결정인자(막을항抗 근원원原 결단할결決 정할정定 인할인因자녀자子, 에피토프, epitope)❜라 표현하여 명확히 구분해 줌을 확인·이해할 수 있습니다(그림 10-55)

➜❷ '세포내이입(가늘세細 태보포胞 안내內 옮길이移 들입入, 세포내섭취, 엔도싸이토시스, Endocytosis)'의 과정으로 (항원이→)

B-림프구에 들어가 → "세포내소체(가늘세細 태보포胞 안내內 작을소小 몸체體, 혹은 안내內 작을소小 몸체體, 및 앤도솜, Endosome)"을 이루어(≒형성하여),

즉, (다시 한번 더 설명드리면요^^↴)

'세포 안에서 막으로 둘러싸인 구조 → 앤도솜'를 형성하여!

➜❸ (B-림프구의 소기관-organelle-의 하나인→) "용해소체(질펀히흐를용溶 풀해解 작을소小 몸체體, 라이소솜, lysosome)"에 의해

(앤도솜 안에 들어있는→) '항원이 조각나고(antigen fragments)'

(↳ ≒ 즉, 안티젠 프레그먼트로 분해되고)

(그림 10-64)

➜❹ 이렇게 조각난 항원들(antigen fragments)은,

(B-세포 안에 존재하는→)

(즉, B-세포 안에서 DNA→RNA→Protein '쎈트랄-도그마'의 여정으로 조성된)

(그림 10-65)

➜❺ ❛주요 조직 적합 복합체 제 II 분자

(주인주主 구할요要 짤조組 짤직織 따를적適 합할합合 겹옷복複 합할합合 몸체體

차례제第 두이二 나눌분分 자녀자子,

Major histocompatibility complex class II molecule,

MHC class II)❜ 와 함께,

➜❻ B-림프구-표면으로 돌출되어,

> ☞ 이처럼,
>
> ✓ "B-림프구(B-림프 공구球, B-Lymphocyte 혹은 B-가늘세細 태보포胞, B-cell)"를 비롯한
>
> ✓ "수지상세포(나무수樹 가지지枝 형상상狀 가늘세細 태보포胞, 나무가지세포, 혹은 덴드라이틱셀, Dendritic cell)" 및
>
> ✓ "대식세포(큰대大 먹을식食 가늘세細 태보포胞, 큰포식세포, 혹은 마크로파지, Macrophage)" 등,,,
>
> (→ 등: B-림프구/수지상세포/대식세포/이외의 세포가 더 밝혀질 수 있는 인류의 연구능력을 미루어 향후, 제시될 내용을 고려하여 '등'의 표현을 올려드렸습니다^^)을↘
>
> ➽ ❛ 항원제시세포 (막을항抗 근원원原 끌제提 보일시示 가늘세細 태보포胞, 막을항抗 근원원原 지킬보保 있을유有 가늘세細 태보포胞 혹은 막을항抗 근원원原 전할전傳 통달할달達 가늘세細 태보포胞, Antigen presenting cell)❜ 라는 용어로 묶어 표현함을 확인·납득할 수 있습니다(그림 10-71).

➜❼ "조력 T-세포(도울조助 힘력力 T-가늘세細 태보포胞, 도움이-티-세포, 헬퍼-티-셀, helper T-cell, T_h-cell)"에 의해 탐지·접촉되면,

➜❽ "조력-T 세포"는 (넓은 의미의→) '사이토카인(Cytokine)' (→자세한 의미: '림포카인, lymphokine')을 분비(secretion)하고,

➜❾ 분비된 '사이토카인'으로 활성화된 B-림프구는
→ ❛ 형질세포(형상형形 바탕질質 가늘세細 태보포胞, 형질세포, plasma cell)❜ 로 전환·변형되어,

➜❿ "항체(막을항抗 몸체體, 항체, Antibody
☞ IgG, IgA, IgM, IgD, IgE의 5종류가 존재)"를 생산!

→ 지속적이고 꾸준한 면역-방어체계를 확인·이해할 수 있습니다 (그림 10-56~ 10-65, 10-69~ 10-71).

⑩ **"항체(antiBODY)"는**

▷ **2개의 경쇄**(가벼울**경**輕 쇠사슬**쇄**鎖, 가벼운사슬, light chain)와

▷ **2개의 중쇄**(무거울**중**重 쇠사슬**쇄**鎖, 무거운사슬, heavy chain)로 구성되어,

그 모양이 흡사 알파벳(ABCDEFGHIJKLMNOPQRSTUVWXYZ)의 'Y'자 형태의 기본-구조를 보이는 **'단백질(protein)'**임을 확인·이해할 수 있습니다(그림 10-58, 10-59).

[동시에, B-림프구는 세포분열·성장이 거듭되어 일부는

→ '기억 B-세포(기록할**기**記 생각할**억**憶 B-가늘**세**細 태보**포**胞, 메모리 비-쎌, memory B-cell)'가 되어 재차 침입하는 '**항원**'에 대처할 역량을 갖추는 것으로 확인·이해됩니다(그림 10-57)]

✔ **"세포-매개성 면역** (가늘**세**細 태보**포**胞 중매**매**媒 끼일**개**介 성품**성**性 면할**면**免 염병**역**疫, Cell-mediated immune system)"

(⇔ 반면,)

✔ "<u>세포-매개성 면역(Cell-mediated immune system)</u>"은

➽ **T-림프구/-세포**(T-lymphocyte 혹은 T-cell)의 **주된**(main) **역할**로 이루어지는 면역으로써,

(내용의 흐름 상 "T-세포, T-쎌, T-cell"로 표현-드리고자 합니다^^)

➽ "**T-세포**(T-가늘**세**細 태보**포**胞)"는 각각

'**항원제시세포**'에 존재하는

✓ 'MHC class II' 와

'**모든** (감염된) **진핵세포**(nucleated cell)'에 존재하는

✓ 'MHC class I' 을 탐지·접촉하는(그림 10-69),

> ❛주요 조직 적합 복합체 제 I 분자
> (주인주主 구할요要 짤조組 짤직織 따를적適 합할합合
> 겹옷복複 합할합合 몸체體 차례제第 한일一 나눌분分 자녀자子,
> Major histocompatibility complex class I molecule,
> = MHC class I,)❜

즉

➠ '직접 접촉(곧을직直 사귈접接 사귈접接 닿을촉觸, direct contact)'하여,
그 기능(☞ '항원-antigen-'을 사멸! 등)을 담당하기에
(그림 10-56, 10-67),
→ "세포-매개성, 가늘세細 태보포胞 - 중매매媒 끼일개介 성품성性",
→ "쎌-메디에이티드, Cell-mediated"라는 이름으로 구분해 줌을
확인·납득할 수 있습니다(그림 10-67).

특히,

Ⓣ "T-세포(T-가늘세細 태보포胞)"의 표면에는

➜ 'T-세포 수용체(T-가늘세細 태보포胞 받을수受 담을용容 몸체體,
T-cell receptor, TCR)'와 함께,

(독특하게!) "발현(쏠발發 나타날현現, 표현, expression)"되어
'표면표지(겉표表 낯면面 표할표標 기록할지識, 겉면이정표,
혹은 썰페이쓰-마커, surface marker)'의
역할(등)을 담당하는¬

➜ ❛분화군집(나눌분分 될화化 무리군群 모일집集, 분화무리,
cluster of differentiation, CD)❜이라는
당단백질(glycoprotein) 재질의
→ "막관통단백질(막막膜 꿸관貫 통할통通
새알단蛋 흰백白 바탕질質,
transmembrane protein)"!

동시에,

(이 분화군집은→) 'TCR'의 곁에서 항상 함께 존재하기에
"공수용체(함께공共 받을수受 담을용容 몸체體,

동시수용기, co-receptor"라고도 할 수 있는 단백질-덩어리가 존재함을 확인·이해할 수 있습니다 (그림 10-69, 10-70).

(☞흡사 방송국 혹은 텔레비전의 안테나-antenna-와 유사한?)

(☞방송국에도 KBS, MBC 등이 있듯이 안테나의 종류에 따라 다른 T-세포가 존재!)

(☎ 예를 들면요,
Ⓣⓗ Helper T-cell에는 CD8이라는 "표면표지(surface marker)"가 존재함을 확인할 수 있으며,
Ⓣⓒ Cytotoxic T-cell에는 CD4라는 "표면표지"가 존재함(등)을 확인·이해할 수 있습니다 (그림 10-69).

♥ "선천면역(Innate immunity)" 과 "후천면역(Acquired immunity)"의 이해 ♥

♥ "**선천면역**(먼저**선**先 하늘**천**天 면할**면**免 염병**역**疫, Innate immunity)"은

→ "**비특이적 면역**(아닐**비**非 수컷**특**特 다를**이**異 과녁**적**的 면할**면**免 염병**역**疫, Nonspecific immunity)"

→ "**1차 방어작용**(한**일**一 버금**차**次 둑**방**防 막을**어**禦 지을**작**作 쓸**용**用, Primary defense) "

→ "**자연면역**(스스로**자**自 그러할**연**然 면할**면**免 염병**역**疫, Natural immunity)" 혹은 "**자연치유력**(스스로**자**自 그러할**연**然 다스릴**치**治 병나을**유**癒 힘**력**力, self-healing power)"

→ "**내재면역**(안**내**內 있을**재**在 면할**면**免 염병**역**疫, Innate immunity)" 등으로

(익히 잘) 알려진 내용으로, 선천적으로 타고나는, 즉 유해한 물질(등으)로부터 사람을 보호해 주는 피부를 비롯하여 기도-점막에 존재하는 섬모, 장관에서 분비되는 소화액 및 염증반응!, "**보체계**(도울**보**補 몸**체**體 이을**계**系, **도움체계통**,

complement system)❞, 자연살해세포(natural killer ,NK, cell) 등의 작용으로

➡ ❛특정 병원체를 기억하지 않고, 병원체(pathogen)에 즉각 반응하여, 포괄적 방법으로 처리하는 면역체계를 의미하는 것❜으로 확인·이해 됩니다(그림 10-72~ 10-75).

↔반면,

♥ ❝후천면역(뒤후後 하늘천天 면할면免 염병역疫, Acquired immunity)❞은

➜ "특이적 면역(수컷특特 다를이異 과녁적的 면할면免 염병역疫, Specific immunity)"

➜ "2차 방어작용(두이二 버금차次 둑방防 막을어禦 지을작作 쓸용用, Secondary defense) "

➜ "획득면역(얻을획獲 얻을득得 면할면免 염병역疫, Acquired immunity)"

➜ "적응면역(따를적適 응할응應 면할면免 염병역疫, Adaptive immunity)" 등으로 (흔히 잘) 알려진 내용으로,

➡ ❛특정한 질병에 "이환(근심이罹 근심환患)"되었거나, 특정 "병원체(병병病 근원원原 몸체體, pathogen)"를 '기억(기록할기記 생각할억憶)'하여 처리하는 면역체계 및 예방-접종 등으로 얻어지는 면역을 의미하는 것❜으로 확인·이해됩니다 (그림 10-76, 10-77). -감~사합니다-

“인체 체액의 구조와 생리” 편에서,
꼭! ‘숙지-기억’ 해 주시면 도움이 되는 (시험준비 등) 핵심어”는요^^

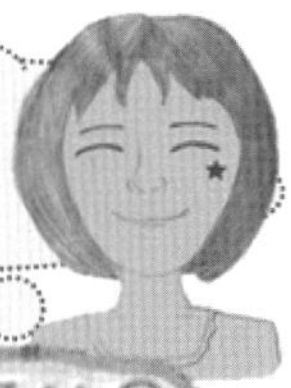

MEMO
인생에는 공짜가 없다

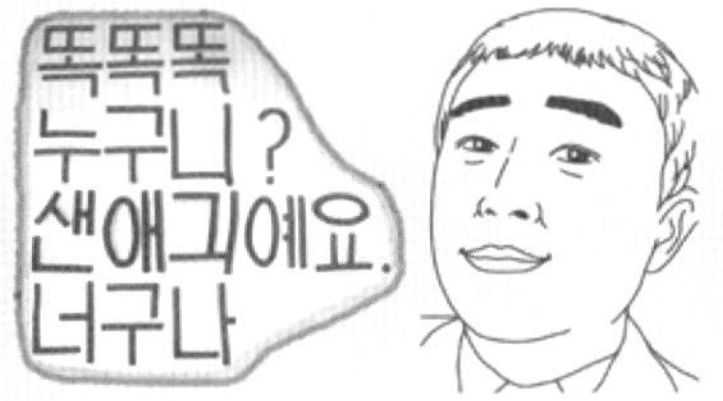

교실 게시판

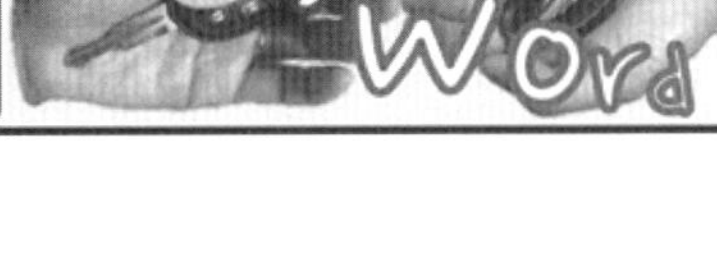

중환者ㅋ교수님의 말씀을 받아드릴 것입니다♥

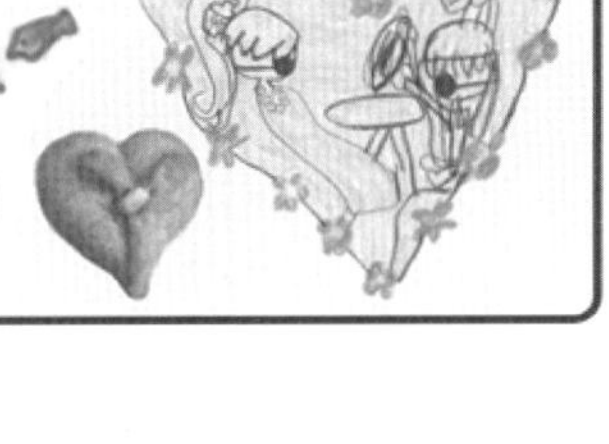

남을 여餘 흰 백白

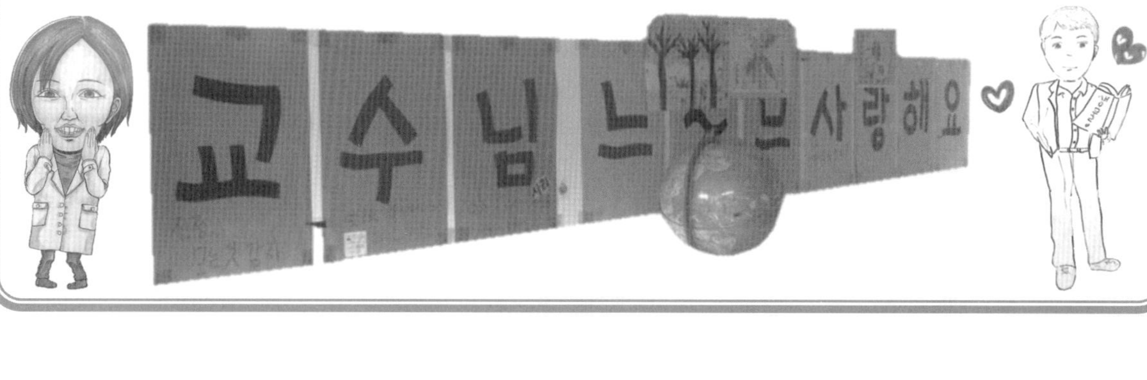

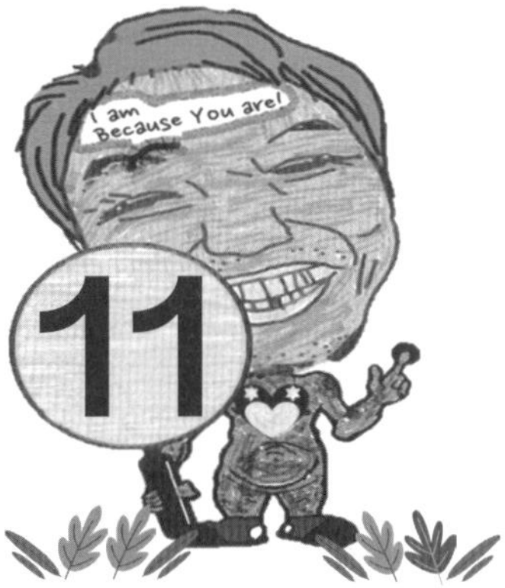

11 인체 내분비계의 구조와 생리

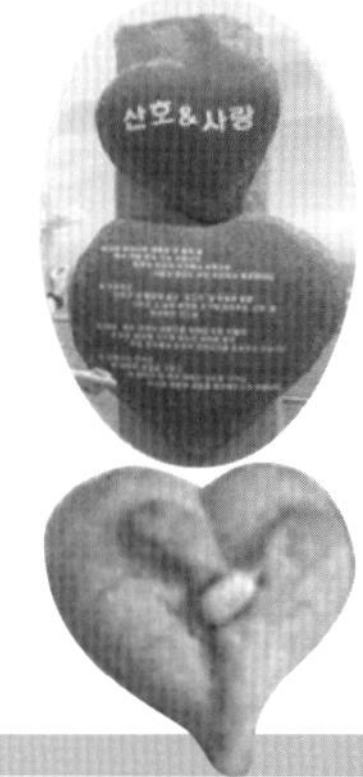

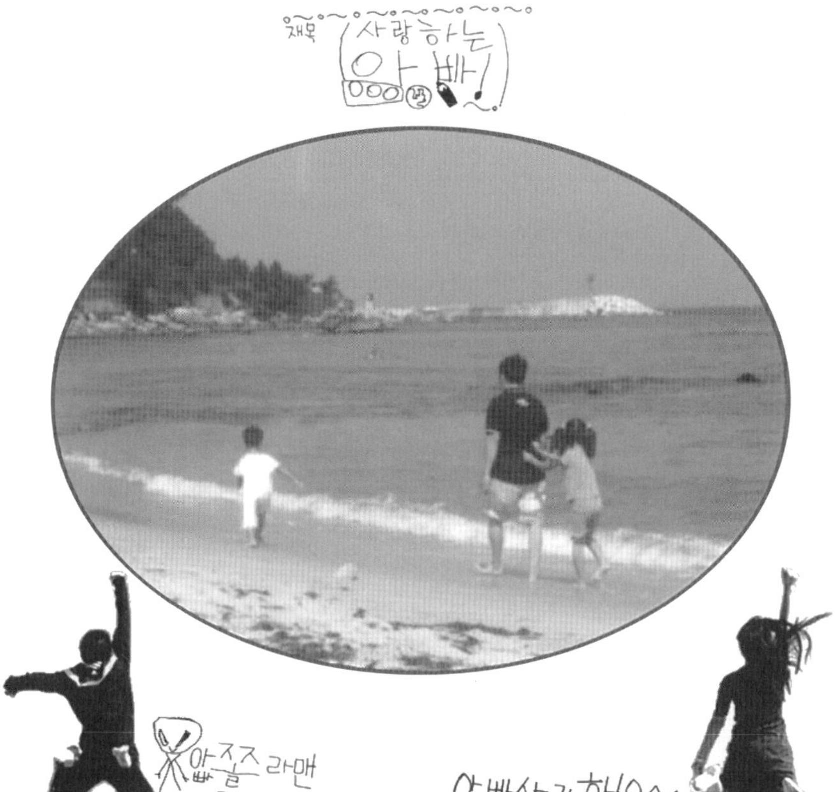

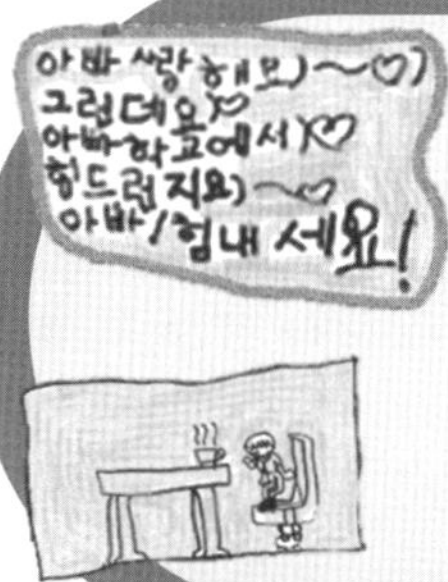

11-1

Endocrine System

안 내 內 나눌 분 分 샘물흐르는모양 비 泌 이을 계 系

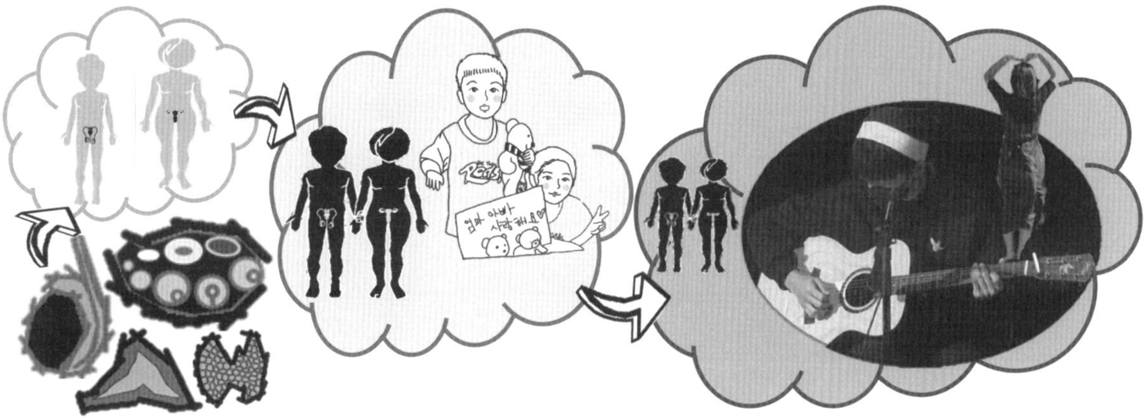

הורמון

هارمون

даавар

هورمون

ჰორმონები

अंत:स्राव

ฮอร์โมนเพศ

σιελόρροια

ต่อมขับถ่ายภายใน

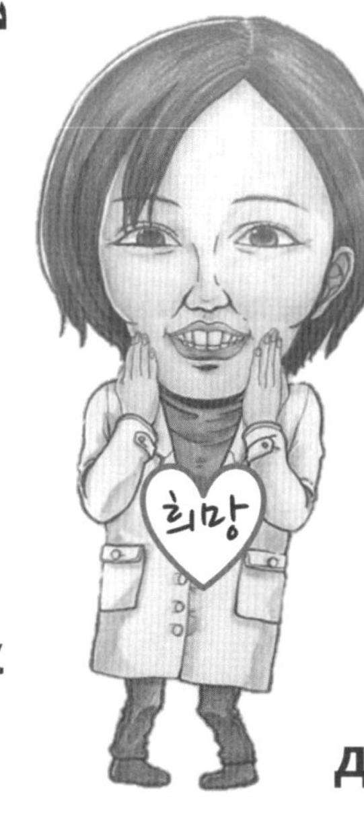

सन्निपात

гормоны

ဟော်မုန်း

अंतरस्रावण

tuyến nội tiết

အရည်ထုတ်ပေးခြင်း

дотоод шүүрэл

內分泌

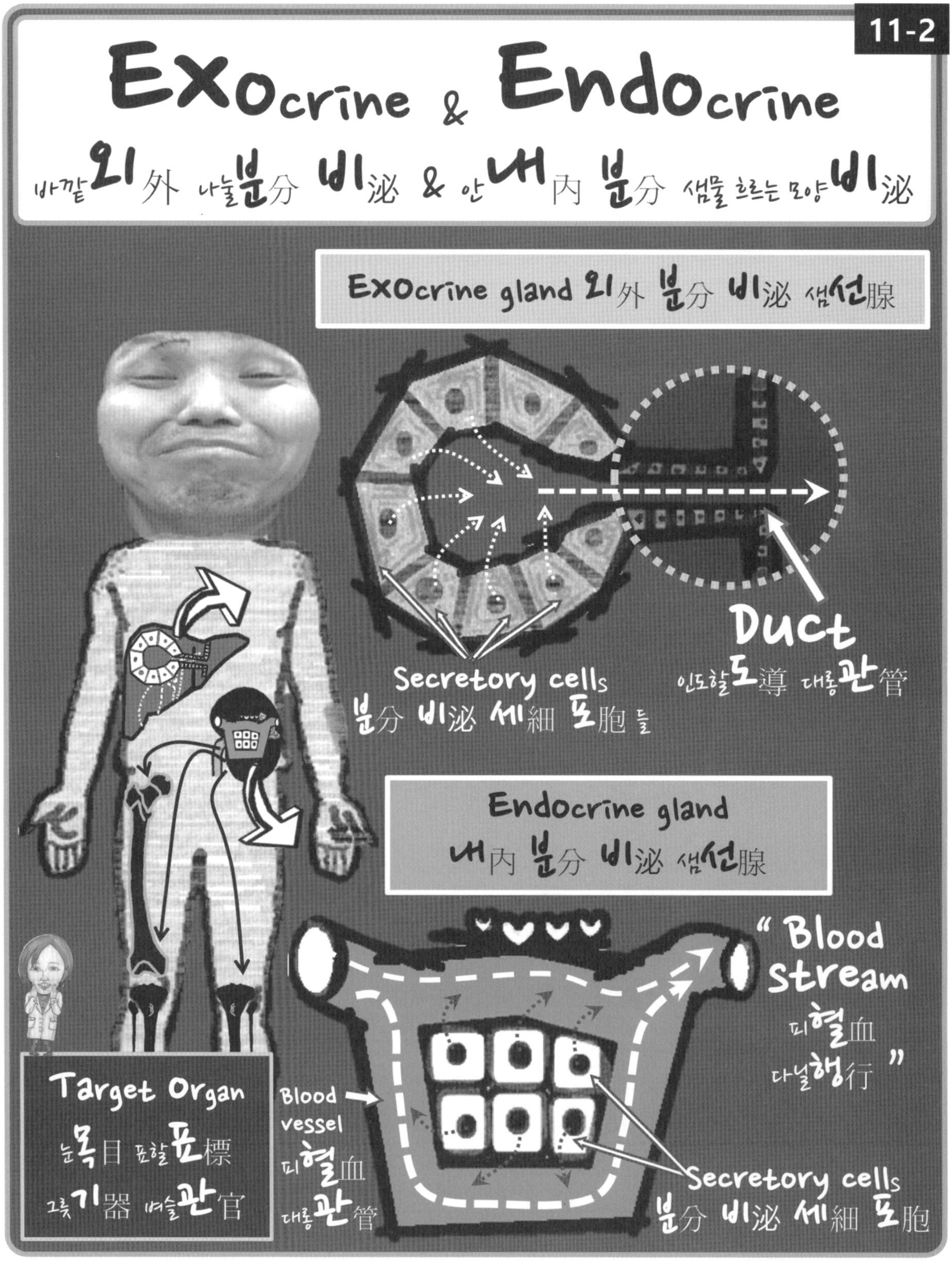
11-2
Exocrine & Endocrine
바깥 외外 나눌 분分 비泌 & 안 내內 분分 샘물 흐르는 모양 비泌
Exocrine gland 외外 분分 비泌 샘 선腺
Duct
인도할 도導 대롱 관管
Secretory cells
분分 비泌 세細 포胞 들
Endocrine gland
내內 분分 비泌 샘 선腺
" Blood stream
피 혈血
다닐 행行 "
Target Organ
눈 목目 표할 표標
그릇 기器 벼슬 관官
Blood vessel
피 혈血
대롱 관管
Secretory cells
분分 비泌 세細 포胞

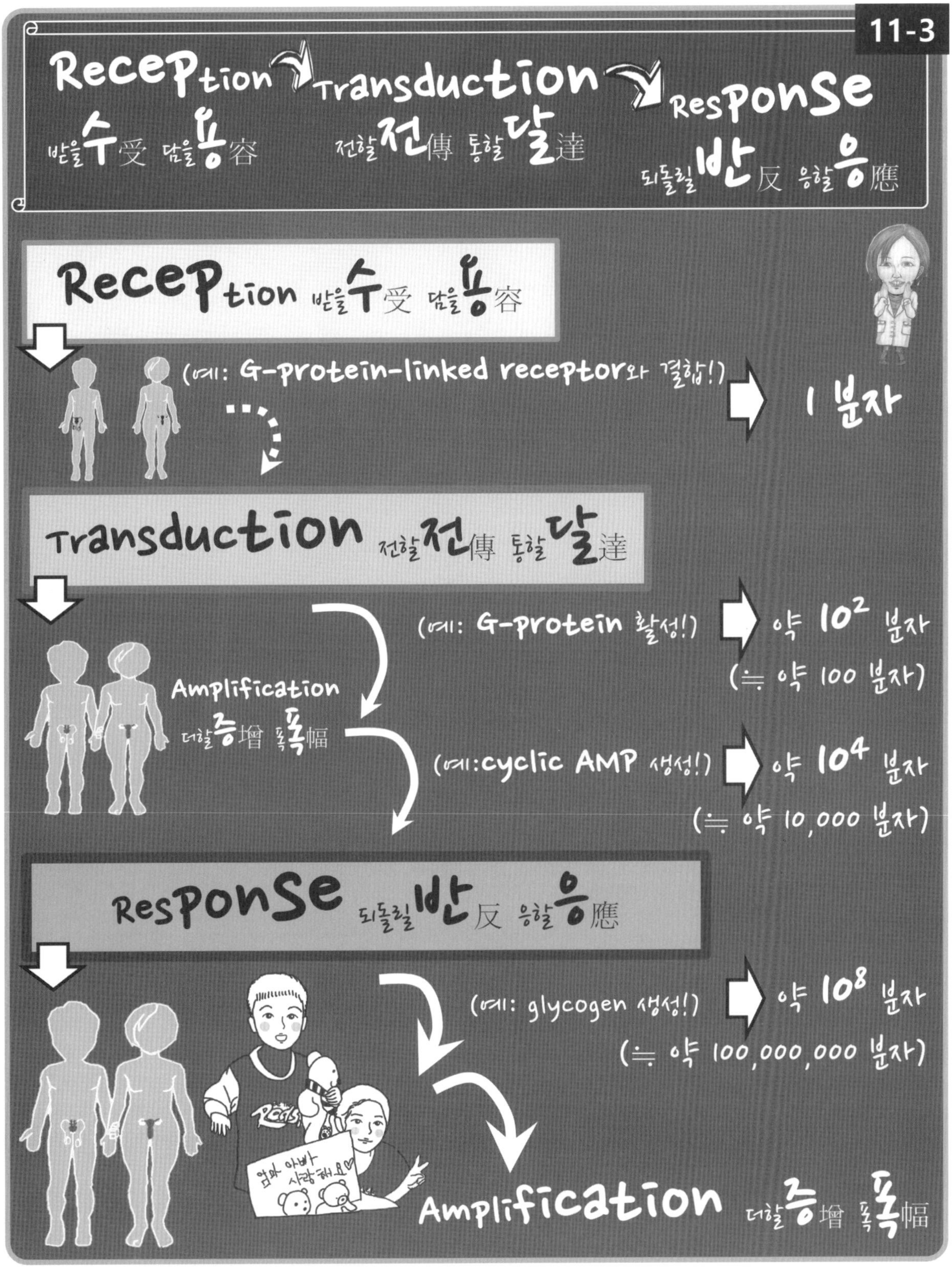
11-3
Reception → Transduction → Response
받을 수受 담을 용容
전할 전傳 통할 달達
되돌릴 반反 응할 응應
Reception 받을 수受 담을 용容
(예: G-protein-linked receptor와 결합!)
1 분자
Transduction 전할 전傳 통할 달達
(예: G-protein 활성!)
약 10^2 분자
(≒ 약 100 분자)
Amplification
더할 증增 폭 폭幅
(예:cyclic AMP 생성!)
약 10^4 분자
(≒ 약 10,000 분자)
Response 되돌릴 반反 응할 응應
(예: glycogen 생성!)
약 10^8 분자
(≒ 약 100,000,000 분자)
엄마 아빠 사랑해요
Amplification 더할 증增 폭 폭幅

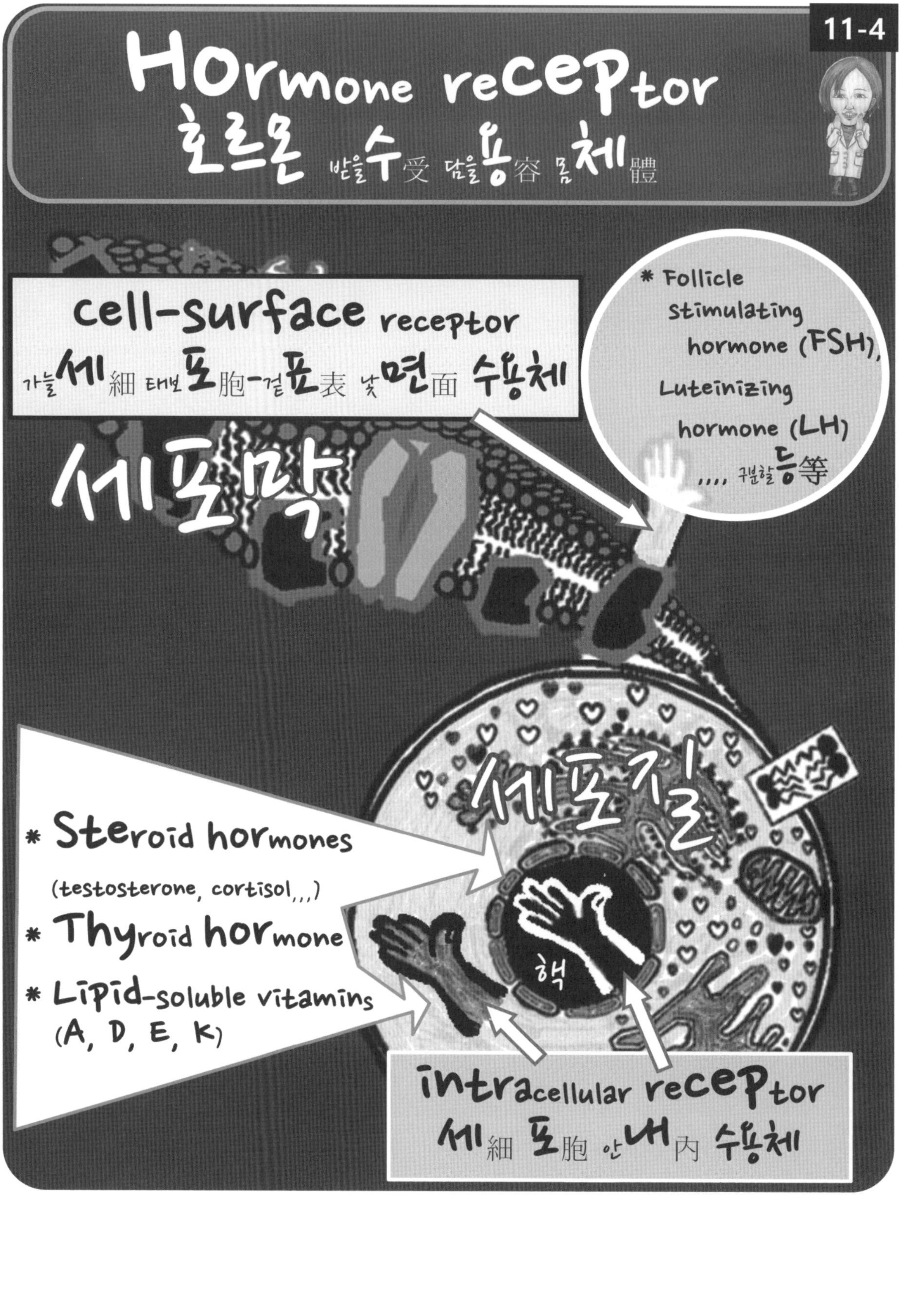
11-4
Hormone receptor
호르몬 받을수受 담을용容 몸체體
cell-surface receptor
가늘세細 태보포胞-겉표表 낯면面 수용체
세포막
* Follicle stimulating hormone (FSH), Luteinizing hormone (LH) ,,,, 구분할등等
세포질
* Steroid hormones
(testosterone, cortisol,,,)
* Thyroid hormone
* Lipid-soluble vitamins (A, D, E, K)
핵
intracellular receptor
세細 포胞 안내內 수용체

11-5

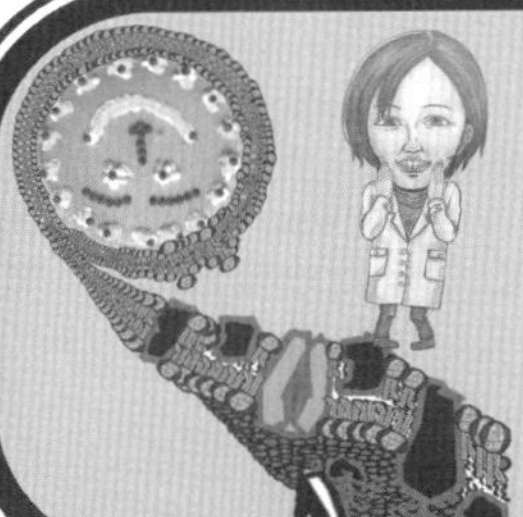

Lipid bilayer

기름 지 脂 바탕 질 質 두 이 二 무거울 중 重 층 층 層

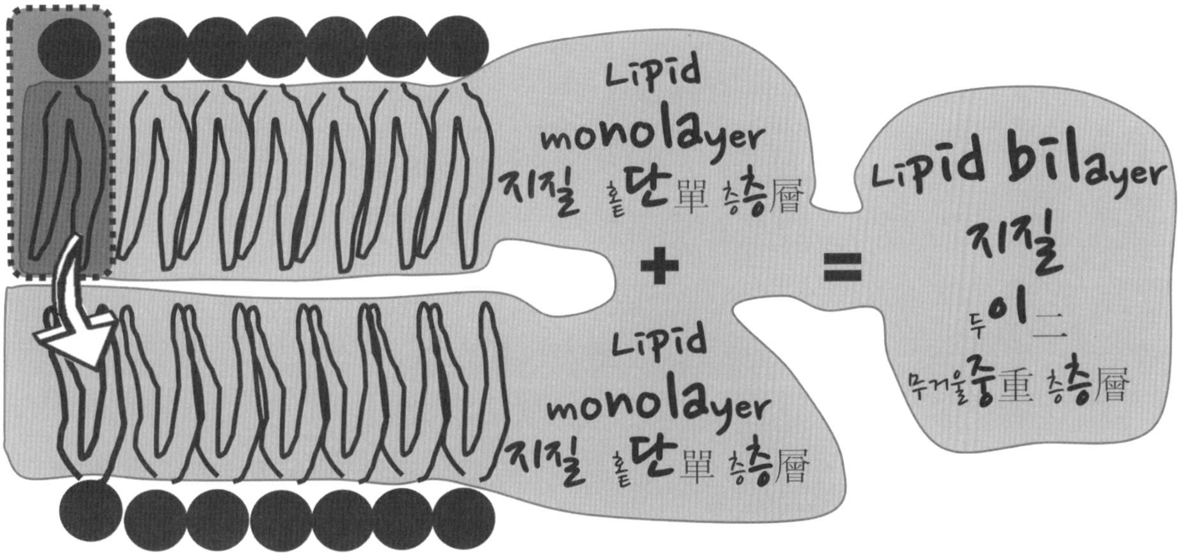

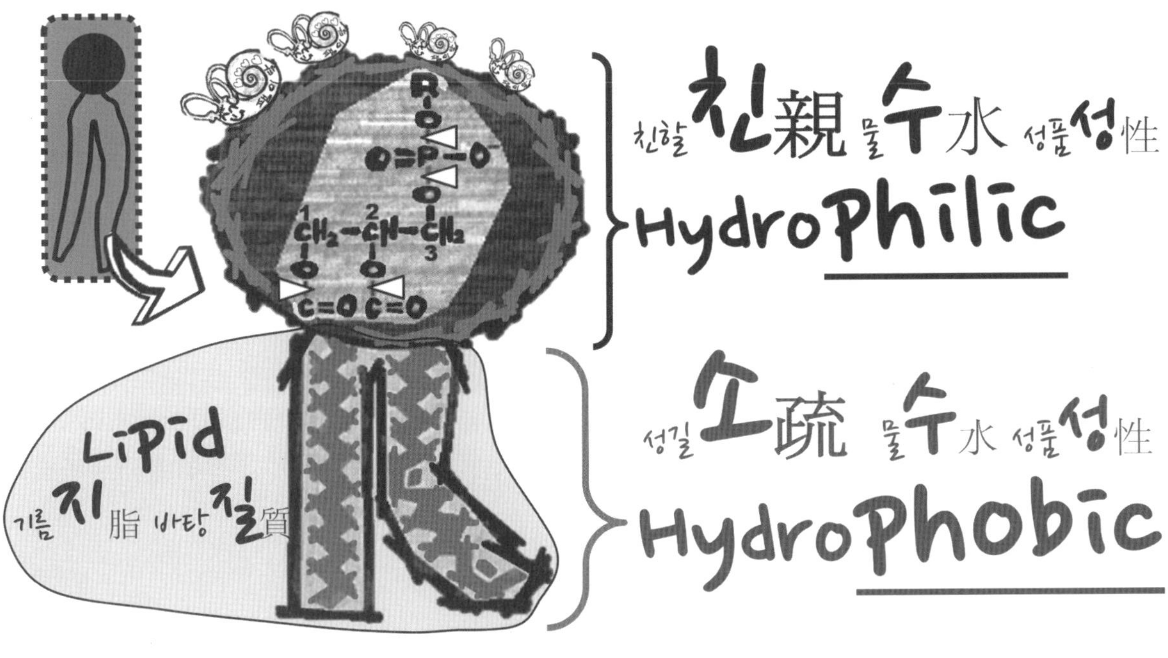

Ligand for cell Surface receptor 11-6

가늘세細 태보포胞 겉표表 낯면面 받을수受 담을용容 몸체體 - 리간드

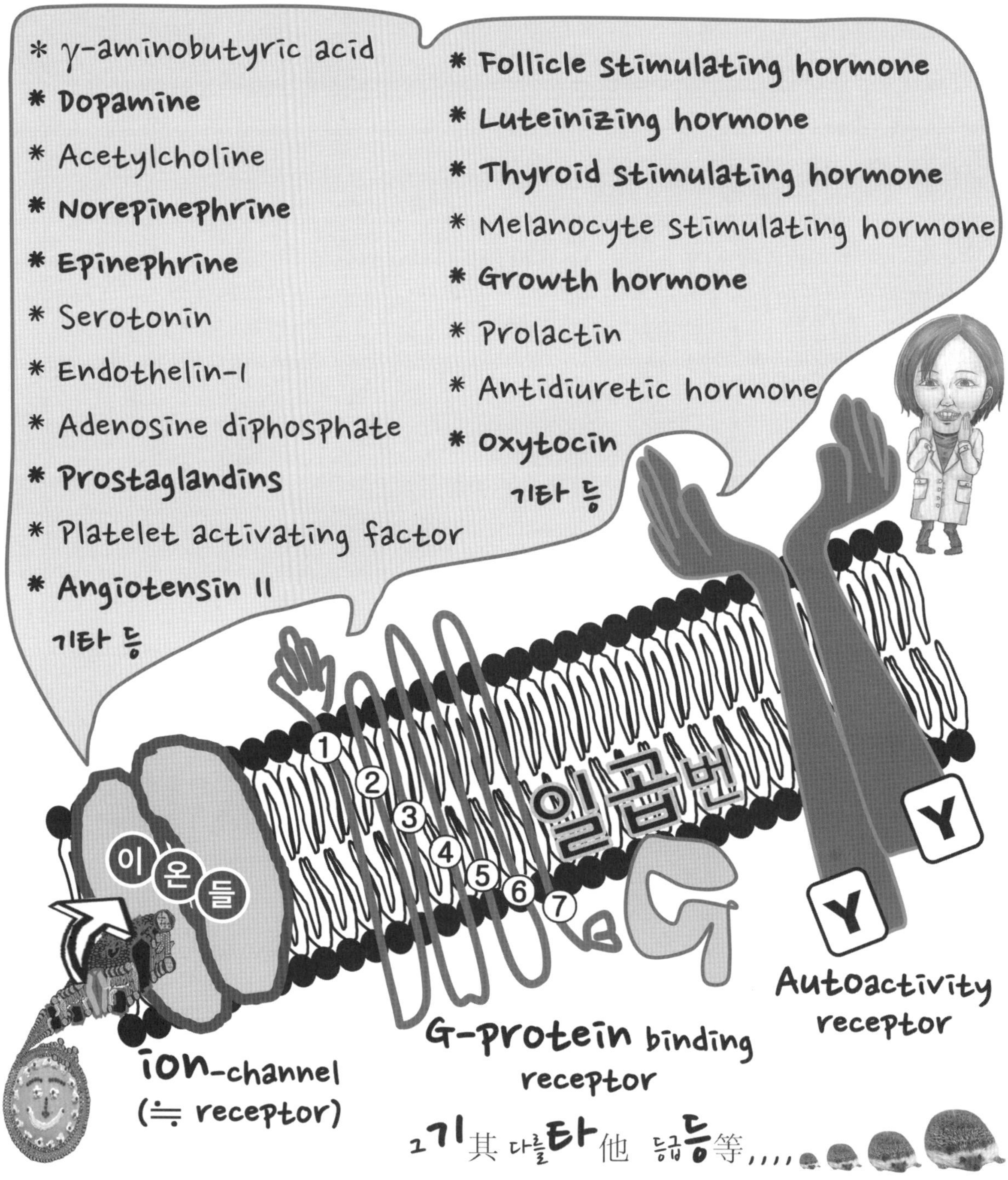

11-7

Ligand for intracellular receptor

가늘세 細 태보포 胞 안내 內 받을수 受 담을용 容 몸체 體 - 리간드

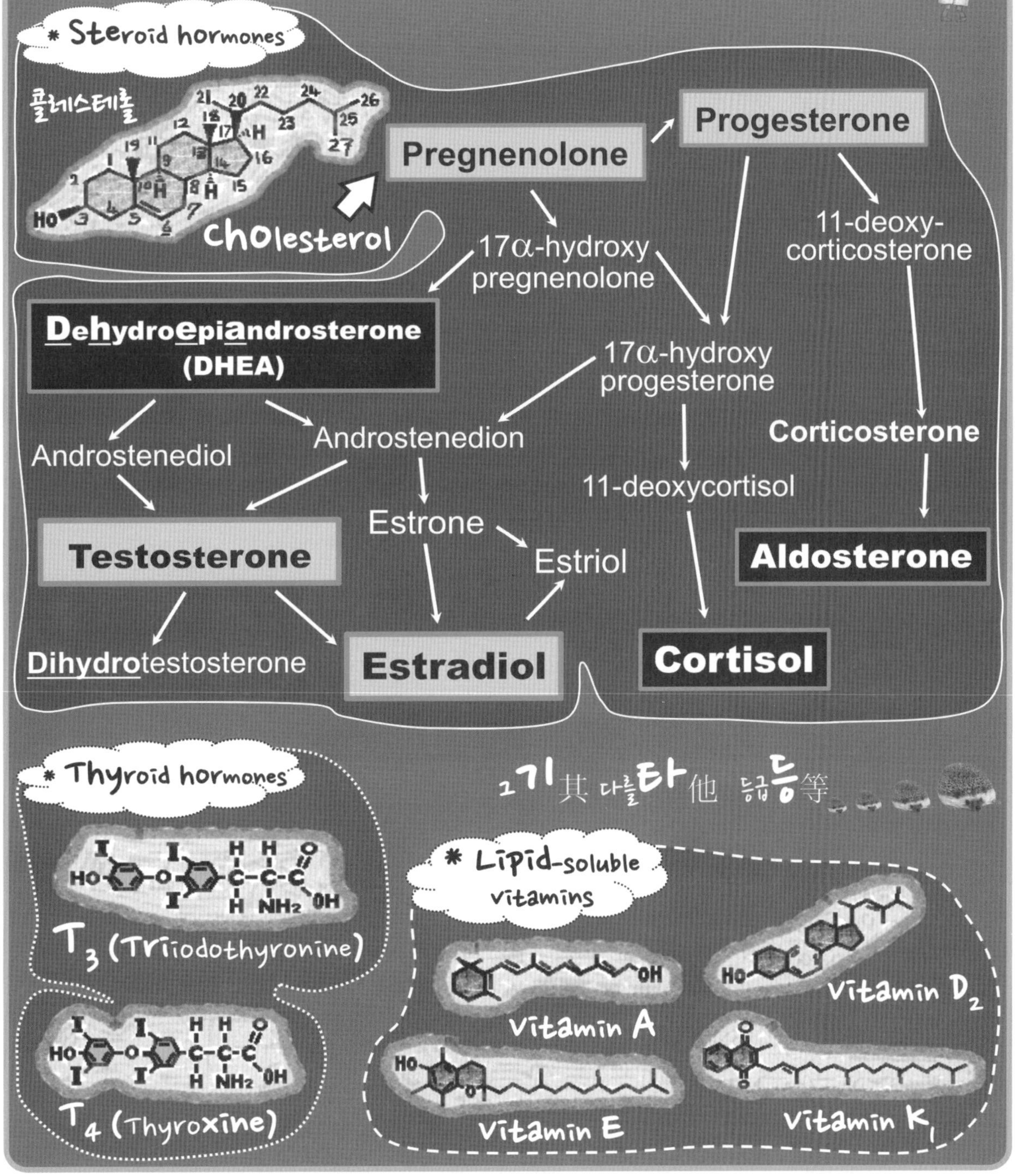

11-8

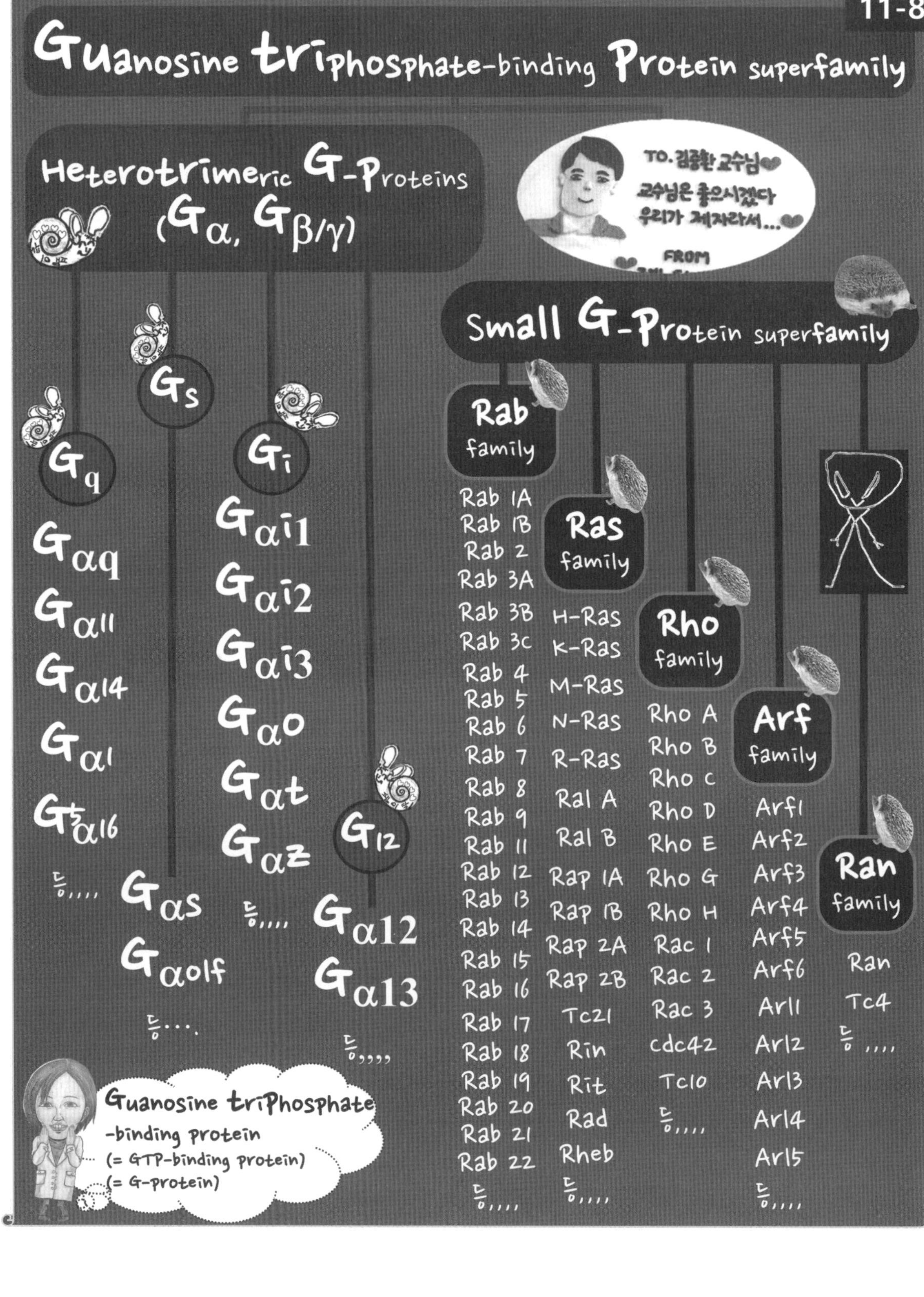
Guanosine triphosphate-binding Protein superfamily
Heterotrimeric G-Proteins (G_α, $G_{\beta/\gamma}$)
TO. 김종환 교수님
교수님은 좋으시겠다
우리가 제자라서...
FROM
G_q
$G_{\alpha q}$
$G_{\alpha 11}$
$G_{\alpha 14}$
$G_{\alpha 1}$
$G_{\alpha 16}$
등,,,,
G_s
$G_{\alpha s}$
$G_{\alpha olf}$
등....
G_i
$G_{\alpha i1}$
$G_{\alpha i2}$
$G_{\alpha i3}$
$G_{\alpha o}$
$G_{\alpha t}$
$G_{\alpha z}$
등,,,,
G_{12}
$G_{\alpha 12}$
$G_{\alpha 13}$
등,,,,
Small G-Protein superfamily
Rab family
Rab 1A, Rab 1B, Rab 2, Rab 3A, Rab 3B, Rab 3c, Rab 4, Rab 5, Rab 6, Rab 7, Rab 8, Rab 9, Rab 11, Rab 12, Rab 13, Rab 14, Rab 15, Rab 16, Rab 17, Rab 18, Rab 19, Rab 20, Rab 21, Rab 22 등,,,,
Ras family
H-Ras, K-Ras, M-Ras, N-Ras, R-Ras, Ral A, Ral B, Rap 1A, Rap 1B, Rap 2A, Rap 2B, Tc21, Rin, Rit, Rad, Rheb 등,,,,
Rho family
Rho A, Rho B, Rho c, Rho D, Rho E, Rho G, Rho H, Rac 1, Rac 2, Rac 3, cdc42, Tc10 등,,,,
Arf family
Arf1, Arf2, Arf3, Arf4, Arf5, Arf6, Arl1, Arl2, Arl3, Arl4, Arl5 등,,,,
Ran family
Ran, Tc4 등,,,,
Guanosine triPhosphate-binding protein
(= GTP-binding protein)
(= G-protein)

Signal transduction I

11-9

믿을 신信 부르짖을 호號 전할 전傳 통할 달達

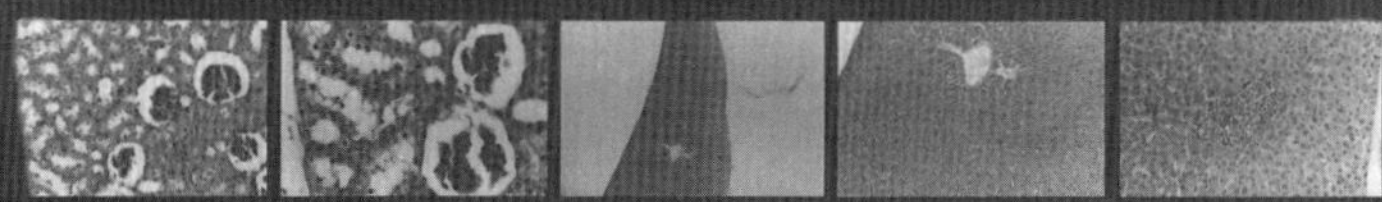

UVB

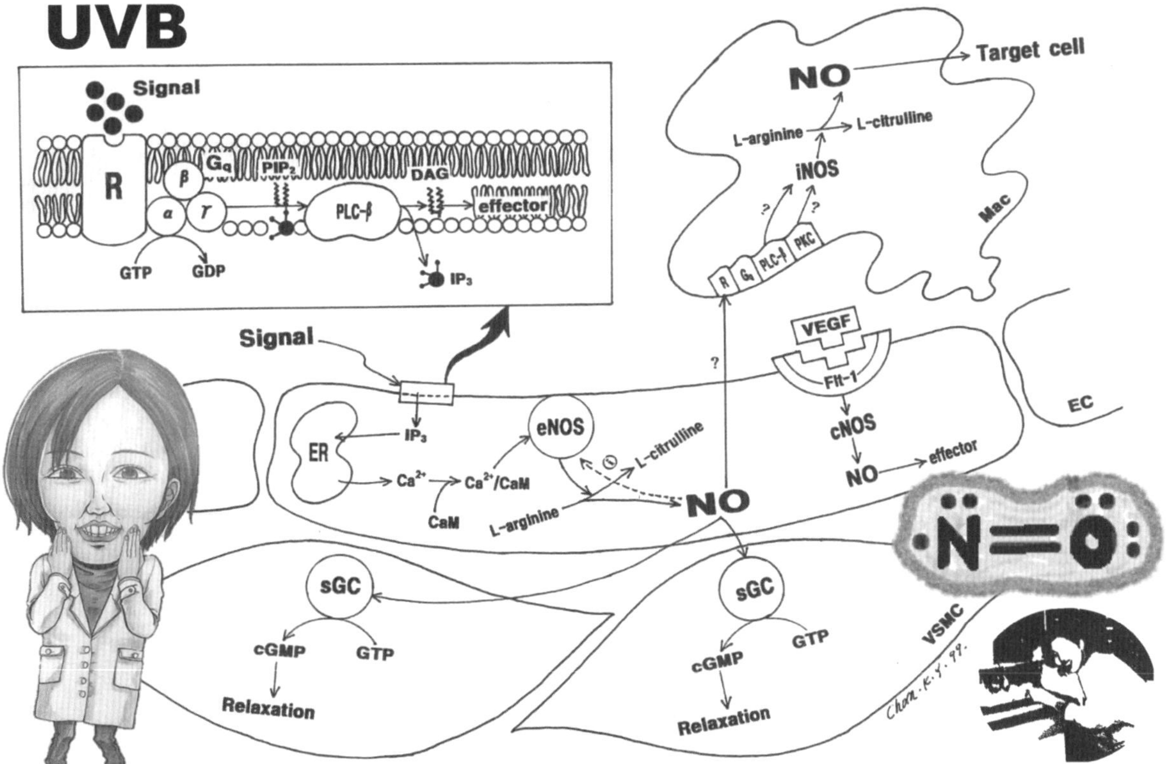

* R: receptor; GTP: Guanosine-5'-triphosphate; GDP: Guanosine diphosphate;
* PLC: Phospholipase c; DAG: diacylglycerol 혹은 diglyceride; Ca^{2+}: calcium cation ion
* PIP_2: Phosphatidylinositol 4,5-bisphosphate 혹은 Ptdlns(4,5)P_2 및 PI(4,5)P_2
* IP_3: Inositol trisphosphate 혹은 inositol 1,4,5-trisphosphate, $InsP_3$; Mac: macrophage
* ER: endoplasmic reticulum; caM: calmodulin; NO: nitric oxide; Pkc protein kinase c
* e/i/cNOS: endothelial/inducible/constitutive nitric oxide synthase
* VEGF: vascular endothelial growth factor; Gq: GTP-binding protein subtype q
* sGc: Soluble guanylyl(=guanylate) cyclase; cGMP: cyclic guanosine monophosphate
* vSMc: vascular smooth muscle cell; Ec: endothelial cell; Flt-1: VEGF receptor 1

Signal transduction I-1

11-10

믿을신信 부르짖을호號 전할전傳 통할달達

Phosphatidylinositol (PI) turnover -PI 회전율-

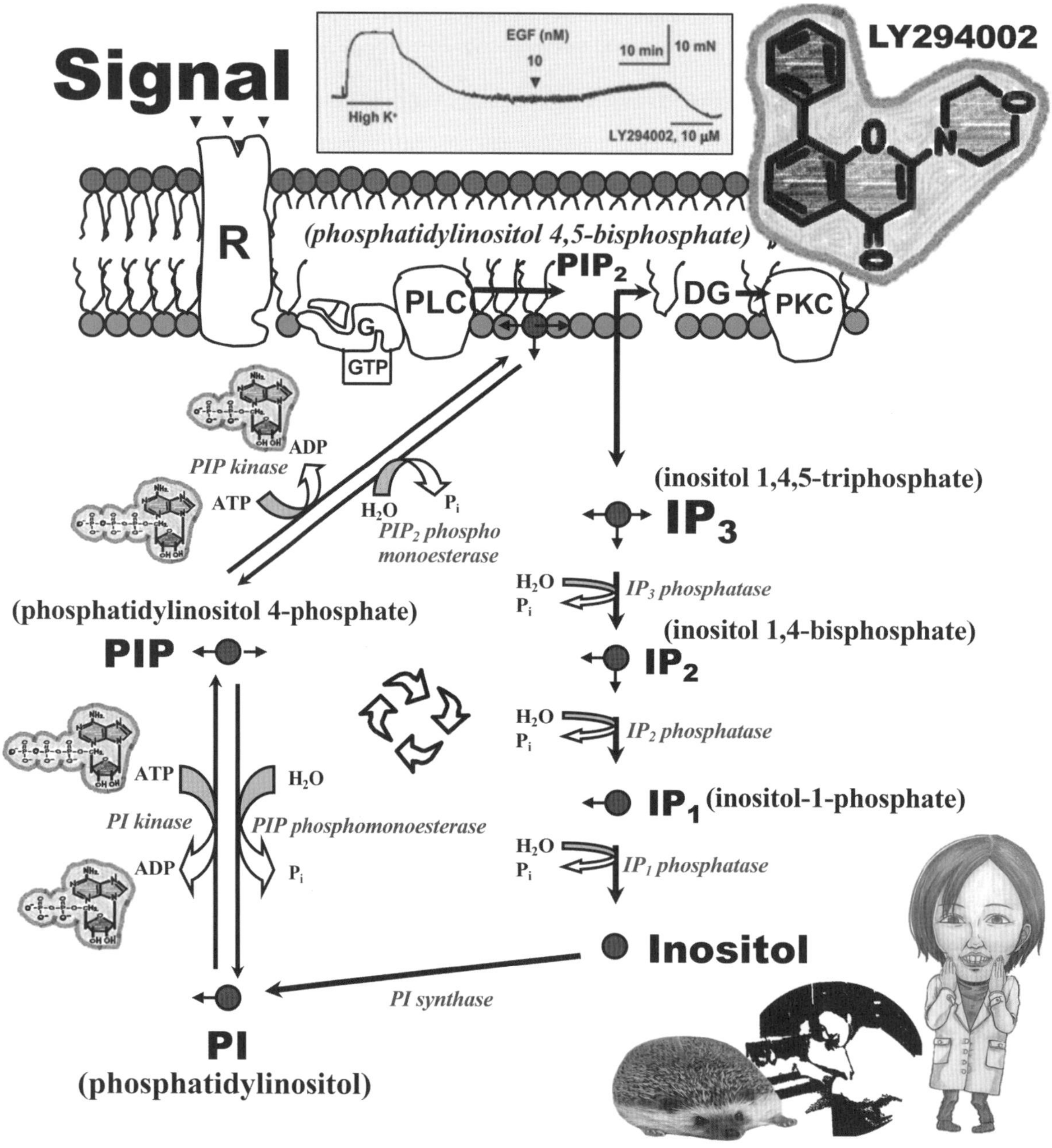

11-11

Signal transduction II

믿을 신信 부르짖을 호號 전할 전傳 통할 달達

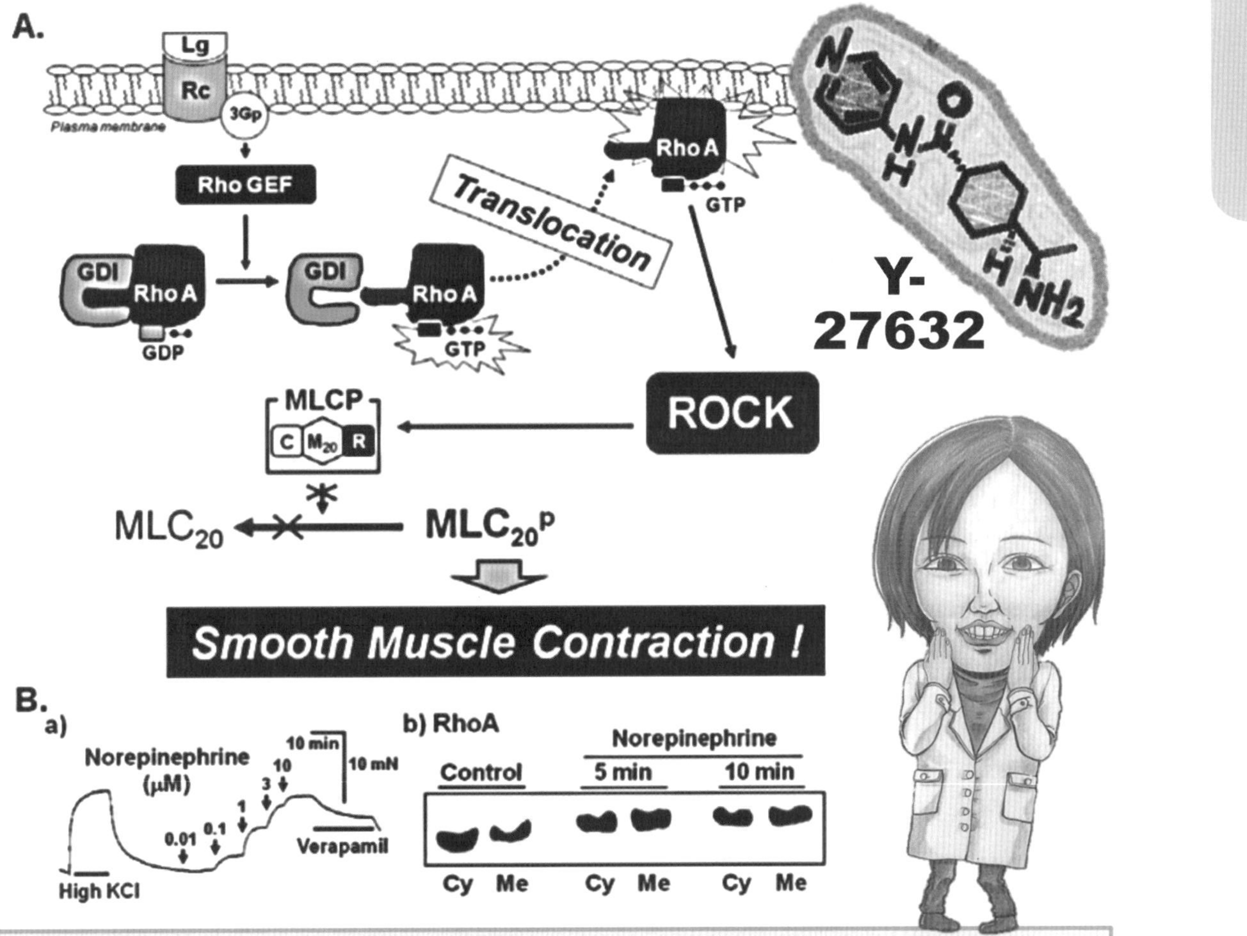

* Lg: ligand; Rc: receptor; 3Gp: trimeric GTP-binding protein; RhoA: small G-protein
* Rho GEF: Rho guanine nucleotide exchange factor; GTP: guanosine triphosphate
* GDI: guanine nucleotide dissociation inhibitor; GDP: guanosine diphosphate
* ROCK: Rho-associated coiled coil-forming protein kinase
* MLCP: myosin light chain phosphatase; MLC: myosin light chain
* C: catalytic domain of MLCP; M_{20}: non-catalytic subunit of MLCP
* R: regulatory domain of MLCP; MLC_{20}: 20-kDa myosin light chain
* Verapamil: a selective L-type Ca^{2+} channel blocker; Cy & Me: cytosolic & membrane fraction

Signal transduction III

11-12

믿을신信 부르짖을호號 전할전傳 통할달達

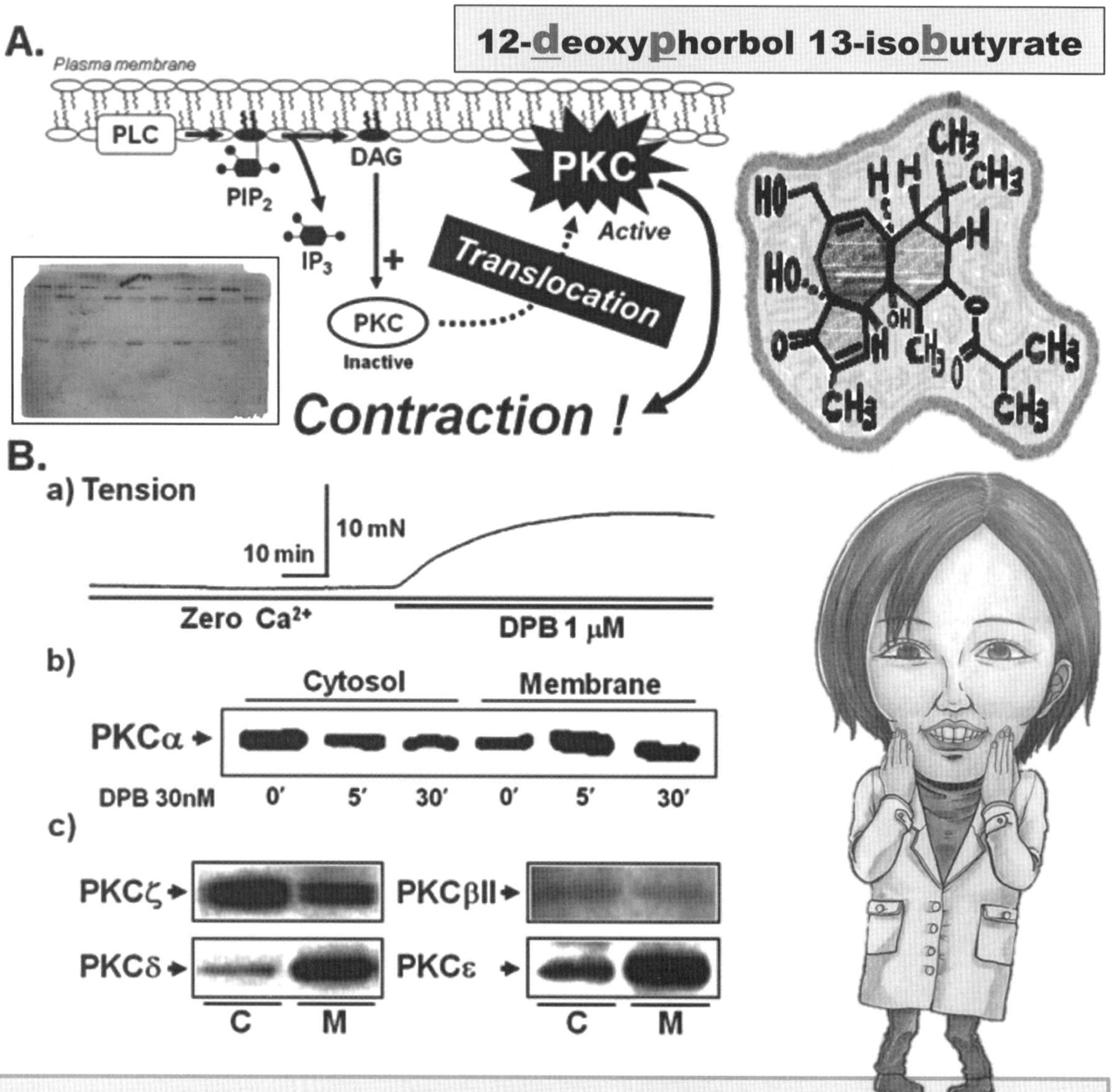

* PKC: protein kinase C; PIP$_2$: phosphatidylinositol 4,5-bisphosphate

* PLC: phospholipase C; DAG: diacylglycerol; IP$_3$: inositol 1,4,5-triphosphate

* DPB: 12-deoxyphorbol 13-isobutyrate, a selective PKC agonist

* α: alpha; β: beta, δ: delta; ε: epsilon; ζ: zeta; C & M: cytosolic & membrane fraction

11-13

Signal transduction III-1

믿을 신信 부르짖을 호號 전할 전傳 통할 달達

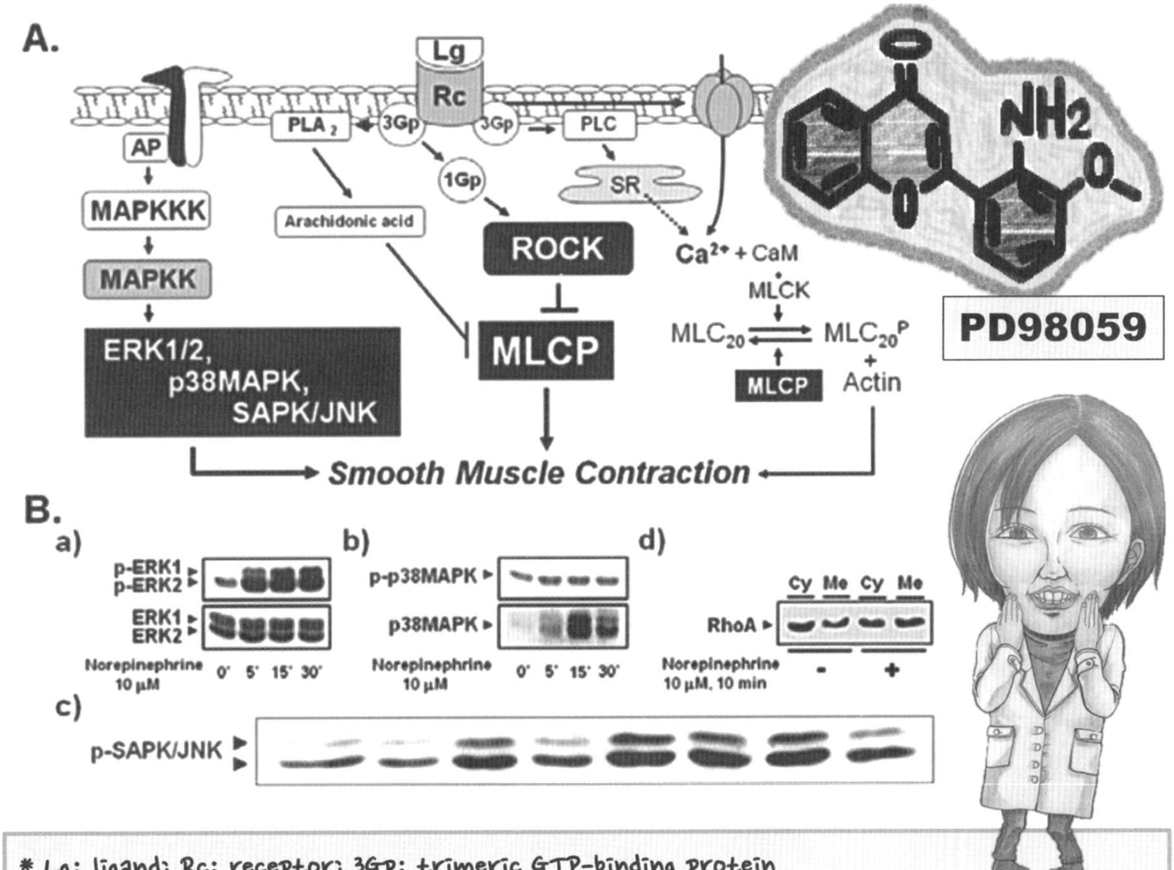

* Lg: ligand; Rc: receptor; 3Gp: trimeric GTP-binding protein
* 1Gp: monomeric GTP-binding protein; AP: adaptor protein
* ROCK: Rho-associated coiled coil-forming protein kinase
* MLCP: myosine light chain phosphatase; MLCK: myosine light chain kinase
* MLC_{20}: 20-kDa myosin light chain; SR: sarcoplasmic reticulum; P-: phosphorylation
* MAPKKK: mitogen-activated protein kinase kinase kinase; PLC: phospholipase C
* MAPKK: mitogen-activated protein kinase kinase; Cy: cytosolic fraction
* ERK1/2: extracellular signal-regulated protein kinase 1 & 2; PLA2: phospholipase A2
* P38MAPKK: P38 mitogen-activated protein kinase; Me: membrane fraction
* SAPK/JNK: stress-activated protein kinase/c-Jun N-terminal kinase; CaM: calmodulin

11-14 Endocrine system

안 내 內 나눌 분 分 샘물 흐르는 모양 비 泌 이을 계 系

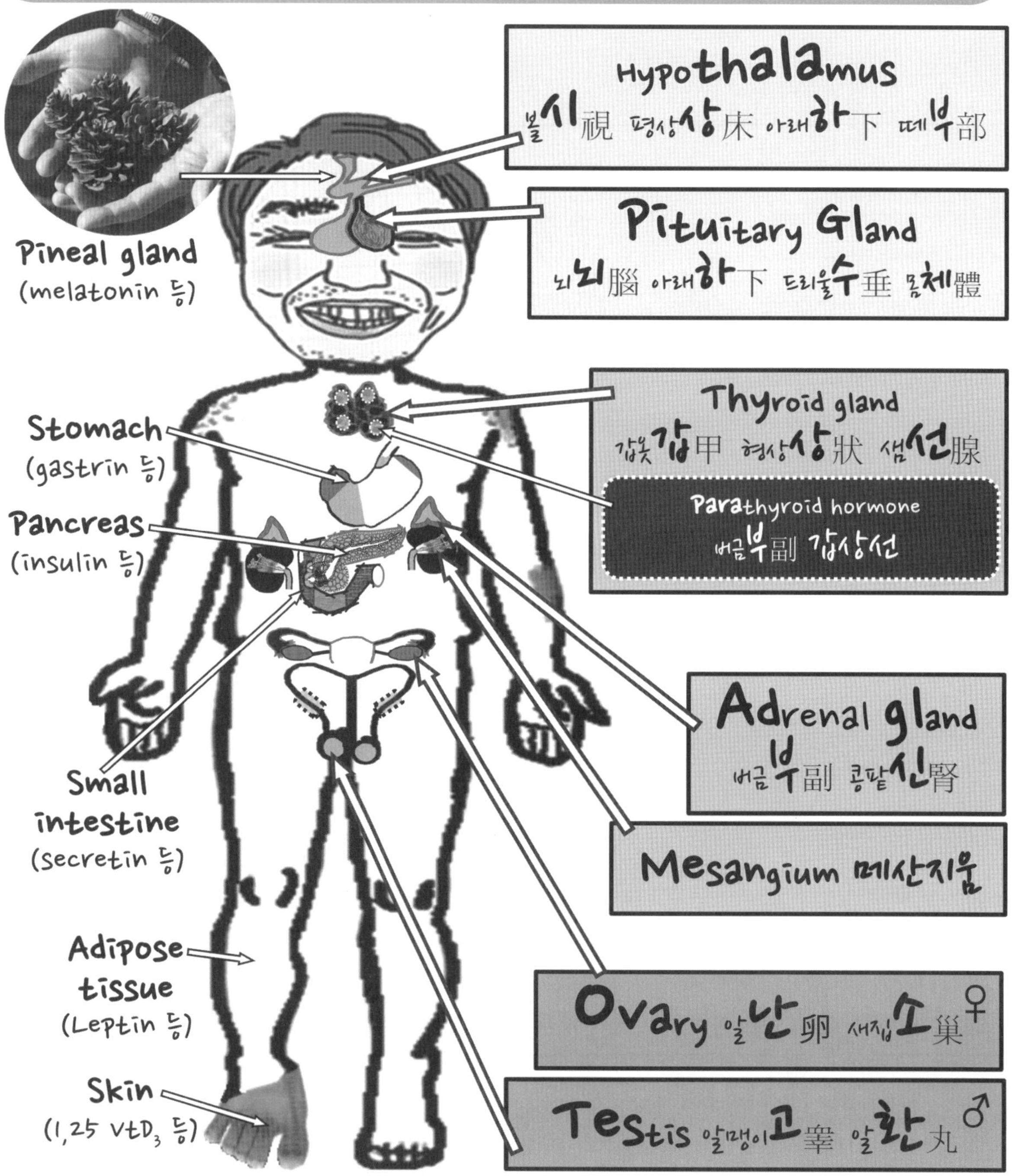

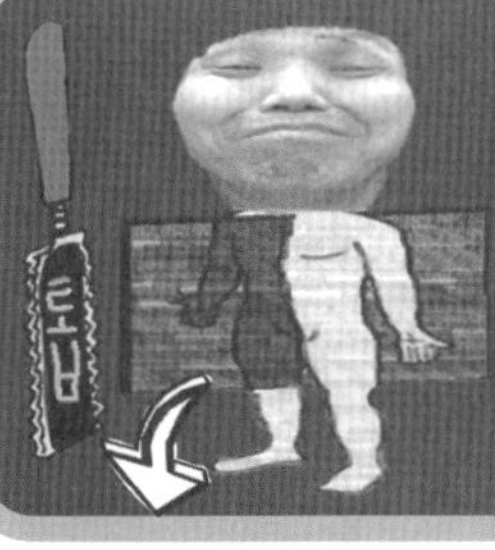

11-15 Hypothalamus
볼시視 평상상床 아래하下 떼부部

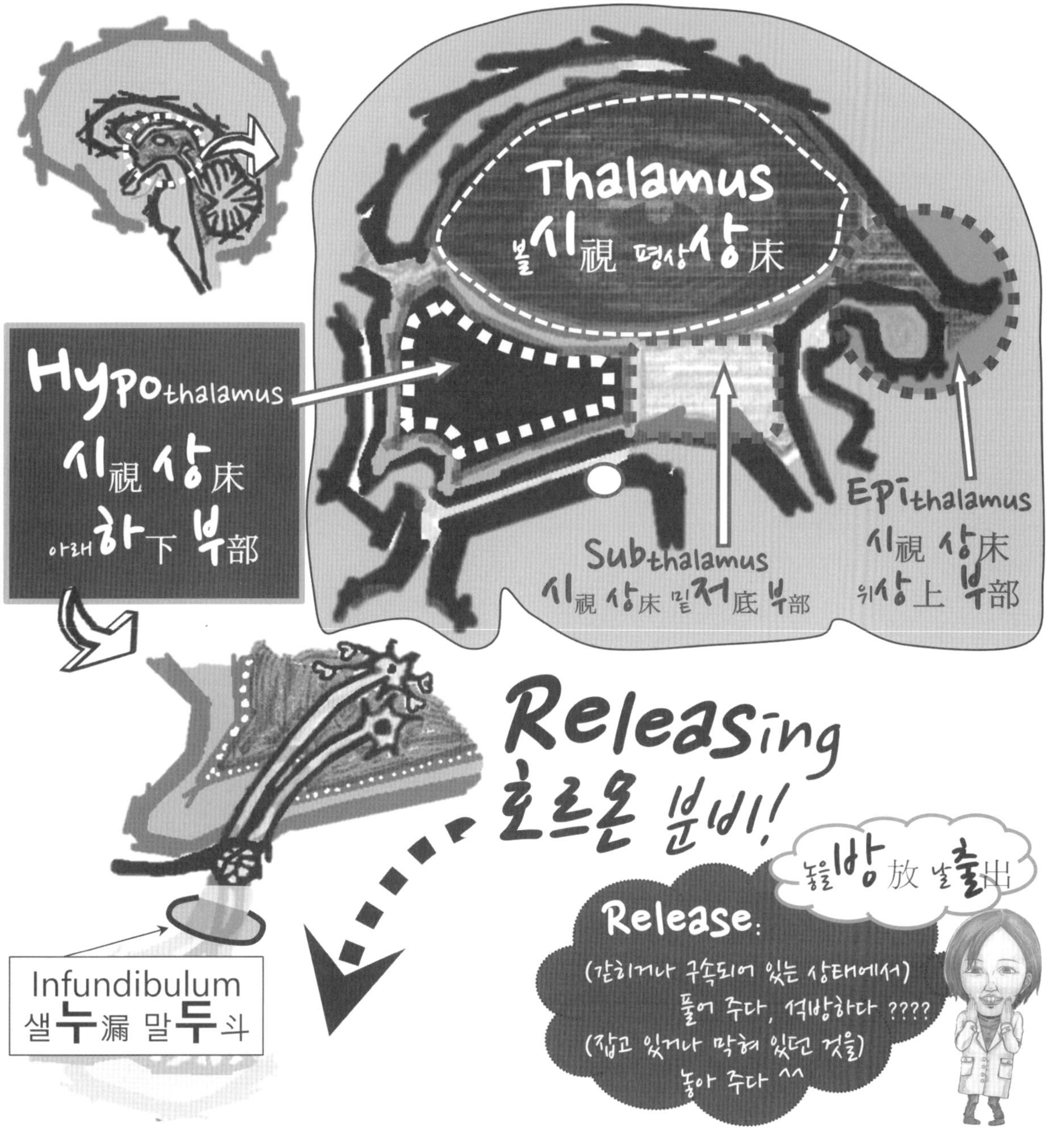

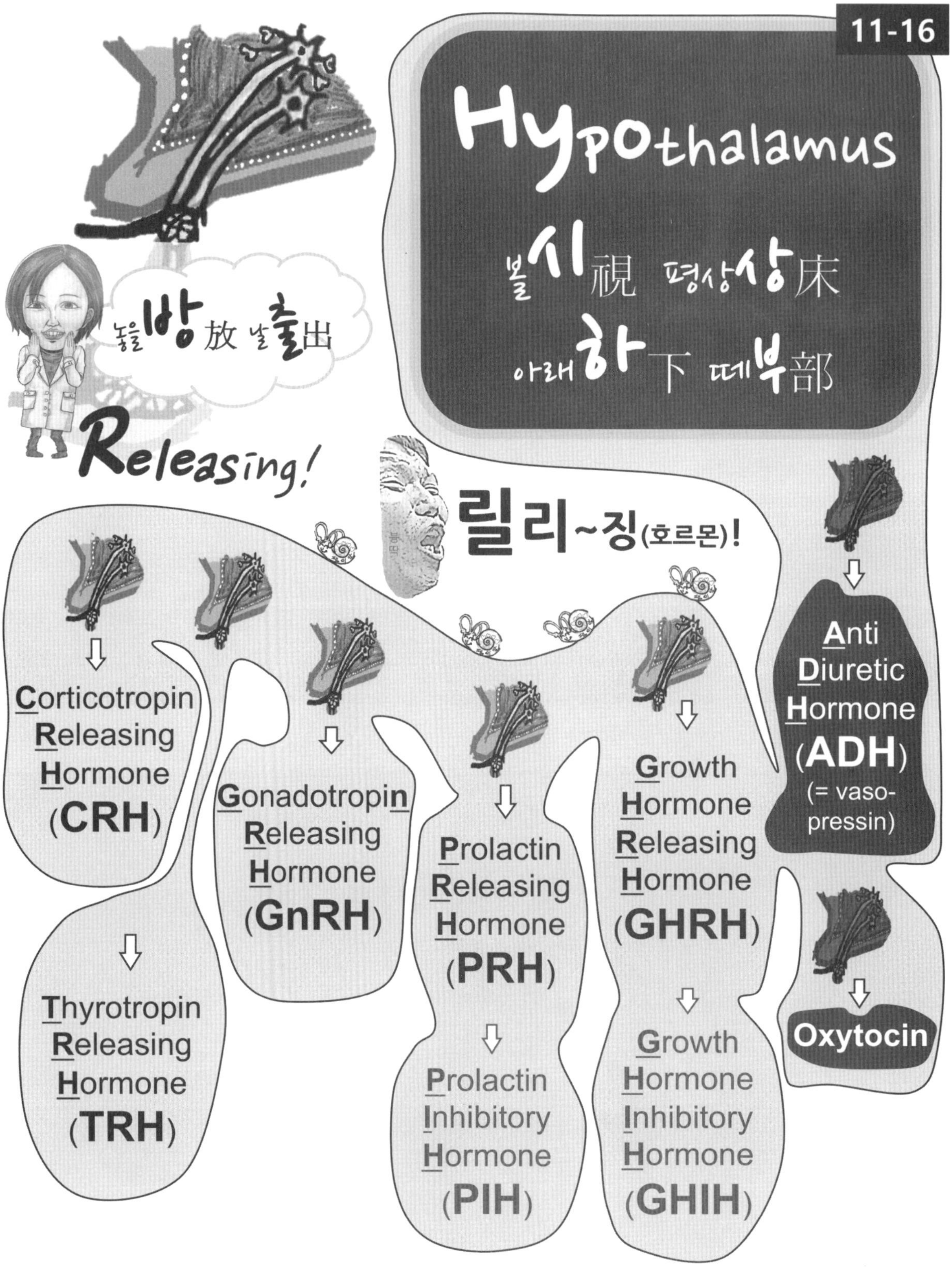
11-16
Hypothalamus
볼시視 평상상床
아래하下 떼부部
놓을방放 날출出
Releasing!
릴리~징(호르몬)!
Corticotropin Releasing Hormone (CRH)
Thyrotropin Releasing Hormone (TRH)
Gonadotropin Releasing Hormone (GnRH)
Prolactin Releasing Hormone (PRH)
Prolactin Inhibitory Hormone (PIH)
Growth Hormone Releasing Hormone (GHRH)
Growth Hormone Inhibitory Hormone (GHIH)
Anti Diuretic Hormone (ADH) (= vaso-pressin)
Oxytocin

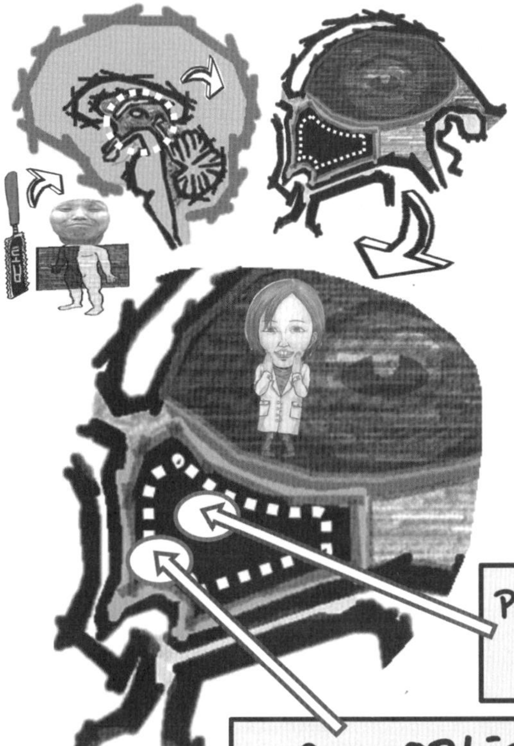

11-17

Hypothalamus

볼시視 평상상床 아래하下 떼부部

Paraventricular nucleus
집실室 곁방傍 씨핵核

Supraoptic nucleus
볼시視 새끼줄삭索 위상上 씨핵核

날생生
낳을산産

Oxytocin

Ile – Tyr – Cys – NH_2
| S-S
Gln – Asn – Cys – Pro – Leu – Gly – NH_2

옥시토신

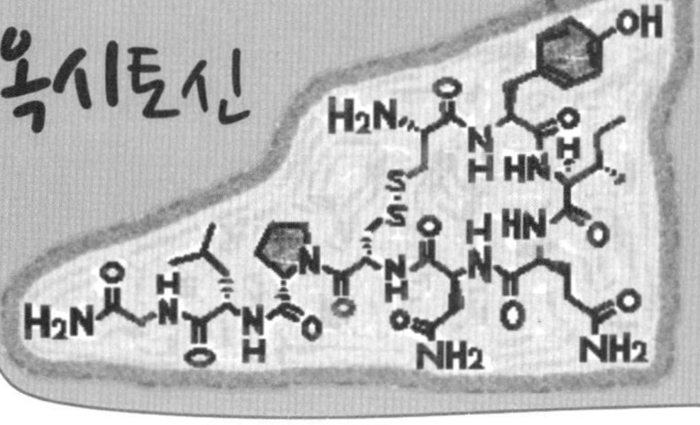

Antidiuretic Hormone

막을항抗 이로울이利 오줌뇨尿 호르몬

Phe – Tyr – Cys – NH_2
| S-S
Gln – Asn – Cys – Pro – Arg – Gly – NH_2

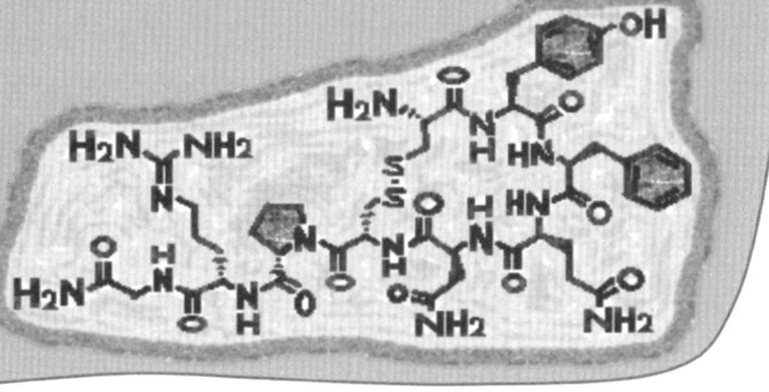

11-18

Pituitary Gland

뇌뇌腦 아래하下 드리울, 매달릴수垂 몸체體

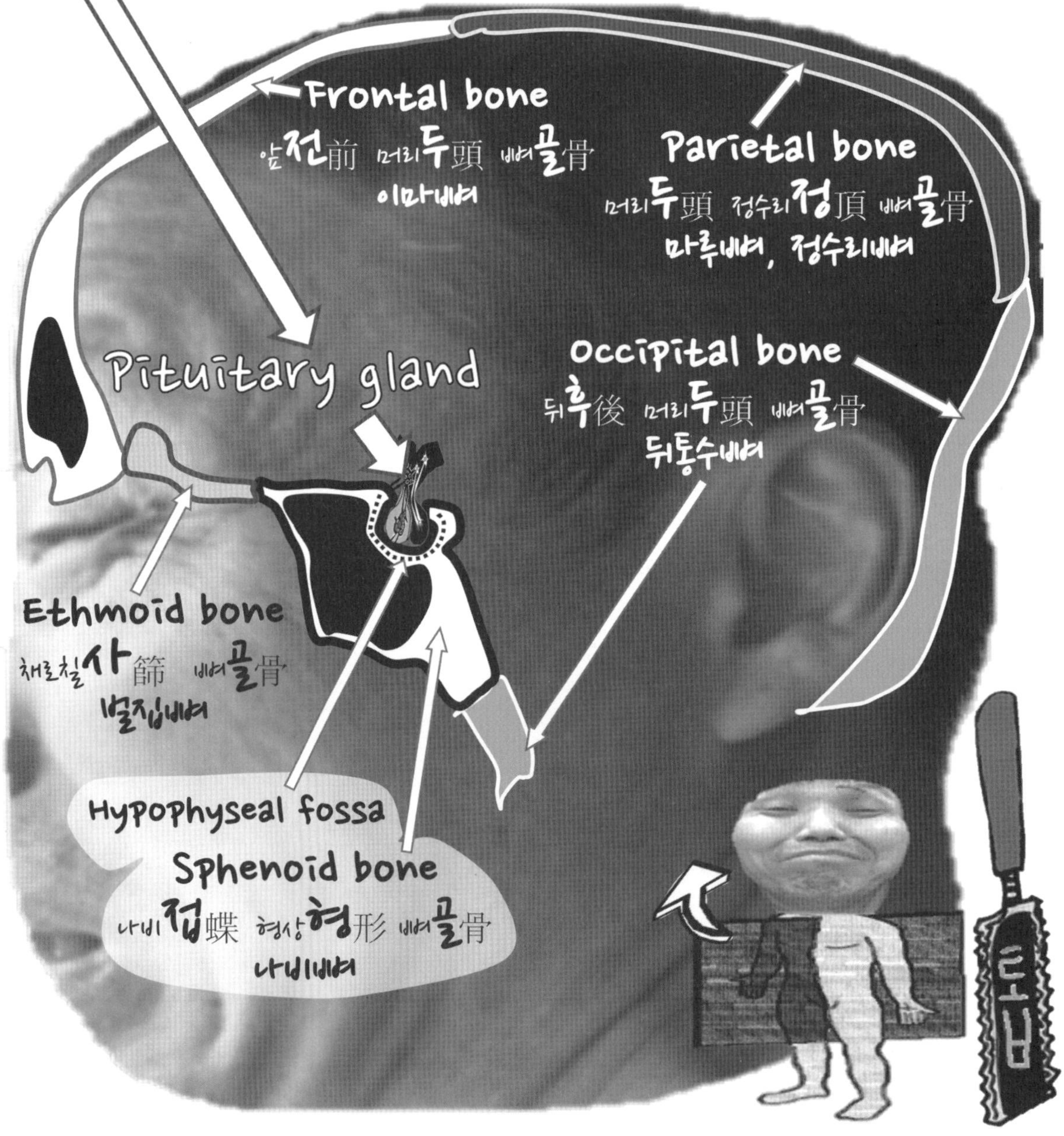

11-19

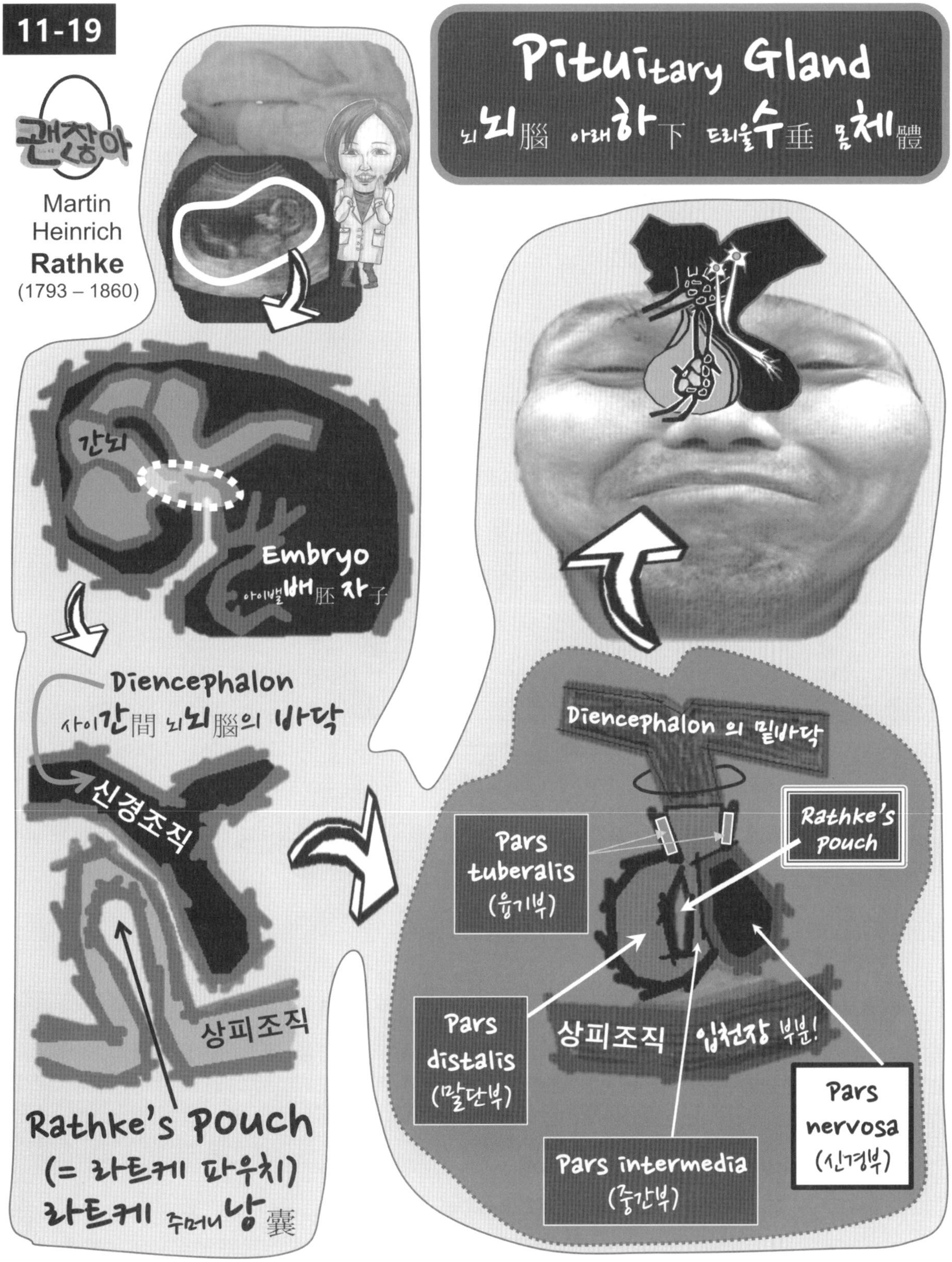
Pituitary Gland
뇌뇌腦 아래하下 드리울수垂 몸체體
괜찮아
Martin Heinrich Rathke (1793 – 1860)
간뇌
Embryo
아이밸배胚 자子
Diencephalon
사이간間 뇌뇌腦의 바닥
신경조직
상피조직
Rathke's Pouch
(= 라트케 파우치)
라트케 주머니낭囊
Diencephalon 의 밑바닥
Rathke's pouch
Pars tuberalis (융기부)
Pars distalis (말단부)
상피조직
입천장 부분!
Pars intermedia (중간부)
Pars nervosa (신경부)

11-20 Pituitary Gland 뇌뇌腦 아래하下 드리울수垂 몸체體

Adenohypophysis
샘선腺 하下수垂체體

Pars tuberalis
높을융隆 일어날기起 떼부部

Pars distalis
끝말末 끝단端 떼부部

Pars intermedia
가운데중中 사이간間 부部

Anterior lobe
≒ 뇌하수체 앞전前 잎엽葉

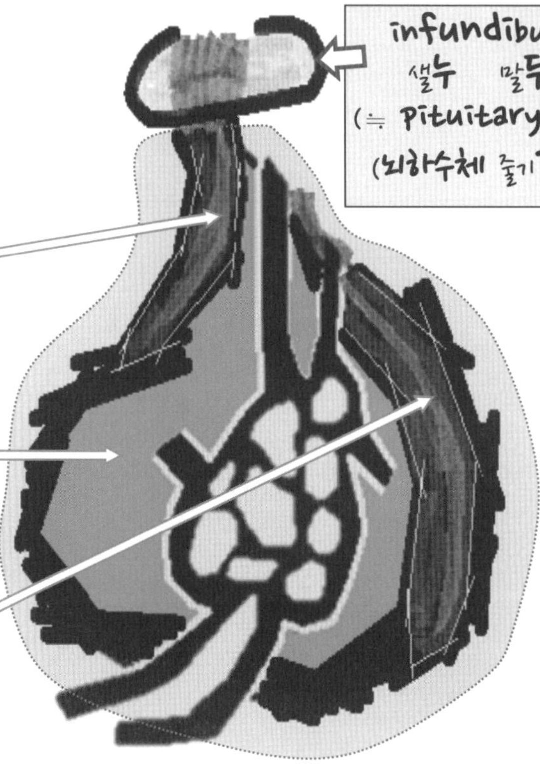

infundibulum
샐누 말두斗
(≒ Pituitary stalk)
(뇌하수체 줄기경莖)

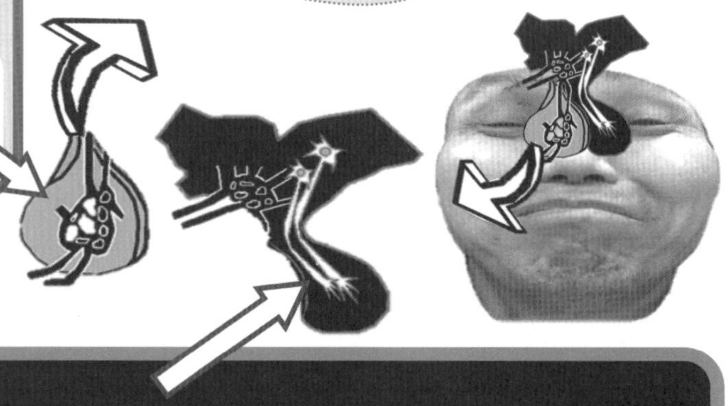

Neurohypophysis
영혼신神 지날경經 아래하下 드리울수垂 몸체體

≒ Posterior lobe 뇌하수체 뒤후後 잎엽葉

11-21

Neurohypophysis

영혼 신神 지날 경經 아래 하下 드리울 수垂 몸 체體

≒ Posterior lobe 뇌하수체 뒤 후後 잎 엽葉

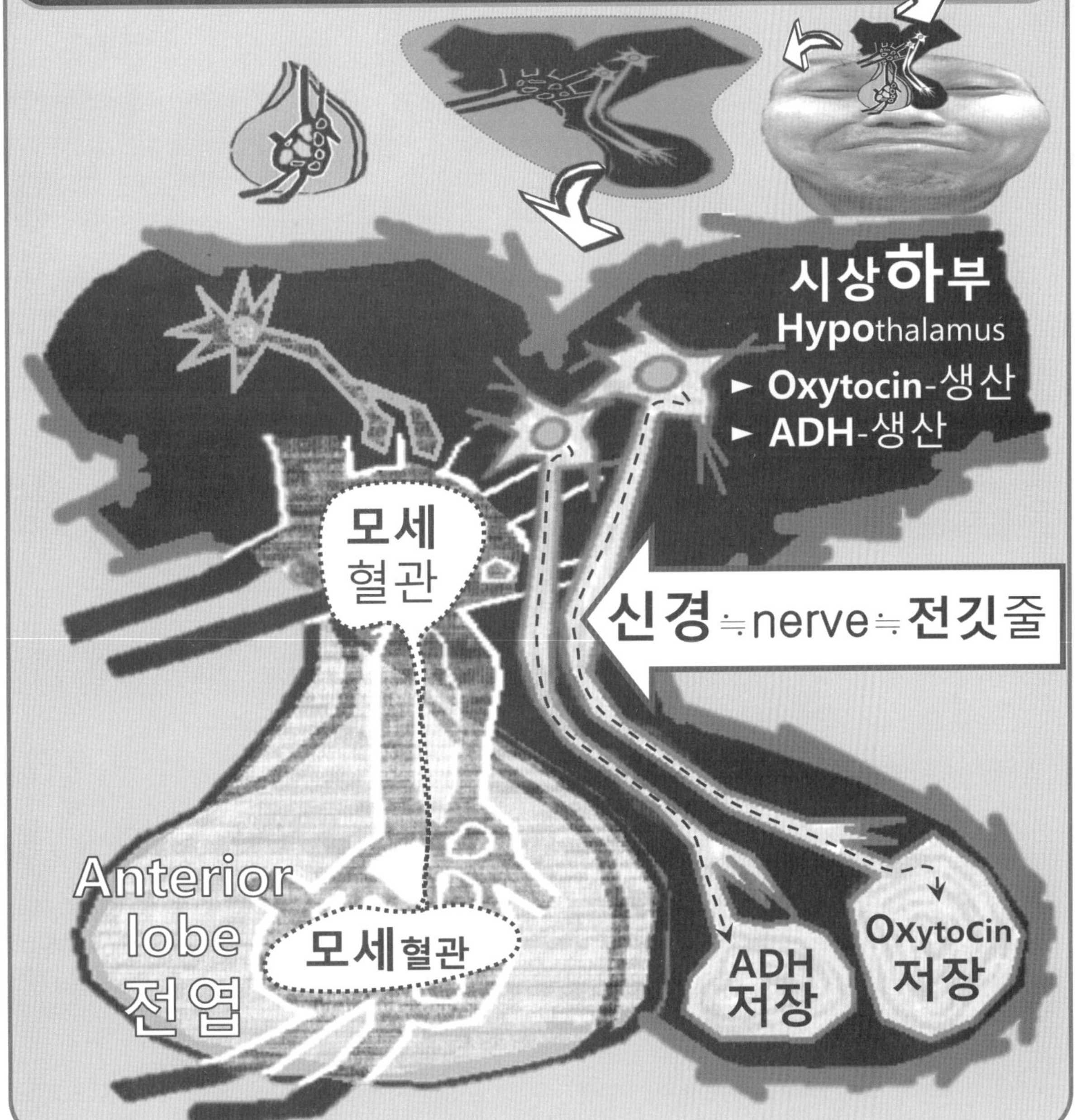

11-22 Pituitary Gland 뇌 뇌腦 아래 하下 드리울 수垂 몸 체體

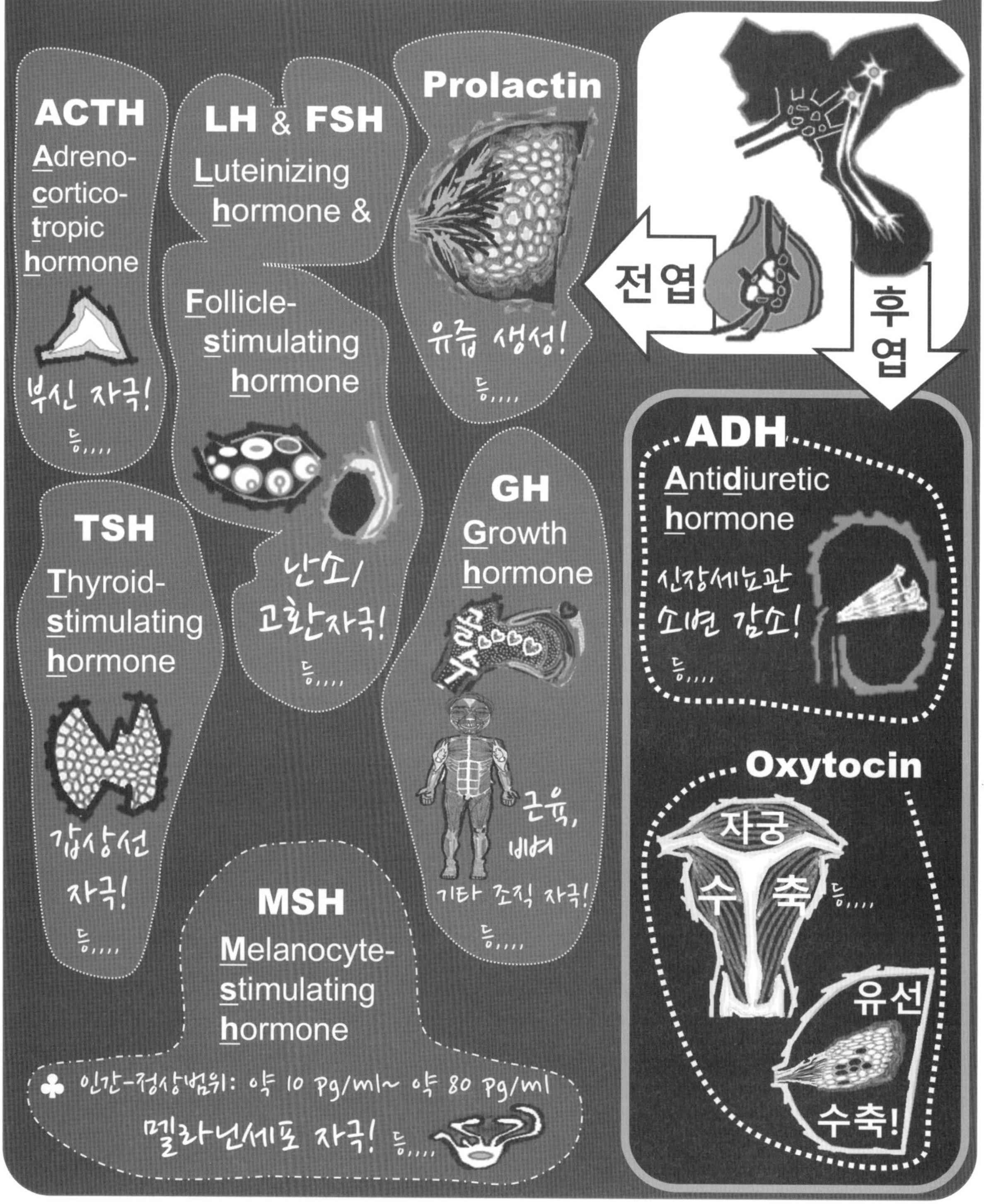

11-23 Pituitary Gland 뇌 뇌腦 아래 하下 드리울 수垂 몸 체體

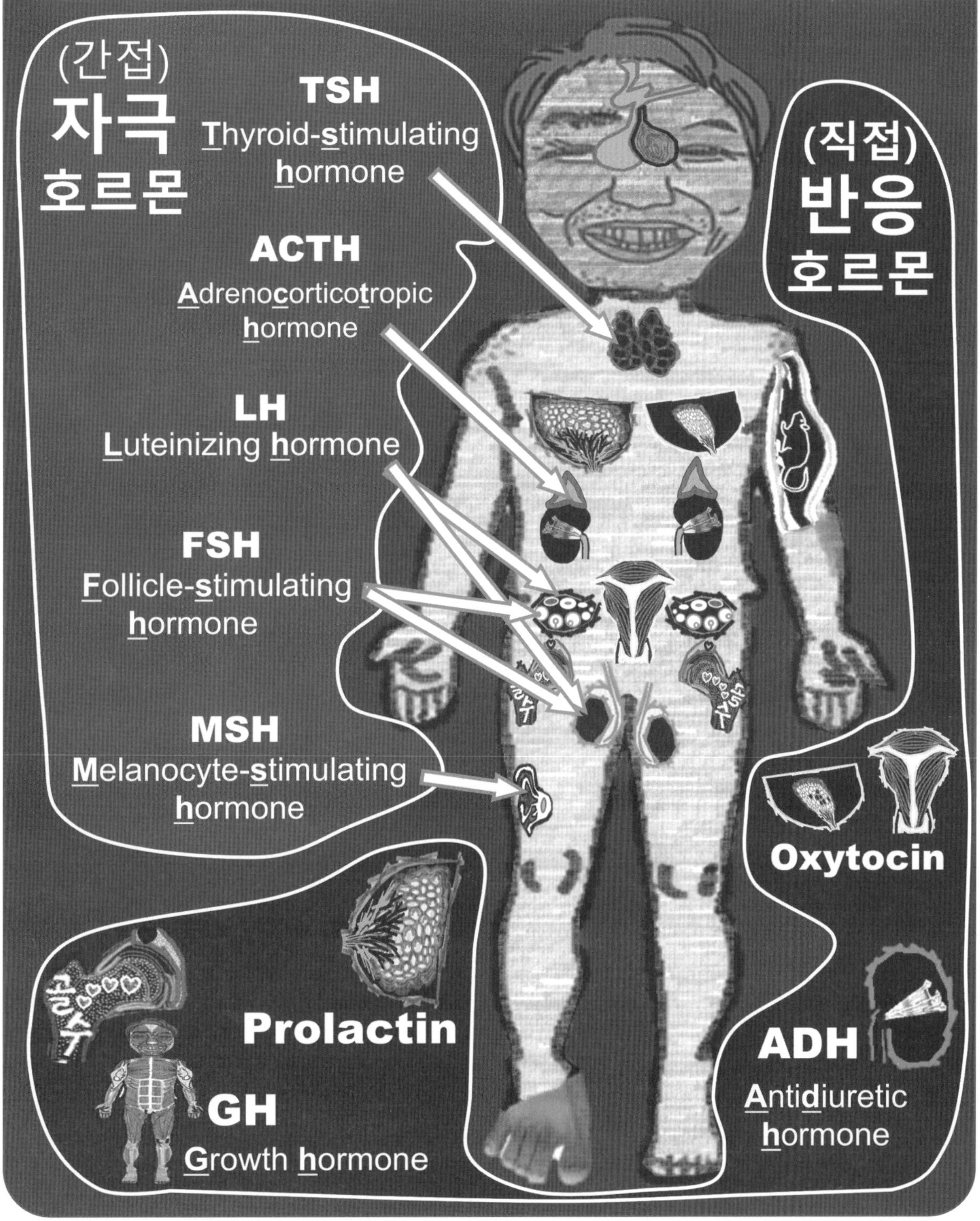

11-24 Thyroid gland 갑옷갑甲 형상상狀 샘선腺

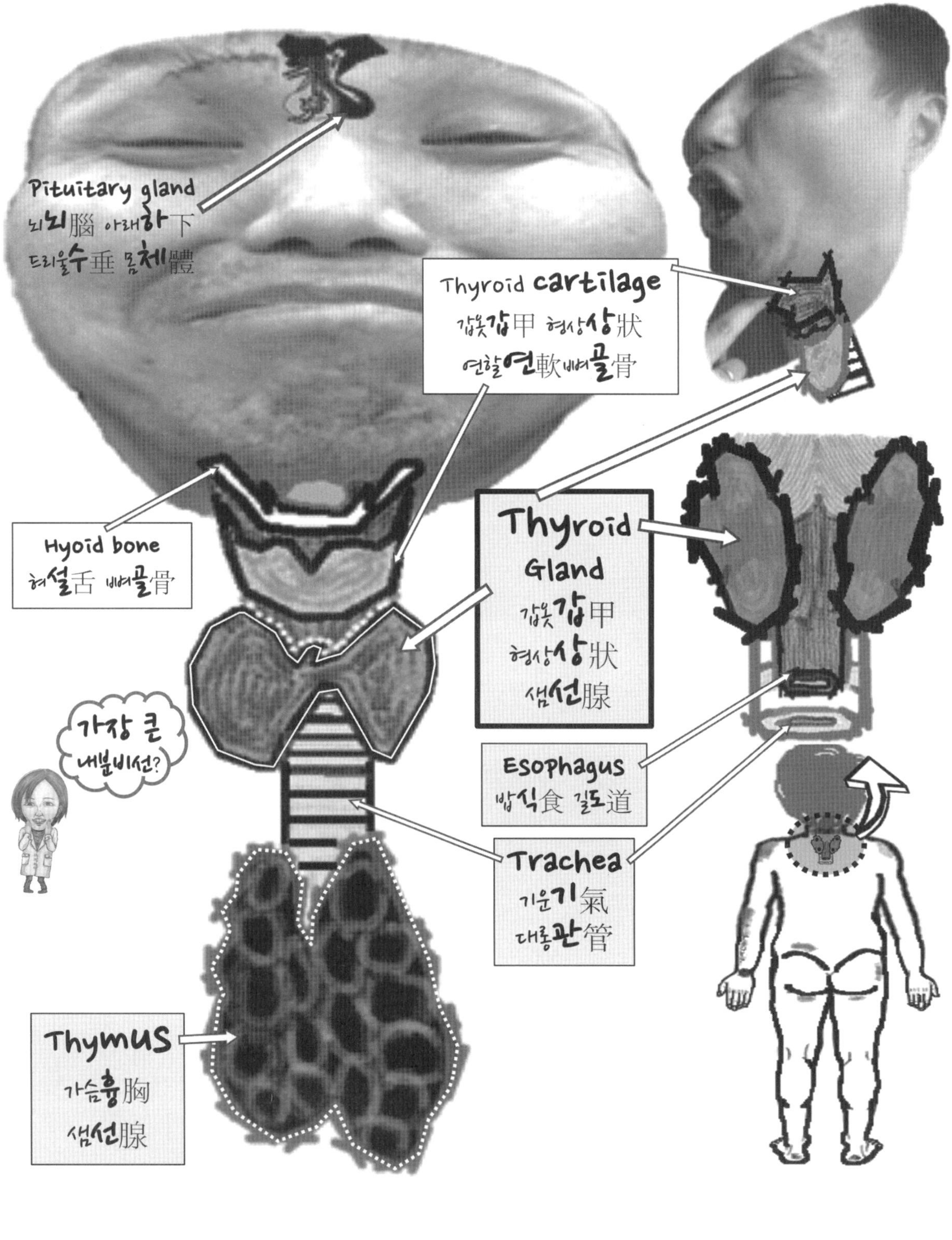

11-25 Thyroid gland 갑옷갑甲 형상상狀 샘선腺

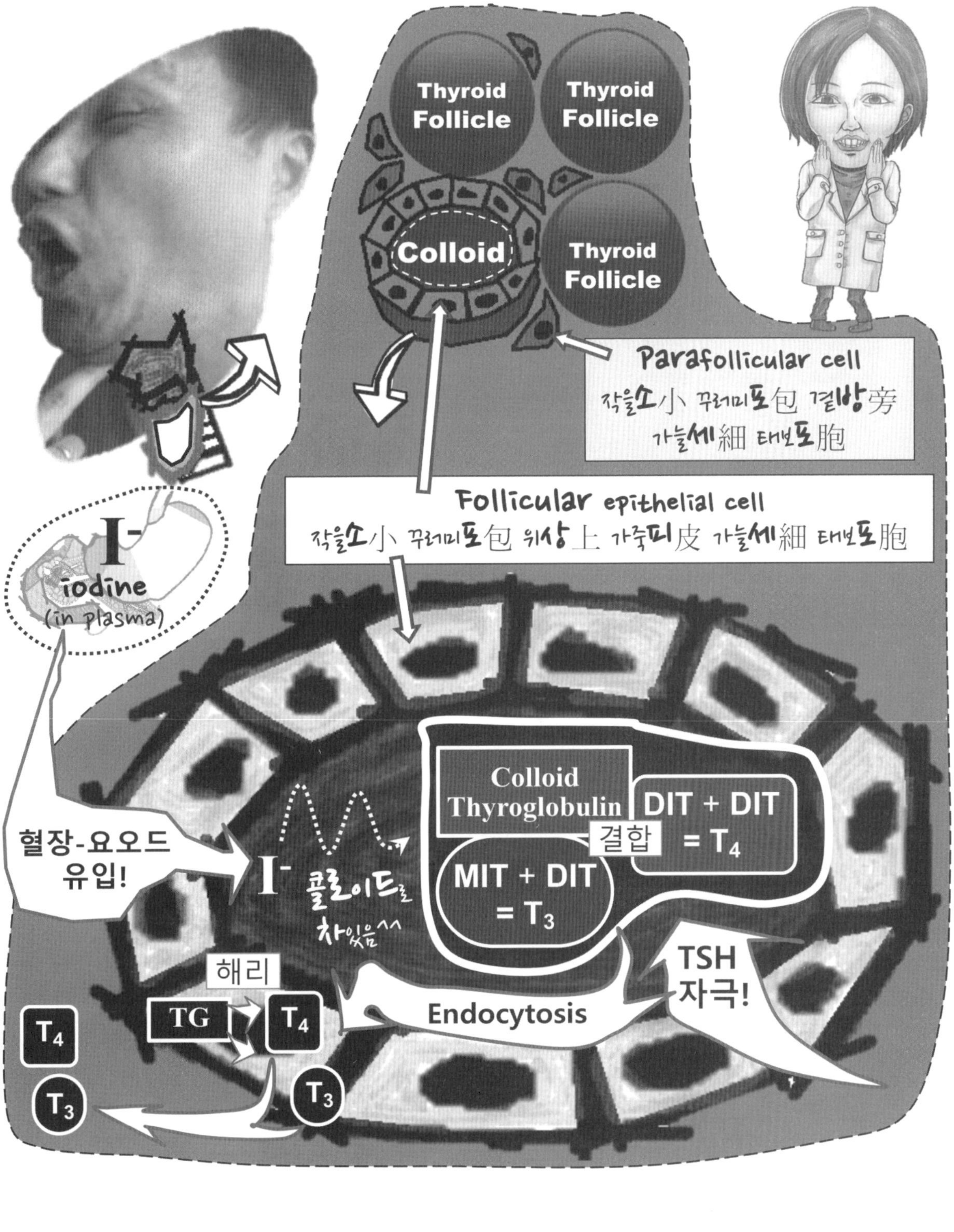

11-26 Parathyroid gland 버금부副 갑옷갑甲 형상상狀 샘선腺

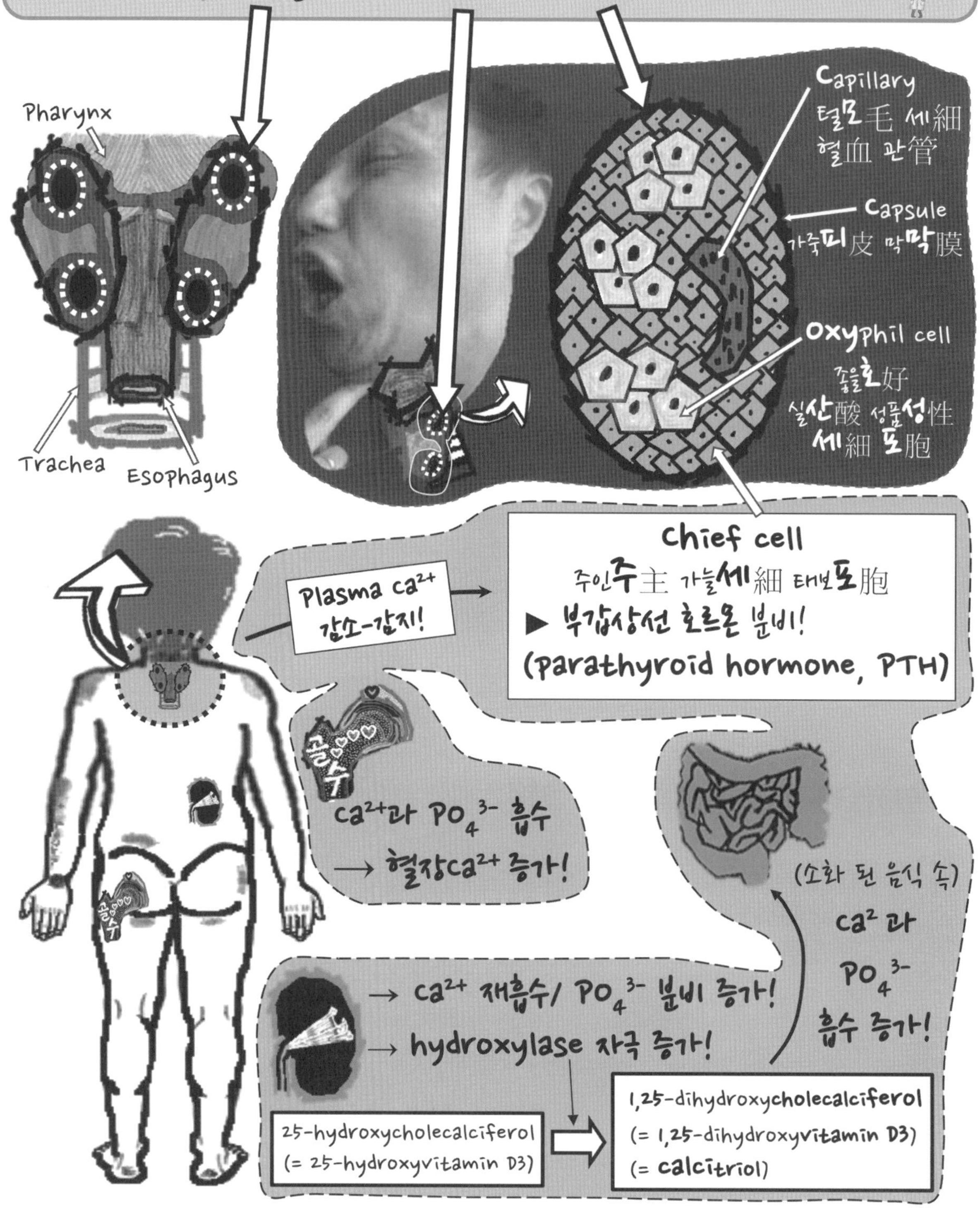

11-27 Adrenal gland 버금부副 콩팥신腎

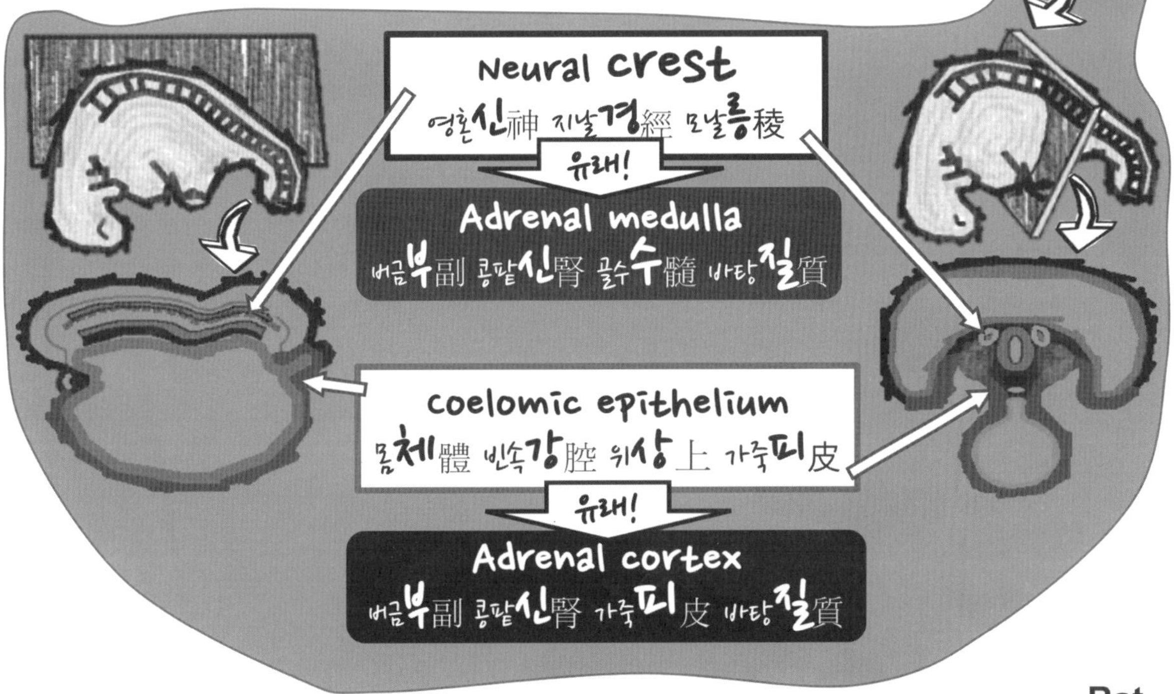

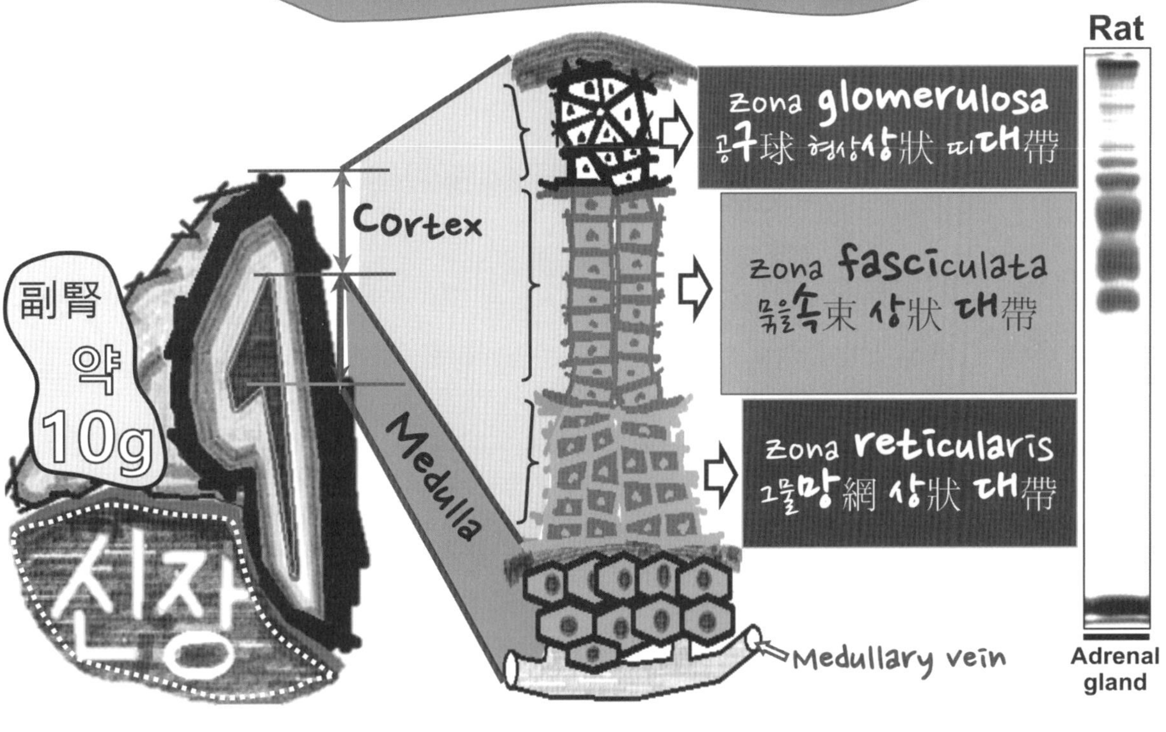

11-28 Adrenal gland 버금부副 콩팥신腎

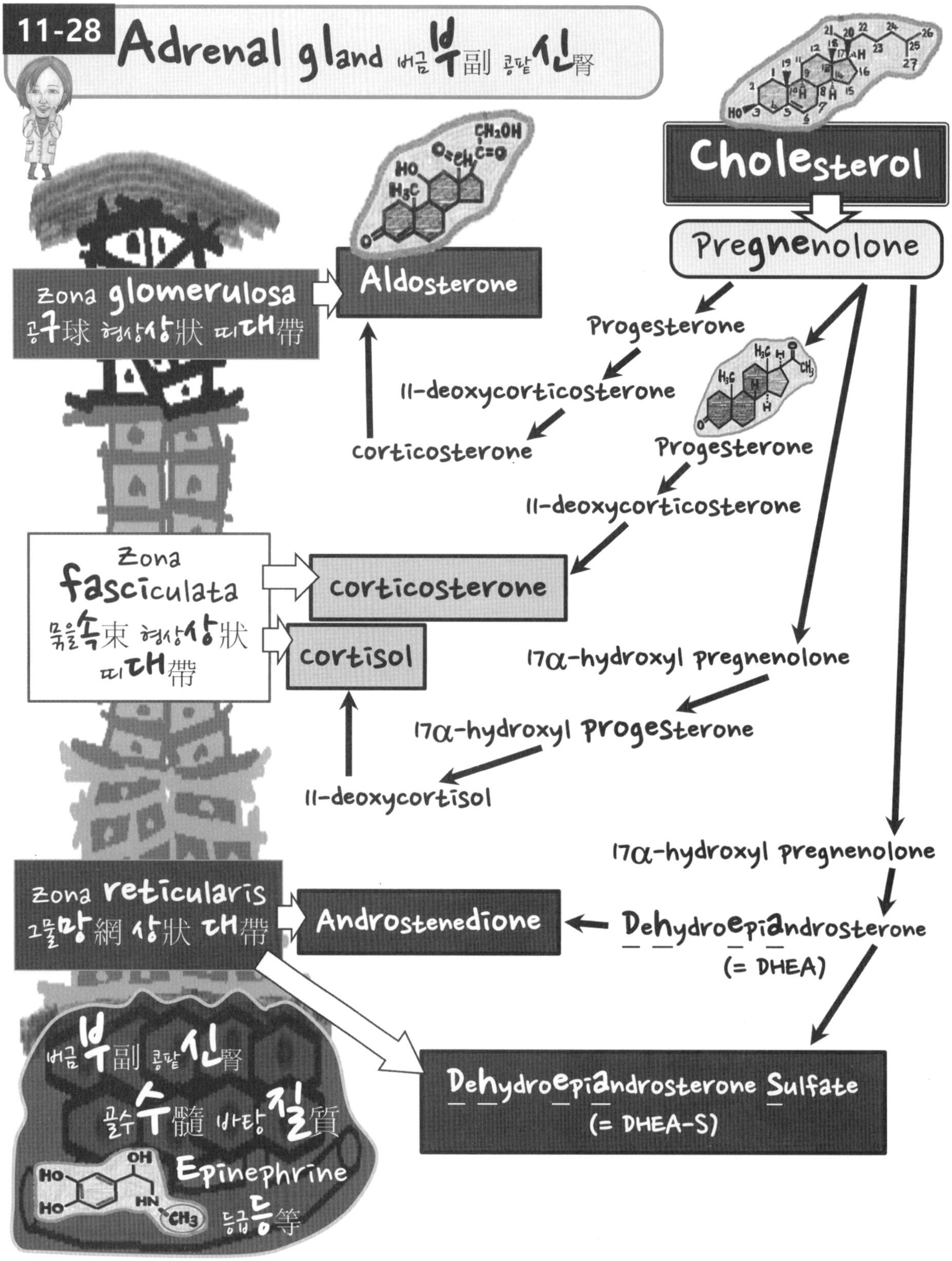

Renin-Angiotensin-Aldosterone Axis I 11-29

레닌 - 안지오텐신 - 알도스테론 굴대축軸

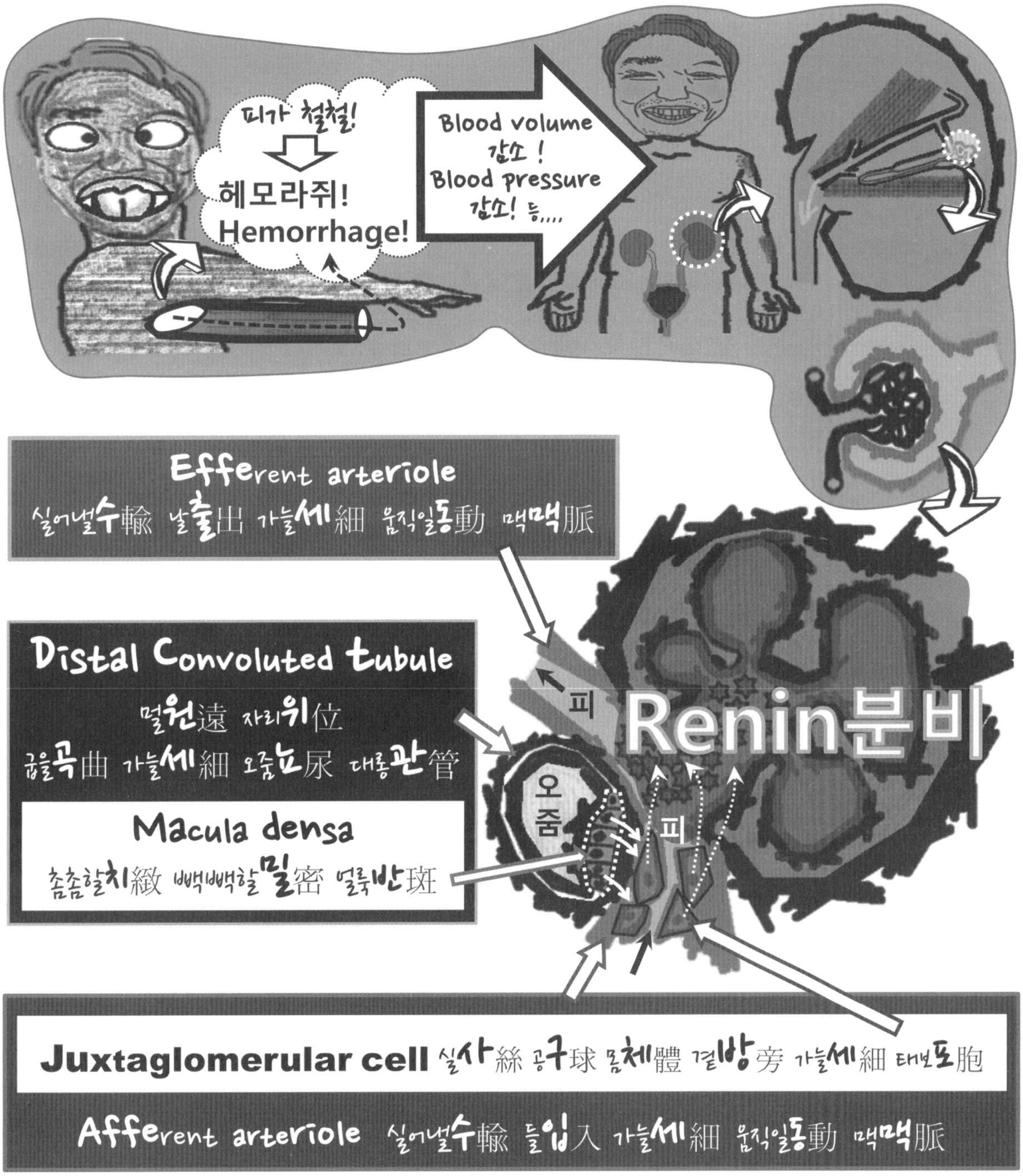

Renin-Angiotensin-Aldosterone Axis I-1

11-30

레닌 - 안지오텐신 - 알도스테론 굴대축軸

NH₂- Asp Arg Val Tyr Ile His Pro Phe His Leu | Val Ile His Asn -R

Angiotensinogen

Renin 레닌 (≒ angiotensinogenase)

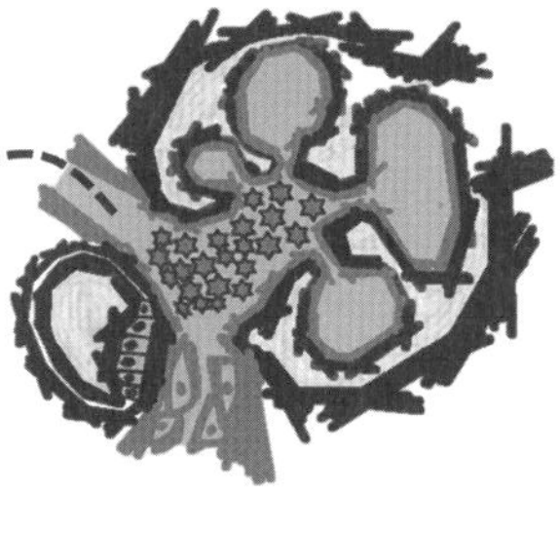

NH₂- Asp Arg Val Tyr Ile His Pro Phe | His Leu

Angiotensin I (≒ Decapeptide)

Angiotensin converting enzyme (ACE)

NH₂- Asp Arg Val Tyr Ile His Pro Phe

Angiotensin II (≒ Octapeptide)

자극

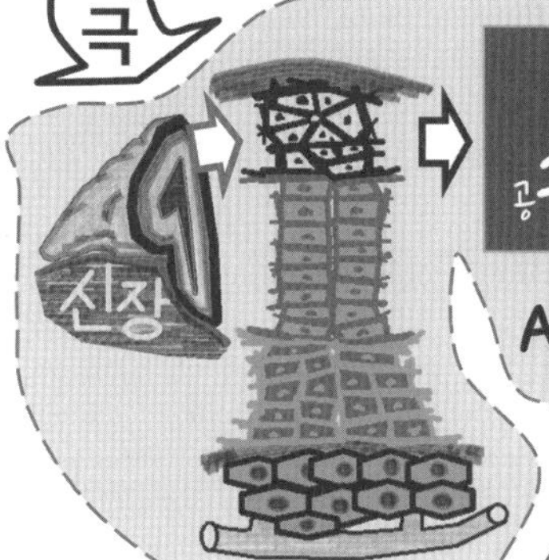

Zona glomerulosa

공구球 형상상狀 띠대帶

Aldosterone 분비!

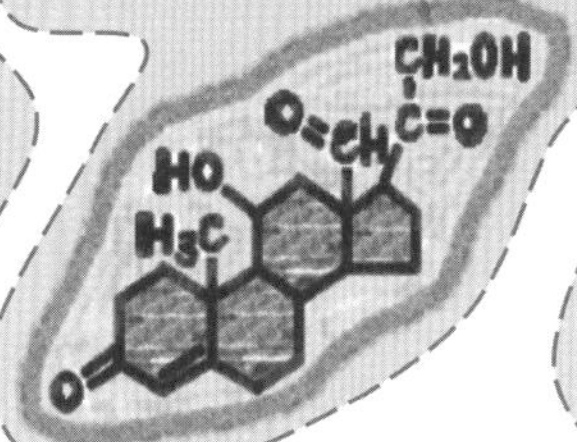

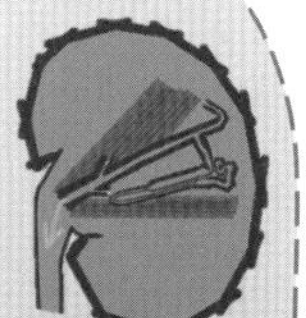

Distal Convoluted tubule

멀원遠 자리위位 굽을곡曲 가늘세細 오줌뇨尿 대롱관管

collecting duct

모을집集 합할합合 대롱관管

Na^+ 재흡수 및 물의 저류(retention)

☞ 혈액량/혈압 증가(등)!

11-31

크롬 친할친 親 화할화 和 성품성 性

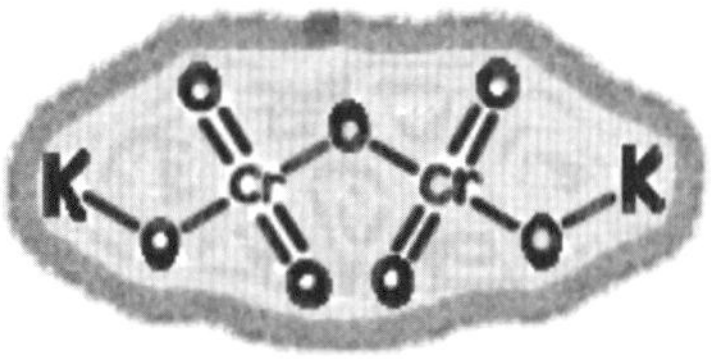

$K_2Cr_2O_7$

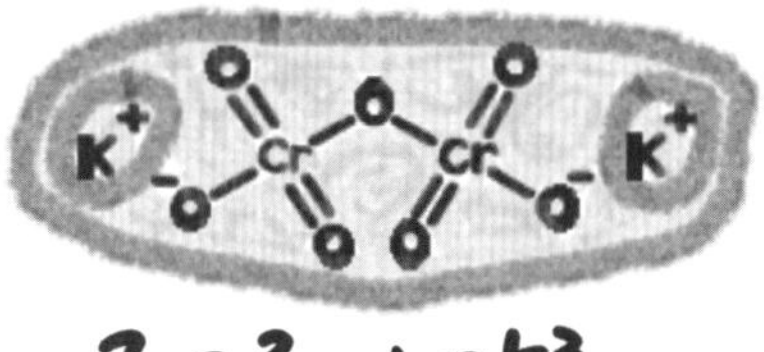

Potassium dichromate ► 중크롬산칼륨

크롬친화성! 즉, **중크롬산칼륨**($K_2Cr_2O_7$)을 함유한 액체로 처리하면 **크롬친화세포** [chromaffin cells: 부신 수질 (adrenal medulla)의 대부분을 구성하는 세포 및 교감신경의 신경절(ganglia)에도 일부 존재하는 세포] 는 **갈색**으로 염색된다? 그 이유는 카테콜아민이 **크롬염**으로 인해 **산화**(oxidation)되기 때문^^

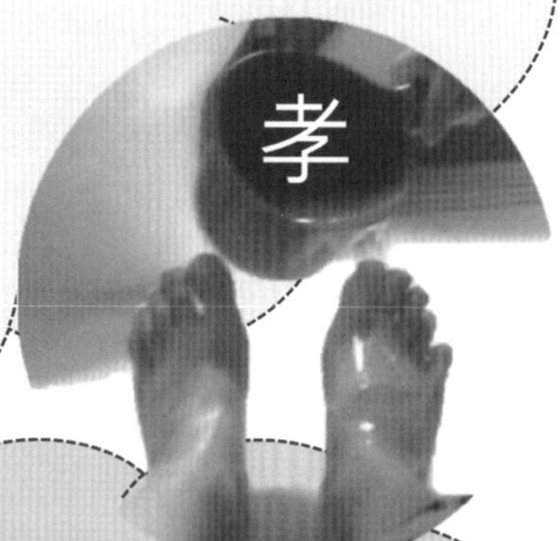

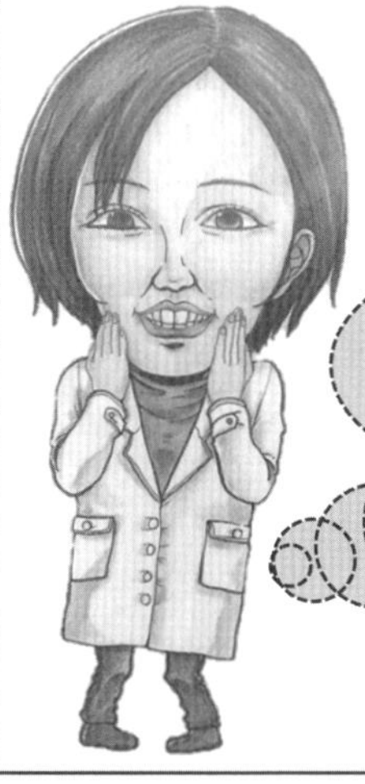

아하! **장**(창자장 腸)**크롬친화세포** (**entero**chromaffin cells)는 크롬친화세포와는 다른 세포이지만, **크롬염**(chromium salt)으로 노랗게 염색된다는 이유로 '**크롬-친화**'라는 명칭이 부여되었구나^^

Pancreas 췌장 췌膵 오장 장臟

11-32

Exocrine gland
바깥 외外 분分 비泌 선腺

Endocrine gland
안 내內 나눌 분分 샘물흐르는모양 비泌 샘 선腺

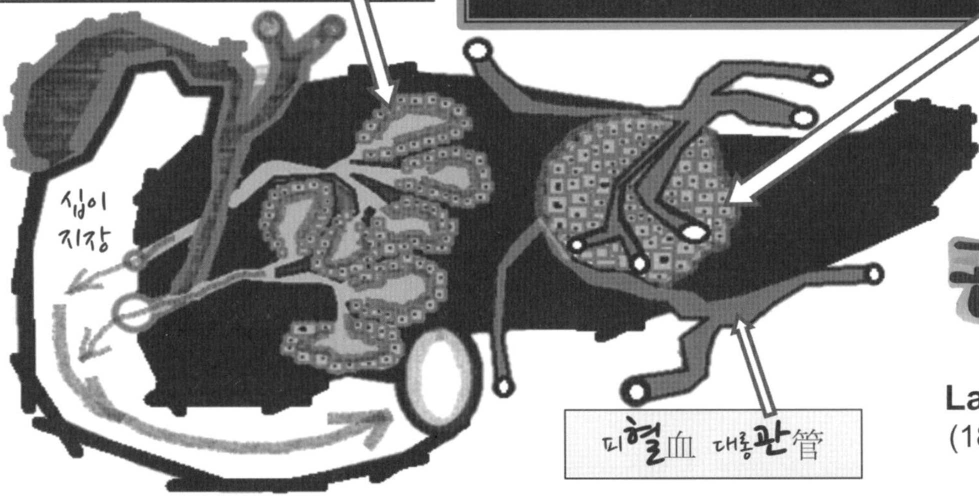

괜찮아

Paul Langerhans (1847 – 1888)

Endocrine gland
안 내內 분分 비泌 선腺

- α-cell: glucagon 분비 !
- β-cell: insulin 분비 !
- δ-cell: somatostatin 분비!

islets of Langerhans
랑거한스 섬 도島

Exocrine gland
바깥 외外 나눌 분分 샘물흐르는모양 비泌 샘 선腺

Acinar cells
태보 포胞 형상 상狀 샘 선腺 가늘 세細 태보 포胞
(►소화액을 분비하는 부분이 주머니처럼 커져 있는 선)

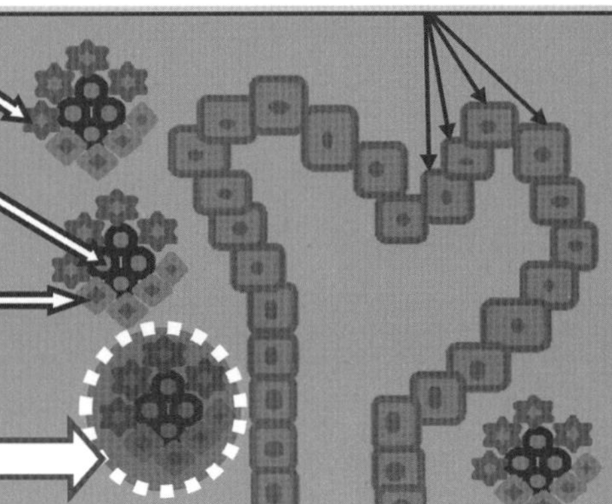

Pineal gland 소나무송松 열매과果 몸체體

11-33

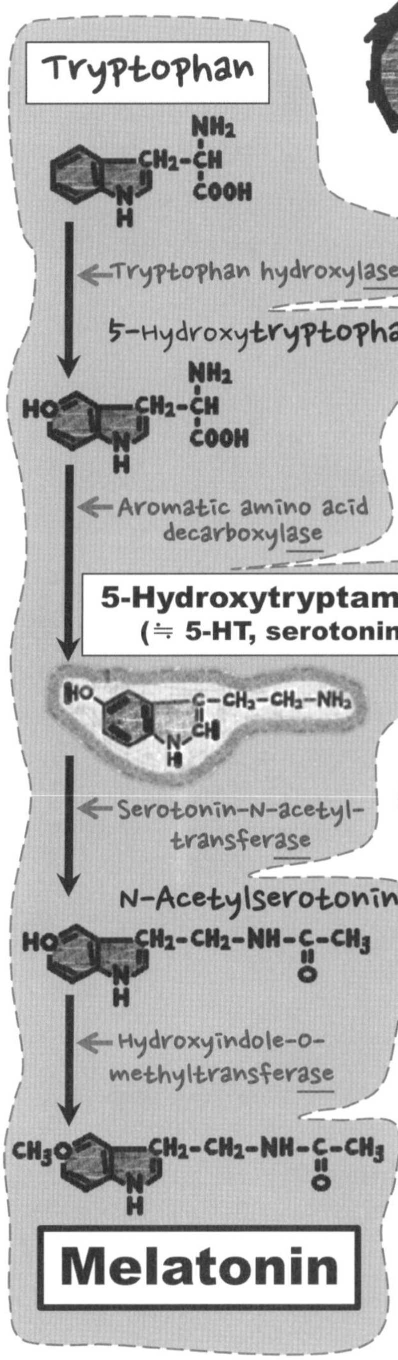

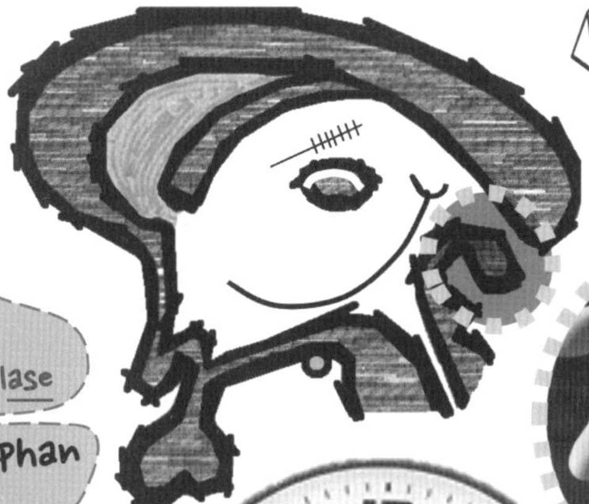

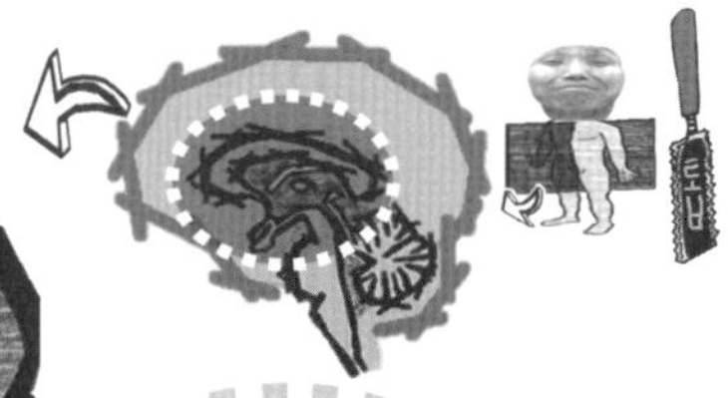

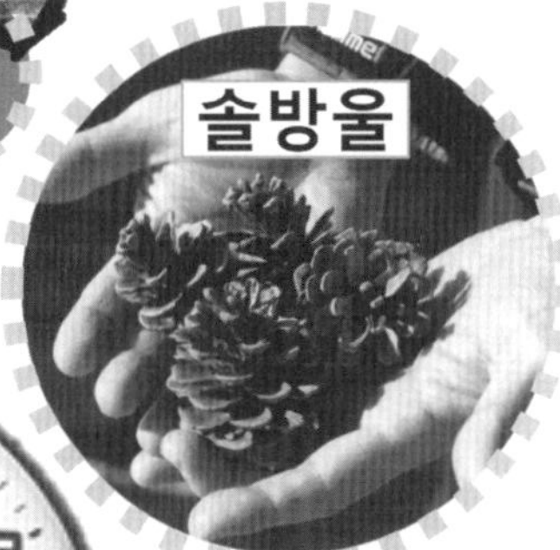

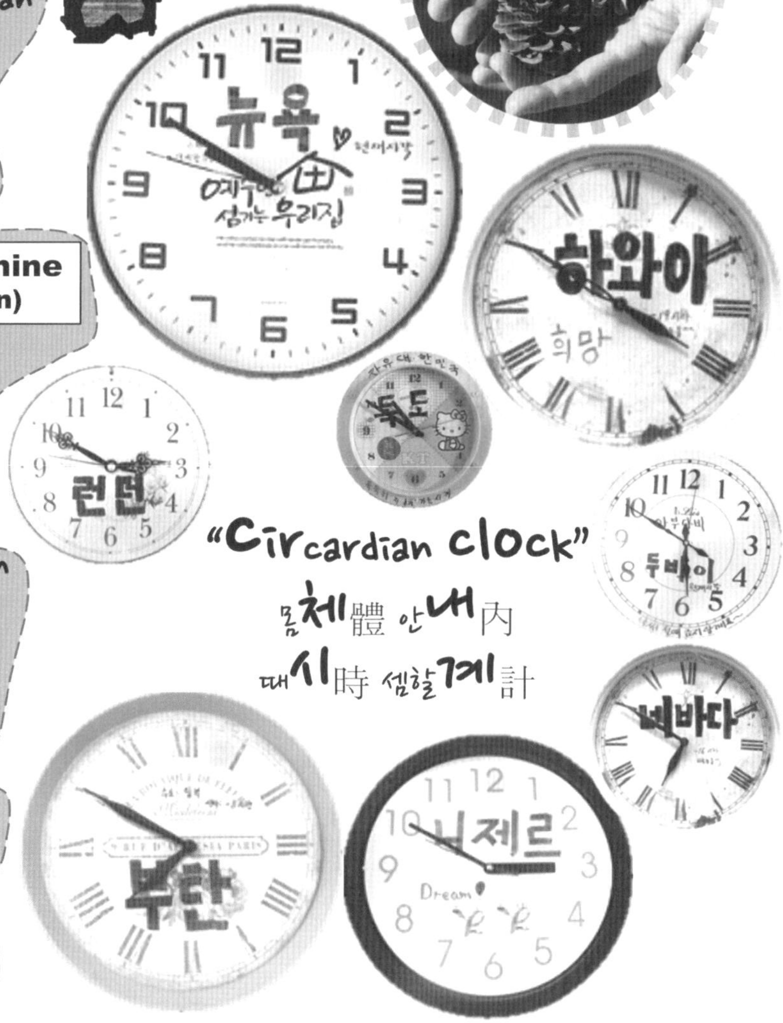

"Circadian clock"

몸체體 안내內

때시時 셈할계計

제 11장 인체 내분비계의 구조와 생리

" İsa cavab verib dedi: «Oxumamısınız ki, Yaradan başlanğıcdan "onları kişi və qadın olaraq yaratdı" və dedi: "Buna görə də kişi ata-anasını tərk edib arvadına qovuşacaq və ikisi bir bədən olacaq"? Artıq onlar iki deyil, bir bədəndir. Buna görə də qoy Allahın birləşdirdiyini insan ayırmasın». "

" 예수께서 대답하여 이르시되 사람을 지으신 이가 본래 그들을 **남자**와 **여자**로 지으시고 말씀하시기를 그러므로 **사람**이 그 **부모**를 떠나서 아내에게 합하여 그 둘이 한 몸이 될지니라 하신 것을 읽지 못하였느냐 그런즉 이제 둘이 아니요 한 **몸**이니 그러므로 하나님이 **짝**지어 주신 것을 **사람**이 나누지 못할지니라 하시니 "

(마태복음 19장 4절~ 6절)

" 내분비(Endocrine) "의 개념 및 그 특성의 이해

☞ **"내분비(**안**내**內 나눌**분**分 샘물흐르는모양**비**泌**, 내분비, EndoCRINE)"** 라고 해석·번역해주신 (선배-학자님들의) 글귀를 눈을 감고 차근히 음미해 보면서(요), '아하!' '정말 잘 지으셨다!' 하는 탄복·감탄의 마음이 다가옵니다(그림 11-1).

특히, 그 **어원**이

✓ **그리스어** ἔνδον /éndon/ "inner, 중심-가까이 등의 의미" 의 접두어, **endo-** 와

✓ **그리스어** κρίνω /krínō/ 혹은 κρίνειν /krínein/ "to separate, 분리하다 등의 의미" 를 지닌 접미어 - crine이 서로 어우러져 **"엔도-크라인"** 이라는 멋진 용어가 이룩됨을 확인하게 됩니다(그림 11-1).

동시에,

내분비-세포에서 생성·분비되는 물질!, 즉

☞ **' 호르몬**, 혹은 **홀몬**, 에치-오-알-엠-오-엔-이 ➡ HORMONE **'** 의 어원도 살펴보면요,

✓ 그리스어 ὁρμή /hormḗ/ "onrush, 돌격 등의 의미"를 지닌 글귀를 보면서(요), "주~욱!!!! 조용히 흐르기보다는 마치, 꽃-봉오리가 톡!~ 터지듯, 혹은, 흡사 적을 향해 '돌격'하듯 '호르몬'이 분출·분비되겠구나 !"하는 "느낄감感"을 잡아봅니다.

또한,

이처럼 톡! 터지듯 분비되는 (≒ 지속·완만히 흐르는 것 아닌!) 형태는 수용체(RECEPTOR)의 "감작(sensitization)"과

> ✪ "감작[느낄감感 지을작作, 민감화, sensitization:
>
> ➠ 사전적 의미? 생체에 어떤 항원(抗原)을 넣어, 그 항원에 대해 민감한 상태로 만드는 일
>
> 이를 좀 더 확대해보면요,
>
> → 수용체 등의 '상향조절(위상上 향할향向 고를조調 마디절節, 업레귤레이션, Upregulation)'을 유도하는 결과를 가져옴]"
>
> ✪ "탈감작(벗을탈脫 느낄감感 지을작作, 민감소실, desensitization)
>
> → 수용체 등의 '하향조절(아래하下 향할향向 고를조調 마디절節, 다운레귤레이션, Downregulation)의 결과를 가져옴"

⇔ "탈감작(desensitization)" 등에 직·간접 영향을 미치는 내용은 중요하다 생각됩니다....v_v (그림 11-2).

" 외분비(Exocrine) " 와 "내분비(Endocrine) "의 차이

(위에서 언급 드린 내용에서요)

↳"내분비"라는 용어를 음미해보면서(요), 머릿속 한 켠에 드는 의문?

! 그렇다면, 외분비는????

♨ "외분비(바깥외外 나눌분分 샘물흐르는모양비泌, 외분비, ExoCRINE)"는

(그 어원을 살펴보면요)

✓ 그리스어 ἔξω / éxō/ "outer, 중심에서 가장 바깥쪽 등의 의미" 를 지닌 지닌 접두어 Exo- 와 -crine의 합성어임을 재차 확인·이해할 수 있습니다(그림 11-2).

특히,

♥ '외분비선(바깥외外 나눌분分 샘물흐르는모양비泌 샘선腺, 외분비샘, Exocrine gland)'은

✓ "분비세포(나눌분分 샘물흐르는모양비泌 가늘세細 태보포胞, 분비세포, secretory cell)"에서 만들어진 내용물(products)이

➡ "도관(이끌도導 대롱관管, 관, 덕트, duct)"을 통해 인도되어
작용 등을 수행하는 반면 ↔

♡ ❛내분비선(안내內 나눌분分 샘물흐르는모양비泌 샘선腺, 내분비샘,
Endocrine gland)❜은

✓ "분비세포"에서 만들어진 내용물이 (도관을 이용하지 않고 ≒도관 없이)

➡ '혈관(피혈血 대롱관管, 핏줄, blood vessel)' 속,
'혈액(피혈血 진액액液, 피, blood)'에 합류!

➡ '혈행(피혈血 갈행行, 피흐름, blood stream)'을 타고
먼 곳까지 발품을 팔아,

➡ '목표하는 기관(눈목目 표할표標 그릇기器 벼슬관官, 표적기관,
target organ)'
혹은 '목표세포(눈목目 표할표標 가늘세細 태보포胞, 표적세포,
target cell)'에 도착! 및 작용 등을
수행하는 특징을 확인·이해할 수 있습니다
(그림 11-2).

『호르몬(HORMONE) 』 ❝수용(Reception)❞ ➽ ❝전달(Transduction)❞ ➡ ❝반응(Response)❞

♣ (일반적으로) 인체 내분비 기관/세포에서 분비되는 호르몬의 양은
"밀리리터, mℓ (milli liter = 1/1,000 liter) 당,

✓ (약) 나노그램, ng (nanogram = 1/1,000,000,000 gram = 십억 분의 1 그램
= 0.000000001 g)에서

✓ (약) 피코그램, pg (picogram = 1/1,000,000,000,000 gram = 조 분의 1 그램
= 0.000000000001 g)으로 분비되는,

즉

➡ 0.0000000001 g/mℓ ~ 0.000000000001 g/mℓ의
'미량(작을미微 헤아릴량量)'임을 확인·이해할 수 있습니다(그림 11-3).

하지만(≒ 벗, BUT),

비록 미량이지만요,

❝ '수용체(Receptor)'를 통한 '수용(받을수受 담을용容, 받아들임, RECEPTION)'과

➽ '전달(전할전傳 통달할달達, 혹은 구를전轉 옮길이移, 및
전할전傳 뿌릴파播, Transduction)'(등)을 통한 증폭(amplification)!,

그리고 이어지는

➽ '**반응**(되돌릴**반**反 응할**응**應, Response)' ❞은

여성(♀)과 남성(♂)이라는 차이를 궁극적 차이를 비롯하여 에피네프린과 노르에피네프린에 이르기까지 사람을 비롯한 갖가지 생명체의 삶을 (지구라는 하나의 행성에서) 영위하게끔 해주신 조물주에 대한 경외심이 밀려옴을 직감하게 됩니다 (그림 11-3, 11-4).

『호르몬-수용체(HORMONE-RECEPTOR) 』
1 ❝ 세포-표면 수용체(Cell-surface receptor) ❞
2 ❝ 세포 내 수용체(Intracellular receptor) ❞
♣ ' 사람-세포막은 지질이중층(Lipid bilayer) 구조 ' ♣

('ㅅ람, 사람**인**人 사이**간**間, **휴먼**, HUMAN' **포함**⌐)

"**진핵세포**(참**진**眞 씨**핵**核 가늘**세**細 태보**포**胞, **진핵세포**, Eukaryotic cell)"의

♧ ' **세포막**(가늘**세**細 태보**포**胞 막**막**膜, **세포막**, Cell MEMBRANE) ' 은

물(H_2O)과 같은 극성분자와 친하지 않은

✓ '**비극성**(아닐**비**非 다할**극**極 성품**성**性, **무극성**, Nonpolar)'의 지질층 두 겹이 서로 (마주 보며) 맞대고 있으며(그림 11-5),

이 두 층의

⇔ 상대편(=반대편)에 각각 물과 친한

✓ '**극성**(다할**극**極 성품**성**性, **극성**, Polar)'을 띠는 부분이

♡ 세포막의 '**내층**(안**내**內 층**층**層, **속층**, inner layer)'과

♥ 세포막의 '**외층**(바깥**외**外 층**층**層, **바깥층**, outer layer)'에

위치하는

➡ "<u>**지질이중층**(기름**지**脂 바탕**질**質 두**이**二 무거울**중**重 층**층**層, Lipid bilayer)</u>" 구조의 형태를 (어렵지 않게) 확인·관찰할 수 있습니다(그림 11-5).

한편,

이러한 세포막(CELL MEMBRANE)의 구조적 특징(➽ 지질이중층)은 세포에 접근하는 (생리·화학) 물질!⌐,

➡ ' **리간드** 혹은 **라이간드** (LIGAND) ' 라 이름하는 물질! (에 따라⌐)

✪ ‘리간드’
➽ 사전적 의미: 화합물에서 중심 금속-원자에 전자쌍을 제공하여 배위-결합을 형성하는 원자/원자단, 혹은 수용체에 결합하는 호르몬/약물 등의 분자(등)을 의미!

이(➜리간드)를 받아들이는

➡ “수용체(받을수受 담을용容 몸체體, 수용기, RECEPTOR)”의

✓ 종류와

✓ 그 특성 및 신호전달(등)에 이르기까지

구분·선별됨을 관찰·확인할 수 있습니다(그림 11-4, 11-6~ 11-13).

즉,

세포막을 통과할 수 없는 ‘극성분자’의 특성을 띠는 리간드(➜ 카테콜아민, 뉴클레오티드, 수용성-호르몬 등을 비롯한 생리활성 물질)와 결합하는¬

1 “ 세포-표면 수용체(가늘세細 태보포胞 겉표表 낯면面 받을수受 담을용容 몸체體, Cell-surface receptor) ”와 (그림 11-4, 11-6)

세포막의 지질이중층을 무난히 통과할 수 있는 ‘비극성-분자’의 특성을 띠는 리간드(➜ 스테로이드 호르몬, 갑상선호르몬, 지용성 비타민-등-과 같은 지질과 친화성이 좋은 생리활성 물질)와 결합하는¬,

2 “ 세포 내 수용체(가늘세細 태보포胞 안내內 받을수受 담을용容 몸체體, Intracellular receptor) ”로 구분하여 → → → →
내용의 확인과 이해에 도움을 받으실 수 있습니다(그림 11-4, 11-7).

“ 내분비계(Endocrine System) ”
‘내분비선(Endocrine Gland)’ 구조 및 특성의 이해

“ 시상하부(볼시視 평상상床 아래하下 떼부部, 시상하부, Hypothalamus) ”

☞ “시상하부”는 “시상하구(볼시視 평상상床 아래하下 도랑구溝, 시상아래고랑, hypothalamic sulcus)”을 경계로 ↤ ↦
“시상(볼시視 평상상床, 시상, thalamus)”과 경계 지어지는 구조로,
그 아래 “뇌하수체(뇌뇌腦 아래하下 드리울,매달릴수垂 몸체體, 뇌하수체,

hypophysis)"가 이어짐을 확인·관찰할 수 있습니다

(그림 11-14, 11-15).

특히,

"시상하부"는

❶ "자율신경계의 중추(center of autonomic nervous system)"

❷ "정서(emotion)"에 영향을 주고,

▷ '방출호르몬(놓을방放 날출出 호르몬 혹은

흐를유流 떼놓을리離 호르몬 및

나눌분分 샘물흐르는모양비泌 호르몬 (등으로 이름 짓는),

릴리징호르몬, releasing hormone, RH)'과

"시상하부 ➜ 방출 호르몬, 유리 호르몬, 분비 호르몬,
릴리징 호르몬 (등으로 이름 짓는) 생산"

Corticotropin releasing hormone (CRH)
≒ 버금부副 콩팥신腎 가죽피皮 바탕질質 찌를자刺 창극戟
호르몬 놓을방放 날출出 호르몬,
≒ 부신겉질자극호르몬 방출 호르몬,
≒ 코르티코트로핀 릴리징 호르몬 (등으로 이름 짓는)

Thyrotropin releasing hormone (TRH)
≒ 갑옷갑甲 형상상狀 샘선腺 찌를자刺 창극戟 호르몬
놓을방放 날출出 호르몬,
≒ 갑상샘자극호르몬 방출 호르몬,
≒ 타이로트로핀 릴리징 호르몬 (등으로 이름 짓는)

Gonadotropin releasing hormone (GnRH)
≒ 성품성性 샘선腺 찌를자刺 창극戟 호르몬
놓을방放 날출出 호르몬,
≒ 생식샘자극호르몬 방출 호르몬,
≒ 고나도트로핀 릴리징 호르몬 (등으로 이름 짓는)

Prolactin releasing hormone (PRH)
≒ 젖유乳 즙즙汁 나눌분分 샘물흐르는모양비泌 호르몬
놓을방放 날출出 호르몬,
≒ 젖분비호르몬 방출 호르몬,
≒ 프로락틴 릴리징 호르몬 (등으로 이름 짓는)

Growth hormone releasing hormone (GHRH)
≒ 이룰성成길 장長 호르몬 놓을방放 날출出 호르몬,
≒ 성장호르몬 방출 호르몬,
≒ 그로우뜨호르몬 릴리징 호르몬 (등으로 이름 짓는)

▷ ❛억제호르몬(누를억抑 마를.억제할제制 호르몬, 인히비팅호르몬, inhibiting hormone, IH)❜ (등)을

↦ '합성(합할합合 이룰성成, synthesis)' 및

↦ '분비(나눌분分 샘물흐르는모양비泌, secretion)'하여,

> ❝시상하부 ➜ 억제 호르몬,
> 인히비팅 호르몬 (등으로 이름 짓는) 생산❞
>
> ✆ Prolactin inhibitory hormone (PIH)
> ≒ 젖유乳 즙즙汁 나눌분分 샘물흐르는모양비泌 호르몬 누를억抑 억제할제制 호르몬
> ≒ 젖분비호르몬 억제 호르몬
> ≒ 프로락틴 억제 호르몬 (등으로 이름 짓는)
>
> ✆ Growth hormone inhibitory hormone (GIH) (≒ Somatostatin)
> ≒ 이룰성成 길장長 호르몬 누를억抑 억제할제制 호르몬
> ≒ 성장호르몬 억제 호르몬
> ≒ 그로우뜨 호르몬 억제 호르몬 (≒ 일명 소마토스타틴) (등으로 이름 짓는)

(이들 ❛방출❜과 ❛억제❜ 호르몬 등의 작용으로 ↴)

❸ ↳ ❝뇌하수체❞에서 생산·합성(synthesis)되는 호르몬의 ➜ 분비-조절과 (함께 ↴.)

❹ ↳ "신경하수체(neurohypophysis)"에서 분비(secretion)되는 호르몬!, 즉

☎ Antidiuretic hormone (≒ vasopressin)

≒ 막을항抗 이로울이利 오줌뇨尿 호르몬
≒ 항이뇨호르몬
≒ 안티다이우레틱 혹은 (발음에 따라) 안티디우레틱 호르몬
≒ 에이.디.에치 (☜ ADH, Antidiuretic hormone)
≒ (일명 혹은 별칭) 바소프레신 (등으로 이름 짓는) 과

≒ 아르기닌 바소프레신(Arginine vasopressin, AVP)

☎ Oxytocin

≒ 옥시토신
≒ 자궁수축호르몬(등으로 이름 짓는)의 ➜ ****생성·생산(등)에 관여함을 확인·이해할 수 있습니다(그림 11-16, 11-17).

✪ ❝시상하부 ➜ ADH 와 OXYTOCIN 생산❞

☞ 이들 호르몬은 모두 시상하부의
➜ 실방핵(집실室 곁방旁 씨핵核, 뇌실곁핵, Paraventricular nucleus)와
➜ 시삭상핵(볼시視 새끼꼴삭索 위상 上씨핵核, 시각로위핵, Supraoptic nucleus)에서 생산됨을 확인이해할 수 있습니다(그림 11-17).

한편,

(시상하부-아래-이어져 있는 .)

❝ 뇌하수체(뇌뇌腦 아래하下 드리울,매달릴수垂 몸체體, 뇌하수체, Hypophysis 혹은 Pituitary gland) ❞

☞ ❝뇌하수체❞는 "시상하부"에서 아래로 이어지는 줄기-형태!, 즉

✓'누두(샐누漏 말두斗, 깔대기, infundibulum 혹은 뇌뇌腦 아래하下 드리울수垂 몸체體 목경頸, 뇌하수체줄기, pituitary stalk)'라 이름 지어진 구조 (☞ 신경다발과 혈관 등이 어우러진 구조!)에 연결되어,

'접형골(나비접蝶 형상형形 뼈골骨, 나비뼈, sphenoid bone)'의

✓'뇌하수체와(뇌뇌腦 아래하下 드리울수垂 몸체體 움집와窩, 뇌하수체오목, hypophyseal fossa)' 속에 안착!

✪ '뇌하수체와' ➜ 속에 뇌하수체를 감싸주는 모양이 흡사, '말안장'처럼 보이기에 "터키안(Turkey 안장안鞍, 안장, sella turcica)"이라는 별칭이 존재함을 확인·이해할 수 있습니다.

(Turkey: 사전적 의미 → 우리나라 대한민국을 기준으로 아시아의 서쪽 끝자락, 유럽의 동남쪽에 위치하는 나라. 13세기 말 - 오스만제국으로 번성하였으나, 제1차 세계 대전(1914년 7월 28일 ~ 1918년 11월 11일: 군인-사망자 약 930 만명, 민간인-사망자 약 1,900 만명)에서 패배, 1923년에 터키-공화국이 되었으며, 원주민은 '터키족'으로 우리나라 역사에서 고구려 변방의 "돌궐"이 바로 오늘날의 터키족인 만큼, ❛유목민❜의 특징으로 말을 잘 다루는 민족임을 이해할 수 있습니다^^.)(⇨잔소리: 021년 7월 5일 월요일 현재, ❝코로나19❞ 전 세계-사망자 3,976,333명은 결코 적은 숫자가 아니라 생각되네요 v _ v)

→ 단단한 뼈로 보호받는 중요-구조임을 확인·이해할 수 있습니다(그림 11-14, 11-18).

(여기서, 적지 않게 흥미로운 것은요^^ ↘)

(ᄉ람의 경우,)

엄마-뱃속의 아가!

➜ '**배자**(아이밸**배**胚 자녀**자**子, **배자**, Embryo)'의 발생-과정에서,

☞ **"뇌하수체"**는

✓'**표면외배엽**(겉**표**表 낯**면**面 바깥**외**外 아이밸**배**胚 잎**엽**葉, **겉면외배엽**, surface ectoderm)'으로부터 유래·생성된,

→ '**상피**(위**상**上 가죽**피**皮, epithelium)'가 위로 올라(자라) 가면서 입천장을 이루는 주머니-형태!, 즉

➜ "**라트케낭**(**라트케** 주머니**낭**囊, **라트케주머니**, Rathke's pouch)"을 형성하고,

⇔ 반면에,

✓'**신경외배엽**(영혼**신**神 지날**경**經 바깥**외**外 아이밸**배**胚 잎**엽**葉, **신경외배엽**, neural ectoderm)'으로부터 유래된

→ '**간뇌**(사이**간**間 뇌**뇌**腦, **사이뇌**, diencephalon)'의 바닥이 아래로 (자라) 내려와,

= '두 구조가 어우러져(≒ 합치되어) **생성된 구조**'로 확인·이해 됩니다(그림 11-19).

이러한

발생 과정의 차이는(요),

☎ '**선하수체**(샘**선**腺 아래**하**下 드리울**수**垂 몸**체**體, **샘뇌하수체**, Adenohypophysis)'라는 '**상피**'로부터 유래한 구조와

☎ '**신경하수체**(영혼**신**神 지날**경**經 아래**하**下 드리울**수**垂 몸**체**體, **신경뇌하수체**, Neurohypophysis)'라고 이름 짓는 '**신경**' 유래의 특징(등)을 아울러 확인·이해할 수 있습니다(그림 11-19).

특히,

➜ '**선하수체**'는 (뇌하수체의) '**전엽**(anterior lobe)'으로,

➜ '**신경하수체**'는 (뇌하수체의) '**후엽**(posterior lobe)'으로 각각 구성되어, 호르몬의 생성 및 분비에 차이를 나타냅니다.

그러나(좀 더 눈여겨 볼만한 것은요↘),

♀ 엄마-뱃속 아가 시기(배자-embryo-)에는 **"뇌하수체"**의 구조가

✓ '전엽(앞전前 잎엽葉, 앞엽, Anterior lobe)'
✓ '중엽(가운데중中 잎엽葉, 중간엽, Intermediate lobe)',
✓ '후엽(뒤후後 잎엽葉, 뒤엽, Posterior lobe)'의 세 개의 엽으로 구분
되지만요(☞동물에서는 배자에서 성체에 이르기까지 매우 뚜렷한 3엽을
보이는 반면),
(사람에서는☞) 중엽의 세포들이 증식·분화과정에서 전엽으로 편승
(≒ 혼합, ≒ 섞이는) 되어
➜ "뇌하수체"는 (흔히) '전엽'과 '후엽'! → 두 개의 잎사귀
개념으로 간주하는 내용을 확인·이해할 수 있습니다
(그림 11-19~ 11-21).

따라서,
(이러한 내용을 바탕으로, 사람-성인,adult-의↘)
'뇌하수체-전엽'을 구성하는(것으로 약속하는) 부분을 들여다보면요
→ "융기부(높을융隆 일어날기起 떼부部, 융기부분, pars tuberalis)"와
→ "말단부(끝말末 끝단端 떼부部, 먼쪽부분, pars distalis)" 및
→ "중간부(가운데중中 사이간間 떼부部, 중간부분, pars intermedia)"로
구성됨을 눈여겨보면서 전/후엽!
두 개의 잎사귀를 관찰·이해할 수 있습니다(그림 11-20).

또한,
'뇌하수체-전엽'은 시상하부와 연결된 독특한 구조!, 즉
➜ "시상하부-뇌하수체 문맥계(볼시視 평상상床 아래하下 떼부部
뇌뇌腦 아래하下드리울수垂 몸체體 문문門 맥맥脈 이을계系,
hypothalamo-hypophyseal portal system)"에 의해
연결되어 "시상하부"에서 생성·분비되는 "방출/억제-호르몬"이
모세혈관-모세혈관을 거쳐(☞ 즉, 모세혈관을 두 번 거치는),
시상하부에서~ 뇌하수체에 이르는 "문맥계"의 특징을 잘 보여주는
구조임을 확인·이해할 수 있습니다(그림 11-21).

(동시에, 여기서↘)
☎ 분명한 (듯이 관찰되는) 것은요(여러-의견들이 관찰되지만요),
(또한 → 분비되는 양의 적고/많고, 의미/무의미를 따져보는 것에서 벗어나)
'멜라닌세포-자극 호르몬(melanocyte-stimulating hormone)'이
분비·존재한다는 것입니다(그림 11-22)(따라서 본 내용에서는
그저 담담한 마음으로 제시해 드립니다. 물론, 향후 정확한 이론의 정립이

확립-제시되면요, 반드시 수정-보완해 드릴 것을 다짐해봅니다 v _ v).

" 뇌하수체 전엽 호르몬 "

✂❶ Thyroid-stimulating hormone (TSH)
≒ 갑옷갑甲 형상상狀 샘선腺 찌를자刺 창극戟 호르몬,
≒ 갑상샘자극호르몬,
≒ 타이로이드-스티뮬레이팅 호르몬 (등으로 이름 짓는)

✂❷ Adrenocorticotropic hormone (ACTH)
≒ 버금부副 콩팥신腎 가죽피皮 바탕질質 찌를자刺 창극戟 호르몬,
≒ 부신겉질자극호르몬,
≒ 아드레노-코르티코-트로픽 호르몬 (등으로 이름 짓는)

✂❸ Follicle-stimulating hormone (FSH)
≒ 알난卵 태보포胞 찌를자刺 창극戟 호르몬,
≒ 난포자극호르몬,
≒ 거를여濾 태보포胞 찌를자刺 창극戟 호르몬,
≒ 여포자극호르몬
≒ 폴리클-스티뮬레이팅 호르몬 (등으로 이름 짓는)

✂❹ Luteinizing hormone (LH)
≒ 누를황黃 몸체體 될화化 호르몬
≒ 황체형성호르몬
≒ 루테이나이징 호르몬 (등으로 이름 짓는)

✂❺ Prolactin (PRL)
≒ 젖유乳 즙즙汁 나눌분分 샘물흐르는모양비泌 호르몬,
≒ 젖분비호르몬,
≒ 프로락틴 (등으로 이름 짓는)

✂❻ Growth hormone (GH)
≒ 이룰성成길 장長 호르몬,
≒ 성장호르몬,
≒ 그로우뜨호르몬 (등으로 이름 짓는)

✂❼ Melanocyte-stimulating hormone (MSH)
≒ 멜라닌 가늘세細 태보포胞 찌를자刺 창극戟 호르몬,
≒ 멜라닌세포자극호르몬,
≒ 멜라노싸이트-스티뮬레이팅 호르몬 (등으로 이름 짓는)

반면,

'뇌하수체후엽'은 신경조직이 위에서 아래로 (자라) 내려온 구조답게(?^^),
이곳에는 신경의 말단부(nerve terminal)가 오밀조밀 모여,
☎ 항이뇨호르몬(Antidiuretic hormone)과

☎ 옥시토신(Oxytocin)이 **신경말단에 저장**·준비되어 자극의 **유무에 대응하고 있음을** 확인·이해할 수 있습니다(그림 11-21, 11-22).

❝ 뇌하수체(Pituitary gland) ❞
❛(간접) 자극 호르몬❜과 ❛(직접) 반응 호르몬❜으로 묶어본 시각^^

❛(간접) **자극 호르몬**❜은 뇌하수체에서 분비된 호르몬이 목표-세포(target cell)에 도달한 후, 목표-세포를 자극(stimulation)하여, 또 다른 호르몬이 목표-세포에서 분비되도록 자극하는 주체로써,

✆ **갑상선자극호르몬**(Thyroid-stimulating hormone: 갑상선을 자극하여 갑상선호르몬의 생합성-분비를 촉진)과

✆ **부신피질자극호르몬**(Adrenocorticotropic hormone: 부신피질을 자극하여 부신피질호르몬의 합성-분비를 촉진),

✆ **황체형성호르몬**[Luteinizing hormone:

♀ 여성 → 배란을 자극하고, 배란 후에는 프로게스테론(progesterone)을 분비케 하여 황체 형성을 촉진 등,

♂ 남성 → 고환의 간질세포(Leydig cell)를 자극하여 테스토스테론(testosterone) 분비 등의 역할],

✆ **난포자극호르몬**[Follicle-stimulating hormone:

♀ 여성 → 난소(ovary)를 자극하여 에스트로겐(estrogen) 분비와 난자의 성숙을 촉진,

♂ 남성 → 고환의 세르톨리 세포(sertoli cell)를 자극하여 정자의 발육과 정자 형성 등의 역할],

✆ **멜라닌세포자극호르몬**[Melanocyte-stimulating hormone: 멜라닌세포를 자극하여 멜라닌(melanin) 합성 등의 역할] (등)이 이에 연관됨을 확인·이해할 수 있습니다(그림 11-23).

⇔ 반면,

❛(직접) **반응 호르몬**❜은 뇌하수체에서 분비된 호르몬이 목표-세포에 도달한 후, 직접 목표-세포가 지니는 기능을 발휘하게 하는 (즉, ≒ 반응이 나타나게 하는) 주체로써,

〓 프로락틴[Prolactin: 유즙생산(milk production)과 유방 발달, 및 배란 억제 등의 역할]과

〓 성장호르몬(Growth hormone: 단백질, 탄수화물, 지방 대사에 영향을 끼쳐, 모든 기관에서의 성장-촉진 등의 작용),

> **' 드와퓌즘 ' ⇔ 과 ⇔ ' 크레티니즘 '**
>
> ✪ Dwarfism (키작을**왜**矮 작을**소**小 증세**증**症, **난장이**): 뼈 및 결합조직 등의 성장-발육에 관여하는 '성장호르몬(GH)'의 분비 저하에 의한 소인증을 의미하며, 지능은 양호하지만 제2차 성징 등을 볼 수 없는 특징!, ⇔ 반면에¬,
>
> ✪ Cretinism (**크레틴병**):**은** (흔히) 선천성 갑상선 발육-부전 등 → 갑상선호르몬 결핍으로 발병. 이 호르몬은 엄마 뱃속 태아-시절 → "뇌"를 비롯한 결합조직 발달에 영향을 끼치며, (문제의 경우→), 체격 발달의 저하와 지능-지체, 및 기초 대사의 저하, 피부-건조/주름 (등)으로 노안 (old face)을 띄고, **'점액수종(**끈끈할**점**粘 진액**액**液 물**수**水 부스럼**종**腫**, myxedema)'** 등이 동반되는 특징(등)을 확인·이해·납득할 수 있습니다.

〓 항이뇨호르몬[Antidiuretic hormone: 삼투압조절(osmoregulation)의 호르몬으로 신장(kidney)의 원위곡세뇨관(distal convoluted tubule)과 집합관 (collecting duct)에 작용하여 물(등)의 재흡수를 증가 및 혈관-수축 등의 작용],

〓 옥시토신[oxytocin: 수축으로 인한 유즙의 배출(milk ejection)과 자궁의 강력한 수축을 일으켜 분만을 유도하는 역할] (등)이 이에 연관됨을 확인·이해할 수 있습니다(그림 11-23).

" 내분비계(Endocrine System) "
' 내분비 기관(Endocrine organ) ' 특성과 그 이해

■ **"갑상선(**갑옷**갑**甲 형상**상**狀 샘**선**腺**, 갑상샘 혹은 방패샘, Thyroid gland)"**은 그 어원이

✓ 그리스어 θῡρεοειδής /thureoeidḗs/ "shield-shaped, **방패 모양** 등의 의미"로

부터 출발하듯,

✓ 목의 앞쪽, '**후두(larynx)**' 밑에 (그리고, '흉선-thymus-'의 위에) 위치하는 (인체에서) 가장 큰 내분비 장기임을 어렵지 않게 받아들일 수 있습니다(그림 11-24). (또한, 그 형상을 차근히 관찰하면요, 그 모양이)

✓ 흡사 (곤충 중에서) 나비의 두 날개 부분, 즉 → '**엽**(잎**엽**葉, lobe)'이라 이름하는 구조가 → 나비의 몸통처럼 보이는, 즉 두 날개가 만나 좁아지는 부위인 '**협부**(골짜기**협** 峽떼**부**部, **잘룩**, isthmus)'에 의해 서로 이어진 하나의 장기임을 확인·이해할 수 있습니다(그림 11-24).

☞ "**갑상선**(Thyroid gland)"은

➜ '**갑상선소포**(갑옷**갑**甲 형상**상**狀 샘**선**腺 작을**소**小 꾸러미**포**包, **방패샘소포**, thyroid follicle)'라 이름하는 작은 공-모양의 구조들이 모여-모여-모여서 이루어진 구조로써,

각각의 갑상선소포(thyroid follicle)는⤵

➜ "**소포상피세포**(작을**소**小 꾸러미**포**包 위**상**上 가죽**피**皮 가늘**세**細 태보**포**胞, **갑상샘소포상피세포**, follicular epithelial cell)"가 열을 지어 주머니-형태를 이루고,

➜ 그 속에 '**당단백질**(사탕**당**糖 새알**단**蛋 흰**백**白 바탕**질**質, glycoprotein)'이 주(main)를 이루는 '**콜로이드**(colloid: 사전적의미 → 기체/액체/고체 속에 분산 상태로 존재하고 확산 속도가 느려, 현미경으로는 관찰되지 않으나 원자/분자보다는 커서 반투막을 통과할 수 없을 정도의 물질을 가리킴)'가 가득 차 있는 구조를 보이며,

➜ 요오드(I^-)-결합 단백질인 "**갑상선글로불린**(갑옷**갑**甲 형상**상**狀 샘**선**腺 **글로불린**, **방패샘글로불린**, thyroglobulin)"이 콜로이드에 존재함을 확인·이해할 수 있습니다(그림 11-24).

한편,

☞ "**갑상선**(Thyroid gland)"에서 분비되는 '**갑상선호르몬**(thyroid hormone)'은

✓기초대사율(basal metabolic rate) 증가를 비롯한

✓체온상승과 세포-호흡, 산소-소비 증가 및

✓두뇌와 신체의 성장-발달 등의 기능을 담당하는 것으로,

이 호르몬은

➜ '**갑상선소포**(thyroid follicle)' 안에서 활성도가 높지만 상대적으로 적은 양의

✓ '**T3**(triiodothyronine, **삼요오드타이로닌**)' 와 활성도는 T3에 비해 낮지만 생성되는 양이 T3보다 많은

✓ ❛T4(tetraiodothyronine, **사요오드타이오로닌**) 혹은 **타이록신**(thyroxine)❜
으로 보다 잘 소개되어있는 형태로 생성(syhthesis)-분비되어,
위에 언급 드린 내용의 수행을 확인·이해할 수 있습니다(그림 11-25).

> ✪ **'갑상선호르몬**(Thyroid hormone)'의 생성:
>
> ❶ '구강-위' → '소장'을 거쳐 혈액 → **요오드이온(I-)**의 형태로
> '갑상선소포(thyroid follicle)'에 유입!
>
> ❷ 생화학-기전을 통해 **'갑상선글로불린(thyroglobulin)'**과 결합!
>
> ❸ **'일요오드타이로신(monoiodotyrosine, MIT)'**과
> **'이요오드타이로신(diiodotyrosine, DIT)**이 되며,
> 다시, **MIT + DIT = triiodothyronine (T_3)**
> **DIT + DIT = tetraiodothyronine (T4)**로 중합!
>
> ❹ **'갑상선자극호르몬(Thyroid stimulating hormone, TSH)**'의
> 자극 시, → 분해/유리되어 혈액으로 분비(secretion)됨을
> 확인·이해할 수 있습니다(그림 11-25).

반면,
'갑상선소포(thyroid follicle)'와 **'갑상선소포**(thyroid follicle)' 사이에는
☞ ❛**소포방세포**(작을**소**小 꾸러미**포**包 곁**방**旁 가늘**세**細 태보**포**胞, **소포곁세포**,
parafollicular cell)❜ 가 존재하며,
→ ❛**칼시토닌**(**칼시토닌**, Calcitonin)❜ 을 분비!
↳ 혈중 Ca^{2+} 농도가 증가하였을 때, 이를 감소시켜주는 역할의
호르몬으로, **'파골세포**(깨뜨릴**파**破 뼈**골**骨 가늘**세**細 태보**포**胞,
뼈파괴세포, osteoclast)'의 활성을 억제하여 (궁극적으로→)
뼈-흡수(bone absorption)를 억제하는 등의 역할-수행으로
혈장의 Ca^{2+} 농도를 감소시킴(등)을 확인·이해할 수 있습니다
(그림 11-25).

■ ❝**부갑상선**(버금**부**副 갑옷**갑**甲 형상**상**狀 샘**선**腺, **부갑상샘**, parathyroid gland)❞ 은
✓ 목의 뒤쪽에서 관찰할 수 있는 구조!,
즉 갑상선-나비의 날개-모양의 끝에 존재하는 분비선으로, (일반적으로↓)
✓ 두 쌍(= 4개)이 존재하는 것을 확인·이해할 수 있습니다(그림 11-26).
특히,

(부갑상선에서 생산-분비되는→)

☞ ❛ **부갑상선호르몬**(버금**부**副 갑옷**갑**甲 형상**상**狀 샘**선**腺 **호르몬, 부갑상샘호르몬,**
parathyroid hormone, PTH) ❜ 은 부갑상선(parathyroid gland)의

➜ "**주세포**(주인**주**主 가늘**세**細 태보**포**胞, **으뜸세포**, **chief cell**)"에서 생성-분비되어,

➜ 혈장(plasma)의 Ca^{2+} 농도가 감소 시,

✓ '**골**(뼈**골**骨, **뼈**, Bone: 뼈-흡수를 촉진!, 즉 뼈-속의 Ca^{2+}-칼슘이온-과 PO_4^{3-}인산이온-을 흡수하여 혈장-세포외액-에 칼슘이온과 인산이온을 제공해주는 결과를 유도 → 혈중농도를 높여주는 결과를 가져옴)'

✓ '**신장**(콩팥**신**腎 오장**장**臟, **콩팥**, Kidney:
(소변으로 배출되는→) Ca^{2+} 재흡수와 PO_4^{3-}분비 촉진!
그리고, **'신장'의 수산화효소**-hydroxylase-**를 자극!**

➼ 소장의 내강(lumen) → 소화된 음식 속에 존재하는 **'칼슘이온**(Ca^{2+})**'**과 **'인산이온**(PO_4^{3-})**'**의 흡수를 증가시켜주는 간접-자극-효과를 수행(그림 11-26)!

❛ Hydroxylase ❜ ⇓ 25-hydroxycholecalciferol → 1,25-dihydroxycholecalciferol (= 25-hydroxyvitamin D_3) (= 1,25-dihydroxyvitamin D_3) (= Calcitriol)

✓ '**소장**(작을**소**小 창자**장**腸, **작은창자**, Small intestine: 칼슘이온과 인산이온-을 흡수)에 작용하여
(궁극적으로→) 혈장의 Ca^{2+} 농도를 증가시키는 역할(등)을 확인·이해할 수 있습니다(그림 11-26).

■ ❝ **부신**(버금**부**副 콩팥**신**腎, Adrenal gland)❞ 은 용어의 어원이 보여주듯, 즉

✓ **라틴어** ad "near, 가까이 등의 의미" 와 **라틴어** renes "kidneys, 신장 등의 의미"의 합성어로써, 약 10그램 정도-무게의 (좌/우 → 각 하나씩^^) 한 쌍의 작은 장기지만(요),

✓ 엄마 뱃속에서 소람으로 형상을 갖추는 과정에서 부신의 안쪽을 이루는 구조는

➜ '**외배엽**(바깥**외**外 아이밸**배**胚 잎**엽**葉, **외배엽**, Ectoderm)'에서 유래한

➻ "신경능(영혼신神 지날경經 언덕릉陵, 신경능선, Neural crest)"으로부터 형성되고,

부신의 바깥쪽을 구성하는 조직은,

→ '중배엽(가운데중中 아이밸배胚 잎엽葉, 중배엽, Mesoderm)'에서 유래한

➻ "체강상피(몸체體 빈속강腔 위상上 가죽피皮, 체강상피, Coelomic epithelium)"가 안쪽 내용물을 감싸 형성된 구조가 ❝부신(adrenal gland)❞임을 확인·이해할 수 있습니다(그림 11-27).

(이러한 내용을 받아들여, 좀 더 살펴보면요→)

☞ ❛부신피질(버금부副 콩팥신腎 가죽피皮 바탕질質, 부신겉질, Adrenal cortex)❜은 세 개의 층으로 구성됨을 관찰할 수 있으며, 가장 바깥쪽부터

㊤ "구상대(공구球 형상상狀 띠대帶, 토리층, Zona glomerulosa)",

㊥ "속상대(묶을속束 형상상狀 띠대帶, 다발층, Zona fasciculata)",

㊦ "망상대(그물망網 형상상狀 띠대帶, 그물층, Zona reticularis)"의 가장 안쪽까지 확인해 볼 수 있습니다(그림 11-27, 11-28).

여기서,

♨ "구상대(Zona glomerulosa)"는 '염류코르티코이드 (소금염鹽 무리류類 코르티코이드, 광물부신겉질호르몬, mineralocorticoid)'인 '알도스테론(aldosterone)'(등)을

♨ "속상대(Zona fasciculata)"는 '당류코르티코이드 (사탕당糖 무리류類 코르티코이드, 당질부신겉질호르몬, glucocorticoid)'인 '코르티솔(cortisol: 사탕당糖 새로울신新 살생生-gluconeogenesis- 등을 통한 포도당-대사 조절)'(등)을

♨ "망상대(Zona reticularis)"는 '부신피질 성 스테로이드 (버금부副 콩팥신腎 가죽피皮 바탕질質 성품성性 스테로이드, 부신겉질성호르몬, adrenocortical sex steroid)'인 '안드로스테네디온(androstenedione)' 등의 생성-분비를 확인·이해할 수 있습니다(그림 11-28).

❛Renin-Angiotensin-Aldosterone Axis❜
❛레닌-안지오텐신-알도스테론 굴대축軸❜

특히,

♨ "구상대(Zona glomerulosa)"에서 생성-분비되는 '알도스테론'은

✓ '**혈액량**(blood volume) **감소**'와

✓ '**혈압**(blood pressure) **감소**' (등)에 대항하여

→ '**혈액량 증가**'와

→ '**혈압-증가**'라는 역할(등)을 확인·이해할 수 있습니다 (그림 11-29, 11-30).

즉,

❶ '**신장**(Kidney)'으로 흐르는 혈류 및 혈액량 (등) 감소!

❷ '**원위곡세뇨관**(멀**원**遠 자리**위**位 굽을**곡**曲 가늘**세**細 오줌**뇨**尿 대롱**관**管, **먼쪽곱슬세관**, Distal convoluted tubule)'에 위치하는 '**치밀반**(촘촘할**치**緻 빽빽할**밀**密 얼룩**반**斑, **치밀반점**, macula densa)'에서의 신호(혈액량-혈압 감소)-**감지**!

감지된 신호는↴

❸ "**사구체방세포**(실**사**絲 공**구**球 몸**체**體 곁**방**旁 가늘**세**細 태보**포**胞, **토리곁세포**, juxtaglomerular cell)"로 전달!

❹ "**사구체방세포**(juxtaglomerular cell)"에서 "**레닌**(renin)" 분비!

혈류를 타고 간(liver)으로 이동하여↴

❺ 간에서 생성된 '**안지오텐시노겐**(angiotensinogen)'을 → '**안지오텐신 I** (angiotensin I)'으로 전환!

혈류를 타고 폐(lung)로 이동하여↴

(폐 등에서 생성-분비되는)

(↳여기서 '등'이라 표현해 드린 것은요, '혈관내피'에서도 생성된다는 내용도 확인되기에 언급 드립니다. 향후, 보다 정확한 이론-정립이 확인되면요, 반드시 수정-보완하여 올려드릴 것을 약속드립니다 v _ v)

❻ "<u>안지오텐신 전환효소(angiotensin-converting enzyme)</u>"의 작용으로 '**안지오텐신 I** (angiotensin I)' 이 → '**안지오텐신 II** (angiotensin II)'로 전환!

혈류를 타고 다시 부신(adrenal gland)로 이동하여↴

❼ '**부신피질**'의 '**구상대**(Zona glomerulosa)'에 작용하여, "**알도스테론**(aldosterone)"의 합성 및 분비!

❽ "**알도스테론**(Aldosterone)"은 신장의

✓ '**원위곡세뇨관**(Distal convoluted tubule)'과

✓ '**집합관**(모을**집**集 합할**합**合 대롱**관**管, **집합관**, Collecting duct)'에

작용하여 Na+ 재흡수(reabsorption)를 촉진 및
수분의 체내-저류(retention)(등으)로 감소된 혈액량과
혈압을 정상-상태로 회복시킴을 확인·이해할 수
있습니다(그림 11-29, 11-30).

한편,

☞ ❛**부신수질**(버금**부**副 콩팥**신**腎 골수**수**髓 바탕**질**質, **부신속질**, Adrenal medulla)❜은
교감신경절의 한 형태로,

➜ '**크롬친화세포**(**크롬** 친할**친**親 화할**화**和 가늘**세**細 태보**포**胞, **친크롬세포**, chromaffin cell)'가 무리를 이루고 있음을 확인할 수 있으며,

➜ 이곳(← 부신수질)에 연결된 모세**혈관**(털**모**毛 가늘**세**細 피**혈**血 대롱**관**管, capillary)을 통해 생성된

✓ '**에피네프린(Epinephrine)**'(약 80% 이상)과

✓ '**노르에피네프린(Norepinephrine)**'(약 20% 이하)이

온 전신으로 전달되어 "**대적** 혹은 **회피**, fight or flight" 등
환경변화에 대처하게 할 수 있음을 확인·이해할 수 있습니다
(그림 11-31).

■ ❝**췌장**(췌장**췌**膵 오장**장**臟, **이자**, Pancreas)❞은 그 용어의 어원이

✓ 그리스어 παν /pân/ "all, 모두 등의 의미" 와

✓ 그리스어 κρέας /kréas/ "flesh, 고기 등의 의미"의 합성어가 의미하듯,

강력한 소화액을 분비하는

➜ "**외분비선**(바깥**외**外 나눌**분**分 샘물흐르는모양**비**泌 샘**선**腺, **외분비샘**, Exocrine gland)"!, 동시에,

호르몬을 분비하는

➜ "**내분비선**(안**내**內 나눌**분**分 샘물흐르는모양**비**泌 샘**선**線, **내분비샘**, Endocrine gland)"의 구조-기능을 함께 갖춘 복합선임을 확인·이해할 수 있습니다(그림 11-32).

특히,

"**랑거한스-도**(**랑거한스** 섬**도**島, **랑거한스섬**, Islets of Langerhans)"로
이름 지어진 구조에는

✓ "**인슐린**(Insulin: 근육 등과 같은 목표-세포에 포도당-이동을 증가시켜 혈당 농도를 감소 등)"을 생성-분비하는 "**α-세포**"와

✓ "**글루카곤**(Glucagon: 간에 저장된 글리코겐 등의 물질을 분해하여 혈당 농도를 증가 등)"을 생성-분비하는 "**β-세포**",

✓ "**소마토스타틴**(somatostatin: 글루카곤과 인슐린의 분비 억제-역할 등)"을 생성-분비하는 "**δ-세포**"(등)을 관찰·확인할 수 있습니다 (그림 11-32).

■ "**송과체**(소나무**송**松 열매**과**果 몸**체**體 혹은 소나무**송**松 열매**과**果 샘**선**腺, **솔방울샘**, Pineal gland)"는

✓ '**간뇌**(사이**간**間 뇌**뇌**腦, **사이뇌**, diencephalon)'의 일부인

✓ '**시상상부**(볼**시**視 평상**상**床 위**상**上 떼**부**部, **시상상부**, Epithalamus)'에 속하는 구조로 '**제3 뇌실**(3rd ventricle)'의 천장-쪽에 위치하는 작은 기관으로 "**소나무-열매**'라는 재치있는 이름-지음에 경탄의 마음이 밀려옵니다. 또한, (정확한 기능은 향후, 좀 더 많은 연구가 필요함을 일깨워주며→) 호르몬인

✓ "**멜라토닌**(Melatonin)"을 분비하고 교감신경의 지배와 연결되어

✓ "**체내시계**(몸**체**體 안**내**內 때**시**時 셈할**계**計, **체내시계**, Circardian clock)"의 기능 즉, 하루생활(→ 밤-여명-아침-낮-저녁-밤 →)의 패턴-조절과 연관이 있는 것과 시차를 두고 긴 여행자분들의 전신-피로 등의 증상을 회복-완화시키고자, '**멜라토닌**'을 투여하는 등의 조치는 그 중요성을 어렵지 않게 확인·이해할 수 있습니다(그림 11-33).

(향후, 좀 더 정확하고 타당성 있는 이론-정립이 이루어짐이 확인될 경우, 반드시 수정-보완해 드릴 것을 다짐해 봅니다)

■ "**난소**(알**난**卵 새집**소**巢, **난소**, Ovary)" 와 "**고환**(알맹이**고**睾 알**환**丸, **고환**, Testis)"은

♀ 여성과 ♂ 남성 모두에서,

→ '**사춘기**(생각**사**思 봄**춘**春 기약할**기**期, **사춘기**, puberty)' 에 이르면,

✓ '**뇌하수체전엽**'에서 분비되는 '**난포자극호르몬**(FSH)'과 '**황체형성호르몬**(LH)'의 자극을 받아 '**여성**'과 '**남성**'의 2차 성징을 표현해주고,

✓ 여성호르몬인 '**에스트로겐**(estrogen)'과

✓ 임신-유지 호르몬인 '프로게스테론(progesterone)'의 생성-분비와

✓ 남성호르몬인 테스토스테론(testosterone)과

✓ 정자의 생성-성숙 등에 관여함 (등)을 어렵지 않게 확인·이해할 수 있습니다

(좀 더 자세한 내용은요, 생식-부분에서 자세히 논의 드릴 것을 직감해 봅니다 -감사합니다-).

“인체 내분비선의 구조와 생리” 편에서,
꼭! ‘숙지-기억’ 해 주시면 도움이 되는 (시험준비 등) 핵심어”는요^^

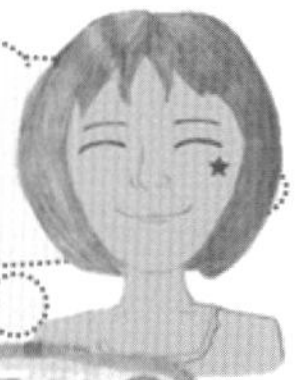

MEMO
인생에는 공짜가 없다

똑똑똑
누구니?
샘애기예요.
너구나

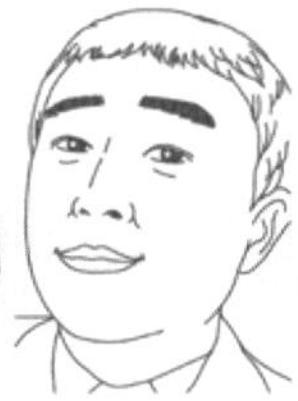

교실 게시판

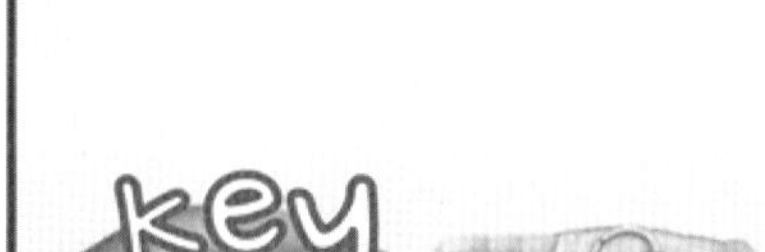

중환者교수님의 말씀을
받아드릴 것입니다♥

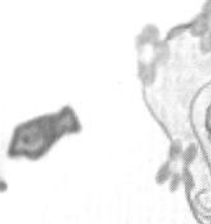

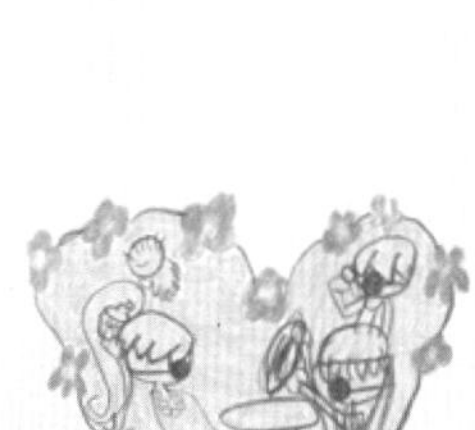

남을여餘 흰백白

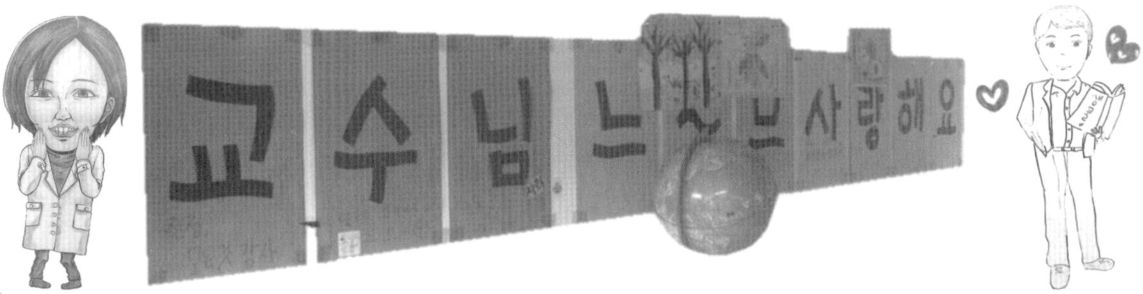

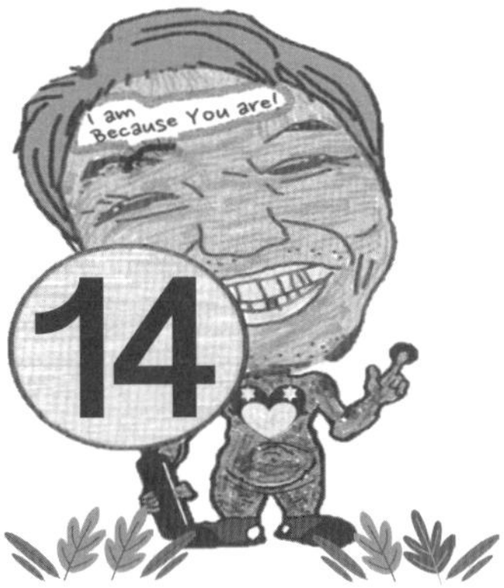

인체 생식기의 구조와 생리

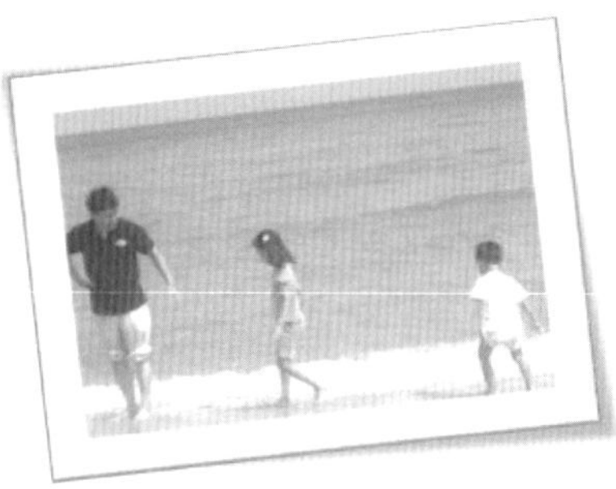

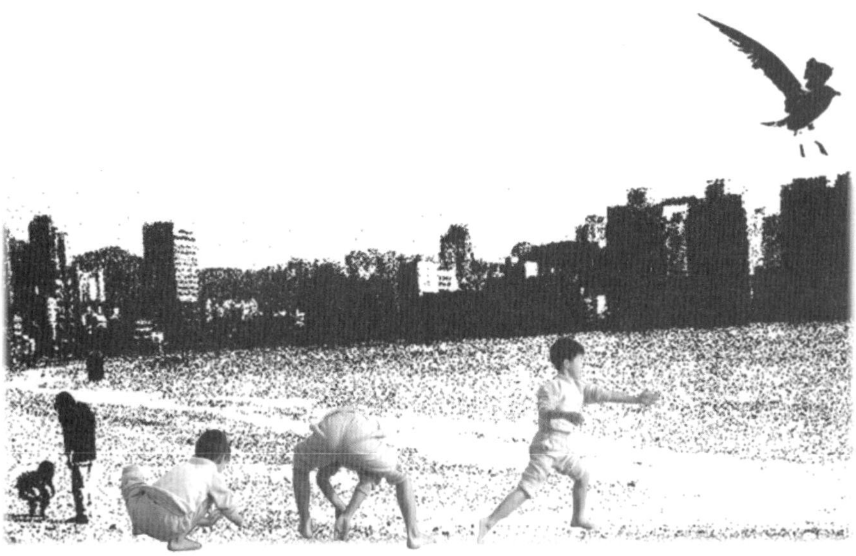

Reproductive system

날 생 生 번성할 식 殖 그릇 기 器 이을 계 系

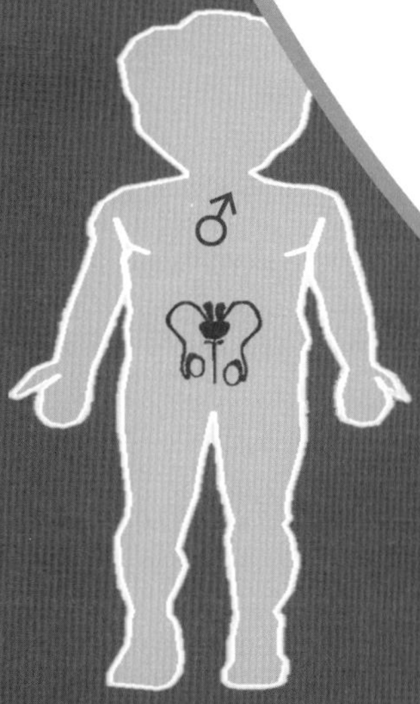

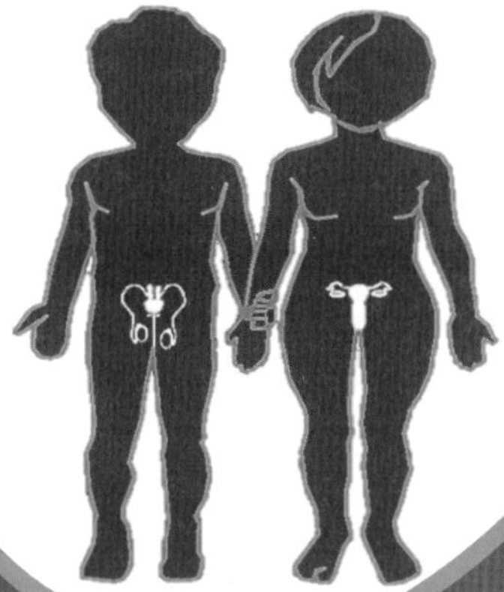

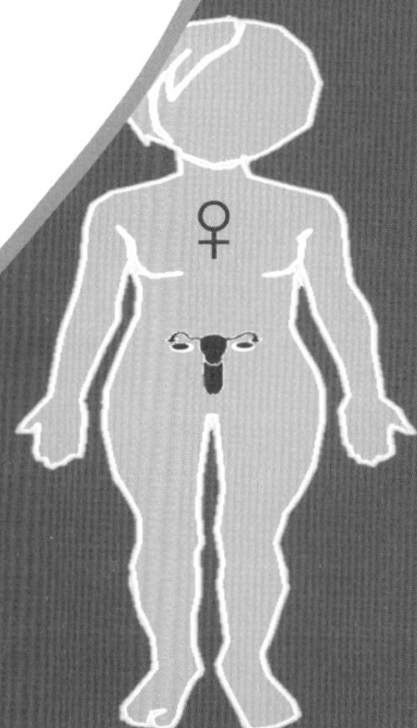

רבייה מינית

जनन

üreme

ҮРЖИЛ

تَنَاسُل

تولید مثل

genitúra

reprodukce

размноже́ние

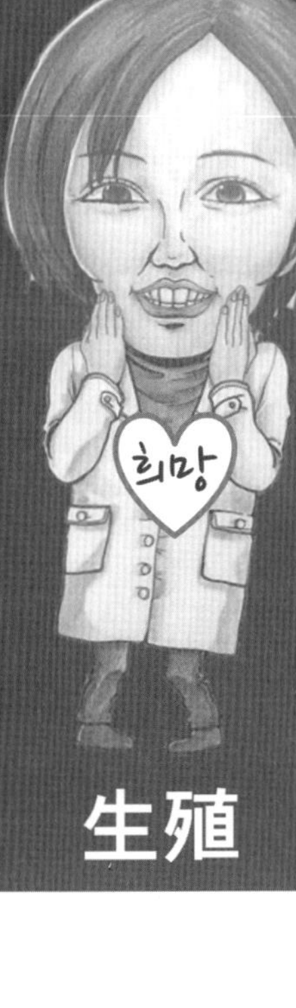

เชื้อกำเนิด

სასქესო ორგანო

မျိုးပွားမှုအင်္ဂါစု

γαμέτης

nemzőszerv

hữu tính

生殖

14-2

Reproductive system
날생生 번성할식殖 그릇기器 이을계系

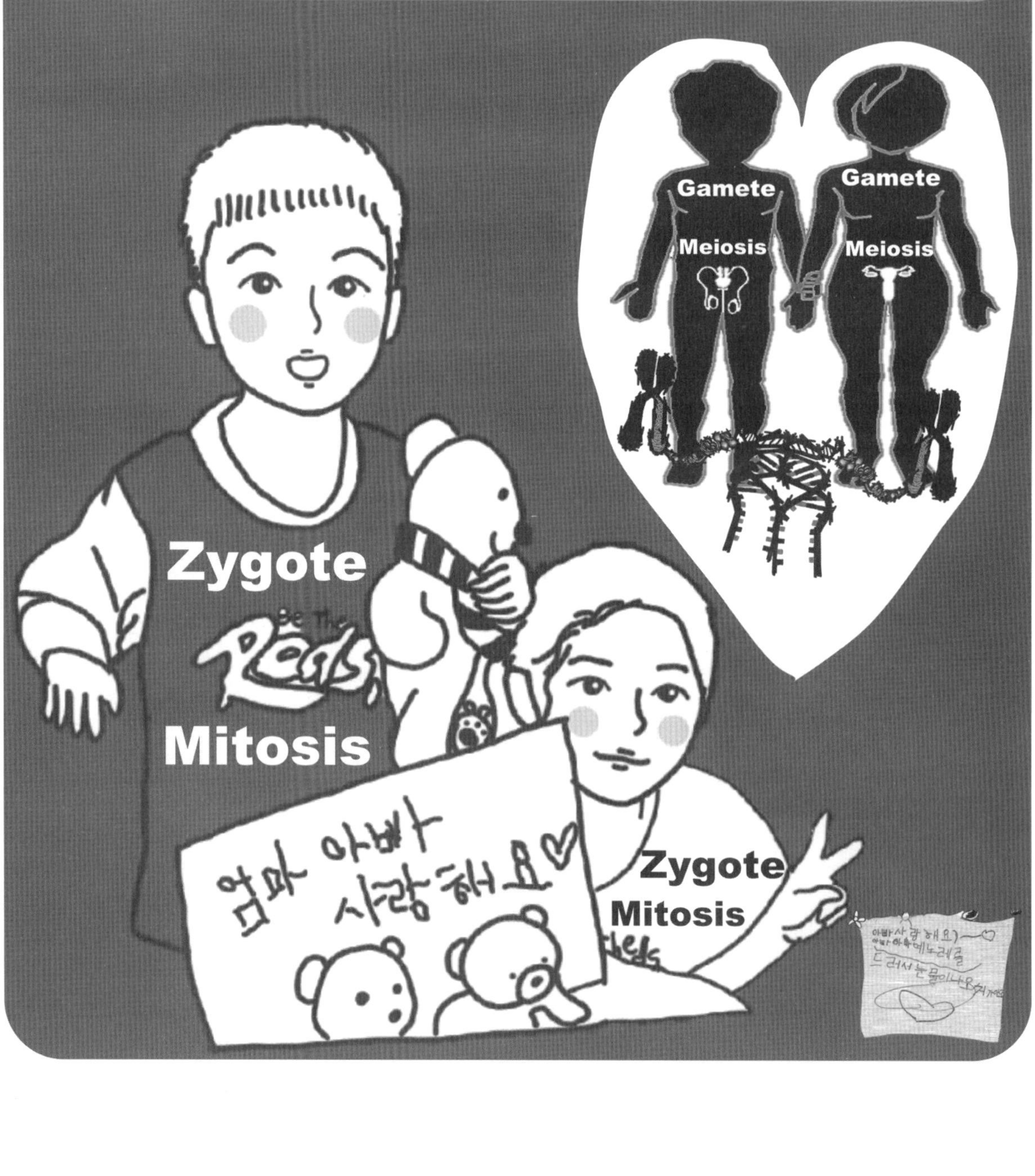

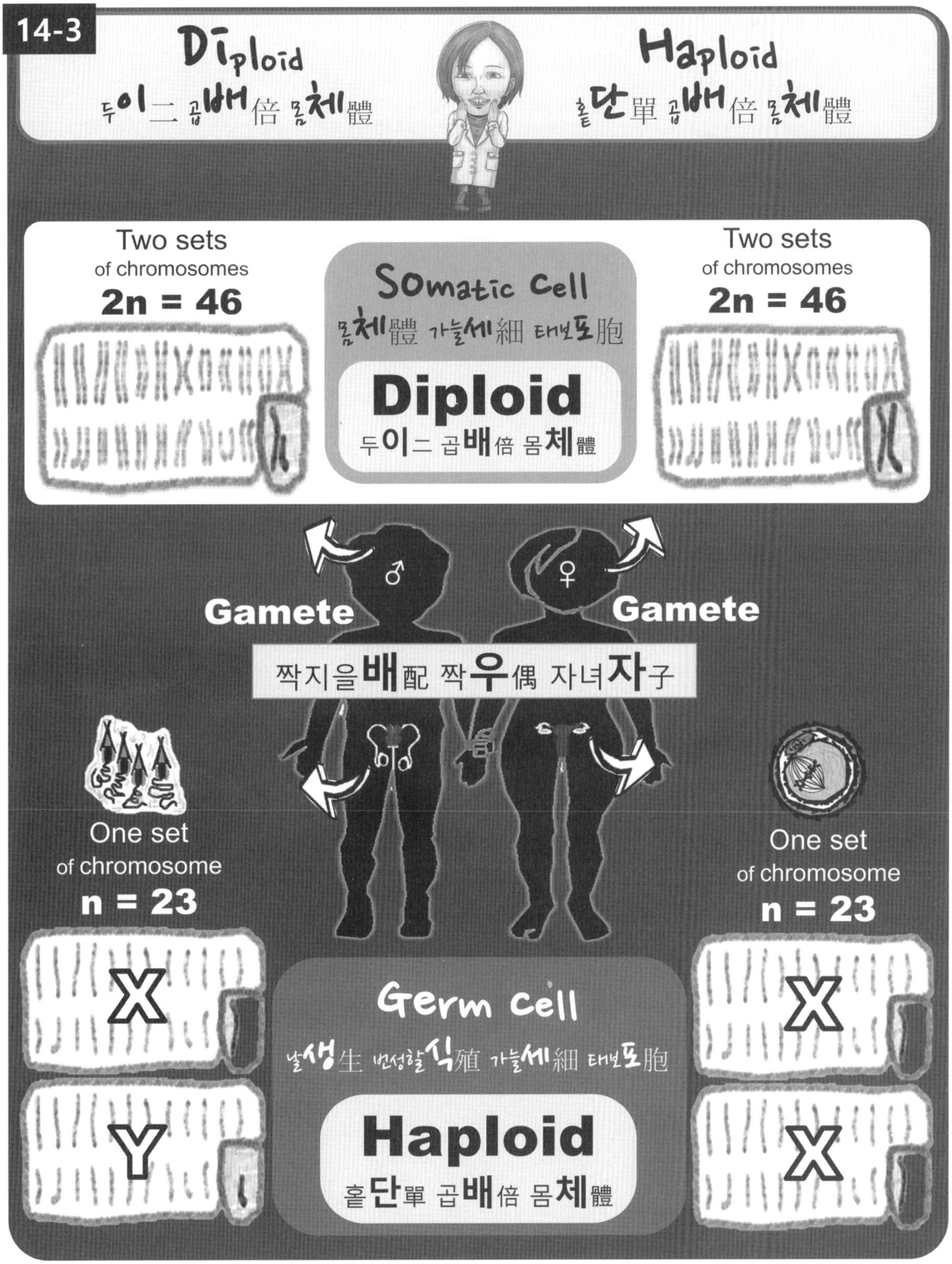
14-3
Diploid
두이二 곱배倍 몸체體
Haploid
홑단單 곱배倍 몸체體
Two sets
of chromosomes
2n = 46
Somatic Cell
몸체體 가늘세細 태보포胞
Diploid
두이二 곱배倍 몸체體
Two sets
of chromosomes
2n = 46
♂
♀
Gamete
Gamete
짝지을배配 짝우偶 자녀자子
One set
of chromosome
n = 23
One set
of chromosome
n = 23
X
Y
Germ Cell
날생生 번성할식殖 가늘세細 태보포胞
Haploid
홑단單 곱배倍 몸체體
X
X

14-4 Autosomal & Sex Chromosome

항상상常- / 성품성性- 물들염染 빛색色 몸체體

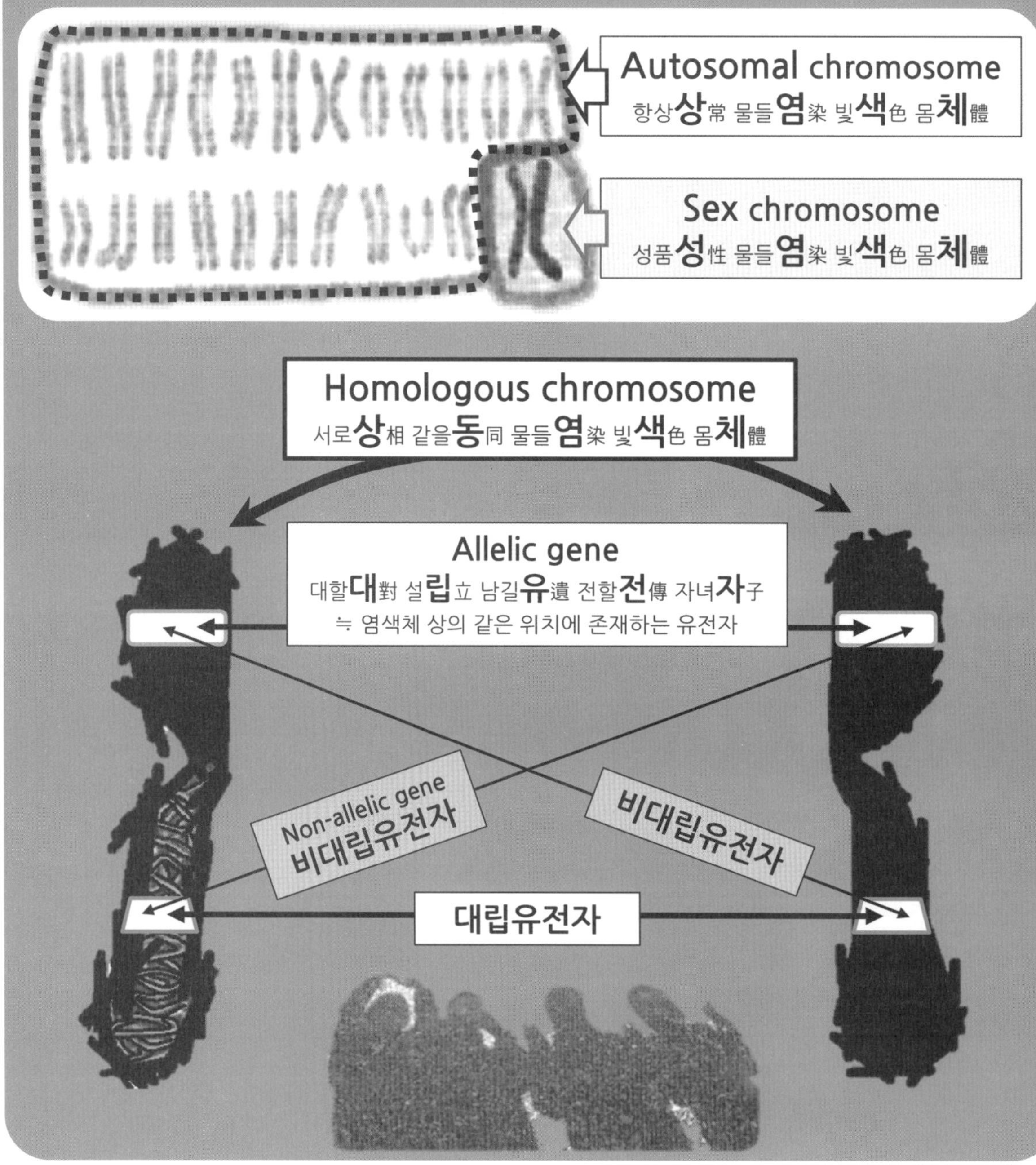

14-5 Genetic Sex 1

남길유遺 전할전傳 과녁적的 성품성性 다를별別

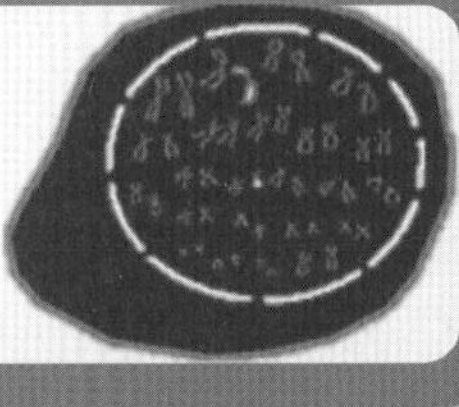

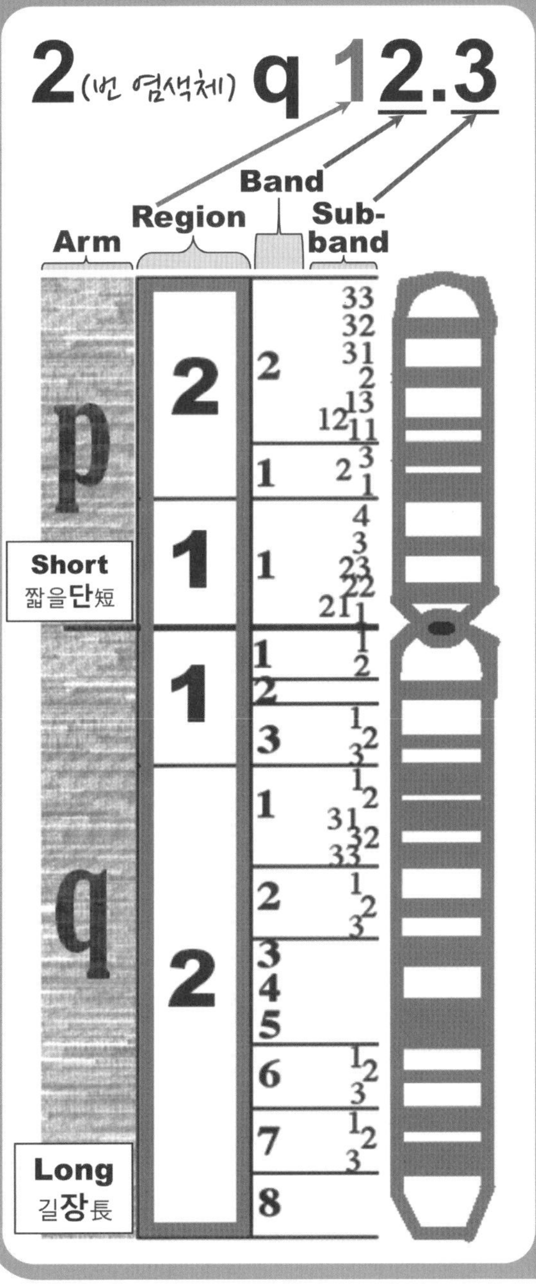

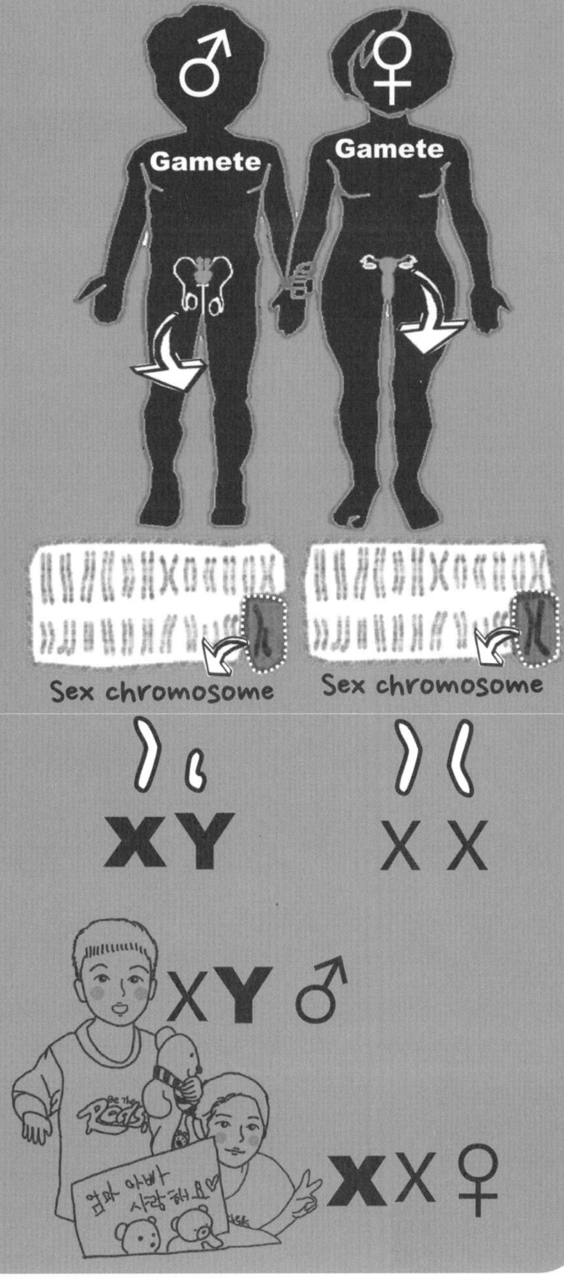

14-6

Genetic Sex 2

남길유遺 전할전傳 과녁적的 성품성性 다를별別

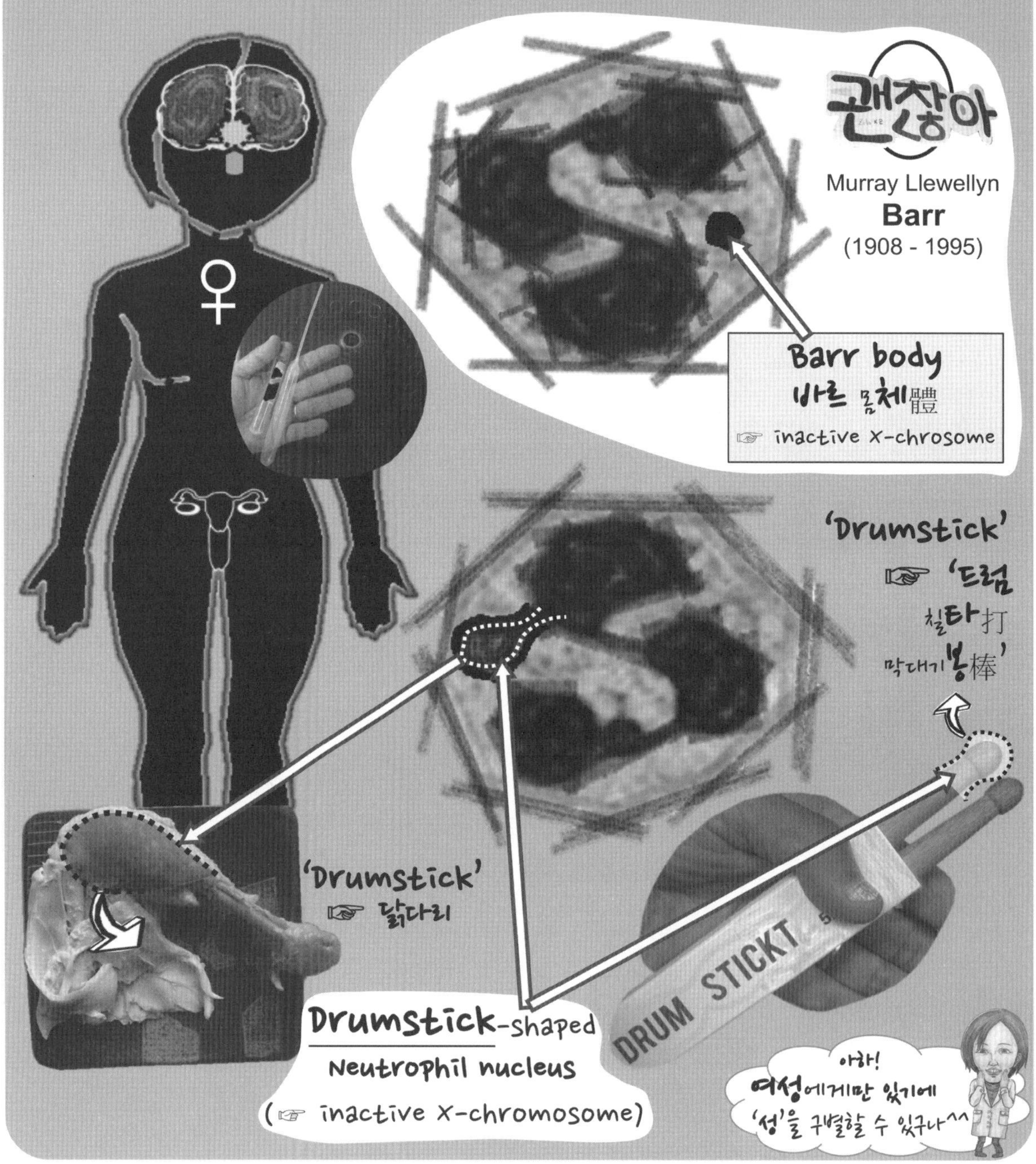

14-7 Dihydrotestosterone 디하이드로테스토스테론

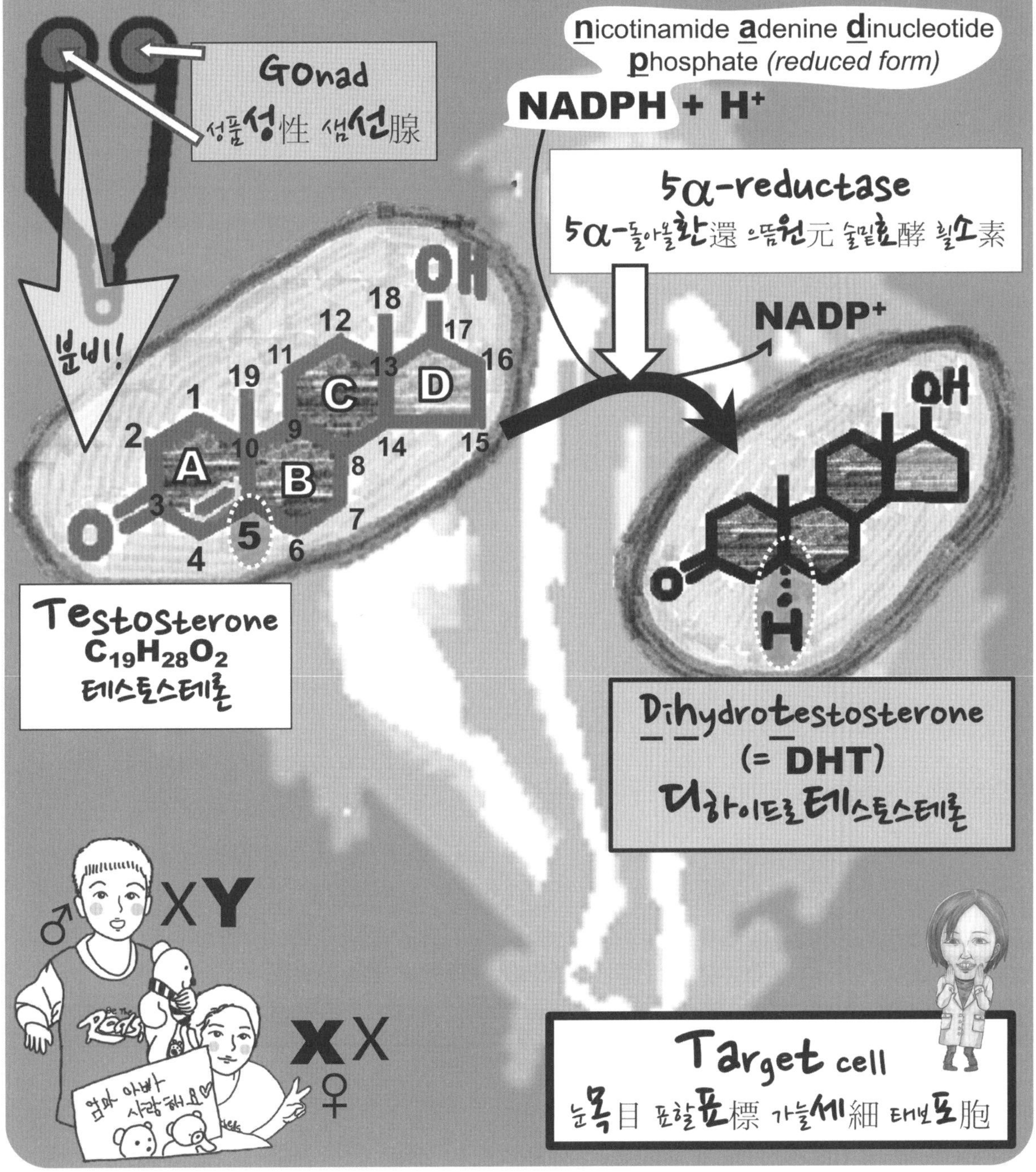

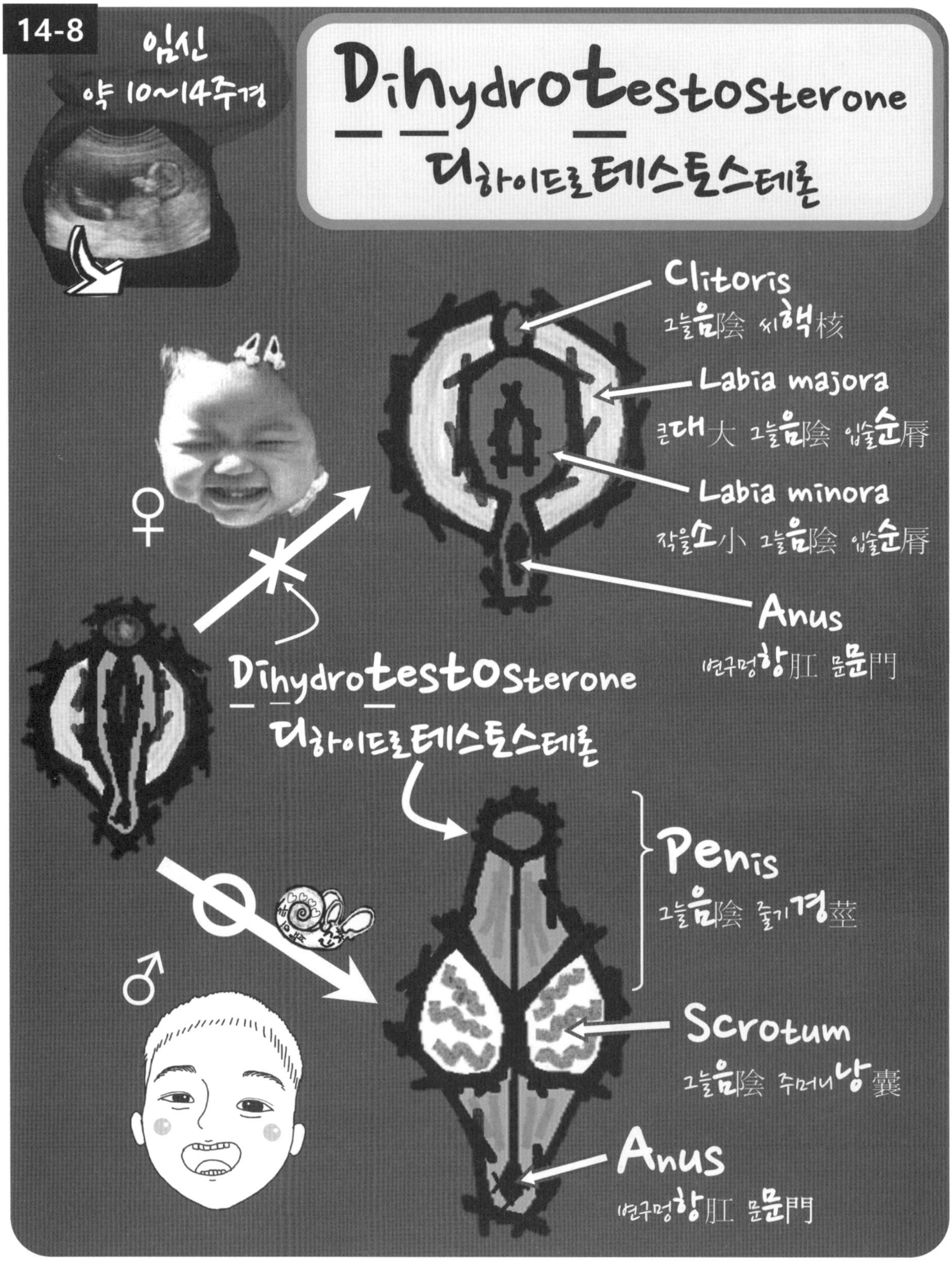
14-8
임신
약 10~14주경
Dihydrotestosterone
디하이드로테스토스테론
Clitoris
그늘음陰 씨핵核
Labia majora
큰대大 그늘음陰 입술순脣
Labia minora
작을소小 그늘음陰 입술순脣
Anus
변구멍항肛 문문門
♀
Dihydrotestosterone
디하이드로테스토스테론
Penis
그늘음陰 줄기경莖
♂
Scrotum
그늘음陰 주머니낭囊
Anus
변구멍항肛 문문門

14-9 Homologue I

서로 상相 한가지, 같을 동同 그릇 기器 벼슬 관官

ventral surface of penis
음陰 줄기 경莖 의 배 복腹 곁 측側 낯 면面

Labia minora
작을 소小 그늘 음陰 입술 순脣

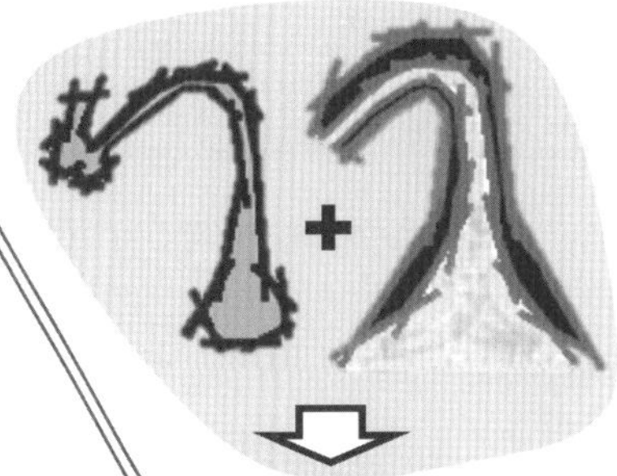

Glans penis
거북 귀龜 머리 두頭

Glans clitoris
그늘 음陰 씨 핵核

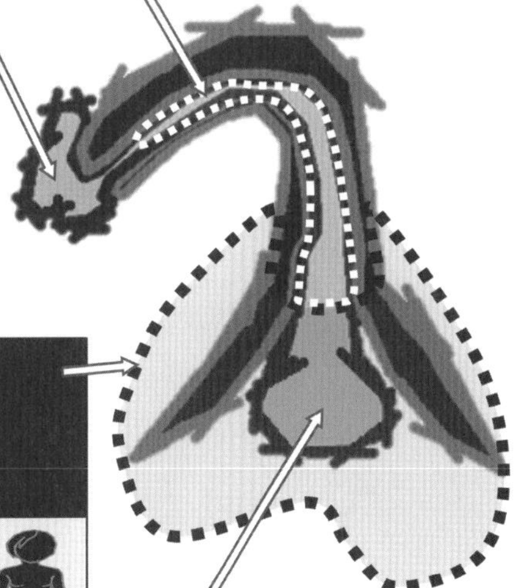

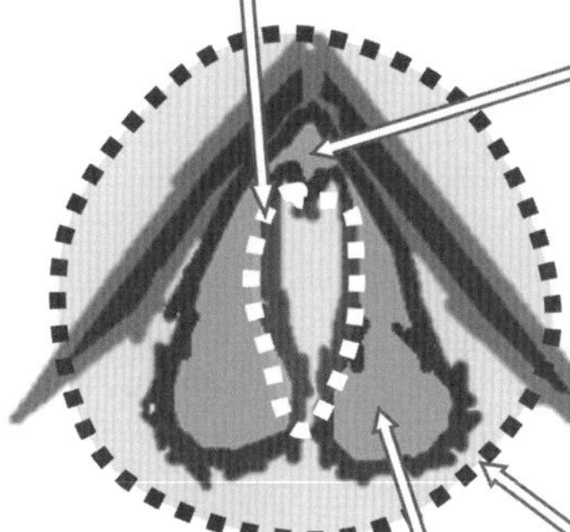

Scrotum
그늘 음陰 주머니 낭囊

Labia majora
클 대大 그늘 음陰 입술 순脣

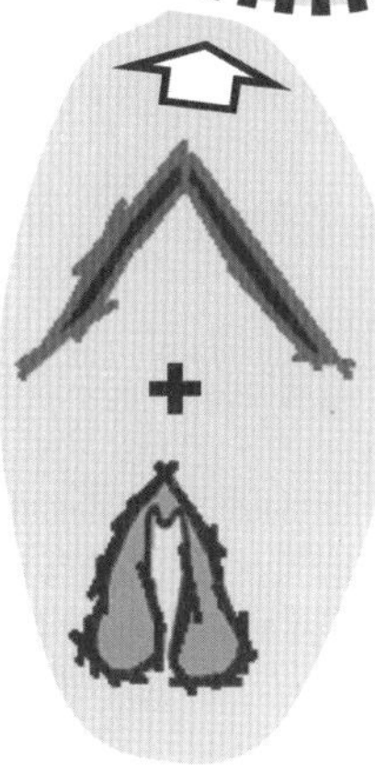

corpus spongiosum
오줌 요尿 길 도道 바다 해海 솜 면綿 몸 체體

vestibular bulbs
새살돋을 질膣 앞 전前 뜰 정庭 공 구球

14-10 Homologue 2

서로 상相 한가지, 같을 동同 그릇 기器 벼슬 관官

Prostate gland
앞 전前 설 립立 샘 선腺

Skene's gland 스켄 샘 선腺
(≒ Paraurethral glands)
(곁 방傍 오줌 요尿 길 도道 샘 선腺)

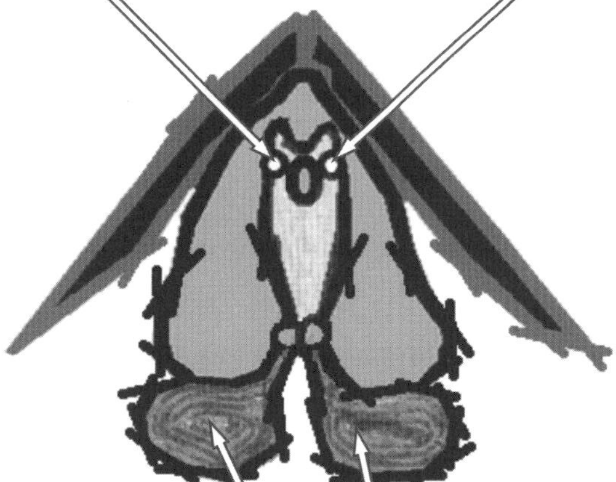

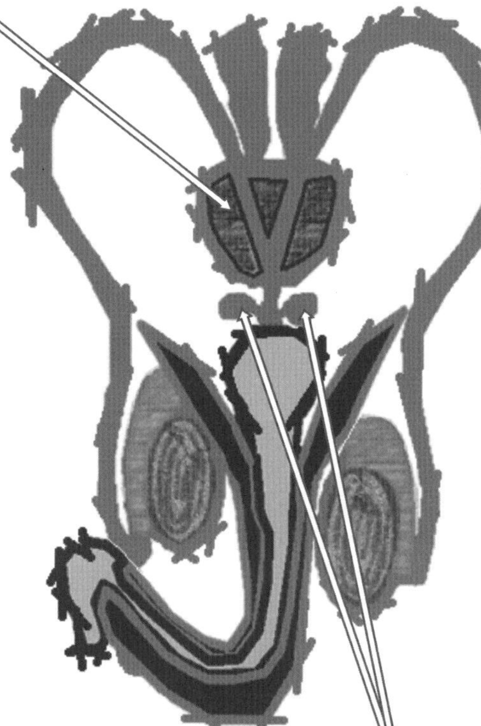

Bulbourethral glands
오줌 요尿 길 도道 공 구球 샘 선腺
(≒ Cowper's glands, 쿠퍼 샘 선腺)

Greater vestibular glands
큰 대大 앞 전前 뜰 정庭 샘 선腺
(≒ Bartholin's glands, 바르톨린 샘 선腺)

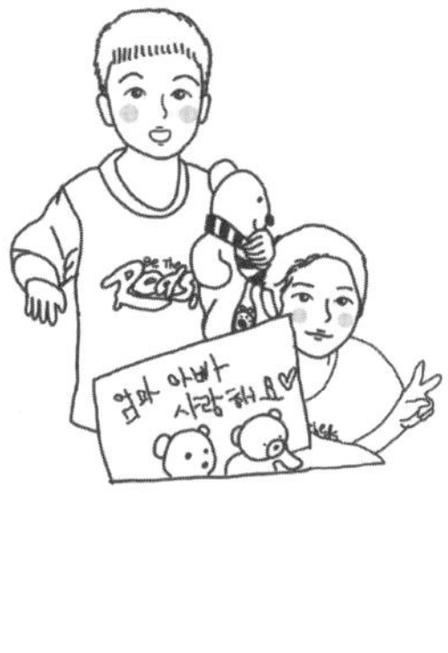

14-11 Urogenital & Anal triangle

오줌요尿 날생生 번성할식殖 -/ 변구멍항肛 문문門 - 석삼三 뿔각角

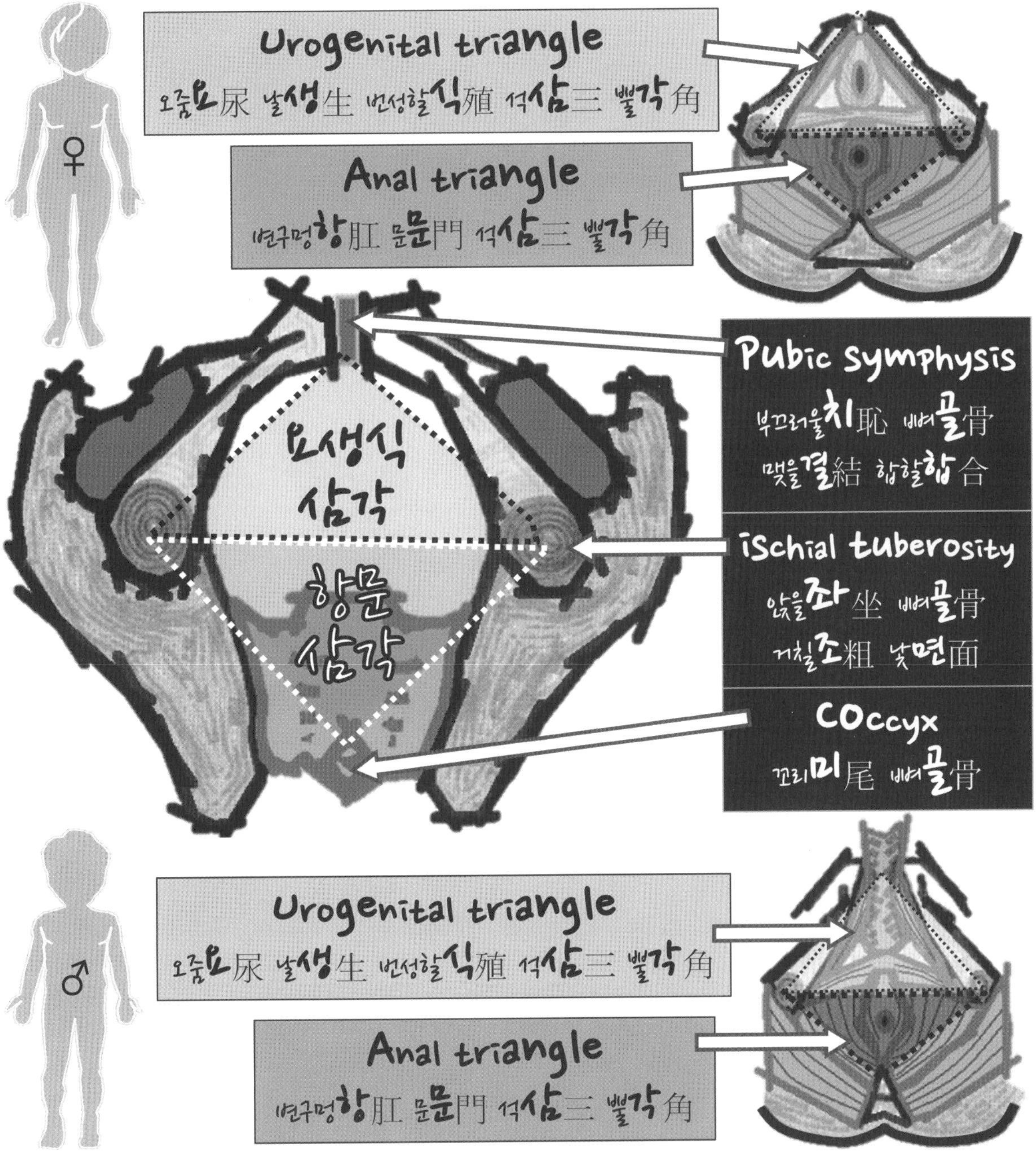

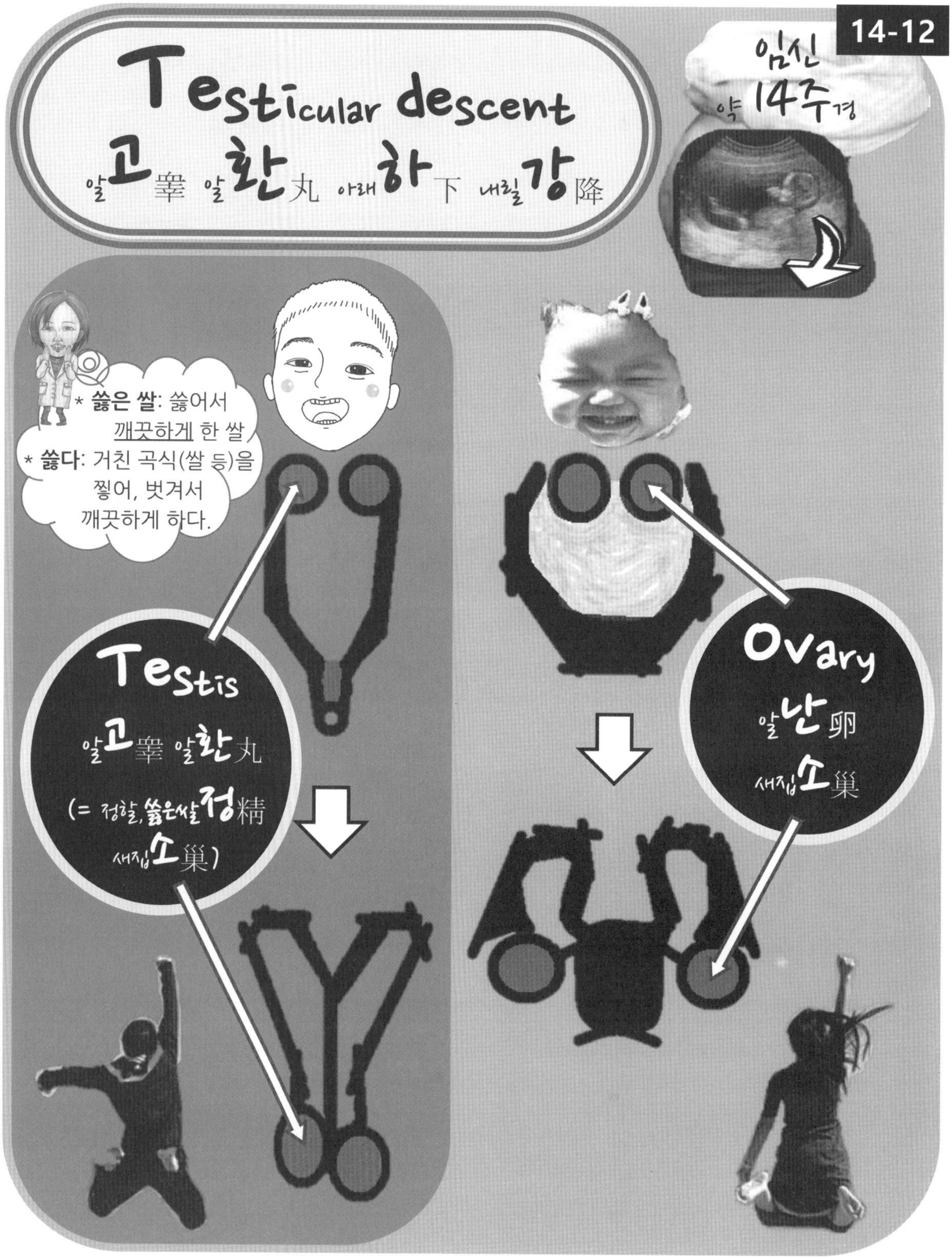
14-12
Testicular descent
알고睾 알환丸 아래하下 내릴강降
임신 약 14주경
* 쓿은 쌀: 쓿어서 깨끗하게 한 쌀
* 쓿다: 거친 곡식(쌀 등)을 찧어, 벗겨서 깨끗하게 하다.
Testis
알고睾 알환丸
(= 정할, 쓿은쌀정精 새집소巢)
Ovary
알난卵
새집소巢

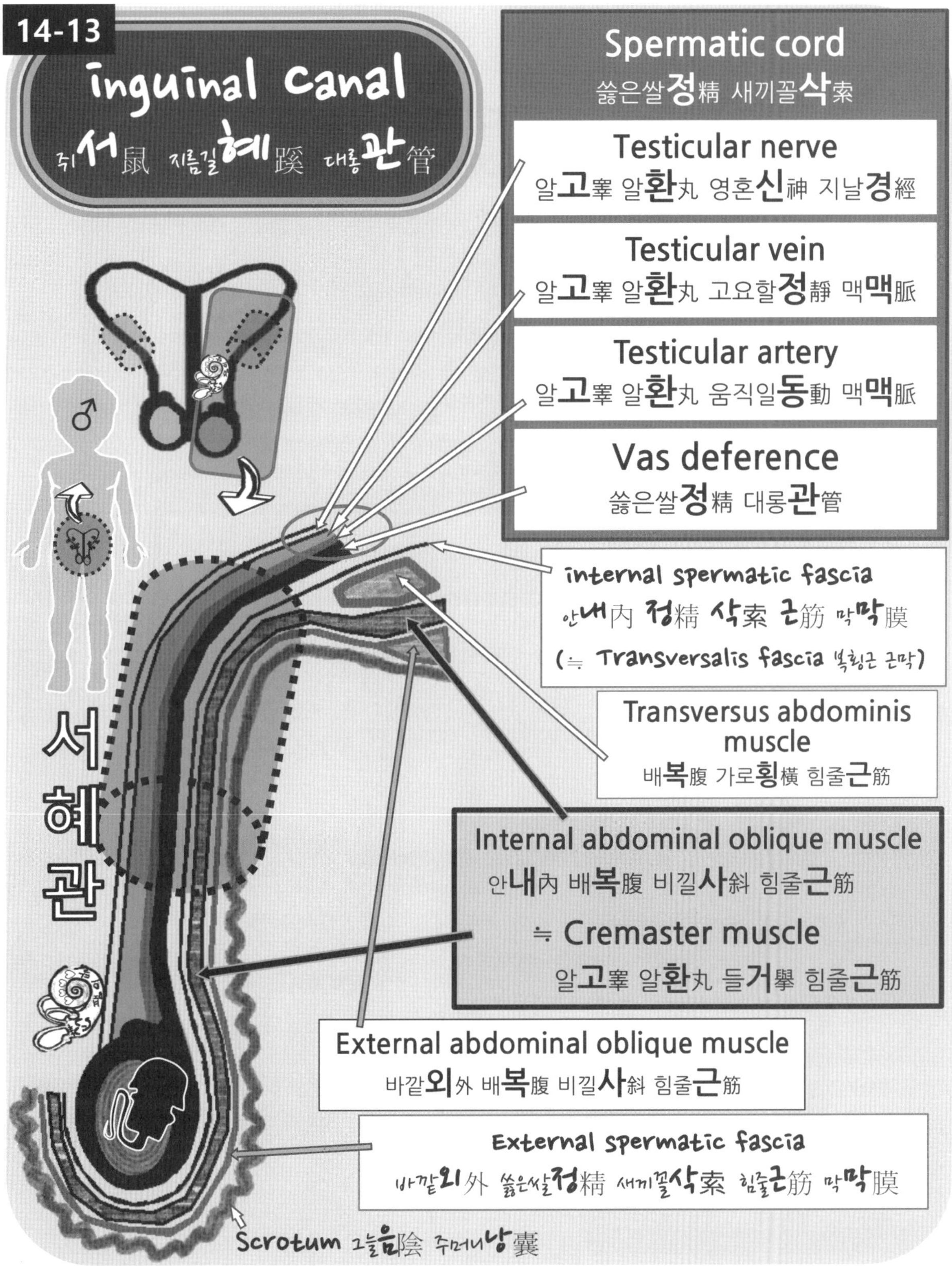
14-13
inguinal canal
쥐서鼠 지름길혜蹊 대롱관管
Spermatic cord
쓿은쌀정精 새끼꼴삭索
Testicular nerve
알고睾 알환丸 영혼신神 지날경經
Testicular vein
알고睾 알환丸 고요할정靜 맥맥脈
Testicular artery
알고睾 알환丸 움직일동動 맥맥脈
Vas deference
쓿은쌀정精 대롱관管
internal spermatic fascia
안내內 정精 삭索 근筋 막막膜
(≒ Transversalis fascia 복횡근 근막)
Transversus abdominis muscle
배복腹 가로횡橫 힘줄근筋
Internal abdominal oblique muscle
안내內 배복腹 비낄사斜 힘줄근筋
≒ Cremaster muscle
알고睾 알환丸 들거擧 힘줄근筋
External abdominal oblique muscle
바깥외外 배복腹 비낄사斜 힘줄근筋
External spermatic fascia
바깥외外 쓿은쌀정精 새끼꼴삭索 힘줄근筋 막막膜
Scrotum 그늘음陰 주머니낭囊
서혜관
♂

14-14

Hypothalamic-pituitary-gonadal axis

볼시視 평상상床 아래하下 떼부部-
뇌뇌腦 아래하下 드리울수垂 몸체體-
성품성性 샘선腺 굴대축軸

Hypothalamus 볼시視 평상상床 아래하下 떼부部

Gonadotrophin-releasing hormone, GnRH 분비!
성품성性 샘선腺 찌를자刺 창극戟 호르몬 놓을방放 날출出 호르몬

Pituitary gland 뇌뇌腦 아래하下 드리울수垂 몸체體

Follicle stimulating hormone, FSH 분비!
& Luteinizing hormone, LH 분비!
알난卵 태보포胞 찌를자刺 창극戟 호르몬
& 누를황黃 몸체體 형상형形 이룰성成 호르몬

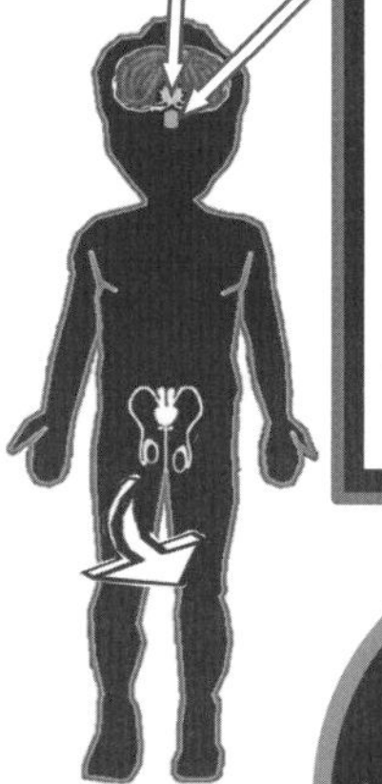

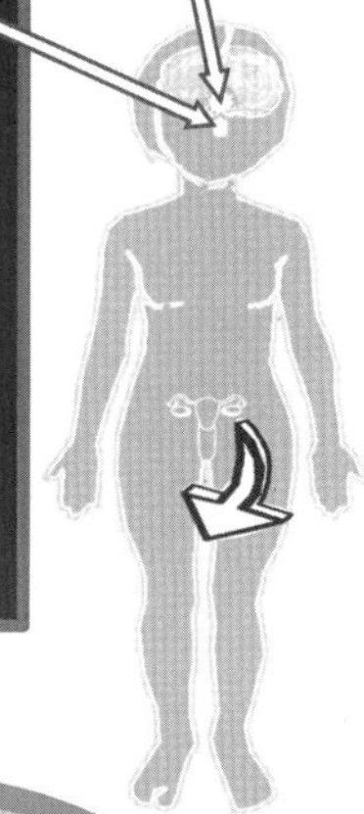

Testis
쓿은쌀정精 새집소巢

Sertoli cell
☞ 정자 성숙!

Leydig cell
☞ Testosterone 분비!

괜찮아
Enrico **Sertoli**
(1842 - 1910)

괜찮아
Franz von **Leydig**
(1821 – 1908)

Ovary
알난卵 새집소巢

☞ Estrogen & Progesterone 분비!
등,,,,

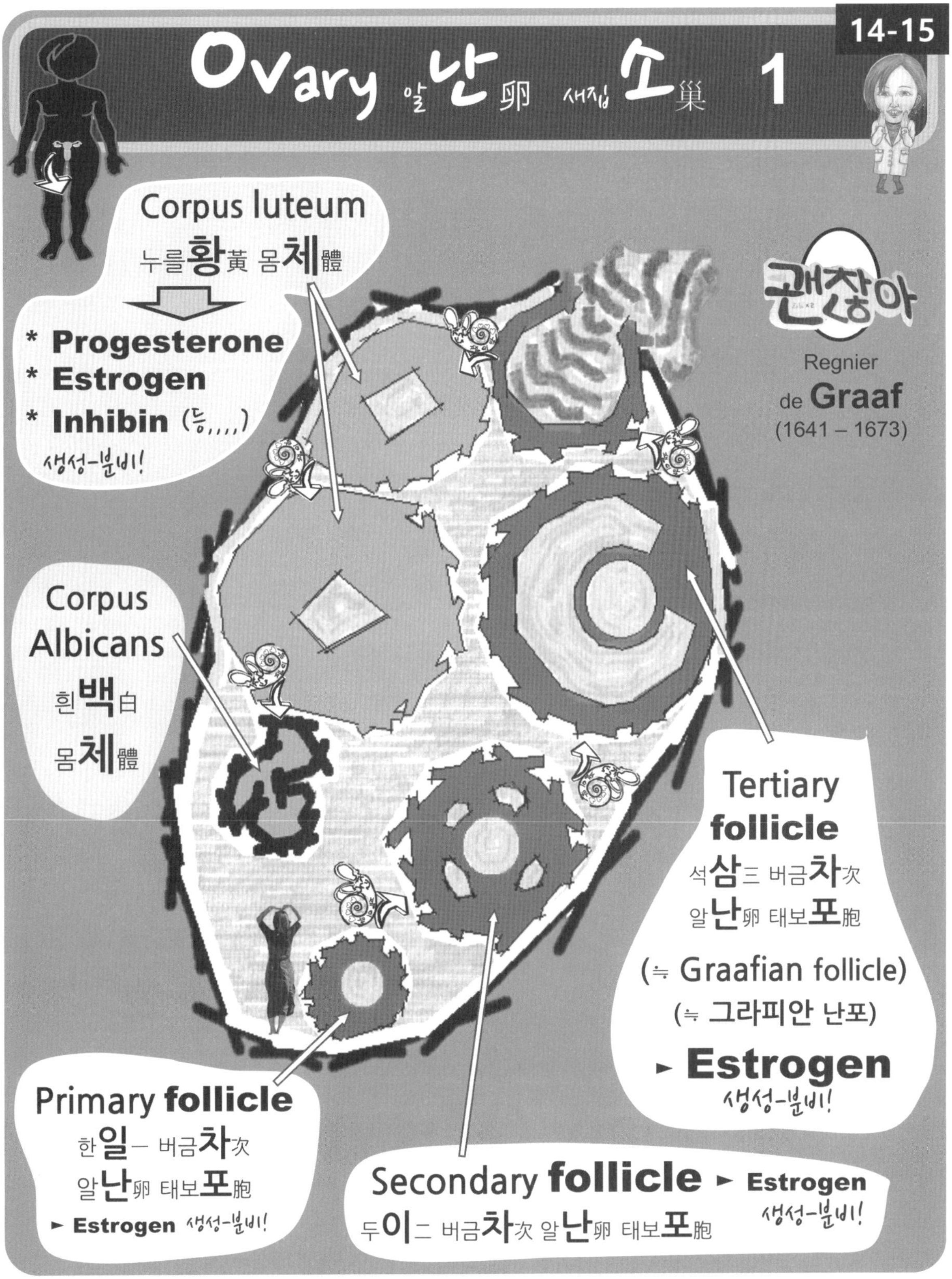
Ovary 알난卵 새집소巢 1
14-15
Corpus luteum
누를황黃 몸체體
* Progesterone
* Estrogen
* Inhibin (등,,,,)
생성-분비!
괜찮아
Regnier
de Graaf
(1641 – 1673)
Corpus
Albicans
흰백白
몸체體
Tertiary
follicle
석삼三 버금차次
알난卵 태보포胞
(≒ Graafian follicle)
(≒ 그라피안 난포)
► Estrogen
생성-분비!
Primary follicle
한일一 버금차次
알난卵 태보포胞
► Estrogen 생성-분비!
Secondary follicle ► Estrogen
두이二 버금차次 알난卵 태보포胞
생성-분비!

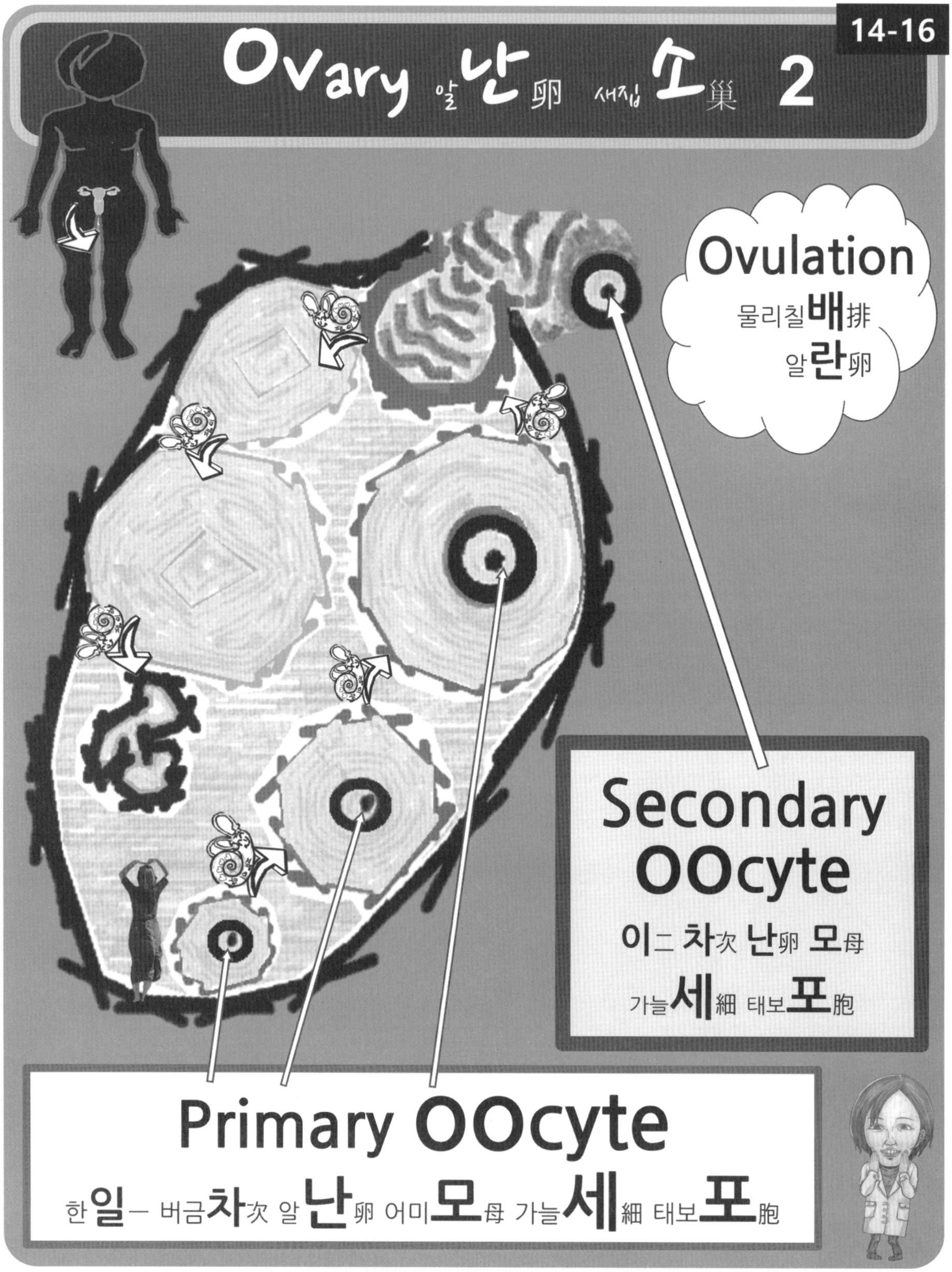
14-16
Ovary 알난卵 새집소巢 2
Ovulation
물리칠배排
알란卵
Secondary
OOcyte
이二 차次 난卵 모母
가늘세細 태보포胞
Primary OOcyte
한일一 버금차次 알난卵 어미모母 가늘세細 태보포胞

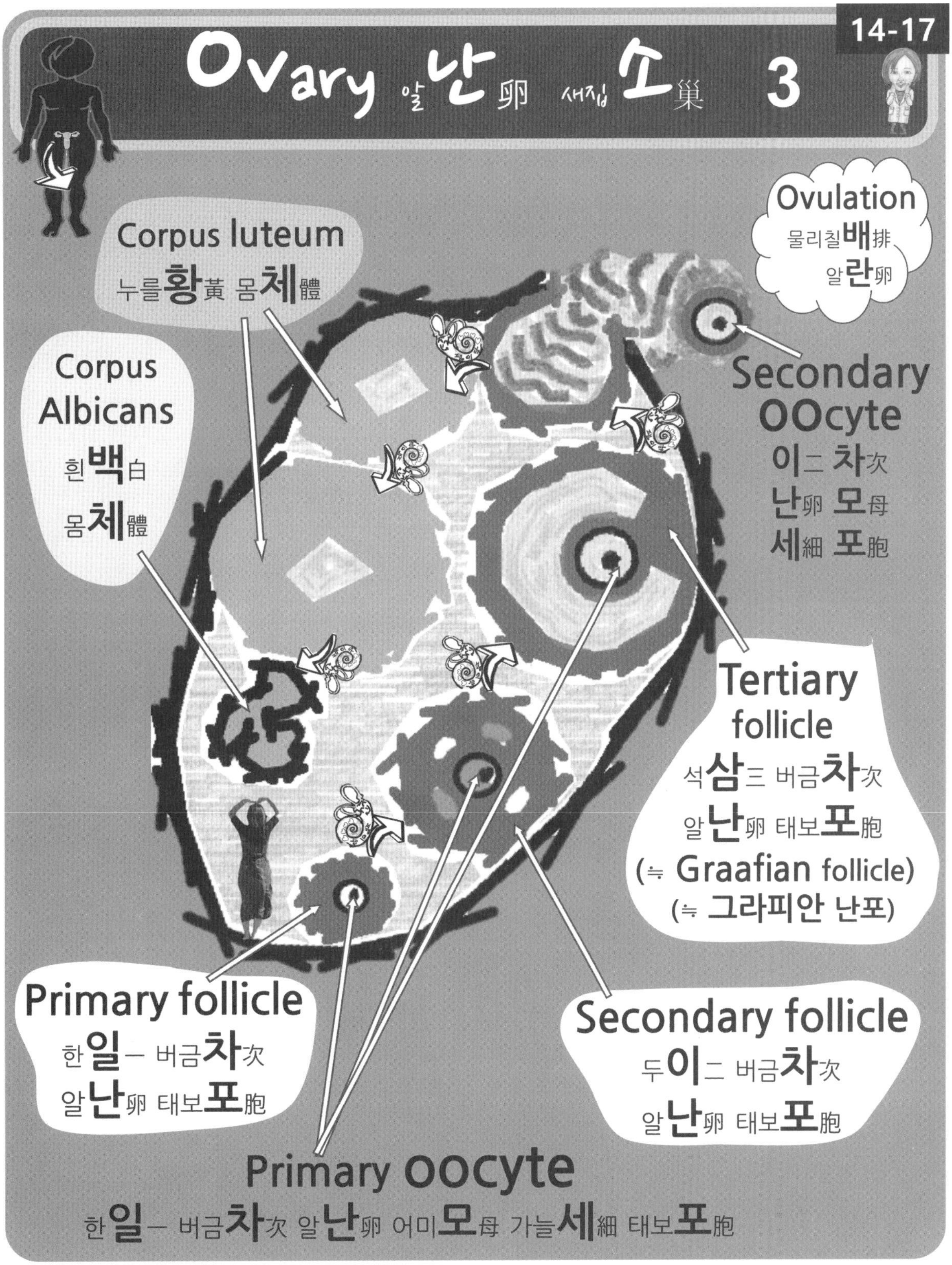
14-17
Ovary 알난卵 새집소巢 3
Ovulation
물리칠배排
알란卵
Corpus luteum
누를황黃 몸체體
Corpus Albicans
흰백白
몸체體
Secondary OOcyte
이二 차次
난卵 모母
세細 포胞
Tertiary follicle
석삼三 버금차次
알난卵 태보포胞
(≒ Graafian follicle)
(≒ 그라피안 난포)
Primary follicle
한일一 버금차次
알난卵 태보포胞
Secondary follicle
두이二 버금차次
알난卵 태보포胞
Primary OOcyte
한일一 버금차次 알난卵 어미모母 가늘세細 태보포胞

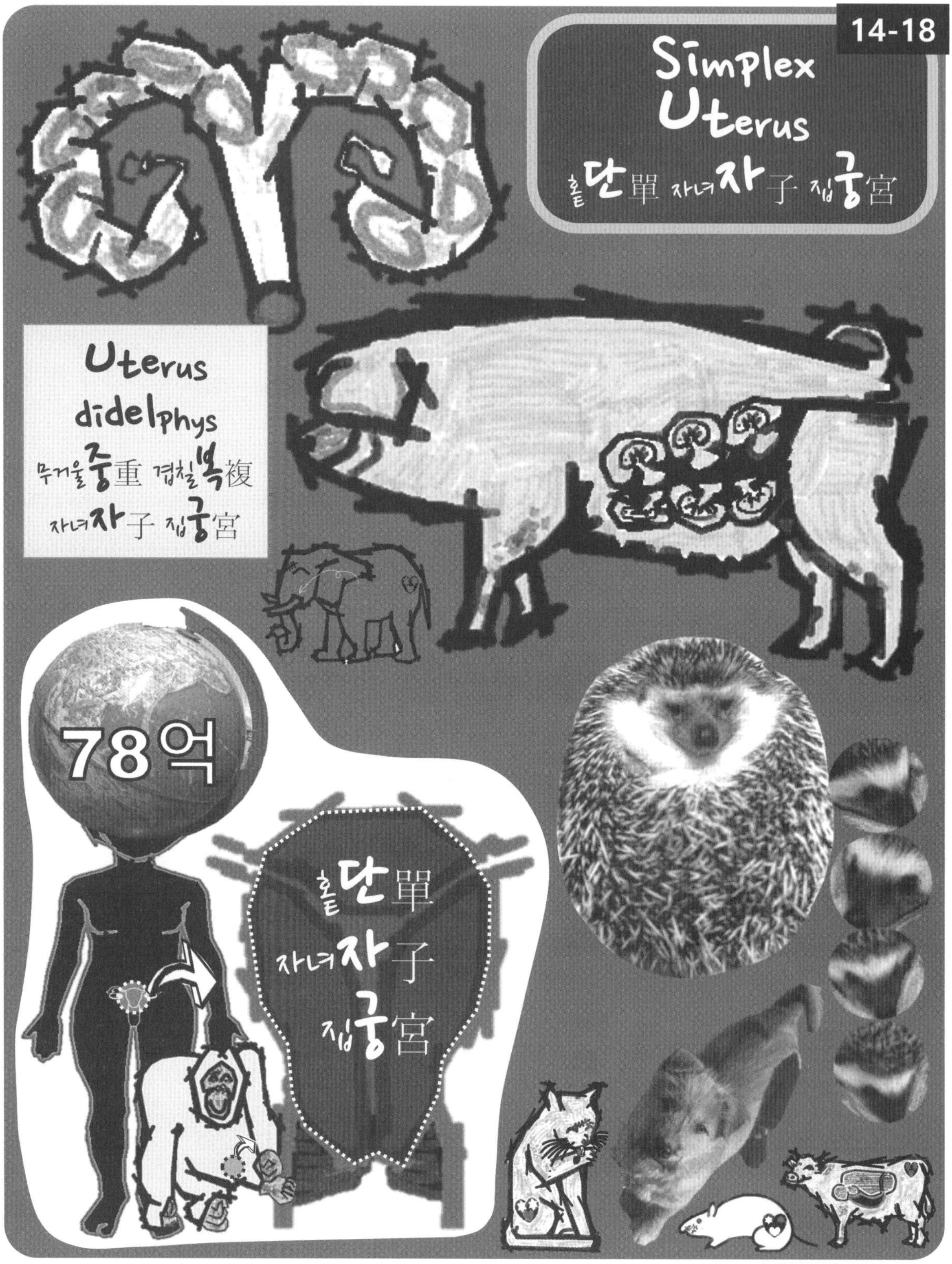
14-18
Simplex Uterus
홑단單 자녀자子 집궁宮
Uterus didelphys
무거울중重 겹칠복複
자녀자子 집궁宮
78억
홑단單
자녀자子
집궁宮

14-19

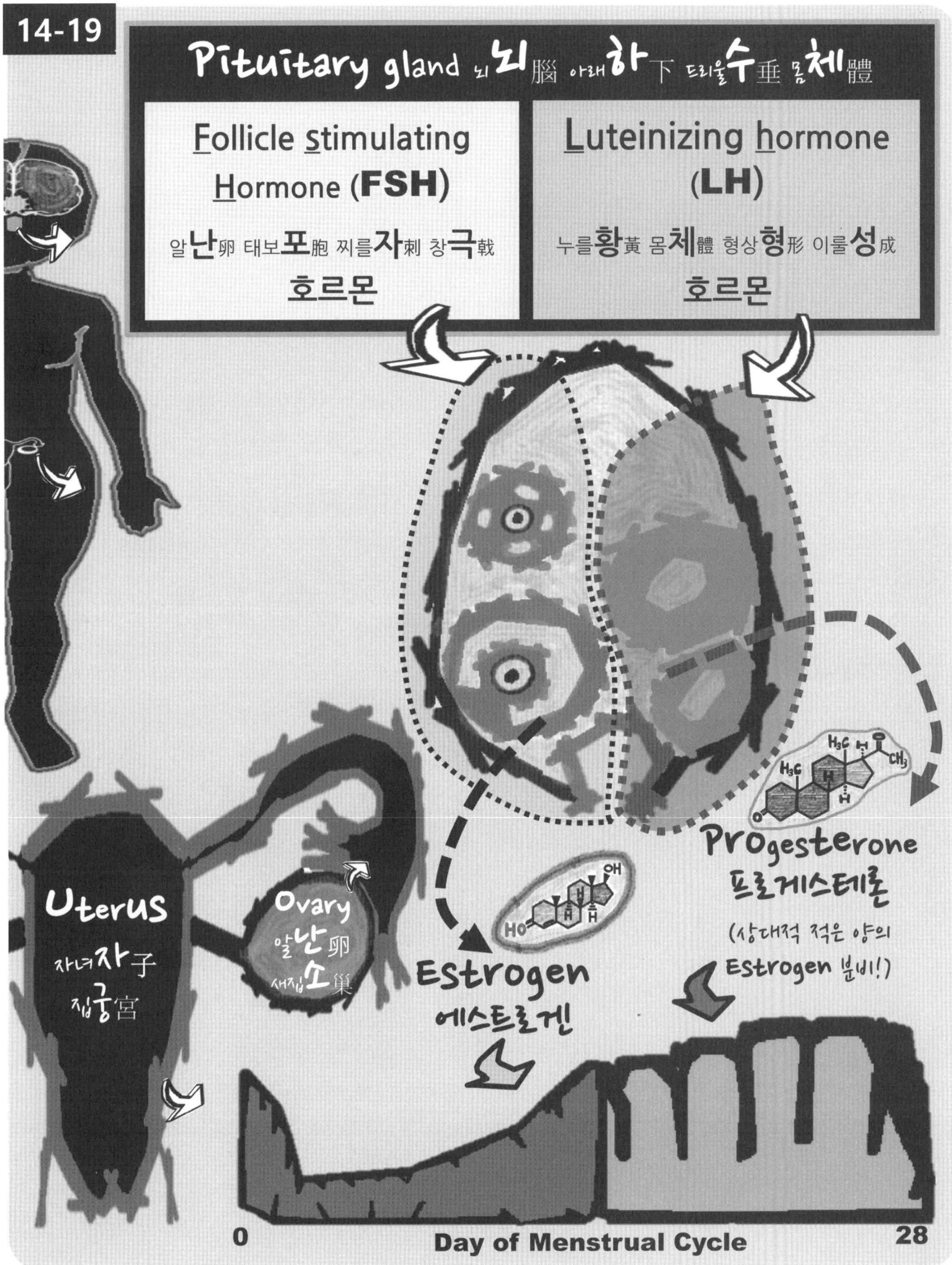
Pituitary gland 뇌뇌腦 아래하下 드리울수垂 몸체體
Follicle stimulating Hormone (FSH)
알난卵 태보포胞 찌를자刺 창극戟 호르몬
Luteinizing hormone (LH)
누를황黃 몸체體 형상형形 이룰성成 호르몬
Progesterone
프로게스테론
(상대적 적은 양의 Estrogen 분비!)
Uterus
자녀자子
집궁宮
Ovary
알난卵
새집소巢
Estrogen
에스트로겐
0
Day of Menstrual Cycle
28

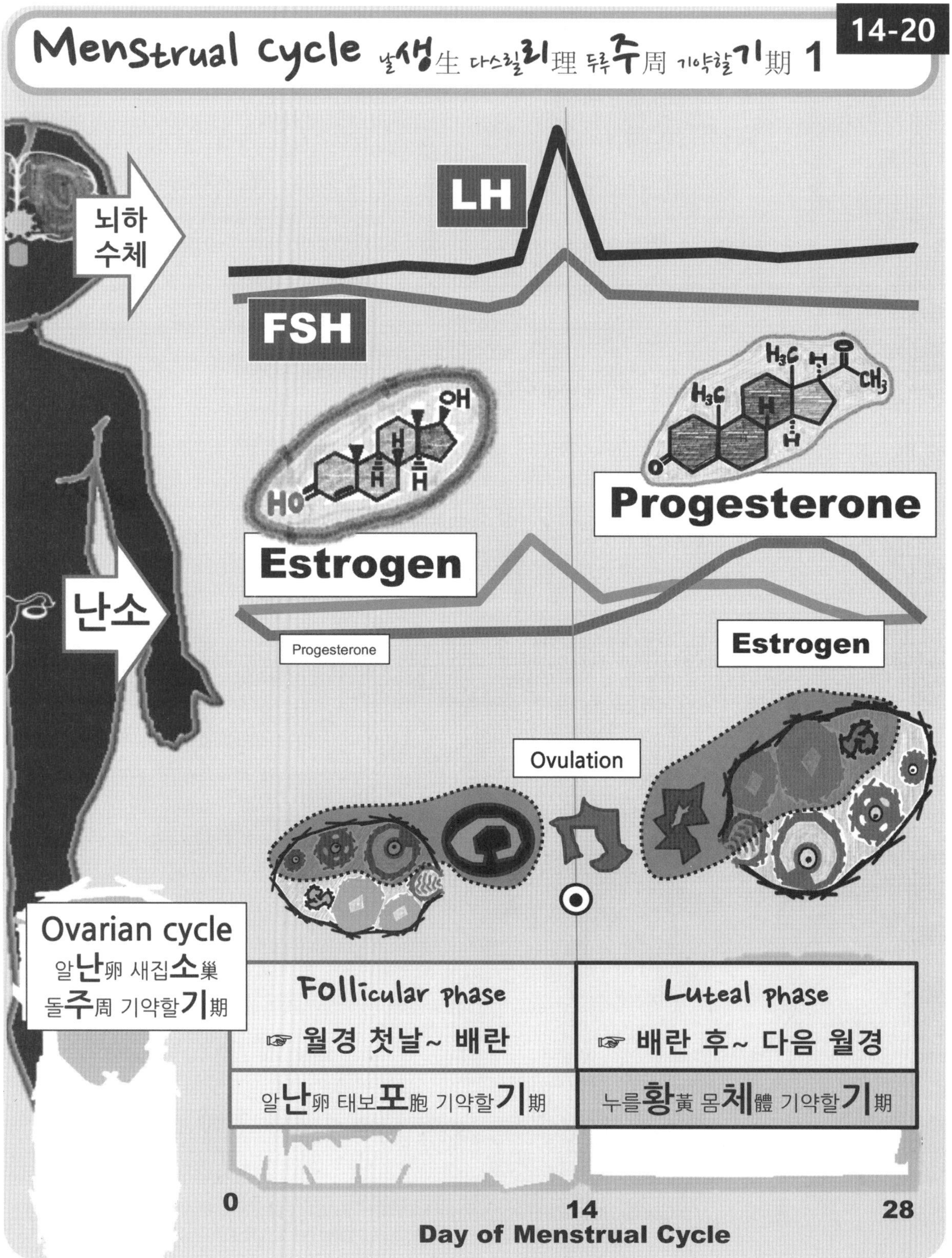
14-20
Menstrual cycle 날생生 다스릴리理 두루주周 기약할기期 1
뇌하수체
LH
FSH
Estrogen
Progesterone
난소
Progesterone
Estrogen
Ovulation
Ovarian cycle
알난卵 새집소巢
돌주周 기약할기期
Follicular phase
☞ 월경 첫날~ 배란
알난卵 태보포胞 기약할기期
Luteal phase
☞ 배란 후~ 다음 월경
누를황黃 몸체體 기약할기期
0
14
28
Day of Menstrual Cycle

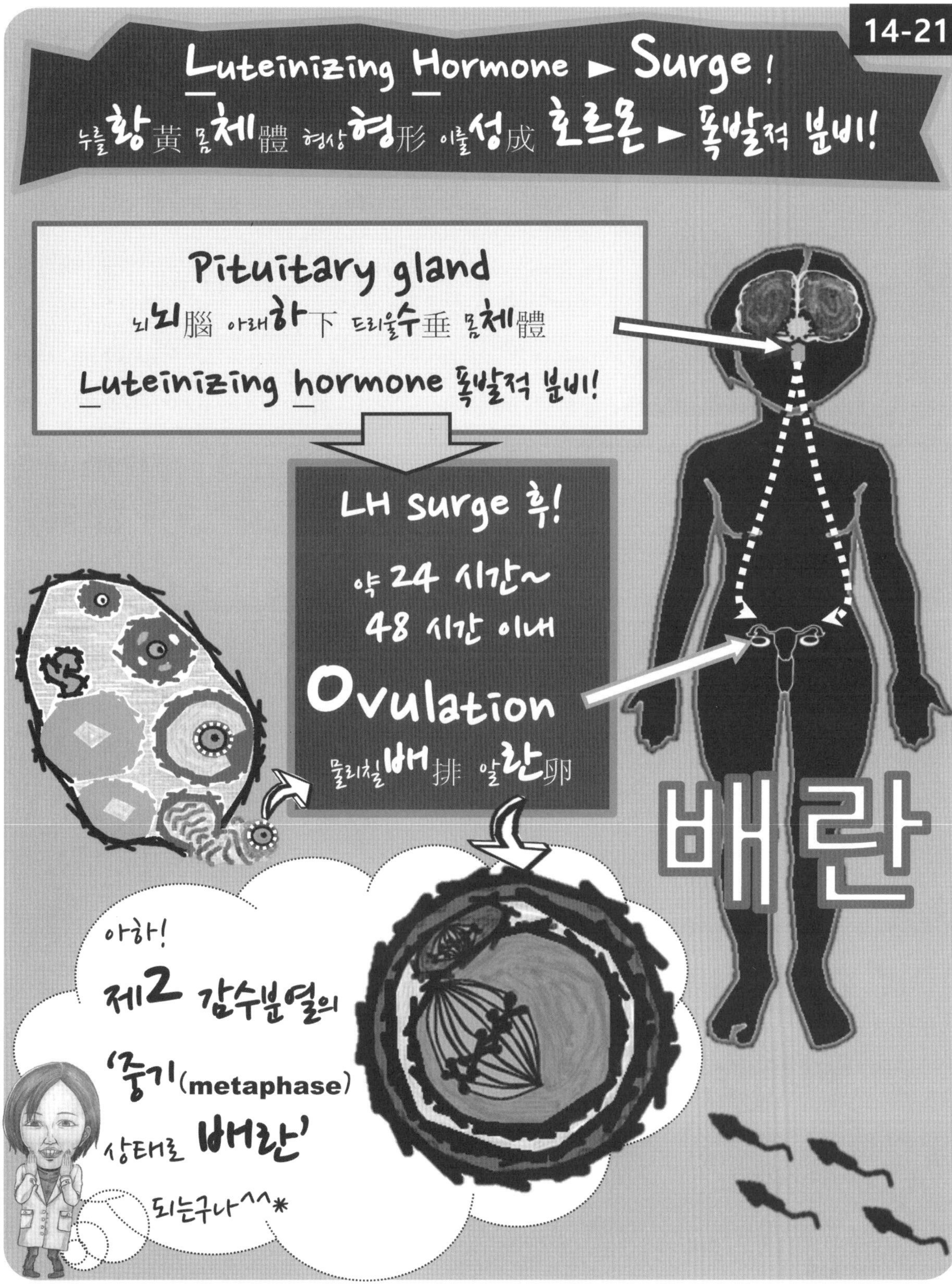
14-21
Luteinizing Hormone ► Surge!
누를황黃 몸체體 형상형形 이룰성成 호르몬 ► 폭발적 분비!
Pituitary gland
뇌뇌腦 아래하下 드리울수垂 몸체體
Luteinizing hormone 폭발적 분비!
LH surge 후!
약 24 시간~
48 시간 이내
Ovulation
물리칠배排 알란卵
배란
아하!
제2 감수분열의
'중기(metaphase)
상태로 배란'
되는구나^^*

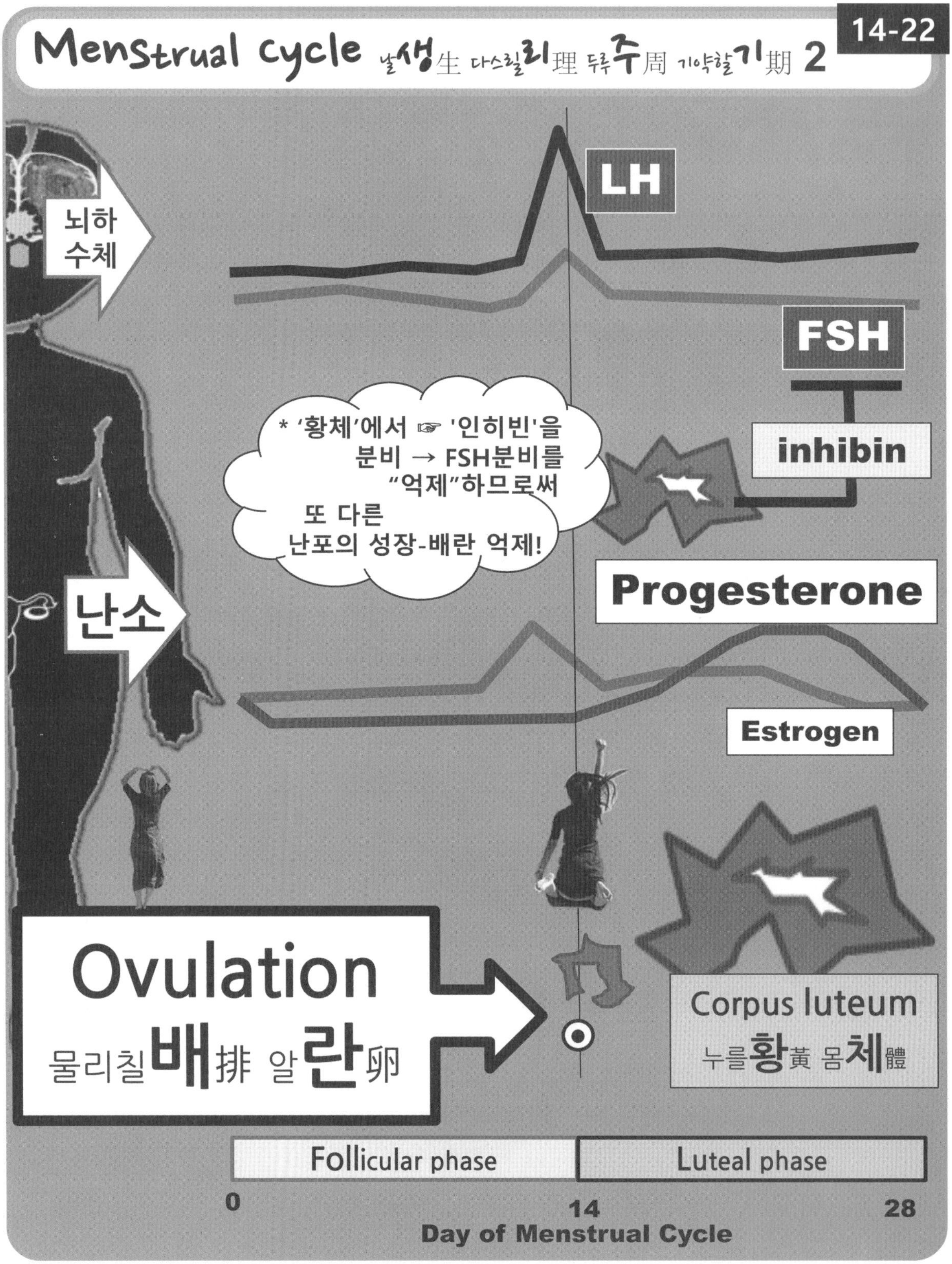
14-22
Menstrual cycle 날생生 다스릴리理 두루주周 기약할기期 2
LH
FSH
뇌하
수체
* '황체'에서 ☞ '인히빈'을
분비 → FSH분비를
"억제"하므로써
또 다른
난포의 성장-배란 억제!
inhibin
Progesterone
난소
Estrogen
Ovulation
물리칠배排 알란卵
Corpus luteum
누를황黃 몸체體
Follicular phase
Luteal phase
0
14
28
Day of Menstrual Cycle

14-23

Oogenesis 알난卵 자녀자子 날생生 이룰성成

Fertilization 받을수受 쓿은쌀정精

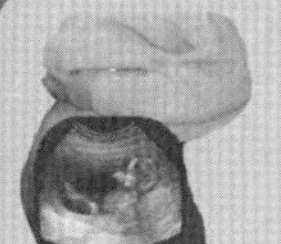

OOgonium (☞복수: oogonia) **(2n)**
알난卵 조상조祖 가늘세細 태보포胞

엄마 뱃속!

↓ ← Mitosis
있을유有 실사絲 나눌분分 찢을열裂

Primary OOcyte (2n)
한일一 버금차次 알난卵 어미모母 가늘세細 태보포胞

[출생 앞전前: 감수분열의 전기 (PROphase I) 상태로 정지!]

출생!

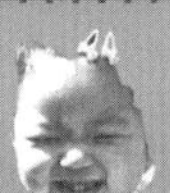

~ 아이아兒 아이동童 기약할기期: 난소의 '불활성화' 유지!

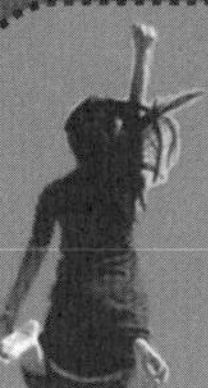

사춘기 ~ 폐경기 : 감수분열(≒생리주기) 지속!

배란

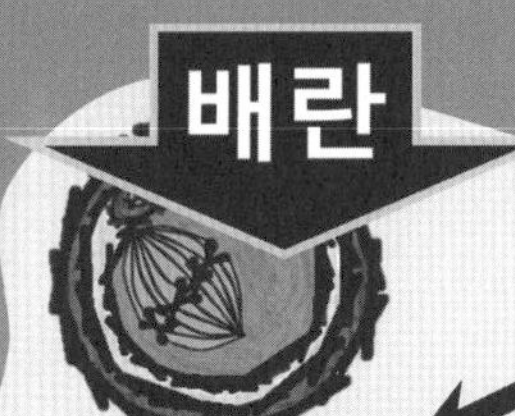

Primary OOcyte (2n)

↓ ← Meiosis
감할감減 셀수數 나눌분分 찢을열裂

(1개의) 1st **Polar body (1n)** (중기 II 상태 유지!)

(1개의) **Secondary OOcyte (1n)** (metaphase II의 정지상태로 배란!)

← (1개의) 정자(1n) 진입 !

(2개의) 2nd **polar body (1n)**
다할극極 몸체體

Fertilization (2n)
받을수受 쓿은쌀정精

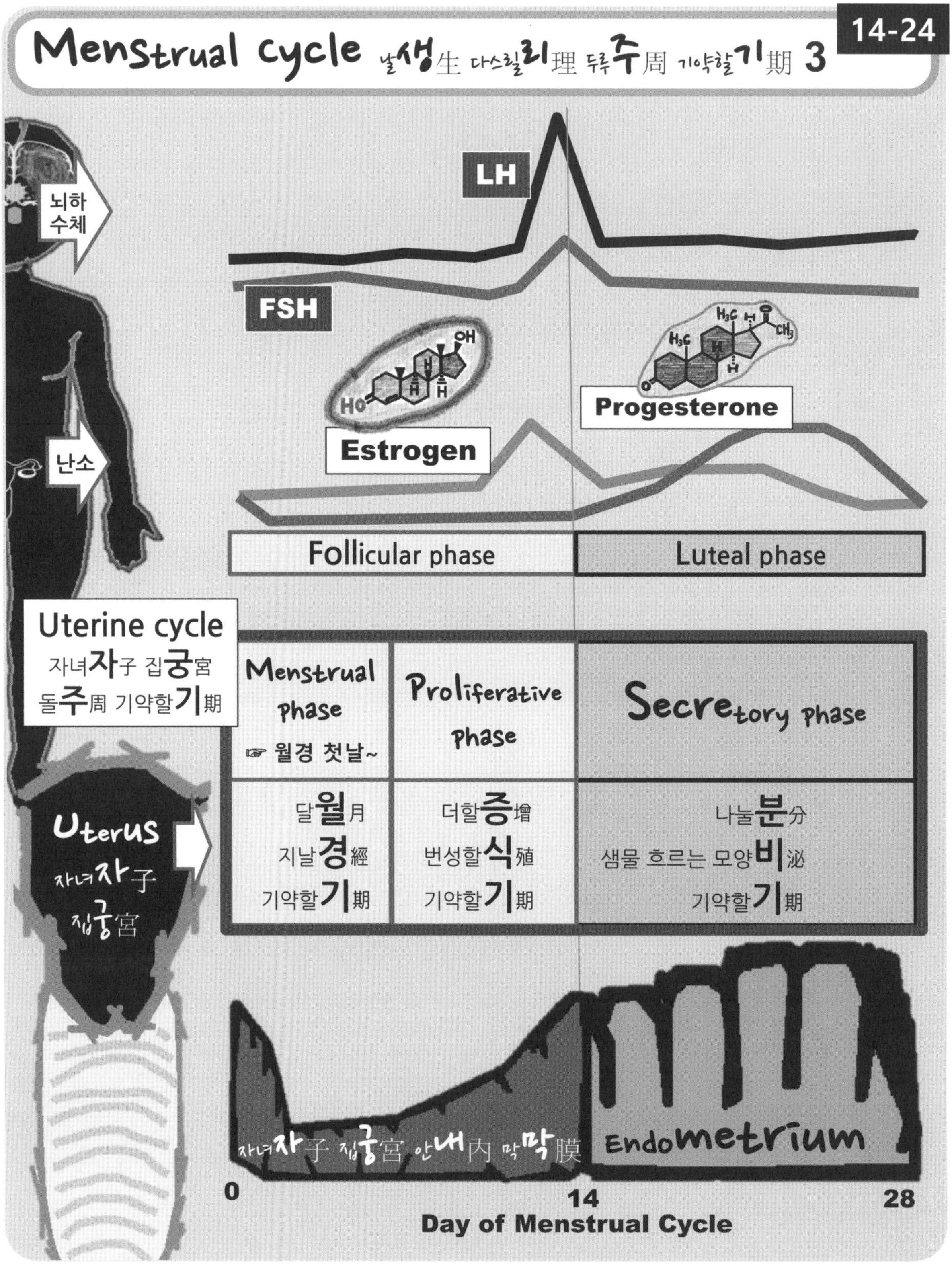

14-24
Menstrual cycle 날생生 다스릴리理 두루주周 기약할기期 3
뇌하수체
LH
FSH
Estrogen
Progesterone
난소
Follicular phase
Luteal phase
Uterine cycle
자녀자子 집궁宮
돌주周 기약할기期
Menstrual phase
☞ 월경 첫날~
Proliferative phase
Secretory phase
달월月
지날경經
기약할기期
더할증增
번성할식殖
기약할기期
나눌분分
샘물 흐르는 모양비泌
기약할기期
Uterus
자녀자子
집궁宮
자녀자子 집궁宮 안내內 막막膜
Endometrium
0
14
28
Day of Menstrual Cycle

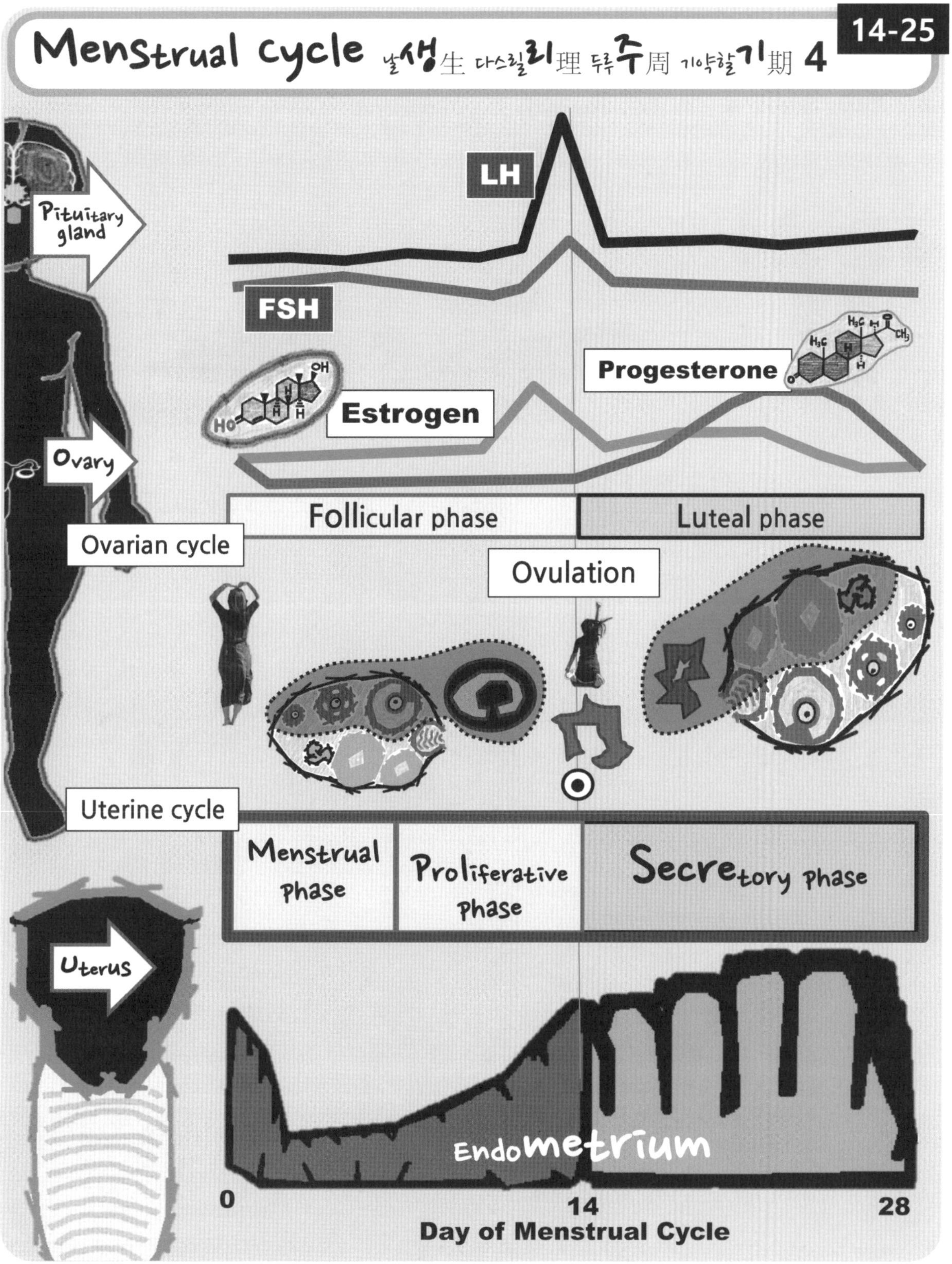
Menstrual cycle 날생生 다스릴리理 두루주周 기약할기期 4
14-25
LH
FSH
Pituitary gland
Progesterone
Estrogen
Ovary
Follicular phase
Luteal phase
Ovarian cycle
Ovulation
Uterine cycle
Menstrual phase
Proliferative phase
Secretory phase
Uterus
Endometrium
0
14
28
Day of Menstrual Cycle

14-26

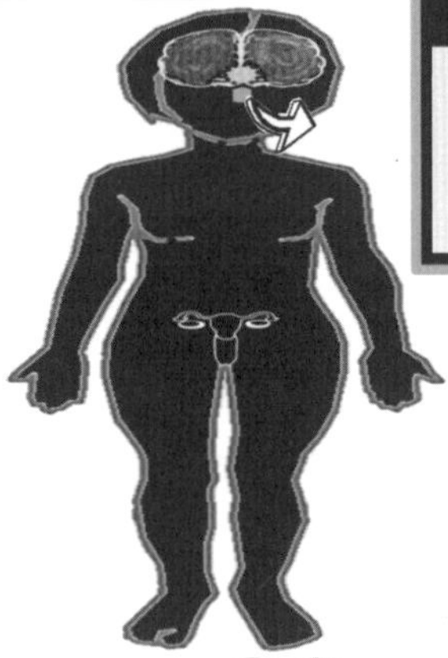

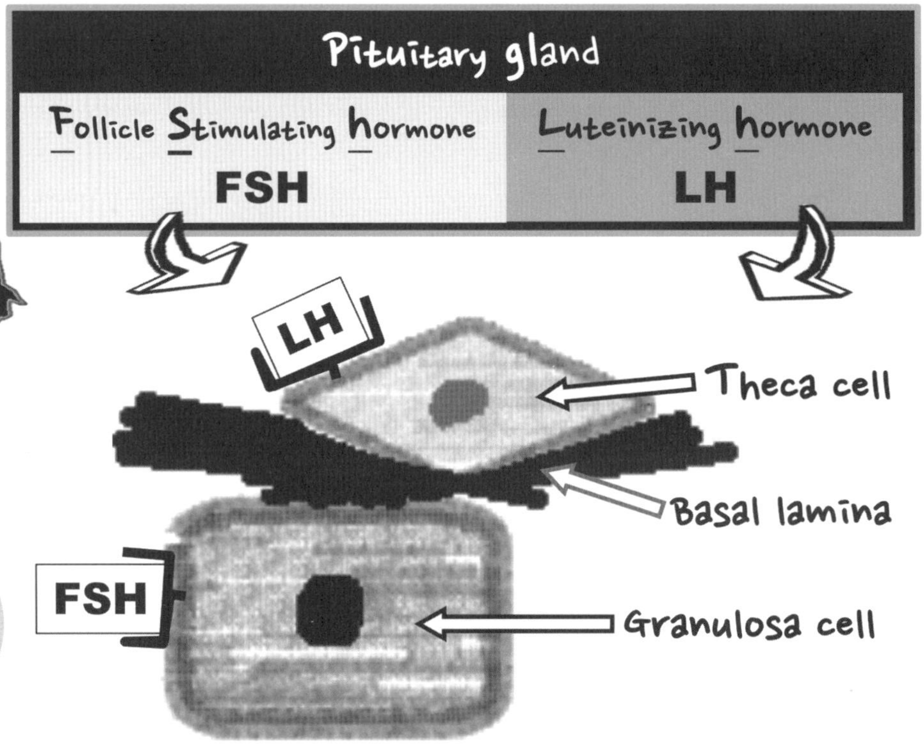

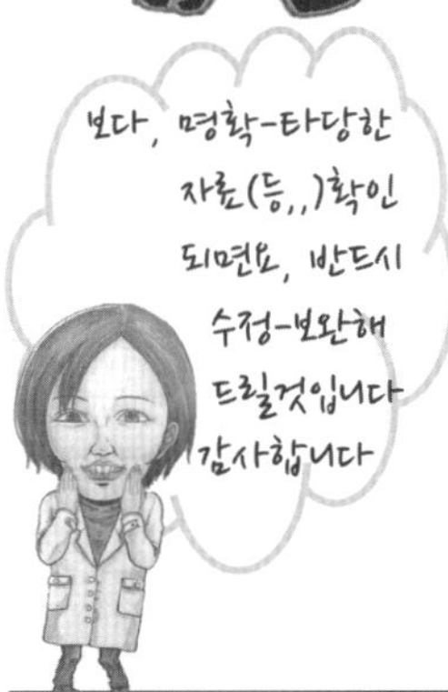

보다, 명확-타당한 자료(등,,)확인 되면요, 반드시 수정-보완해 드릴것입니다 감사합니다

Tertiary follicle
석삼三 버금차次 알난卵 태보포胞
(≒ Graafian follicle, 그라피안 난포)

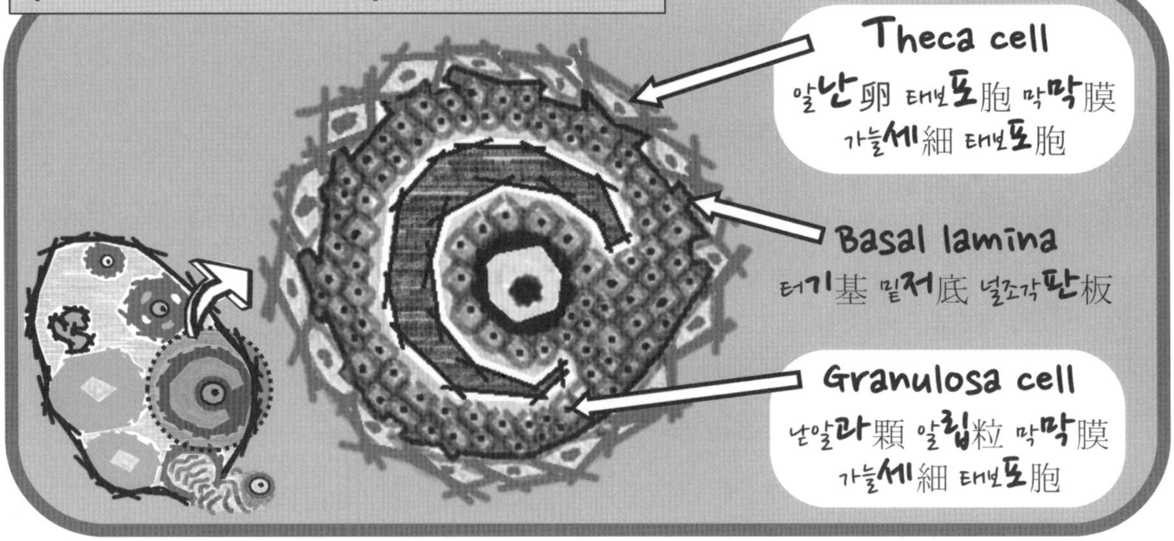

14-27

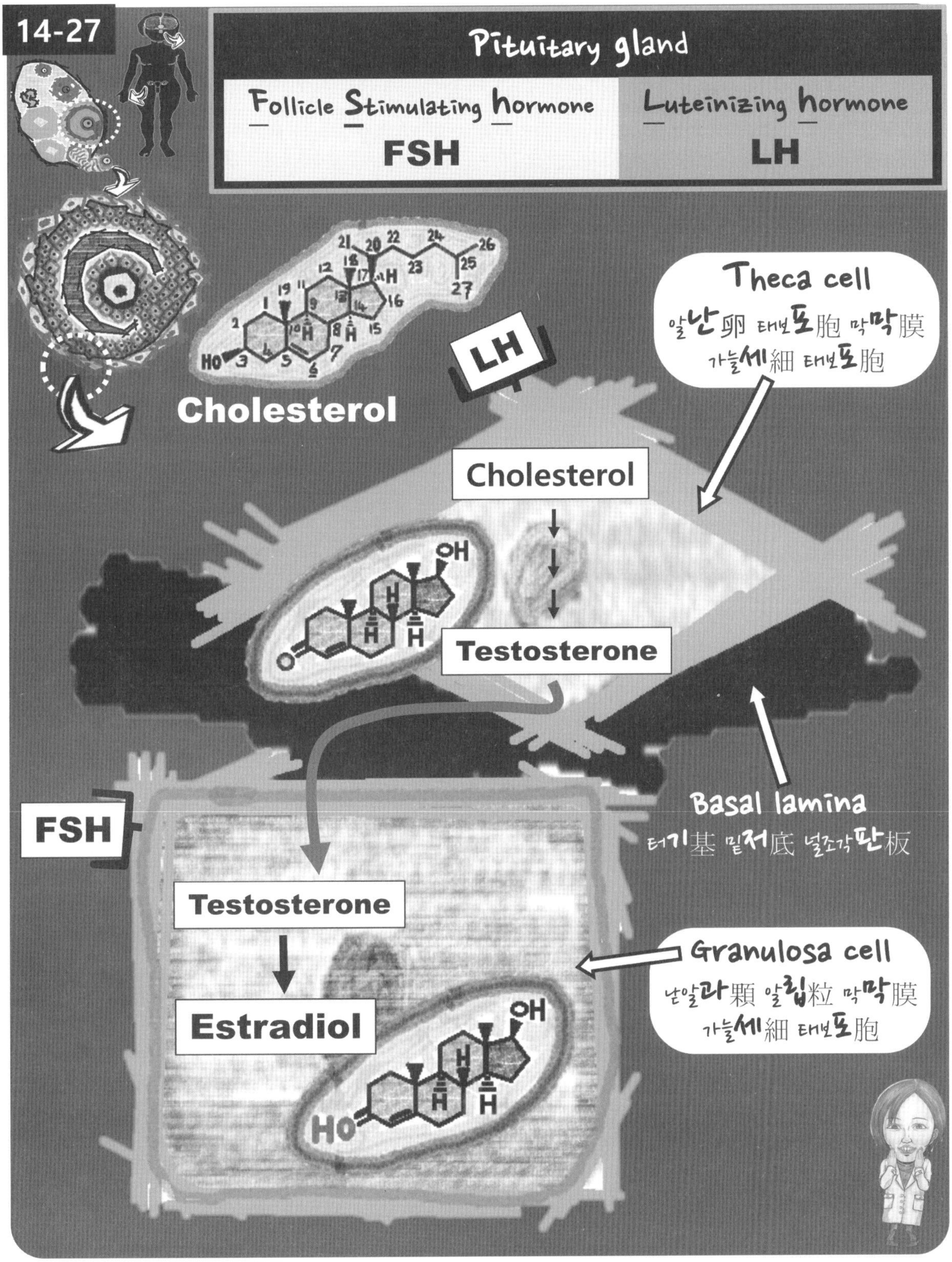
Pituitary gland
Follicle Stimulating hormone
FSH
Luteinizing hormone
LH
Cholesterol
Theca cell
알난卵 태보포胞 막막膜
가늘세細 태보포胞
LH
Cholesterol
Testosterone
Basal lamina
터기基 밑저底 널조각판板
FSH
Testosterone
Estradiol
Granulosa cell
낟알과顆 알립粒 막막膜
가늘세細 태보포胞

14-28

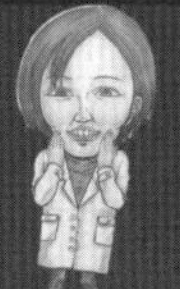

Luteolysis

누를황黃 몸체體 물질편히흐를용溶 풀해解

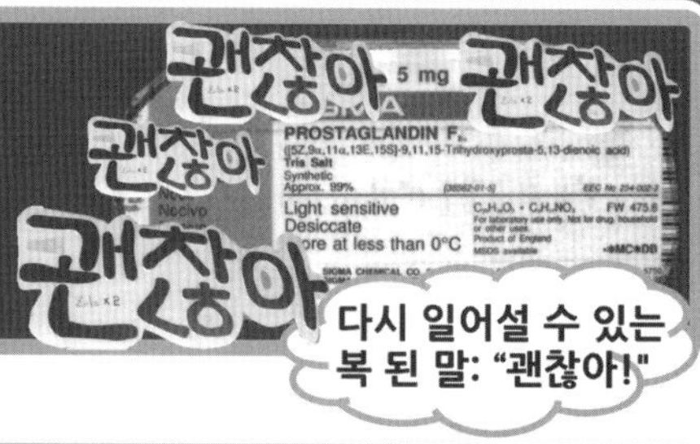

British Journal of Pharmacology (2003) 139, 408–414
www.nature.com/bjp

Conventional-type protein kinase C contributes to phorbol ester-induced inhibition of rat myometrial tension

1 Phorbol ester decreases muscle tension in the rat myometrium, and the effect is more potent in late-pregnant myometrium than in nonpregnant myometrium. In the present study, we have examined the contribution of protein kinase C (PKC) isoforms to the phorbol ester-induced inhibition of tension in rat uterine smooth muscle.

2 Thymeleatoxin (THX), a selective activator of conventional-type PKC (cPKC), and 12-deoxyphorbol 13-isobutyrate (DPB), an activator of pan PKC, inhibited the tension induced by high K^+, and inhibitions were significantly increased in pregnant myometrium compared to nonpregnant myometrium. The inhibition by DPB and THX of high K^+-induced tension was significantly attenuated when PKC was downregulated by long-term pretreatment with THX and inhibited by Go6976, a cPKC inhibitor.

3 Of the cPKCs, PKCα is predominantly expressed in the rat myometrium, as detected by Western blot analysis. The expression of PKCα gradually increases from the beginning of gestation, reaching a maximum at day 21 of pregnancy. Treatment with DPB induced PKCα to translocate from the cytosol to the membrane in the pregnant myometrium. PKCε and PKCζ, other dominant PKC isoforms in the rat myometrium, decrease during gestation, reaching a minimum in late pregnancy.

4 These results suggest that cPKC may be at least partly involved in the PKC-mediated inhibition of muscle tension in the rat myometrium.
British Journal of Pharmacology (2003) **139**, 408 – 414. doi:10.1038/sj.bjp.0705237

Keywords: PKCα; rat myometrial tension; pregnancy; translocation; relaxation

Abbreviations: $[Ca^{2+}]_i$, intracellular Ca^{2+} level; cPKC, conventional-type PKC; DAG, 1,2-diacylglycerol; DMEM, Dulbecco's modified Eagle's medium; DMSO, dimethyl sulfoxide; DPB, 12-deoxyphorbol 13-isobutyrate; ECL, enhanced chemiluminescence; EDTA, ethylenediaminetetraacetic acid; EGTA, ethylene glycol-bis (β-amino ethyl ether) tetraacetic acid; MLC, myosin light chain; PBST, phosphate-buffered saline including 0.05% Tween 20; PI, phosphatidylinositol; PKC, protein kinase C; PLC, phospholipase C; PSS, physiological salt solution; SDS, sodium dodecyl sulfate; THX, thymeleatoxin

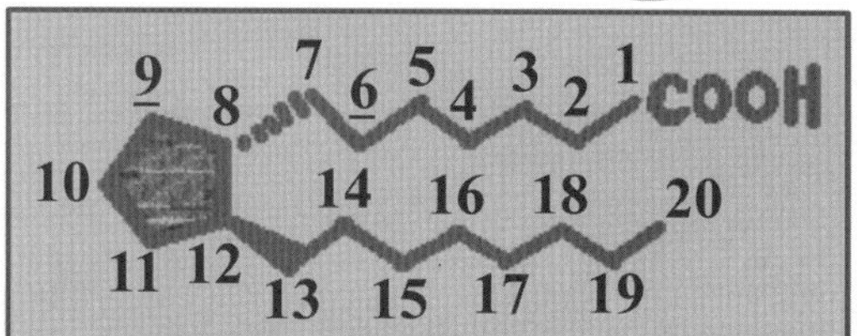

Prostanoic acid
프로스탄 실산酸

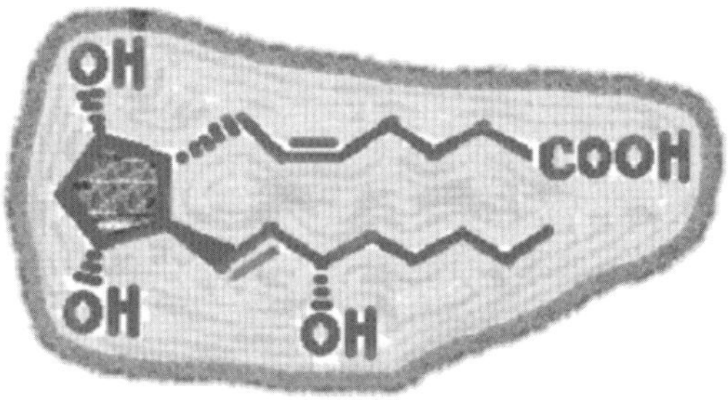

Prostaglandin F2α
프로스타글란딘 에프 투 알파

FULL PAPER ***Pharmacology***

Tamoxifen Induces Vasorelaxation via Inhibition of Mitogen-Activated Protein Kinase in Rat Aortic Smooth Muscle

ABSTRACT. The contribution of the mitogen-activated protein kinase (MAPK) pathway to the relaxation induced by tamoxifen, a synthetic non-steroidal anti-estrogen, was examined in rat vascular smooth muscle. Tamoxifen (0.1–300 μM) inhibited the contraction induced by endothelin-1 (ET-1, 3 nM) in aortic smooth muscle in a concentration-dependent manner. The inhibitory effect of tamoxifen wa s not attenuated by 10 μM ICI 182,780, a selective antagonist of estrogen receptors. In the Ca^{2+} channel inhibitor verapamil (1 μM)-pretreated strips, tamoxifen also inhibited the contraction induced by ET-1. Both PD098059 and SB203580, inhibitors of MAPK/extracellular signal-regulated kinase (ERK) kinase and p38 MAPK, respectively, inhibited ET-1-induced contraction in aortic smooth muscle. In Western blot analysis with anti-phosphorylated MAPK antibodies, ET-1 (3 nM) enhanced activities of both ERK1/2 and p38 MAPK in aortic muscle strips, which were not attenuated by the treatment with 4 mM EGTA. Tamoxifen (100 μM) inhibited the activities of ERK1/2 and p38 MAPK induced by ET-1 without significant changes in the expression of these kinases. These results suggest that tamoxifen induces relaxation of rat vascular smooth muscle, and that this is, at least in part, mediated by the inhibition of the Ca^{2+}-independent MAPK pathway.
KEY WORDS: endothelin-1, MAPK, relaxation, tamoxifen, vascular smooth muscle.

J. Vet. Med. Sci. 65(11): 1155–1160, 2003

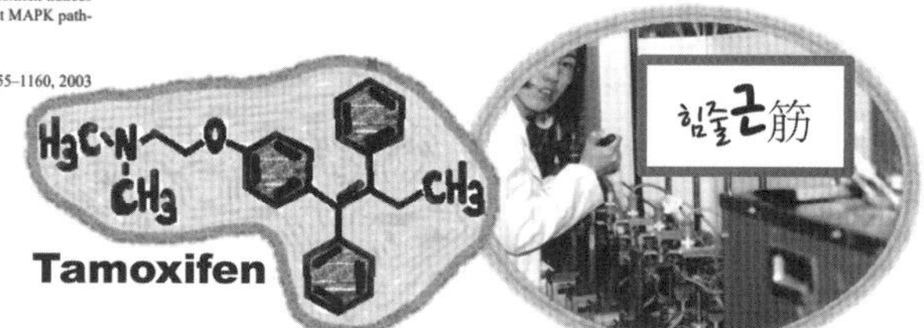

Tamoxifen

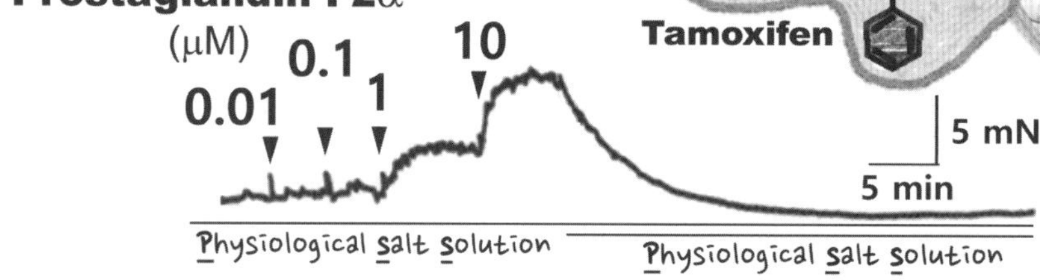

Rat renal artery

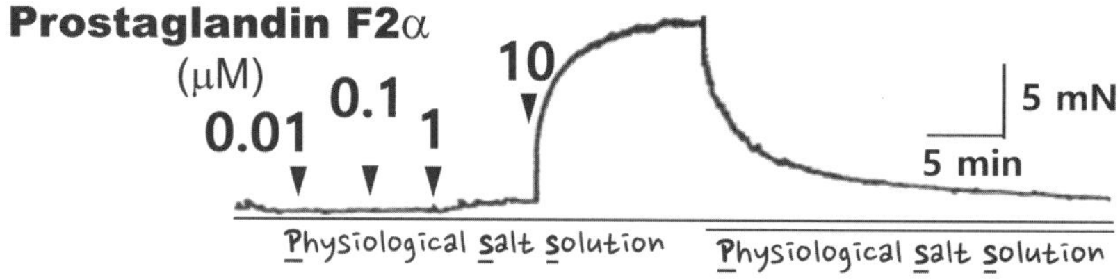

Rat Mesentary artery

14-29

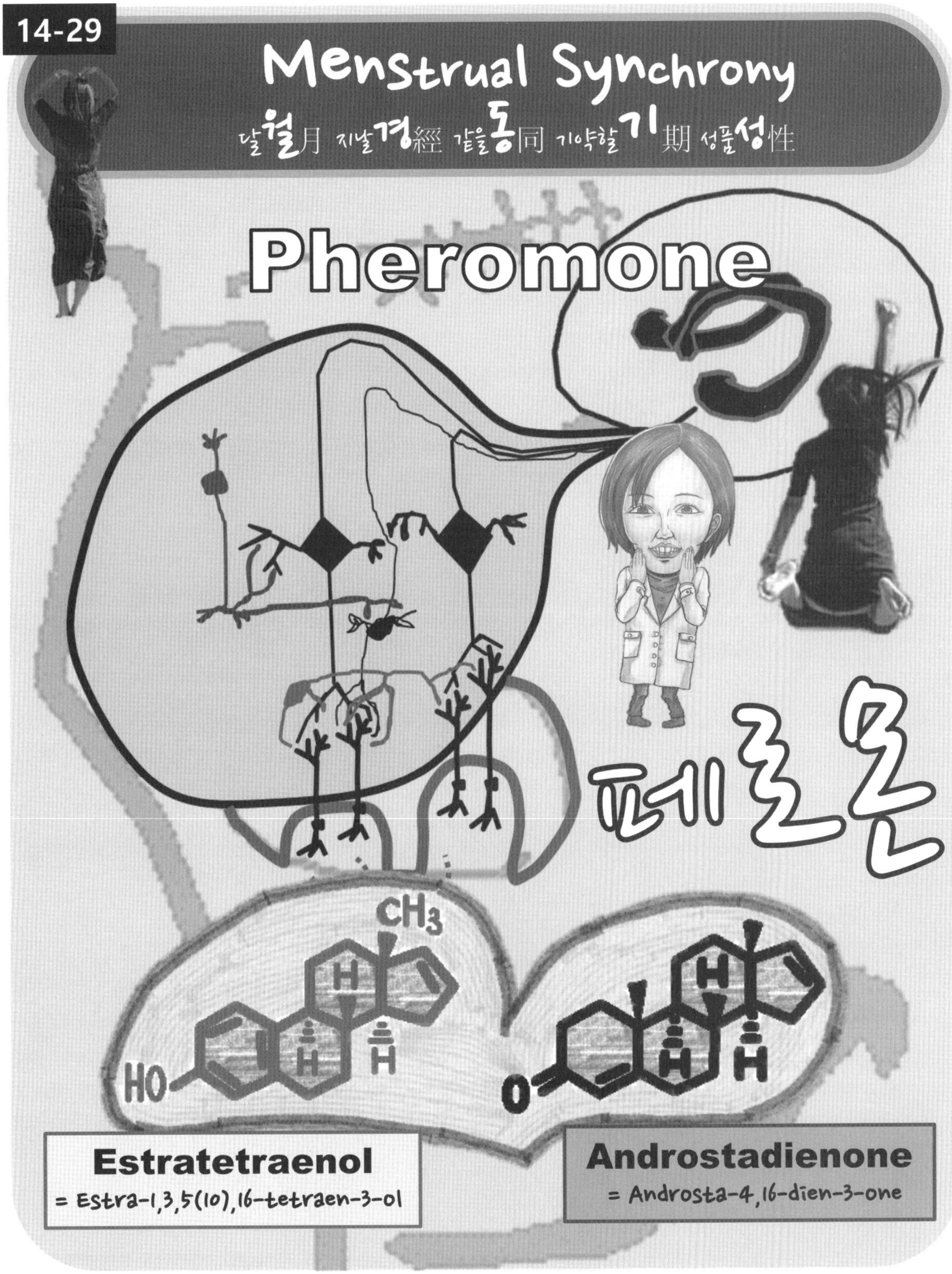
Menstrual Synchrony
달월月 지날경經 같을동同 기약할기期 성품성性
Pheromone
페로몬
CH_3
H
H
H
HO
H
H
H
O
Estratetraenol
= Estra-1,3,5(10),16-tetraen-3-ol
Androstadienone
= Androsta-4,16-dien-3-one

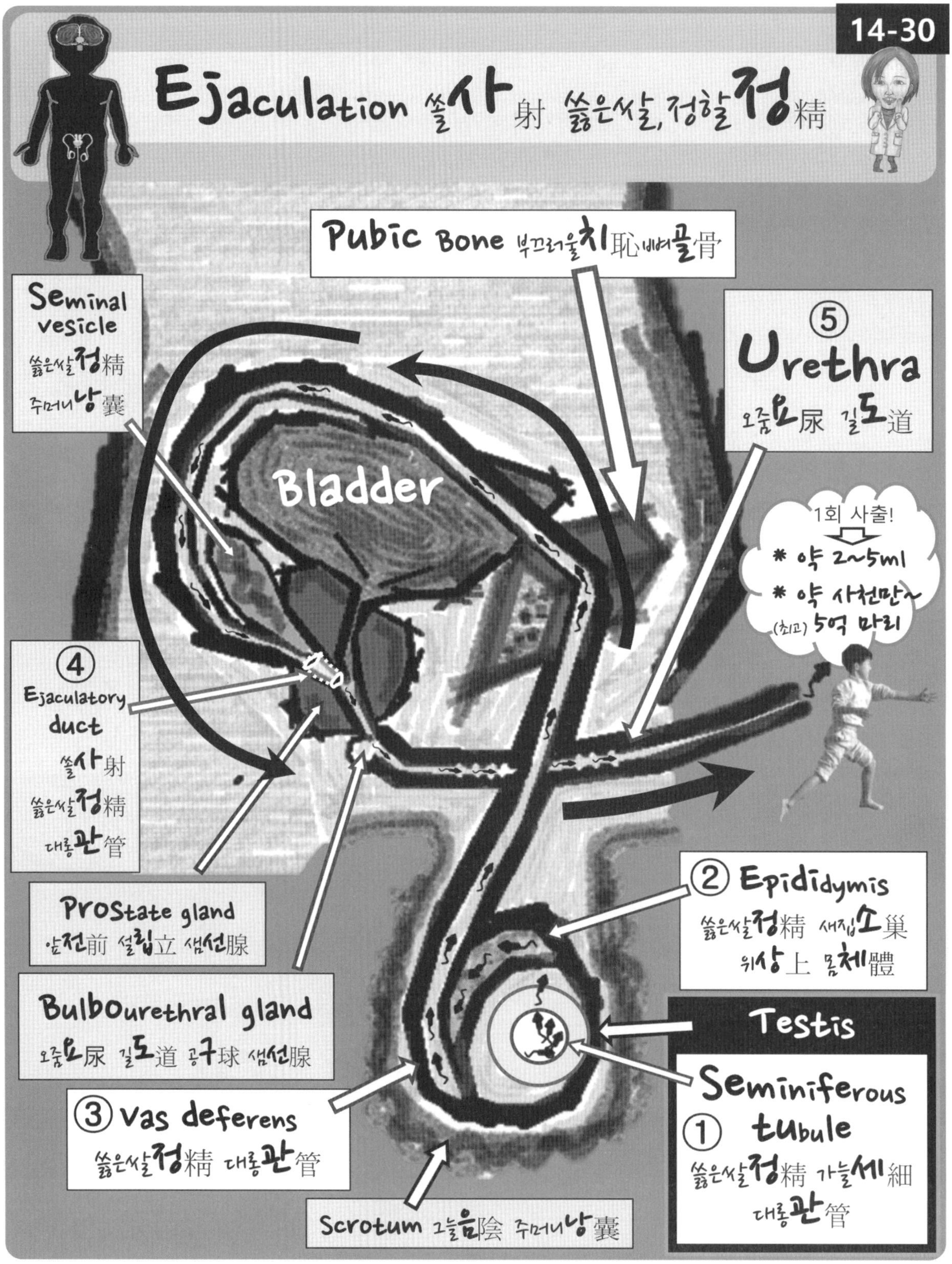
14-30
Ejaculation 쏠사射 쓿은쌀, 정할정精
Pubic Bone 부끄러울치恥 뼈골骨
Seminal vesicle 쓿은쌀정精 주머니낭囊
⑤ Urethra 오줌요尿 길도道
Bladder
1회 사출!
* 약 2~5ml
* 약 사천만~ (최고) 5억 마리
④ Ejaculatory duct 쏠사射 쓿은쌀정精 대롱관管
Prostate gland 앞전前 설립立 샘선腺
Bulbourethral gland 오줌요尿 길도道 공구球 샘선腺
② Epididymis 쓿은쌀정精 새집소巢 위상上 몸체體
Testis
① Seminiferous tubule 쓿은쌀정精 가늘세細 대롱관管
③ Vas deferens 쓿은쌀정精 대롱관管
Scrotum 그늘음陰 주머니낭囊

14-31

Male genital Organs

사내남男 성품성性 날생生 번성할식殖 그릇기器

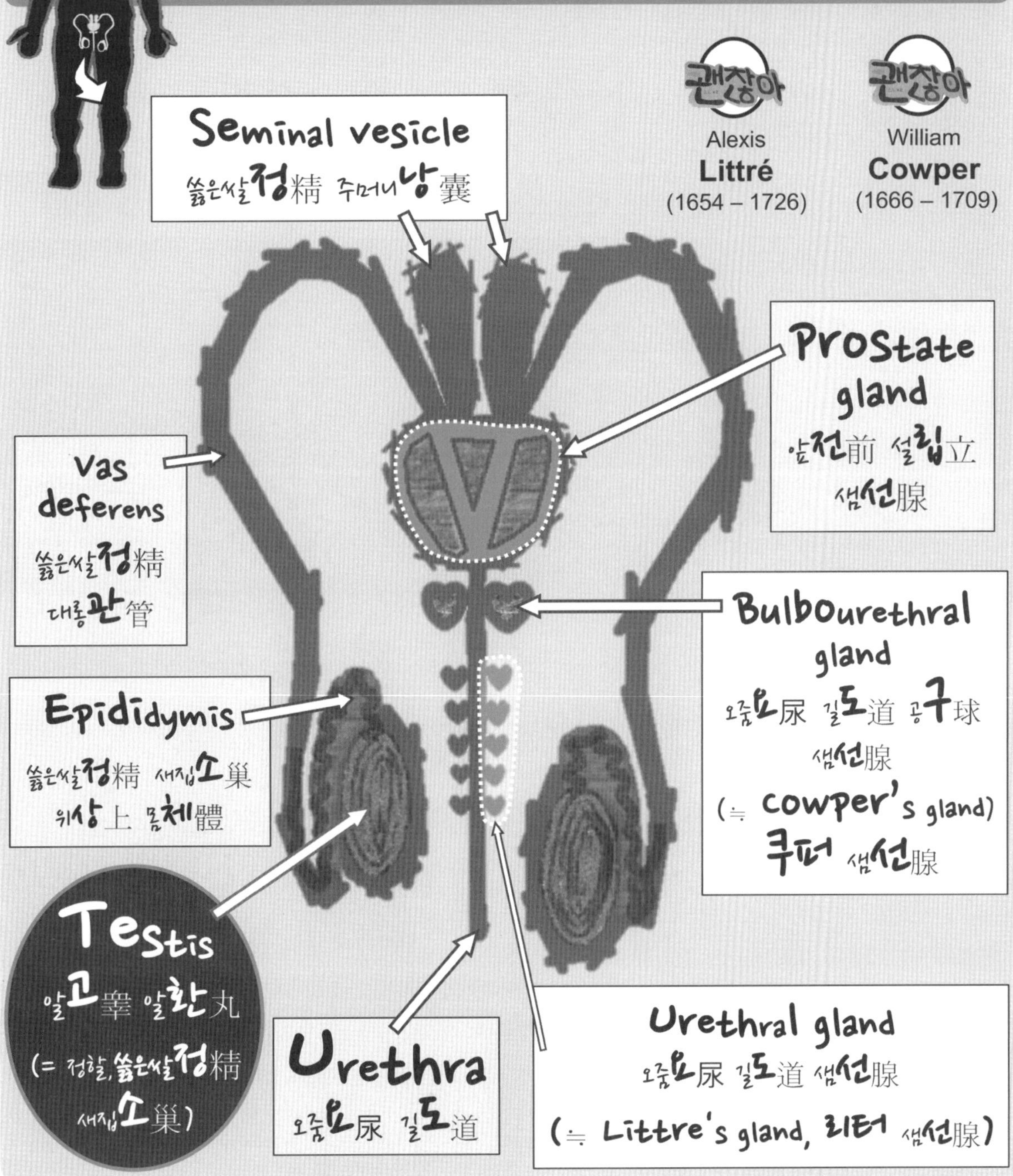

14-32

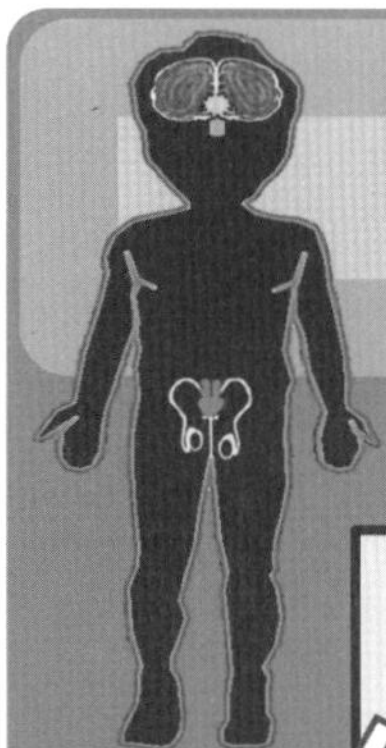

Semĭnal fluĭd 혹은 Semen 및 Sperma

쓿은쌀 **정**精 진액 **액**液

||

Semĭnal vesicle 쓿은쌀 **정**精 주머니 **낭**囊: 정액의 약 70~85%,
에너지원 ☞ fructose (열매 **과**果 사탕 **당**糖)
와 단백질 및 prostaglandin (프로스타글란딘) 등 분비!

+

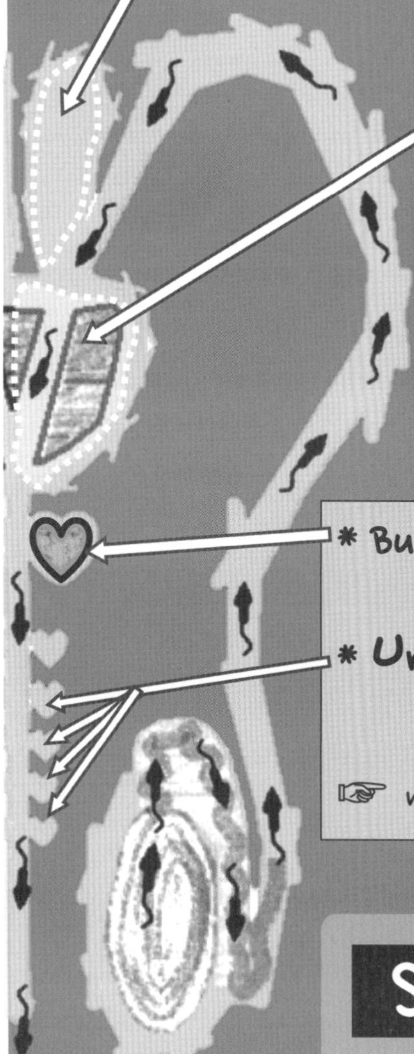

* Prostate gland 앞 **전**前 설 **립**立 샘 **선**腺:
'섭호선(당길 **섭**攝 보호할 **호**護 샘 **선**腺)'이라고도
하는 알칼리 외분비선으로 정액의 약 30% 차지,
☞ 산성-질 내의 중화(neutralization)로
정자의 생명력 유지 ! ! ! !

+

* Bulbourethral gland 오줌 **요**尿 길 **도**道 공 **구**球 샘 **선**腺
(= cowper's gland) 쿠퍼 선腺
* Urethral gland 오줌 **요**尿 길 **도**道 샘 **선**腺
(= Littre's gland, 리터 선腺)

☞ mucoprotein 인 Mucus 끈끈할 **점**粘 진액 **액**液 분비!

||

Semĭnal fluĭd 쓿은쌀 정精 진액 액液

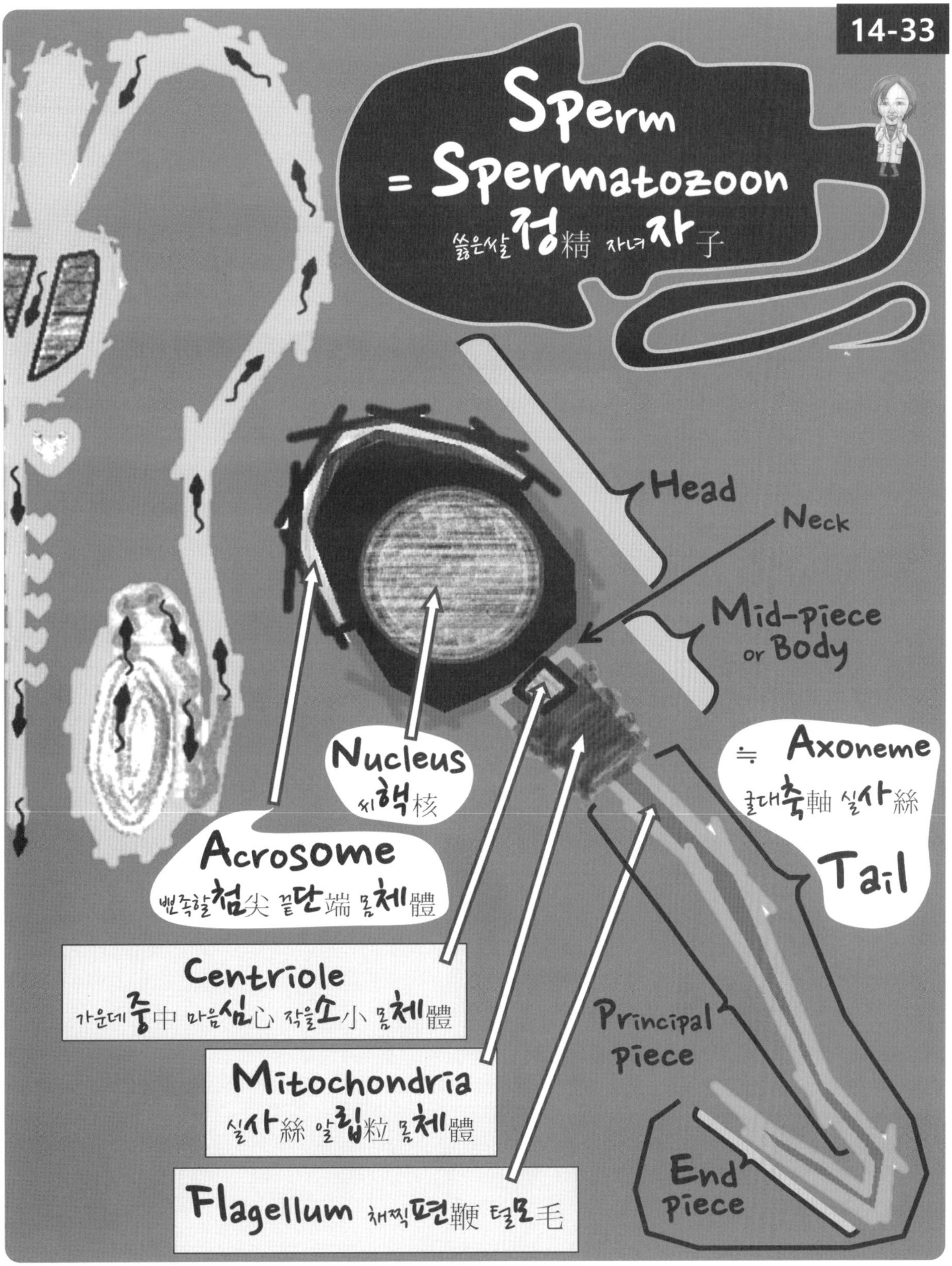
14-33
Sperm
= Spermatozoon
쓿은쌀정精 자녀자子
Head
Neck
Mid-piece
or Body
≒ Axoneme
굴대축軸 실사絲
Tail
Nucleus
씨핵核
Acrosome
뾰족할첨尖 끝단端 몸체體
Centriole
가운데중中 마음심心 작을소小 몸체體
Mitochondria
실사絲 알립粒 몸체體
Flagellum 채찍편鞭 털모毛
Principal
piece
End
piece

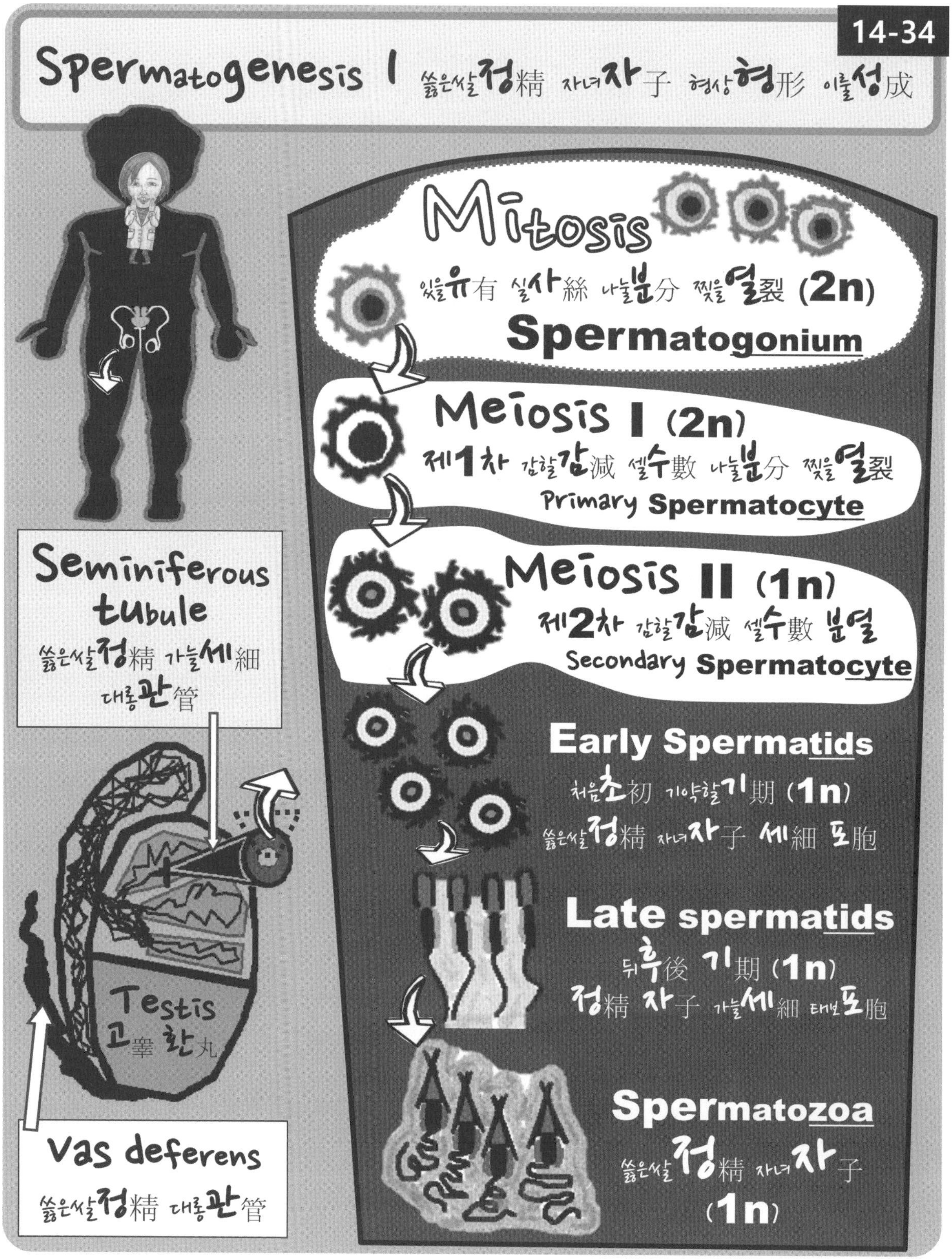
14-34
Spermatogenesis I 쓿은쌀정精 자녀자子 형상형形 이룰성成
Mitosis
있을유有 실사絲 나눌분分 찢을열裂 (2n)
Spermatogonium
Meiosis I (2n)
제1차 감할감減 셀수數 나눌분分 찢을열裂
Primary Spermatocyte
Meiosis II (1n)
제2차 감할감減 셀수數 분열
Secondary Spermatocyte
Early Spermatids
처음초初 기약할기期 (1n)
쓿은쌀정精 자녀자子 세細 포胞
Late spermatids
뒤후後 기期 (1n)
정精 자子 가늘세細 태보포胞
Spermatozoa
쓿은쌀정精 자녀자子
(1n)
Seminiferous tubule
쓿은쌀정精 가늘세細
대롱관管
Testis
고睾 환丸
Vas deferens
쓿은쌀정精 대롱관管

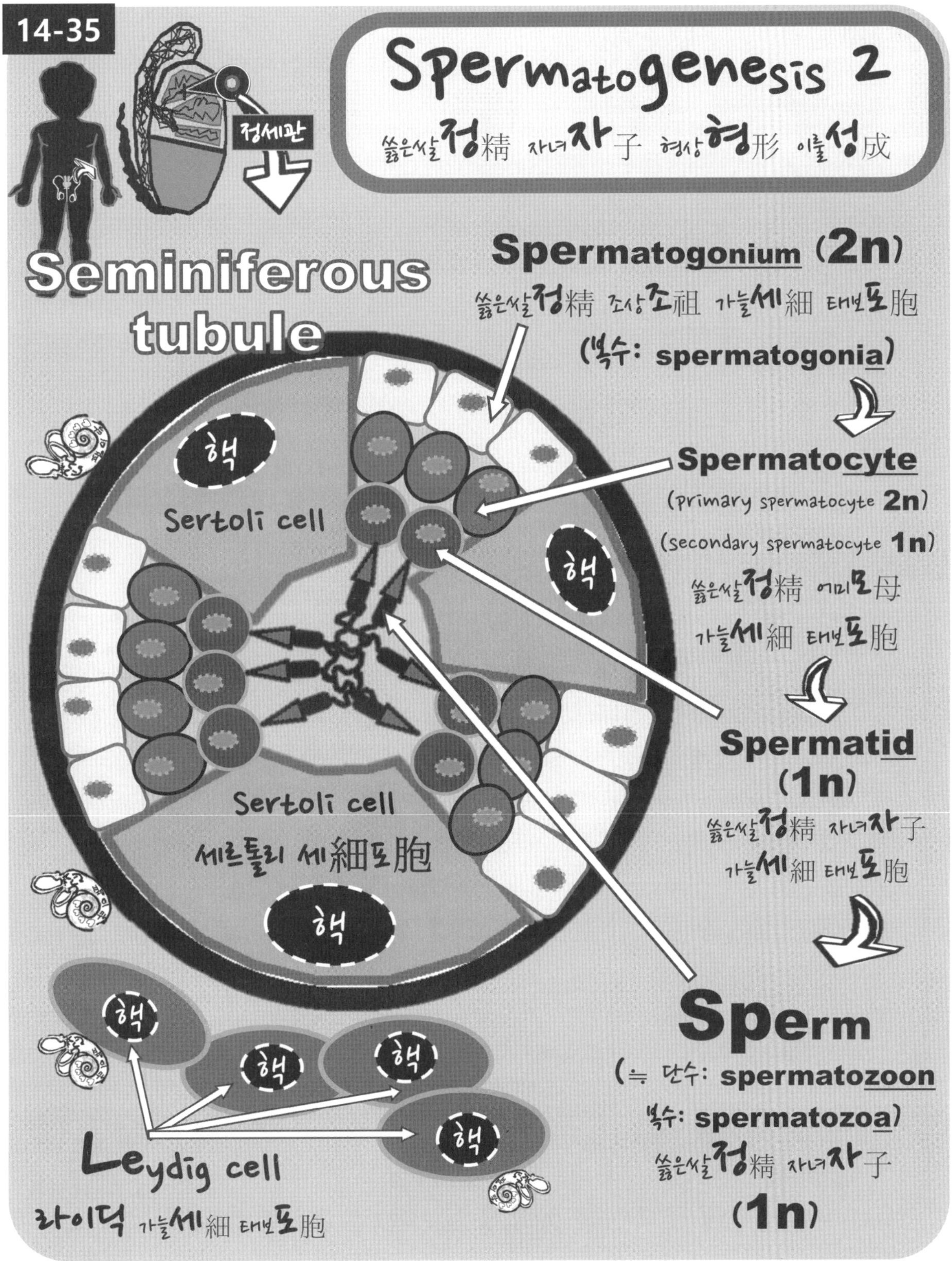
14-35
Spermatogenesis 2
쓿은쌀 정精 자녀 자子 형상 형形 이룰 성成
정세관
Seminiferous tubule
Spermatogonium (2n)
쓿은쌀 정精 조상 조祖 가늘 세細 태보 포胞
(복수: spermatogonia)
Spermatocyte
(primary spermatocyte 2n)
(secondary spermatocyte 1n)
쓿은쌀 정精 어미 모母
가늘 세細 태보 포胞
Spermatid
(1n)
쓿은쌀 정精 자녀 자子
가늘 세細 태보 포胞
Sperm
(≒ 단수: spermatozoon
복수: spermatozoa)
쓿은쌀 정精 자녀 자子
(1n)
핵
Sertoli cell
Sertoli cell
세르톨리 세細포胞
Leydig cell
라이딕 가늘 세細 태보 포胞

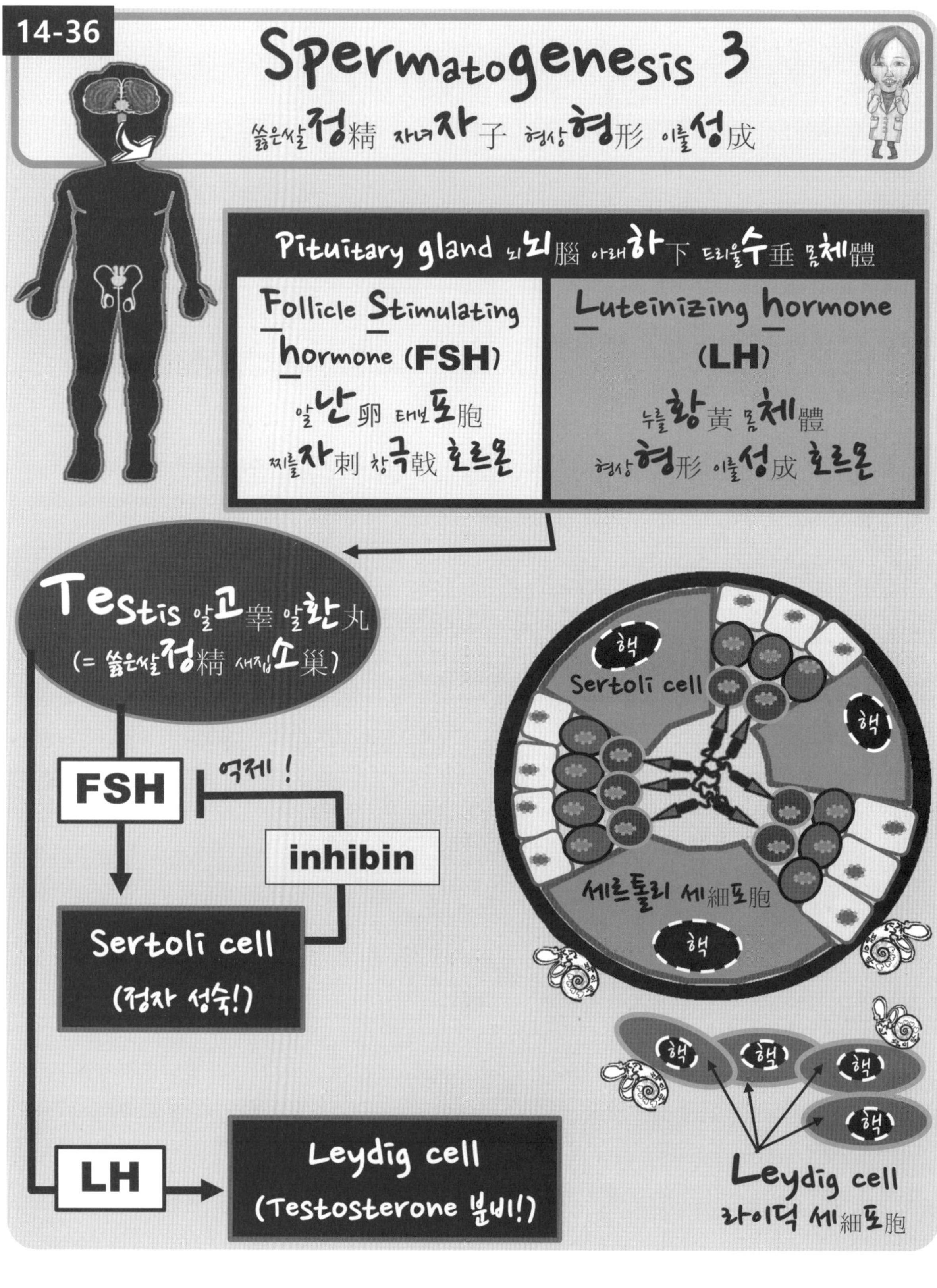
14-36
Spermatogenesis 3
쓿은쌀정精 자녀자子 형상형形 이룰성成
Pituitary gland 뇌뇌腦 아래하下 드리울수垂 몸체體
Follicle Stimulating hormone (FSH)
알난卵 태보포胞 찌를자刺 창극戟 호르몬
Luteinizing hormone (LH)
누를황黃 몸체體 형상형形 이룰성成 호르몬
Testis 알고睾 알환丸
(= 쓿은쌀정精 새집소巢)
FSH
억제 !
inhibin
Sertoli cell
(정자 성숙!)
LH
Leydig cell
(Testosterone 분비!)
핵
Sertoli cell
세르톨리 세細포胞
Leydig cell
라이딕 세細포胞

14-37

Erection & Ejaculation

우쩍일어날 **발**勃 일어날 **기**起 와 쏠 **사**射 쓿은쌀 **정**精

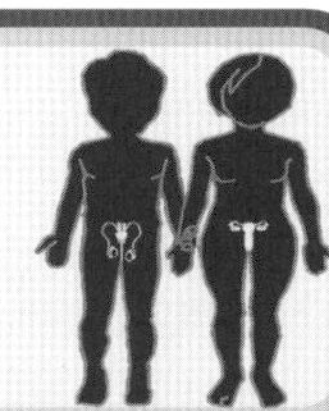

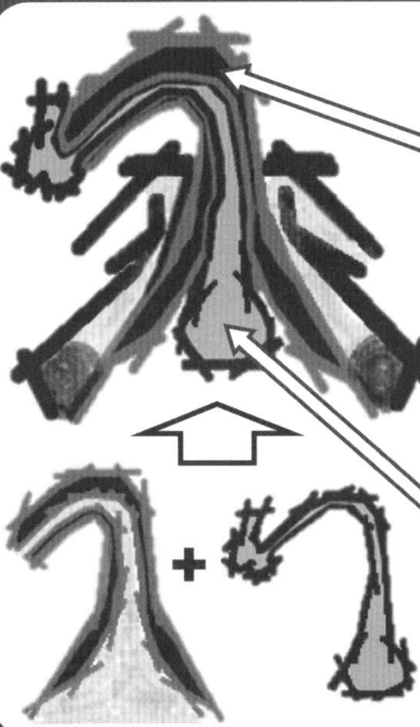

Erection 발기

corpus cavernosum

그늘 **음**陰 줄기 **경**莖
바다 **해**海 솜 **면**綿 몸 **체**體

Ejaculation 사정

corpus spongiosum

오줌 **요**尿 길 **도**道
바다 **해**海 솜 **면**綿 몸 **체**體

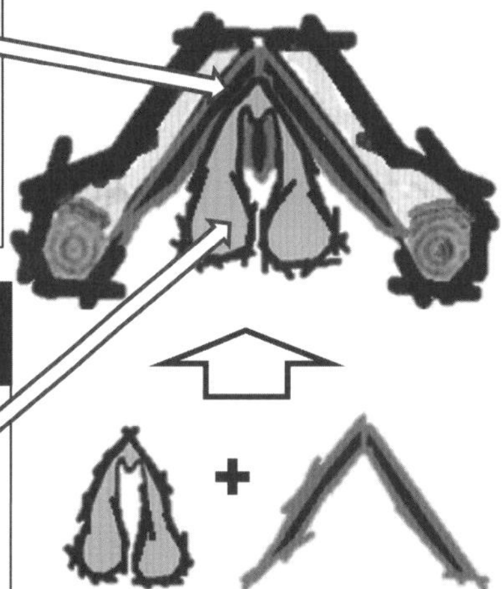

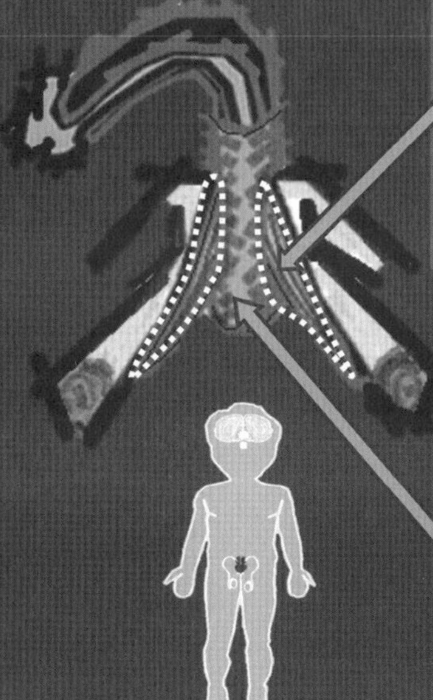

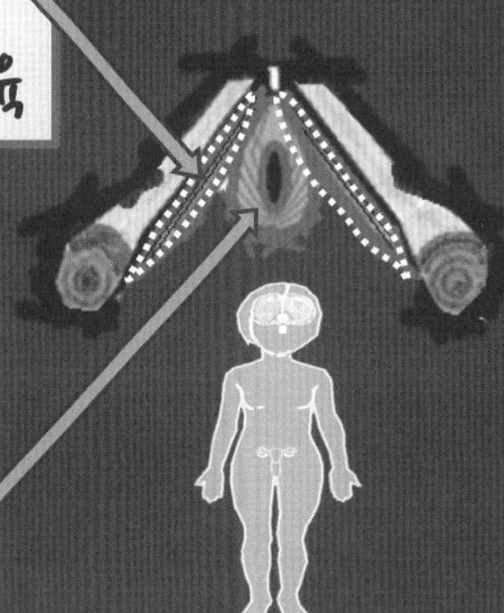

Erection 발기

ischiocavernosus muscle

앉을 **좌**坐 뼈 **골**骨
바다 **해**海 솜 **면**綿 몸 **체**體 **근육**

Ejaculation 사정

Bulbospongiosus muscle

공 **구**球
해海 **면**綿 **체**體
근육

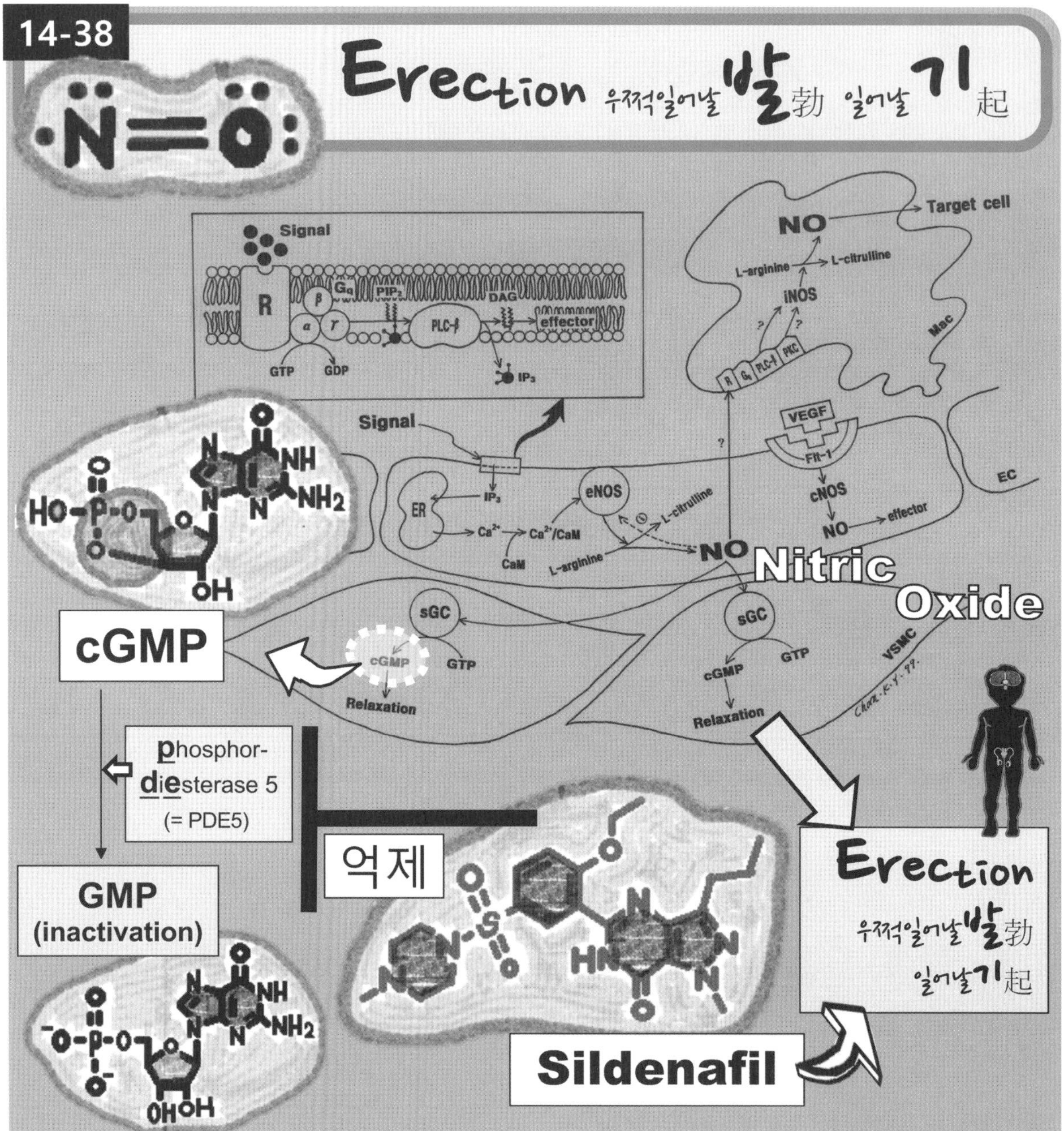

* R: receptor; GTP: Guanosine-5'-triphosphate; GDP: Guanosine diphosphate; Ca^{2+}: calcium cation ion
* PLC: Phospholipase C; DAG: diacylglycerol 혹은 diglyceride; Mac: macrophage; Flt-1: VEGF receptor 1
* PIP_2: Phosphatidylinositol 4,5-bisphosphate 혹은 PtdIns(4,5)P_2 및 PI(4,5)P_2
* IP_3: Inositol trisphosphate 혹은 inositol 1,4,5-trisphosphate, $InsP_3$; EC: endothelial cell;
* ER: endoplasmic reticulum; CaM: calmodulin; NO: nitric oxide; PKC protein kinase C
* e/i/cNOS: endothelial/inducible/constitutive nitric oxide synthase; VSMC: vascular smooth muscle cell;
* VEGF: Vascular endothelial growth factor; Gq: GTP-binding protein subtype q
* sGC: Soluble guanylyl(=guanylate) cyclase; cGMP: Cyclic guanosine monophosphate

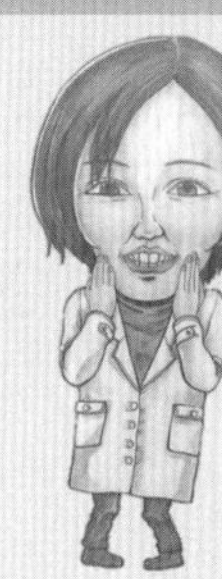

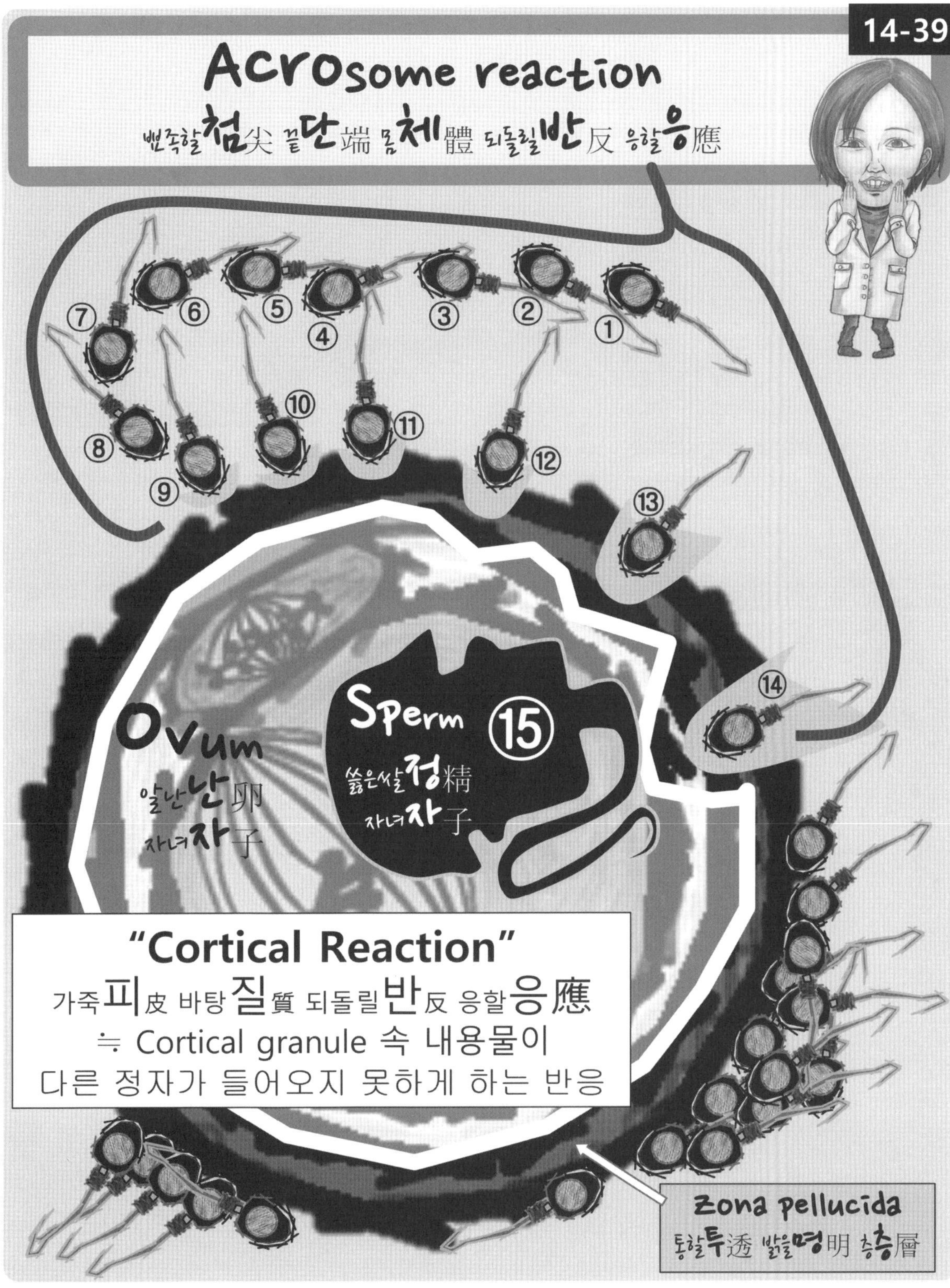
14-39
Acrosome reaction
뾰족할 첨尖 끝 단端 몸 체體 되돌릴 반反 응할 응應
① ② ③ ④ ⑤ ⑥ ⑦ ⑧ ⑨ ⑩ ⑪ ⑫ ⑬ ⑭
Ovum
알 난 난卵
자녀 자子
Sperm ⑮
쓿은쌀 정精
자녀 자子
"Cortical Reaction"
가죽 피皮 바탕 질質 되돌릴 반反 응할 응應
≒ Cortical granule 속 내용물이
다른 정자가 들어오지 못하게 하는 반응
Zona pellucida
통할 투透 밝을 명明 층 층層

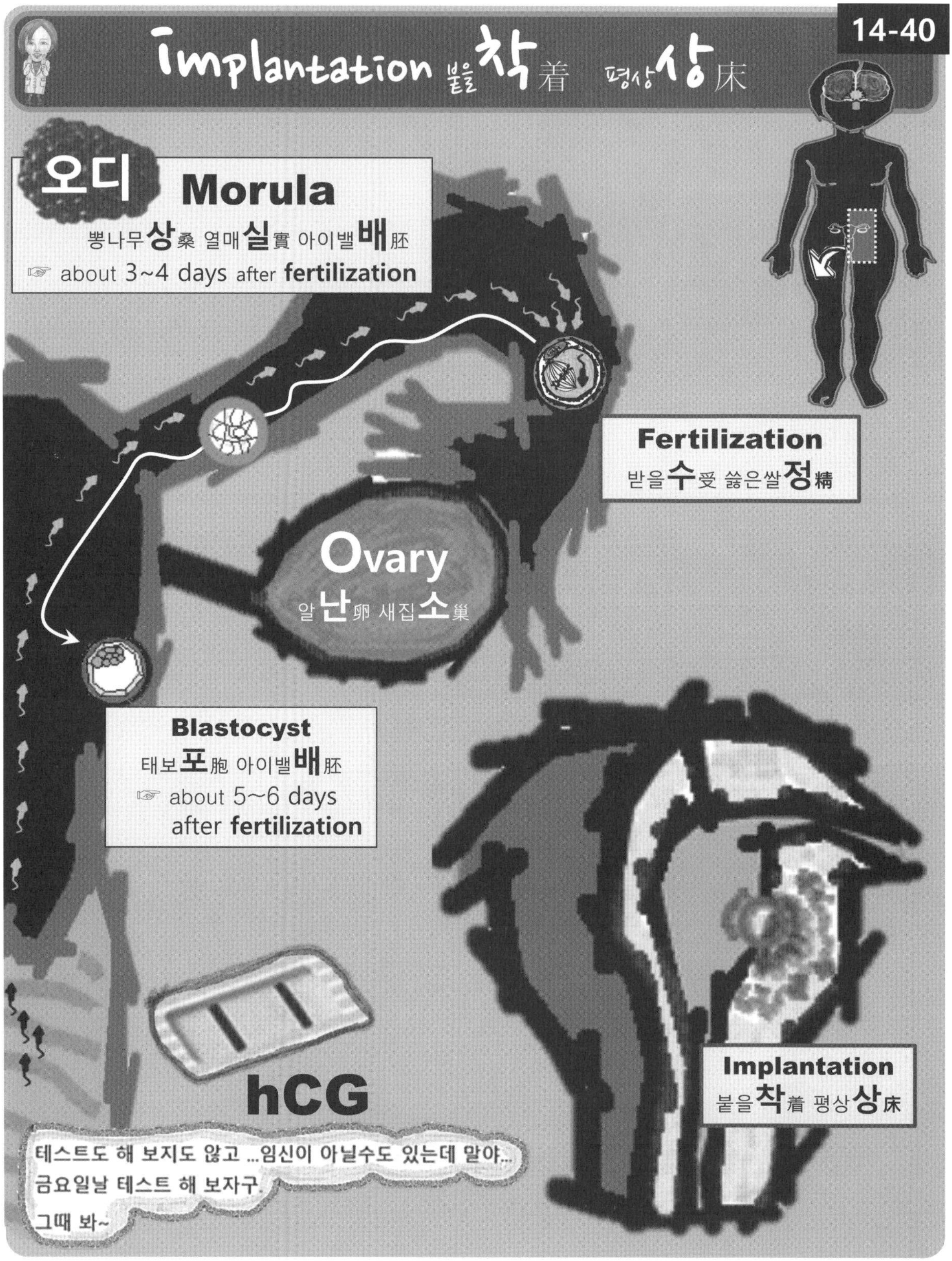
14-40
Implantation 붙을착着 평상상床
오디 Morula
뽕나무상桑 열매실實 아이밸배胚
☞ about 3~4 days after fertilization
Fertilization
받을수受 쓿은쌀정精
Ovary
알난卵 새집소巢
Blastocyst
태보포胞 아이밸배胚
☞ about 5~6 days after fertilization
hCG
Implantation
붙을착着 평상상床
테스트도 해 보지도 않고 ...임신이 아닐수도 있는데 말야...
금요일날 테스트 해 보자구.
그때 봐~

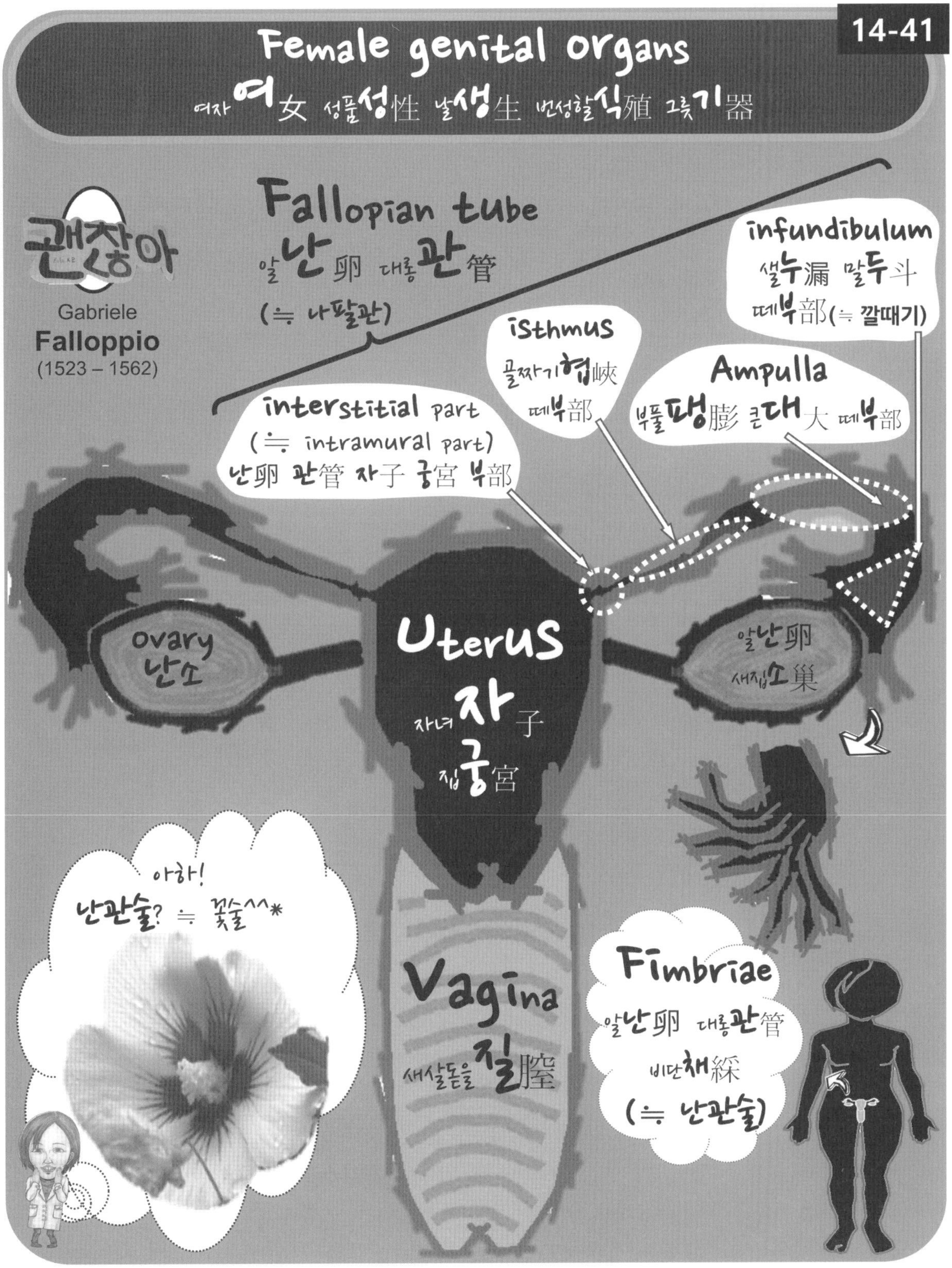
14-41
Female genital organs
여자 여女 성품 성性 날 생生 번성할 식殖 그릇 기器
Fallopian tube
알 난卵 대롱 관管
(≒ 나팔관)
괜찮아
Gabriele
Falloppio
(1523 – 1562)
infundibulum
샐 누漏 말 두斗
떼 부部(≒ 깔때기)
isthmus
골짜기 협峽
떼 부部
Ampulla
부풀 팽膨 큰 대大 떼 부部
interstitial part
(≒ intramural part)
난卵 관管 자子 궁宮 부部
ovary
난소
Uterus
자녀 자子
집 궁宮
알 난卵
새집 소巢
아하!
난관술? ≒ 꽃술^^*
Vagina
새살돋을 질膣
Fimbriae
알 난卵 대롱 관管
비단 채綵
(≒ 난관술)

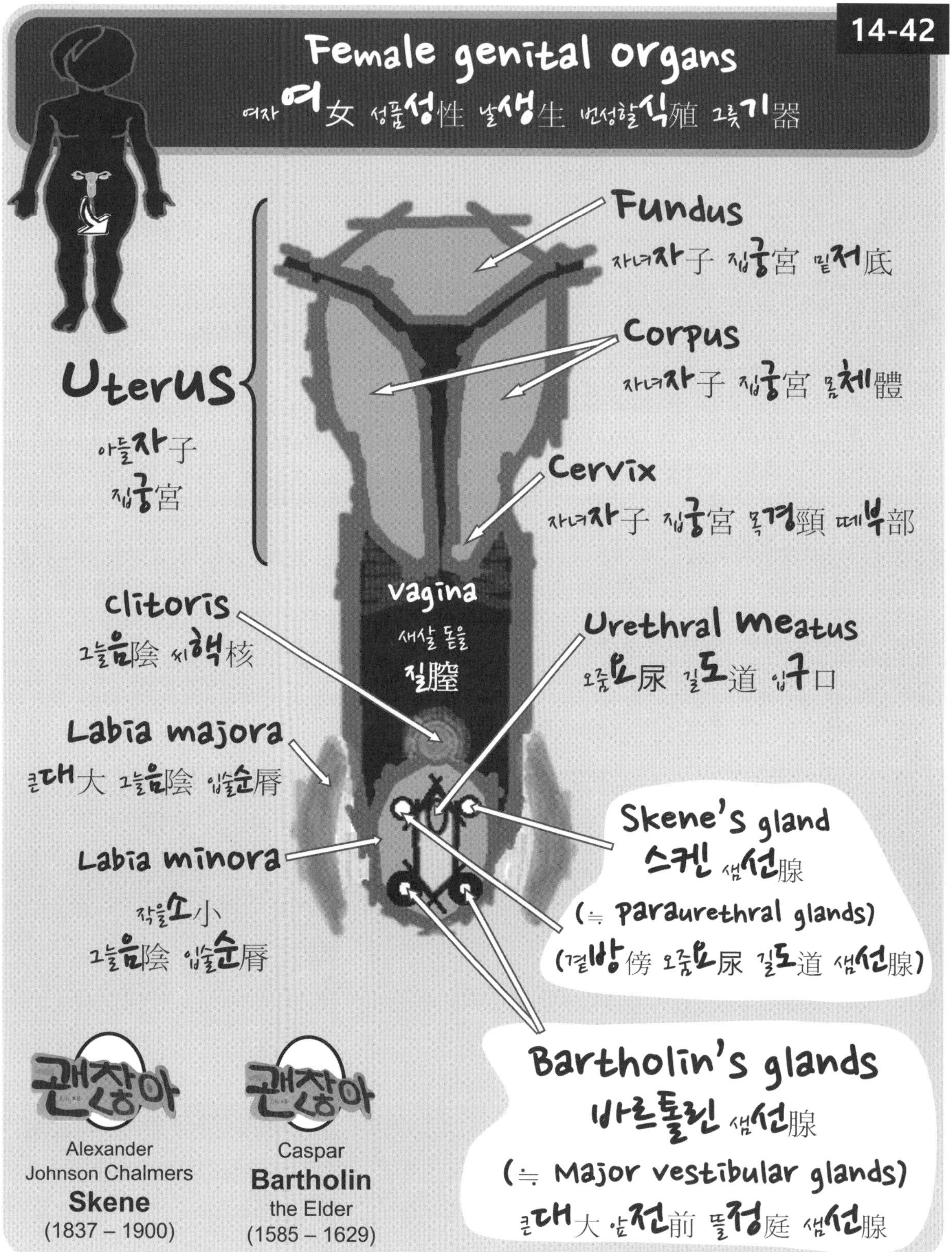
14-42
Female genital organs
여자 여女 성품 성性 날 생生 번성할 식殖 그릇 기器
Fundus
자녀 자子 집 궁宮 밑 저底
Corpus
자녀 자子 집 궁宮 몸 체體
Uterus
아들 자子
집 궁宮
Cervix
자녀 자子 집 궁宮 목 경頸 떼 부部
Vagina
새살 돋을
질膣
Clitoris
그늘 음陰 씨 핵核
Urethral meatus
오줌 요尿 길 도道 입 구口
Labia majora
큰 대大 그늘 음陰 입술 순脣
Labia minora
작을 소小
그늘 음陰 입술 순脣
Skene's gland
스킨 샘 선腺
(≒ Paraurethral glands)
(곁 방傍 오줌 요尿 길 도道 샘 선腺)
Bartholin's glands
바르톨린 샘 선腺
(≒ Major vestibular glands)
큰 대大 앞 전前 뜰 정庭 샘 선腺
괜찮아
Alexander Johnson Chalmers Skene (1837 – 1900)
괜찮아
Caspar Bartholin the Elder (1585 – 1629)

14-43

Implantation 붙을착着 평상상床

Decidua basalis
터기基 밑저底 벗을탈脫 떨어질락落 막막膜

Amniotic cavity 양양羊 막막膜 빈속강腔

Chorionic cavity
가는베융絨 털모毛 막막膜
빈속강腔

Myometrium
자녀자子 집궁宮
힘줄근筋 층층層

Decidua parietalis
담벼락,울타리벽壁 곁측側
벗을탈脫 떨어질락落 막막膜

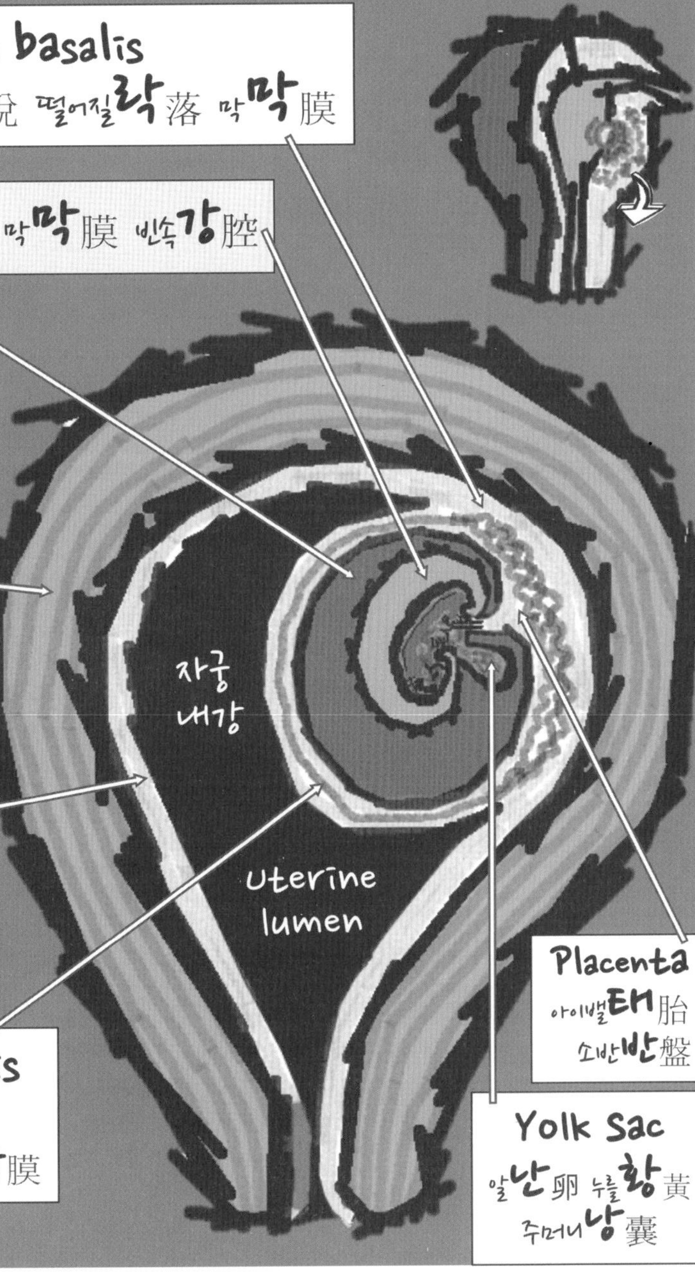

Decidua capsularis
가죽피皮 막막膜
벗을탈脫 떨어질락落 막막膜

Placenta
아이밸태胎
소반반盤

Yolk Sac
알난卵 누를황黃
주머니낭囊

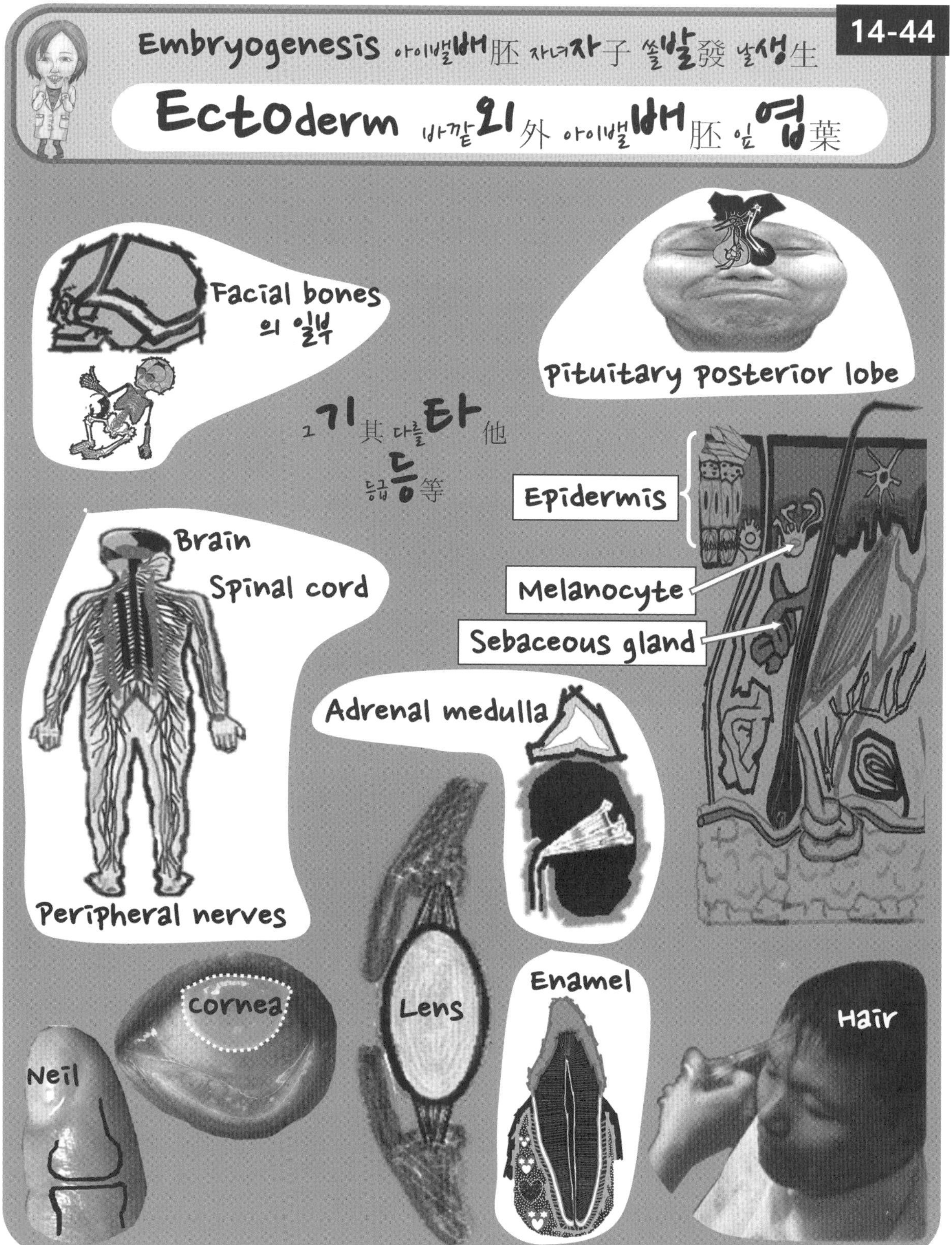
14-44
Embryogenesis 아이밸배胚 자녀자子 쏠발發 날생生
Ectoderm 바깥외外 아이밸배胚 잎엽葉
Facial bones
의 일부
Pituitary posterior lobe
그기其 다를타他
등급등等
Epidermis
Melanocyte
Sebaceous gland
Brain
Spinal cord
Peripheral nerves
Adrenal medulla
cornea
Lens
Enamel
Neil
Hair

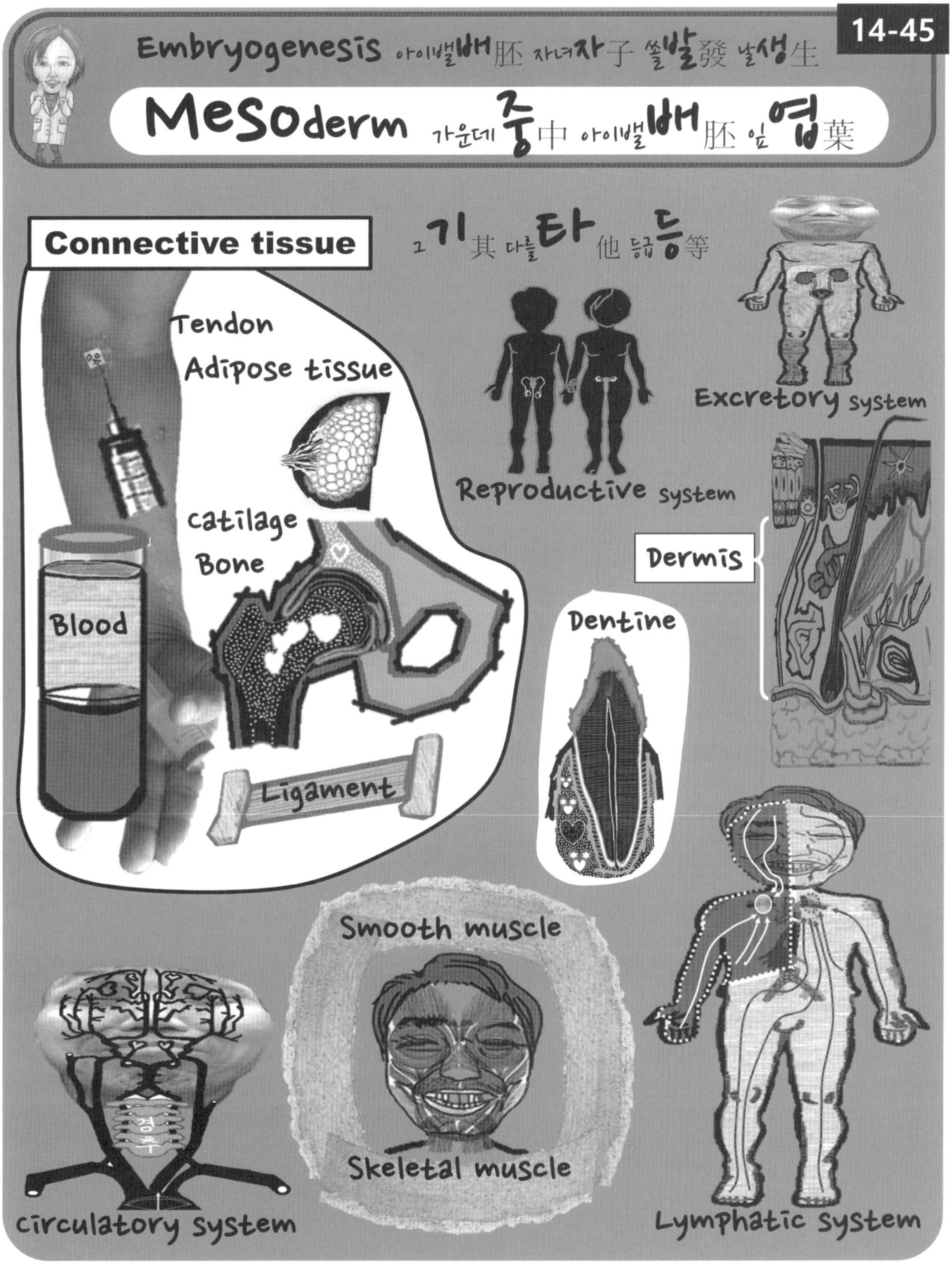
14-45
Embryogenesis 아이 밸 배 胚 자녀 자 子 쏠 발 發 날 생 生
Mesoderm 가운데 중 中 아이 밸 배 胚 잎 엽 葉
Connective tissue
Tendon
Adipose tissue
catilage
Bone
Blood
Ligament
그 기 其 다를 타 他 등급 등 等
Reproductive system
Excretory system
Dermis
Dentine
Smooth muscle
Skeletal muscle
circulatory system
경추
Lymphatic system

14-46

Embryogenesis 아이밸배胚 자녀자子 쏠발發 날생生

Endoderm 안내內 아이밸배胚 잎엽葉

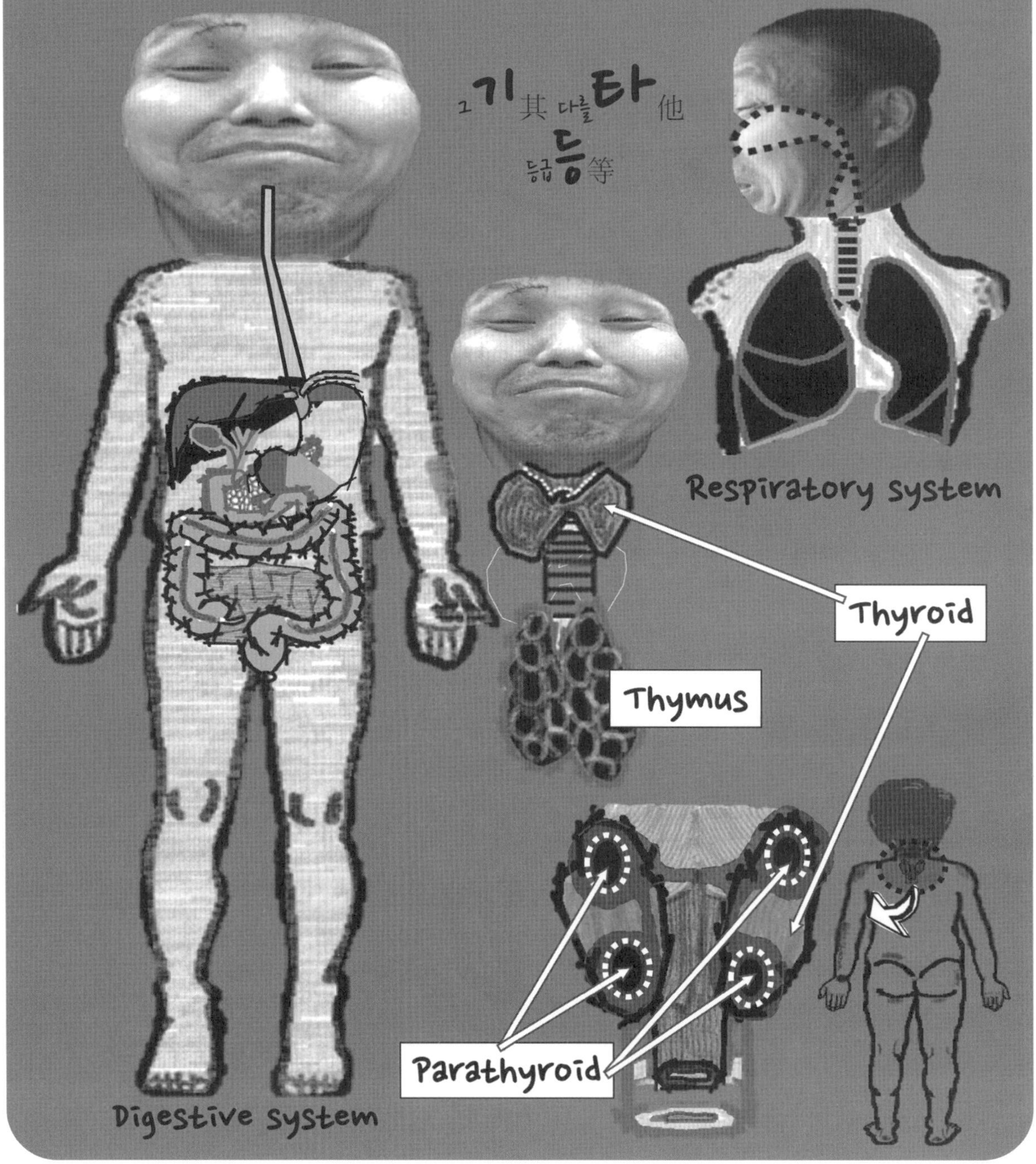

14-47

Human Chorionic Gonadotropin

가는베융絨 털모毛 성품성性
성품성性 샘선腺 찌를자刺 창극戟 호르몬

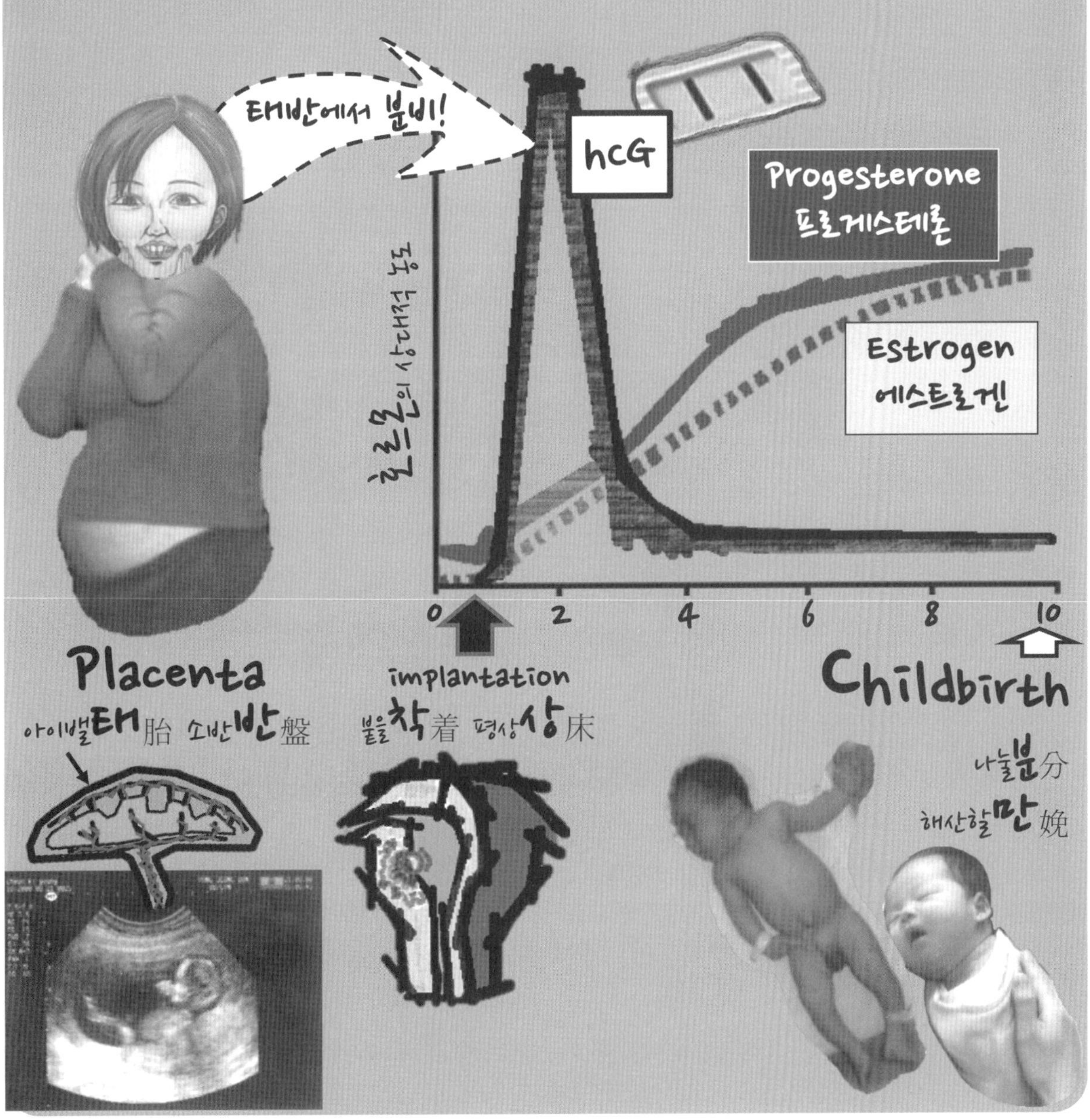

14-48

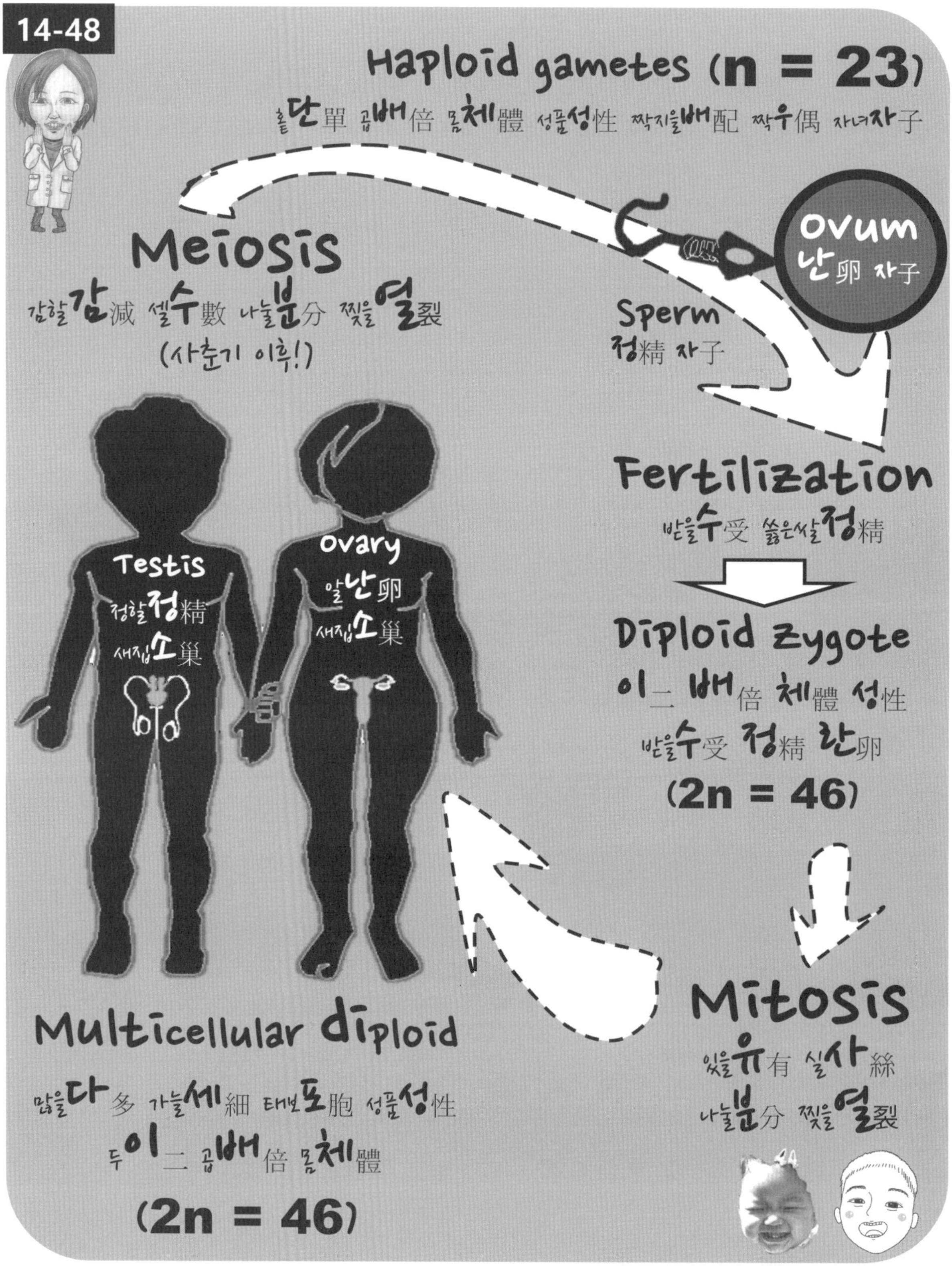
Haploid gametes (n = 23)
홑단單 곱배倍 몸체體 성품성性 짝지을배配 짝우偶 자녀자子
Meiosis
감할감減 셀수數 나눌분分 찢을열裂
(사춘기 이후!)
Ovum
난卵 자子
Sperm
정精 자子
Fertilization
받을수受 쓿은쌀정精
Diploid zygote
이二 배倍 체體 성性
받을수受 정精 란卵
(2n = 46)
Testis
정할정精
새집소巢
Ovary
알난卵
새집소巢
Mitosis
있을유有 실사絲
나눌분分 찢을열裂
Multicellular diploid
많을다多 가늘세細 태보포胞 성품성性
두이二 곱배倍 몸체體
(2n = 46)

14-49

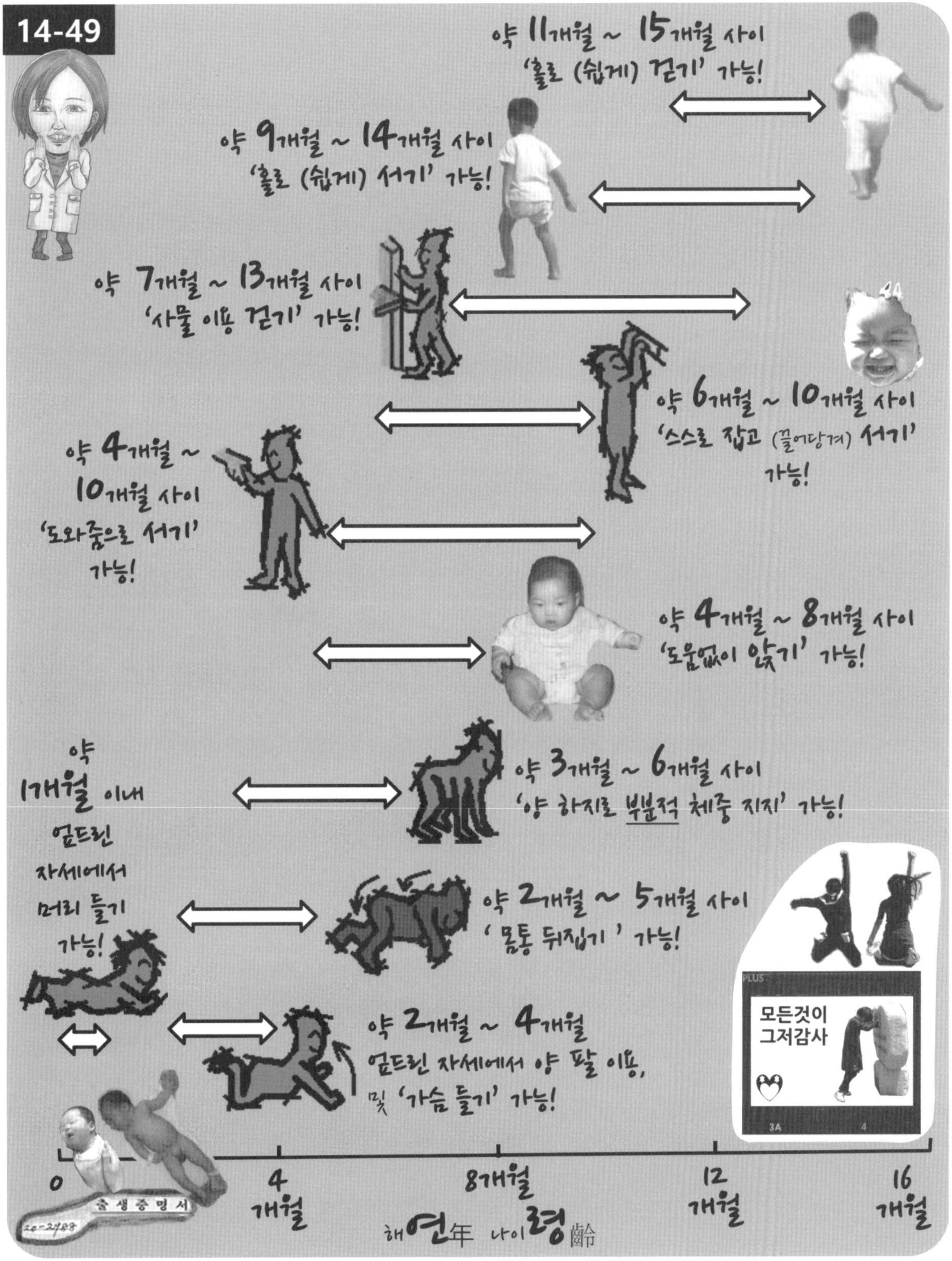
약 11개월 ~ 15개월 사이
'홀로 (쉽게) 걷기' 가능!
약 9개월 ~ 14개월 사이
'홀로 (쉽게) 서기' 가능!
약 7개월 ~ 13개월 사이
'사물 이용 걷기' 가능!
약 6개월 ~ 10개월 사이
'스스로 잡고 (끌어당겨) 서기'
가능!
약 4개월 ~
10개월 사이
'도와줌으로 서기'
가능!
약 4개월 ~ 8개월 사이
'도움없이 앉기' 가능!
약
1개월 이내
엎드린
자세에서
머리 들기
가능!
약 3개월 ~ 6개월 사이
'양 하지로 부분적 체중 지지' 가능!
약 2개월 ~ 5개월 사이
'몸통 뒤집기' 가능!
약 2개월 ~ 4개월
엎드린 자세에서 양 팔 이용,
및 '가슴 들기' 가능!
모든것이
그저감사
출생증명서
0
4
개월
8개월
12
개월
16
개월
해 연年 나이 령齡

제 14장 인체 생식기의 구조와 생리

" İnsan bütün ev heyvanlarına, göydəki quşlara və bütün çöl heyvanlarına ad verdi, amma insana münasib olan bir köməkçi tapılmadı. O zaman Rəbb Allah insana dərin yuxu göndərdi və o yuxuya getdi. Onda Rəbb Allah onun qabırğasının birini götürdü və yerini ətlə örtdü. Rəbb Allah insandan götürdüyü qabırğadan qadını düzəltdi və onu insanın yanına gətirdi. İnsan dedi: «Bax, nəhayət, bunun Sümüyü mənim sümüyümdən, Bədəni mənim bədənimdəndir. Adına "qadın" deyiləcək, Çünki o, kişidən götürülüb». Buna görə də kişi öz ata-anasını tərk edib arvadına qovuşacaq və onlar bir bədən olacaq. Adəm və arvadı - ikisi də çılpaq idi, ancaq bundan utanmırdılar. "

" 아담이 모든 육축과 공중의 새와 들의 모든 짐승에게 이름을 주니라. 아담이 돕는 **배필**이 없으므로 여호와 하나님이 아담을 깊이 잠들게 하시니 잠들매 그가 그 갈빗대 하나를 취하고 살로 대신 채우시고 여호와 하나님이 아담에게서 취하신 그 갈빗대로 **여자**를 만드시고 그를 아담에게로 이끌어 오시니 아담이 이르되 이는 내 뼈 중의 뼈요 살 중의 살이라 이것을 **남자**에게서 취하였은즉 **여자**라 칭하리라 하니라. 이러므로 **남자**가 **부모**를 떠나 그의 아내와 연합하여 **둘**이 **한 몸**을 이룰찌로다. 아담과 그 아내 두 사람이 벌거벗었으나 부끄러워 아니하니라. "

(창세기 2장 20절~ 25절)

" 생식기계(Reproductive system) "의 개념 및 그 특성의 이해

✍ 어릴 적 보았던 '동물의 왕국'!,

✔ "수컷(수컷웅雄, Male ↔ gamete 날생生 번성할식殖 자녀자子, 짝지을배配 짝우偶 자녀자子)"끼리 (초식-육식동물 거의 모두 →) 목숨을 걸고 싸우고,

✔ "암컷(암컷자雌, Female ↔ gamete 날생生 번성할식殖 자녀자子, 짝지을배配 짝우偶 자녀자子)"을 모두 차지하고, 자신의 영역을 지키기 위해 자신의 새끼가 아니면 모두 물어 죽였던 장면!

→ 보다 힘이 센 수컷이 나타나, 질서가 뒤바뀌었던 움직일동動 만물물物의 모습이 강하게 스칩니다.

또한,

'유성생식(있을유有 성품성性 날생生 번성할식殖, 유성생식, Gametogony)'이라는

생물학 분류에 속하는 ᄉᆞ람의 일생!

(가깝게 저의 가정만 보더라도요¬)

큰딸!, 작은아들! 이라는 보물들의 커가는 모습을 바라보면서(요).

문득,

동물/사람 할 것 없이 (어쩌면) 살아 있는 생명체 모두가 자손을 남기려는 사명!

즉,

❛REPRODUCTION❜ ➜ ❛날생生 번성할식殖, 혹은 무성할번繁 번성할식殖❜을

위해 살아가는 것이 아닌가?! 하는 생각마저 듭니다

(그림 14-1~ 14-3).

(여기서 잠시¬)

☞ ❛REproduction (리프로덕션, ➜ 날생生 번성할식殖)❜의 어원을 살펴보면(요),

✓ 라틴어 re- "again, 다시 등의 의미"와

✓ 라틴어 prōductiō "prolonging, 연장하다 등의 의미" 로부터 유래된

용어의 합성어로써¬,

➼ "다시-연장"이라는 (심오한) 숨은 뜻을 되새기게 됩니다(그림 14-2).

✍ 퍼뜩, 떠오르는 한 구절!

➜ '아담이 그 아내 하와와 동침하매 하와가 잉태하여 가인을 낳고 이르되 내가 여호와로 말미암아 득남하였다 하니라 -창세기 4장 1절-'이 떠오르는 가운데,

✓ 부모로부터 태어나는 자♂·녀♀들의 '성품성性, Sex'은

➜ '아빠'가 지닌 '성염색체(성품성性 물들염染 빛색色 몸체體,

Sex chromosome)'로 결정되고(요),

✓ 공평하게 엄마-반(½), 아빠-반(½)으로부터

➜ 모든 유전정보를 물려받는 경이로움에

➜ 성큼성큼 씽크대-앞에 다가가 '거울'을 보게됩니다ㅋ(그림 14-3~ 14-5).

특히,

✓ '여성(여자여女 성품성性, 여자, Female)'의

➜ '체세포(몸체體 가늘세細 태보포胞, 몸세포, somatic cell)'에서

볼 수 있는 ¬

✷ "바르체(바르 몸체體, 바소체, Barr body)"와

✷ "드럼 칠타打 막대기봉棒 (북채돌기, 드럼스틱, Drumstick)"
모양의 핵(nucleus) 관찰!↘,

즉

➻ '불활성 X-염색체(inactive X-chromosome)'를
관찰함으로써 '여성♀'의 체세포임을
확인·구별할 수 있습니다(그림 14-6).

✍ 아뿔싸!

(그땐 제가 왜 그랬지? 하는 후회의 기억! ↘),

'무릎슬膝 아래하下 의 자식자子 여자녀女'라는 글귀와는 거리가 먼 못난 아빠! ➜ 엄마 뱃속의 첫딸! 거의 열 달 동안의 극심한 "입덧(emesis gravidarum)"으로 하루 '콩두豆 젖유乳' 하나로 겨우 연명했던 안사람의 극심한 고통에도 불구하고(요), '아들이래!, 딸이래?'하고 아내에게 철없이 물었던 질문에 지아비의 부탁이라면 거의 자동-반사적으로 응대해준 안사람! ➜ 진료받는 초음판-검진에서의 질문! (지금 생각해 보아도요) 정말, 지혜롭게 대답해주신 산부인과 전문의-선생님의 답변➜↘.

✷'아직은 알 수 없습니다. 알고 있다 해도 말씀드릴 수 없구요.... (중략)' → (의사선생님의 말씀을 옮겨 듣는 가운데) 처음엔 괜히 서운한 마음 반(½), 낙심 반(½)?의 '없을무無 알지知 입을몽蒙 어리석을매昧' 했던 창피의 기억이 스칩니다(그림 14-7, 14-8).

(이러한 산부인과 선생님의 말씀을 곰곰이 생각해 보며, 좀 더 내용을 살펴보면요↘)

✓'음낭(그늘음陰 주머니낭囊, 음낭, Scrotum)'을 비롯한
✓'음경(그늘음陰 줄기경莖, 음경, Penis)'과
✓'전립선(앞전前 설립立 샘선腺, 전립샘, Prostate)' 등의 발달과
유지에 매우 중요한↘

➽ "Dihydrotestosterone (디하이드로테스토스테론)"의 역할(그림 14-8)!

즉,

이미, ✔ 엄마의 'X-염색체 (X-물들염染 빛색色 몸체體, X-chromosome)'와
✔ 아빠의 'X- 혹은 Y-염색체 (X- or Y-chromosome)'의 융합으로↘
➻ '유전적 성별(남길유遺 전할전傳 과녁적的 성품성性 다를별別,
Genetic sex)'이 (이미) 결정되었음에도(불구하고요)↘,

✷ 임신(≒수정 후) 약 10주에서~ 약 14주경 사이에↘,

✓ "태아(Fetus,♂)"의 '성선(성품성性 샘선腺, 생식샘, gonad)'에서 분비된
"테스토스테론(testosterone)"이

✓ '**목표세포**(눈**목**目 표할**표**標 가늘**세**細 태보**포**胞, Target cell)'에 유입되어,
세포 내 **효소**(➜ *'5-alpha reductase'*)의 작용을 받아,
환원형으로 변형된(☜ 즉, ≒ 5번 탄소에 수소가 결합 된) ↘,

↪ "**디하이드로테스토스테론**(Dihydrotestosterone)"의 작용·활성으로
육안구분이 가능한 남/녀 생식기의 발달을
관찰할 수 있고(요)(그림 14-7, 14-8),

✷ 이러한 이유 등은 (결과적으로) ↘

✷✷✷ **여성**(♀)과 **남성**(♂)의 서로 비슷한 부분의 공유!
즉,
'**상동기관**(서로**상**相 한가지,같을**동**同 그릇**기**器 벼슬**관**官, **상동기관**,
Homologue: 사전적 의미 → 형태나 기능은 다르지만,
발생 기원(등)이 서로 같다고
간주하는 기관)'의 존재를
(재차) 확인·이해·납득할 수 있습니다
(그림 14-7~ 14-11).

동시에,

✷ 임신 약 14주경↘,

↘ '**복강**(배**복**腹 빈속**강**腔, 배안, abdominal cavity)'의 ↘
'**복막**(배**복**腹 막**막**膜, 배막, peritoneum)' 뒤쪽에 위치한 ↘

↘ "**고환**(알**고**睾 알**환**丸, 혹은
쓿은쌀**정**精 새집**소**巢, 고환/정소, Testis)"은
↳ "**서혜관**(쥐**서**鼠 지름길**혜**蹊 대롱**관**管, 샅굴, inguinal canal)"을
경유하여↘,

'**샅**' ➜ 사전적 의미: **두 다리의 사이 혹은 두 물건의 틈** 유의어: 틈(틈극隙), 사이(사이간間) '**사타구니**': '**샅'을 낮잡아 이르는 말** '**고샅**': **골목 사이 혹은 좁은 골짜기의 사이** (및 '**사타구니'를 비유적으로 이르는 말**) 유의어: 골목, 고샅길

↳ "**음낭**(Scrotum)"으로 내려가는 ↘,

↘↘ "**고환하강**(알**고**睾 알**환**丸 아래**하**下 내릴**강**降, 고환내림,

Testicular descent)"이 이루어져 생식능력에 중요 역할!
즉,
→ (흔히) 체온보다 약 3도에서~ 약 4도 낮게 유지해주어,
'정자생성'을 가능하게 함을 확인·관찰할 수 있습니다
(그림 14-12, 14-13).

'시상하부-뇌하수체-성선축'
'Hypothalamus-pituitary-gonadal axis'의 이해

이처럼,
여/남의 **'성(Sex, ♀♂)'**은 확연히 차이가 남에도 불구하고(요)¬,

↔ "**사춘기**(생각할**사**思 봄**춘**春 기약할**기**期, **사춘기**, **Puberty 혹은 gamomorphism**)"
이후 진행되는 2차 '**성징**(성품**성**性 부를**징**徵)'의 유도와 유지에
여성과 남성! 모두 서로 비슷한 효율적 조절의 형태를 볼 수 있습니다.
즉,
㉮ '**시상하부**(볼**시**視 평상**상**床 아래**하**下 떼**부**部, **시상하부**, **Hypothalamus**)'로부터,
→ '성선자극호르몬방출호르몬
(성품**성**性 샘**선**腺 찌를**자**刺 창**극**戟 호르몬 놓을**방**放 날**출**出 호르몬',
생식샘자극호르몬분비자극호르몬,
Gonadotropin releasing hormone, GnRH)'이 분비되어¬,
㉯ '**뇌하수체**(뇌**뇌**腦 아래**하**下 매달릴,드리울**수**垂 덩어리,몸**체**體, **뇌하수체**,
Pituitary gland)' → '**전엽**(anterior lobe)'을 자극!
각각,
↳ → '**난포자극호르몬**(알**난**卵 태보**포**胞 찌를**자**刺 창**극**戟 호르몬 혹은
거를**여**濾 태보**포**胞 찌를**자**刺 창**극**戟 호르몬,
난포자극/여포자극호르몬,
Follicle stimulating hormone, FSH)' 분비와,
↳ → '**황체형성호르몬**(누를**황**黃 몸**체**體 형상**형**形 이룰**성**成 호르몬,
황체형성호르몬, Luteinizing hormone, LH)'을
분비하게 하고(요),
↳ ↔ 분비된 호르몬들은 '**혈행**(피**혈**血 다닐**행**行, **피흐름**, **blood flow**)'을

타고 아래로 내려가는(☜ 해부학적 자세를 기준으로 보면요^^) 긴 여정 끝에,

✷ 남성의 ‘**정소(testis)**’와 여성의 ‘**난소(ovary)**’에 작용하여

✓ ‘**정자의 성숙**’과 ‘**남성호르몬의 분비**’ 및

✓ ‘**난포의 성숙**’ 및 ‘**여성호르몬의 분비**’ 등의 연결-고리로

이어짐을 확인·이해할 수 있습니다(그림 14-14~ 14-17).

♀ 여성 생식 ♀

한편,

✍ “쥐(쥐서鼠)”나 “개(개견犬)”, “고양이(고양이묘猫)”, “토끼(토끼토兎)”, “염소(염소전羝)”, “말(말마馬)”, “코끼리(코끼리상象)”, “양(양양羊)”, “소(소우牛)”, “돼지(돼지돈豚)”, “고슴도치(고슴도치위蝟)” 등의

➜ ‘**포유동물**(먹을포哺 젖유乳 움직일동動 만물물物, **젖먹이동물**, mammal)’은(요),

✔ ‘**발정기**(쏠발發 뜻정情 기약할기期, **발정기**, Estrus)’라는 특정한 시기

➜ 즉, ‘교미(사귈교交 꼬리미尾, 사전적의미: 생식을 하기 위하여 동물의 암컷과 수컷이 성적인 관계를 맺는 행동)’가 가능한 시기를 갖고 생을 유지하는데(요),

이와는 대조적으로 ⇔

“ 인간(사람인人 사이간間, 사람, HUMAN) ”을 비롯한 ‘침팬지’, ‘오랑우탄’ 등과 같은

‘**영장류**(신령영靈 길장長 무리류類, **영장류**, Primate)’는

‘**발정기**’와 무관한 배려심에 감사와 함께,

➜ **현, 지구의 인구** → **약 78억 명**이라는 인류-번성에 경이로움 마저 느끼게 됩니다(그림 14-18).

더욱이,

✔ “**인간(Human)**”은 ‘**단자궁**(홑단單 자녀자子 집궁宮, **단순자궁**, simplex uterus)’이라는 특성을 보이는 존재·이유(등으)로

➜ 다른 동물에 비해 적은 수를 출산하고(요),

➜ 서고 걷기까지 다른 동물에 비해 오랜 시간 양육하는(해야 하는) 모습을 떠올릴 때면(요), 잔잔한 감동마저 밀려오는 듯합니다(그림 14-18).

(이러한 인류-번성에 근간이 되는 ↘)

✔ ‘여성’의 “**월경주기**(달월月 지날경經 돌주週 기약할기期, **월경주기**, Menstrual cycle)”!.

➜ **약 28일** ➜ ≒ **672시간**(≒ 40,320분)을 한 ‘주기(cycle)’로 멈춤 없이 돌고 또 도는 정상-순환의 모습(그림 14-19~ 14-25)!

✍ (월경 첫날을 "월경주기"의 '제1일'로 시작하여, 정확히 28일 주기를 지닌➜) 저의 '아내'!,

(제 '아내'의 경우를 상기해 보면요↴)

㉮ (장모님의) 배 속에 있을 때 '아내'의 난소(ovary)에는↴,

↠ 약 500만 개에서~ 약 700만 개의 난자들(ova ☜ ovum의 복수)이 존재!

㉯ (충남 논산에서) 태어날 무렵, '아내'의 난소(ovary)에는↴,

↠ 약 100만 개에서~ 약 200만 개의 난자들이 존재!

즉, ☞ "난조세포(알난卵 조상조祖 가늘세細 태보포胞, 난조세포, oogonium)"의↴

→ '유사분열(있을유有 실사絲 나눌분分 찢을열裂, 유사불열, mitosis)'을 거쳐 생성된 ↴

☞ "1차 난모세포(한일一 버금차次 어미모母 가늘세細 태보포胞, 1차 난모세포, primary oocyte)"가 (장모님의 배 속에 있을 때, 이미→) 생성-간직한 상태로 태어나 아동기 '난소-불활성화'를 유지하다가(요)↴

(그림 14-23)

㉰ "초경(처음초初 지날경經, 첫 월경, Menarche)"이 시작된, (국민학교 6학년 = 13세) '아내'의 난소(ovary)에는↴,

↠ 약 30만 개에서~ 약 40만 개의 난자들이 존재!

그러나,

매달 1개의 '난자(ovum)'만이 '배란(ovulation)'이 되면요,

↠ 1년 열두 달(=12개월) 동안 12개의 난자를 배란!

만약(저의 아내가↴),

쉰세 살(=53세)까지 '배란'한다고 가정하면(요)(13세~23세~33세~43세~53세↴),

↠ 약 40년간을 배란!

(여기서 약 40년간의 배란되는 난자 수를 어림해 보면요↴)

↠ 1년 12개 난자 × 40년 = 약 480개의 '난자(ovum)'를 배출!

(✻ 물론, 정상 여성의 경우 평생 300개~ 500개 난자를 배출하지만요....^^)

(이를 다른 각도! ➜ 즉, 역-거스를역逆-으로 생각해 보면요↴)

㉮ (장모님의) 배 속 시절의 아내 : 약 500만개 – 480개 = 약 4,999,520개~

약 700만개 – 480개 = 약 6,999,520개 퇴화!

㉯ 태어날 무렵 : 약 100 만개 – 480개 = 약 999,520개~

약 200 만개 - 480개 = **약 1,999,520개 퇴화!**

㊁ "초경" 시작, (=국민학교 시절) : 약 30만개 - 480개 = **약 299,520개~**

약 40만개 - 480개 = **약 399,520개 퇴화!**

(➜ 여기서 다시, 사춘기 무렵에 존재하는 40만 개의 난자-㊁-를 더듬어 생각해보면요↓.)

㊁-1 ✷ 40만 개의 난자에서 10년 동안 배란과 퇴화에 소요되는 총 난자는

(☜ 53세까지 즉, 40년 동안 월경을 한다고 가정하면요) → 10만 개의 난자 소요!

따라서 → 1년(= 12개월)이면 → 10,000개소요!

㊁-1 ✷ ↳ 한 달이면(☞ 10,000개 ÷ 12개월은 →) ➜ 약 833개의 (난자)소요!

즉,

약 833개 중에서 ➜ 832개는 **'퇴화(degradation)'**되고요,

건강하고 강인한 **1개의 난자(ovum)**가 **'배란(ovulation)'**됨을

확인·이해할 수 있습니다

(➜ 이것은 아마도 매달 약 833분의 1의 경쟁률을 뚫고 가장 좋은 '난자(ovum)'만을 배출하게끔 해주시는 ❝조물주의 배려❞에 경탄과 탄복의 마음을 가져봅니다.

v _ v) (그림 14-20).

✍ 물론, (저의 아내는요) "월경주기"의 절반을 **'통증(아플통痛 증세증症, PAIN)'**으로 인해,

'약(약약藥, pharmacon)'을 늘 달고 사는 운명^^

그럼에도요, ➼ **두 보물**들(= 큰딸, 작은 아들)을 출산한 현실에

❛**감사의 마음**❜을 가져봅니다(그림 14-19~ 14-25).

한편,

♥ ❛**월경주기(Menstrual cycle)**❜는(요),

✔ **'난소(알난卵 새집소巢, 난소, Ovary ➜ 난자세포의 성장-발육)'**의 변동과

✔ **'자궁(자녀자子 집궁宮, 자궁, Uterus** ➜ 아가의 정착과 발육을 위한 준비**)'**

특히,

'자궁내막(자녀자子 집궁宮 안내內 막막膜, 자궁속막, Myometrium)'의

상태-변동으로 나누어 설명하는 것이 일반적(≒통상적)임을

확인할 수 있습니다(14-20, 14-24).

따라서(저희도 역시),

♥ ❛**난소**❜의 입장:

➜ **'난소주기(알난卵 새집소巢 돌주週 기약할기期, Ovarian cycle)'**를

㉮ '난포기(알난卵 태보포胞 기약할기期, 난포기, Follicle phase)

즉,

주기 시작 1일부터~ 성숙 난포가 형성되는 약 14일까지의 기간으로→,

✓ '난포자극호르몬(알난卵 태보포胞 찌를자刺 창극戟 호르몬, Follicle stimulating hormone, FSH)'의 작용을 받아 ✷'난자(ovum)'의 발육과 ✷'난포(follicle)'의 발달-성숙' 및 (그림 14-19, 14-20) →

✓ '난포자극호르몬(FSH)'과 '황체형성호르몬(누를황黃 몸체體 형상형形 이룰성成 호르몬, luteinizing hormone, LH)'의 자극(등)으로

↠ '난포막세포(알난卵 태보포胞 막막膜 가늘세細 태보포胞, 난포막세포, theca cell)'와

↠ '과립막세포(낟알과顆 알립粒 막막膜 가늘세細 태보포胞, 과립막세포, granulosa cell)'의 자극 및 → 신호전달(signal transduction) 반응(등)으로→,

➜ "에스트로겐(Estrogen)"의 생성·분비가 증가 되어,

↳ ✷'성숙난포의 형성' 및

↳ ✷'여성의 2차 성징의 발현과 유지'

등의 역할(그림 14-26, 14-27)

그리고,

㉯ '황체기(Luteal phase: 배란 후~ 다음 월경까지)'로 구분하고(요)(그림 14-19, 14-20),

※ 난소주기(Ovarian cycle) = ㉮ 난포기(follicle phase) + ㉯ 황체기(luteal phase)

↘ '배란(Ovulation)' 은 '기(phase)'로 구분하지 않고요(☜저희는), 구분의 경계선으로만 간주하려 합니다 (그림 14-21~ 14-23).

특히,

'배란' 된 '난자(Ovum)'는(요)→

➸ '제2 감수분열(Meiosis II)'의

➸ **'중기(metaphase)'의 정지** 상태로 난소 바깥으로 배출!

즉,

✓ 한 개의 **'2차 난모세포**

(두**이**二 버금**차**次 알**난**卵 어미**모**母 가늘**세**細 태보**포**胞,

secondary oocyte)'와

✓ 한 개의 **'제1 극체** (차례**제**第 한**일**一 다할**극**極 몸**체**體,

1st first polar body)'로 분열-정지 상태로

난소에서 배출!,

이처럼 성공적인 배란은(요)↘

➻ (여성호른몬→) **"에스트로겐(Estrogen)"**의 강한

"양성되먹이(positive feedback)" 기전으로

유도되는 '황체형성호르몬

(Luteinizing hormone, LH)'의

폭발적 생산·분비!

즉,

➸ **' 엘-에치 써쥐,** LH surge ' (등으)로 유도되는 생리 반응을

확인·이해할 수 있습니다(그림 14-21~ 14-23).

이러한 LH-호르몬의 폭발적 생성·분비로 난소-막을 찢어

→ 난자가 배출되게 하는

(☜ 여기에 '프로스타글란딘, prostaglandin' 등이 관여) 배란과

함께 **✓기초체온의 상승**과 남아 있는 난포는

✓'황체(누를**황**黃 몸**체**體, **황체**, corpus luteum)'가

되어 **✷'에스트로겐(estrogen)'**과

✷'프로게스테론(progesterone)' 및

✷'인히빈(inhibin)'(등)을 생성-분비하여

재-배란 방지 및 아가가 살 집을 튼튼히 하는 등의 역할!

그러나,

상황이 허락지 않을 경우(☜ 미-수정 시) 황체는

그 기능을 줄이고(☜ 여기에 프로스타글란딘 등 관여)

급기야,

↔ '백체(흰백白 몸체體, 백체, Corpus albicans)'로 퇴화 및 위축되어 난소주기의 끝과 함께 처음으로 되돌아서는 순환을 이어가는 것으로 확인납득할 수 있습니다(그림 4-19~ 4-23, 4-28).

⇔ 반면,

♥ '자궁'의 입장(☞ ≒ 자녀자子 집궁宮 돌주週 기약할기期):

➜ '자궁내막(자녀자子 집궁宮 안내內막 막膜, 자궁속막, Myometrium)'의 상황은(요)(그림 14-24, 14-25),

※ 자궁 주기(Uterine cycle) = ㉮ 월경기 + ㉯ 증식기 + ㉰ 분비기

㉮ '월경기(달월月 지날경經 기약할기期, 월경기, Menstrual phase)'에 이르러 황체의 '퇴화' ➜ '에스트로겐'과 '프로게스테론'의 분비 감소

➜ 자궁내막 '나선동맥(소라나螺 돌선旋 움직일동動 맥맥脈, spiral artery)'의 수축과 허혈 및 괴사 등, ... 결과적으로 자궁내막의 탈락-배출! ➜

㉯ '증식기(더할증增 번성할식殖 기약할기期, 증식기, Proliferative phase)'로 이어지고,

㉰ '분비기(나눌분分 샘물흐르는모양비泌 기약할기期, 분비기, Secretory phase)'로 진행되면서 ✓세포의 증식 및 ✓풍부한 영양상태 등 수정란 착상에 최적의 조건을 형성함을 아울러 확인·이해할 수 있습니다(그림 14-19~ 14-28).

✍ 문득, 저의 아내와 훌륭하게 자라준 20대의 큰딸! 한동안 떨어져 있다가 집이라는 공동 공간에 함께 머물면서 나타나는 생리현상!

♥ '월경동기성(달월月 지날경經 같을동同 기약할기期 성품성性, 월경동기성, Menstrual synchrony)'

즉, 월경주기가 약 2주 간격으로 서로 달랐던 엄마와 딸의 월경주기가 서로 비슷해지는 모습을 간접적으로 보면서요 '페로몬(pheromone)' 등,... 훌륭한 선물을 주신 조물주의 배려에 머리를 숙여봅니다 (그림 14-29).

♂ 남성 생식 ♂

(사람의 경우)

☞ '정액(쓿은쌀정精 진액액液, 정액, Seminal fluid 혹은 semen 및 sperma)'은

✔ '고환(알고睾 알환丸, 고환, Testis: 복수 testes)'의

➜ '정세관(쓿은쌀정精 가늘세細 대롱관管, 정세관, Seminiferous tubule)'에서

(사춘기 이후부터 진행되는 ⤵),

➜❶ "정조세포(쓿은쌀정精 조상조祖 가늘세細 태보포胞, 정조세포, Spermatogonium)"의⤵

'유사분열(있을유有 실사絲 나눌분分 찢을열裂, 유사분열, mitosis)'과 함께 이어지는,

➜❷ "정모세포(쓿은쌀정精 어미모母 가늘세細 태보포胞, 정모세포, Spermatocyte)"의⤵

'감수분열(덜감減 셀수數 나눌분分 찢을열裂, 감수분열, meiosis)'로 생성된⤵,

✷ 길이 약 40㎛ (=0.00004m)~ 약 60㎛ (=0.00006m)의⤵

➜❸ '정자(쓿은쌀정精 자녀자子, 정자, Sperm 혹은 spermatozoon: 복수 spermatozoa)'와 함께

(그림 14-33~ 14-35)

✔ '정낭(쓿은쌀정精 주머니낭囊, 정낭, Seminal vesicle)' 및

✔ '전립선(앞전前 설립立 샘선腺, 전립샘, Prostate)'에서 생성-분비된 ⤵

✷ 에너지원 및 ✷ 알칼리-중화액 등의 도움을 받아 '난자(ovum)'를 향해 헤엄쳐 갈 힘(등)을 얻은 복합-액체성 물질로 구성된 것이 '**정액**'으로,

(그림 14-32)

➜ 1회 사정량 → 약 2mℓ (= 0.002 ℓ) ~ 약 5mℓ (= 0.005 ℓ)!

그중에서(≒ 정액에서)⤵,

➜ '정자'는 약 40,000,000(=4천만) 마리에서~ 500,000,000(=5억) 마리의 어마어마한 수를 보이는 '유성생식(gametogony)'의 근본 물질임을 확인·이해할 수 있습니다(그림 14-30~ 14-37).

♥ **세르톨리세포**(Sertoli's cell 혹은 **버팀세포**, supporting cell):
'정세관' 안에서 분열 중인 정자에 영양공급
및 지지해주는(등) 세포
♥ **라이디히세포**(Leydig cell 혹은 **사이질세포**, interstitial cell):
'정세관'과 '정세관' 사이에서 남성호르몬 ➔
'테스토스테론(testosterone)'을 생합성-분비
(등의) 세포 (그림 14-35, 14-36)

동시에,

♥ **'사정**(쏠**사**射 쓿은쌀**정**精, **사정**, Ejaculation)'은(요),
정신·물리적 자극(등)으로 유도되는
'성적 흥분(성품**성**性 과녁**적**的 일어날**흥**興 떨칠**분**奮, eroticism)'이
✓ **'부교감신경**(버금**부**副 사귈**교**交 느낄**감**感 영혼**신**神 지날**경**經, parasympathetic nerve)'
활성(등)으로 이어지고(요),
✓ (기체-형상을 지닌➔) **'일산화질소**(한**일**一 실**산**酸 될**화**化 가득찰**질**窒 흴**소**素, **일산화질소**,
Nitric oxide, NO)'(등)를
신경전달물질(neurotransmitter)로 사용하여
(그림 14-38),
✓ **'음경동맥**(그늘**음**陰 줄기**경**莖 움직일**동**動 맥**맥**脈, **음경동맥**, penile artery)'(등)의 확장
및 혈류증가를 유도! (연이어➔) <u>**불규칙한 구조의 혈관-공간**</u>인
음경의 해면체, 즉,
✷ 1쌍의 **'음경해면체**(그늘**음**陰 줄기**경**莖 바다**해**海 솜**면**綿 몸**체**體,
음경해면체, corpus cavernosum)'와
✷ 1개의 **'요도해면체**(오줌**요**尿 길**도**道 바다**해**海 솜**면**綿 몸**체**體, **요도해면체**,
corpus spongiosum)'에 혈액을 채워
✓ **'발기**(우쩍일어날**발**勃 일어날**기**起, **발기**, Erection)'의 완성!
그리고,

그 흥분이 절정에 이르면(요),
'교감신경(sympathetic nerve)'의 활성(등)이 작용하여
'정액'을 배출하는↴

✓ '사정(쏠사射 쓿은쌀정精, 사정, Ejaculation)'을 통해 '정자'의 체외-배출이 이루어짐을 확인·이해할 수 있습니다 (그림 14-30~ 14-33, 14-37).

- '정자'의 이동경로 -

❶ 정세관(쓿은쌀정精 가늘세細 대롱관管, 정세관, Seminiferous tubule) ➜

❷ 정소상체(쓿은쌀정精 새집소巢 위상上 몸체體, 부고환, Epididymis) ➜

❸ 정관(쓿은쌀정精 대롱관管, 정관, Vas deferens) ➜

❹ 사정관(쏠사射 쓿은쌀정精 대롱관管, 사정관, Ejaculatory duct) ➜

❺ 요도(오줌요尿 길도道, 오줌길, Urethra) (그림 14-30)

♂ 첨단체 반응(Acrosome reaction) 과 착상(Implantation) ♀

♂ 아빠의 '정자(sperm)'와 ♀엄마의 '난자(ovum)'가 만나 서로 융합하는,

☞ • 수정(받을수受 쓿은쌀정精, 수정, Fertilization) • 은

✔ "첨단체 반응(뾰족할첨尖 끝단端 몸체體 되돌릴반反 응할응應, 첨단체반응, Acrosome reaction)"!

즉,

✷ '정자'의 머리 부분에 존재하는 '첨단체(acrosome)'와

✷ '난자'의 '투명층(통할투透 밝을명明 층층層, 투명띠, zona pellucida)'이 접촉하여 '첨체'에서 분비되는 단백질 분해효소(등)의 작용으로 난자의 막이 얇아지고 급기야 구멍이 나는 결과를 가져와 정자가 난자 안으로 진입하는 반응을 의미하고(요),

♥ 하나의 '정자'가 약 5억 대 1의 행운을 얻어, 난자에 들어가면, 더 이상의 정자가 난자에 들어가는 것을 방지하기 위해 나타나는 반응!,

즉↴,

✔ "피질 반응(가죽피皮 바탕질質 되돌릴반反 응할응應, 피질반응, Cortical reaction)"(등)이 일어나,

➜ 정상 "수정란(받을수受 쓿은쌀정精 알란卵, 수정란, fertilized ovum 혹은 oosperm)" 형성의 완성을 확인·이해할 수 있습니다(그림 14-39).

또한,

(일반적으로 흔히⌐.)

☞ ❛수정(Fertilization)❜ 은(요),

✓ '난관(알난卵 대롱관管, 혹은 실어낼수輸 알란卵 대롱관管, 자궁관 혹은 나팔관, Fallopian tube)'의 '팽대부(부풀팽膨 큰대大 떼부部, 팽대부, ampulla)'에서 이루어지는 것으로 알려져 있고(요 ➜ 그러나 꼭 그렇지 않은 예외도 있습니다),

('난관'을 이동하는 동안 '세포분열'이 일어나⌐)

↳ 수정 후,

약 3일 정도 지나면 뽕나무-열매(→'오디')를 닮아 이름 붙인⌐,

✓ '상실배(뽕나무상桑 열매실實 아이밸배胚, 오디배, Morula)'!

즉, 세포가 약 16조각이 확인되는 시기(≒ 16 세포기)를 지나,

세포분열이 지속-이어져,

✓ '포배(태보포胞 아이밸배胚, 주머니배, Blastocyst)'를 거쳐

'자궁내막(myometrium)'에 파고 들어가는 ⌐

✔ ❛착상(붙을착着 평상상床, 착상, Implantation)❜ 이

✷ '자궁저(자녀자子 집궁宮 밑저低, 자궁바닥, Fundus)' 혹은

✷ '자궁체(자녀자子 집궁宮 몸체體, 자궁몸통, Body)'(등)에서 이루어져⌐,

(그림 14-40~ 14-43)

➜ "배자발생(아이밸배胚 자녀자子 쏠발發 날생生, 배자발생, Embryogenesis)"(등)이 지속하여,

✓ ㊤ "외배엽(바깥외外 아이밸배胚 잎엽葉, 외배엽, Ectoderm)"과,

✓ ㊥ "중배엽(가운데중中 아이밸배胚 잎엽葉, 중배엽, Mesoderm)",

✓ ㊦ "내배엽(안내內 아이밸배胚 잎엽葉, 내배엽, Endoderm)",,,

➜➜➜➜ ❝ᄉᆞ람(HUMAN)❞이 됨을 확인·이해할 수 있습니다(그림 14-44~ 14-46).

(임신 초기에 급격히 증가하는 호르몬⌐)

☞ '융모성성선자극 호르몬(가는베융絨 털모毛 성품성性 성품성性 샘선腺 찌를자刺 창극戟 호르몬, Human chorionic gonadotropin, hCG)'은 임신 초기 ➜

소변으로 배출되는 이유(등으)로 진단에 유용한 호르몬으로,
임신의 유지(등)에 연관성이 있고(요),

✓ 마지막 월경주기의 첫날부터 계산하여 약 40주(≒약 280일) 동안 지속유지!

✷ '**태아**(아이밸**태**胎 아이**아**兒, **태아**, fetus)'가 세상 밖으로 나오게 되는 과정을↘

➜ '**분만**(나눌**분**分 해산할**만**娩, **분만**, Parturition)'이라는 용어로 표현함을 확인·이해·납득할 수 있습니다 (그림 14-47~ 14-49). -감사합니다-

"인체 생식기의 구조와 생리" 편에서,
꼭! '숙지-기억' 해 주시면 도움이 되는 (시험준비 등) 핵심어"는요^^

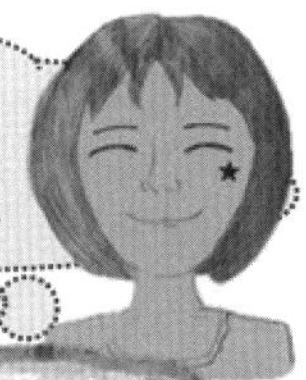

MEMO
인생에는 공짜가 없다

똑똑똑
누구니?
샌애긔예요.
너구나

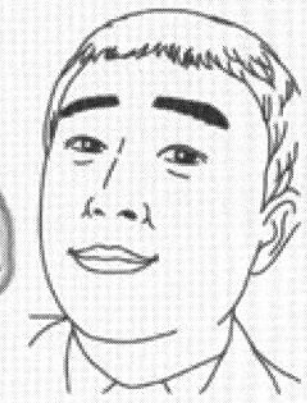

교실 게시판

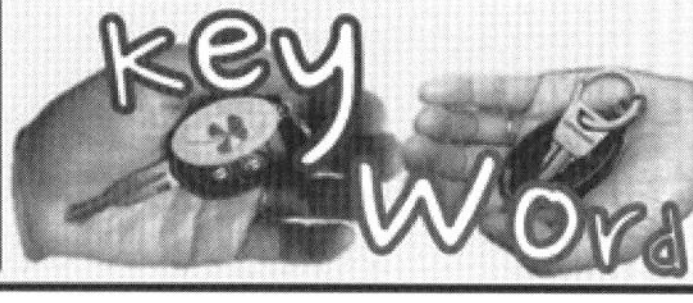

중환者교수님의 말씀을 받아드릴 것입니다♥

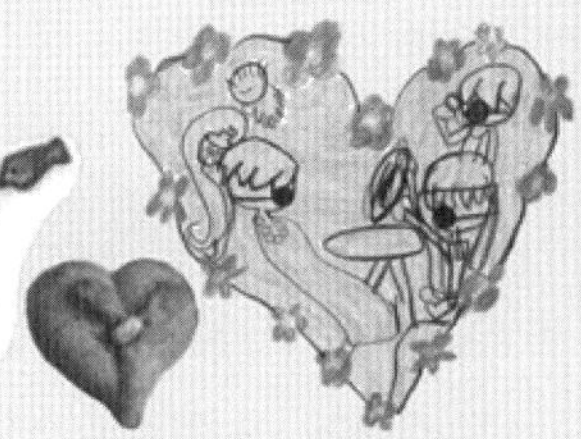

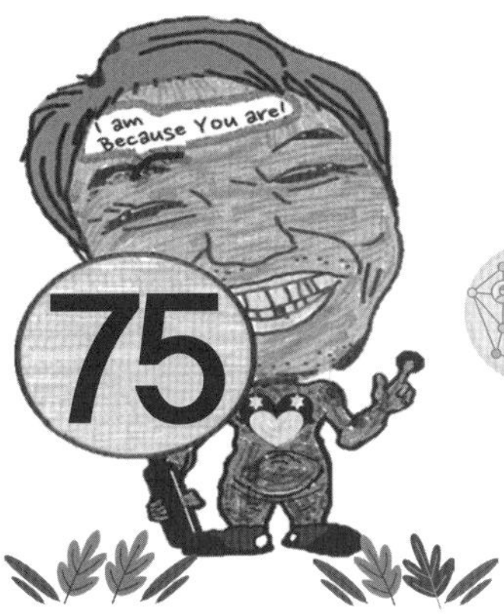

"내용 이해를 위해서 라면, 창피함도
감당할 수 있는,, 줗아니? 살신성인의 장?"

" 줗아나?

니는, 남 때리지 말고,
마저라 잉 ?
때린 노믄 다리 오구리고자고,
마즌 노믄 다리펴고 잔당께 ~ ! "

" 줗아나?

이 할미, 유언이랑께 ?
벼남엄는 예수 잘~ 미꼬,
일점, 일획또 벼남엄는
성경만 부뜨러라~ 잉 ? "

" 이 세상 싸람, 날 몰라조도,
이 세상 싸람~, 날~ 몰라조도
이 세상 싸람, 날 몰라조도,
뒤 도라 서지 안컸네……,
세상짐 지고 십짜가 보네~"

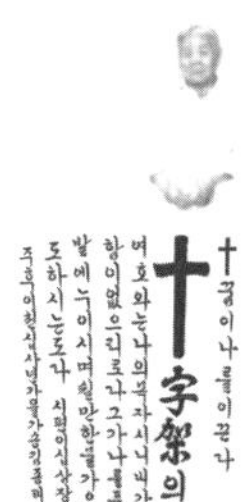

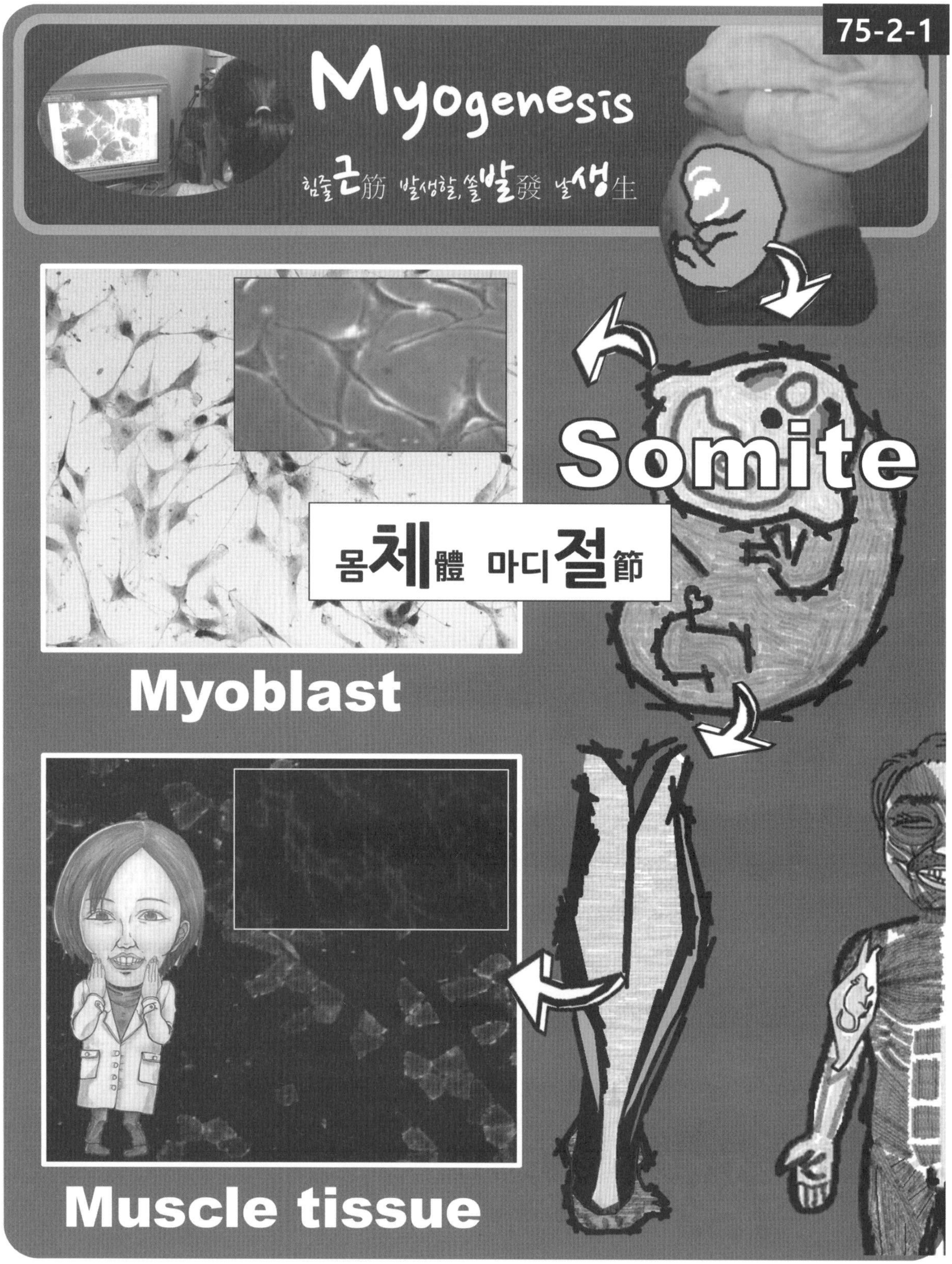
75-2-1
Myogenesis
힘줄근筋 발생할,쏠발發 날생生
Somite
몸체體 마디절節
Myoblast
Muscle tissue

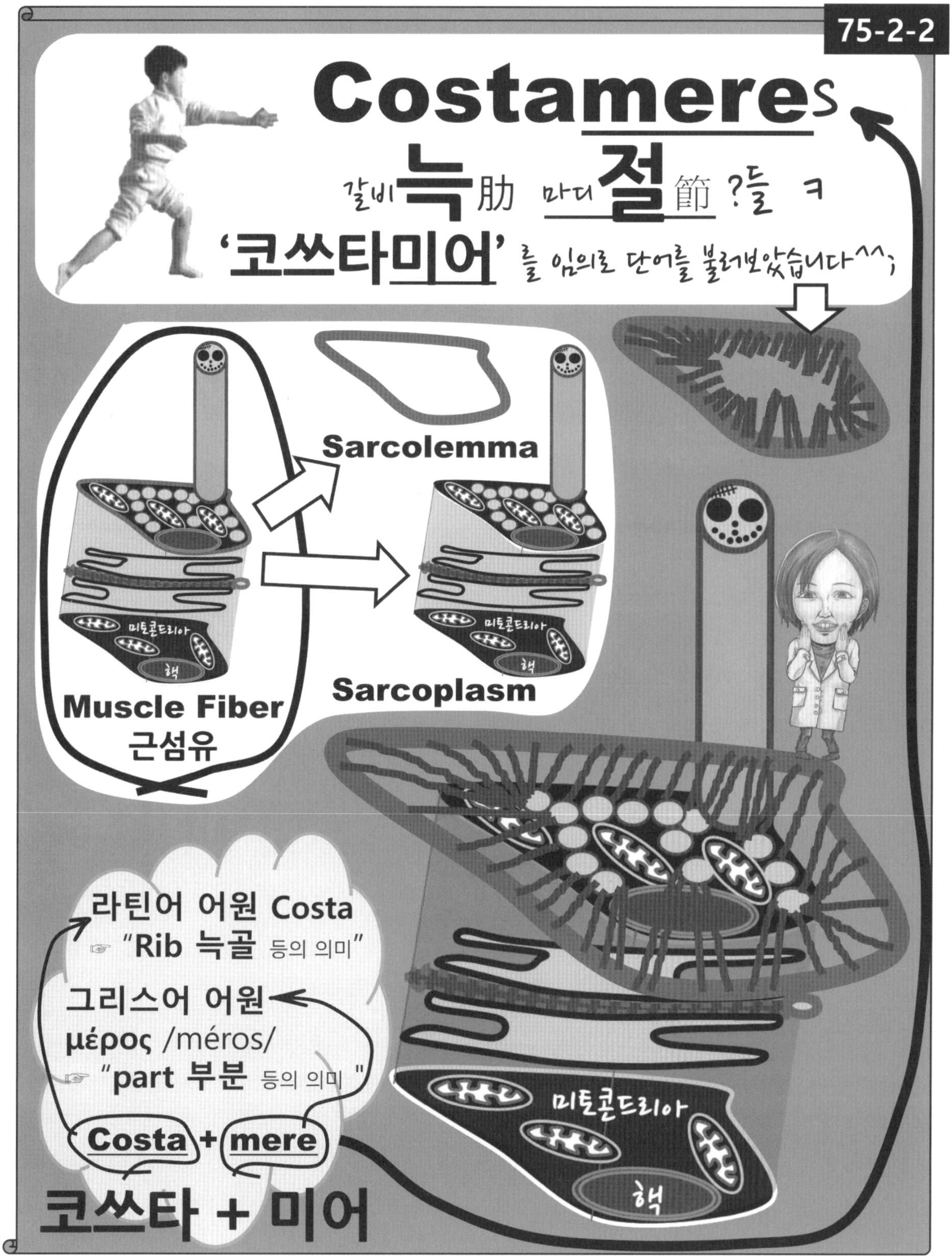
75-2-2
Costameres
갈비 늑 肋 마디 절 節 ?들 ㅋ
'코쓰타미어' 를 임의로 단어를 불러보았습니다^^;
Sarcolemma
미토콘드리아
핵
Muscle Fiber
근섬유
Sarcoplasm
미토콘드리아
핵
라틴어 어원 Costa
☞ "Rib 늑골 등의 의미"
그리스어 어원
μέρος /méros/
☞ "part 부분 등의 의미"
Costa + mere
코쓰타 + 미어

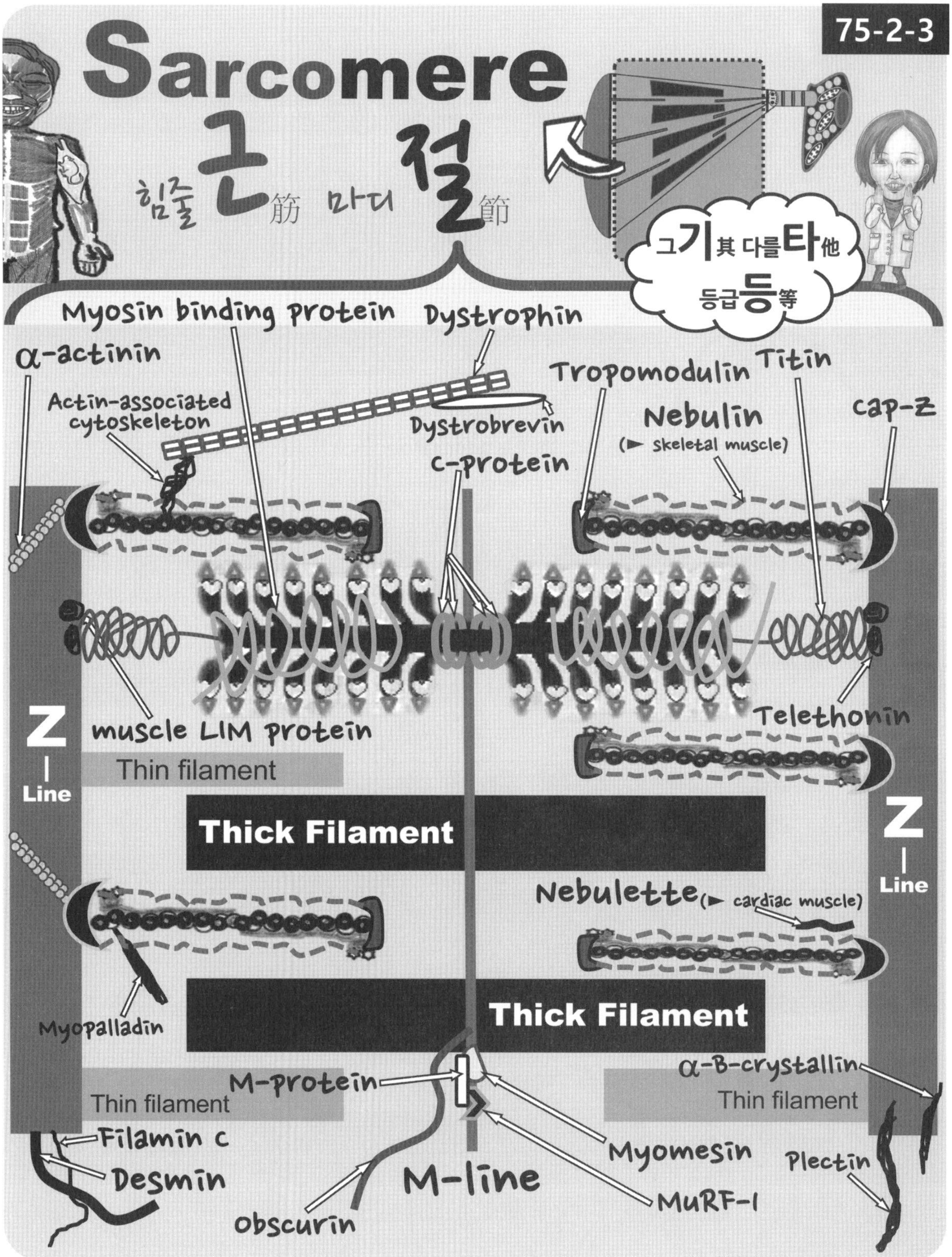
75-2-3
Sarcomere
힘줄 근 筋 마디 절 節
그 기 其 다를 타 他
등급 등 等
Myosin binding protein
Dystrophin
α-actinin
Actin-associated cytoskeleton
Dystrobrevin
Tropomodulin
Titin
Nebulin
(► skeletal muscle)
cap-Z
C-protein
muscle LIM protein
Telethonin
Z Line
Thin filament
Thick Filament
Nebulette (► cardiac muscle)
Myopalladin
Thick Filament
M-protein
α-B-crystallin
Thin filament
Thin filament
Filamin C
Desmin
Myomesin
Plectin
M-line
MuRF-1
obscurin

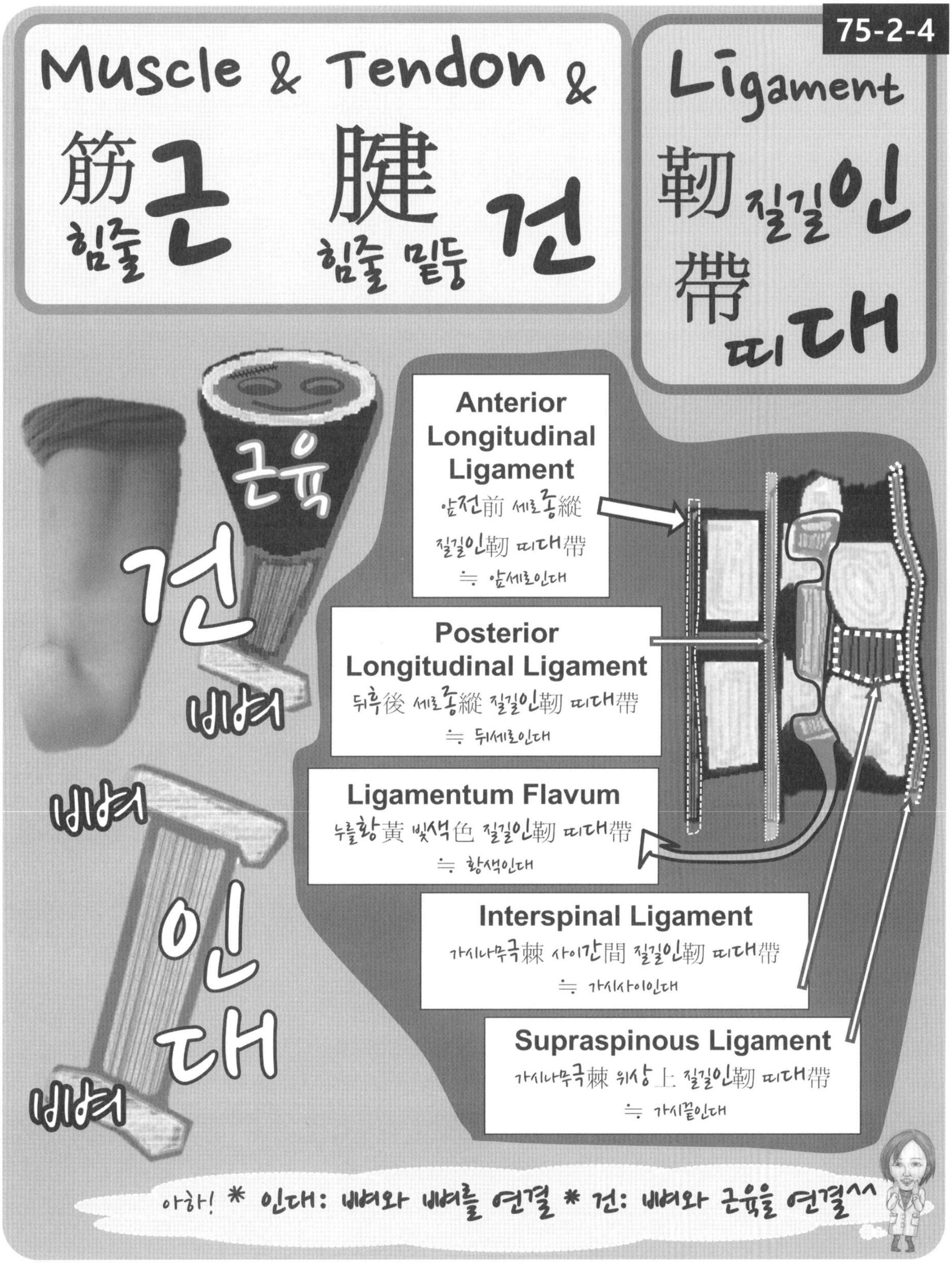
75-2-4
Muscle & Tendon &
筋 힘줄 근
腱 힘줄 밑둥 건
Ligament
靭 질길 인
帶 띠 대
근육
건
뼈
뼈
인대
뼈
Anterior Longitudinal Ligament
앞전前 세로종縱 질길인靭 띠대帶
≒ 앞세로인대
Posterior Longitudinal Ligament
뒤후後 세로종縱 질길인靭 띠대帶
≒ 뒤세로인대
Ligamentum Flavum
누를황黃 빛색色 질길인靭 띠대帶
≒ 황색인대
Interspinal Ligament
가시나무극棘 사이간間 질길인靭 띠대帶
≒ 가시사이인대
Supraspinous Ligament
가시나무극棘 위상上 질길인靭 띠대帶
≒ 가시끝인대
아하! * 인대: 뼈와 뼈를 연결 * 건: 뼈와 근육을 연결^^

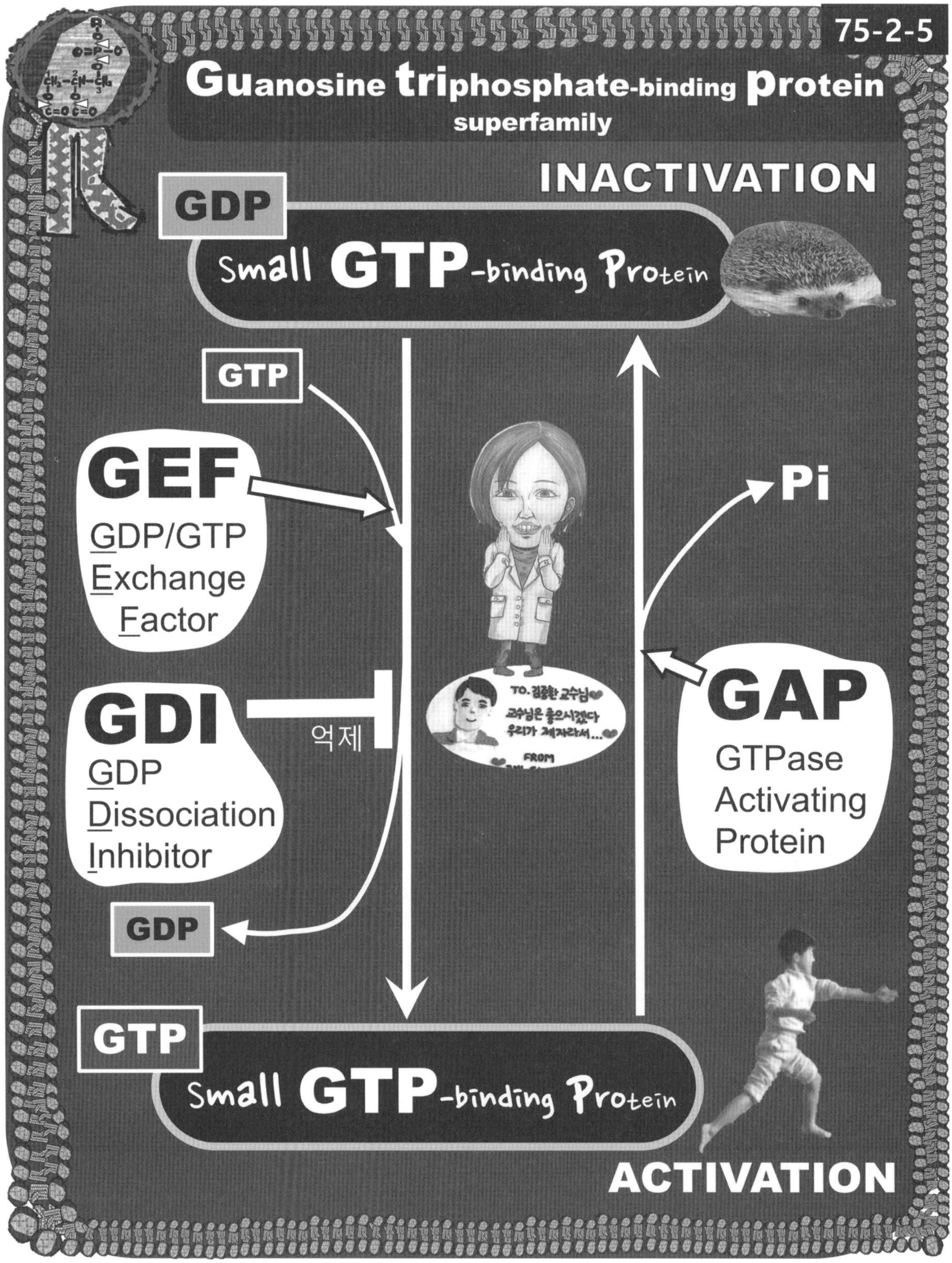
75-2-5
Guanosine triphosphate-binding protein
superfamily
INACTIVATION
GDP
Small GTP-binding Protein
GTP
GEF
GDP/GTP
Exchange
Factor
GDI
GDP
Dissociation
Inhibitor
억제
GDP
Pi
GAP
GTPase
Activating
Protein
TO. 김종환 교수님
교수님은 좋으시겠다
우리가 제자라서...
FROM
GTP
Small GTP-binding Protein
ACTIVATION

75-2-6

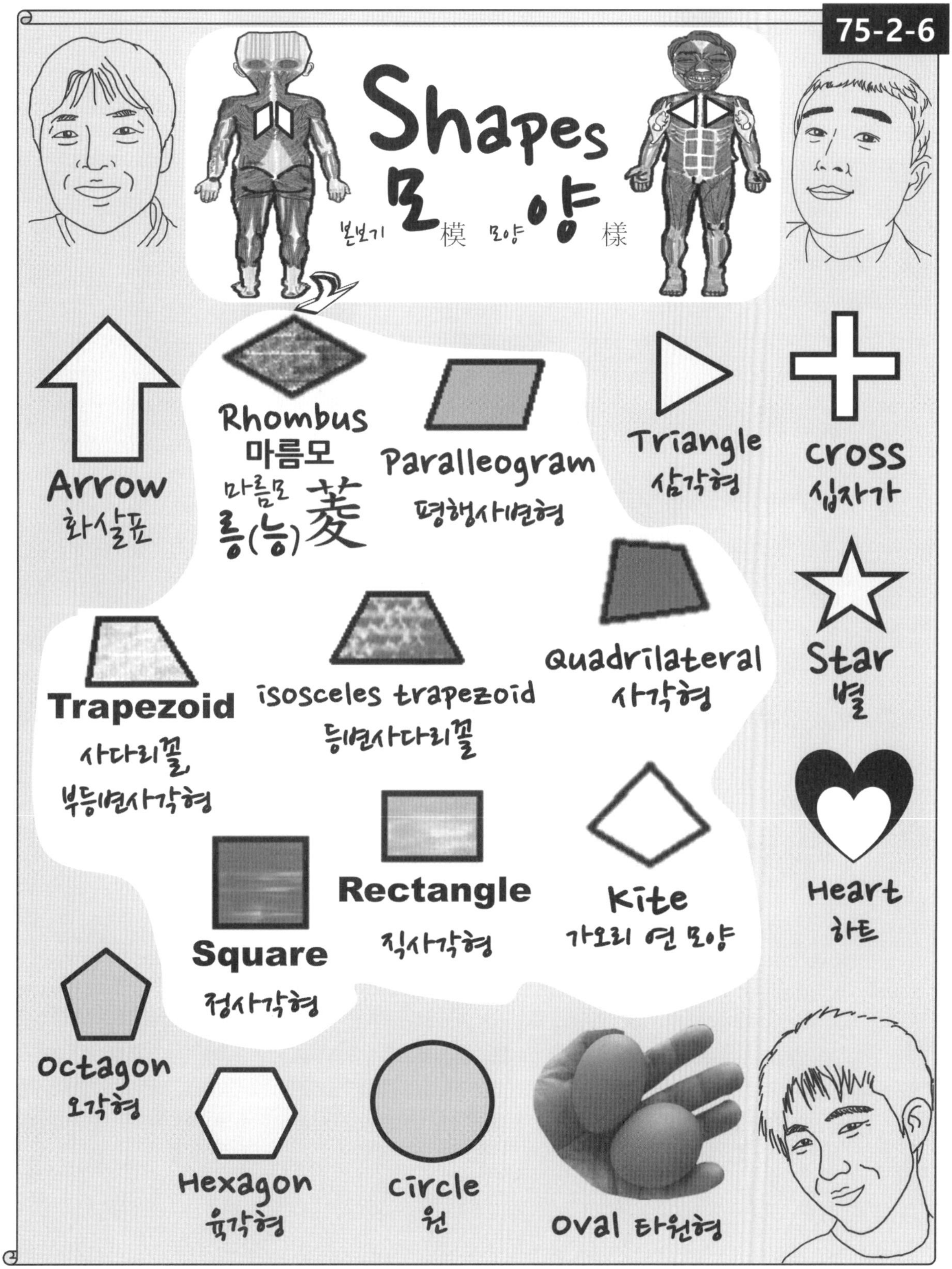

Shapes
모양
본보기 모 模 모양 양 様
Rhombus
마름모
마름모
릉(능) 菱
Paralleogram
평행사변형
Triangle
삼각형
cross
십자가
Arrow
화살표
Quadrilateral
사각형
Star
별
Trapezoid
사다리꼴,
부등변사각형
isosceles trapezoid
등변사다리꼴
Rectangle
직사각형
Kite
가오리 연 모양
Heart
하트
Square
정사각형
Octagon
오각형
Hexagon
육각형
circle
원
Oval 타원형

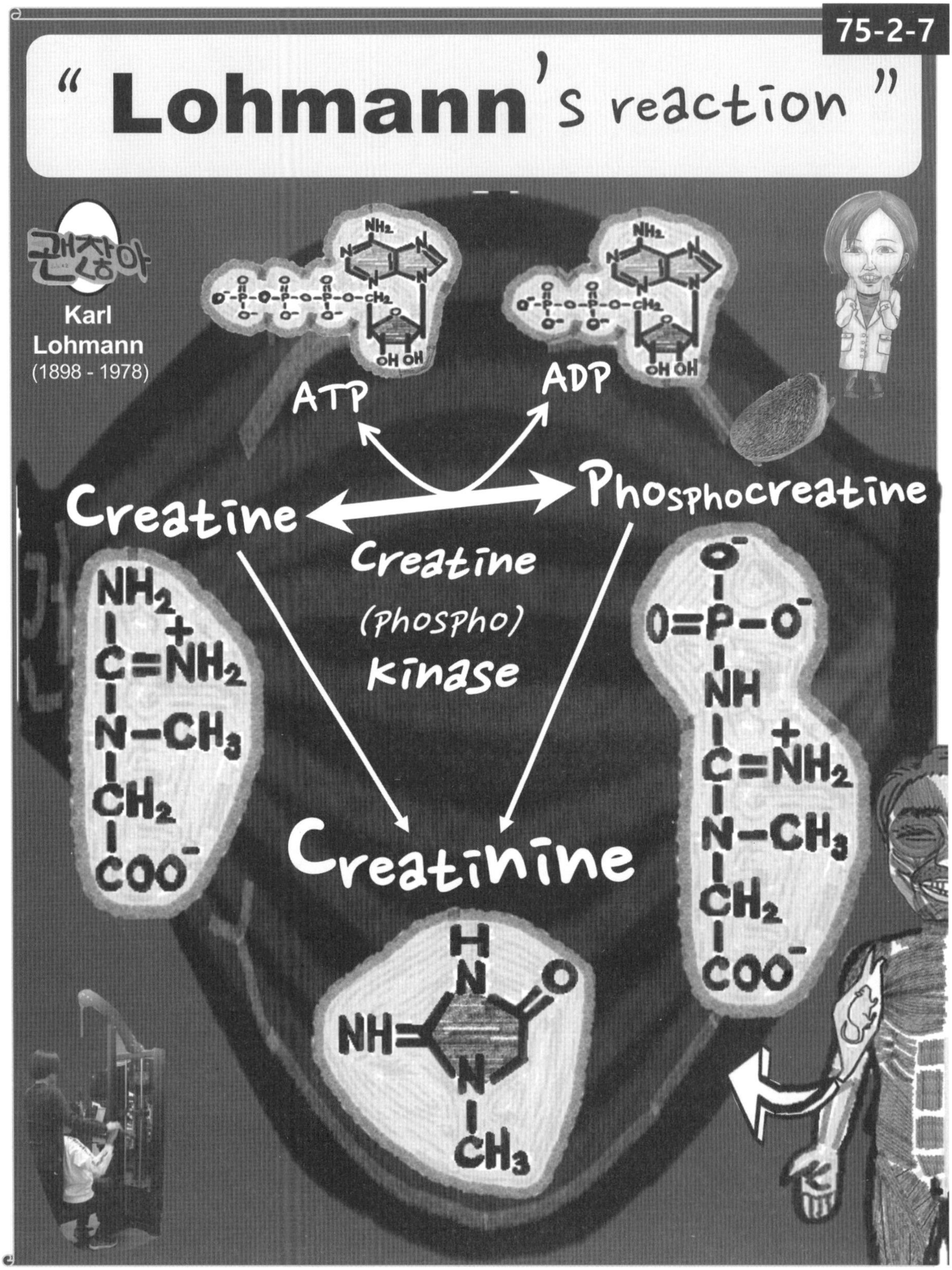
75-2-7
" Lohmann's reaction "
괜찮아
Karl
Lohmann
(1898 - 1978)
ATP
ADP
Creatine
Phosphocreatine
Creatine
(phospho)
kinase
Creatinine

75-2-8

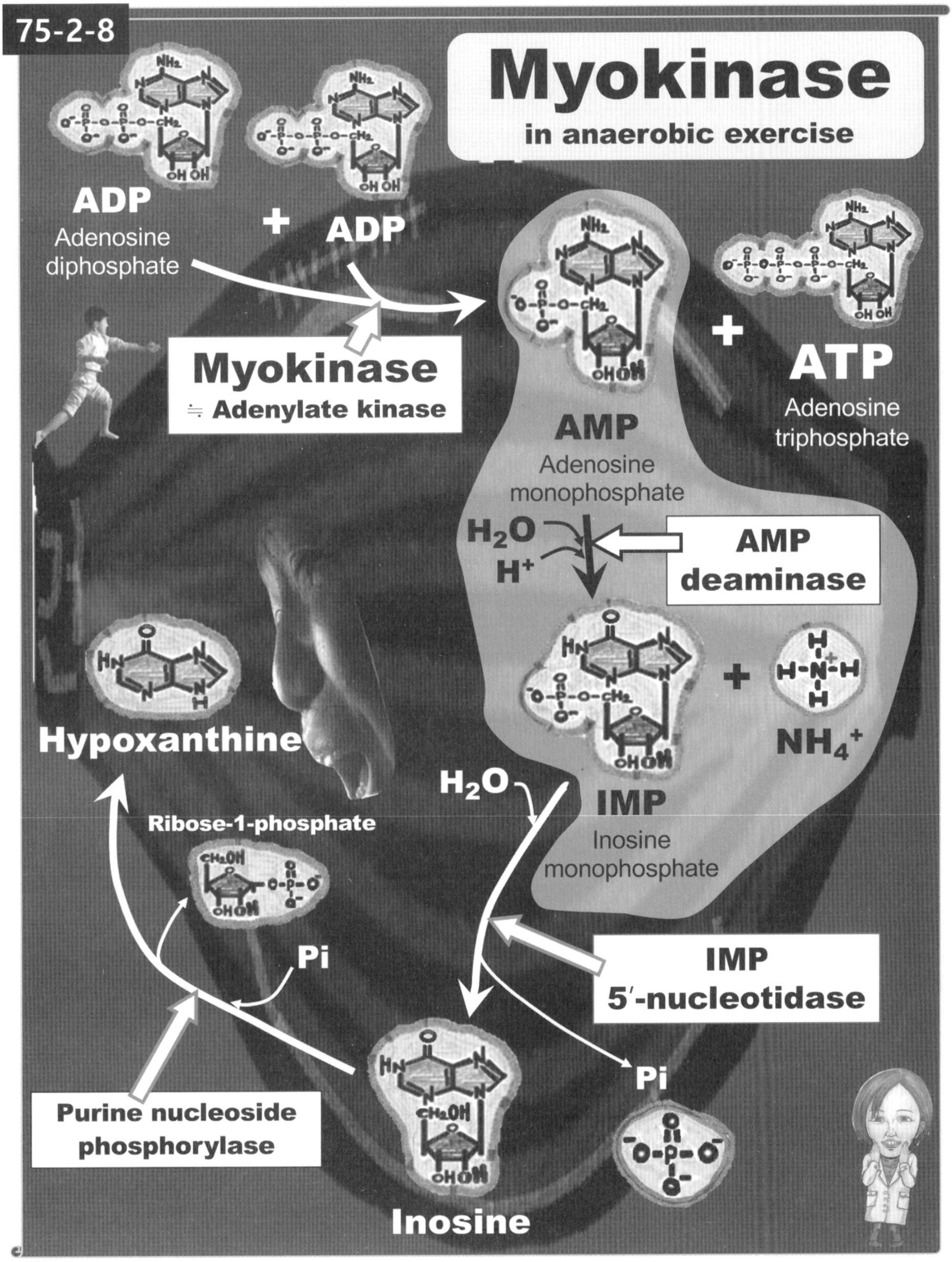
Myokinase
in anaerobic exercise
ADP
Adenosine diphosphate
+ ADP
Myokinase
≒ Adenylate kinase
AMP
Adenosine monophosphate
+ ATP
Adenosine triphosphate
H2O
H+
AMP deaminase
IMP
Inosine monophosphate
+ NH4+
H2O
IMP 5′-nucleotidase
Pi
Inosine
Purine nucleoside phosphorylase
Pi
Ribose-1-phosphate
Hypoxanthine

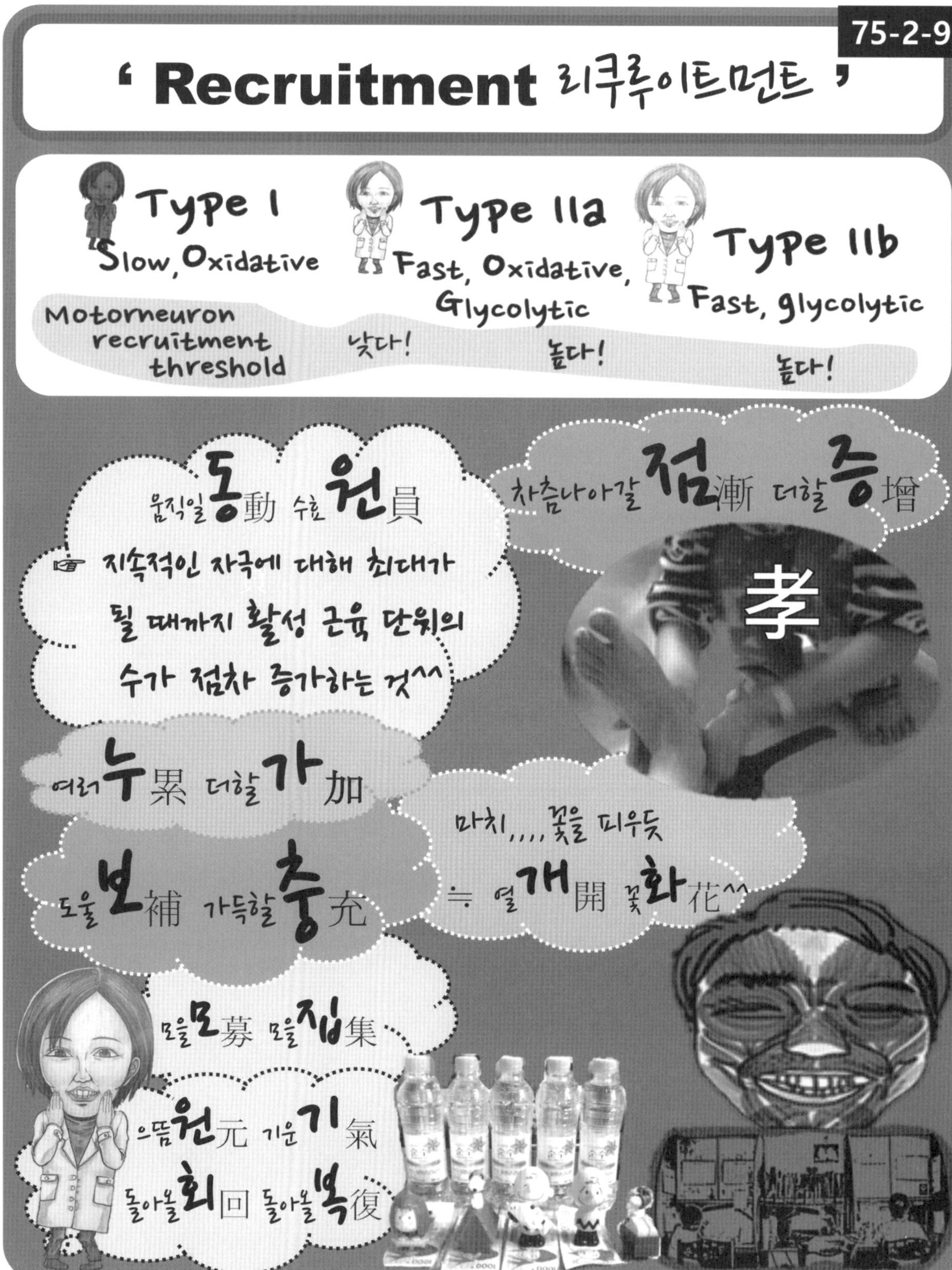
75-2-9
' Recruitment 리쿠루이트먼트 '
Type I
Slow, Oxidative
Type IIa
Fast, Oxidative, Glycolytic
Type IIb
Fast, glycolytic
Motorneuron recruitment threshold
낮다!
높다!
높다!
움직일 동動 수효 원員
☞ 지속적인 자극에 대해 최대가 될 때까지 활성 근육 단위의 수가 점차 증가하는 것^^
차츰나아갈 점漸 더할 증增
孝
여러 누累 더할 가加
마치,,,, 꽃을 피우듯
도울 보補 가득할 충充
≒ 열 개開 꽃 화花^^
모을 모募 모을 집集
으뜸 원元 기운 기氣
돌아올 회回 돌아올 복復

75-2-10

* 자연로그 (Naturnal logarithm, ln) : e (오일러 상수; 약 2.7183) 를 밑으로 한 로그

* 상용로그 (= 상용대수, common logarithm, log) : 밑이 10 인 로그

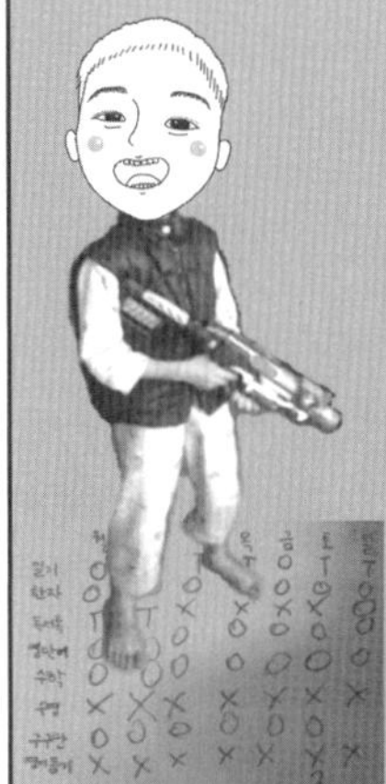

$a^x = N \quad \log_a N = x$

$2^3 = 8 \quad \log_2 8 = 3$

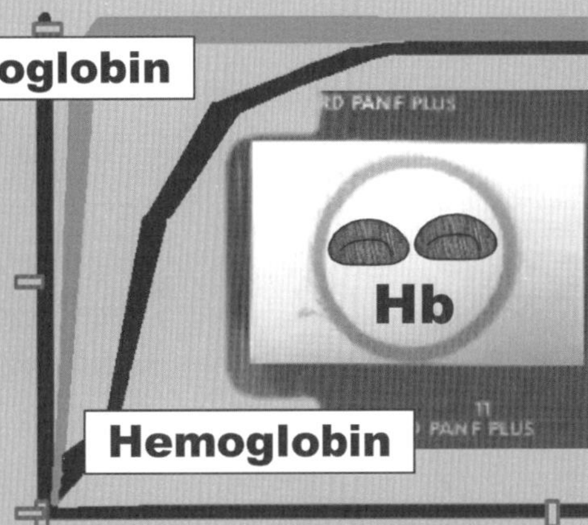

$3^4 = 81, \quad \log_3 81 = 4$

$4^3 = 64, \quad \log_4 64 = 3$

$5^3 = 125, \quad \log_5 125 = 3$

$6^4 = 1296, \quad \log_6 1296 = 4$

$10^6 = 1000000, \quad \log_{10} 1000000 = 6$

$10^9 = 1000000000, \quad \log_{10} 1000000000 = 9$

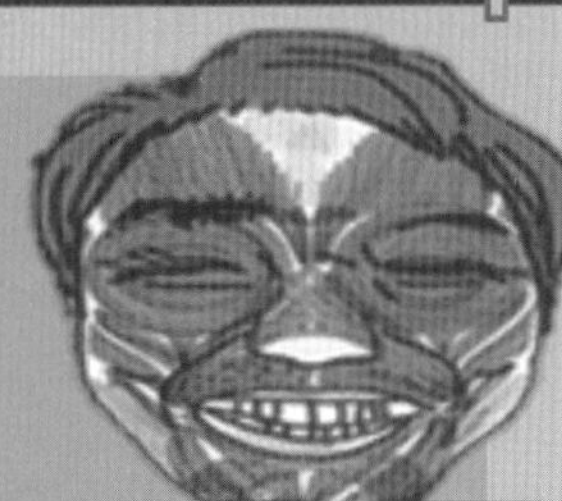

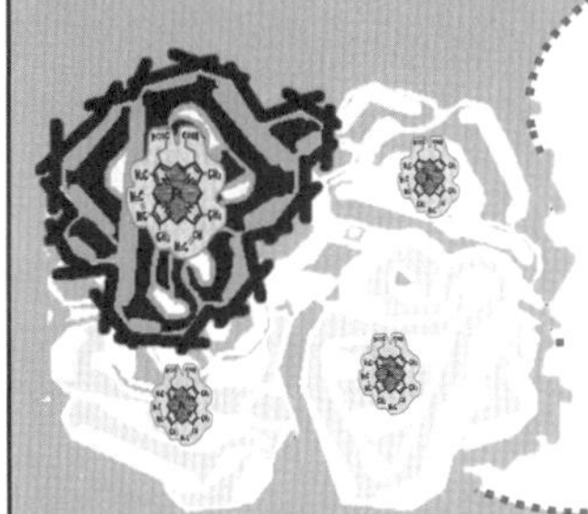

* Logarithm은 그리스어 'logarithmos'에서 유래
즉, 'ratio'와 'number'의합성어로서
"비를 계산한 수"
-> 큰 수의 복잡한 계산을 단순화의
필요성에서 만들었구나^^

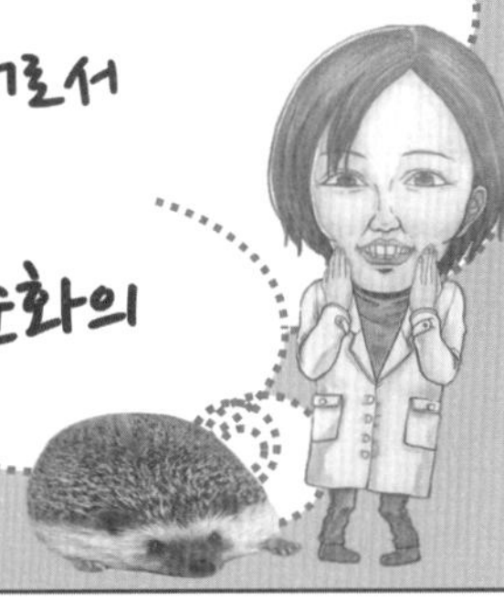

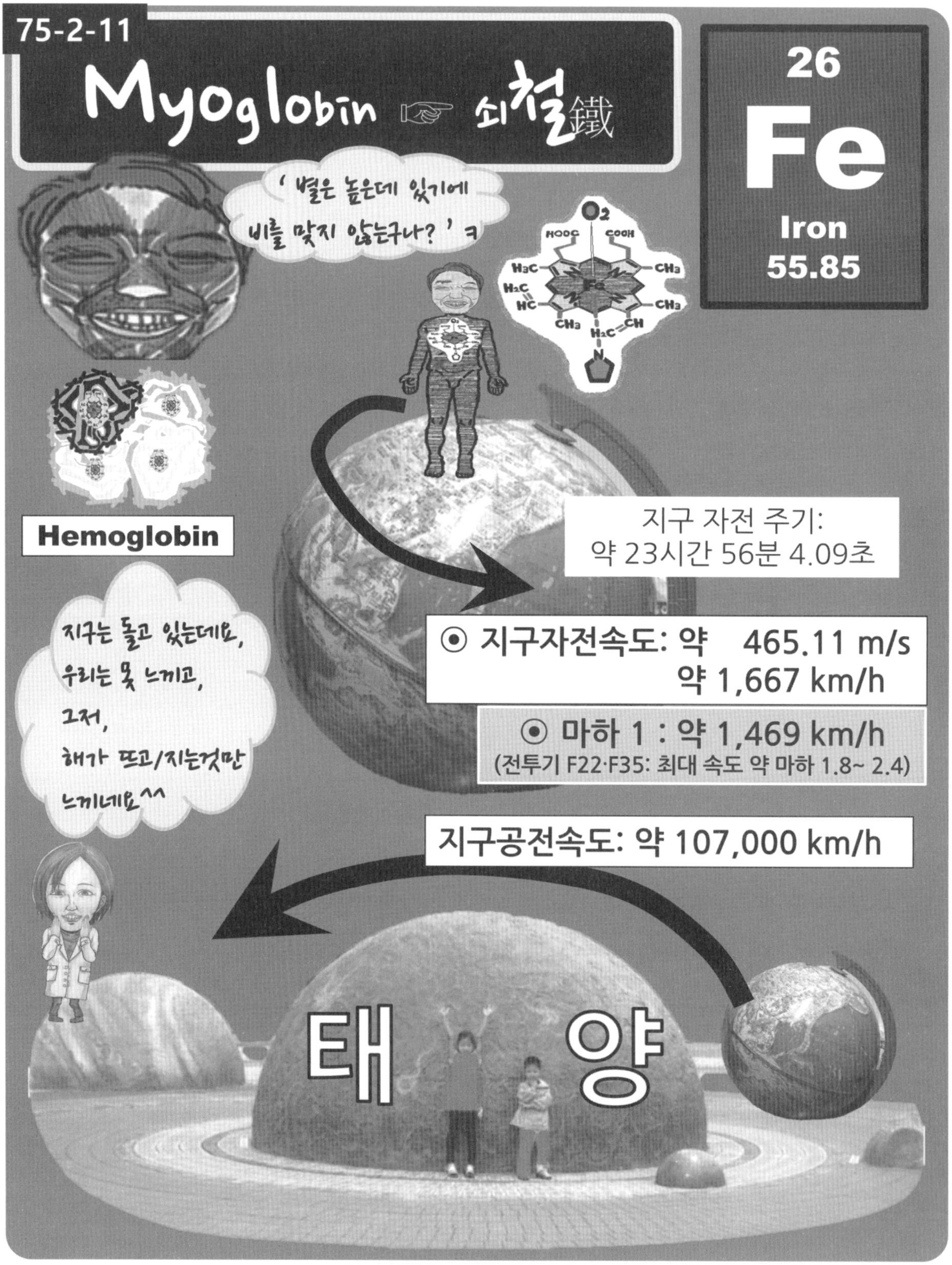
75-2-11
Myoglobin ☞ 쇠 철 鐵
26
Fe
Iron
55.85
'별은 높은데 있기에 비를 맞지 않는구나?' ㅋ
Hemoglobin
지구 자전 주기:
약 23시간 56분 4.09초
⊙ 지구자전속도: 약 465.11 m/s
약 1,667 km/h
⊙ 마하 1 : 약 1,469 km/h
(전투기 F22·F35: 최대 속도 약 마하 1.8~ 2.4)
지구는 돌고 있는데요, 우리는 못 느끼고, 그저, 해가 뜨고/지는것만 느끼네요^^
지구공전속도: 약 107,000 km/h
태 양

75-2-12 '지렛대의 유형'

인체는 '제3형 지레'가 가장 많구나^^

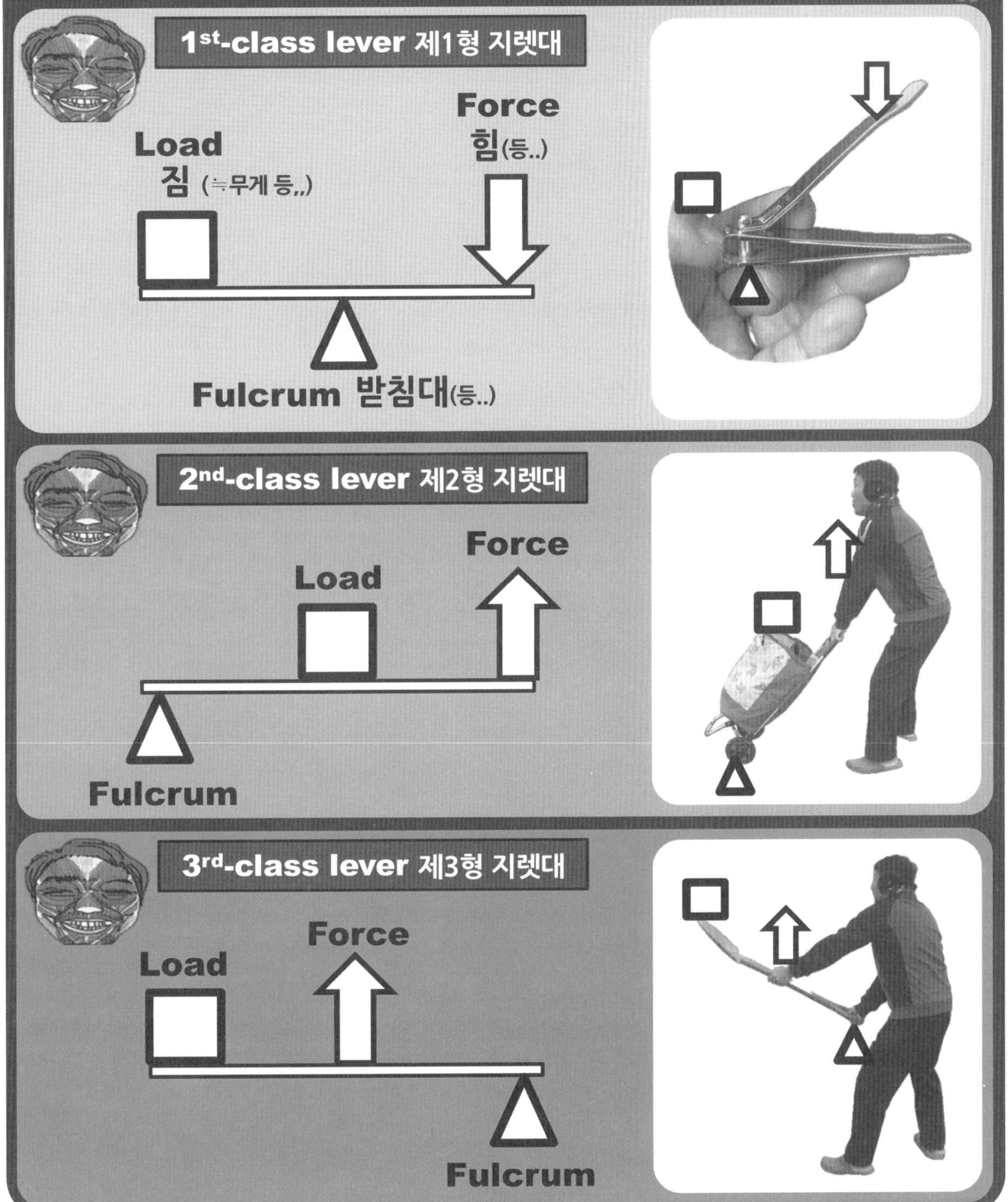

75-2-13

Semicolon 과 colon Dash 그리고...^^

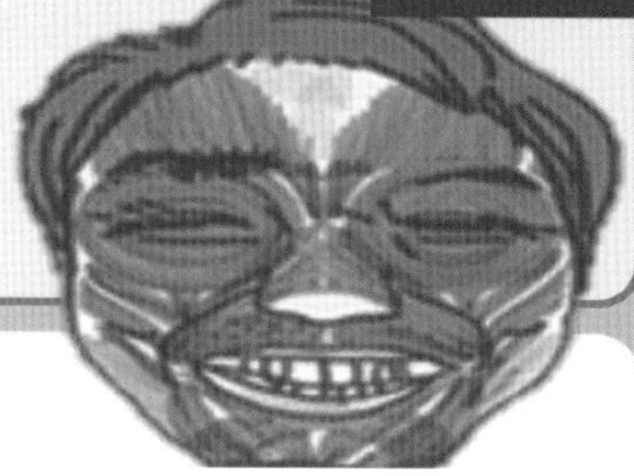

* Semicolon 즉, 세미콜론은

☞ 등급등等 자리위位 이을접接 잇닿을속續 말씀사詞 (but, and) 대용으로 사용!

* colon 즉, 콜론은 앞 문장 혹은 앞 내용을 구체적으로 설명하거나 예시할 때 사용^^

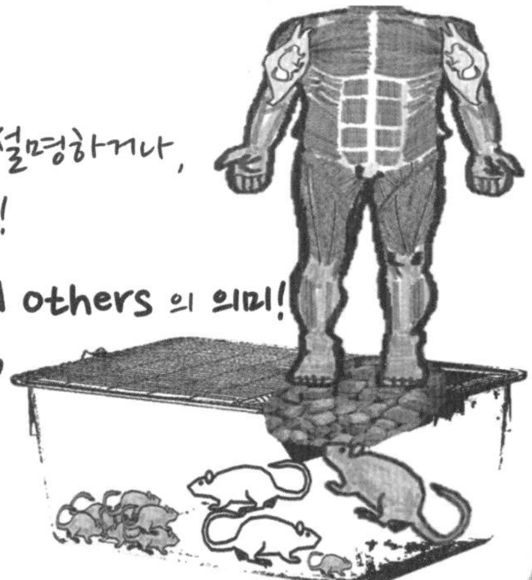

* Dash 즉, 대쉬는 문장에서 삽입 구문을 구분해 줄 때,

혹은, 문장 끝에서 앞 문장의 내용을 다시 설명하거나,

앞 문장의 어구와 동격을 이룰 때 사용!

* et al. (라틴어: et alii) 그리고 다른 사람들 즉, and others 의 의미!

* n.p.o. (라틴어: nihil per os 등) "금할금禁 밥식食"

즉, "nothing through the mouth"의 의미!

* ad libitum 자유롭게, 마음 대로의 의미!

* **Chemical name (화학명) :** 약물의 구조식에 의한 화학명

예) 4-(4-fluorophenyl)-2-(4-methylsulfinylphenyl)-5-(4-pyridyl)-imidazole

* **Code name (기호명) :** 제약회사에서 신약의 개발단계에 붙이는 이름

예) SB203580, PD098059, AG1478, Y27632

* **Generic name (일반명, = non-proprietary name, 비상품명)**

: 임상시험이 끝나 시장에 나올 때 주어지는 독점권이 없는 명칭

예) cimetidine

* **Proprietary name (상품명, = brand name, trade name)**

: 약물제조업자가 명명한 이름

예) CIMETIN, TAGAMET, etc

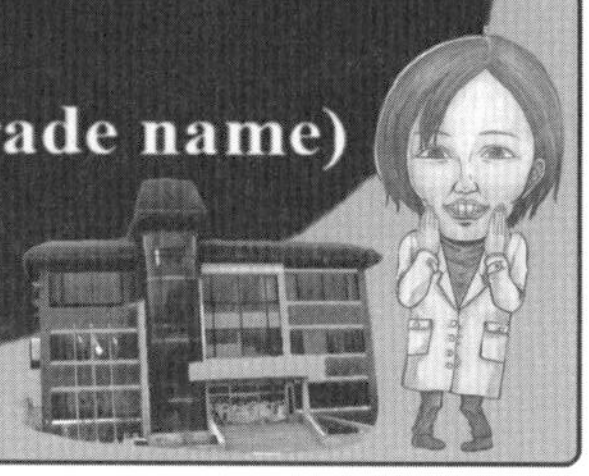

75-2-14

Calcium channel blockers

칼슘 통할통通 길로路 누를억抑 억제할제制 약지을제劑 들,,,

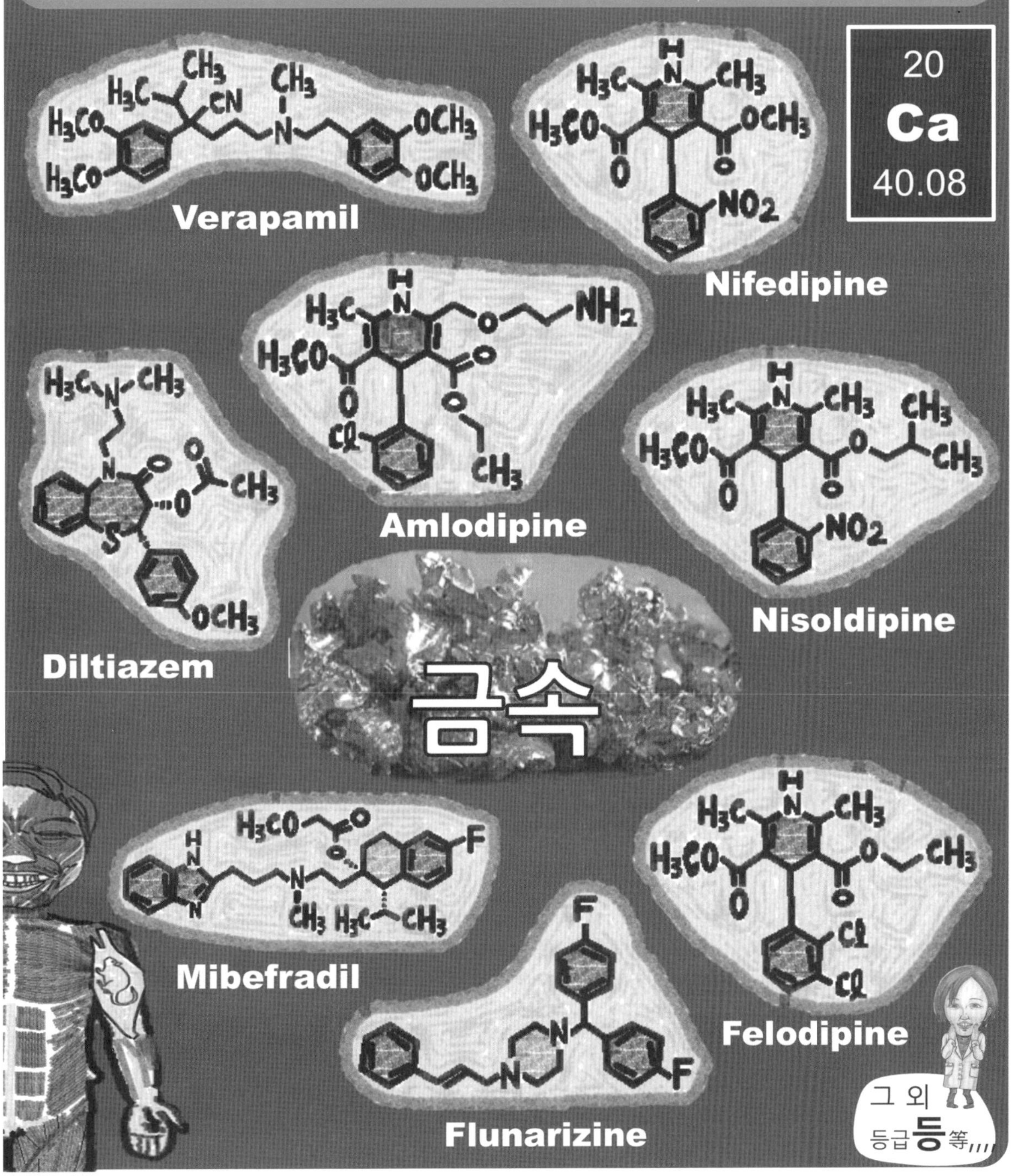

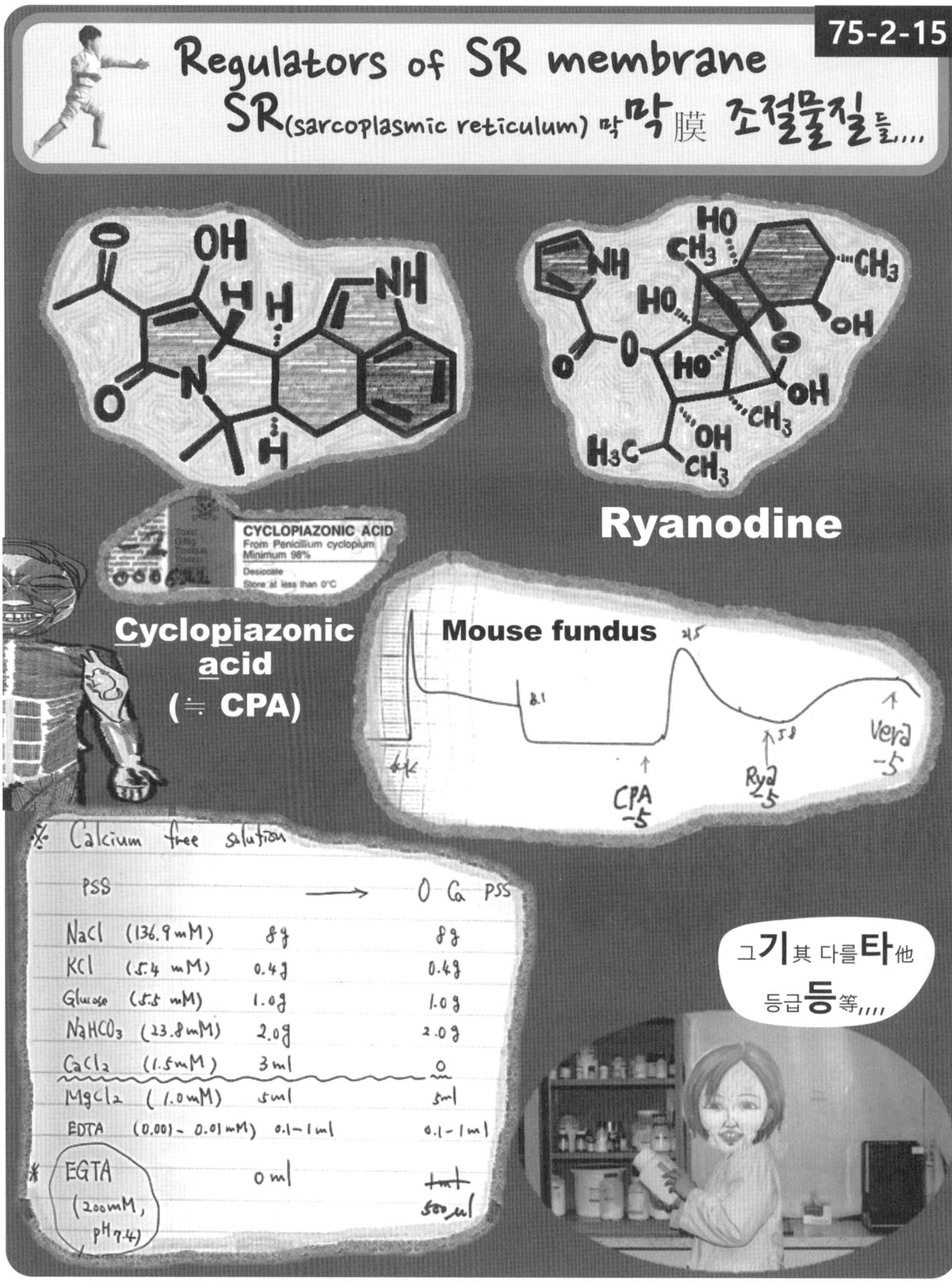
75-2-15
Regulators of SR membrane
SR(sarcoplasmic reticulum) 막 막 膜 조절물질들,,,,
CYCLOPIAZONIC ACID
From Penicillium cyclopium
Minimum 98%
Desiccate
Store at less than 0°C
Cyclopiazonic acid
(≒ CPA)
Ryanodine
Mouse fundus
CPA -5
Rya -5
Vera -5
※ Calcium free solution
PSS → 0 Ca PSS
NaCl (136.9 mM) 8g 8g
KCl (5.4 mM) 0.4g 0.4g
Glucose (5.5 mM) 1.0g 1.0g
NaHCO3 (23.8mM) 2.0g 2.0g
CaCl2 (1.5mM) 3ml 0
MgCl2 (1.0mM) 5ml 5ml
EDTA (0.001 - 0.01mM) 0.1-1ml 0.1-1ml
※ EGTA (200mM, pH7.4) 0 ml 500 µl
그 기 其 다를 타 他
등급 등 等,,,,

75-2-16

Calcium chelating agents

EDTA & EGTA

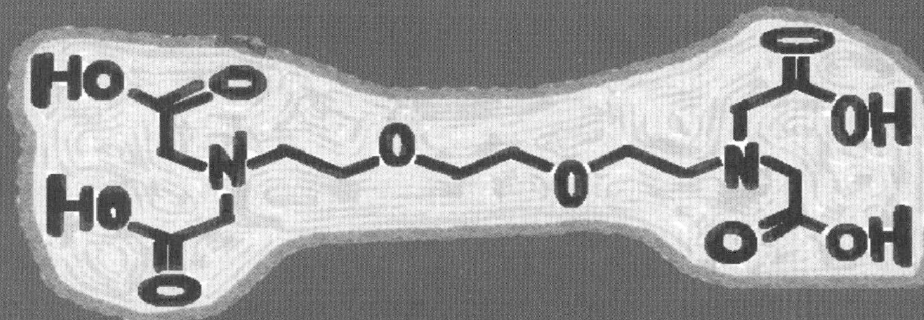

Ethylene glycol-bis(β-aminoethyl ether)-N,N,N′,N′-tetraacetic acid

(≒ **EGTA**, ≒ Triethylene glycol diamine tetraacetic acid)

$C_{14}H_{24}N_2O_{10}$

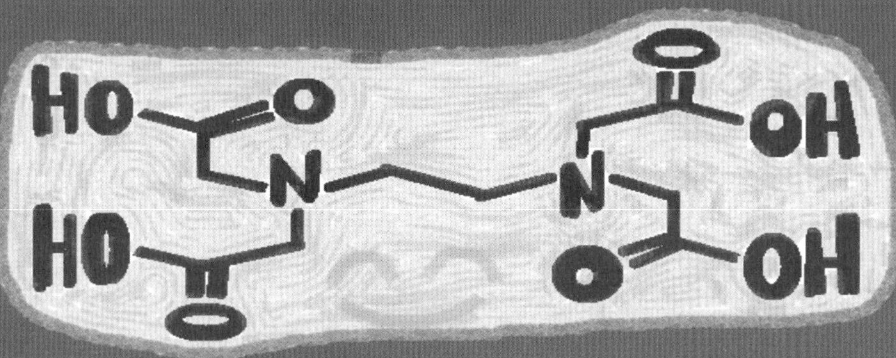

Ethylenediaminetetraacetic acid

(≒ **EDTA**, ≒ N,N′-Ethane-1,2-diylbis[N-(carboxymethyl)glycine])

$C_{10}H_{16}N_2O_8$

그 외 등급 등 等,,,

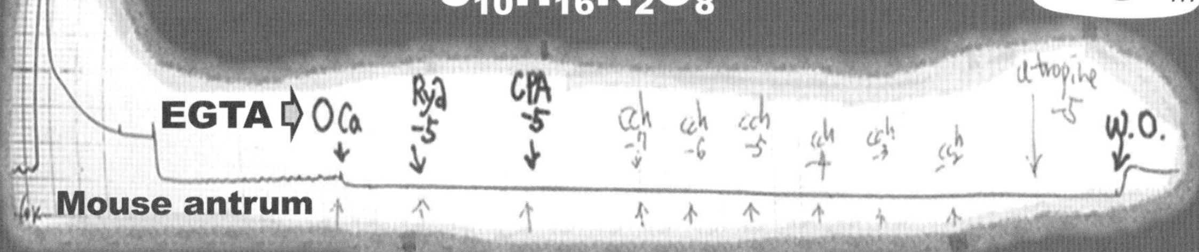

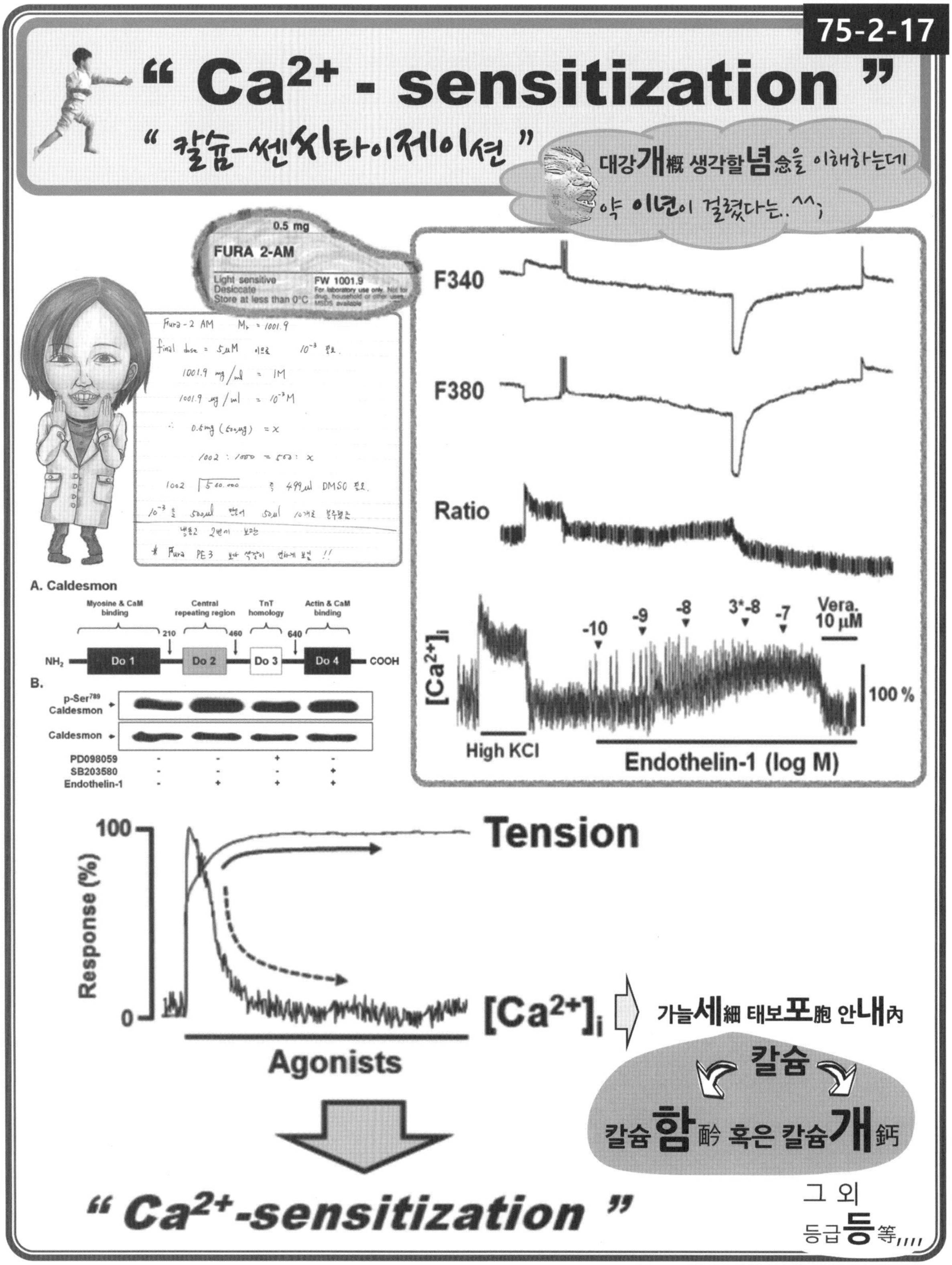
75-2-17
" Ca2+ - sensitization "
" 칼슘-쎈씨타이제이션 "
대강개概 생각할념念을 이해하는데
약 이년이 걸렸다는.. ^^;
0.5 mg
FURA 2-AM
Light sensitive
Desiccate
Store at less than 0°C
FW 1001.9
F340
F380
Ratio
[Ca2+]i
-10
-9
-8
3*-8
-7
Vera. 10 μM
100 %
High KCl
Endothelin-1 (log M)
A. Caldesmon
Myosine & CaM binding
Central repeating region
TnT homology
Actin & CaM binding
210
460
640
NH2
Do 1
Do 2
Do 3
Do 4
COOH
B.
p-Ser789 Caldesmon
Caldesmon
PD098059
SB203580
Endothelin-1
100
0
Response (%)
Tension
[Ca2+]i
Agonists
가늘세細 태보포胞 안내內
칼슘
칼슘함酣 혹은 칼슘개鈣
그 외
등급등等,,,,
" Ca2+-sensitization "

75-2-18

Diaphragm

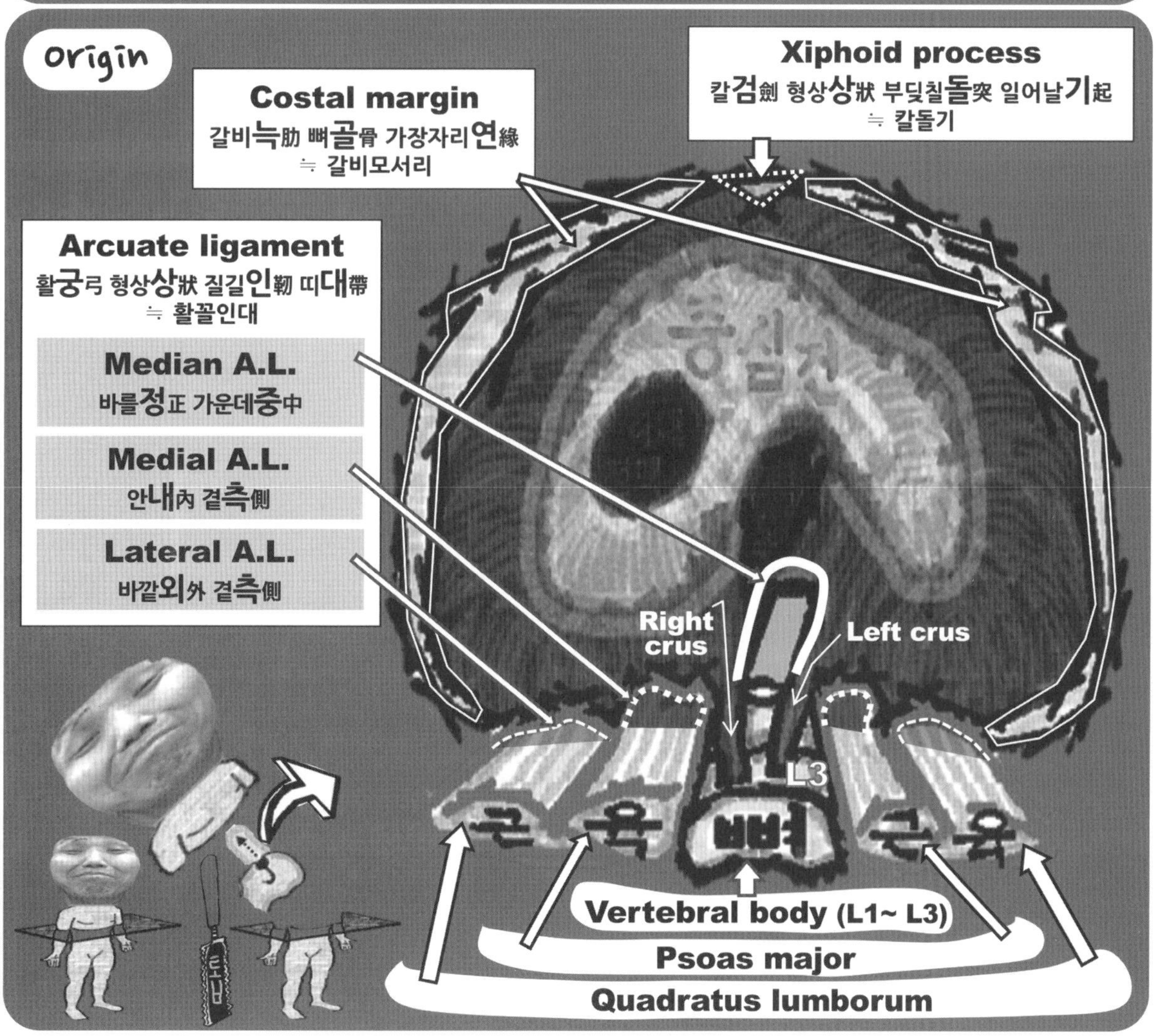

75-2-19

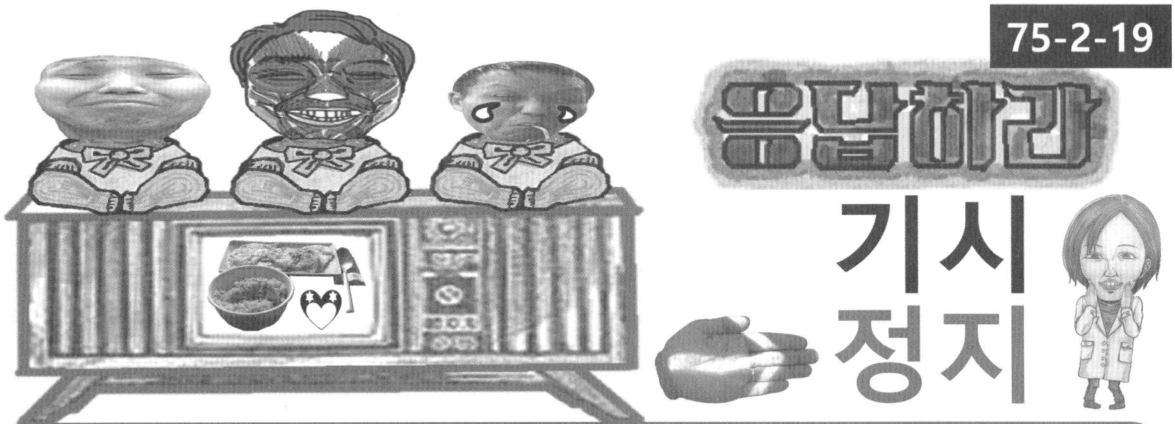

Diaphragm

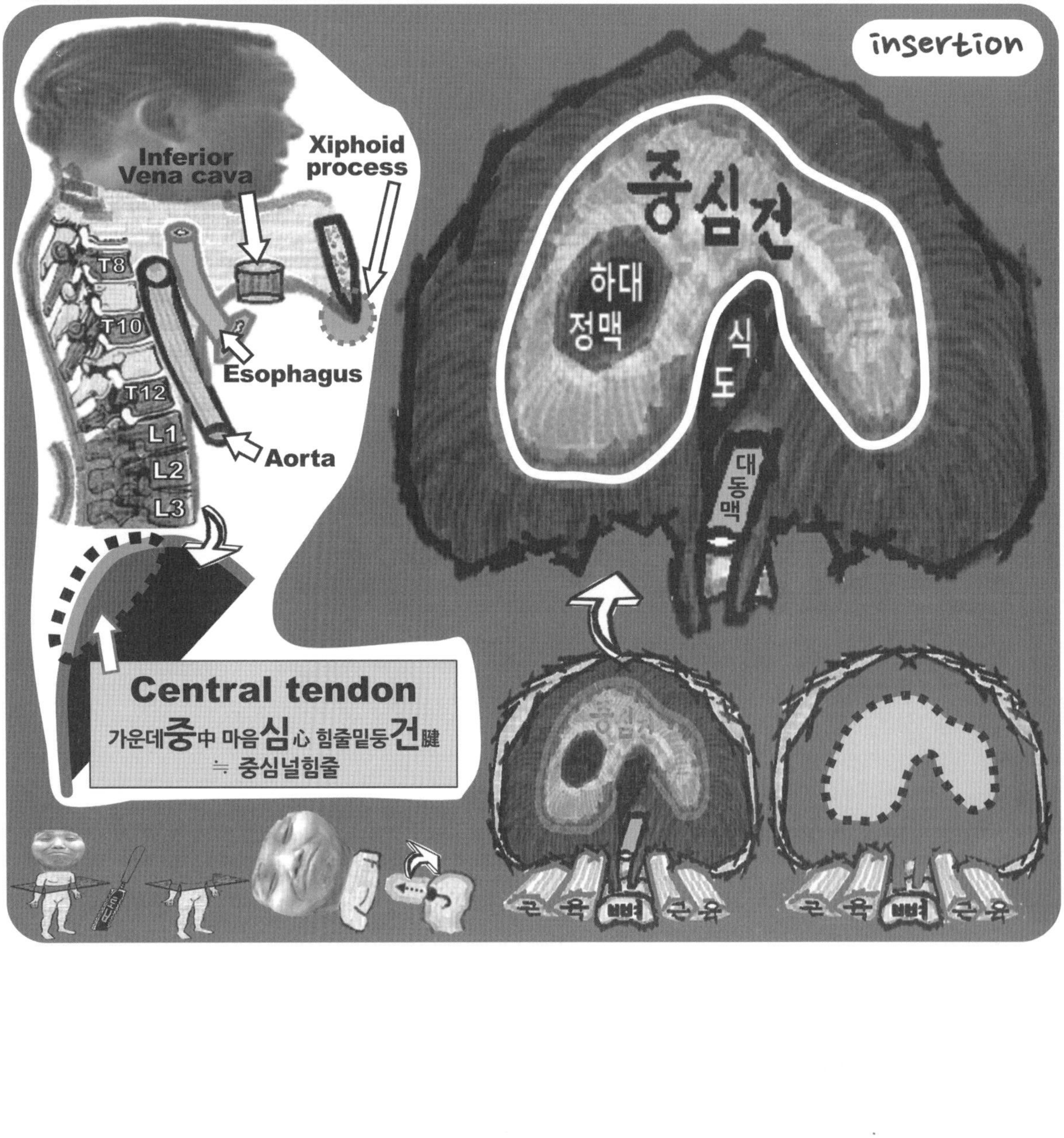

75-2-20

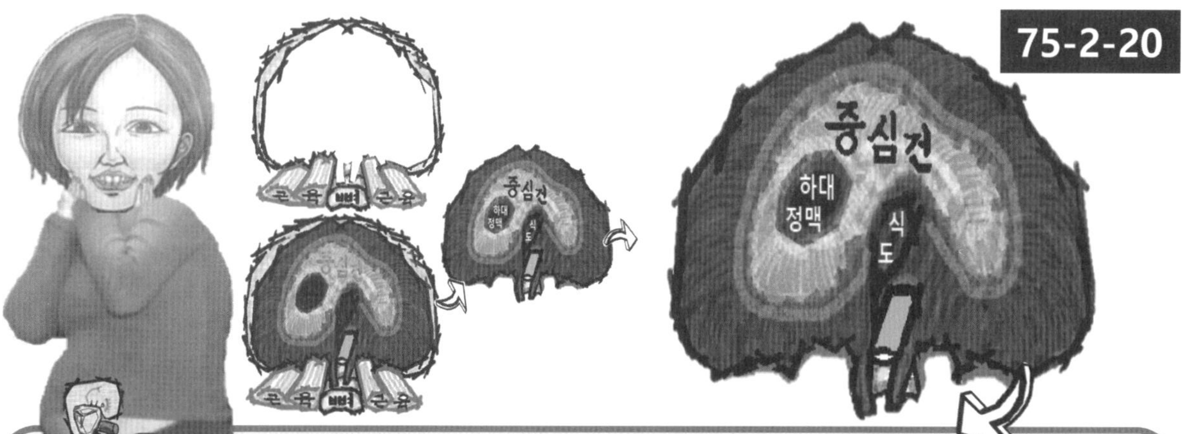

Diaphragm

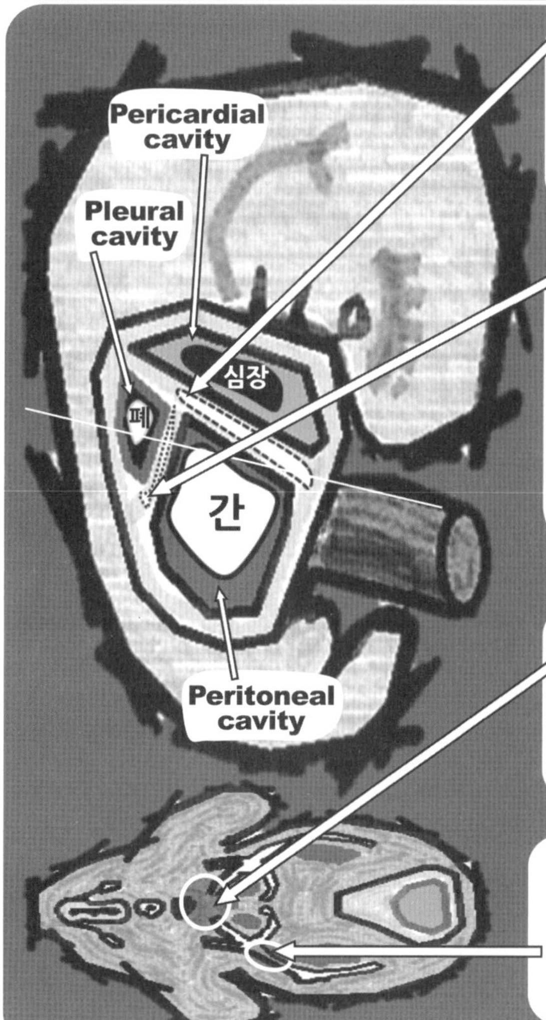

Septum transversum
가로횡橫 가운데중中 막을격隔
► **central tendon**
(가운데중中 마음심心 힘줄밑둥건腱)으로 발달!

Pleuroperitoneal membrane
가슴흉胸 배복腹 막막膜 막막膜
► **'primitive diaphragm**
근원원原 처음시始
가로횡橫 막을격隔 막막膜'을 형성!
(← dorsal mesentery of esophagus
와 septum transversum이 융합이 관여!)

Dorsal esophageal mesentery
등배背 곁측側 밥식食 길도道
창자장腸 사이간間 막막膜
► **crus** (다리각脚)으로 발달!

Body wall 몸체體 울타리벽壁
► 횡격막 바깥쪽의 말초 부분
(peripheral portions
of the diaphragm outside layer)을 형성!

75-2-21

Quadratus lumborum

허리 요 腰 모 방 方 형상 형 形 힘줄 근 筋

≒ 허리 네모근

innervation 신경지배

Subcostal nerve (T12)
Lumbar nerve (L1~ L4)

(► ~ L3 로 보는 경향도 있음을 알려드립니다^^;)

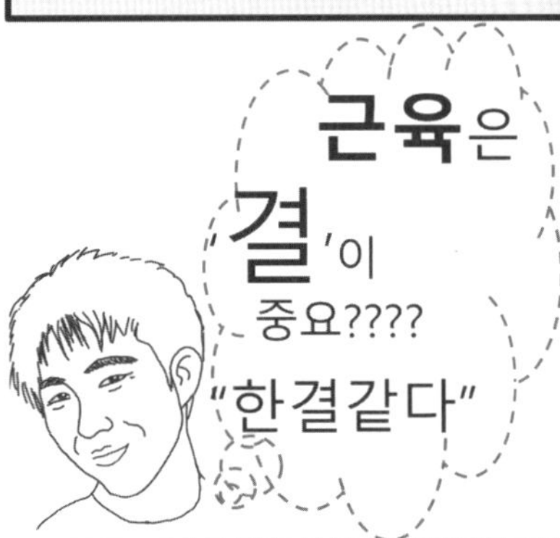

Origin 시작 부위

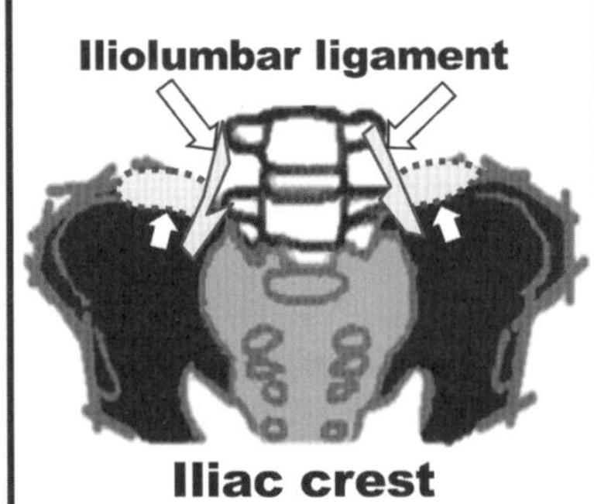

insertion 정지 부위

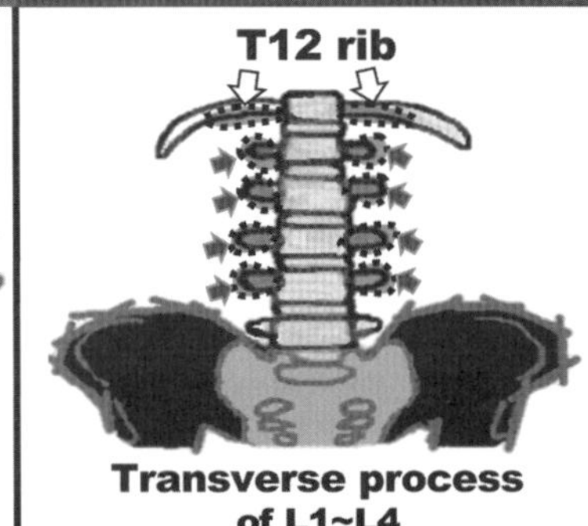

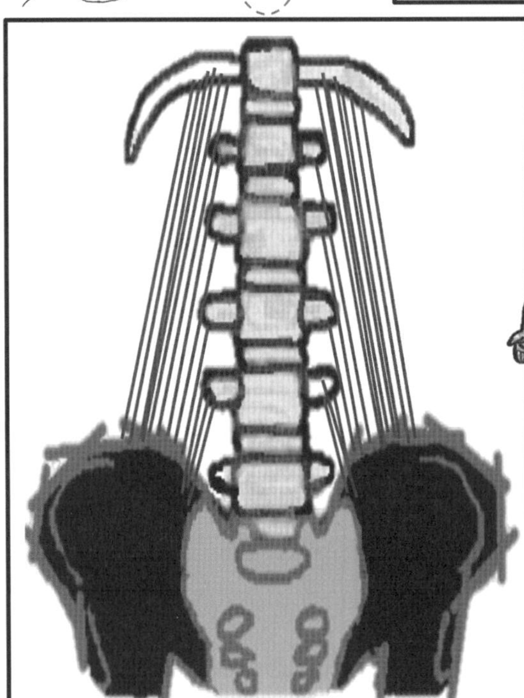

Motion 움직임

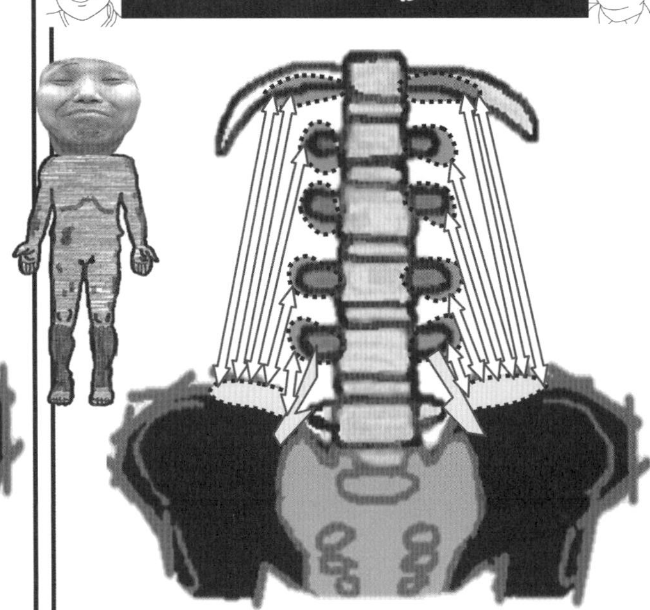

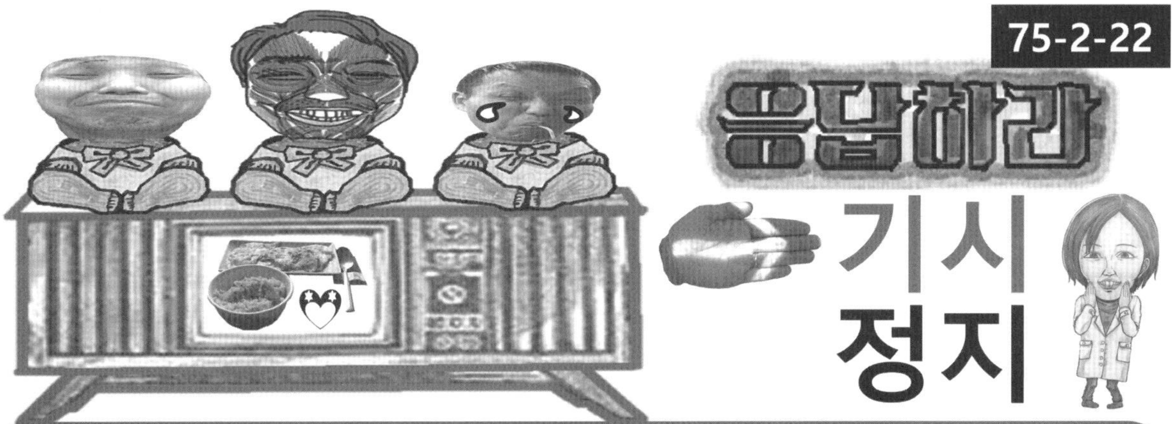

Quadratus lumborum

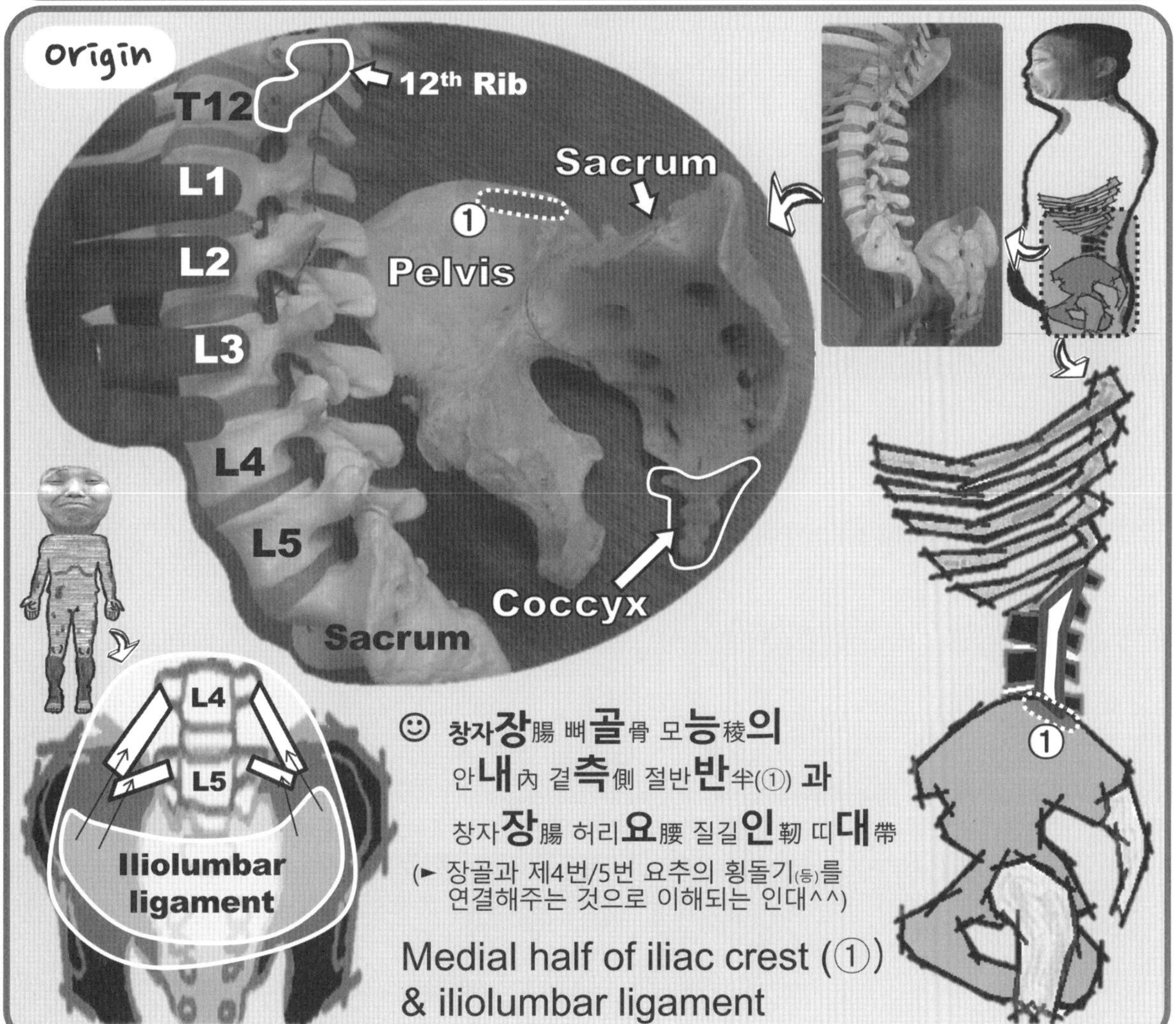

☺ 창자**장**腸 뼈**골**骨 모**능**稜**의**
안**내**內 곁**측**側 절반**반**半(①) **과**
창자**장**腸 허리**요**腰 질길**인**靭 띠**대**帶
(► 장골과 제4번/5번 요추의 횡돌기(등)를 연결해주는 것으로 이해되는 인대^^)

Medial half of iliac crest (①)
& iliolumbar ligament

75-2-23

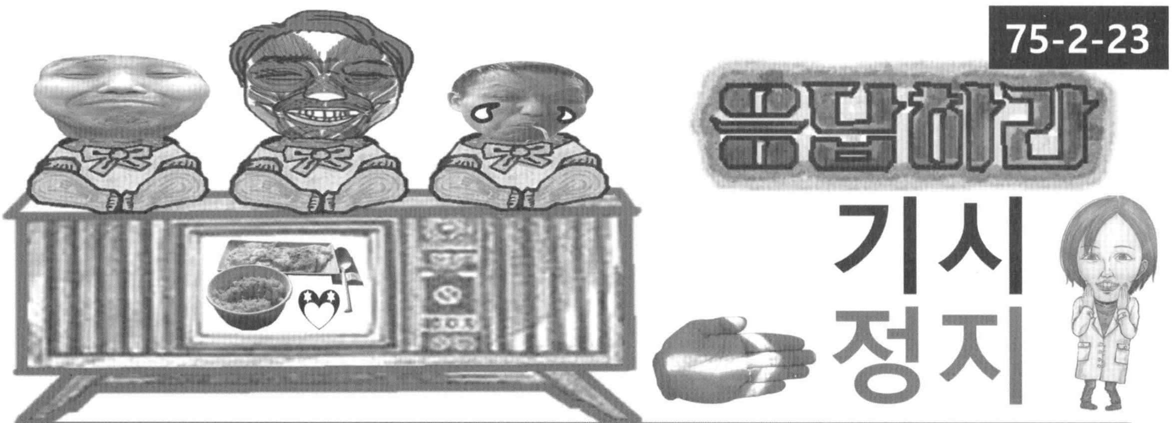

Quadratus lumborum

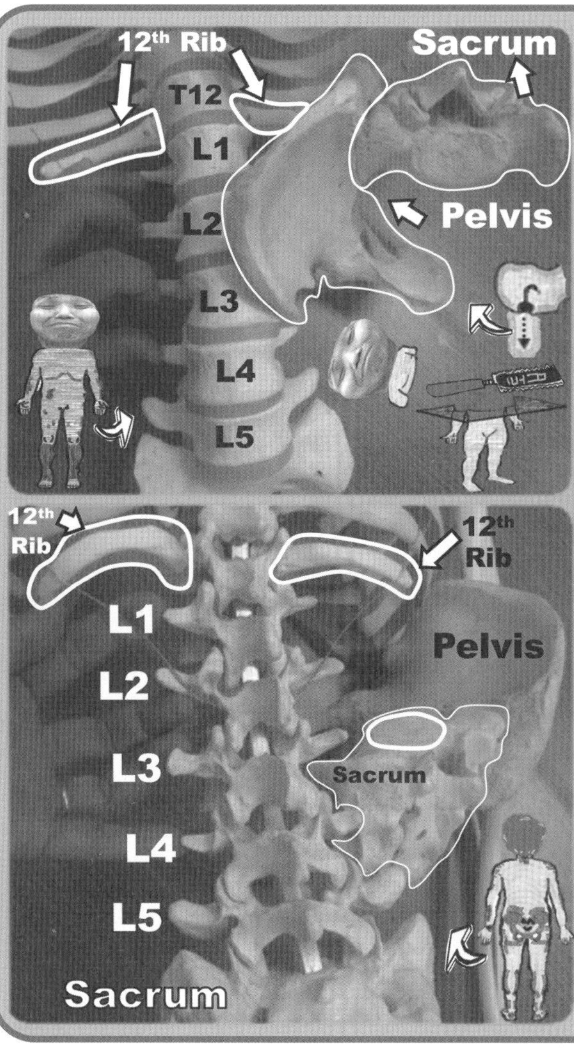

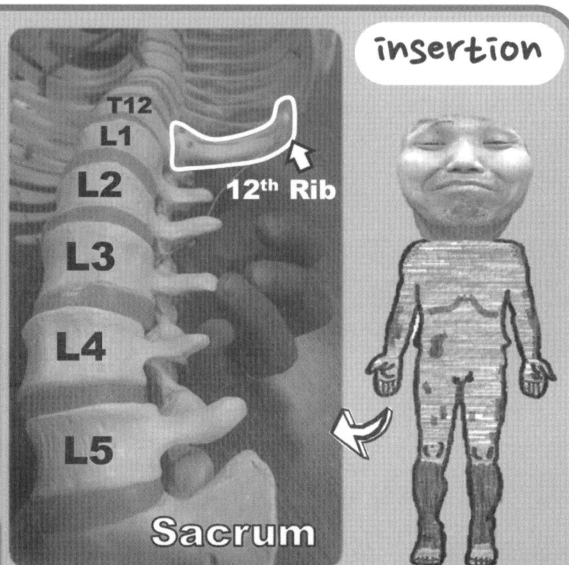

☺ 차례**제**第12 차례**번**番
갈비**늑**肋 뼈**골**骨의
아래**하**下 가장자리**연**緣 과
허리**요**腰 쇠몽둥이**추**椎의
가로**횡**橫 부딪칠**돌**突 일어날**기**起
(► 제1번~ 제4번 요추)

Inferior margin of 12th rib & transverse processes of lumbar vertebrae (☞ L1~L4)

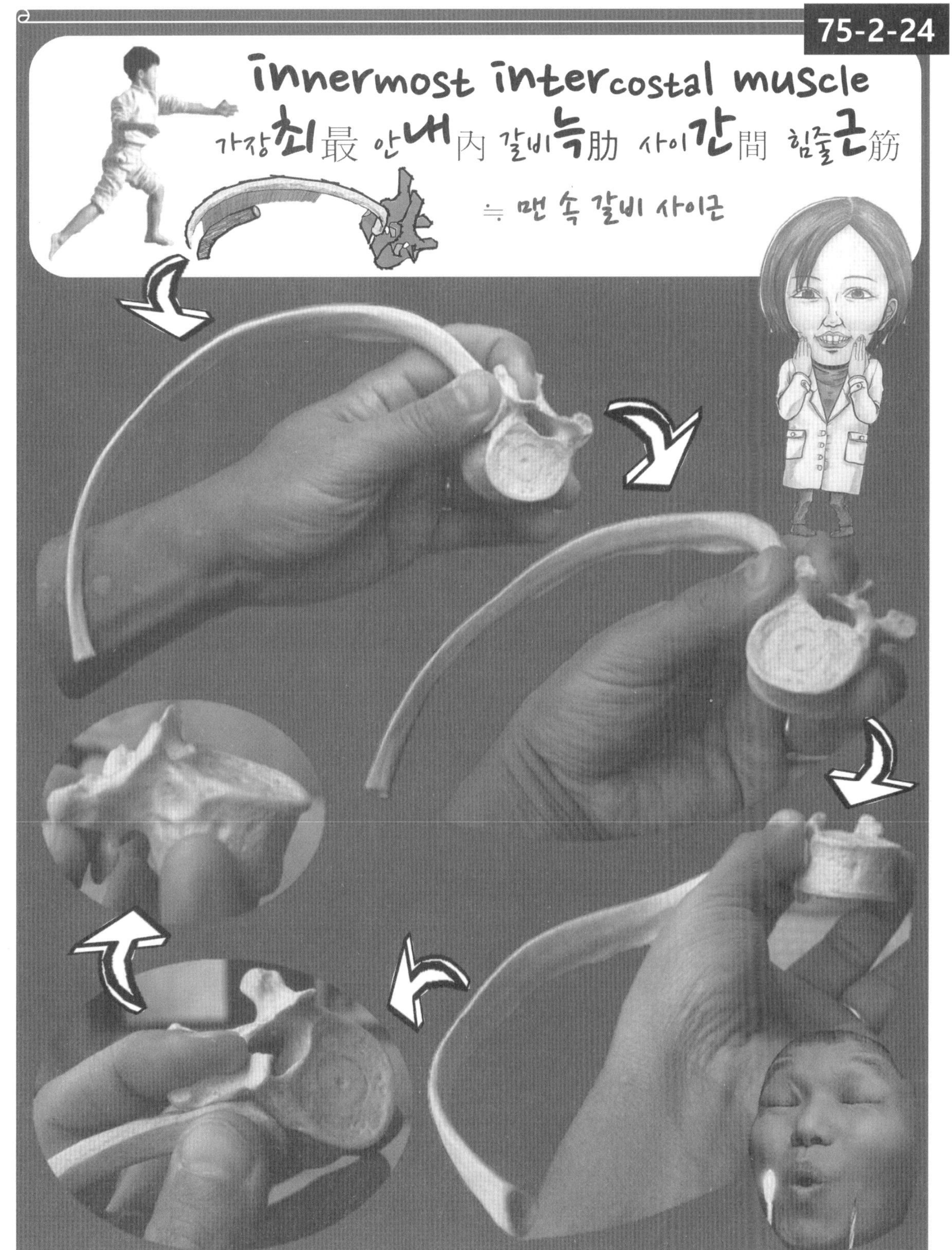
75-2-24
innermost intercostal muscle
가장 최最 안 내內 갈비 늑肋 사이 간間 힘줄 근筋
≒ 맨 속 갈비 사이근

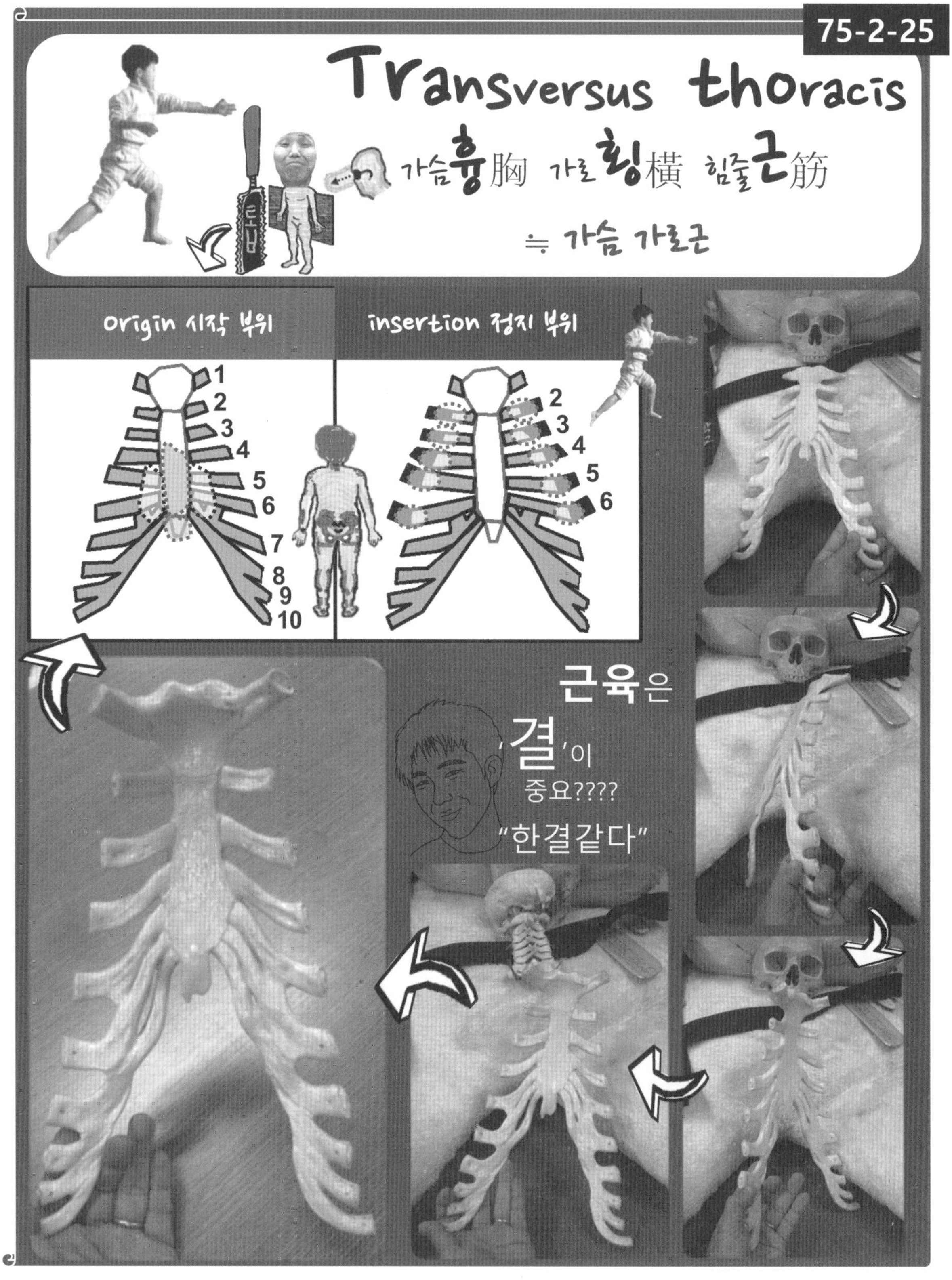
75-2-25
Transversus thoracis
가슴흉胸 가로횡橫 힘줄근筋
≒ 가슴 가로근
Origin 시작 부위
insertion 정지 부위
1
2
3
4
5
6
7
8
9
10
2
3
4
5
6
근육은
'결'이
중요????
"한결같다"

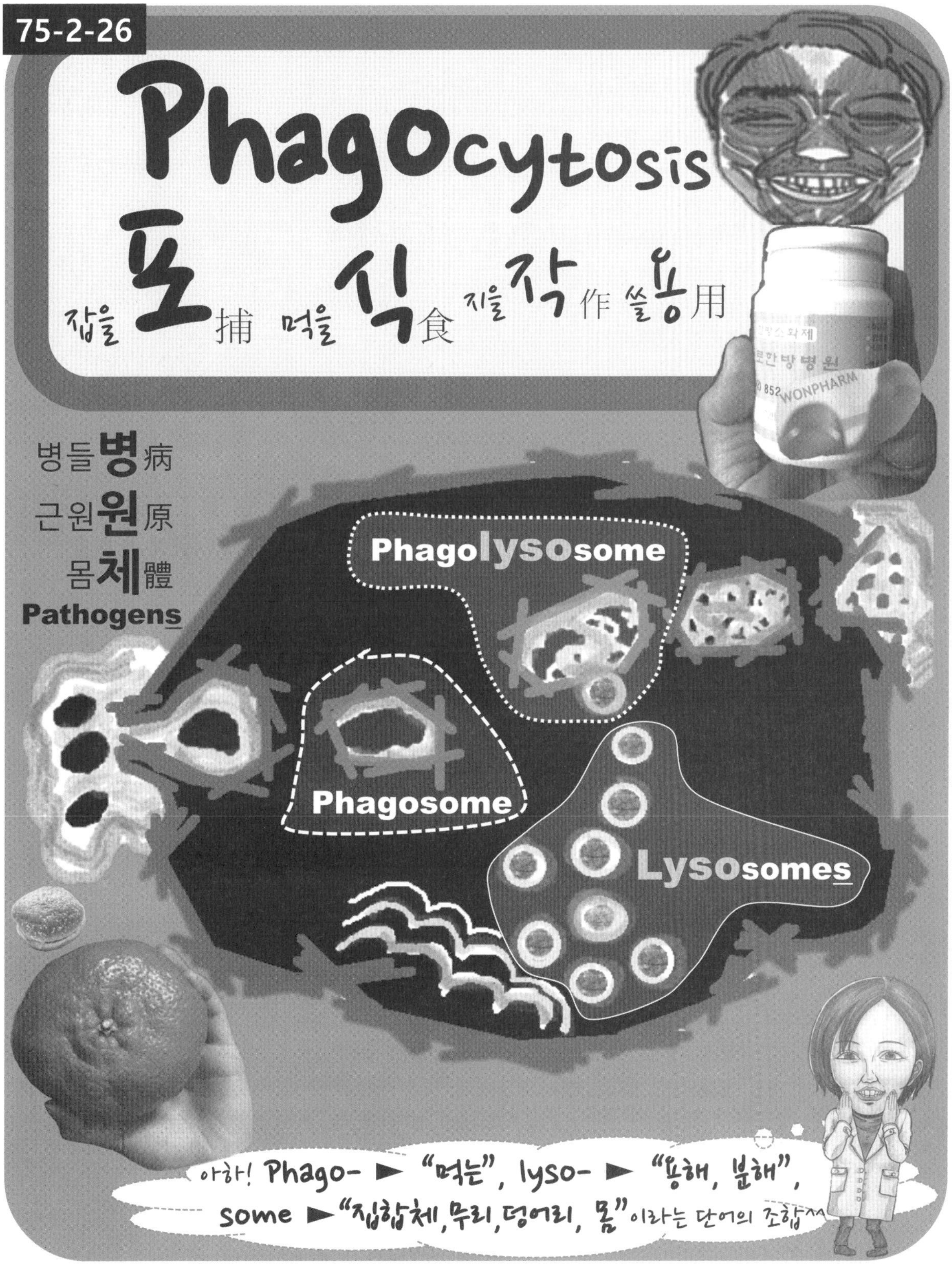
75-2-26
Phagocytosis
잡을 포 捕 먹을 식 食 지을 작 作 쓸 용 用
WONPHARM
병들 병 病
근원 원 原
몸 체 體
Pathogens
Phagolysosome
Phagosome
Lysosomes
아하! Phago- ► "먹는", lyso- ► "용해, 분해",
some ► "집합체, 무리, 덩어리, 몸"이라는 단어의 조합^^

75-2-27

HemOglobin & MyOglobin

피혈血 빛색色 흴소素 와 힘줄근筋 빛색色 흴소素

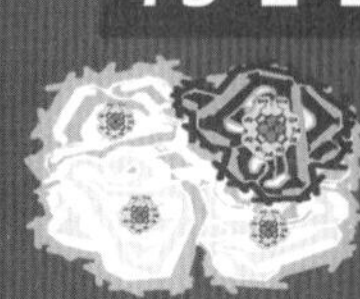

Increase of Myoglobin in Rat Gastrocnemius Muscles with Immobilization-induced Atrophy

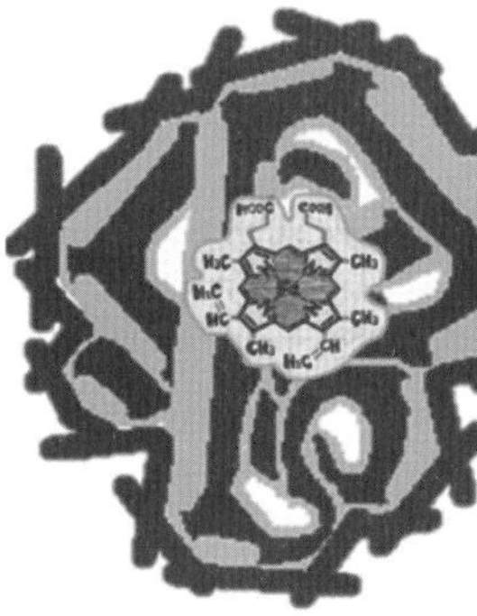

Abstract. [Purpose] Atrophy is a common phenomenon caused by prolonged muscle disuse associated with bed-rest, aging, and immobilization. However, changes in the expression of atrophy-related myoglobin are still poorly understood. In the present study, we examined whether or not myoglobin expression is altered in the gastrocnemius muscles of rats after seven days of cast immobilization. [Methods] We conducted a protein expression and high-resolution differential proteomic analysis using, two-dimensional gel electrophoresis and matrix-assisted laser desorption ionization time-of-flight/time-of-flight mass spectrometry, and western blotting. [Results] The density and expression of myoglobin increased significantly more in atrophic gastrocnemius muscle strips than they did in the control group. [Conclusion] The results suggest that cast immobilization-induced atrophy may be related to changes in the expression of myoglobin in rat gastrocnemius muscles.

Key words: Myoglobin, Gastrocnemius muscle, Atrophy

(This article was submitted May 21, 2013, and was accepted Jul. 5, 2013)

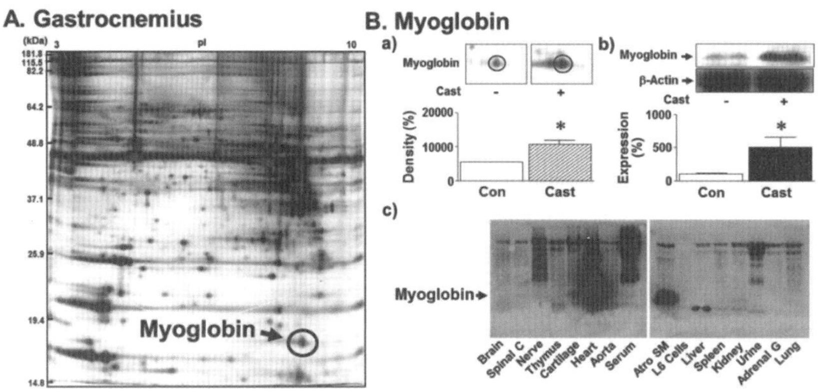

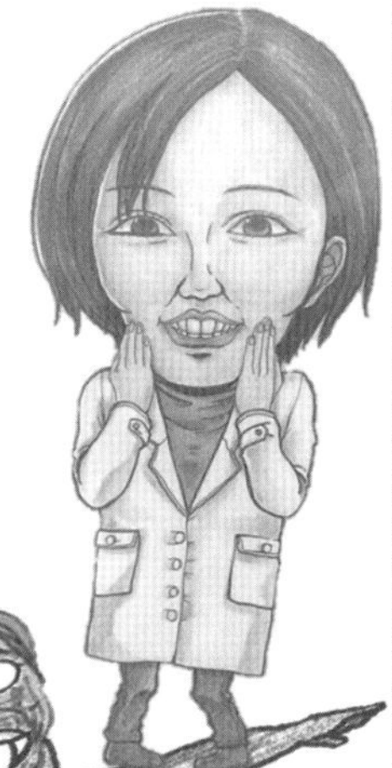

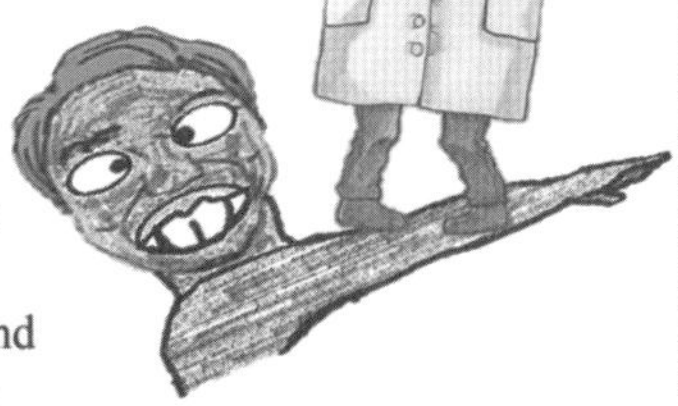

Fig. 1. Change of silver-stained 2-DE gels of myoglobin, and expression of myoglobin detected by immunoblotting of rat hind-limb gastrocnemius muscles after seven days of cast immobilization.
(A, B-a) Proteins were subjected to IEF on IPG pH 3-10 nonlinear strips and then separated by 12% (w/v) polyacrylamide SDS gels. Statistical analysis was performed on gels from four independent experiments using PDQuest. Arrows show myoglobin protein examined by MALDI-TOF/TOF. (B-b, B-c) Immunoblotting analysis of the cast-immobilized skeletal muscle. *, Significantly different from day 0 of non-cast control, $p < 0.05$. Con, control; Cast, cast immobilization; pI, isoelectric point; Spinal C, spinal cord; Atro SM, atrophied skeletal muscle; Adrenal G, adrenal gland.

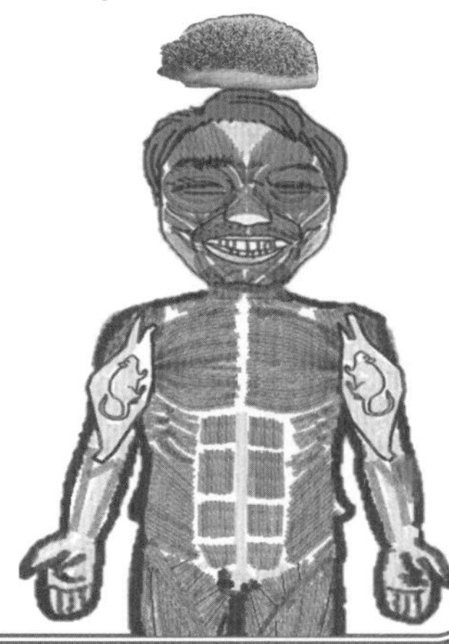

Table 1. Changes in muscle weight of rat gastrocnemius muscles during experimental periods

Muscle weight (g)	Experimental period				
	0 Days	3 Days	7 Days	14 Days	21 Days
Time control	0.88±0.02	1.06±0.04	1.28±0.04	1.60±0.03	1.99±0.06
Non-cast immobilization	0.89±0.02	0.93±0.02	1.08±0.01	1.31±0.01	1.52±0.04
Cast immobilization	0.89±0.01	0.84±0.05	0.70±0.02	0.58±0.04	0.49±0.04

Means±SEM *: vs Control, p<0.05

75-2-28

Ligand for intracellular receptor

가늘세細 태보포胞 안내內 받을수受 담을용容 몸체體 - 리간드

Lipid-soluble Vitamins

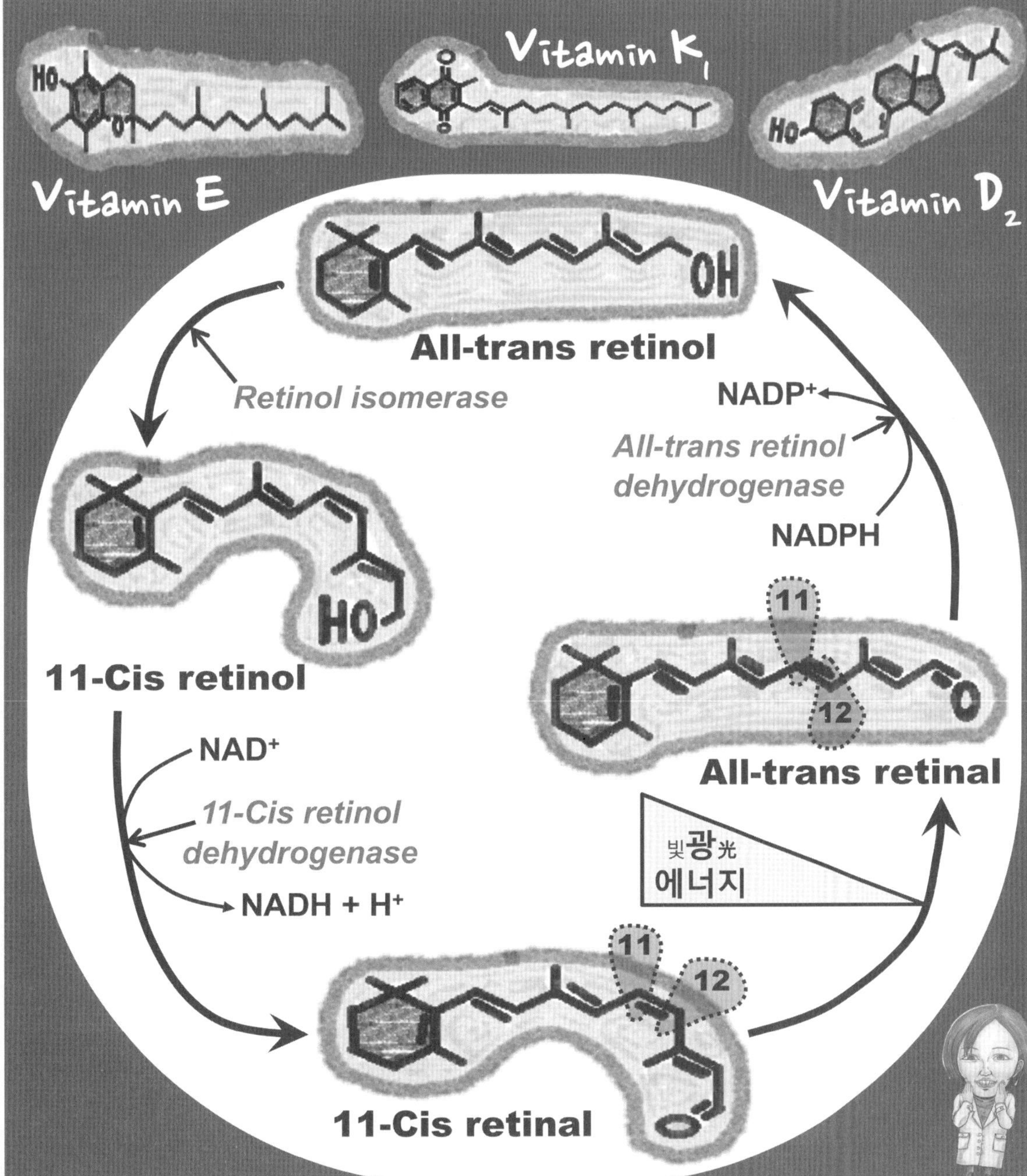

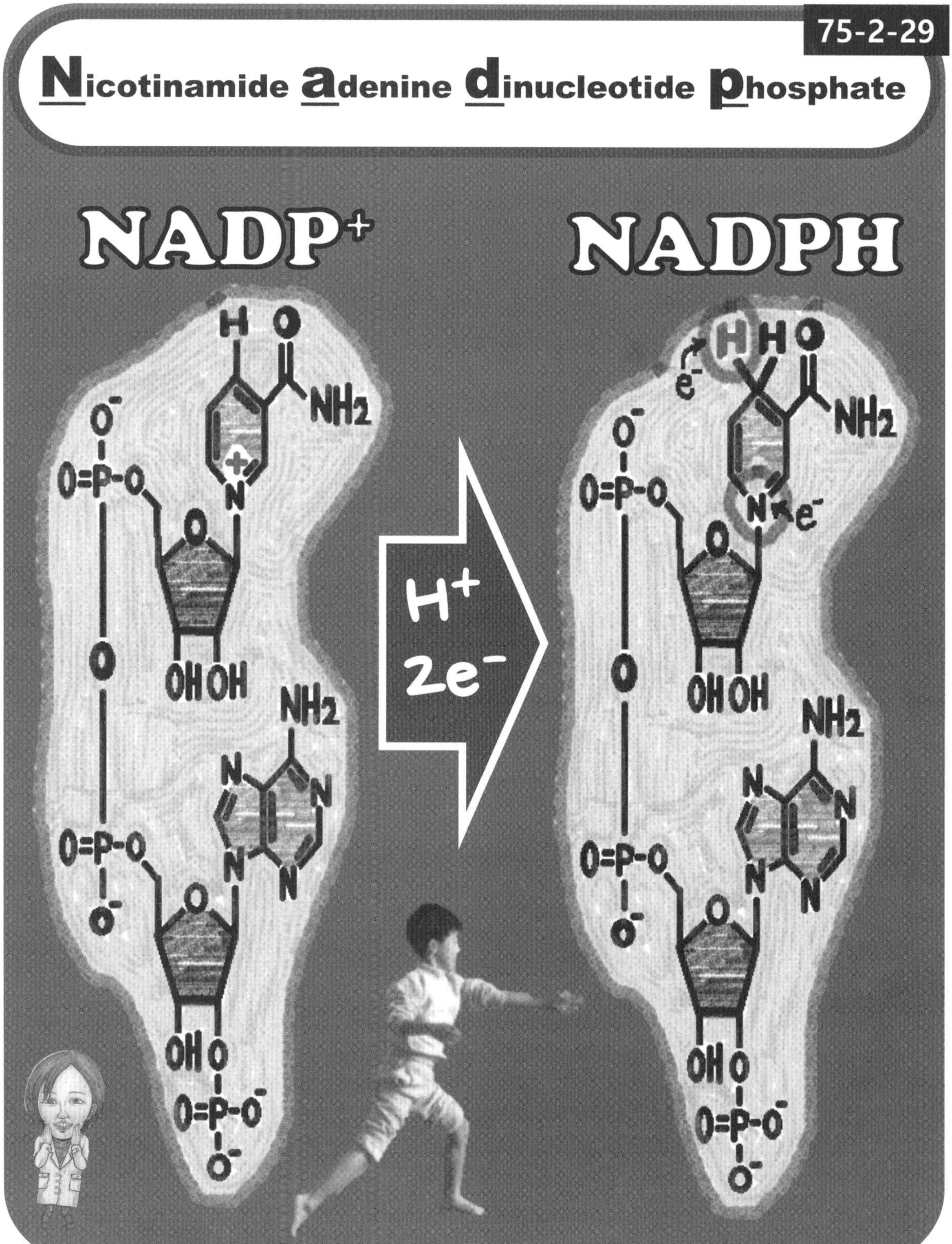
75-2-29
Nicotinamide adenine dinucleotide phosphate
NADP+
NADPH
H+
2e-
e-
e-

75-2-30

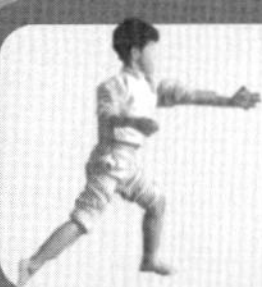

('소중'한 커피의) Caffeine

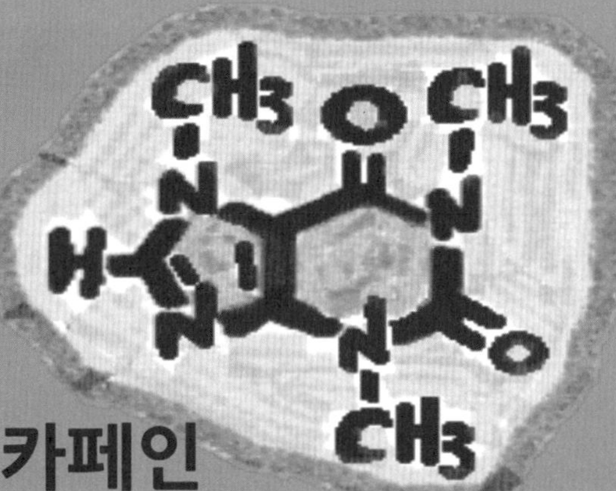

카페인

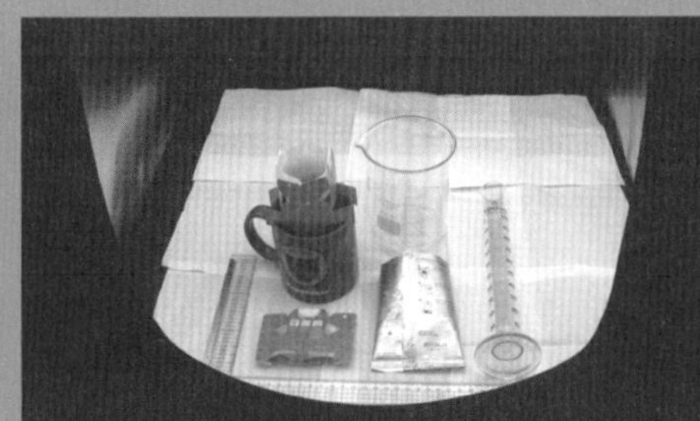

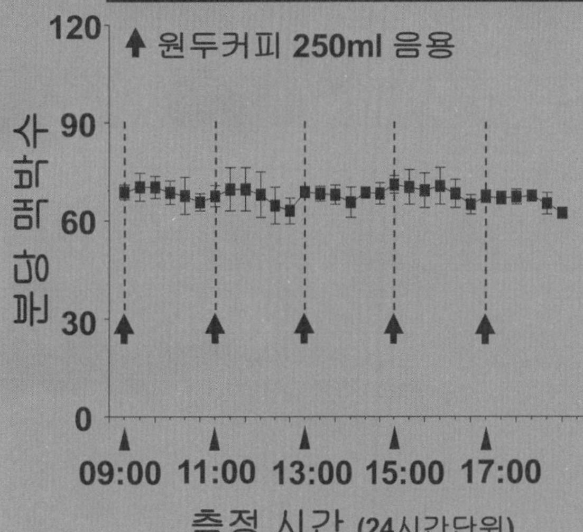

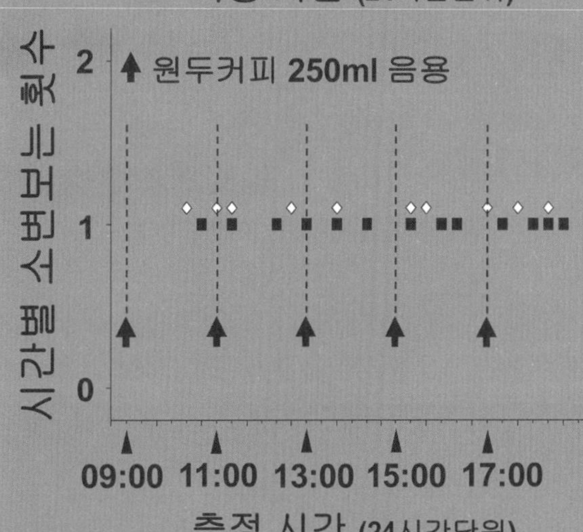

☎ Extreme Toxicity
약 **1 mg/kg 이하**

☎ High Toxicity
약 **1~ 50 mg/kg**

☏ Moderate Toxicity
약 **50~ 500 mg/kg**

☻ Slight Toxicity
약 **500~ 5,000 mg/kg**

☺ Practical nontoxicity
약 **5,000~ 15,000 mg/kg**

☼ Relative harmless
약 **15,000 mg/kg 이상**

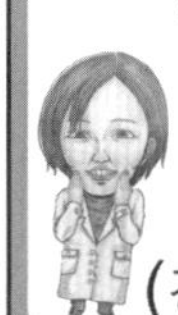

(경구 절반 치사량 ☞ Oral LD_{50} 기준)

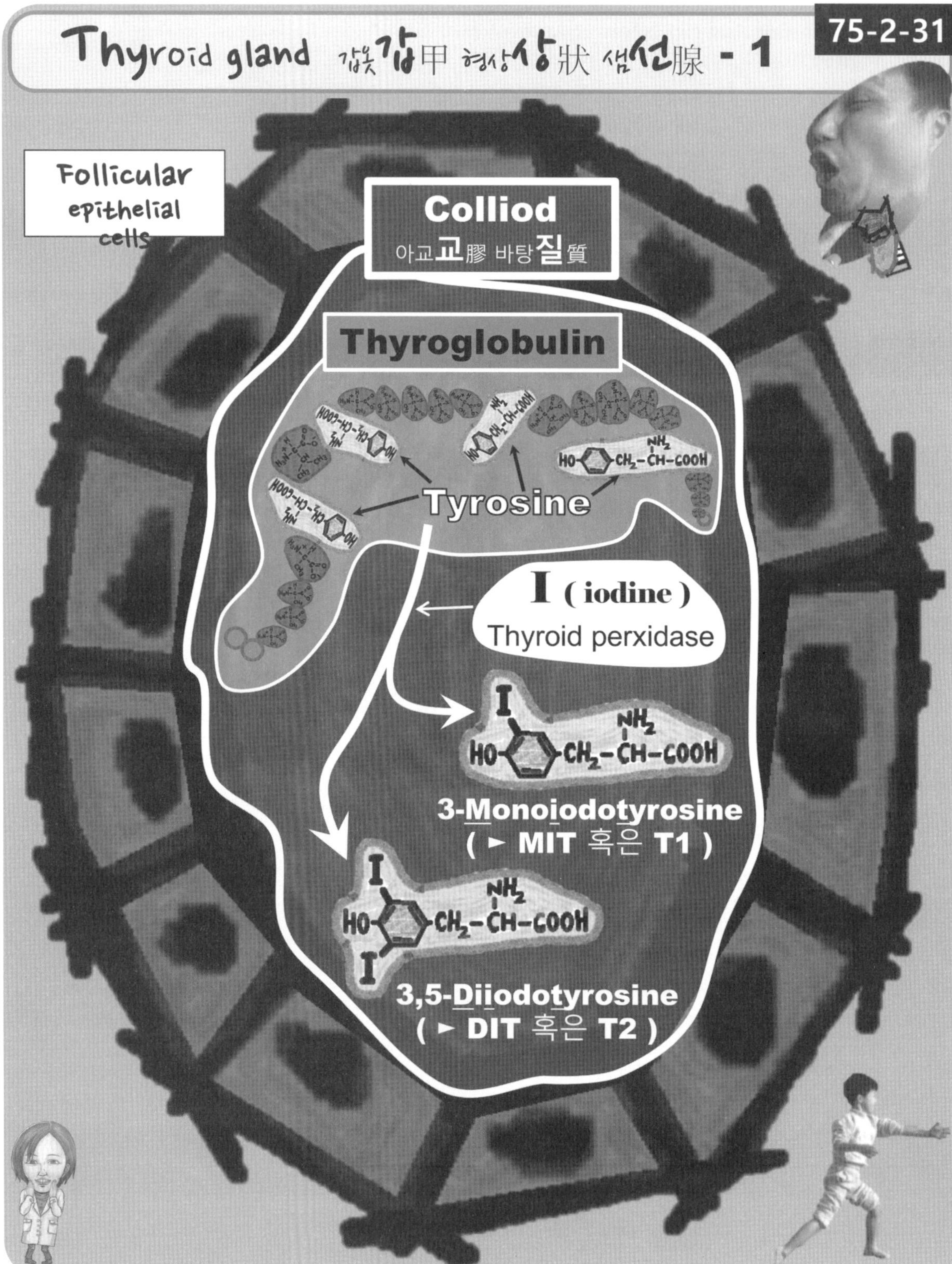
Thyroid gland 갑옷갑甲 형상상狀 샘선腺 - 1
75-2-31
Follicular epithelial cells
Colliod
아교교膠 바탕질質
Thyroglobulin
Tyrosine
HO-⬡-CH₂-CH-COOH
I (iodine)
Thyroid perxidase
3-Monoiodotyrosine
(► MIT 혹은 T1)
3,5-Diiodotyrosine
(► DIT 혹은 T2)

Thyroid gland 갑옷갑甲 형상상狀 샘선腺 - 2

75-2-32

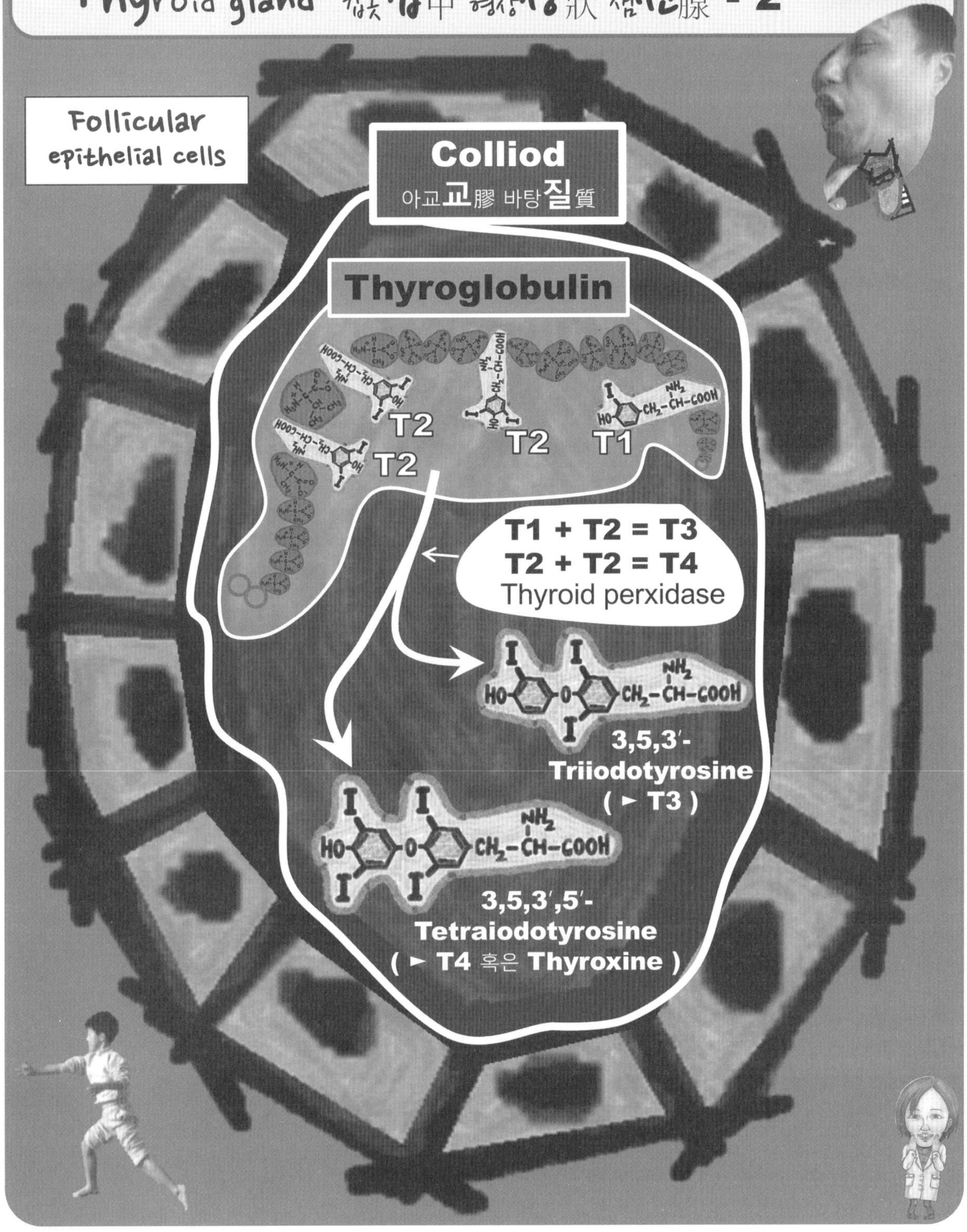

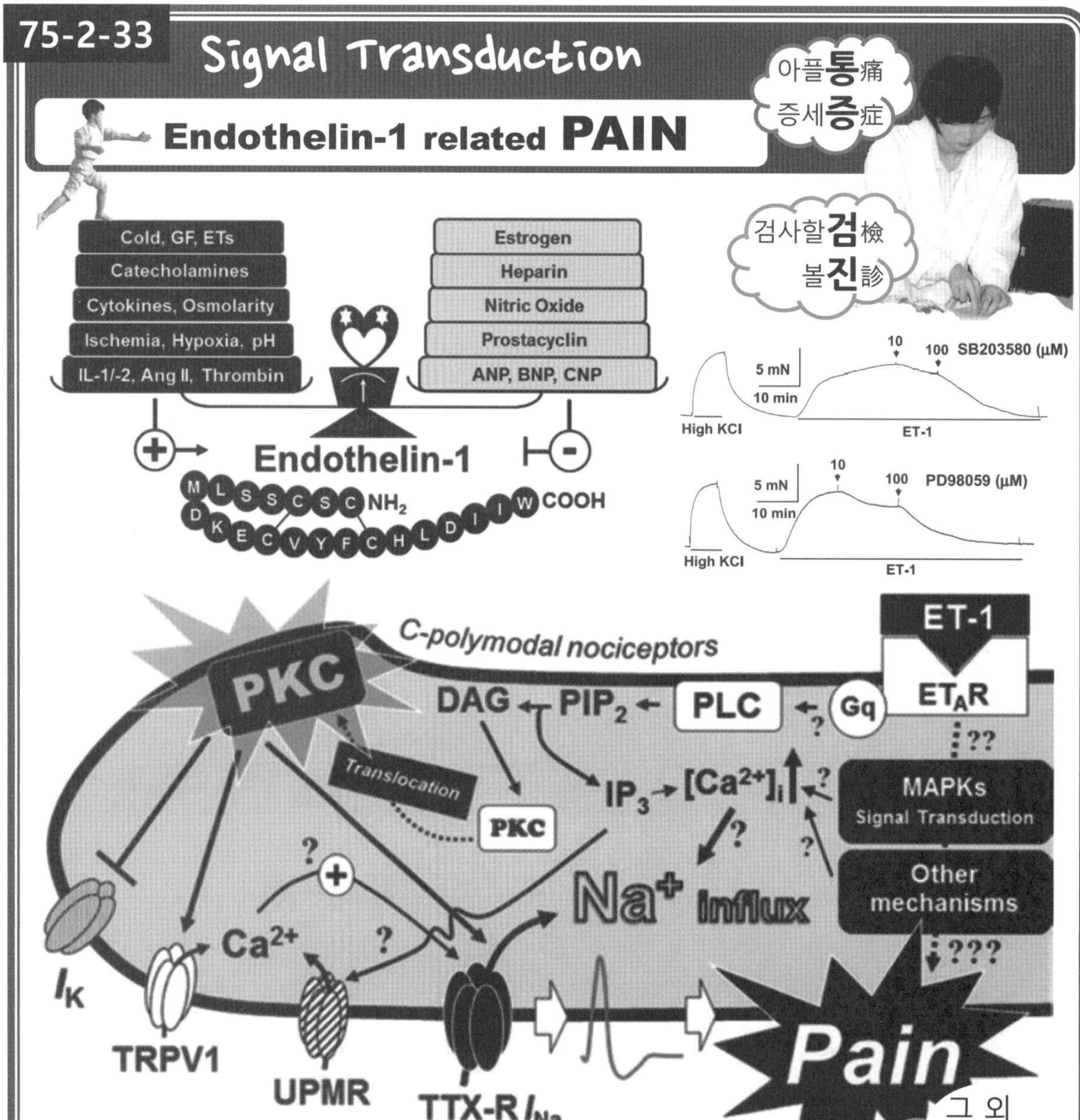

ETs, endothelins; IL-1/-2; interleukin-1 and -2; AngII, angiotensin II; GF, growth factor; ANP, atrial natriuretic peptide; BNP, brain natriuretic peptide; CNP, C-type natriuretic peptide; NH_2, amino group; COOH, carboxyl group; C, cysteine; S, serine; L, leucine; M, methionine; D, aspartic acid; K, lysine; E, glutamic acid; V, valine; Y, tyrosine; F, phenylalanine; H, histidine; I, isoleucine; W, tryptophan; ET-1, endothelin-1; ET_AR, subtype A of endothelin receptor; PKC, protein kinase C; Gq, subtype q of trimeric GTP-binding protein; PIP_2, phosphatidylinositol 4,5-bisphosphate; PLC, phospholipase C; DAG, diacylglycerol; IP_3, inositol 1,4,5-triphosphate; $[Ca^{2+}]_i$, intracellular or cytosolic Ca^{2+}; Ik, delayed rectifier K^+ currents; TRPV1, transient receptor potential cation channel subfamily V member 1 also known as the the vanilloid receptor 1; UPMR, unique plasma membrane-bound receptor; TTX-R I_{Na}, tetrodotoxin-resistant voltage-gated Na^+ currents; MAPKs, mitogen-activated protein kinases.

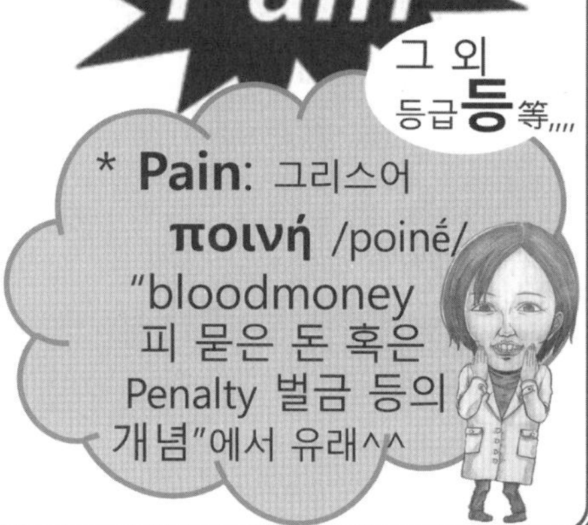

75-2-34

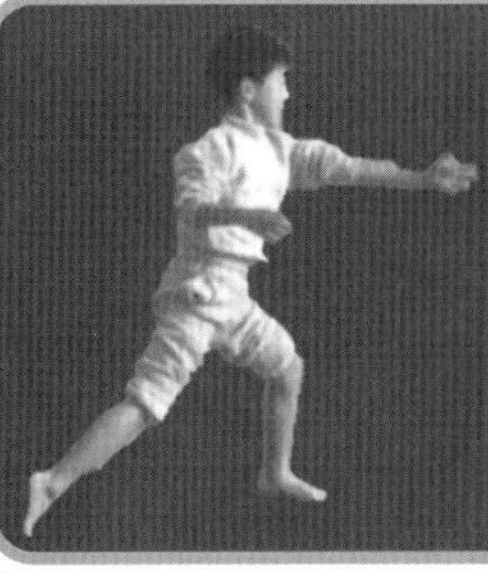

Signal transduction III-2

믿을 신信 부르짖을 호號 전할 전傳 통할 달達

- Protein Kinase C isoforms -

Review

A Review of Signal Transduction in Mechanisms of Smooth Muscle Contraction and Its Relevance for Specialized Physical Therapy

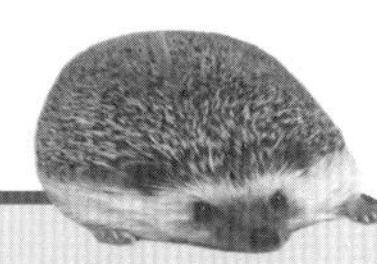

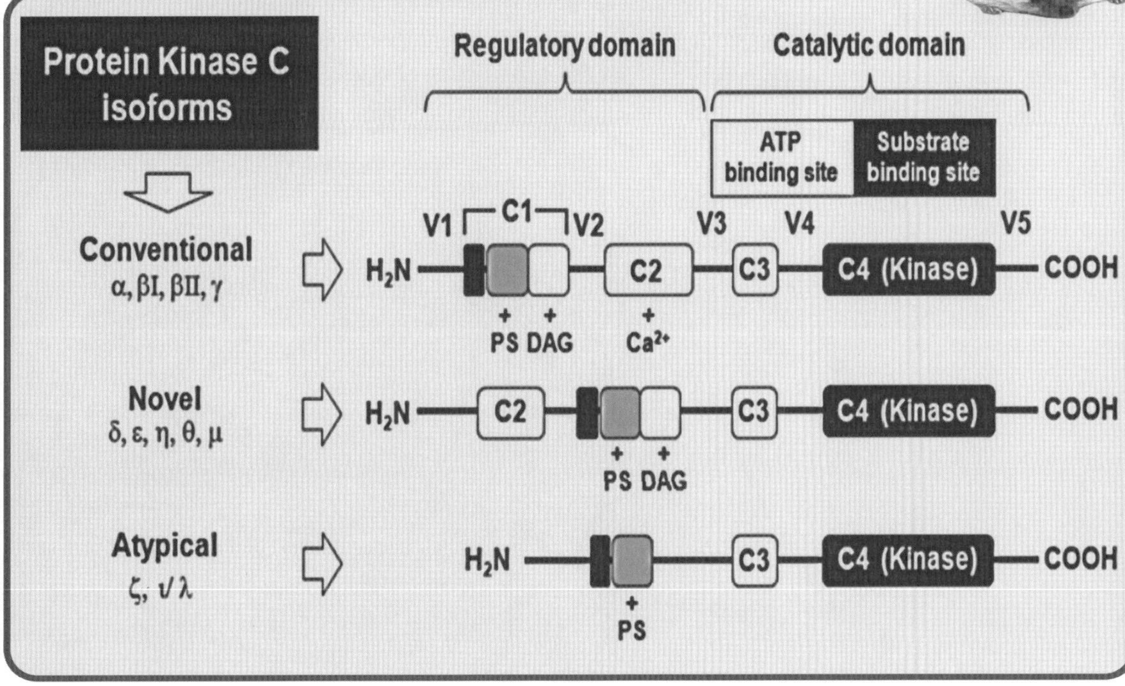

* **Protein kinase c:** play important roles in several **signal transduction cascades** through the phosphorylation of hydroxyl groups of serine and threonine amino acid residues on this PKC (enzymes) family.
* **C:** conserved region; **V:** variable region; ▮ : pseudosubstrate domain;
* **PS:** phosphatidylserine; **DAG:** diacylglycerol; **ATP:** adenosine triphosphate
* NH_2: NH_2-terminal or N-terminal; **COOH:** COOH-terminal or C-terminal
* α: alpha; β: beta, γ: gamma; δ: delta; ε: epsilon; η: eta; θ: theta
* μ: mu; ζ: zeta; ι: iota; λ: lambda

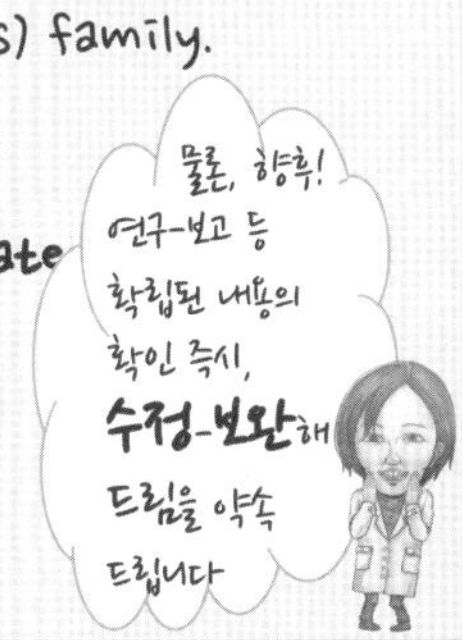

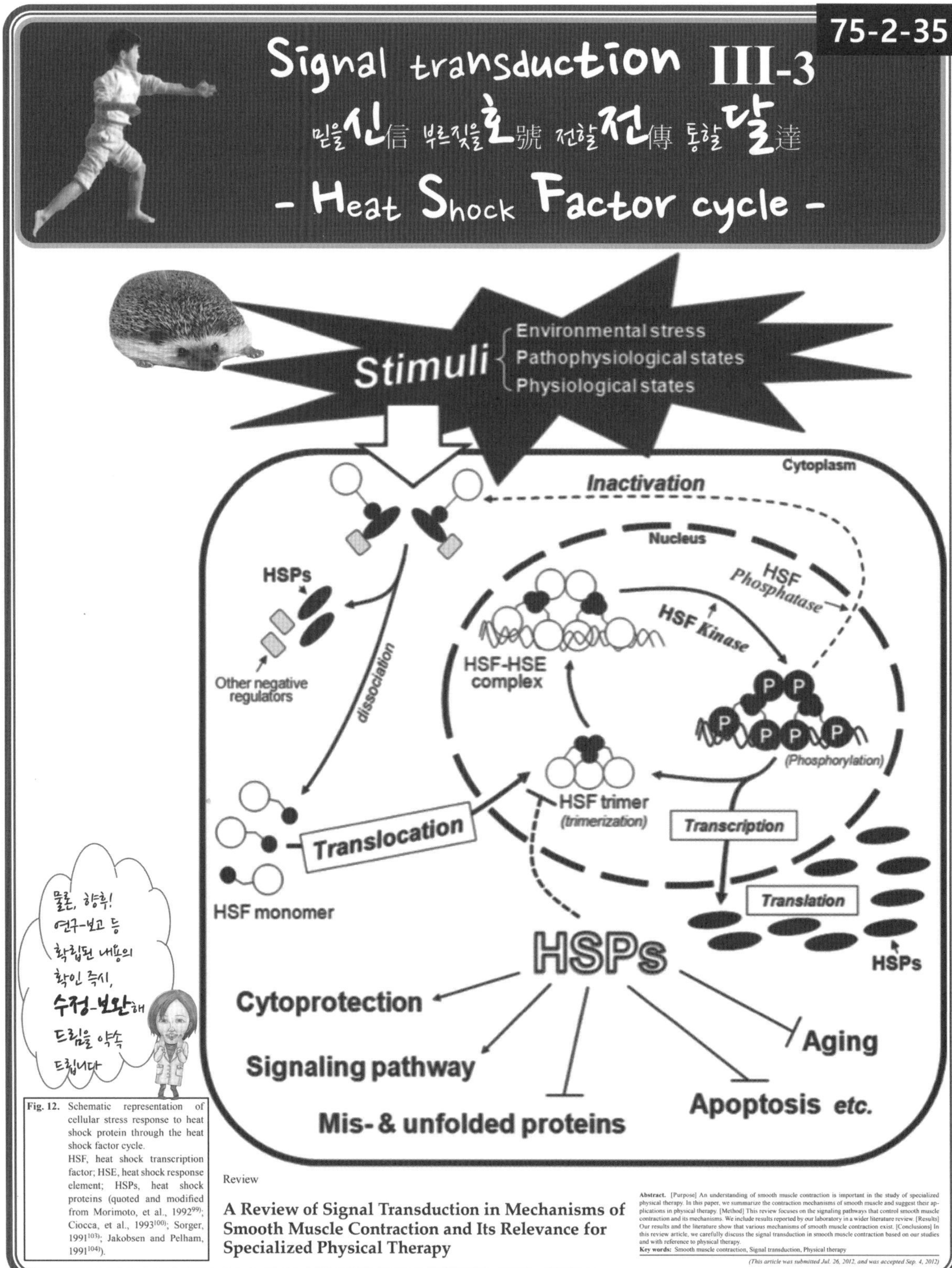
75-2-35
Signal transduction III-3
믿을 신信 부르짖을 호號 전할 전傳 통할 달達
- Heat Shock Factor cycle -
Stimuli
Environmental stress
Pathophysiological states
Physiological states
Cytoplasm
Inactivation
Nucleus
HSF Phosphatase
HSF Kinase
HSPs
Other negative regulators
dissociation
HSF-HSE complex
(Phosphorylation)
HSF trimer
(trimerization)
Translocation
Transcription
Translation
HSF monomer
HSPs
HSPs
Cytoprotection
Signaling pathway
Mis- & unfolded proteins
Aging
Apoptosis etc.
물론, 향후! 연구-보고 등 확립된 내용의 확인 즉시, 수정-보완해 드림을 약속 드립니다
Fig. 12. Schematic representation of cellular stress response to heat shock protein through the heat shock factor cycle.
HSF, heat shock transcription factor; HSE, heat shock response element; HSPs, heat shock proteins (quoted and modified from Morimoto, et al., 1992[99]; Ciocca, et al., 1993[100]; Sorger, 1991[103]; Jakobsen and Pelham, 1991[104]).
Review
A Review of Signal Transduction in Mechanisms of Smooth Muscle Contraction and Its Relevance for Specialized Physical Therapy
Abstract. [Purpose] An understanding of smooth muscle contraction is important in the study of specialized physical therapy. In this paper, we summarize the contraction mechanisms of smooth muscle and suggest their applications in physical therapy. [Method] This review focuses on the signaling pathways that control smooth muscle contraction and its mechanisms. We include results reported by our laboratory in a wider literature review. [Results] Our results and the literature show that various mechanisms of smooth muscle contraction exist. [Conclusions] In this review article, we carefully discuss the signal transduction in smooth muscle contraction based on our studies and with reference to physical therapy.
Key words: Smooth muscle contraction, Signal transduction, Physical therapy
(This article was submitted Jul. 26, 2012, and was accepted Sep. 4, 2012)

75-2-36

Signal Transduction

Cyclooxygenase I & II

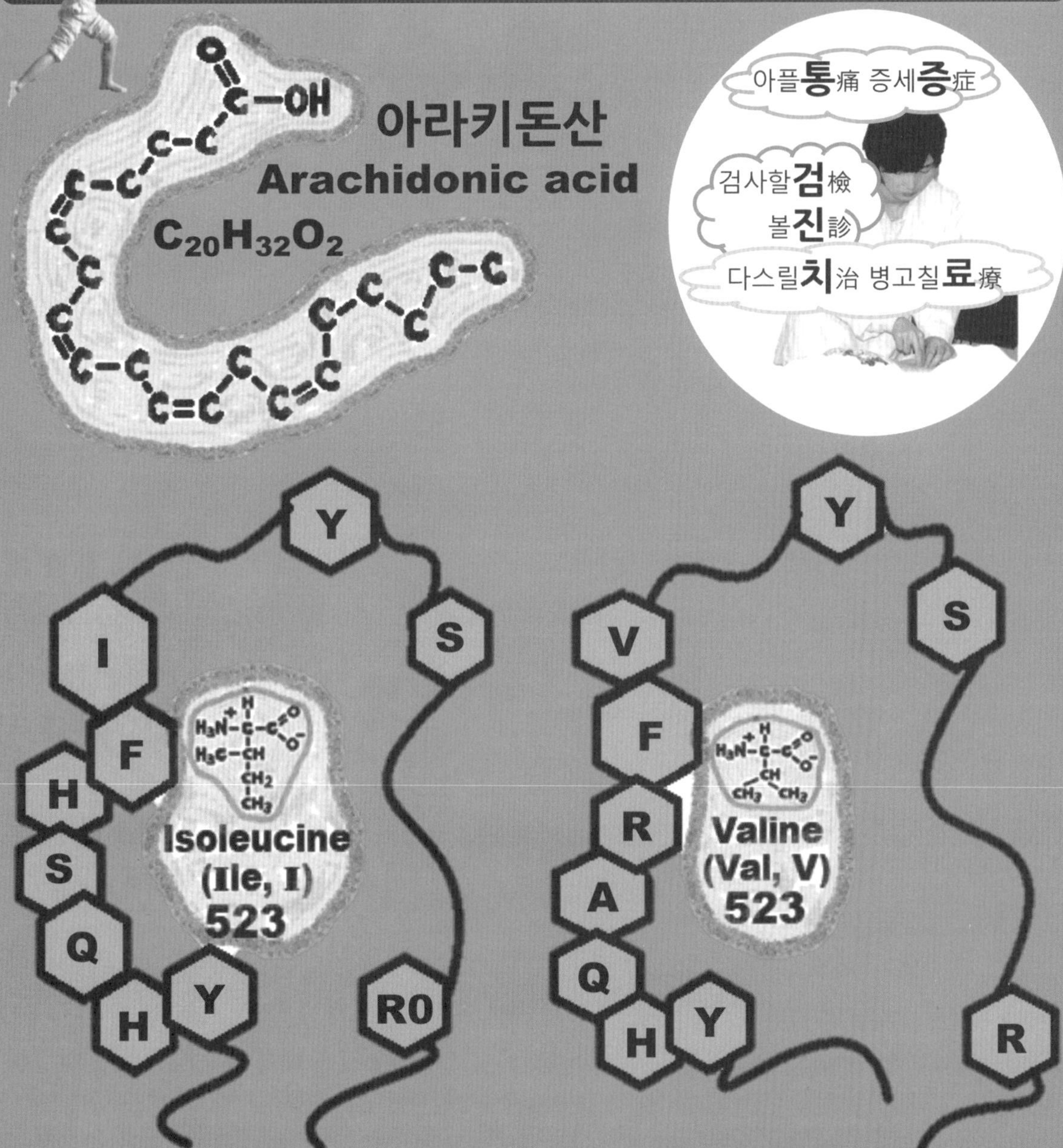

Cyclooxygenase I
(≒ COX-1)

Cyclooxygenase II
(≒ COX-2)

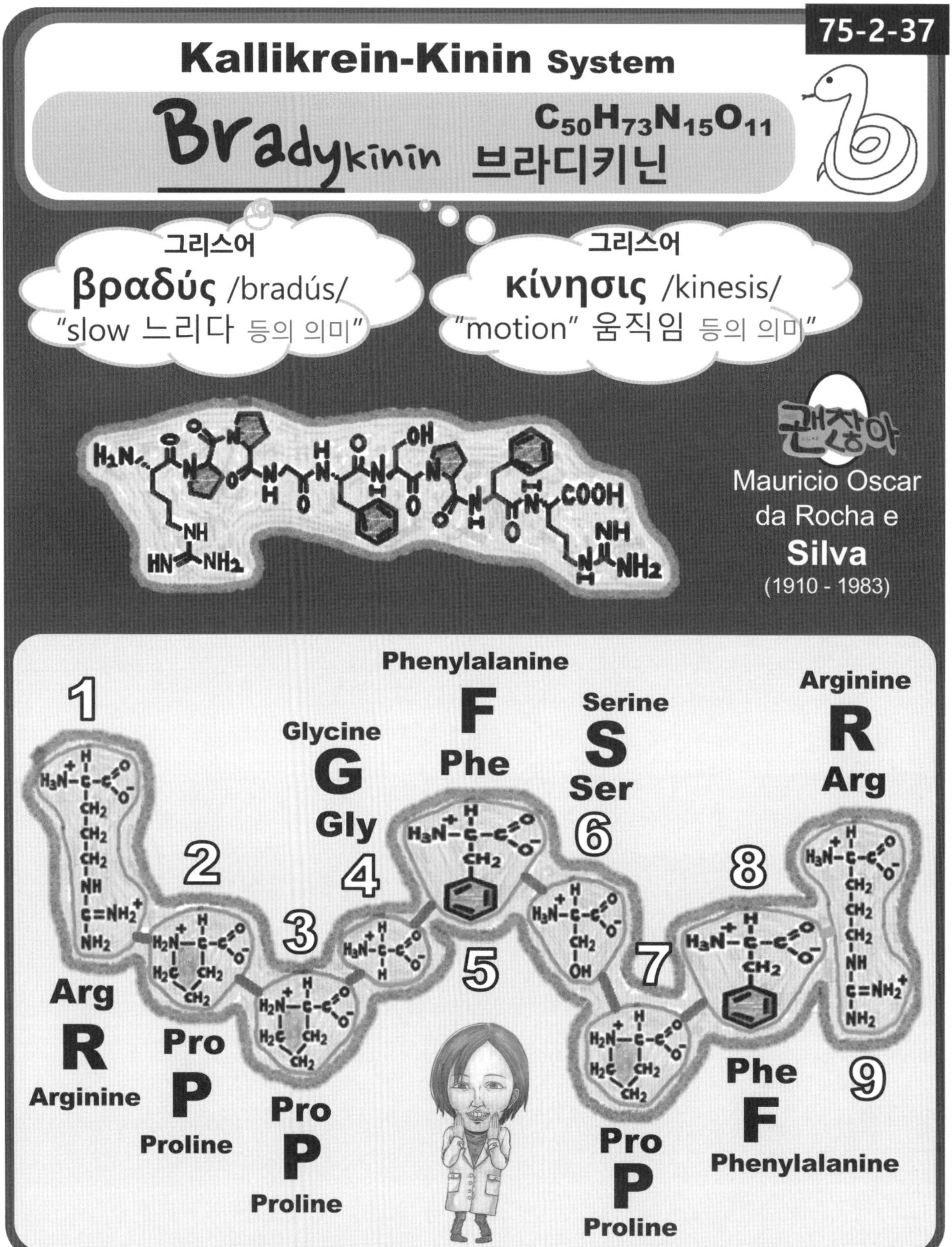
75-2-37
Kallikrein-Kinin System
Bradykinin 브라디키닌
$C_{50}H_{73}N_{15}O_{11}$
그리스어
βραδύς /bradús/
"slow 느리다 등의 의미"
그리스어
κίνησις /kinesis/
"motion" 움직임 등의 의미"
괜찮아
Mauricio Oscar
da Rocha e
Silva
(1910 - 1983)
1
Arg
R
Arginine
2
Pro
P
Proline
3
Pro
P
Proline
Glycine
G
Gly
4
Phenylalanine
F
Phe
5
Serine
S
Ser
6
7
Pro
P
Proline
8
Phe
F
Phenylalanine
Arginine
R
Arg
9

75-2-38

Renin-Angiotensin-Aldosterone Axis

Angiotensin I & II 안지오텐신 I 과 II

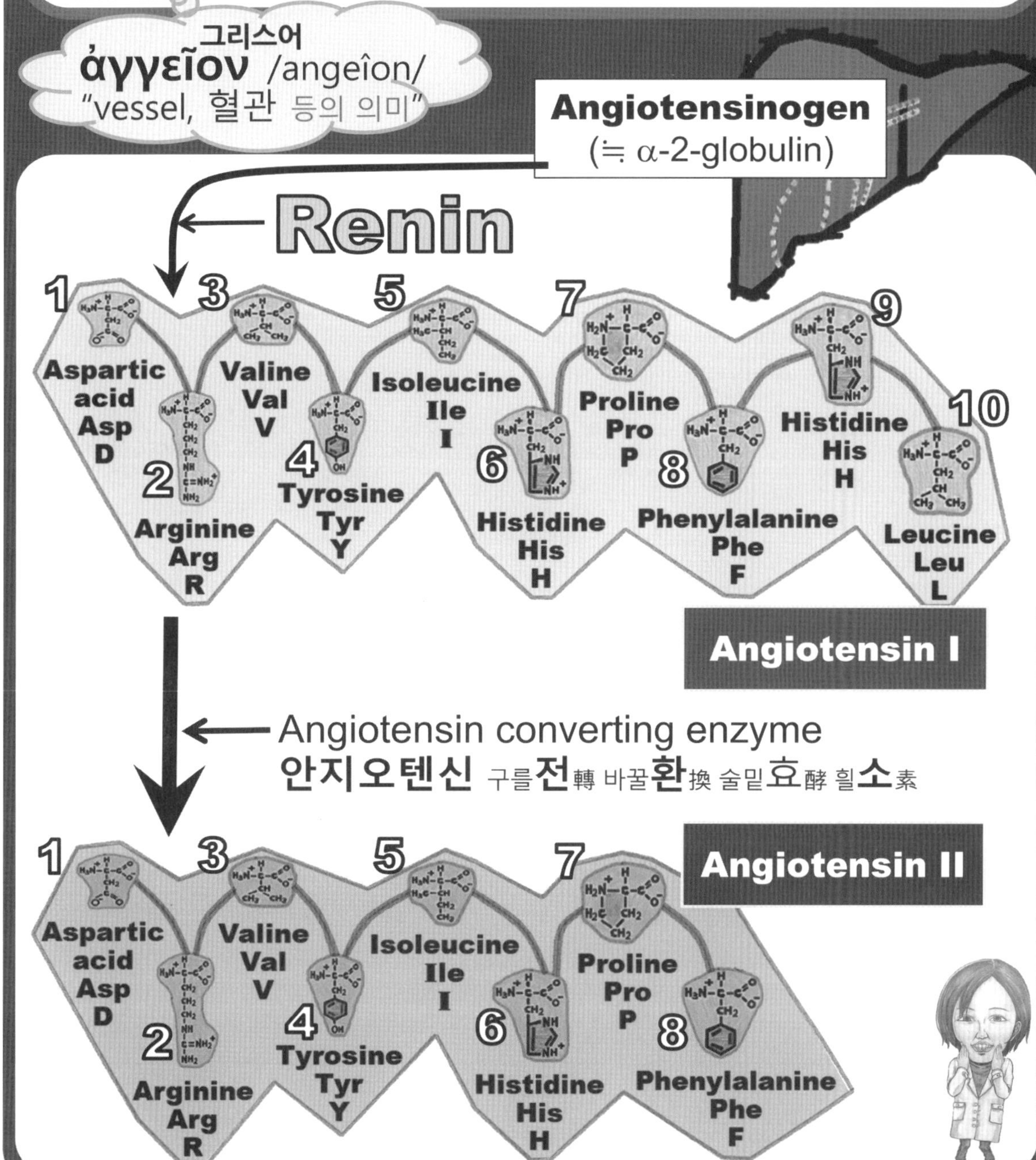

75-2-39

Ligand for cell Surface receptor

가늘세細 태보포胞 겉표表 낯면面 받을수受 담을용容 몸체體 - 리간드

Autoactivity receptor

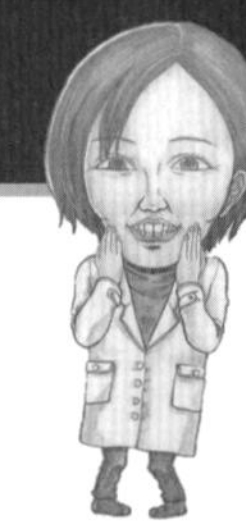

J Pharmacol Sci **101**, 135 – 143 (2006)

Journal of Pharmacological Sciences
©2006 The Japanese Pharmacological Society

Full Paper

Epidermal Growth Factor Induces Vasoconstriction Through the Phosphatidylinositol 3-Kinase-Mediated Mitogen-Activated Protein Kinase Pathway in Hypertensive Rats

Abstract. We investigated whether increased contractile responsiveness to epidermal growth factor (EGF) is associated with altered activation of mitogen-activated protein kinase (MAPK) in the aortic smooth muscle of deoxycorticosterone acetate (DOCA)-salt hypertensive rats. EGF induced contraction and MAPK activity in aortic smooth muscle strips, which were significantly increased in tissues from the DOCA-salt hypertensive rats compared with those from sham-operated rats. AG1478, PD98059, and LY294002, inhibitors of EGF receptor (EGFR) tyrosine kinase, MAPK/extracellular signal-regulated kinase (ERK) kinase, and phosphatidylinositol 3-kinase (PI3K), respectively, inhibited the contraction and the activity of ERK1/2 that were elevated by EGF. Y27632 and GF109203X, inhibitors of Rho kinase and protein kinase C, respectively, attenuated EGF-induced contraction, with no diminution of ERK1/2 activity. Although EGF also elevated the activity of EGFR tyrosine kinase in both sham-operated and DOCA-salt hypertensive rats, the expression and the magnitude of activation did not differ between strips. These results strongly suggest that EGF induces contraction by the activation of ERK1/2, which is regulated by the PI3K pathway in the aortic smooth muscle of DOCA-salt hypertensive rats.

Keywords: epidermal growth factor, hypertension, vasoconstriction, mitogen-activated protein kinase, phosphatidylinositol 3-kinase

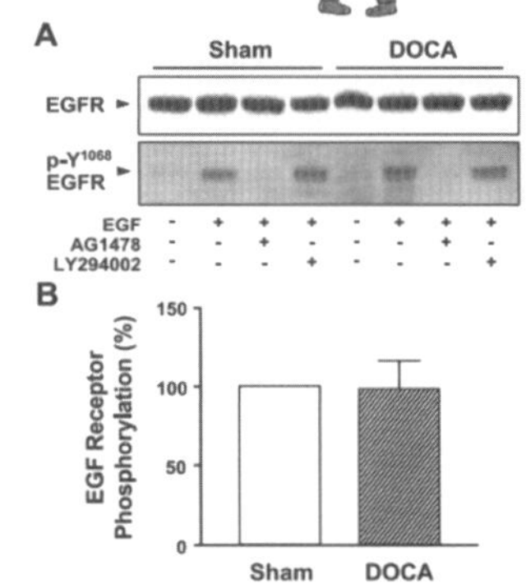

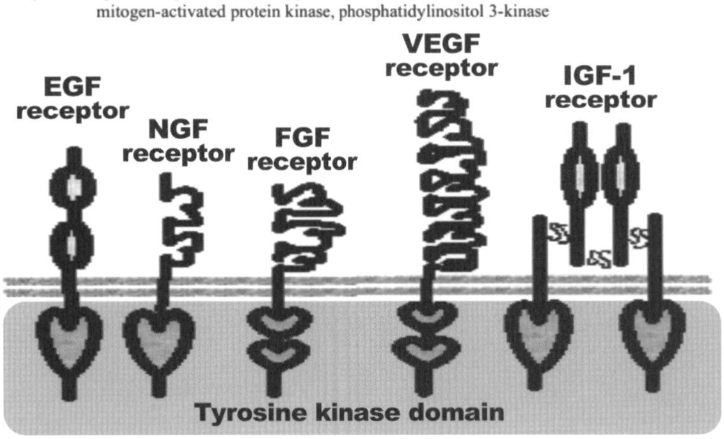

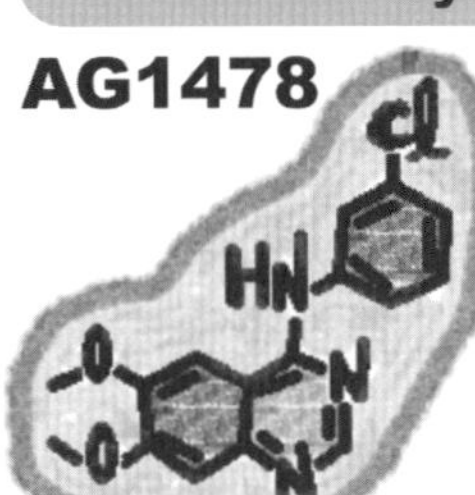

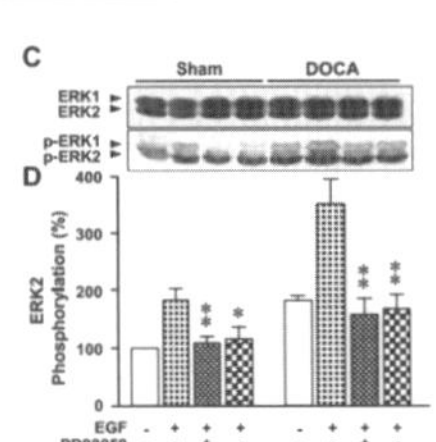

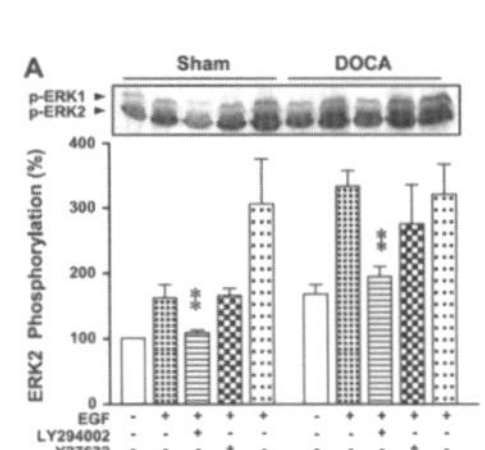

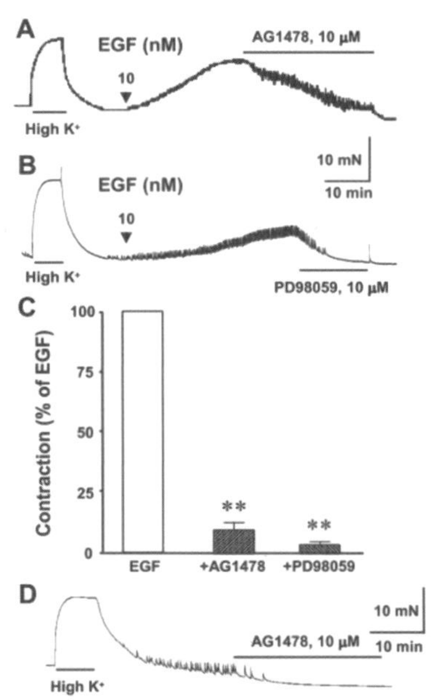

Fig. 2. Effects of inhibitors on EGF-induced contraction in aortic smooth muscle from DOCA-salt hypertensive rats. After the response to 10 nM EGF was determined, 10 μM AG1478 (A) and 10 μM PD98059 (B) were applied. C: Effects of inhibitors on EGF-induced contraction (n = 4 – 6). The contractile level in response to EGF before treatment with inhibitors was defined as 100%. $^{**}P<0.01$. D: The strips in the quiescent state were treated with AG1478 (10 μM) in DOCA-salt hypertensive rats. Results are typical recordings obtained from 3 independent experiments.

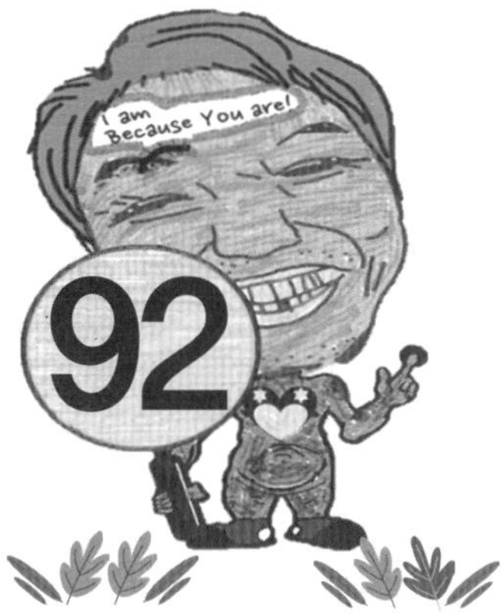

공부와 상관없기에 않 읽어도,

"괜찮아!" 장

진리

허파리
통증속
못배기
통증속
오른눈
오른목
오른팔
오른발
통증속

기쁨의
소망의
염원의

진리....

그저그저
감사

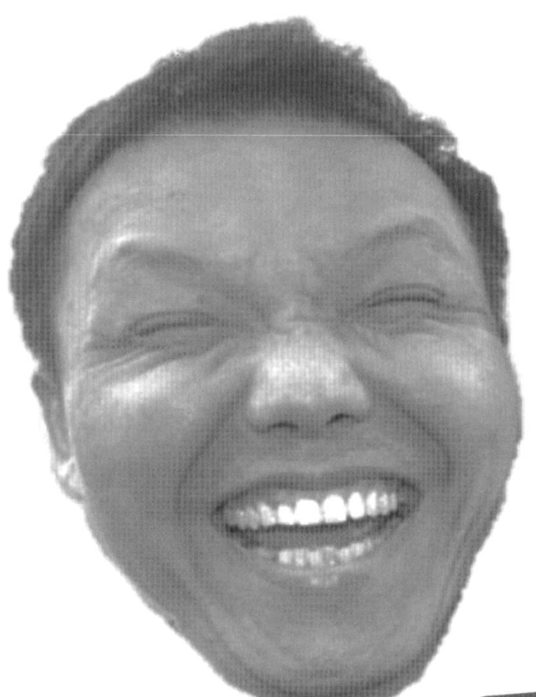

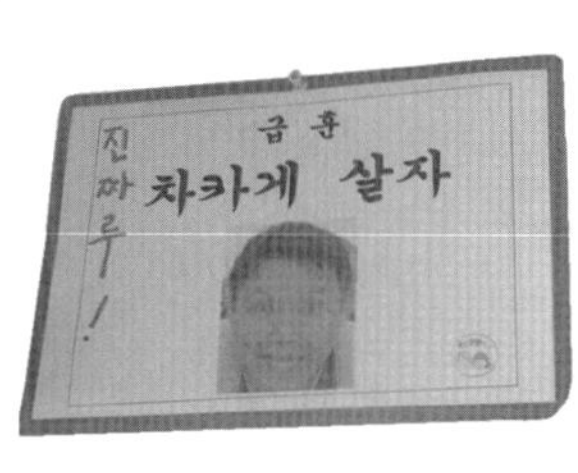

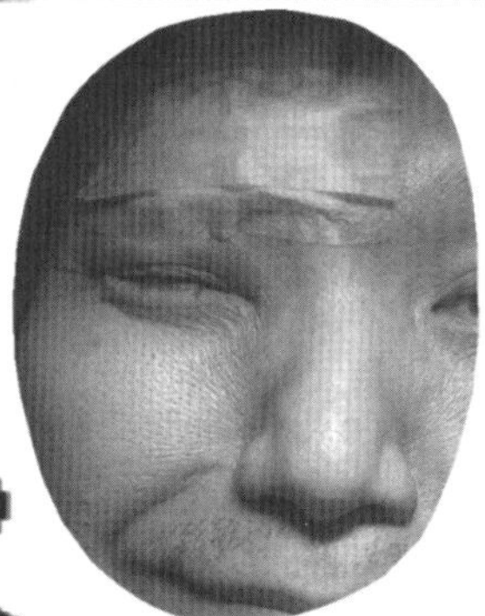

그래

그래
그래
그래
그래
그래,,,,

그래하며,

모두 다 준다

이미
충분히
받았기에,,,,

이미
다
받았기에,,,,

그래............

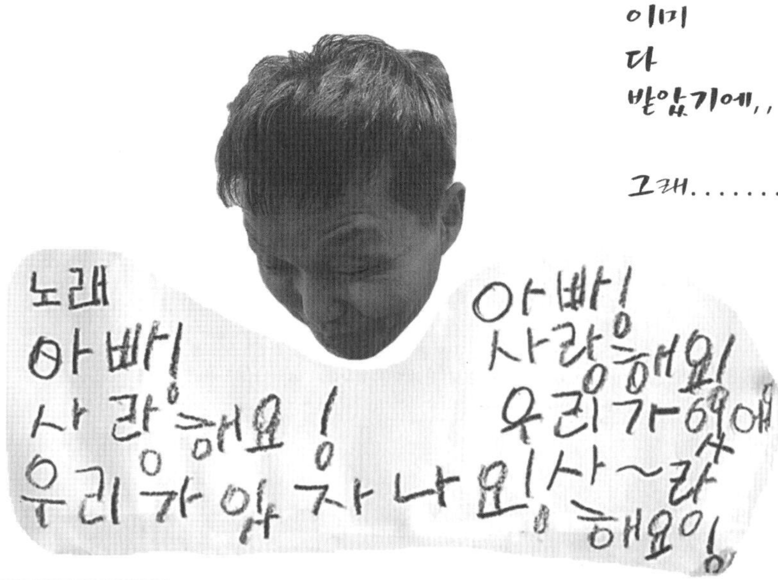

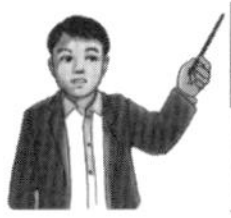

국내·외 참고만 했던 문헌 그리고,,,,

* Bae, Y.M., et al.: 4-Aminopyridine inhibits the large-conductance Ca^{2+}-activated K^{+} channel (BKCa) currents in rabbit pulmonary arterial smooth muscle cells. Korean J Physiol Pharmacol.7,25-28, 2010.
* Bae, Y.M., et al.: Serotonin depolarizes the membrane potential in rat mesenteric artery myocytes by decreasing voltage-gated K^{+} currents. Biochem Biophys Res Commun. 347(2), 468-476, 2006
* Bae, Y.M., et al.: Enhancement of receptor-operated cation current and TRPC6 expression in arterial smooth muscle cells of deoxycorticosterone acetate-salt hypertensive rats. J Hypertens. 25(4), 809-817, 2007.
* Bae, Y.M., et al.: Serotonin-induced ion channel modulations in mesenteric artery myocytes from normotensive and DOCA-salt hypertensive rats. J Smooth Muscle Res. 43(3), 85-97, 2007.
* Baek, S., et al.: Low-power laser irradiation inhibits PDGF-BB-induced migration and proliferation via apoptotic cell death in vascular smooth muscle cells. Lasers Med Sci. 32(9), 2121-2127, 2017.
* Choi, B.R., et al.: A pilot study on the effect of pelvic exercise on standing balance in patients with incomplete cervical spinal cord injury.Int J Clin Med,4,123-132, 2013.
* Choi, O.B., et al.: Olibanum extract inhibits vascular smooth muscle cell migration and proliferation in response to platelet-derived growth factor. Korean J Physiol Pharmacol. 13, 107-113, 2009.
* Choi, W.H., et al.: Cdc42 contributes to phorbol ester-induced Ca^{2+}-independent contraction of pulmonary artery smooth muscle. J Vet Med Sci. 67(8), 787-793, 2005.
* Jiang, X., et al.: Tetrahydrobiopterin inhibits PDGF-stimulated migration and proliferation in rat aortic smooth muscle cells via the nitric oxide synthase-independent pathway. Korean J Physiol Pharmacol. 14(3), 177-183, 2010.
* Jung, S.H., et al.: A monoclonal antibody derived by inoculation of human umbilical vein endothelial cells is a potential inhibitor of acetylcholine receptor-linked vasorelaxation. Gen Physiol Biophys. 38(6), 505-512, 2019.
* Jung, S.H., et al.: Inhibitory effects of scoparone from chestnut inner shell on platelet-derived growth factor-BB-induced vascular smooth muscle cell migration and vascular neointima hyperplasia. J Sci Food Agric. 99(9), 4397-4406, 2019.
* 김광수 외: 위 평활근 수축에 관여하는 세포내 Ca^{2+}에 대한 연구, 대한마취과학회, 43(1), 101-106, 2002.
* 천기영 외: 소금염-의존성 고혈압의 유해성과 고혈압-관련 교감신경 전달물질의 변동에 대한 물리적 자극의 효과: 노인종합복지회관 내 물리치료시설의 활용을 중심으로, 한국노년학, 24(3), 1-11, 2004.
* Kim, A., et al.: Direct block by bisindolylmaleimide of the voltage-dependent K^{+} currents of rat mesenteric arterial smooth muscle. Eur J Pharmacol. 483(2-3), 117-126, 2004.
* Kim, B., et al.: Conventional-type protein kinase C contributes to phorbol ester-induced inhibition of rat myometrial tension. Br J Pharmacol.139(2), 408-414, 2003.
* Kim, B., et al.: p38 mitogen-activated protein kinase contributes to the diminished aortic contraction by endothelin-1 in DOCA-salt hypertensive rats. Hypertension. 43(5), 1086-1091, 2004.
* Kim, B., et al.: Ligusticum wallichi-induced vasorelaxation mediated by mitogen-activated protein kinase in rat aortic smooth muscle. J Ethnopharmacol. 90(2-3), 397-401, 2004.
* Kim, B. & Kim, J.: Identification of atrophy-related proteins produced in response to cast immobilization in rat gastrocnemius muscle. Mol Cell Toxicol 6, 361-371, 2010.
* Kim, J., et al.: Mitogen-activated protein kinase contributes to elevated basal tone in aortic smooth muscle from hypertensive rats. Eur J Pharmacol. 514(2-3), 209-215, 2005.
* Kim, J., et al.: Epidermal growth factor induces vasoconstriction through the phosphatidylinositol 3-kinase-mediated mitogen-activated protein kinase pathway in hypertensive rats. J Pharmacol Sci. 101(2), 135-143, 2006.
* Kim, J., et al.: DJ-1 protects against undernutrition-induced atrophy through inhibition of the MAPK-ubiquitin ligase pathway in myoblasts. Life Sci. 143, 50-57, 2015.
* Kim, J., et al.: p38 MAPK participates in Muscle-Specific RING Finger 1-mediated atrophy in cast-Immobilized rat gastrocnemius muscle. Korean J Physiol Pharmacol. 13(6), 491-496, 2009.
* Kim, J.H., et al.,: A Review of Signal Transduction in Mechanisms of Smooth Muscle Contraction and Its Relevance for Specialized Physical Therapy. J. Phys. Ther. Sci. 25, 129-141, 2013.
* Lee, C.K., et al.: Phorbol ester-induced contraction through p38 mitogen-activated protein kinase is diminished in aortas from DOCA-salt hypertensive rats. Arch Pharm Res. 29(11), 1024-1031, 2006.
* Lee, C.K., et al.: Diminished expression of dihydropteridine reductase is a potent biomarker for hypertensive vessels. Proteomics. 9(21), 4851-4858, 2009.
* Lee, L.K., et al.: A Review of Signal Transduction of Endothelin-1 and Mitogen-activated Protein Kinase-related Pain for Nanophysiotherapy. J. Phys. Ther. Sci. 26, 789-792, 2014.
* 천기영: Aldosterone-유도 고혈압의 특성과 은침점 저주파 전기자극의 항고혈압 효과, 용인대학교 재활복지과학대학원, 2002.
* Lee, Y.R., et al.: c-Jun N-terminal kinase contributes to norepinephrine-induced contraction through phosphorylation of caldesmon in rat aortic smooth muscle. J Pharmacol Sci. 100(2), 119-125, 2006.
* Park, S., et al.: Tamoxifen induces vasorelaxation via inhibition of mitogen-activated protein kinase in rat aortic smooth muscle. J Vet Med Sci. 65(11), 1155-1160, 2003.
* Won, K.J., et al.: Cordycepin attenuates neointimal formation by inhibiting reactive oxygen species-mediated responses in vascular smooth muscle cells in rats. J Pharmacol Sci. 109(3), 403-412, 2009.
* Won, K.J., et al.: DJ-1/park7 modulates vasorelaxation and blood pressure via epigenetic modification of endothelial nitric oxide synthase. Cardiovasc Res. 101(3), 473-481, 2014.
* Won, K.J., et al.: 3-morpholinosydnonimine participates in the attenuation of neointima formation via inhibition of annexin A2-mediated vascular smooth muscle cell migration. Proteomics. 11(2), 193-201, 2011.
* Won, K.J., et al.: Ketoconazole induces apoptosis in rat cardiomyocytes through reactive oxygen species-mediated parkin overexpression. Arch Toxicol. 89(10), 1871-1880, 2015.
  * https://www.yongin.ac.kr/
  * http://library.yongin.ac.kr/
  * https://cafe.naver.com/junghwankim
* 김민정 외: 돼지 폐동맥수툭에 관여하는 Protein Kinase C 동위효소와 RhoA GTPase 의 역할, 대한마취과학회, 40(1), 229-237, 2001.
* 김보경 외: 가리비 패주평활근의 수축에 미치는 세포 외 Ca^{2+}의 영향, 한국실험동물학회, 17(4), 269-273. 2001.

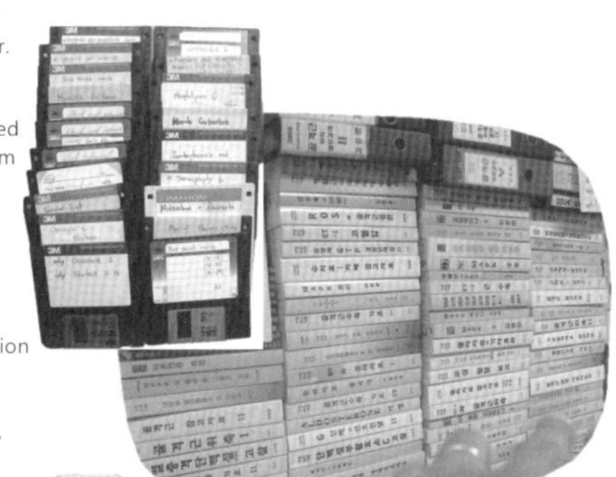

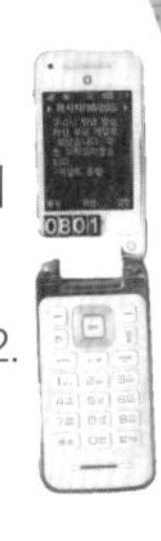

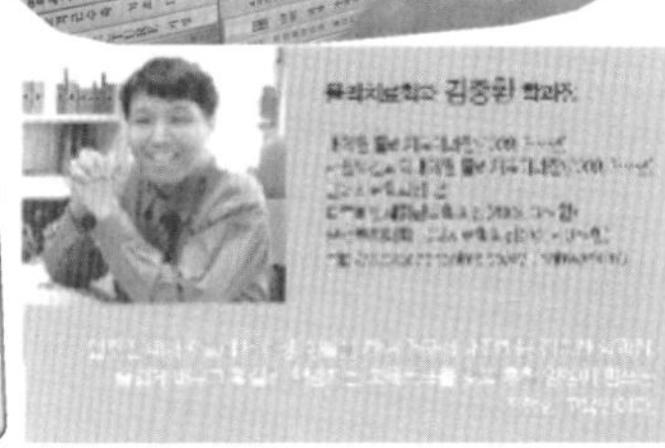

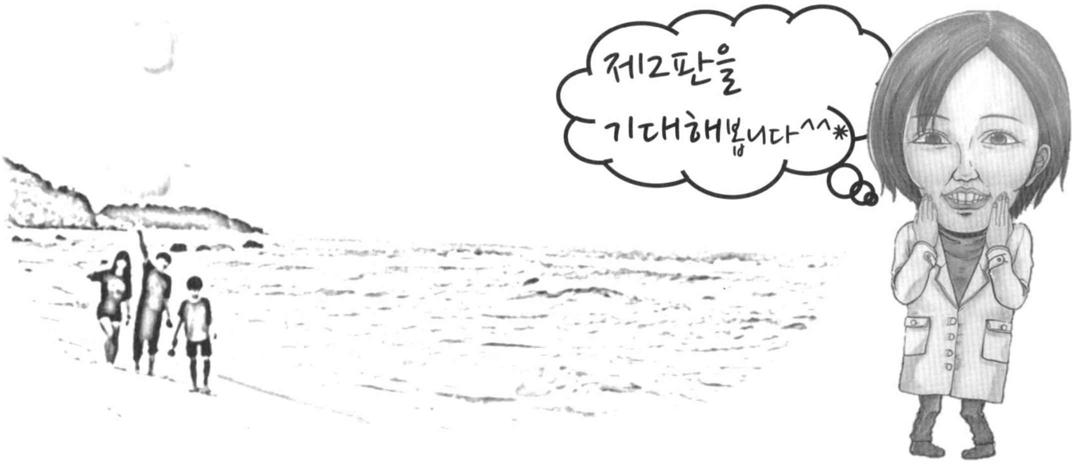

인생은 속도가 아니라 방향이다!

▣ 넝마생각 ㅋ ▣

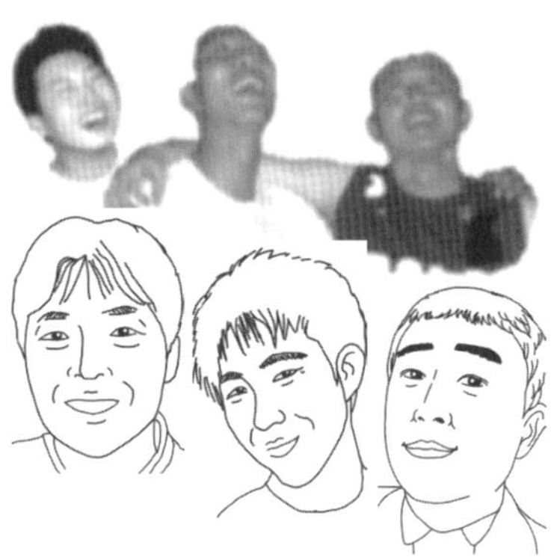

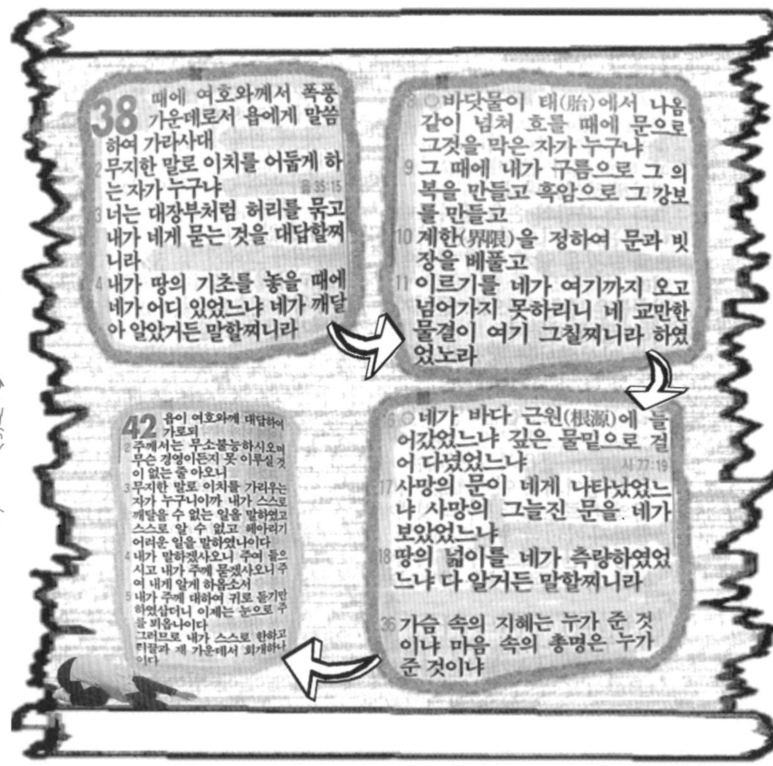
38 때에 여호와께서 폭풍
가운데로서 욥에게 말씀
하여 가라사대
2 무지한 말로 이치를 어둡게 하
는 자가 누구냐 욥 35:15
3 너는 대장부처럼 허리를 묶고
내가 네게 묻는 것을 대답할찌
니라
4 내가 땅의 기초를 놓을 때에
네가 어디 있었느냐 네가 깨달
아 알았거든 말할찌니라

8 ○바닷물이 태(胎)에서 나옴
같이 넘쳐 흐를 때에 문으로
그것을 막은 자가 누구냐
9 그 때에 내가 구름으로 그 의
복을 만들고 흑암으로 그 강보
를 만들고
10 계한(界限)을 정하여 문과 빗
장을 베풀고
11 이르기를 네가 여기까지 오고
넘어가지 못하리니 네 교만한
물결이 여기 그칠찌니라 하였
었노라

16 ○네가 바다 근원(根源)에 들
어갔었느냐 깊은 물밑으로 걸
어 다녔었느냐 시 77:19
17 사망의 문이 네게 나타났었느
냐 사망의 그늘진 문을 네가
보았었느냐
18 땅의 넓이를 네가 측량하였었
느냐 다 알거든 말할찌니라

36 가슴 속의 지혜는 누가 준 것
이냐 마음 속의 총명은 누가
준 것이냐

42 욥이 여호와께 대답하여
가로되
2 주께서는 무소불능하시오며
무슨 경영이든지 못 이루실 것
이 없는 줄 아오니
3 무지한 말로 이치를 가리우는
자가 누구니이까 내가 스스로
깨달을 수 없는 일을 말하였고
스스로 알 수 없고 헤아리기
어려운 일을 말하였나이다
4 내가 말하겠사오니 주여 들으
시고 내가 주께 묻겠사오니 주
여 내게 알게 하옵소서
5 내가 주께 대하여 귀로 듣기만
하였삽더니 이제는 눈으로 주
를 뵈옵나이다
그러므로 내가 스스로 한하고
티끌과 재 가운데서 회개하나
이다

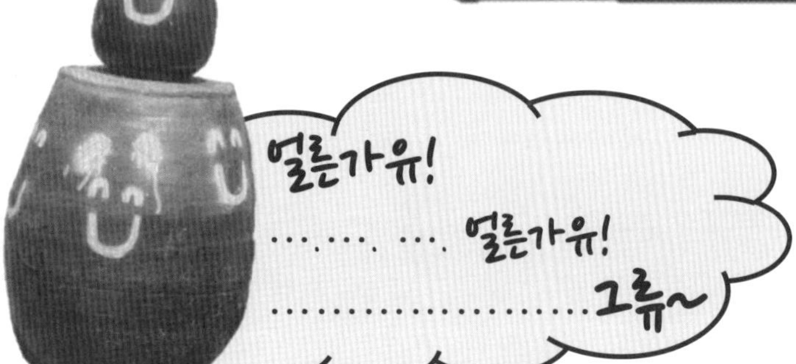

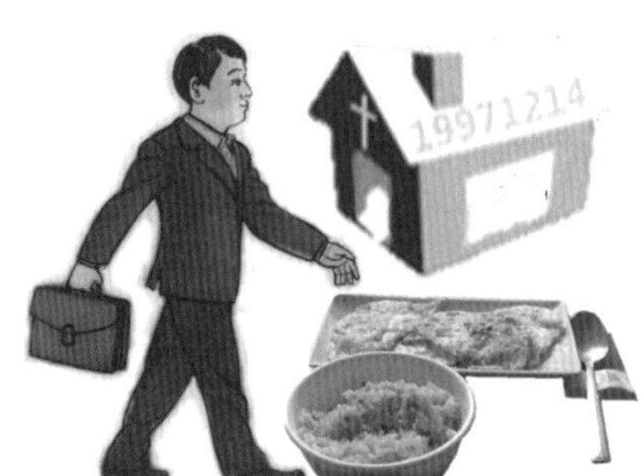